中醫痛症治療學

理論、證據和臨床

Chinese Medicine Therapeutics of Pain Disorders

張樟進 著

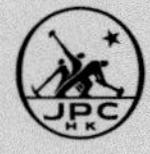

著者介紹

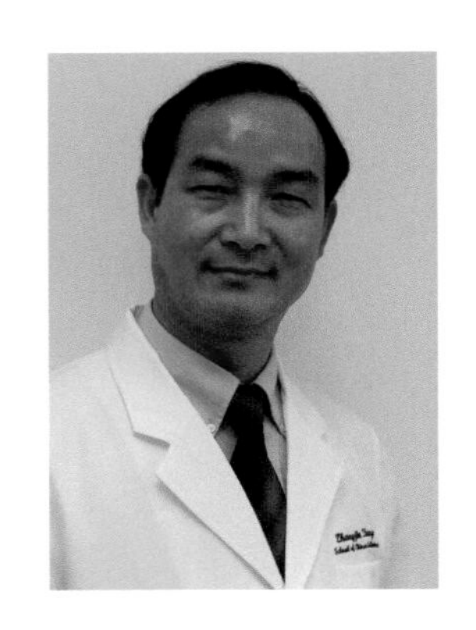

張樟進教授

國際著名中醫神經精神病專家和針灸學家，專長針灸中藥治療各種痛症、失眠、焦慮、抑鬱、強迫症、驚恐症、精神分裂症以及中風後遺症、神經退行性病變和兒童青少年精神障礙等疑難病症。專著《中醫痛症治療學：理論、證據和臨床》是他長年臨床、教學和科研成果之一。

張教授系福建南平夏道鎮人，現為香港大學中醫藥學院教授、香港大學深圳醫院中醫部主管和香港港怡醫院中醫診所主管，長期擔任學院臨床事務副院長和醫院中醫服務及發展統籌人，曾兼任香港大學精神病學系和家庭醫學及基層醫療學系榮譽教授。本科畢業於上海中醫藥大學，在西安交通大學醫學院獲醫學博士學位，在美國從事精神藥理學和臨床精神病學研究十幾載。張教授長期從事中醫臨床服務，致力於中醫治療精神和神經疾病的臨床試驗、針刺機制和中藥精神藥理研究。

自序

疼痛是日常生活中和臨床上最常見的主訴和疾患。所謂病痛，即有病就有痛。傳統中醫在痛症診療上形成了一套獨特的理論體系和積累了豐富的治療經驗，當今許多痛症常採用中西醫結合方法進行治療。另一方面，隨著現代疼痛醫學研究的不斷深入和診療技術在中醫臨床中的廣泛應用，以及中醫在基礎和臨床循證醫學研究方面的快速進展，有必要將這些新知識和新進展與中醫傳統理論作一系統整合，從而為現代中西醫痛症診療提供參考和指導。由此著者在五年前醞釀本專著的寫作。

本專著試圖在現代疼痛醫學的生理病理和診斷基礎上，結合傳統中醫理論和中醫現代研究成果，系統介紹各種痛症的中醫治療及理論和根據，即在現代「病」的基礎上進行中醫辨證治療。對每一痛症的病因病機分析和辨證分型，不僅基於傳統中醫理論，同時也參考現代病理機制和循證醫學證據，為真正意義上的中西醫結合作一嘗試。本專著也是首次系統綜合各種中醫療法於一體，包括中藥、針灸、手法、功能鍛煉等，以更符合當今中醫教學、臨床和科研的需要。

希望拙作能為祖國醫學的傳承和發展貢獻綿薄之力，並為探索中西醫結合新模式拋磚引玉。拙作定有許多錯誤和遺漏，懇請讀者不吝賜教指正，以便進一步修改完善。

2022 年 3 月 1 日

致謝

首先感謝家人給予的支持、信心和鼓勵，他們是著者完成本專著的最大動力。

還要感謝下列同仁和學生：陳海勇、郝東方、楊思暢、鐘麗丹、孟煒、張水艷、董爽幫助審閱書稿；付至江、成紹武、曲麗芳、李萬瑤、石義剛、姚韌敏、房繄恭、劉蘭英、郭衛傑提供有關照片；馮奕斌、吳俊梅、孫曙霞、李少源、焦玥提供參考資料；鄭禹協助訂購參考書籍、杵針和提供照片；Dennis Mak（麥德良）協助設置繪圖軟件和解決電腦技術問題；李安推薦本專著給三聯書店；李毓琪協調出版；寧礎鋒完成書稿編輯；李嘉敏主持書籍設計。

著者說明

- 本專著《中醫痛症治療學：理論、證據和臨床》以臨床為導向，系統詳細介紹各種中醫方法治療痛症，可供對疼痛、痛症、中醫、中西醫結合有興趣的專業和非專業讀者參考，也可作為中醫和西醫院校高年級本科生、研究生和專科培訓教材使用。
- 專著由總論和各論兩部分組成。總論首先概述痛症現代醫學知識，包括痛症新定義和適合臨床實踐的痛症分類，然後詳述痛症中醫淵源和發展、病因病機和主要證型、痛症診斷，以及中藥、針灸和手法治療。特別提出「穴位刺激療法」概念，以期將各種針灸療法納入其中。各論部分系統詳述 25 種（類）常見痛症，每一痛症基本由現代醫學診斷和病理機制、中醫淵源、辨證分型和方藥治療、針灸治療、手法治療、功能鍛煉及其他中醫療法、防治策略和自我調理、參考文獻等組成。許多痛症是首次從中西醫結合角度作系統闡述，包括周圍神經病理性疼痛、癌痛、纖維肌痛、持續性軀體形式疼痛障礙等。
- 專著還包括 174 套（幅）圖片，其中穴位、手法和功能鍛煉等線條圖由著者本人繪製。其他大部分圖片購自 Shutterstock 網站，一些照片由同仁提供。
- 專著中多用到「症」、「證」和「征」字。「症」指症狀（symptoms）和病症（disorders），主要用在現代醫學語境中。「證」專用在中醫語境中，意為辨證而治。「征」指各種綜合征（syndrome），是一組特定且相關聯症狀和體徵的總稱。
- 專著最後列出「中藥方劑索引」、「穴位索引」和「總索引」，均按中文拼音字母順序排列，以方便快速檢索和查閱。
- 免責聲明：本專著僅作為學術交流之用，無意指導任何人的臨床實踐。著者對任何聲稱因本專著所造成的任何不良後果和意外事件不負任何形式責任。

目錄

總論

各論

I

總論

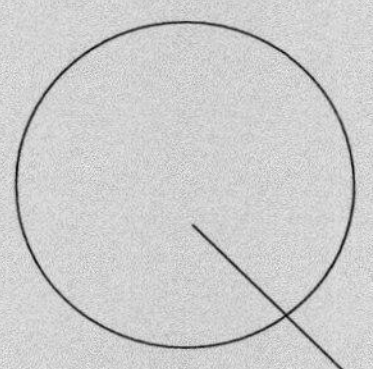

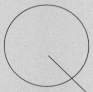

第 1 章

痛症現代醫學概述

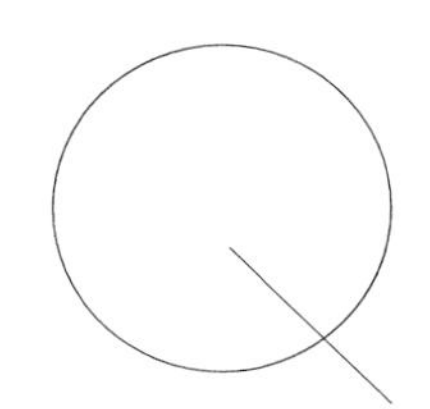

痛症定義

疼痛是機體對傷害性刺激所做出的生理防禦性反應，表現為不愉快的感覺和心境體驗。當這種不愉快的心境體驗超出個體耐受，並明顯損害生理功能、精神狀態和生活質量時，稱為痛症（Pain Disorders）[1-3]。從臨床上講，痛症是以疼痛為主訴，並伴有一系列軀體和精神症狀以及生活質量降低的綜合征。

痛症分類

疼痛有多種分類法。目前臨床上應用較廣的是國際疾病分類和國際疼痛學會慢性痛分類 [1-3]。根據中醫臨床常見痛症和實用性，以及疼痛部位和病理機制，本專著簡化為頭面部痛、頸項肢體痛、內臟痛、全身系統性痛四大類（表 1-1）。在各論裡對所列每一痛症作詳細論述。

表 1-1 痛症分類

頭面部痛	頸項肢體痛	內臟痛	全身系統性痛
· 緊張性頭痛	· 頸項痛	· 心絞痛	· 免疫代謝性關節炎
· 偏頭痛	· 肩痛	· 功能性和炎性胃腸痛	· 外周神經病理性疼痛
· 叢集性頭痛	· 肘痛	· 痛經	· 癌痛
· 創傷後頭痛	· 手腕痛		· 纖維肌痛
· 鼻源性頭痛	· 腰痛和坐骨神經痛		· 持續性軀體形式疼痛障礙
· 青光眼	· 膝痛		
· 中耳炎	· 足踝痛		
· 三叉神經痛			
· 顳下頜關節紊亂			
· 牙痛			

疼痛生理

傷害性刺激及感受器： 當一種刺激對機體組織造成損傷時，稱為傷害性刺激，如針刺、刀割、關節過度扭轉等的機械刺激；溫度超過 45°C 的熱痛刺激；溫度低於 15°C 的冷痛刺激；過強的電刺激；各種內源性和外源性的化學刺激等。分佈在皮膚、粘膜、肌肉、關節、筋膜和內臟等不同組織的遊離神經末梢，是接受和傳導傷害性刺激的初級神經結構，稱為傷害性感受器（Nociceptor）或痛感受器（圖 1-1）。傷害性感受器在不同結構和組織中的

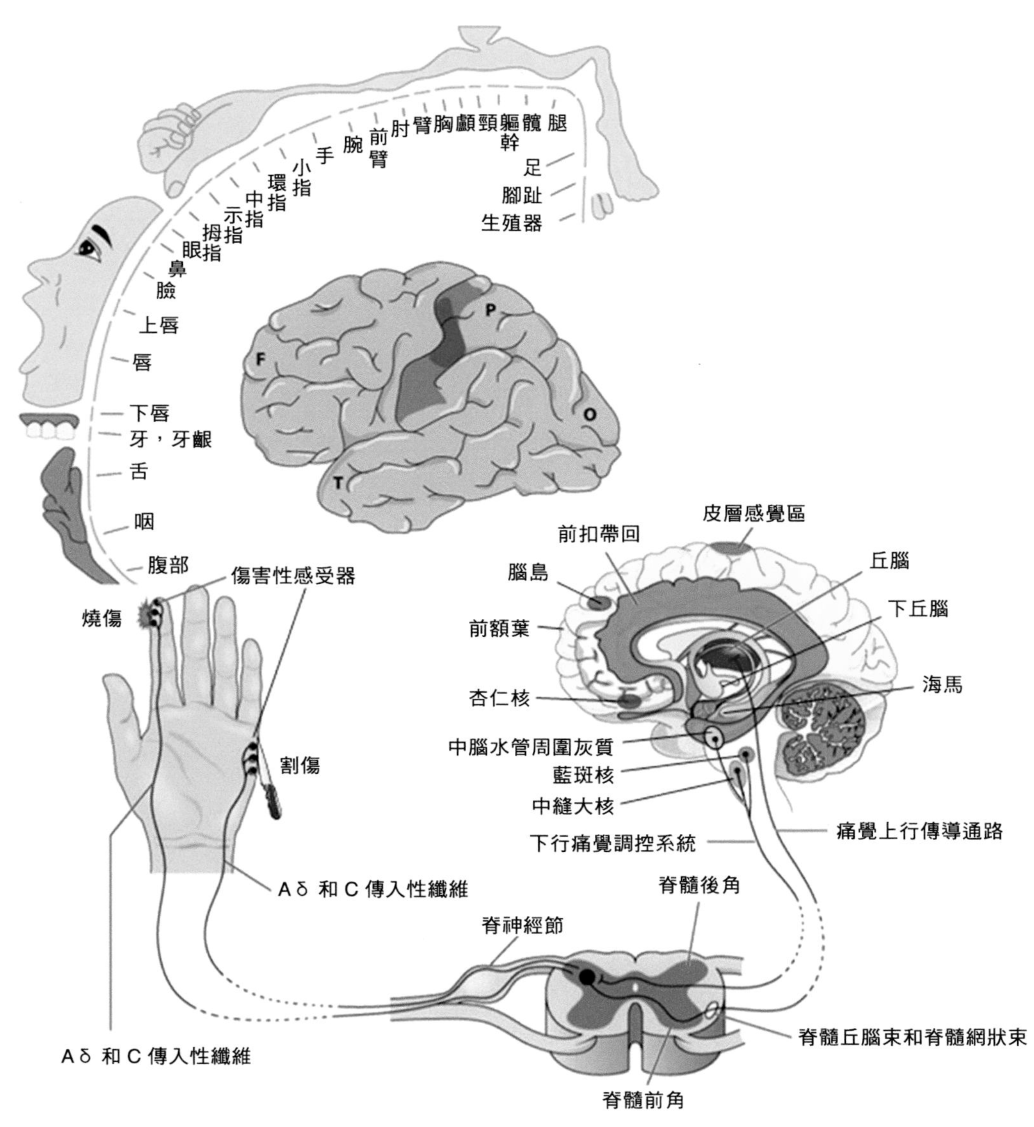

圖 1-1 痛覺傳導通路及調控系統

分佈密度存在很大差異，角膜、牙髓、無毛皮膚（指腹、手掌、足底）和粘膜（口唇、口腔粘膜）等處最為密集；血管壁外膜和肌肉之間的筋膜也有較多分佈；在有毛皮膚、肌肉和內臟的分佈密度相對較低。痛覺傳入信號是傷害性刺激直接引發感覺神經末梢去極化產生的，而不像其他感受器那樣，先通過能量轉換形成非傳導性感受器電位，再擴播成動作電位 [4,5]。

痛覺傳入纖維：痛覺信號主要通過 Aδ 和 C 兩種神經纖維傳入中樞。Aδ 纖維為有髓細纖維，主要傳導機械傷害性刺激所引起的快痛和銳痛，表現為感覺清晰，定位明確，疼痛快速產生又快速消失，情緒反應較弱。C 纖維屬無髓細纖維，主要傳導深部組織慢痛和內臟痛，其特點為燒灼樣疼痛、脹痛、酸痛、鈍痛或絞痛；疼痛緩慢加劇，難以忍受，定位彌散模糊，疼痛時間持久，常伴有負面情緒反應。肢體痛覺通過相應脊神經傳入脊髓後角 [4-7]。每一對脊神經在軀幹和四肢以節段形式支配相對應的皮膚區域感覺，稱為皮節（Dermatomes）（圖 1-2）[5,8]。頭面部及其器官的痛覺主要通過三叉神經進入腦幹相關核團。

脊髓調控和牽涉痛：痛覺初級傳入纖維進入脊髓後角後，主要通過脊髓外側索（脊髓丘腦束和脊髓網狀束），將痛覺信號傳遞至脊髓上中樞。同時中樞下行痛覺調控系統下行至脊髓後角，通過閘門機制調控痛覺信號的傳入。內臟痛覺傳入神經也進入脊髓後角，常與來自軀體的痛覺傳入神經會聚在同一神經元或鄰近神經元，並易化軀體痛覺神經元，形成會聚 - 易化現象或內臟 - 軀體反射（圖 1-3），即當內臟痛覺傳入信號高頻放電時，可易化和興奮脊髓後角內接受軀體痛覺信號的鄰近神經元，從而把內臟痛覺信號誤譯為軀體疼痛信號。這可能是內臟牽涉痛和針刺治療內臟痛的重要神經解剖學基礎 [5,7,9]。

牽涉痛（Referred Pain）是指內臟器官疼痛常常引起同一或相鄰脊髓節段支配的肢體皮膚疼痛或痛覺過敏，是內臟 - 軀體反射的一種表現 [9]。基於這一機理，針刺體表相應節段穴位，也可通過軀體 - 內臟反射機制，治療內臟痛和疾病 [5,7]。不同內臟的體表牽涉痛區域相對固定。表 1-2 和圖 1-4 列出一些常見牽涉痛。

脊髓上中樞痛覺調控：參與痛覺調控的脊髓上中樞主要包括腦幹網狀結構、丘腦、下丘腦、邊緣系統和大腦皮層。腦幹網狀結構中的中腦水管周圍灰質、藍斑核和中縫大核具有特異抑制疼痛作用（圖 1-1）。它們調控來自脊

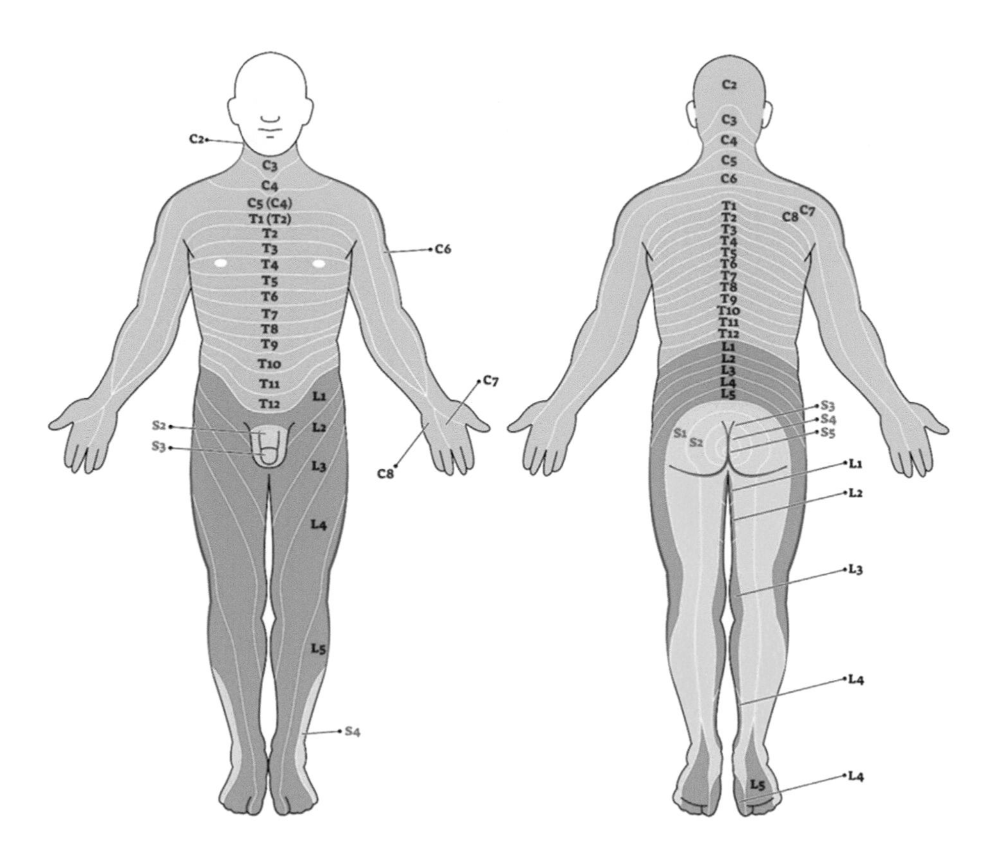

圖 1-2 人體脊神經支配皮節

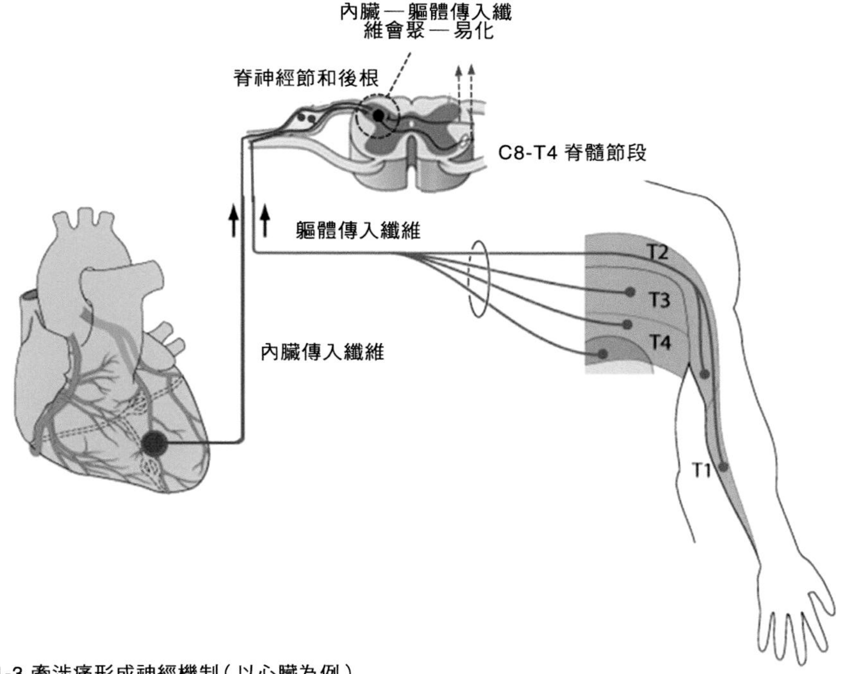

圖 1-3 牽涉痛形成神經機制（以心臟為例）

表 1-2 一些常見牽涉痛		
內臟	**主要脊髓節段**	**主要牽涉區**
肺	T1-7	左頸肩部
心臟	C8-T5	左肩臂、上後背
胃、胰	T6-9	上腹部、腰背部
肝、膽囊	T7-10	右肩胛區、右季肋區、右背腰區
小腸	T7-10	臍周區
腎臟	T10-L1	腰部、腹股溝陰部
闌尾	T8-L1	右下腹
子宮、睾丸	T12-L3	腹股溝、下腹
卵巢	L1-3	下腹部兩側
直腸、膀胱	T11-S4	下腹部

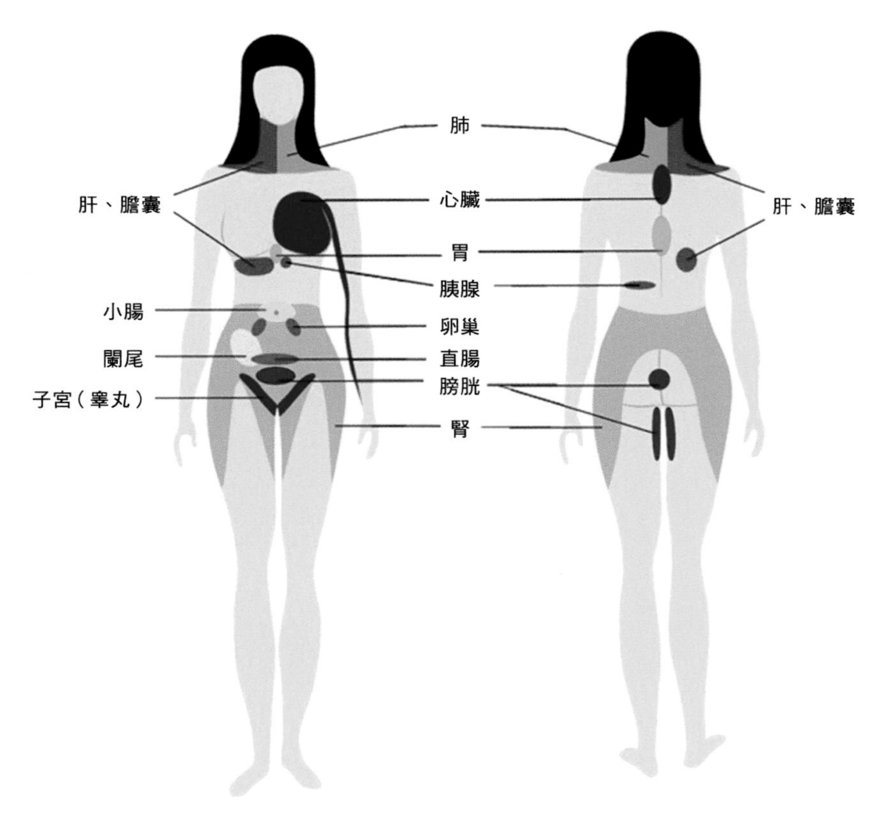

圖 1-4 常見牽涉痛體表牽涉區

髓和三叉神經的上行痛覺信號，同時接受高位中樞下行調控。丘腦是整個腦內最重要的痛覺整合樞紐，來自身體各部的痛覺信號均在丘腦內整合，形成分辨疼痛的初步時空概念。下丘腦存在許多痛敏神經元，對痛覺起抑制和興奮雙相調節作用，並作出內臟和內分泌反應，如心率加快、噁心嘔吐、應激相關激素升高等。邊緣系統（主要是杏仁核）接受和整合痛覺信號，賦予痛覺以情緒色彩，如焦慮、恐懼、憤怒、抑鬱等 [5,7,9]。

大腦皮層是痛覺最高調控中樞，傷害性刺激衝動只有到達皮層感覺區，方可形成對疼痛的認知。痛覺投射纖維在初級皮層感覺區呈體表對應分佈，整體呈倒立分佈，即頭在下，足在上，但頭面各部呈正立分佈（圖 1-1）。且分佈面積大小與體表痛覺感受器分佈密度和神經元數量成正相關。其中舌、唇、拇指等所佔面積最大，這些部位對痛覺最為敏感。許多具有「醒腦開竅」作用的穴位多位於痛覺敏感部位。此外，還有大量主要來自腦幹 - 丘腦網狀結構和皮層下邊緣系統的上行傳入纖維，投射到前額葉、前扣帶回和腦島等皮層，對痛覺的心理認知和情緒反應做出進一步調控 [5]。

下行痛覺調控系統：下行痛覺調控系統（Descending Pain Modulatory Systems）是指脊髓上相關腦區神經元發出下行纖維，直接或間接調控脊髓後角的痛覺傳入信號，因抑制作用佔主導，又常稱為下行痛覺抑制系統（Descending Pain Inhibitory Systems）。主要腦區包括前額葉、前扣帶回、腦島、杏仁核、下丘腦、中腦水管周圍灰質、藍斑核和中縫大核等（圖 1-1）。其中中腦水管周圍灰質和中縫大核是整個下行抑制系統的樞紐，抑制作用最為明顯 [5,10,11]。

中樞敏化（Central Sensitization）是指中樞神經系統中的傷害性感覺神經元，對正常或閾下傳入刺激反應增加，放大或泛化傷害性刺激，或把非傷害性刺激誤譯成傷害性刺激。其主要機制可能是痛覺傳入信號不斷反覆刺激，降低了腦內下行痛覺抑制系統功能 [5,12]。緊張型頭痛、纖維肌痛和持續性軀體形式疼痛等都與中樞敏化機制有關。

痛覺調控相關生化物質：有大量內源性生化物質參與外周和中樞的痛覺調控。在外周層面，當組織損傷時，引發局部病灶鉀離子、鈣離子等聚積和大量組織胺、前列腺素、緩激肽、5- 羥色胺和各類促炎細胞因子（Cytokines）等致炎物質釋放，激活傷害性感受器而形成痛覺傳入衝動。致炎因子同時引起局部組織滲出和水腫，致使組織腫脹、張力升高及器官腫大和牽拉筋膜，壓迫和刺激神經末梢，進一步強化致痛過程 [5,13]。

在中樞層面，多種不同種類的神經化學物質參與痛覺調控，它們的作用與所結合的受體密切相關。腦幹中縫核群 5- 羥色胺能神經元及藍斑核和延髓網狀結構內的去甲腎上腺素能神經元，通過下行抑制系統發揮鎮痛作用。腦內乙醯膽鹼能神經元也具有明顯鎮痛效應。神經肽在痛覺調控中扮演著重要角色，以內源性阿片肽的鎮痛作用尤為明顯，其中又以中腦水管周圍灰質內啡肽能神經元的鎮痛作用最為突出，是下行抑制系統的主要成分。P 物質也是中樞痛覺調控的一種重要神經肽，廣泛分佈在外周和中樞內。在外周 P 物質因組織損傷而釋放，加強痛覺傳入信號的形成，起促痛作用；在中樞對痛覺信號傳遞呈雙相調節作用 [5,13]。一些較為明確的痛覺調控生化物質列於表 1-3。

疼痛心理

疼痛並非簡單的感覺生理學現象，而是伴隨一系列認知形成和情緒反應的心理演變過程。並不是所有傷害性刺激都可引起疼痛。相反，有時在沒有明顯的傷害性刺激狀態下，個體也會出現疼痛，如纖維肌痛和持續性軀體形式疼痛障礙。安慰劑對疼痛具有明顯的治療作用 [14]。這些都說明心理因素在痛覺調控過程中發揮著關鍵作用，主要體現在三方面：（1）疼痛認知；（2）疼痛的情緒反應；（3）疼痛和精神疾病之間的關係 [13]。

疼痛認知： 與臨床有關的疼痛認知主要包括對疼痛的感知和耐受。疼痛認知在個體之間存在著巨大差異。不僅不同性別、不同種族和不同文化背景對疼痛的感知和耐受不同，同一個體對疼痛的認知也隨年齡和環境變化而發生改變，說明疼痛認知不僅與遺傳因素和個體人格有關，同時與外界環境和個體狀態改變也有關 [13,15]。一般來說，相對男性，女性對疼痛更為敏感、耐受程度更低。個性內向者對疼痛耐受性也較低 [16]。這些認知特點對痛症的診斷和治療具有重要指導意義。

疼痛的情緒反應： 疼痛作為重要生理防禦機制，是一種應激狀態，引發個體作出以自主神經功能紊亂為主要特徵的負面情緒反應，如驚恐、焦慮、憤怒、悲傷等（圖 1-5）[13,17]。其主要神經生物學機制是以杏仁核群為中心的

表 1-3 內源性疼痛調控生化物質		
生化物質	**外周**	**中樞**
乙醯膽鹼	致痛	鎮痛
· 單胺類		
5- 羥色胺	雙相	鎮痛
組織胺	雙相	不確定
去甲腎上腺素	致痛	以鎮痛為主
· 內源性阿片肽		
內啡肽（Endorphins）	鎮痛	鎮痛
腦啡肽（Enkephalins）		鎮痛
強啡肽（Dynorphin）		鎮痛
孤啡肽（Orphanin）		鎮痛
· 其他神經肽		
緩激肽（Bradykinin）	致痛	
P 物質	致痛	雙相
加壓素	致痛	致痛
降鈣素基因相關肽（CGRP）	致痛	致痛
· 氨基酸類		
γ - 氨基丁酸		加強鎮痛
谷氨酸		加強鎮痛
· 細胞因子 *		
致炎因子（IL-1, IL-6, IL-8，TNF- α ）	加強致痛	加強致痛
抗炎因子（IL-4, IL-10, IL-13）	抑制疼痛	抑制疼痛
· 雜項		
前列腺素	加強致痛	
鉀離子、鈣離子	致痛	
一氧化氮（CO）	雙相作用	雙相作用
腺苷（Adenosine）	鎮痛	

* IL，白細胞介素（Interleukin）；TNF- α ，腫瘤壞死因子 - α （Tumor Necrosis Factor- α ）

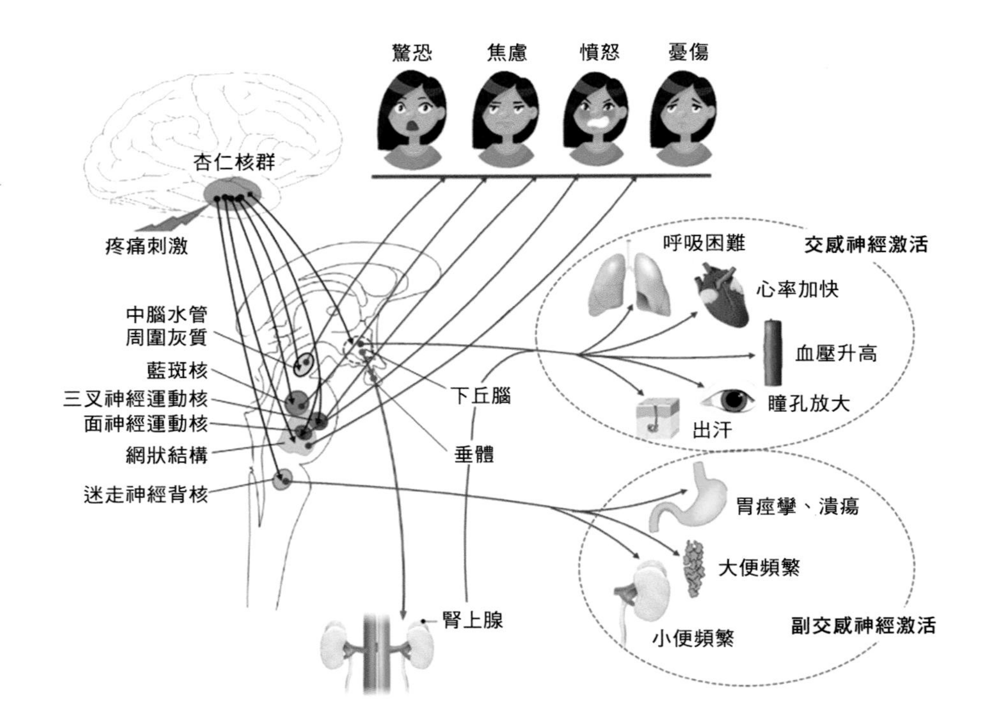

圖 1-5 疼痛 - 應激 - 情緒反應神經機制

複雜神經通路被激活，包括交感神經系統興奮性升高導致的心跳和呼吸加快、血壓升高、瞳孔放大、出汗等；副交感神經激活所引起的胃痙攣潰瘍、大小便頻次增多甚至失禁；腦幹網狀結構興奮性增高所呈現的過度警覺和潛意識條件性情緒反應。後者是指個體在某一特定條件下，自動化地、無法自控地產生的一種既定情緒體驗，為一種情緒條件反射；面部表情肌緊張所呈現的驚恐、焦慮、不安等表情；全身肌張力增高所致的肢體僵住；以及下丘腦 - 垂體 - 腎上腺軸應激激素升高等 [18]。

長期的負面情緒會加重疼痛，並降低疼痛治療效果，延緩康復過程 [19]。相反，正面情緒，如愉悅、樂觀、自信、積極、信任、被信任、感覺被愛等，可明顯減輕疼痛和強化疼痛治療效果 [20]。因此，在臨床治療過程中，應有意識引導和培養病人的正面情緒。

痛症和精神疾病之間的關係： 痛症常和精神疾病共存。幾乎所有慢性痛患者均伴有焦慮或抑鬱等精神症狀；許多精神障礙患者，尤其是焦慮和抑鬱患者，同時伴有各種疼痛症狀，彼此呈互相加重的關係 [21-23]。這是因為慢性痛症與情感性精神障礙有著一些相同的病理機制 [22,23]，這也可以解釋為什麼採用抗抑鬱或抗焦慮藥物治療一些慢性痛可取得良好效果 [24]。同時提示，治療痛症不僅要關注疼痛本身，也要兼顧精神症狀的治療，方能取得更佳臨床效果。

痛症病因病理

雖然各種各樣病因都可直接或間接地引發痛症的發生，但常見病因主要有遺傳和先天因素、創傷、勞損、感染、退行性變、全身系統性疾病、藥物毒性、心理因素等 [25]。大多數痛症是多種病因互相作用的結果。

遺傳和先天因素： 遺傳因素在許多痛症的發病過程中扮演著重要角色。2/3 偏頭痛患者有家族史 [26]。炎性腸病，包括潰瘍性結腸炎（Ulcerative colitis）和克羅恩病（Crohn's disease），也是具有明顯家族遺傳性的一類胃腸痛症，家族中患有炎性腸病的人群，他們患炎性腸病的風險遠高於普通人群 [27,28]。強直性脊柱炎與一種稱為特異性人類白細胞抗原（HLA-B27）高度相關。如HLA-B27陽性，且父母或兄弟姐妹中已有人患強直性脊柱炎者，則患病機率大大升高 [29]。充分瞭解痛症患者的家族遺傳史，對準確診斷和制定防治方案有重要價值。

與痛症直接相關的先天因素主要是先天解剖結構變異。解剖結構變異常導致一些痛症更容易發生。如顳下頜關節先天發育不全易導致顳下頜關節紊亂 [30]；先天房角結構異常易誘發原發性青光眼。大多數坐骨神經從梨狀肌下孔穿出，但也有因解剖學變異而在梨狀肌內穿過。後者更容易造成坐骨神經受壓，誘發坐骨神經痛。

創傷： 創傷主要包括暴力外傷和手術創傷，是造成疼痛的最直接原因。暴力外傷常引起軟組織挫傷、撕裂和骨折。揮鞭傷（Whiplash Injury）是暴力外傷的一種特殊形式，是因頭部突然受到加速或減速運動所形成的巨大衝擊力，導致頭頸部扭曲變形而造成的創傷，常見於追尾和迎面相撞的交通事故中，所引起的常見痛症有創傷後頭痛和頸椎軟組織損傷及關節錯位等（圖1-6）[31,32]。

與手術創傷相關的痛症主要有術後神經痛，如乳腺癌病人乳房切除後出現的肋間神經痛和臂叢損傷；骨腫瘤截肢後出現的幻肢痛等。其主要病理機制是

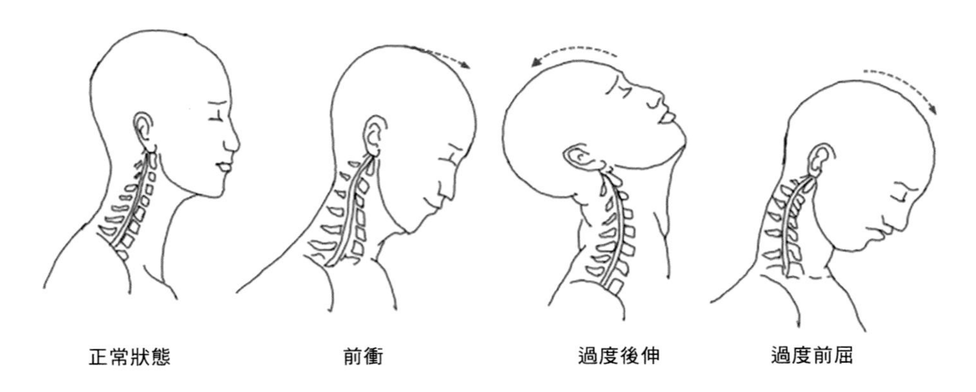

圖 1-6 揮鞭傷頭頸受力示意圖

手術直接造成神經損傷，新生血管、結締組織和膠質細胞在受損神經斷端增生，所形成的瘤狀物和粘連，不斷刺激神經引發異常衝動傳導，造成持續性頑固性疼痛。另一方面，受損神經纖維發生變性，如軸索腫脹、變形和脫髓鞘，導致閾值降低，誘發自發性疼痛、痛覺過敏或感覺異常 [13]。

在中醫臨床上，更常見的是創傷後疼痛，即在外傷和手術康復過程中及癒合後所出現的疼痛，如足踝骨折康復過程中出現的創傷後足踝痛。創傷後疼痛多伴有肢體功能受損，治療時應同時兼顧功能恢復。

勞損： 勞損特指因長期重複作某一運動或動作或關節過度使用，導致肌肉關節損傷，是一種「慢性創傷」[33]。勞損是運動系統痛症最常見病因之一，如網球手長期擊拍導致肱骨外上髁炎；芭蕾舞演員長期踮趾提踵引發踝撞擊綜合征；哺乳期婦女長時間屈腕懷抱嬰兒導致腕管綜合征等 [34,35]。

勞損的一個常見病理後果是神經卡壓綜合征（Nerve Entrapment Syndrome），又稱神經擠壓綜合征（Nerve Compression Syndrome），是指在神經走行的狹窄區域，尤其在纖維骨組織或纖維肌肉組織所構成的管道結構，因周圍組織腫脹、增生或解剖結構變形，擠迫卡壓神經，造成神經損傷所導致的一類痛症。除勞損外，外傷、骨折、全身性疾病等也可引發卡壓綜合征。卡壓綜合征的臨床特點是：卡壓部位疼痛或壓痛，呈針刺、燒灼或電擊樣疼痛；常向周圍和遠端放射；神經支配區域出現麻木等感覺異常，甚者肌力下降、功能減退和感覺消失 [36]。本專著所述及的神經卡壓綜合征列於表 1-4，在有關章節中詳述。

表 1-4 一些常見神經卡壓綜合征	
名稱	**所累及神經**
肘管綜合征	尺神經
橈管綜合征	橈神經
腕管綜合征	正中神經
腕部尺管綜合征	尺神經
梨狀肌綜合征	坐骨神經
踝（蹠）管綜合征	脛後神經

感染：感染也是多種痛症的直接病因。各種病原體（主要是細菌和病毒）感染造成急性和慢性疼痛，如中耳炎、鼻源性頭痛、牙痛、盆腔炎所致的痛經，幽門螺旋桿菌感染引起的慢性胃炎，帶狀皰疹病毒感染所致的帶狀皰疹後神經痛等。主要機制是病原體（如細菌）分泌和釋放各種炎症因子，誘發炎性疼痛，同時感染後組織粘連，壓迫神經也是感染性痛症機制之一。

退行性變：退行性變（Degeneration）是指與衰老直接相關的組織結構衰變和生理機能衰退，即「老化」。退行性變與退行性病變（Degenerative Diseases）為兩個不同概念，雖然二者在臨床上常難以區分。退行性變是生命演變過程的一種自然現象；退行性病變則是在退行性變過程所發生的病理損傷。臨床上區別二者的一個重要指標即是否有疼痛。持續性疼痛意味著退行性變已向退行性病變轉化。退行性變對骨骼關節系統影響最為明顯[37]。許多關節痛症與退行性變直接相關，如粘連性肩關節囊炎、腰椎椎管狹窄症、膝骨關節炎等。其主要病理機制是退行性變致使關節滑液分泌減少和骨質增生，從而誘發關節疼痛。

全身系統性疾病：全身系統性疾病是引發各種痛症的重要病因之一，如因自身免疫反應侵犯關節所致的類風性關節炎和強直性脊柱炎；痛風性關節炎則因嘌呤代謝紊亂，高尿酸鹽結晶沉澱在關節內所致；糖尿病周圍神經病變是因高血糖造成局部微循環障礙，引發神經炎症，導致神經纖維脫髓鞘和軸突變性；癌痛則與腫瘤組織壓迫或侵犯神經直接相關。全身性痛症除疼痛外，還伴有相應的全身系統症狀。在治療上，應同時兼顧痛症和全身系統性疾病。

藥物毒性： 一些具有神經毒性的藥物常引起痛症，典型例子是化療藥物誘發的周圍神經病變，又稱化療末梢神經炎，是癌症病人在接受化療時最常出現的副作用之一 [38]。主要病理機制是化療藥物破壞神經元核和線粒體 DNA 結構，導致神經軸突變性和神經纖維傳導功能異常。

心理因素： 正如在上節「疼痛心理」中所述，心理因素在痛覺調控過程中起著重要作用，對痛症的治療效果發揮著顯著影響。許多痛症主要因長期心理壓力和精神障礙所致，如緊張性頭痛、纖維肌痛和持續性軀體疼痛障礙等，後者甚至被認為是抑鬱症的一種變異形式。這些心因性痛症的主要病理機制與長期應激導致中樞敏化有關 [39]。另外，心理應激也是許多痛症的重要誘因，以偏頭痛、顳下頜功能紊亂、心絞痛、原發性痛經、功能性胃腸痛等痛症最為明顯。

痛症病理機制

炎症反應： 概括來說，上述的各種痛症病因最終都歸結為炎症反應。所謂炎症反應（Inflammation）是指因創傷、感染、自身免疫反應、異常生化代謝、毒素、應激等所造成的組織損傷。炎症反應是機體修復組織損傷的一個自然過程。組織損傷後，局部病灶釋放大量鉀離子、鈣離子及組織胺、前列腺素、緩激肽、5- 羥色胺和各類致炎細胞因子（Cytokines）等化學物質。這些化學物質引起血管擴張和滲出，以清除壞死組織，表現為局部紅腫和皮溫升高。化學物質同時刺激神經末梢引發疼痛，以警示和限制病灶活動，以利於組織修復。因此，急性炎症反應表現為典型的紅腫熱痛現象。但慢性炎症通常沒有如急性炎症紅腫熱痛的典型表現，容易被忽略。但長期慢性炎症往往造成局部組織增生粘連，壓迫和牽拉神經而導致慢性疼痛。因此慢性疼痛發病機制與慢性炎症更為密切 [13]。

無菌性炎症： 在臨床上，常使用「無菌性炎症」術語。無菌性炎症是相對感染性炎症而言，後者是指細菌感染所致的炎症，如中耳炎和牙髓炎等。無菌性炎症可定義為除細菌感染之外，所有其他因素所誘發的炎症反應，如創傷、勞損、退行性變、毒素等造成的組織損傷。自身免疫反應、代謝紊亂、全身系統性疾病、腫瘤組織等的病理性產物，都可誘發無菌性炎症，導致疼痛。大多數慢性痛症都與無菌性炎症直接相關。

神經炎症： 軀體疼痛的反覆刺激和長期的心理應激可誘導腦內小膠質細胞釋放各種致炎細胞因子，引發神經炎症（Neuroinflammation）[12]。神經炎症可敏化中樞內的傷害性感覺神經元，造成中樞敏化。神經炎症 - 中樞敏化可能是多種神經和精神疾病的重要發病機制之一，如抑鬱症、緊張性頭痛、纖維肌痛和持續性軀體形式疼痛障礙等。

痛症的西醫治療

痛症常伴有其他系統的症狀。痛症治療不僅要減輕和消除疼痛，而且需改善其他症狀，提高生活質量。治療痛症的藥物和手段複雜多樣。目前西醫治療痛症仍以藥物為主，非藥物療法作為輔助和後備[25]。

藥物治療： 治療痛症藥物大致可分為止痛藥和特定痛症藥，如治療三叉神經痛的卡馬西平、治療外周神經病理性痛和偏頭痛的加巴噴丁，治療纖維肌痛和持續性軀體形式障礙的抗抑鬱藥等。表 1-5 列出常用痛症藥物分類和名稱。

表 1-5 常用治療痛症藥物分類和名稱

分類和名稱	主要適應痛症
· 非阿片類	
乙醯胺酚（撲熱息痛、對乙醯氨基酚）（Acetaminophen、Paracetamol）	一般痛症
非類固醇類抗炎藥（Non-Steroidal Anti-Inflammatory Drugs, NSAIDs）：布洛芬（Ibuprofen）、雙氯芬酸（Diclofenac）、萘普生（Naproxen）、塞來昔布（Celecoxib）	一般痛症、關節炎、癌痛
· 阿片類	
弱阿片類：可待因（Codeine）、替利定（Tiridine）、曲馬多（Tramadol）	癌痛
強阿片類：嗎啡（Morphine）、芬太尼（Fentanyl）、羥考酮（Oxycodone）	癌痛
· 抗癲癇藥	
卡馬西平（Carbamazepine）、加巴噴丁（Gabapentin）、普瑞巴林（Pregabalin）	偏頭痛、三叉神經痛、周圍神經病理性痛
· 抗抑鬱藥	
阿米替林（Amitriptyline）、氟西汀（Fluoxetine）、度洛西汀（Duloxetine）	纖維肌痛、持續性軀體形式障礙、周圍神經病理性痛
· 秋水仙鹼（Colchicine）	
	痛風性關節炎

為了有效控制疼痛，世界衛生組織（WHO）專門制定五大止痛藥物治療原則：

1. 盡可能口服給藥；
2. 按時給藥；
3. 按階段或循序漸進給藥；
4. 按個體情況給藥；
5. 注意細節。

其中按階段給藥又稱為「止痛階梯法（Analgesic Ladder）」，最初專為治療癌痛所設立，目前已推廣到其他痛症的治療，即根據疼痛程度選擇用藥 [25,40]。

· 第一階梯：輕度疼痛，疼痛視覺模擬量表（Visual Analogue Scale, VAS）評分小於 3 分，主要以乙醯胺酚和非類固醇類抗炎藥為主。
· 第二階梯：中度疼痛，VAS 評分為 4-7 分，或非阿片類鎮痛藥無法有效控制的癌痛，選用弱阿片類藥物，如可待因、替利定和曲馬多等，通常與第一階梯藥物合用。
· 第三階梯：對於 VAS 評分大於 7 的中重度及第一二階梯藥物已失效的癌痛，給予強阿片類鎮痛藥，主要藥物有嗎啡、芬太尼和羥考酮等。

非藥物治療：目前常用的痛症非藥物治療主要有：各種物理療法、心理與認知行為療法、神經阻滯法、微創介入、手術療法等。物理療法和心理與認知行為療法一般是在藥物治療未能獲得滿意療效情況下，作為輔助療法。神經阻滯法、微創介入、手術療法主要用於一些頑固性痛症的治療 [25]。

◇ 參考文獻

1 Raja SN, Carr DB, Cohen M, Finnerup NB, Flor H, Gibson S, Keefe FJ, Mogil JS, Ringkamp M, Sluka KA, Song XJ, Stevens B, Sullivan MD, Tutelman PR, Ushida T, Vader K. The revised International Association for the Study of Pain definition of pain: concepts, challenges, and compromises. Pain. 2020; 161(9): 1976-1982.

2 陳軍，王江林．國際疼痛學會對世界衛生組織 ICD-11 慢性疼痛分類的修訂與系統化分類 [J]. 中國疼痛醫學雜誌，2019; 25(05): 323-330.

3 Treede RD, Rief W, Barke A, Aziz Q, Bennett MI, Benoliel R, Cohen M, Evers S, Finnerup NB, First MB, Giamberardino MA, Kaasa S, Korwisi B, Kosek E, Lavand'homme P, Nicholas M, Perrot S, Scholz J, Schug S, Smith BH, Svensson P, Vlaeyen JWS, Wang SJ. Chronic pain as a symptom or a disease: the IASP Classification of Chronic Pain for the International Classification of Diseases (ICD-11). Pain. 2019;160(1): 19-27.

4 McGlone F, Reilly D. The cutaneous sensory system. Neurosci Biobehav Rev. 2010; 34(2): 148-159.

5 朱兵（主編）:《系統針灸學：復興「體表醫學」》：第十一章：疼痛生理學，第 220-282 頁，人民衛生出版社，北京，2015.

6 Thomas Cheng H. Spinal cord mechanisms of chronic pain and clinical implications. Curr Pain Headache Rep. 2010; 14(3): 213-220.

7 Zhao ZQ. Neural mechanism underlying acupuncture analgesia. Prog Neurobiol. 2008; 85(4): 355-375.

8 Whitman PA, Adigun OO. Anatomy, Skin, Dermatomes. 2020. In: StatPearls [Internet]. Treasure Island (FL): StatPearls Publishing; 2021 Jan–.

9 Giamberardino MA, Affaitati G, Costantini R. Chapter 24 Referred pain from internal organs. Handb Clin Neurol. 2006; 81: 343-361.

10 Calvino B, Grilo RM. Central pain control. Joint Bone Spine. 2006;73(1): 10-16.

11 Ossipov MH, Morimura K, Porreca F. Descending pain modulation and chronification of pain. Curr Opin Support Palliat Care. 2014; 8(2): 143-51.

12 Ji RR, Nackley A, Huh Y, Terrando N, Maixner W. Neuroinflammation and Central Sensitization in Chronic and Widespread Pain. Anesthesiology. 2018; 129(2): 343-366.

13 李仲廉（主編）:《臨床疼痛治療學（修訂版）》：第二章：疼痛的基礎理論，第 8-38 頁，天津科學技術出版社，天津，2000.

14 Vase L, Wartolowska K. Pain, placebo, and test of treatment efficacy: a narrative review. Br J Anaesth. 2019; 123(2): e254-e262.

15 Orhan C, Van Looveren E, Cagnie B, Mukhtar NB, Lenoir D, Meeus M. Are Pain Beliefs, Cognitions, and Behaviors Influenced by Race, Ethnicity, and Culture in Patients with Chronic Musculoskeletal Pain: A Systematic Review. Pain Physician. 2018; 21(6): 541-558.

16 Mogil JS, Bailey AL. Sex and gender differences in pain and analgesia. Prog Brain Res. 2010; 186: 141-157.

17 Lumley MA, Cohen JL, Borszcz GS, Cano A, Radcliffe AM, Porter LS, Schubiner H, Keefe FJ. Pain and emotion: a biopsychosocial review of recent research. J Clin Psychol. 2011; 67(9): 942-968.

18 徐科（主編）:《神經生物學綱要》，第十章：基因、本能和情緒，第 288-311 頁，科學出版社，北京，2000.

19 Jennings EM, Okine BN, Roche M, Finn DP. Stress-induced hyperalgesia. Prog Neurobiol. 2014; 121: 1-18.

20 Navratilova E, Morimura K, Xie JY, Atcherley CW, Ossipov MH, Porreca F. Positive emotions and brain reward circuits in chronic pain. J Comp Neurol. 2016; 524(8): 1646-1652.

21 IsHak WW, Wen RY, Naghdechi L, Vanle B, Dang J, Knosp M, Dascal J, Marcia L, Gohar Y, Eskander L, Yadegar J, Hanna S, Sadek A, Aguilar-Hernandez L, Danovitch I, Louy C. Pain and Depression: A Systematic Review. Harv Rev Psychiatry. 2018; 26(6): 352-363.

22 Kremer M, Becker LJ, Barrot M, Yalcin I. How to study anxiety and depression in rodent models of chronic pain? Eur J Neurosci. 2021; 53(1): 236-270.

23 Humo M, Lu H, Yalcin I. The molecular neurobiology of chronic pain-induced depression. Cell Tissue Res. 2019; 377(1): 21-43.

24 Urits I, Peck J, Orhurhu MS, Wolf J, Patel R, Orhurhu V, Kaye AD, Viswanath O. Off-label Antidepressant Use for Treatment and Management of Chronic Pain: Evolving Understanding and Comprehensive Review. Curr Pain Headache Rep. 2019; 23(9): 66.

25 中華醫學會疼痛學分會 (編): 《中國疼痛疾病診療規範》, 人民衛生出版社 , 北京 , 2020.
26 Charles A. The pathophysiology of migraine: implications for clinical management. Lancet Neurol. 2018; 17(2): 174-182.
27 Ordás I, Eckmann L, Talamini M, Baumgart DC, Sandborn WJ. Ulcerative colitis. Lancet. 2012; 380(9853): 1606-1619.
28 Torres J, Mehandru S, Colombel JF, Peyrin-Biroulet L. Crohn's disease. Lancet. 2017; 389(10080): 1741-1755.
29 Zhao J, Huang C, Huang H, Pan JK, Zeng LF, Luo MH, Liang GH, Yang WY, Liu J. Prevalence of ankylosing spondylitis in a Chinese population: a systematic review and meta-analysis[J]. Rheumatology International: Clinical and Experimental Investigations, 2020; 40(6): 859-872.
30 Chisnoiu AM, Picos AM, Popa S, Chisnoiu PD, Lascu L, Picos A, Chisnoiu R. Factors involved in the etiology of temporomandibular disorders - a literature review. Clujul Med. 2015; 88(4): 473-478.
31 Chen HB, Yang KH, Wang ZG. Biomechanics of whiplash injury. Chin J Traumatol. 2009; 12(5): 305-314.
32 Bannister G, Amirfeyz R, Kelley S, Gargan M. Whiplash injury. J Bone Joint Surg Br. 2009; 91(7): 845-850.
33 孫希武 . 淺談勞損 [J]. 職業與健康 , 1991(06): 10.
34 Igolnikov I, Gallagher RM, Hainline B. Sport-related injury and pain classification. Handb Clin Neurol. 2018; 158: 423-430.
35 Khan K, Brown J, Way S, Vass N, Crichton K, Alexander R, Baxter A, Butler M, Wark J. Overuse injuries in classical ballet. Sports Med. 1995; 19(5): 341-357.
36 Jacobson L, Dengler J, Moore AM. Nerve Entrapments. Clin Plast Surg. 2020; 47(2): 267-278.
37 Raj PP. Intervertebral disc: anatomy-physiology-pathophysiology-treatment. Pain Pract. 2008; 8(1): 18-44.
38 Colvin LA. Chemotherapy-induced peripheral neuropathy: where are we now? Pain. 2019; 160(Suppl 1): S1-S10.
39 Crofford LJ. Chronic Pain: Where the Body Meets the Brain. Trans Am Clin Climatol Assoc. 2015; 126: 167-183.
40 Anekar AA, Cascella M. WHO Analgesic Ladder. 2021. In: StatPearls [Internet]. Treasure Island (FL): StatPearls Publishing; 2021 Jan–.

第 2 章

中醫痛證淵源和發展

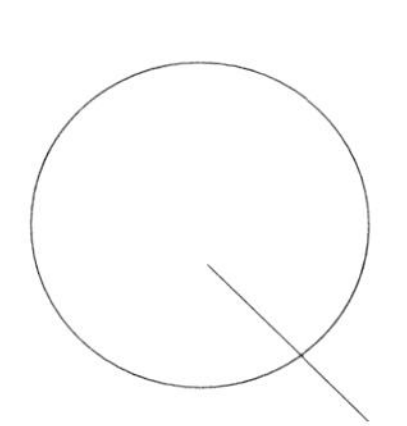

中醫痛症治療學是人類在與病痛做鬥爭的漫長歷史過程中，所積累的寶貴醫學知識，是祖國醫學的一個重要組成部分。瞭解中醫痛症治療學的淵源和發展，對我們進一步挖掘和更好地應用中醫痛證知識具有重要意義。

疼痛是動物和人類最重要的生理防禦機制之一。在人類穴居和巢居的遠古時期，因潮濕、寒冷、悶熱的惡劣居住環境，以及常遭受蟲蛇猛獸攻擊，各種痛症十分常見。相關文字的起源和字義即反映了這一事實。人們療傷止痛的經驗，最初始於本能反應，即採集草藥並嚼碎覆蓋傷口，或通過撫摸揉按，或用熱泥熱石熱敷等緩解疼痛，並逐漸發展為湯液醪醴、砭石導引、熨貼膏散等各種方法。同時古代醫家通過長期細緻觀察和對人體解剖結構的初步瞭解，結合哲學理論，不斷探索疼痛成因。成書於約 2,200 年前的《黃帝內經》，標誌著中醫痛證理論及針灸治療的初步形成。東漢張仲景《傷寒雜病論》創立理法方藥，奠定痛證辨證論治和方藥治療體系。華佗創製麻沸散，標誌著中藥麻醉止痛的一個高峰。後世醫家不斷充實、豐富和發展痛證病因病機學說和治療方法，其中針灸和手法逐漸成為痛證治療的主要手段。至當代，隨著與現代醫學的不斷融合，以針刺鎮痛為代表的中醫痛症治療學得到突飛猛進發展；循證醫學引入中醫臨床實踐和研究，更進一步加快中醫痛症治療學的轉化與創新。

「痛」、「疼」、「瘺」字義

「疒」，病也，非常也，困苦也，疾加也。「痛」字由「疒」和「甬」組成，《說文解字》言：「痛，病也。」「甬」有二義，一為大鐘，形如座鐘；二指兩旁有牆垣遮蔽之通道，即甬道也（圖 2-1）。故「痛」之本義可能有二：一指臥床病人敲鐘求救；二指通道不通。後世「不通則痛」似源於「通道不通」之義。3,000 多年前的多部古老文獻已有「痛」字，如《易經．坎卦》記載：「……為加憂、為心痛、為耳痛。」《山海經．西山經》記載：「其草有萆荔，狀如烏韭，而生於石上，亦緣木而生，食之已心痛。」《山海經．中山經》亦記載：「又東南五十里，曰高前之山。其上有水焉，甚寒而清，帝台之漿也，飲之者不心痛。」《山海經．北山經》還記載：「……有鳥焉，其狀如夸父，四翼、一目、犬尾，名曰囂，其音如鵲，食之已腹痛。」

「疼」者，古通「痋」。後者由「疒」和「虫」合成。「虫」古義為毒蛇。故「痋」乃毒蛇咬傷而痛。後為「疒」和「冬」之「疼」替代。《說文解字注》言：「（痋）動病也，痋即疼字。」故「疼」似尚有遇寒受凍作痛之義。

雖「疼痛」常合用，但古時「疼」常指軀體之苦楚，如漢張仲景《金匱要略》言：「濕家身煩疼」，「一身盡疼」等。而「痛」除為軀體痛楚外，還常代表情志之痛，如春秋史家左丘明《左傳．成公十三年》言：「諸侯備聞此言，斯是用痛心疾首，暱就寡人。」西漢史家司馬遷《史記．屈原賈生列傳》曰：「疾痛慘怛。」西漢禮學家戴聖《禮記．三年問》言：「三年之喪，二十五月而畢。哀痛未盡，思慕未忘。」說明古人對疼痛的心理情緒因素已有很好理解。

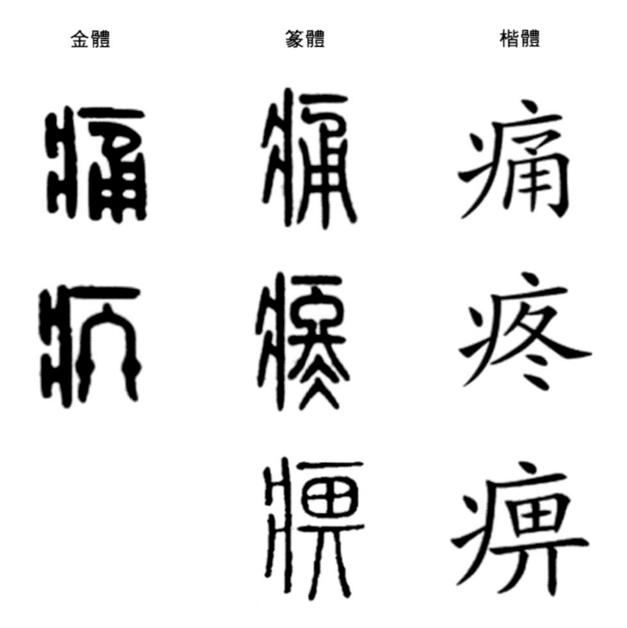

圖 2-1 「痛」、「疼」、「痹」字形演變

「痹」通「痺」，由「疒」和「畀」組成。「畀」有二義，一指支架、蒸架；二指交托、被受。故痹之原義，似指被受外邪之疾，如躺在床架上濕蒸之狀。《說文解字》言：「痹，濕病也。」《素問．痹論》曰：「風寒濕三氣雜至，合而為痹。」故痹者，閉而不通，麻木不仁，痛或不痛，風濕之病也。由此可見，在古代，痹是十分常見之證，可能與古時潮濕、陰冷穴居和巢居環境有關。

從這些文字起源和字義可窺知，古人對痛證的症狀表現和病因病機已有初步認識，即疼痛不僅是肢體皮肉之疼，也是心理情志之痛。其病因乃因「虫」所傷或外受風寒濕邪，致使「不通」而痛。

《黃帝內經》中的痛證

《黃帝內經》由《素問》和《靈樞》兩部組成，有多篇專述痛證，其中《素問．舉痛論》論述最為集中，列舉「五藏卒痛」等 14 種卒痛的症狀表現、捫診方法、病機和預後；詳述五志過激、寒熱勞役與氣機逆亂的關係[1-6]。認為痛證的主要病機是寒氣稽留。寒性凝滯收引，致使脈絡縮踡凝澀，氣血滯緩凝遲，言：「寒氣入經而稽遲，泣而不行；客於脈外則血少，客於脈中則氣不通，故卒然而痛。」又言：「寒氣客於脈外則脈寒，脈寒則縮踡，縮踡則脈絀急，絀急則外引小絡，故卒然而痛。」這些論述首次提示「不通則痛」觀點，同時從詳論因寒致痛中可窺知，古人因禦寒手段有限，許多病痛是因遇寒受凍而起。

《素問．痹論》和《靈樞．周痹》專論各種痹證。《痹論》清晰定義何謂「痹」，即「風寒濕三氣雜至，合而為痹」，並言：「風氣勝者為行痹，寒氣勝者為痛痹，濕氣勝者為著痹。」詳述骨痹、筋痹、脈痹、筋痹、皮痹五種體痹與四季和五臟痹的關係，及五臟痹的表現和病機。詳述痹的五種「不痛」表現，言：「痹在於骨則重；在於脈則血凝而不流；在於筋則屈不伸；在於肉則不仁；在於皮則寒。故具此五者，則不痛也。」第一次提出針刺臟腑俞合穴治療五臟痹。《靈樞．周痹》詳述眾痹和周痹的區別，眾痹乃「上下移徙隨脈，其上下左右相應，…… 各在其處，更發更止，更居更起，以左應右，以右應左，…… 更發更休也」；「周痹者，在於血脈之中，隨脈以下，不能左右，各當其所，…… 此內不在臟，而外未發於皮，獨居分肉之間，真氣不能周，故命曰周痹。」並提出針刺取穴原則：「痛從上下者，先刺其下以過之，後刺其上以脫之；痛從下上者，先刺其上以過之，後刺其下以脫之。」從症狀學來看，眾痹和周痹似與現代纖維肌痛相近。

《黃帝內經》尚有眾多篇章論及頭痛、咽痛、齒痛、目痛、厥心痛、真心痛、脅痛、腹痛、腰痛等痛證，並闡述其病機，如《靈樞．癰疽》言：「寒邪客於經絡之中則血泣，血泣則不通，不通則衛氣歸之，不得復反，故癰腫。」《素問．脈要精微論》亦言：「諸癰腫筋攣骨痛，此皆安生？此寒氣之腫，八風之變也。」《靈樞．刺節真邪》言：「寒與熱相搏，久留而內著。寒勝其熱，則骨疼肉枯。」再次說明古時諸多病痛是因遇寒受凍而起，故多從寒性病機闡述。另外，《素問．刺腰痛論》詳述腰痛症狀、經絡辨證和針刺手法，開創痛證經絡辨證之先河。《素問．刺熱篇》又專述熱邪致痛和針刺之法。

概括而言，在《內經》時期，痛證病因病機已大致闡明，辨證論治框架已具雛形。所論痛證病因有六淫外邪、飲食不節、臟腑內傷、五氣鬱結、經脈受阻、水液滯留、風寒濕痹、瘧氣蟲積等；病機包括寒凝凝遲、氣滯血瘀、脈絡蜷縮、血脈虛滯、聚沫斥裂、氣津失常、營衛受損、陰陽失衡等 [4-6]。這些為後世醫家的痛證辨證論治奠定了理論基礎。

《傷寒雜病論》中的痛證

現《傷寒雜病論》分編為《傷寒論》和《金匱要略》兩部。《傷寒論》詳述十幾種痛證的辨證論治；痛證條文多達70條；涉及疼痛症狀條文更高達200餘條，約佔條文總數一半以上 [3]。所論痛證包括頭痛、咽痛、項背強痛、四肢痛、腰痛、骨節痛、胸痛、脅痛、心中痛、心下痛、腹痛、陰痛、身痛等。所述疼痛性質有煩痛、強痛、按痛、動痛、結痛、急痛、拒痛、硬痛、沉痛、大實痛、滿痛、微滿痛、不休身痛等 [7-9]。並在《內經》基礎上，充實痛證的六經辨證，即太陽經痛證、陽明經痛證、少陽經痛證、太陰經痛證、少陰經痛證和厥陰經痛證；詳述各經痛證的臨床表現、病機轉變和方藥施治 [10-12]。《傷寒論》還全面分析痛證的各種病因病機，包括風寒束表，經氣不利；營血虛少，筋脈失養；陽氣虛弱，失於溫煦；燥屎內結，腑氣不通；水熱互結，氣機不暢；邪熱濁陰，上擾清空；風濕留著，氣血閉阻；肝膽氣鬱，疏泄失常；邪鬱少陽，樞機不利；飲邪內犯，脈絡失暢；痰火內擾，上擾咽喉；痰血阻滯，脈絡不暢；寒熱錯雜，蛔蟲內擾；脾胃虛寒，氣血不足等多種病機 [10-12]。

《金匱要略》詳論各種內傷雜病痛證，在 22 篇證治篇章中，幾乎每篇均涉及疼痛，首倡「三因致病」學說：「千般疢（chèn）難，不越三條：一者，經絡受邪，入臟腑，為內所因也；二者，四肢九竅，血脈相傳，壅塞不通，為外皮膚所中也；三者，房室、金刃、蟲獸所傷。以此詳之，病由都盡。」其中第二條清晰闡明「壅塞不通」原理，為「不通則痛」奠定了理論基礎。又詳論濕痹、歷節、胸痹、心痛、寒疝、痰飲等 20 餘種以疼痛為主或兼有疼痛的病證。有關腹痛辨證論治最為詳盡，其病因有寒、熱、虛、濕、氣滯、血瘀、蟲積等不同，所用經方多達十餘首，如厚朴七物湯治療身痛而大便不通者；大黃牡丹皮湯治腸癰痛；建中湯、理中湯、三物厚朴湯、厚朴溫中湯等以補為通，治虛寒腹痛；吳茱萸湯、四逆湯治寒邪腹痛；芍藥甘草湯、甘麥大棗湯治虛證腹痛；下瘀血湯治瘀血腹痛；烏梅丸治蛔厥腹痛；膠艾湯、溫經湯治下腹經痛等。對胸痹心痛一證，以陽微陰弦立論，用栝蔞薤白白酒湯治療 [7-12]。

《金匱要略》中描述的疼痛特性更多樣，如一身盡疼痛、煩疼、諸肢節疼痛、拘急而痛、身痛如被杖、冷痛、瞤痛、弛痛、掣痛、懸痛、隱痛、苦痛、大寒痛、堅痛、雷鳴切痛、咳唾引痛、心痛徹背、背痛徹心、痛引臍中、脅痛裡急等。這些準確入微的描述，即使在今天，對痛證的辨證論治也仍具有重要參考價值。同時感歎大醫家張仲景認真細緻的臨床問診和觀察。

《傷寒雜病論》還完善了汗、吐、下、和、溫、清、消、補八大治法，創立大量治療痛證經方，其中《傷寒論》治痛方劑 35 首，《金匱要略》更多達 81 首，如根據痹證不同辨證，就有烏頭湯證、甘草附子湯證、桂枝芍藥知母湯證、桂枝附子湯證、麻杏薏甘湯證、麻黃加朮湯證、防己黃芪湯證、黃芪桂枝五物湯證、白朮附子湯證等。還提出早期干預思想：「四肢才覺重滯，即導引、吐納、針灸、膏摩，勿令九竅閉塞。」

麻醉止痛方劑：麻沸散

與張仲景同時代的華佗創製麻沸散，專用於外科手術的全身麻醉止痛，也是有文字記載的最早麻醉止痛方劑。《後漢書．華佗傳》記載：「若疾發結於內，針藥所不能及者，乃令先以酒服麻沸散，既醉無所覺，因刳破腹背，抽割積聚。」雖麻沸散組方已失傳，但後世推測可能含有曼陀羅花（洋金花）、羊躑躅、生草烏等具有強烈鎮靜和鎮痛作用的大毒中藥。麻沸散代表著古代先人在外科麻醉止痛方面的輝煌成就 [13]。

痛證理論和治法的豐富和發展：晉隋唐時期（公元 265-907 年）

在晉隋唐 600 多年間，中醫痛證治療學獲得長足發展。晉葛洪《肘後備急方》，原名《肘後救卒方》，簡稱《肘後方》，是繼《傷寒雜病論》後的又一醫學傑作。此書系統介紹各種急症卒痛的救治方法，除中藥內服外，還創立大量外治法，包括針法、灸法、推拿、鼻腔給藥、蠟療、熱熨、冷熱敷、溻漬、舌下給藥等 [14-16]。在中藥製劑方面，除湯劑外，還採用散劑、丸劑、醋劑、酊劑等 [3]。隋巢元方《諸病源候論》介紹多種痛證的症狀證候，用詞豐富，描述生動，常用的有苦痛、楚痛、慘痛、疾痛等，如：「上下腹中苦痛，還兩脅下，上引心而煩」；「令人腰痛，不可以俯仰，橫骨下有積氣，牢如石，小腹裡急苦痛。」對腰痛又細分為風濕腰痛、卒腰痛、久腰痛、腎著腰痛、䏿（guì）腰、腰腳疼痛、腰痛不得俯仰等 [17]。唐孫思邈《千金方》對臟腑痛證做了進一步論述，尤其是心痛，認為心痛主因是寒邪侵犯、心脈痹阻，同時還有氣滯、痰阻、血瘀、熱結之證 [18]。除方藥外，孫氏首倡針灸治療心痛胸痹，如「心痛針錐刺，然谷及太溪主之」；「胸痹心痛天井主之。」

痛證理論和治法的豐富和發展：宋金元時期（公元 960-1368 年）

在宋金元 400 年間，中醫在痛證理論和治療上取得空前發展。宋代官修三部大型方書《太平聖惠方》、《太平惠民和劑局方》和《聖濟總錄》彙集多方方劑，為方藥治療痛證提供了豐富資料，所涉及痛證有頭面肢體痛，包括首風、腦風、風頭痛、偏頭痛、歷節風、中風百節疼痛、風身體疼痛、風走注疼痛、白虎風、腰痛、風腰腳疼痛等；臟腑痛，如心痛、胸痹、風入腹拘急且痛、心腹痛等 [3,19,20]。

金元四大家進一步完善痛證病因病機學說和方藥治療，其中以金張子和和元朱丹溪貢獻最為突出。張子和不僅創立外邪致病學說和汗、吐、下三法，更是採用三法治療各種痛證，如：「胸上諸實鬱而痛不能愈，使人按之，及有涎唾，下痢十餘行，其脈沉遲，寸口脈微滑者，皆可吐之」；「熱氣不盡者，雜病腹中脹滿疼痛不止而內有實邪者，均可選用下法」；「宿飲酒積在上脘者，亦當吐之。」所治痛證，包括頭痛、目痛、心痛、脅痛、腹痛、陰丸痛、婦人產後下腹痛；膝、髁、肘、腕大痛、腰胯脅痛；以及杖瘡落馬、墜墮打撲等外傷痛[21]。首創情志療法治療痛證，認為：「悲可以治怒，以愴惻苦楚之言感之；喜可以治悲，以謔褻狎之言娛之；恐可以治喜，以迫遽死亡之言怖之；怒可以治思，以污辱欺罔之言觸之；思可以治恐，以慮彼志此之言奪之。」《儒門事親・十形三療因憂結塊一百》記載情志治療心因痛的案例：「息城司侯，聞父死於賊，乃大悲哭之。罷，便覺心痛，日增不已，月餘成塊狀，若覆杯，大痛不住。藥皆無功，議用燔針炷艾，病人惡之，乃求於戴人（張子和）。戴人至，適巫者在其傍，乃學巫者，雜以狂言，以謔病者，至是大笑不忍，回面向壁。一二日，心下結塊皆散。」[21]

元朱丹溪不僅創立「相火論」、「陽有餘陰不足」理論，還提出多項痛證學說，包括痰濕致痛，「諸痛不可補氣」，「六鬱學說」等[22-24]。六鬱學說認為：「氣血沖和，萬病不生，一有怫鬱，諸病生焉。故人身諸病，多生於鬱。」朱氏還提出「血虛內熱」是諸痹之內因，並以「痛風」命名痹證，言：「痛風者，大率因血受熱已自沸騰，其後或涉冷水，或立濕地，或扇取涼，或臥當風。寒涼外搏，熱血得寒，汙濁凝澀，所以作痛。夜則痛甚，行於陰也。」又根據「頭痛多主於痰」、「熱痰隨氣上逆則為眩暈頭痛」、「風痰上攻頭目，為頭痛」等理論，進一步充實治療頭痛引經藥的臨床應用。朱氏詳論各種痛證的辨證和診治，包括大頭腫痛、頭痛、目痛、腦痛、眉骨痛、心腹痛、腰痛、腰胯腫痛、肩背痛、腰髀痛、脅痛、身痛等。並指明「心痛」實為「胃痛」，言：「心痛即胃脘痛，雖日數多不吃食，不死。」朱氏將火證分為實火、虛火與鬱火，提出「實火可瀉，虛火可補，火鬱當發」治火三原則，為後世治療因火致痛提供重要理論。朱氏還根據六鬱學說，創立越鞠丸，專治氣、血、痰、火、濕、食六鬱之證。時至今日，越鞠丸仍廣泛用於各種鬱痛的治療。

金李東垣創立脾胃論，提出「內傷脾胃，百病叢生」觀點，對胃脘腹痛的辨證論治建樹頗多，認為脾胃內傷不外因飲食不節、勞役過度、情志刺激而起，強調情志因素在各種內傷雜病痛證中的先導作用，注重氣機升降失常在脾胃病病機中的主導作用[3,13,25]。在《蘭室秘藏》所列各門中，涉及眾多內傷痛證，包括頭痛、五官痛、胃脘痛、腰痛等。李氏所創立的補中益氣湯常用於氣虛之痛，如頭痛、身痛、脅痛、腹痛等。李氏還在《醫學發明・本草十劑・泄可以去閉・葶藶大黃之屬》首次論及：「通則不痛，痛則不通，痛隨利減，當通其經絡，則疼痛去矣。」從此「痛則不通，通則不痛」成為痛證病機的高度概括[26]。

金劉完素對「熱痛」有獨到見解，言：「熱鬱於內，而腹滿堅結痛者，不可言為寒也」；「如（脈）緊急洪數，則為熱痛之類也。」為一直以寒邪致痛為主的病機理論注入新見解[3]。

痛證理論和治法的豐富和發展：明清時期（公元1368-1911年）

在明清500多年間，中醫痛證理論和治療得到進一步豐富和完善，大量痛證相關醫著出版，其中以張景岳、葉天士和王清任貢獻最為顯著，他們把中醫痛證理論和治療學提高到一個新水平。

明張景岳首先提出「因虛致痛」觀點，認為不僅「不通則痛」，也可「不榮則痛」[26,27]，在《景岳全書》中言：「凡治心腹痛證，古云痛隨利減，又曰通則不痛，此以閉結堅實者為言。若腹無堅滿，痛無結聚，則此說不可用也。其有因虛而作痛者，則此說更如冰炭」；「丹溪曰諸痛不可補氣，此惟邪實氣滯者當避之，而曰諸痛皆然則謬矣。不可執以為辭也」；又言：「凡人之氣血猶源泉也，盛則流暢，少則壅滯，故氣血不虛則不滯，虛則無有不滯者。」在《質疑錄．論諸痛不宜補氣》指出：「凡屬諸痛之虛者，不可以不補也。」又在《質疑錄．論肝無補法》言：「肝血不足，……為脅肋痛、為少腹痛、為疝痛諸證，凡此皆肝血不榮也。」至此，「不榮則痛」學說初見端倪。張氏還對情志致痛的理法方藥多有闡述[28]。如《景岳全書．心腹痛》言：「氣血虛寒，不能營養心脾者，最多心腹痛證，然必以積勞積損及憂思不遂者，乃有此病。」並立治療情志致痛方劑25首[28]，如化肝煎專治肝鬱化火之頭痛、脅痛、胃痛、腹痛等[29]。張氏還善於辨痛證病位、虛實、寒熱和有形無形，對後世痛證診治有重要影響。

清葉天士對痛證理論的主要貢獻是提出「久痛入絡」、「絡虛則痛」觀點，認為痛證病機「初為氣結在經，久則血傷入絡」，指出：「醫不明治絡之法，則愈治癒窮矣。」在治療方面，認為「大凡絡虛，通補最宜」，提出辛潤通絡、絡虛通補用藥原則，善用蟲蟻、血肉之品治療頑痹、「氣血瘀痹」頭痛、風濕腫痛、周痹、寒濕久痹、胃痛等沉屙宿疾[30-32]。並在《葉選醫衡．痛無補法辨》中提出「虛痛」治療原則：「凡治表虛而痛者，陽不足也，非溫經不可；裡虛而痛者，陰不足也，非養營不可；上虛而痛者，心脾實傷也，非補中不可；下虛而痛者，脫瀉亡陽也，非速救脾腎，溫補命門不可。夫以溫補而治痛者，非不多也，奈何醫者，專執痛不可補氣之說，豈良法哉。」葉氏還擅長齒診或「驗齒」，言：「齒若光燥如石者，胃熱甚也；若如枯骨色者，腎液枯也，為難治；若上半截潤，水不上承，心火上炎。」為中醫診斷學增添新內容。

清王清任在血瘀痛證治療上貢獻頗顯，其著作《醫林改錯》雖僅三萬餘字，但所設立的諸多活血逐瘀方對後世治療血瘀疼痛影響巨大，如常用的通竅活血湯、身痛逐瘀湯、血府逐瘀湯、膈下逐瘀湯、少腹逐瘀湯、補陽還五湯等，所涉痛證包括頭痛、目痛、胸痛、肩痛、臂痛、腰痛、腿痛、周身疼痛、腹痛等 [33-36]。這些方劑至今仍廣泛用於治療各種痛症，包括創傷後頭痛、叢集性頭痛、偏頭痛、外周神經炎性疼痛、癌痛、心因性疼痛等。

針灸治療痛症：起源和發展

針法可能源於石器時期，人們使用尖銳石器割開化膿傷口，或刺破皮膚排出瘀血或水腫積液；或用圓鈍石器按壓捶拍疼痛不適部位以緩解疼痛，砭石由此產生 [13]。《說文解字》言：「砭，以石刺病。」隨著冶煉技術的發明和進步，金屬針具逐漸替代砭石。自伏羲「嘗百藥而製九針」開始，各種針具製作日臻精良，而形成「九針」。「九針」實為外科、按摩和針刺用具的匯總（圖2-2）。《靈樞．官針》言：「病在分肉間，取以圓針於病所。病在經絡痼痹者，取以鋒針」；「病為大膿者，取以鈹針。病痹氣暴發者，取以圓利針。病痹氣痛而不去者，取以毫針。」說明九針常用於各種痹證和痛證的治療。

灸法則源於人類最初火的發明和使用，尤其在寒冷受凍時，直接用火烤以祛寒止痛。又採集各種樹枝、柴草熏烤、熨燙以消除病痛 [37]。漢《黃帝蝦蟆經》已有用各種木料施灸的記載。經長期實踐，古人最終選定艾作為主要熏熨材料，因艾分佈廣泛，生長迅速，容易獲得；又氣味芳香，性溫易燃，且火力緩和。《素問．異法方宜論》言：「藏寒生滿病，其治宜灸焫（ruò）。」灸焫即燒灼之艾。在古代很長一段時期，艾灸是人們日常保健治病的主要方法之一。長沙馬王堆出土的《陰陽十一脈灸經》和《足臂十一脈灸經》以「灸經」命名即可見一斑。「灼艾分痛」典故更是佐證了這一史實。《宋史．太祖

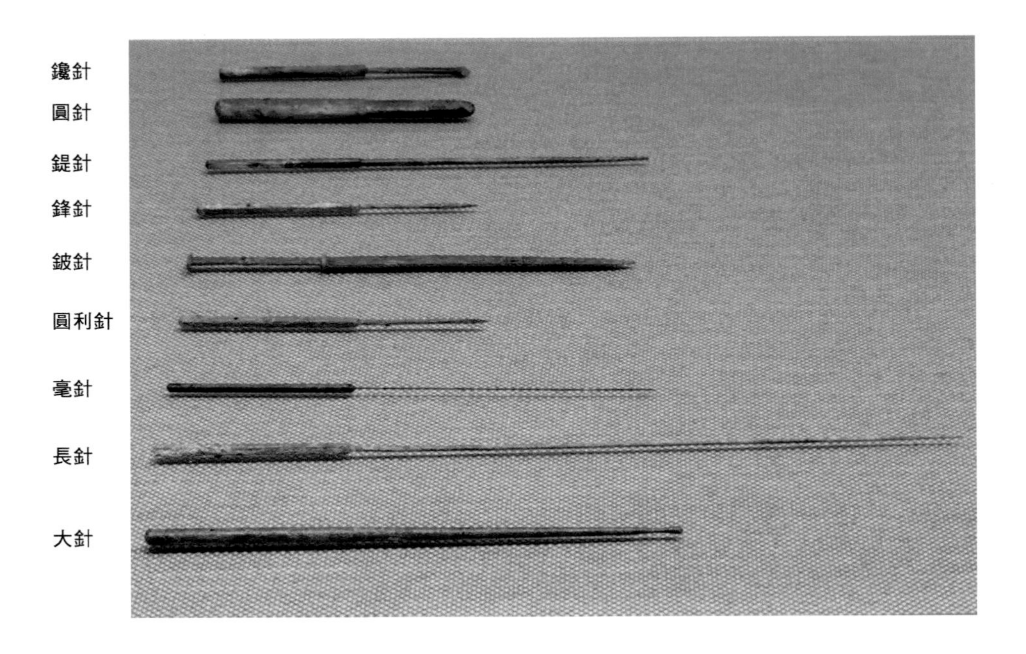

圖 2-2 仿漢九針（上海中醫藥大學曲麗芳教授提供照片）

紀三》記載：「太宗嘗病亟，帝往視之，親為灼艾。太宗覺痛，帝亦取艾自灸。」即宋太祖趙匡胤探望患急疾之弟太宗趙匡義，並親為弟灼艾治病。弟感甚痛，太祖於是也在自己身上灼燒熱艾，以分擔減輕胞弟之痛，後世於是用「灼艾分痛」比喻兄弟情深。艾灸是古代治療痛證的常用方法。馬王堆兩卷《灸經》記載了諸多主治痛證，除筋肉骨節痛外，還包括頭面痛、目痛、耳痛、齒痛、咽喉痛、乳痛、心痛、心滂滂如痛、肝痛、腸痛等。說明在3,000多年前，灸法已廣泛用於各種痛證的治療。

至《內經》時期，經絡輸穴理論和針灸方法基本成熟，一個重要體現是：一部《內經》幾乎述盡各種痛證的針灸治療 [38,39]，其中以《靈樞》的《邪氣藏府病形》、《熱病》、《厥病》、《雜病》論述針刺痛證最為集中，包括厥頭痛、目痛、頷痛、齒痛、心痛、厥心痛、脾心痛、心腸痛、小腹痛、厥挾脊而痛、項痛不可俯仰、膝中痛、腰痛、腹痛、腰脊控睪而痛、臂內廉痛等。如《靈樞．邪氣藏府病形》記載：「小腹痛，腰脊控睪而痛，取之巨虛下廉；小腹偏腫而痛，取委中央。」《靈樞．熱病》曰：「目中赤痛，從內眥始，取之陰蹺」；「熱病挾臍急痛，胸脅滿，取之湧泉與陰陵泉」；「心痛，臂內廉痛，不可及頭，取小指次指爪甲下，去端如韭葉。」《靈樞．厥病》言：「厥頭痛，項先痛，腰脊為應，先取天柱，後取足太陽。」《靈樞．雜病》亦言：「膝中痛，取犢鼻，以員利針，發而間之」;「齒痛，不惡清飲，取足陽明；惡清飲，取手陽明」;「心痛引腰脊，欲嘔，取足少陰；心痛，腹脹，牆牆然，大便不利，取足太陰。」還有許多針刺痛證散在《內經》其他篇章中，如《素問·骨空論》記載：「大風頸項痛，刺風府，風府在上椎。」《素問·繆刺論》言：「繆傳引上齒，齒唇寒痛，視其手背脈血者去之，足陽明中指爪上，手大指次指爪上各一，立已；左取右，右取左。」

後世醫家不斷豐富和完善針灸治痛內容和方法。其中以魏晉皇甫謐《針灸甲乙經》、宋王執中《針灸資生經》、明楊繼洲《針灸大成》最具代表性[40-42]。這些針灸專著詳述針灸治療頭面五官、肢體骨節、六腑五臟等各種痛證。另外，華佗創立的「華佗夾脊穴」廣泛用於脊背諸痛、內臟痛和各種神經性疼痛[43]。晉葛洪《肘後備急方》收載大量各種灸方，治療腰痛、胸痹心痛、腹痛等各種痛證等，對後世針灸治痛影響深遠[37]。

手法導引治療痛症：起源和發展

手法與導引有所不同，手法者，施治於人；導引者，自我按摩鍛煉，與今日功能鍛煉相似。唐名僧釋慧琳曰：「凡人自摩自捏，伸縮手足，除勞去煩，名為導引。」在古代，二者常合用。如《素問·異法方宜論》言：「痿厥寒熱，其治宜導引按蹺。」按蹺者，手法也。

手法除稱按蹺外，還稱為推拿、按摩或案扤（wù）。「案」通「按」；扤則為搖動之義[44]。手法治痛源於人類最初的本能反應，即通過撫摸揉按，或用圓石圓針按壓緩解疼痛。漢《史記·扁鵲倉公列傳》已有手法治痛記載：「菑（zì）川王病，召臣意診脈，曰：『蹶上為重，頭痛身熱，使人煩懣。』臣意即以寒水拊（fǔ）其頭，刺足陽明脈，左右各三所，病旋已。」意為菑川王不慎跌傷，上半身尤甚，出現頭痛身熱。漢名醫淳于意用冷水作介質擦揉拍打頭部，並予針刺，即愈。《素問·舉痛論》述及：「（小腹急引痛），按之則血氣散，故按之痛止」;「（心背相引而痛），按之則熱氣至，熱氣至則痛止矣。」晉葛洪《肘後救卒方》記載手法治卒痛：「（治卒心痛），閉氣忍之數十度，並以手大指按心下宛宛中取愈」;「（治卒腹痛），使病人伏臥，一人跨上，兩手抄舉其腹，令病人自縱重輕舉抄之，令去床三尺許便放之，如此二七度止，拈取其脊骨皮，深取痛引之，從龜尾至頂乃止，未愈更為之。」說明在古代，手法是治療各種急慢性痛的常用方法。

如用不同中藥製成的藥膏做介質施以手法，謂之「膏摩」。張仲景《金匱要略・臟腑經絡先後病脈》首論膏摩：「四肢才覺重滯，即導引、吐納、針灸、膏摩，勿令九竅閉塞。」膏摩和導引、針灸等，均可作為四肢重滯之證的早期干預手段。後世醫家更是用膏摩治療各種痛證，尤其是肢節痹痛、筋骨傷痛、臟腑內痛、婦科經痛等，以及小兒推拿中的各種病症 [45]。

導者，以手牽領；引者，俯仰開弓。導引即自我屈伸手足、俯仰身體、輔以呼吸吐納之術。《莊子・刻意》曰：「吹呴呼吸、吐故納新、熊經鳥伸，為壽而已矣。」導引曾是古代十分流行的養生健身和防治病痛方法。馬王堆出土的《導引圖》生動反映了這一現象 [46,47]。圖中共繪有 44 幅不同的健身動作姿態，或站立，或彎曲，或前伸，或後仰，並且還有手持長棍等運動器械鍛煉者（圖 2-3）。後世醫家創立的五禽戲、八段錦、太極拳進一步豐富了導引內容。

導引更是治療各種痛證、恢復肢體功能的常用方法。《素問・血氣形志篇》曰：「形苦志樂，病生於筋，治之以熨引。」意為熨引最適合治筋肉骨節之疾。成書於約 2,200 年前的《引書》有導引治療各種痛證的詳細描述，如治足踝痛述及：「引踝痛，在右足內踝，引右股陰筋；在外踝，引右股陽筋。在左足內踝，引左股陰筋；在外踝，引左股陽筋。此皆三而已」；「伸胻屈趾三十，曰尺蠖（huò，蛾的幼蟲）。」治腹痛述及：「引腹痛，懸累板，令人高去地尺，足踐其上，手控其累，後足前膺，力引之，三而已。」隋巢元方《諸病源候論・養生方・導引法》描述導引治腰痛最為詳細：「腰脊痹痛，

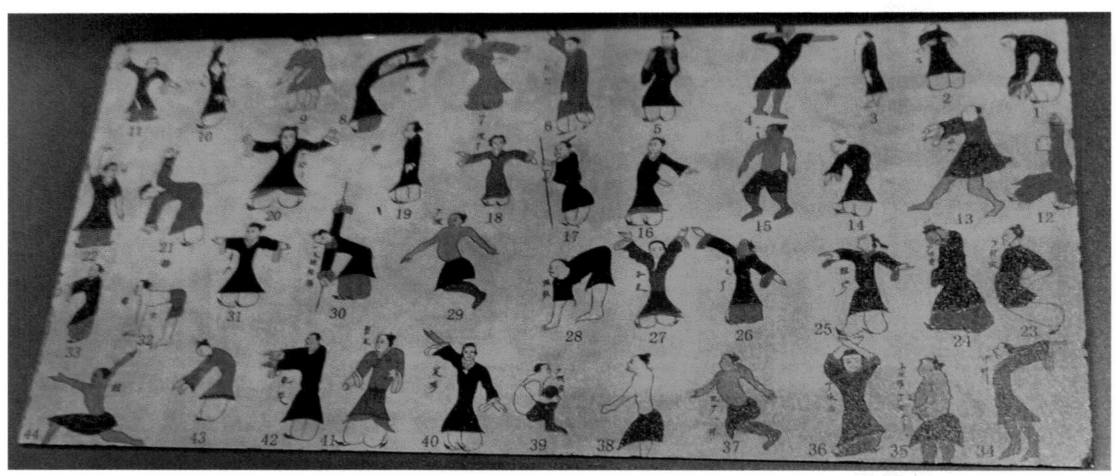

圖 2-3 馬王堆《導引圖》臨摹圖（湖南中醫藥大學成紹武教授提供照片）

又正臥，疊兩手著背下，伸兩腳，不息十二通，……有偏患者，患左壓右足，患右壓左足」；「互跪，長伸兩手，拓席向前，待腰脊須轉，遍身骨解氣散，長引腰極勢，然始卻跪使急，如似脊內冷氣出許，令臂髆痛，痛欲似悶痛，還坐，來去二七」；「長舒兩足，足指努向上，兩手長舒，手掌相向，手指直舒，仰頭努脊，一時極勢，滿三通。動足相去一尺，手不移處，手掌向外七通。」今天，包括八段錦和太極拳在內的各種功能鍛煉，已成為運動康復的重要手段之一。

當代中醫痛症治療學發展和現狀

自中華人民共和國成立以來，尤其是上世紀 70 年代以來的近 50 年間，隨著與現代生物醫學的不斷融合，中醫痛症治療學的發展進入鼎盛時期，主要體現在：針刺鎮痛機制的揭示；針刺作為治療痛症的一種有效療法已成為現代疼痛醫學的一個重要分支；中醫痛症治療學的循證醫學研究取得顯著進步。

針刺鎮痛機制的揭示：自上世紀 70 年代以來，以中國神經生理學家和神經解剖學家為主體的一眾科學家，對針刺鎮痛和穴位經絡組織結構做了大量和系統研究，首次用現代生物醫學手段證實了針刺鎮痛作用，並初步揭示了針刺鎮痛相關神經通路和機制，發現多種中樞神經化學物質參與針刺鎮痛過程，包括各種內源性神經肽、5- 羥色胺、去甲腎上腺素、多巴胺等 [48]。同時也揭示，傳統穴位和經絡走行路線下並無特殊或至今人們尚未發現的組織結構，但臨床上常用的一些穴位（如足三里、合谷），其穴區組織中含有相對密集的神經和神經調製結構，如神經纖維、神經末梢、肥大細胞等 [49]。隨後，越來越多針刺機制研究成果發表，如神經影像學發現，針刺鎮痛與特定腦區活動直接相關 [50]；針刺在局部和外周即可發揮鎮痛效應等 [49]。這些研究結果大大加深了人們對針刺鎮痛原理的理解和認識，同時為用現代生物醫學理論詮釋傳統中醫概念開創了先河。

針刺麻醉和「圍手術針刺模式」：自上世紀 50 年代以來，中國臨床工作者開展了一系列外科針刺麻醉的探索，旨在應用針刺鎮痛鎮靜作用，降低麻醉藥物副作用和併發症 [51]。經過幾十年研究，人們更新「針刺麻醉」概念為「圍手術針刺模式」，即針刺不僅可在手術期間介入，減少麻醉藥物使用量和加強麻醉效果，而且還可在術前介入以緩解術前焦慮，術後介入以降低術後併發症發生風險、縮短術後康復時間、減少術後疼痛等 [52,53]。這一圍手術針刺模式已成為多種手術的一種常規輔助方法，尤其是頭、頸、胸和四肢手術。

針刺治療痛症：針灸已成為我國公共醫療系統的一個重要組成部分，尤其是在治療各種痛症方面，療效顯著，廣受歡迎。同時隨著大量臨床試驗結果的發表，越來越多證據顯示，針刺可有效緩解牙痛、頭痛、偏頭痛、三叉神經痛、肋間神經性疼痛、外周神經病理性痛、頸痛、肩痛、網球肘、手術後疼痛、坐骨神經痛、腰痛、膝骨關節炎、纖維肌痛等多種痛症 [54,55]。據此世界衛生組織（WHO）和美國國家健康研究院（NIH）推薦針刺可用於包括多種痛症在內的各種症狀和疾病的治療 [55]。針刺因此被世界各國廣泛接受和應用，目前至少有 103 個 WHO 會員國認可使用針灸，並有高達 38 萬餘名海外針灸師專事針灸治療 [56,57]。

中醫治療痛症循證醫學、臨床實踐指南和專家共識：循證醫學（Evidence Based Medicine），又稱實證醫學或證據醫學，定義為：應本著良知、審慎、明晰、合理的原則，善用現有最佳科學證據為每個病人做出醫療決定 [58]。循證醫學並不是純粹的「遵循證據醫學」，而是通過綜合現有主要從臨床試驗中獲得的最可靠證據、臨床醫生經驗、患者個人價值觀及意願，為每個患者制訂最合理的診療方案 [58]。在循證醫學基礎上，又進一步發展了臨床實踐指南（Clinical Practice Guidelines）和專家共識（Expert Consensus）[59]。臨床實踐指南是在全面和嚴謹系統評價有關證據和文獻基礎上，並綜合多個不同學科專家意見，針對某一疾病或特定臨床情況，向臨床醫生和患者推薦的治療方案。治療方案通常會根據證據質量及可靠程度做出分級推薦。專家共識是經過多個不同學科專家的充分討論和協商，針對某一疾病或特定臨床問題所達成的、普遍可接受的診療意見。專家共識一般是為進一步制訂臨床實踐指南提出方法和路徑 [59,60]。

自 1992 年循證醫學概念首次提出以來 [58]，也已廣泛引入中醫臨床實踐和研究中，尤其在應用現代臨床試驗方法，驗證各種中醫療法治療痛症方面，取得了長足進步，如針刺治療骨性膝關節炎 [61,62]、偏頭痛 [63]、腰痛 [64]、纖維肌痛 [65]；太極拳改善纖維肌痛 [66,67] 和風濕性關節炎 [68]；中藥方劑治療穩定型心絞痛和各種功能性胃腸痛等 [69,70]。同時多項中醫治療各種痛症臨床實踐指南和專家共識也相繼發佈，包括針灸治療偏頭痛、原發性三叉神經痛、肩周炎、神經根型頸椎病、腰痛、坐骨神經痛、膝骨關節炎、原發性痛經、糖尿病周圍神經病變、帶狀皰疹實踐指南[71]；中醫診療冠心病穩定型心絞痛和類風濕關節炎實踐指南[72,73]；以及中醫診療潰瘍性結腸炎、腸易激綜合征、慢性胃炎專家共識等[74-76]。這些中醫循證醫學研究成果有力地促進了傳統中醫理論和臨床實踐的提升和創新，形成了中醫自身循證醫學特點，即將中醫傳統理論和經驗納入診療方案制定的整個過程中（圖 2-4）。

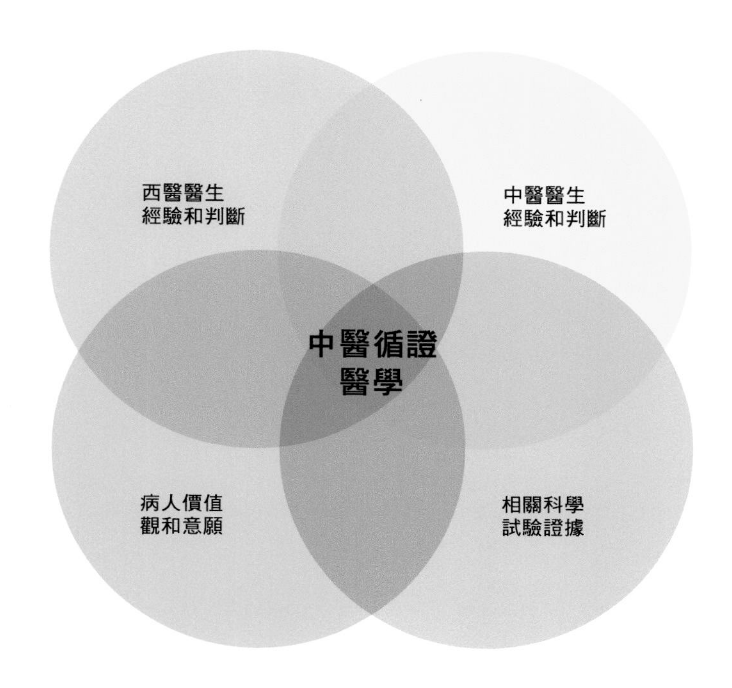

圖 2-4 中醫循證醫學模式圖

◇ 參考文獻

1　汪福東，尹學永．淺談《內經》對痛證的論述 [J]. 國醫論壇，2008; (02): 12-14.
2　張登本．對《黃帝內經》所論之「痹病」及其意義的探討 [J]. 中醫藥通報，2020; 19(05): 1-3.
3　韋緒性（主編）:《中醫痛證診療大全》，第 1-7 頁，中國中醫藥出版社，北京，1992.
4　滕楊，劉峻．《內經》對疼痛機制的認識 [J]. 中國臨床康復，2005; (24): 191-192.
5　張維文．《內經》疼痛機制的研究 [J]. 中醫藥學刊，2004; (06): 1092-1106.
6　楊佃會．《黃帝內經》痛證理論探賾 [J]. 山東中醫雜誌，2014; 33(12): 955-956+965.
7　賈美華．《金匱要略》痛名蠡言 [J]. 江蘇中醫雜誌，1986(07): 39-40.
8　曹峰，張建榮．《金匱要略》痛症簡釋 [J]. 現代中醫藥，2009; 29(05): 64-65.
9　查文安．對《傷寒論》所載痛證的剖析 [J]. 河北中醫，1984; (04): 5-6.
10　龐礴，鄭瑀，施蕾，許琳潔，許鳳全．《傷寒雜病論》痛證病因與證治思想初探 [J]. 環球中醫藥，2020; 13(04): 696-698.
11　李敏．《傷寒論》中痛證的分類及病因病機 [J]. 國醫論壇，2008; (05): 7-8.
12　渠玉梅．《傷寒論》痛證探析 [J]. 河南中醫，2007; (03): 7-8.
13　甄志亞，傅維康（主編）:《中國醫學史》，第 47-48 頁，上海科學技術出版社，上海，1997.
14　梅全喜，吳惠妃．試論《肘後備急方》在醫藥學上的貢獻 [J]. 中醫藥學刊，2005; (07): 1194-1198.
15　胡瑩，梅全喜．《肘後備急方》所創舌下給藥對急症治療的探討 [J]. 時珍國醫國藥，2015; 26(08): 1981-1983.
16　唐斐斐，高日陽．《肘後備急方》漬法的運用探討 [J]. 中醫文獻雜誌，2018; 36(04): 32-34.
17　李懷之．《諸病源候論》疼痛類詞語例釋 [J]. 山東中醫藥大學學報，2016; 40(04): 363-365+376.
18　陳竹林，杜鳳英．孫思邈心痛證治探略 [J]. 陝西中醫，2001; (08): 503-504.
19　趙璞珊．《太平聖惠方》《聖濟總錄》《太平惠民和劑局方》介紹 [J]. 中醫雜誌，1984; (12): 56-57.
20　黃霞，年莉．略論宋代官修方書及其特點 [J]. 天津中醫藥大學學報，2008; (01): 6-8.
21　趙令竹，林大勇，盧健．張從正治療痛證思路的探究 [J]. 光明中醫，2015; 30(03): 468-469.
22　于曉，武冰，嚴季瀾．論「諸痛不宜補氣」[J]. 北京中醫藥，2008; (01): 28-29.
23　翟爭，鞏勳，崔家康，姜泉．朱丹溪痹證論治特色探析 [J]. 中國中醫基礎醫學雜誌，2020; 26(05): 583-584+612.
24　惠建萍，惠建安．朱丹溪從痰論治諸痛的認識及啟示 [J]. 陝西中醫學院學報，2011; 34(05): 7-8.
25　鄭德勇，趙艷萍．李東垣《脾胃論》中胃脘痛治法探析 [J]. 中醫研究，2008; (05): 53-54.
26　李壽齡，趙玉庸．對痛證基本病理進一解 [J]. 河北醫學院學報，1980; (01): 86-88.
27　李壽齡，趙玉庸．略論中醫痛證的病理 [J]. 上海中醫藥雜誌，1980; (03): 35-36+43.
28　邊致遠，石焱，李心悅，沈醉，何俏穎，方劍喬，邵曉梅．從《景岳全書》情志之鬱理論探討情志致痛 [J]. 中醫雜誌，2019; 60(16): 1367-1370.
29　李點．基於「木鬱達之」探討化肝煎之臨證運用 [J]. 廣州中醫藥大學學報，2021; 38(04): 842-845.
30　秦紹林，付國兵，王玉來．葉天士「絡虛則痛」證治規律探討 [J]. 北京中醫藥，2010; 29(05): 357-359.
31　封泰來，汪蔭華．葉天士治療痛證經驗括要 [J]. 浙江中醫雜誌，1995; (07): 290-292.
32　李澤周．葉天士辨治痛證探析 [J]. 中國中醫基礎醫學雜誌，1998; (S1): 57-58.
33　盛生寬，盛全成．王清任瘀血病理學說在痛證治療中的應用體會 [J]. 國醫論壇，2011; 26(01): 15-16.
34　劉小菊，王海娟，高傑．王清任及其五逐瘀湯 [J]. 中國中醫藥現代遠端教育，2016; 14(17): 116-118.
35　王海娟，劉小菊，高傑，劉婉青．王清任及其五逐瘀湯芻議 [J]. 環球中醫藥，2016; 9(07): 848-850.
36　葉威禮．王清任治療血淤痛證的經驗初探 [J]. 遼寧中醫雜誌，1986; (04): 10-11.
37　常小榮，嚴潔，王超，陳惠敏．灸法的歷史沿革及前景展望 [J]. 中華中醫藥學刊，2008; (07): 1433-1435.
38　陳廣強．《黃帝內經》論治痛症的文獻整理研究 [D]. 廣州中醫藥大學，2012.
39　李磊．《黃帝內經》中的痛症針法 [A]. 廣東省科學技術協會科技交流部，2009: 2.
40　李夢婷，王衛．古代文獻中輸穴治療痛症規律探析 [J]. 天津中醫藥大學學報，2019; 38(04): 352-354.
41　陳泳琳，曲姍姍，張繼蘋，鍾正，黃泳．《針灸甲乙經》痹證治療淺析 [J]. 針灸臨床雜誌，

2020; 36(03): 78-82.
42 崔雲建 . 王執中《針灸資生經》針灸治痛初探 [J]. 西南國防醫藥 , 1995; (02): 99.
43 王升旭 , 賴新生 , 楊哲 . 華佗夾脊穴鎮痛的臨床及機理研究進展 [J]. 廣州中醫藥大學學報 , 1998; (S1): 71-75.
44 王道全 , 吳宗元 . 推拿按摩異名考證 [J]. 甘肅中醫 , 2000; (02): 2-3.
45 程紅傑 , 張乃衛 , 李婷婷 , 趙保團 , 安立保 , 徐珊珊 , 張巧妍 . 膏摩療法的應用研究進展 [J]. 中國當代醫藥 , 2020; 27(04): 24-28.
46 李健兵 . 漢代健身圖譜《導引圖》探源 [J]. 蘭台世界 , 2011; (23): 57-58.
47 陳晶鈺 . 《導引圖》與運動健身 [J]. 中國醫學人文 , 2018; 4(02): 2.
48 Zhao ZQ. Neural mechanism underlying acupuncture analgesia. Prog Neurobiol. 2008; 85(4): 355-375.
49 Zhang ZJ, Wang XM, McAlonan GM. Neural acupuncture unit: a new concept for interpreting effects and mechanisms of acupuncture. Evid Based Complement Alternat Med. 2012; 2012: 429412.
50 Peihong M, Yuzhu Q, Tao Y, Zhaoxuan H, Shirui C, Yuke T, Kunnan X, Shenghong L, Ruirui S, Fang Z. Neuroimaging in the Understanding of Acupuncture Analgesia: A Review of Acupuncture Neuroimaging Study Based on Experimental Pain Models. Front Neurosci. 2021; 15: 648305.
51 周嘉 . 針刺麻醉臨床實踐 60 年歷程回顧 [J]. 針刺研究 , 2018; 43(10): 607-610.
52 Yuan W, Wang Q. Perioperative acupuncture medicine: a novel concept instead of acupuncture anesthesia. Chin Med J (Engl). 2019; 132(6): 707-715.
53 Lu Z, Dong H, Wang Q, Xiong L. Perioperative acupuncture modulation: more than anaesthesia. Br J Anaesth. 2015; 115(2): 183-193.
54 Kaptchuk TJ. Acupuncture: theory, efficacy, and practice. Ann Intern Med. 2002; 136(5): 374-383.
55 Kelly RB, Willis J. Acupuncture for Pain. Am Fam Physician. 2019; 100(2): 89-96.
56 《中國的中醫藥》白皮書： http://www.scio.gov.cn/wz/Document/1534697/1534697.htm, 2016 年 12 月 6 日 .
57 中華人民共和國國務院新聞辦公室：中醫藥的外國朋友圈越來越大 http://www.scio.gov.cn/32621/32629/32754/Document/1542605/1542605.htm.
58 Evidence-Based Medicine Working Group. Evidence-based medicine. A new approach to teaching the practice of medicine. JAMA. 1992; 268(17): 2420-2425.
59 Fervers B, Carretier J, Bataillard A. Clinical practice guidelines. J Visc Surg. 2010; 147(6): e341-9.
60 陳耀龍 , 羅旭飛 , 王吉耀 , 劉曉清 , 商洪才 , 楊克虎 . 如何區分臨床實踐指南與專家共識 [J]. 協和醫學雜誌 , 2019; 10(04): 403-408.
61 Li J, Li YX, Luo LJ, Ye J, Zhong DL, Xiao QW, Zheng H, Geng CM, Jin RJ, Liang FR. The effectiveness and safety of acupuncture for knee osteoarthritis: An overview of systematic reviews. Medicine (Baltimore). 2019; 98(28): e16301.
62 Tu JF, Yang JW, Shi GX, Yu ZS, Li JL, Lin LL, Du YZ, Yu XG, Hu H, Liu ZS, Jia CS, Wang LQ, Zhao JJ, Wang J, Wang T, Wang Y, Wang TQ, Zhang N, Zou X, Wang Y, Shao JK, Liu CZ. Efficacy of Intensive Acupuncture Versus Sham Acupuncture in Knee Osteoarthritis: A Randomized Controlled Trial. Arthritis Rheumatol. 2021; 73(3): 448-458.
63 Liu L, Tian T, Li X, Wang Y, Xu T, Ni X, Li X, He Z, Gao S, Sun M, Liang F, Zhao L. Revealing the Neural Mechanism Underlying the Effects of Acupuncture on Migraine: A Systematic Review. Front Neurosci. 2021; 15: 674852.
64 Su X, Qian H, Chen B, Fan W, Xu D, Tang C, Lu L. Acupuncture for acute low back pain: a systematic review and meta-analysis. Ann Palliat Med. 2021; 10(4): 3924-3936.
65 Zhang XC, Chen H, Xu WT, Song YY, Gu YH, Ni GX. Acupuncture therapy for fibromyalgia: a systematic review and meta-analysis of randomized controlled trials. J Pain Res. 2019;12: 527-542.
66 Wang C, Schmid CH, Fielding RA, Harvey WF, Reid KF, Price LL, Driban JB, Kalish R, Rones R, McAlindon T. Effect of tai chi versus aerobic exercise for fibromyalgia: comparative effectiveness randomized controlled trial. BMJ. 2018; 360: k851.
67 Wang C, Schmid CH, Rones R, Kalish R, Yinh J, Goldenberg DL, Lee Y, McAlindon T. A randomized trial of tai chi for fibromyalgia. N Engl J Med. 2010; 363(8): 743-754.
68 Mudano AS, Tugwell P, Wells GA, Singh JA. Tai Chi for rheumatoid arthritis. Cochrane Database Syst Rev. 2019;9(9): CD004849.
69 Ge JB, Fan WH, Zhou JM, Shi HM, Ji FS, Wu Y, Zhao YL, Qian J, Jin YZ, Liu YW, Wang SH, He SH, Yang P, Wu J, Lu F, Hou ZS. Efficacy and safety of Shexiang Baoxin pill (MUSKARDIA) in patients with stable coronary artery disease: a multicenter, double-blind, placebo-controlled phase IV randomized clinical trial. Chin Med J (Engl). 2020; 134(2): 185-

192.

70 Tan N, Gwee KA, Tack J, Zhang M, Li Y, Chen M, Xiao Y. Herbal medicine in the treatment of functional gastrointestinal disorders: A systematic review with meta-analysis. J Gastroenterol Hepatol. 2020; 35(4): 544-556.

71 中國針灸標準網：針灸標準查詢 http://www.ntcamsac.ac.cn/std_search.jsp?channelId=10789

72 中華中醫藥學會心血管病分會 . 冠心病穩定型心絞痛中醫診療指南 [J]. 中醫雜誌 , 2019; 60(21): 1880-1890.

73 世界中醫藥學會聯合會 , 中華中醫藥學會 . 國際中醫臨床實踐指南類風濕關節炎 (2019-10-11)[J]. 世界中醫藥 , 2020; 15(20): 3160-3168.

74 張聲生 , 沈洪 , 鄭凱 , 葉柏 . 潰瘍性結腸炎中醫診療專家共識意見 (2017)[J]. 中華中醫藥雜誌 , 2017; 32(08): 3585-3589.

75 張聲生 , 魏瑋 , 楊儉勤 . 腸易激綜合征中醫診療專家共識意見 (2017)[J]. 中醫雜誌 , 2017; 58(18): 1614-1620.

76 張聲生 , 唐旭東 , 黃穗平 , 卞立群 . 慢性胃炎中醫診療專家共識意見 (2017)[J]. 中華中醫藥雜誌 , 2017; 32(07): 3060-3064.

第 3 章

痛證病因病機和主要證型

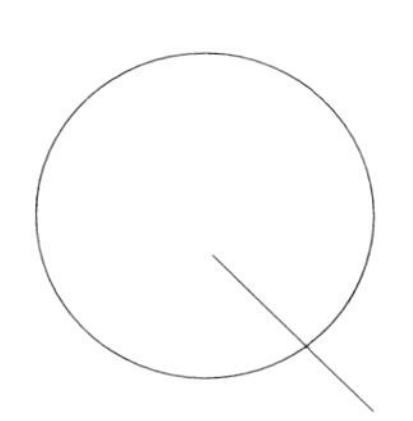

當今痛證，因先天稟質異常，經脈腦絡畸變，筋骨發育缺欠而易患；或跌落仆閃，車禍衝撞，手術刀剪，創傷而痛；或常年低頭伏案，揮杆擊拍，擰鉗挖鏟，懸腕擊鍵，久立遠足，踮趾提踵，勞損作痛；或傷風受寒，涉水淋雨，久居濕地，熱毒內侵，邪犯致痛；或飲食不節，醴醪醇漿，肥鮮厚味，炙煿煎炸，體胖脂贅，傷絡發痛；或憂鬱多慮，忿怒悲傷，五志過激，七情過用，情志鬱痛；或年老體衰，腎元枯竭，四肢百骸，失於濡潤，不榮則痛；或醫砭失當，藥毒稽留，流竄肢末，絡阻痹痛。故痛證病因，多因稟質缺欠、創傷勞損、外感六邪、飲食不節、情志內傷、年老體衰、藥毒稽留雜至而起（圖 3-1）。

痛證病機，不外「不通」與「不榮」[1-7]。不通者，淤滯也，凝遲也，壅塞也，痹阻也，積閉也，鬱結也。榮者，溫煦也，濡潤也，榮養也，舒暢也[8]。不榮者，失煦也，失濡也，失潤也，失榮也，失養也，不暢也；多因虛弱、不足、虧少、耗損而致。

不通則痛

氣血淤滯乃「不通則痛」之主機。清費伯雄《醫醇剩義．諸痛》云：「人之一身，自頂至踵，俱有痛病。起始也，或因於風，或因於寒，或因於火，或因於氣，病各不同，而其為氣凝血滯則一也。」氣血淤滯者，多因寒凝氣血，濕邪遏阻，熱邪壅盛，痰飲停聚，情志內傷，飲食不節，外傷勞損所致。

寒凝氣血： 寒性凝滯、收引，最易凝遲氣血，阻滯經脈。《素問．舉痛論》曰：「寒氣客於脈外則脈寒，脈寒則縮踡，縮踡則脈絀急，絀急則外引小絡，故卒然而痛。」又曰：「寒氣入經而稽遲，泣而不行，客於脈外則血少，客於脈中則氣不通，故卒然而痛。」所謂稽遲、泣而不行者，乃寒邪凝斂阻滯

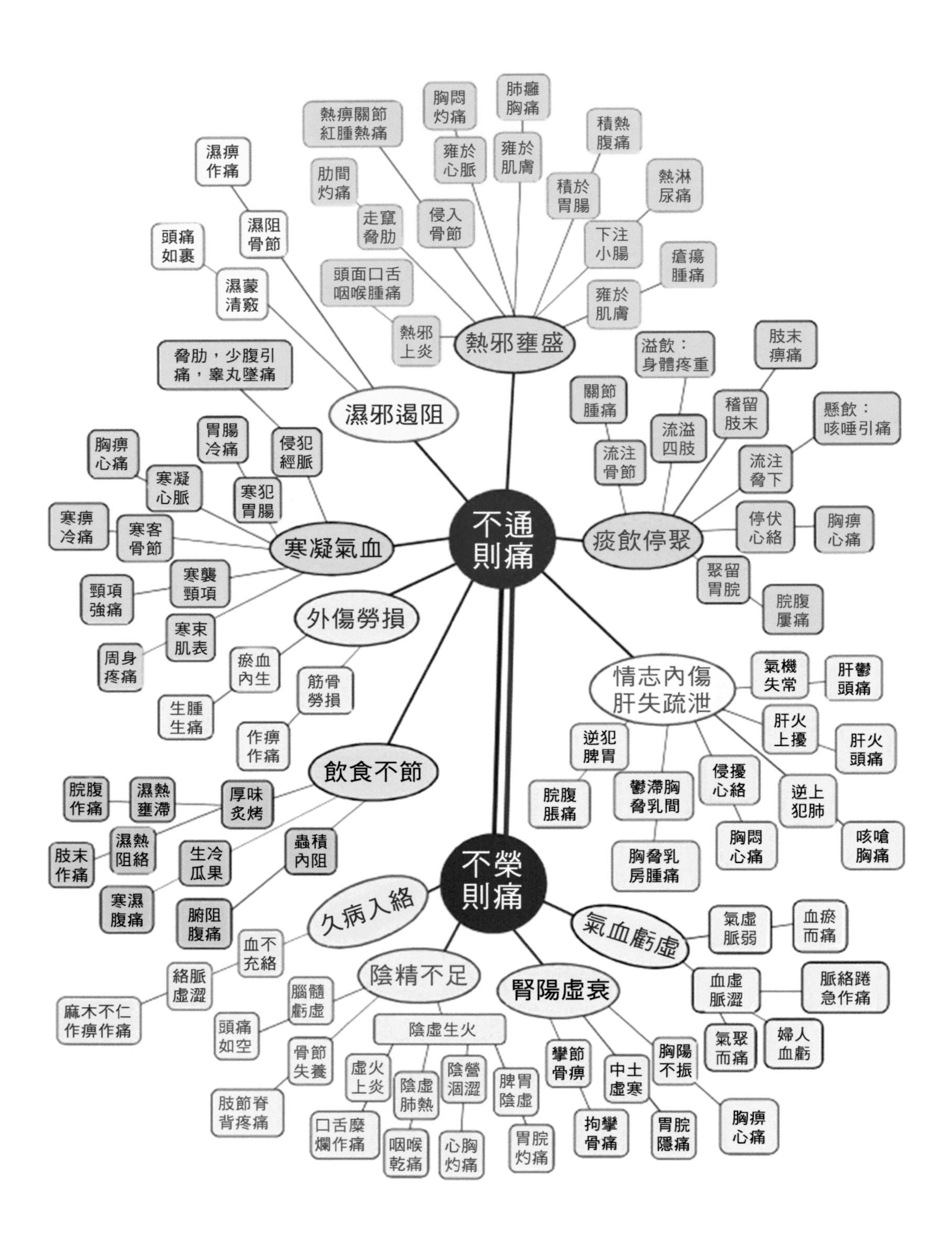
不通
則痛
不榮
則痛
熱邪壅盛
熱邪
上炎
頭面口舌
咽喉腫痛
走竄
脅肋
肋間
灼痛
侵入
骨節
熱痹關節
紅腫熱痛
壅於
心脈
胸悶
灼痛
壅於
肌膚
肺癰
胸痛
積於
胃腸
積熱
腹痛
下注
小腸
熱淋
尿痛
壅於
肌膚
瘡瘍
腫痛
濕邪遏阻
濕阻
骨節
濕痹
作痛
濕蒙
清竅
頭痛
如裹
寒凝氣血
侵犯
經脈
脅肋，少腹引
痛，睾丸墜痛
寒犯
胃腸
胃腸
冷痛
寒凝
心脈
胸痹
心痛
寒客
骨節
寒痹
冷痛
寒襲
頸項
頸項
強痛
寒束
肌表
周身
疼痛
外傷勞損
瘀血
內生
生腫
生痛
筋骨
勞損
作痹
作痛
飲食不節
厚味
炙烤
濕熱
壅滯
脘腹
作痛
濕熱
阻絡
肢末
作痛
生冷
瓜果
寒濕
腹痛
蟲積
內阻
腑阻
腹痛
痰飲停聚
流注
骨節
關節
腫痛
流溢
四肢
溢飲：
身體疼重
稽留
肢末
肢末
痹痛
流注
脅下
懸飲：
咳唾引痛
停伏
心絡
胸痹
心痛
聚留
胃脘
脘腹
壢痛
情志內傷
肝失疏泄
氣機
失常
肝鬱
頭痛
肝火
上擾
肝火
頭痛
逆上
犯肺
咳嗆
胸痛
侵擾
心絡
胸悶
心痛
鬱滯胸
脅乳間
胸脅乳
房腫痛
逆犯
脾胃
脘腹
脹痛
久病入絡
血不
充絡
絡脈
虛澀
麻木不仁
作痹作痛
陰精不足
腦髓
虧虛
頭痛
如空
骨節
失養
肢節脊
背疼痛
陰虛生火
虛火
上炎
口舌糜
爛作痛
陰虛
肺熱
咽喉
乾痛
陰營
涸澀
心胸
灼痛
脾胃
陰虛
胃脘
灼痛
腎陽虛衰
攣節
骨痹
拘攣
骨痛
中土
虛寒
胃脘
隱痛
胸陽
不振
胸痹
心痛
氣血虧虛
氣虛
脈弱
血瘀
而痛
血虛
脈澀
脈絡蹉
急作痛
氣聚
而痛
婦人
血虧

圖 3-1 痛證病機圖

之性也。寒束肌表，營衛鬱滯，氣血不暢，則周身疼痛。寒邪上襲頸項，肌肉拘急，則頸項強痛。寒邪客於四肢骨節，屈伸不利，冷痹作痛，是為寒痹。寒凝心脈，心絡阻痹，則引發胸痹心痛；寒邪侵犯胃腸，則胃脘冷痛。寒邪入侵經脈，收引攣急，則脅肋、少腹引痛，甚者牽累睾丸陰囊，則睾丸墜痛。

濕邪遏阻：濕性重濁粘滯，最易遏阻氣機而生痛。濕蒙清竅，氣血上榮不暢，則頭痛如裹；久居陰濕之地，濕邪內侵筋肉肢節，則成濕痹作痛。《金匱要略》言：「關節疼痛而煩，脈沉而細，此名濕痹。」《丹溪心法》亦言：「有濕鬱而周身走痛，或關節間痛。」

熱邪壅盛：血熱傷陰，煎熬陰津，灼煉澀滯而發痛。如《金匱要略》所言：「熱之所過，血為之凝滯。」熱邪壅盛，循經上炎，灼筋腐肉，則牙痛、口舌糜爛作痛、咽喉腫痛、頭痛。熱邪走竄兩脅，則肋間燒灼難忍，疼痛如刺。熱邪侵入肢節，與氣血搏結，瘀阻經絡，則關節紅腫劇痛，是為熱痹。熱邪內侵，壅於心脈則心痛；壅於肺絡，則成肺癰而胸痛；積於胃腸，則積熱腹痛；下注小腸，則為熱淋尿痛。壅於肌膚體表，則發為瘡瘍腫痛。

痰飲停聚：津液輸布不暢，水濕運化失司，則為痰飲。痰飲停聚，經絡受阻，則發為痛證。《丹溪心法》言：「痰因氣滯而聚，既聚則礙其路，道不得運，故痛作也。」痰飲流注骨節，則關節腫痛。流溢四肢，則身體疼重，是為溢飲。積聚脅下，則咳唾引痛，是為懸飲；痰涎停伏心脈包絡，則為胸痹心痛；聚留胃脘，則脘腹痞痛。

情志內傷：五志過激，七情過用，情志內傷，肝失疏泄，氣機升降失常，氣血運行逆亂，則百痛叢生。清李冠仙《知醫必辨・論肝氣》言：「肝氣一動，即乘脾土，作痛作脹……，又或上犯胃土，氣逆作嘔，兩脅痛脹。……又或上及巔頂，疼痛難忍，……又或脹及背心，痛及頭頂。」清張錫純《醫學衷中參西錄》亦言：「肝火過升，恒引動沖氣胃氣相並上升，……氣上升不已，血即隨之上升不已，以致腦中血管充血過甚，是以作痛。」肝氣生發太過，上擾巔頂，則為厥陰頭痛。肝鬱化火，上犯少陽，則為偏頭痛。肝火上逆襲肺，木火刑金，則致咳嗆胸痛。肝氣鬱結胸中，侵擾包絡心脈，則發心痛。肝氣鬱滯胸脅乳間，則脅肋乳房脹痛。肝氣逆犯脾胃，則脘腹作痛。

飲食不節：滋膩厚味海鮮，辛辣炙煿煎炸，酒醪稠釀甘醇，最易衍生濕熱；

或壅滯胃脘腸腑，則脘腹作痛；或流注肢節，肢絡受阻，則肢末作痛；或恣食生冷果蔬，脾土不堪重負，中陽受損，寒濕內生，則作寒濕腹痛；或蟲積阻遏腸腑，腑氣通降受阻，則為腑阻腹痛。清王明德《醫學新傳．胃脘痛》言：「致病之由，多由縱恣口腹，喜好辛酸，恣飲熱酒煎煿，復餐寒涼生冷，朝傷暮損，日積月深（而起）。」

創傷勞損: 跌落仆閃，車禍衝撞，刀剪刳割；內傷筋骨，外挫皮肉，瘀血頓生；經絡壅阻，血脈凝澀，則生腫生痛。《聖濟總錄．傷折門》言：「若因傷折，內動經絡，血行之道不得宣通，瘀積不散，則為腫為痛。」清尤怡《金匱翼》亦言：「一有損傷，則血脈凝澀，經絡壅滯，令人卒痛不能轉側……。」或低頭伏案，揮杆擊拍，擰鉗挖鏟，屈指擊鍵，久立遠足，踮趾提踵；日積月累，肢節過用，筋肉勞傷，骨節勞損，筋轉骨錯，經脈受阻，氣血瘀滯，則作痹作痛。《素問．宣明五氣篇》言：「久視傷血，久臥傷氣，久坐傷肉，久立傷骨，久行傷筋。」寥寥數言，概盡勞損之機。

不榮則痛

氣血調和，血脈充盈，氣滑血行，則五官七竅得以濡潤，六腑五臟得以充養，皮肉柔滑，筋骨強勁，百骸堅固，肢節滑利。若稟賦羸弱，腎元虧缺，陰精不足；或年老體衰，腎元匱乏，天癸枯竭，則腎虛而痛。或先天羸弱，氣血不足；或久病遷延，氣血虧耗；或婦人月水過多，崩漏帶下，妊娠產後，氣血耗損；或思慮過度，勞心傷脾，凡此種種，皆致氣血虧損，脈澀虛痛。或久病入絡，脈絡艱澀，不得滲灌，則不仁痹痛。故不榮作痛者，或氣血虧虛，或腎陽虛衰，或陰精不足，或久病入絡而起。

氣血虧虛: 氣虛無力鼓動血脈，血瘀則生；血虧則血脈虛澀，氣聚則成。血瘀氣聚則百痛叢生。清周學海《讀醫隨筆》言：「氣虛不足以推血，則血必有瘀；血虛不足以滑氣，則氣必有聚。」《素問．舉痛論》亦言：「脈澀則血虛，血虛則痛。」故氣血虧虛作痛者，或氣虛脈弱，鼓動無力，瘀滯而痛；或血虛脈澀，氣行不暢，結聚作痛；或陰血不足，筋肉失養，脈絡蹉急，轉筋作痛；或婦人月水過多、產後失血、妊娠聚血養胎而致血脈虛澀，筋肉臟腑失養，則為經後或產後頭痛、身痛、腰痛、或心腹痛。

腎陽虛衰: 骨節筋肉柔滑自如，五臟六腑運化有節，全賴陽氣溫養。《素問．

生氣通天論》言：「陽氣者，精則養神，柔則養筋。」若素體陽虛，或後天失養，勞倦內傷，或久病傷陽，致使陽氣虛衰，臟腑失於溫煦，經脈推動無力，筋肉不得溫養，則不暢作痛。腎陽乃一身陽氣之根本。腎陽不足，則胸陽不振，發為胸痹心痛；無力溫煦中土，致使脾胃虛寒，則胃脘隱痛；百骸失於溫煦，骨節難以屈伸，則成「攣節」骨痹，拘攣作痛。

陰精不足： 腎藏精，主骨生髓。陰精充盈，四肢百骸，五官七竅，六腑五臟得以充養。若先天稟賦不足，或年老體衰，或勞倦內傷，致使腎精虧損；腦髓失充，則頭痛如空；骨節失養，則肢節脊背疼痛。《靈樞．五癃津液別》言：「髓液皆減而下，下過度則虛，虛故腰背痛而脛酸。」腎陰不足，不能制陽，則陰虛生火。或熱病傷陰，或久病耗陰；或五志過極，鬱火傷陰；或藥毒稽留，伐傷陰精；諸如種種，致使虛火內熾。虛火浮越上炎，灼傷口舌粘膜筋肉，則口舌糜爛作痛；灼傷咽喉粘膜血絡，則咽喉乾痛；虛火耗傷心陰，陰營涸澀，心脈不暢，則心胸灼痛；灼傷胃絡腸膜，則脘腹灼痛。明李中梓《醫宗必讀》言：「…… 虛火易動，火動則痛必兼煩熱內熱等證。」

久病入絡： 經脈為裡，橫出為絡，別出為孫。經主氣，絡主血。病邪遷延稽留，氣血耗損，陽氣漸衰。經絡不得溫煦，血運乏力，日久瘀凝於絡。血不充絡，滲灌不足，絡脈虛澀，則麻木不仁，作痹作痛。麻者，肌膚之間，肌肉深處，如有蟲蟻亂行，揉按難止。木者，無痛癢之感，按之不知，掐之不覺。仁者，溫潤也，柔軟也，敏知也；不仁者，皮頑如革，不知冷熱是也。明徐春甫《古今醫統大全》云：「凡麻木多屬四肢及手足之指者，此則四末氣血充榮不到，故多麻木也。」《素問．痹論》言：「其不痛不仁者，病久入深，榮衛之行濇，經絡時疏，故不通。皮膚不營，故為不仁。」清葉天士《臨證指南醫案》曰：「積傷入絡，氣血皆瘀，則流行失司，所謂痛則不通也」；在《讀醫隨筆》亦言：「病久氣血推行不利，血絡之中必有瘀凝，故致病氣纏延不去。」

主要證型

或風襲，或寒凝，或濕阻，或熱壅，或火炎，或痰聚，或氣滯，或血瘀，相雜搏結；皮肉筋骨，經絡血脈，四肢百骸，五官七竅，六腑五臟，不通作痛。又氣虛，又血虛，又陰虧，又腎虛，失濡失養，虛實雜成，不榮作痛（圖 3-2）。痛症常見證型的臨床特點概述如下：

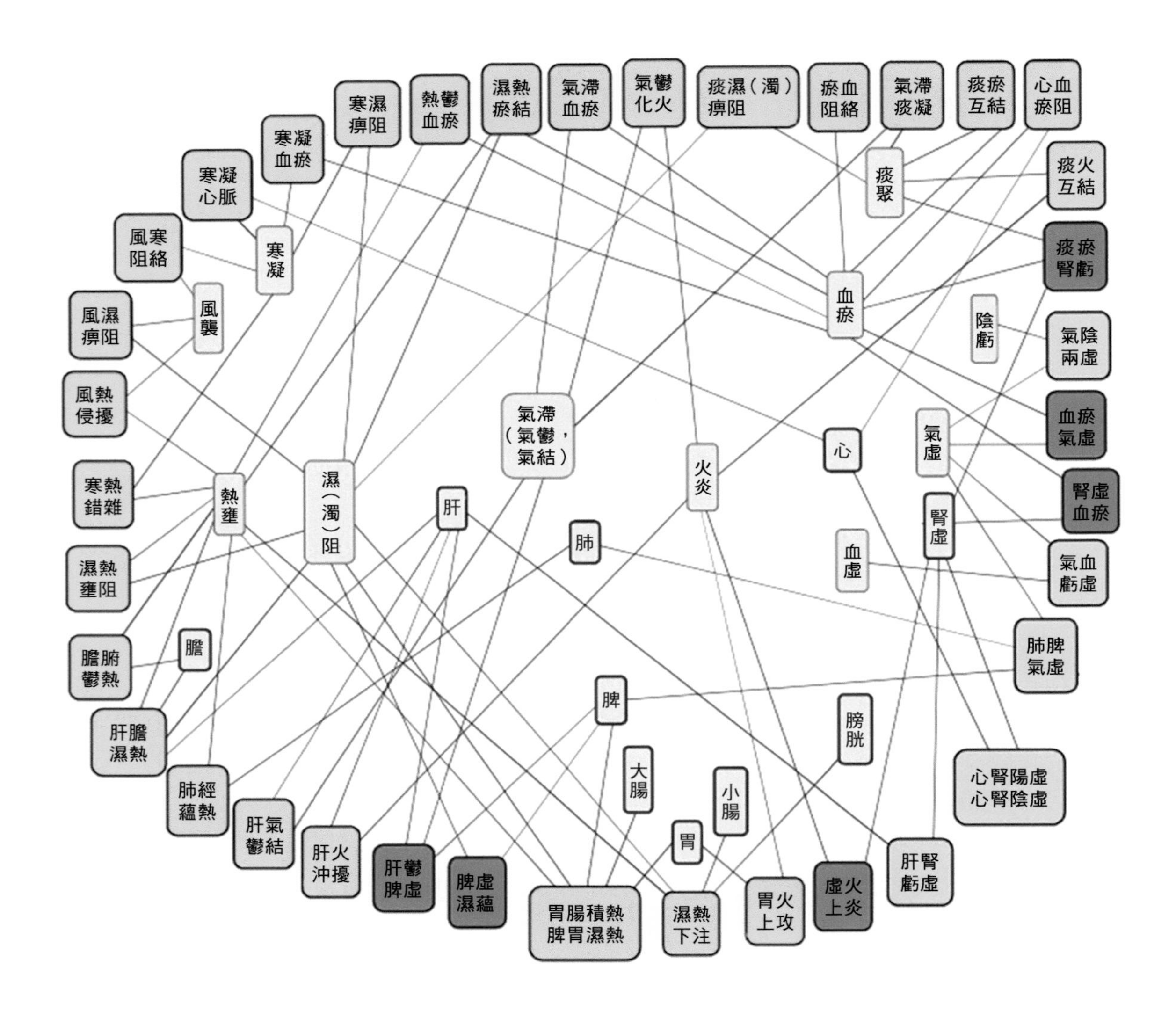

圖 3-2 痛證主要證型關聯圖（黃色框底代表實證型，藍色框底代表虛證型，紫紅框底代表虛實夾雜證型）

風寒阻絡：多見於頭面痛證，如三叉神經痛和頸項痛，或痛症初起或初期。常發於寒冷季節或吹風受涼後。疼痛驟起，拘急作痛，肌肉抽掣僵直；受風遇冷時加重或發作頻加；得熱痛緩。面色蒼白，惡寒肢冷，口淡不渴，苔薄白，脈浮緊。

風濕痹阻：主要見於各種關節炎初起。關節走竄疼痛，遊走不定；惡風汗出，頭痛頭重，肢體困重；遇潮濕陰雨天發作或加重；苔白舌淡，脈弦緊或浮滑。

風熱侵擾：主要見於急性中耳炎和牙痛。常在風熱感冒後驟發。悶痛、脹痛或腫痛，局部紅腫，吸風或吹風、遇熱時加重；不可觸碰。惡寒發熱，淌淚流涕；常伴頭痛；苔薄黃，脈浮數或緊數。

寒濕痹阻：主要見於骨節痛證，包括各種關節炎、顳下頜關節紊亂、肩痛、肘痛、腰痛、膝痛、足踝痛等。重著冷痛或鈍痛，或酸脹痹痛或刺痛，天氣陰冷潮濕時發作或加重；遇冷加劇，得溫則減；關節僵硬，屈伸不利，尤以晨起為甚，身體困重，苔白或膩，舌淡，脈弦緊或沉緊。

濕熱壅阻：既可見於痛風性關節炎、腰痛等骨節痛症，又可見於中耳炎、腸易激綜合征、炎性腸病、痛經、外周神經炎等雜病痛症。灼熱脹痛、刺痛、絞痛、或跳痛；周身發熱，暑濕季節加重；分泌物、大便或月經黃稠臭穢；小便黃赤，苔黃膩，舌質紅，脈弦滑數。

痰濕（濁）痹阻：可見於鼻源性頭痛、青光眼、心絞痛、纖維肌痛等多種痛症。體胖脂贅懶動之人，或患有高血壓、高血脂、高血糖者易見此證。悶痛、窒迫樣胸痛，或滯重痹痛；胸悶腹脹，納呆欲嘔；頭身困重；苔白膩或濁或滑，舌胖嫩，脈弦滑。

肝氣鬱結：常見於與心理因素密切相關的痛症，包括緊張性頭痛、青光眼、顳下頜關節紊亂、胃腸痛、纖維肌痛、持續性軀體形式疼痛障礙等。脹痛、緊痛、酸痛或刺痛；常在情緒波動時發作或加重；多慮憂鬱，煩躁易怒；胸脅脹滿，月經不調；苔薄舌淡，脈弦。

瘀血阻絡：為急性創傷所致各種痛症的主要證型，如創傷後頭痛、氣壓損傷性中耳炎以及肌肉關節損傷等。刺痛或脹痛，疼痛難忍，不可觸碰；局部腫脹，有瘀血或積血；舌暗或有瘀點，脈弦澀。

氣滯血瘀：為痛症中最常見證型之一，可見於各種軀體和內臟痛以及周圍神經性疼痛。輕者酸痛、脹痛、鈍痛，重者刺痛或燒灼痛；疼痛拒按，部位多固定；月經色深有血塊，舌暗或有瘀點，脈弦或澀。

痰瘀互結：常見於偏頭痛、叢集性頭痛、三叉神經痛、周圍神經性疼痛、各種關節炎和癌痛等多種痛症。按痛、刺痛、放射痛或痹痛；不同性質疼痛交織發作；痛有定處，疼痛劇烈；頻頻發作，夜間痛甚；面色晦暗，唇色暗紫；眩暈作嘔，胸脘痞悶；苔白膩，舌紫黯或有瘀斑；脈弦滑或細滑。

肝火沖擾：常見於緊張性頭痛、偏頭痛、叢集性頭痛、青光眼、三叉神經痛等頭面痛症。疼痛如迫如箍如劈，或如電擊刀割，劇痛難忍，常在焦慮恚怒時爆發；煩躁易怒；面紅目赤，口苦咽乾；大便乾結，小便短赤；苔黃舌紅，脈弦數。

肝膽濕熱：可見於牙痛和帶狀皰疹初起外周神經炎。灼熱刺痛，如灼如炙，如火如燎；局部紅腫；煩躁易怒；口苦咽乾，大便乾結，小便色黃；苔黃舌紅，脈弦滑數。

肝鬱脾虛：主要見於腹痛、纖維肌痛、持續性軀體形式疼痛障礙等與心理因素密切相關的痛症。脹痛、陣痛、掣痛，常多處發痛；思憂多慮，抑鬱憂傷；胃脘痞滿，噁心納少；大便溏薄，或排便不爽；神疲體倦；苔白膩，舌淡，脈弦滑或弦細。

氣陰兩虛：以心絞痛、胃腸痛和癌痛最為典型。心絞痛者，胸痛隱隱。胃腸痛者，胃脘灼痛，胃中嘈雜，或少腹隱隱灼痛。癌痛者，則隱痛、乾痛、陣痛，或肢末不仁，灼痛刺痛。形體羸瘦，虛煩失眠，手足心熱，皮膚乾燥，口乾唇燥；苔少或斑剝，舌紅少津，脈纖細或細數。

氣血虧虛：為痛症最常見證型之一。隱隱作痛，肢節酸痛，時輕時重，病程綿延；思慮過度或勞倦活動後加重，休息或心情舒緩時減輕或消失；少寐多夢，驚悸健忘；面色不華，氣短倦怠，頭暈眼花，爪甲色淡；苔薄舌淡，脈細無力。

肝腎虧虛：也是痛症最常見證型之一。隱隱作痛，或肢節痹痛，或周身作痛，喜揉喜按；肌肉不仁或萎縮，膝腿酸軟；眩暈耳鳴。偏陰虛者，眩暈耳鳴，心煩失眠，手足心熱，苔少舌紅，脈細數。偏陽虛者，面色㿠白，形寒肢冷，少氣乏力，苔薄白，舌淡潤，脈沉細。

虛火上炎： 以牙痛和三叉神經痛最為典型。齒痛者，隱隱作痛，反覆發作，牙齦衄血萎縮，齒根宣露鬆動。面痛者，面頰時時作痛，如割如刺，面肌抽搐，麻木不仁。少寐虛煩，耳鳴目澀，腰痛腿軟；苔少舌紅，脈細數。

附錄一：《素問·舉痛論篇第三十九》

黃帝問曰：余聞善言天者，必有驗於人；善言古者，必有合於今；善言人者，必有厭於己。如此，則道不惑而要數極，所謂明也。今余問於夫子，令言而可知，視而可見，捫而可得，令驗於己而發蒙解惑，可得而聞乎？

岐伯再拜稽首對曰：何道之問也？

帝曰：願聞人之五臟卒痛，何氣使然？

岐伯對曰：經脈流行不止、環周不休，寒氣入經而稽遲，泣而不行，客於脈外則血少，客於脈中則氣不通，故卒然而痛。

帝曰：其痛或卒然而止者，或痛甚不休者，或痛甚不可按者，或按之而痛止者，或按之無益者，或喘動應手者，或心與背相引而痛者，或脅肋與少腹相引而痛者，或腹痛引陰股者，或痛宿昔而成積者，或卒然痛死不知人，有少間復生者，或痛而嘔者，或腹痛而後泄者，或痛而閉不通者，凡此諸痛，各不同形，別之奈何？

岐伯曰：寒氣客於脈外則脈寒，脈寒則縮踡，縮踡則脈絀急，絀急則外引小絡，故卒然而痛，得炅則痛立止；因重中於寒，則痛久矣。寒氣客於經脈之中，與炅氣相薄則脈滿，滿則痛而不可按也。寒氣稽留，炅氣從上，則脈充大而血氣亂，故痛甚不可按也。

寒氣客於腸胃之間，膜原之下，血不得散，小絡急引故痛，按之則血氣散，故按之痛止。寒氣客於俠脊之脈，則深按之不能及，故按之無益也。寒氣客於沖脈，沖脈起於關元，隨腹直上，寒氣客則脈不通，脈不通則氣因之，故揣動應手矣。寒氣客於背俞之脈則脈泣，脈泣則血虛，血虛則痛，其俞注於心，故相引而痛，按之則熱氣至，熱氣至則痛止矣。寒氣客於厥陰之脈，厥陰之脈者，絡陰器系於肝，寒氣客於脈中，則血泣脈急，故脅肋與少腹相引痛矣。厥氣客於陰股，寒氣上及少腹，血泣在下相引，故腹痛引陰股。寒氣客於小腸膜原之間，絡血之中，血泣不得注於大經，血氣稽留不得行，故宿昔而成積矣。寒氣客於五臟，厥逆上泄，陰氣竭，陽氣未入，故卒然痛死不知人，氣復反則生矣。寒氣客於腸胃，厥逆上出，故痛而嘔也。寒氣客於小腸，小腸不得成聚，故後泄腹痛矣。熱氣留於小腸，腸中痛，癉熱焦喝，則堅乾不得出，故痛而閉不通矣。

帝曰：所謂言而可知者也。視而可見奈何？

岐伯曰：五臟六腑，固盡有部，視其五色，黃赤為熱，白為寒，青黑為痛，此所謂視而可見者也。

帝曰：捫而可得奈何？

岐伯曰：視其主病之脈，堅而血及陷下者，皆可捫而得也。

帝曰：善。余知百病生於氣也。怒則氣上，喜則氣緩，悲則氣消，恐則氣下，寒則氣收，炅則氣泄，驚則氣亂，勞則氣耗，思則氣結，九氣不同，何病之生？

岐伯曰：怒則氣逆，甚則嘔血及飧泄，故氣上矣。喜則氣和志達，榮衛通利，故氣緩矣。悲則心系急，肺布葉舉，而上焦不通，榮衛不散，熱氣在中，故氣消矣。恐則精卻，卻則上焦閉，閉則氣還，還則下焦脹，故氣不行矣。寒則腠理閉，氣不行，故氣收矣。炅則腠理開，榮衛通，汗大泄，故氣泄。驚則心無所倚，神無所歸，慮無所定，故氣亂矣。勞則喘息汗出，外內皆越，故氣耗矣。思則心有所存，神有所歸，正氣留而不行，故氣結矣。

附錄二：《素問·痹論篇第四十三》

黃帝問曰：痹之安生？

岐伯對曰：風寒濕三氣雜至，合而為痹也。其風氣勝者為行痹，寒氣勝者為痛痺，濕氣勝者為著痺也。

帝曰：其有五者何也？

岐伯曰：以冬遇此者為骨痺，以春遇此者為筋痺；以夏遇此者為脈痺；以至陰遇此著為筋痺；以秋遇此者為皮痺。

帝曰：內舍五臟六腑，何氣使然？

岐伯曰：五臟皆有合，病久而不去者，內舍於其合也。故骨痺不已，復感於邪，內會於腎；筋痺不已，復感於邪，內會於肝；脈痺不已，復感於邪，內會於心；肌痺不已，復感於邪，內舍於脾；皮痺不已，復感於邪，內舍於肺；所謂痺者，各以其時重感於風寒濕之氣也。凡痺之客五臟者，

肺痺者，煩滿喘而嘔。

心痺者，脈不通，煩則心下鼓，暴上氣而喘，嗌乾善噫，厥氣上則恐。

肝痺者，夜臥則驚，多飲，數小便，上為引如懷。

腎痺者，善脹，尻以代踵，脊以代頭。

脾痺者，四支解墮，發咳嘔汁，上為大塞。

腸痺者，數飲而出不得，中氣喘爭，時發飧泄。

胞痺者，少腹膀胱按之內痛，若沃以湯，澀於小便，上為清涕。

陰氣者，靜則神藏，躁則消亡。飲食自倍，腸胃乃傷。

淫氣喘息，痺聚在肺；淫氣憂思，痺聚在心；淫氣遺溺，痺聚在腎；淫氣乏竭，痺聚在肝；淫氣肌絕，痺聚在脾。諸痺不已，亦益內也。其風氣勝者，其人易已也。

帝曰：痺，其時有死者，或疼久者，或易已者，其何故也？

岐伯曰：其入臟者死，其留連筋骨間者疼久，其留皮膚間者易已。

帝曰：其客於六腑者何也？

岐伯曰：此亦其食飲居處，為其病本也。六腑亦各有俞，風寒濕氣中其俞，而食飲應之，循俞而入，各舍其腑也。

帝曰：以針治之奈何？

岐伯曰：五臟有俞，六腑有合，循脈之分，各有所發，各隨其過，則病瘳也。

帝曰：榮衛之氣，亦令人痹乎？

岐伯曰：榮者水穀之精氣也，和調於五臟，灑陳於六腑，乃能入於脈也。故循脈上下貫五臟，絡六腑也。衛者水穀之悍氣也。其氣慓疾滑利，不能入於脈也。故循皮膚之中，分肉之間，熏於肓膜，散於胸腹，逆其氣則病，從其氣則愈，不與風寒濕氣合，故不為痹。

帝曰：善。痹或痛，或不仁，或寒，或熱，或燥，或濕，其故何也？

岐伯曰：痛者寒氣多也，有寒故痛也。其不痛不仁者，病久入深，榮衛之行澀，經絡時疏，故不通，皮膚不營，故為不仁。

其寒者，陽氣少，陰氣多，與病相益，故寒也。其熱者，陽氣多，陰氣少，病氣勝，陽遭陰，故為痹熱。

其多汗而濡者，此其逢濕甚也。陽氣少，陰氣盛，兩氣相盛，故汗出而濡也。

帝曰：夫痹之為病，不痛何也？

岐伯曰：痹在於骨則重；在於脈則血凝而不流；在於筋則屈不伸；在於肉則不仁；在於皮則寒。故具此五者，則不痛也。

凡痹之類，逢寒則蟲，逢熱則縱。

帝曰：善。

◇ 參考文獻

1 韋緒性 (主編): 《中醫痛證診療大全》, 第 7-12 頁 , 中國中醫藥出版社 , 北京 , 1992.
2 韋緒性 (主編): 《中西醫臨床疼痛學》, 第 25-32 頁 , 中國中醫藥出版社 , 北京 , 1996.
3 孫朝潤 . 中醫學對痛的論述 [J]. 中醫研究 , 2013; 26(05): 6-9.
4 馬向東 . 中醫學對痛證病因、病機與治法的認識 [J]. 中國臨床康復 , 2002; (16): 2358-2359.
5 宋振海 , 劉德山 . 中醫痛證理論發展史及痛證病因病機闡述 [J]. 中國現代藥物應用 , 2012; 6(16): 125-126.
6 楊建生 , 周生花 . 中醫疼痛的病機以及辨證論治 [J]. 中國中醫基礎醫學雜誌 , 2014; 20(04): 432+444.
7 張會擇 , 余宗明 , 李梓菡 . 淺析不榮則痛與不榮則不痛 [J]. 教育教學論壇 , 2018; (24): 92-93.
8 陳柏書 , 柴鐵劬 , 劉翠玲 , 李宏君 , 張璐 , 傅偉 . 中醫痛證病機與自由基堆集致痛理論的關係探討 [J]. 廣州中醫藥大學學報 , 2014; 31(05): 831-833.

第 4 章

痛症診斷

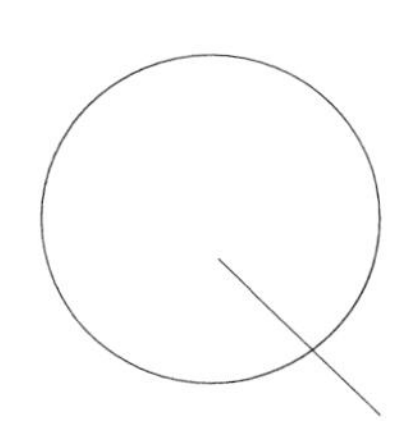

隨著現代醫學診斷技術在中醫臨床的廣泛應用，中醫傳統望聞問切「四診」內容得到了豐富和發展。今日中醫臨床痛症診斷，結合了中醫「四診」和物理檢查、實驗室檢查、影像學檢查和內窺鏡檢查等現代診斷方法。本章就以下痛症診斷內容做詳細討論：病史採集，疼痛性質、疼痛部位、疼痛強度、疼痛時間、痛症常見舌象、痛症常見脈象、痛症特殊檢查、肌力檢查、實驗室檢查、影像學和內窺鏡檢查等 [1-4]。

病史採集

病史採集重點是收集與痛症密切相關的人口學資料和臨床信息，包括性別、年齡、地域、人種、職業、疼痛誘因及影響因素、家族遺傳史和既往史等。

性別和年齡： 許多痛症與性別和年齡密切相關，如女性患偏頭痛、顳下頜關節紊亂和纖維肌痛的風險遠高於男性。叢集性頭痛幾乎都發生在男性。急性閉角型青光眼、粘連性肩關節囊炎和類風濕性關節炎多見於中老年婦女。急性中耳炎好發於嬰幼兒和兒童。強直性脊柱炎常發生在 15-35 歲男性；而痛風性關節炎多發生在 40 歲以上男性。腰椎椎管狹窄症是 65 歲以上老年人腰椎手術的主要病因。原發性月經痛多見於青春期女性；繼發性月經痛多見於育齡和中年以上婦女。

地域和人種： 《內經》時代已清楚認識到地域與病症的關係。《素問・異法方宜論》曰：「東方之域，…… 魚鹽之地，海濱傍水，其民食魚而嗜鹹，…… 其病皆為癰瘍；西方者，金玉之域，沙石之處，…… 其民華食而脂肥，…… 其病生於內；北方者，…… 其地高陵居，風寒冰冽，其民樂野處而乳食，臟寒生滿病；南方者，…… 其地下，水土弱，霧露之所聚也。其民嗜酸而食胕，…… 其病攣痹；中央者，其地平以濕，…… 其民食雜而不勞，故其病多痿厥寒熱。」現代許多痛症發病率也與地域和人種高度相關。如腸易激綜合征高發於拉丁美洲地區，亞洲次之，中東和非洲則相對較低。慢性胃炎好發於我國和其他東亞國家。北美歐洲的炎性腸病發病率遠高於世界其他地區。纖維肌痛多見於北美歐洲婦女，在我國則少見。原發性開角型青光眼高發於黑人，而黃種人多見閉角型青光眼。

職業： 古代醫家已認識到職業與痛症的關係。清丹波元堅《雜病廣要》言：「背痛乃作勞所致，技藝之人與士女刻苦者，多有此患。」清張璐《張氏醫通》亦言：「或觀書對弈久坐而致脊背痛。」在當今，職業更是造成許多痛症的直接病因，尤其是勞損性痛症。辦公室文書人員因長年低頭伏案常出現頸項痛。高爾夫球手易患肱骨內上髁炎。網球運動員易患肱骨外上髁炎。芭蕾舞演員和足球運動員因踝關節長期反覆做過度屈伸，易發生踝撞擊綜合征。球類運動員、彈撥樂器演奏者、哺乳期婦女和手工製作者因反覆屈伸手指和腕，易導致腕管綜合征和各種腱鞘炎等手腕痛症。長跑運動員和遠足者多有膝關節損傷所引起的膝痛。搬運工易發生急性腰扭傷和腰椎間盤突出症。另外，高強度腦力和需長年承受心理壓力職業者，易患與心因性密切相關的痛症，如緊張性頭痛、頸項痛、心絞痛和功能性胃腸痛等。

誘因和影響因素： 痛症常有明顯誘發因素。心理壓力和情緒波動是許多痛症發作的最常見誘因之一，也是痛症加重的重要因素，如緊張性頭痛、偏頭痛、慢性閉角型青光眼、顳下頜關節紊亂、心絞痛、功能性胃腸痛、原發性痛經、纖維肌痛和軀體形式疼痛障礙等。偏頭痛患者還常因食用刺激性食物或在月經來臨前發作。痛風性關節炎常在過量食用海鮮、動物內臟、豆製品等含高嘌呤食物或過度飲酒後爆發。鼻源性頭痛和中耳炎多在感冒後發作。創傷後頭痛和風濕性關節炎常在陰雨天時發作或加重。

家族遺傳史和既往史： 家族遺傳史是多種痛症的高風險因素。2/3 偏頭痛患者有家族史。心絞痛、類風濕性關節炎、炎性腸病、纖維肌痛等痛症與遺傳因素密切相關。瞭解患者家族遺傳史對診斷和治療痛症有重要參考價值。

與痛症較為密切的既往史主要包括：是否有過外傷、手術或重大生活事件（如親人去世、婚姻變故、失業、職業危機、財務危機等）；是否有共病（如糖尿病、高血壓、癌症等）、用藥情況（如化療）等。外傷（包括揮鞭傷）是引起各種痛症的最直接原因。手術常因損傷外周神經，導致周圍神經病理性疼痛。重大生活事件是許多心因性痛症的重要誘因。在問診時，患者可能不願講述曾經歷過或正在經歷的重大生活事件，對此應耐心誘導。糖尿病和化療是引發周圍神經病理性疼痛的主要病因。

疼痛性質

疼痛性質是指病人對疼痛的感覺和表述。作為一種主觀感覺，對疼痛的描述很大程度上取決於個人的教育程度、文化背景和疼痛經歷。因此，對疼痛性質的準確判斷，除病人表述外，還需綜合其他因素。疼痛性質可分為自發性和誘發性痛。自發性痛是指在沒有任何刺激情況下，病人感覺到的疼痛，如脹痛、冷痛、灼痛等。誘發性痛是指在外力作用下或作特定活動時才出現的疼痛，如叩擊引發的觸電樣痛，腰部活動時引發的坐骨神經放射痛等。表 4-1 列出常見疼痛性質和中醫診斷意義。

疼痛部位

經脈流行不止、環周不休，內連六腑五臟、七竅五官，外絡皮肉筋骨、四肢百骸。診察痛症病位、所在經脈，不僅可知局部病勢，逆順轉歸，更可研判氣血虛實，臟腑盈虧。如《丹溪心法》言：「欲知其內者，當以觀乎外；診於外者，斯以知其內。蓋有諸內者形諸外。苟不以相參而斷其病邪之逆順，不可得也。」

頭痛： 頭居天陽之位，容髓海之腦，至清至上之官。五臟精華之血，六腑清陽之氣，輸會於頭，故謂之元首，至尊不可犯也。手足三陽六經、任督二脈，交接循走於頭。現代解剖學以眶上緣、顴弓上緣、外耳門上緣和乳突連線分界頭部和面部。頭痛多以症狀出現。作為痛症頭痛者，常見的有緊張性頭痛、偏頭痛、叢集性頭痛、創傷後頭痛、鼻源性頭痛等。頭痛病因多樣，病機複雜。頭痛辨證，首辨虛實，再辨經脈。

頭痛初起，或外感六邪，或痰濁壅阻，或創傷血瘀，或肝鬱氣滯，或肝火上擾，或脹痛，或重痛，或刺痛，或掣痛，或跳痛，為實證頭痛。頭痛日久，氣血損耗，陰精虧虛，失於榮養，或酸痛，或空痛，或隱痛，為虛證頭痛。前額作痛，病在陽明；顳側作痛，病在少陽；枕後作痛，病在太陽；痛在巔頂，為厥陰頭痛。

表 4-1 各種疼痛性質和中醫診斷意義

疼痛性質	描述	中醫診斷意義
· 自發性痛		
脹痛	疼痛呈脹滿之感。	多為氣滯之證，常見於胸脅脘腹，如肝鬱氣滯所致脘腹脹痛。
絞痛	痛如鈍刀絞割般，痛勢較劇烈。	多因寒邪凝滯或實邪閉阻所致，如寒凝血脈之胸痹心痛，飲食積滯之胃脘痛。
刀割樣痛	比絞痛更甚，痛如銳器切割，痛勢劇烈難忍。	多因火邪灼傷經絡，如肝火襲擾所致面痛。
刺痛	痛如針刺，定位明確。	瘀血阻滯，血行不暢，如創傷後頭痛。
掣痛	抽掣牽拉作痛，由一處波及它處。	多因寒凝血瘀、筋脈受阻而起，如風寒凝絡之面痛。
冷痛	痛有冷感，喜暖。	寒凝阻滯，經脈稽遲；陽氣虛衰，臟腑失煦，常見於肢末、腰脊、脘腹。
熱痛	疼痛呈溫熱灼熱之感，喜涼，多有局部紅腫。	熱邪內蘊，煎灼血脈經絡。如胃腸積熱、肝膽蘊熱所致牙痛；濕熱壅耳之中耳炎。
灼痛	疼痛如灼如燎，劇痛難忍，不一定有紅腫。	火邪走竄，灼傷經絡，如肝火上攻頭面所致頭面痛，虛火上炎之牙痛。
搏動（跳）痛	痛呈搏動或跳動狀，手捫可感。	或熱邪壅鼓血絡，或火邪沖竄經絡，如瘡瘍跳痛，偏頭痛之搏動痛。
重痛	疼痛呈沉重困著之狀。	濕阻氣機，多見於頭部、肢節、腰脊。
鈍痛	痛感遲鈍，多兼有麻木之感。	寒濕痹阻，經脈凝遲，氣血不暢，多見於肢節痹證。
酸痛	疼痛呈酸軟之狀，喜揉喜按。	或濕著筋肉，氣血不行；或氣血虛弱，腎氣不足，筋肉失養，如腎虛腰痛。
遊走（竄）痛	疼痛走竄，遊走不定。	多因風邪或氣滯，常見於胸脅脘腹和痹證初起。
空痛	痛呈空虛之感。	多因氣血不足，陰精虧耗，經脈臟腑失養，常見於頭痛和經痛。
乾（澀）痛	疼痛兼有乾澀之感。	陰津虧損，陰虛火旺，常見於眼、口鼻、咽喉。
隱（綿）痛	隱隱作痛，痛勢較輕，時作時休，或綿延不休。	陽氣不足，或陰精虧損，多見於頭胸脘腹。
· 誘發性痛		
觸電樣痛	觸碰或活動時，疼痛如電擊。	經脈受阻，經氣走竄，如面痛和神經卡壓綜合征。
牽引痛	做特定活動時，疼痛牽連附近它處。	多因熱毒火邪，沿經絡走竄，如張口時耳痛累及乳突和腮頰。
反射痛	做特定活動時，疼痛放射至較遠處。	多因臟腑經脈受阻，經氣走竄，如腰痛放射至下肢，心絞痛放射至左肩臂。
觸痛	輕觸摸即引發疼痛。	或熱灼血絡，或痰瘀阻絡，氣血瘀滯於肌表，如牙痛、面痛。
壓痛	較小力量按壓即觸發或加重疼痛。	或痰瘀滯留清竅或分肉之間，或氣血陰精虛衰，筋肉失養，如鼻源性頭痛和纖維肌痛。
叩（擊）痛	指節或握拳叩擊可引發疼痛，常伴觸電樣痛。	氣血瘀滯，經脈或臟腑受阻，如肘管綜合征叩擊尺神經引發觸電樣痛，腎區叩擊痛。

面痛：面部位於頭部之下，兩側顳下頜關節構成頜面唯一運動關節。三叉神經支配頭面部痛溫覺。眼耳口鼻，舌唇齦齒，五官七竅，皆位於面。手足三陽六經、任督二脈，循走頬頻顴頜。面部常見痛症包括青光眼、中耳炎、三叉神經痛、顳下頜關節紊亂、牙痛等。面部作痛，或寒濕滯絡，或濕熱壅塞，或痰火、肝火、胃火，實火上沖，或虛火上炎，灼傷頜面經絡。寒濕滯絡作痛，多見於顳下頜關節紊亂，常為彈響脹痛。濕熱壅塞作痛，常見於中耳炎，常為紅腫脹悶、跳痛刺痛；火邪灼絡作痛，可見於三叉神經痛、青光眼和牙痛，表現為灼痛、脹痛、刺痛、刀割樣痛，或電擊樣痛，劇痛難忍。

頸項痛：頸項即頸後。大體位於兩側斜方肌前緣之後，其上界為枕外隆凸與兩側乳突連線，下界為第七頸椎棘突與兩側肩峰的連線。頸項為經脈走行要衝，督脈居中軸，膀胱足太陽脈、小腸手太陽脈、三焦手少陽脈、膽足少陽脈依次旁布兩側。頸連頭顱和軀幹，柔軟靈活，運動自如；但結構複雜，支撐力弱，穩定性低，易遭受外傷和勞損。

急性損傷、慢性勞損和頸椎病是頸項痛的主要病因。急性損傷常因外傷或睡姿不良所致，表現為疼痛驟起，壓痛明顯，常可捫及條索狀硬結。慢性勞損多因長期姿勢不良，導致頸項軟組織受損，多為酸脹痛，常有多處壓痛，但疼痛局限於頸項部，無放射現象。頸椎病為頸椎退行性病變，表現為頸項僵直，酸痛、刺痛或放射痛。

腰背痛：腰背位軀幹之後，兩側以腋後線為界。背在其上，介於第七頸椎和季肋之間；腰在其下，位於季肋和髂嵴之間。故背統一身之陽，腰主一身之樞，為挺脊舉重、俯仰轉搖之官。椎骨居腰背中軸，督脈貫脊而上，膀胱足太陽脈挾脊而下，手三陽脈循背上走頸項。五臟六腑之俞，散佈腰背上下。腎居腰兩側，故腰為腎之府，為命門所寄。

腰背作痛，首當寒濕外邪，客於經脈，陽氣受遏，則背痛作強，累及頸項，腰脊冷痛，滯重如鉛，遇陰雨天時加重。次者閃挫跌仆，腰背筋傷，瘀血作痛，痛如針刺，痛處固定，常可捫及索結狀異物。再者勞損日久，或年老體衰，腎精耗損，腎虛作痛，痛勢隱隱，時輕時重，脊背寒冷，腰膝酸軟。另者濕熱痹阻，流注脊節，脊背腰骶熱痛，不可觸碰，得涼則舒。

現代醫學中多種骨骼肌肉系統病變與腰背痛直接相關，包括急性腰扭傷、腰背肌筋膜疼痛綜合征、椎間盤源性疼痛、腰椎間盤突出、椎管狹窄、強直性脊柱炎等。內臟疾病也常出現腰背牽涉痛，如心絞痛和肺部疾病常出現背部牽涉痛，泌尿系統結石和炎症常有腰部牽涉痛。

脅肋痛： 脅肋是指自乳頭與腋下連線以下含有肋骨的部位，其前下緣相當於胸骨旁線（胸骨線和鎖骨中線連線中點的垂線）和肋弓，後緣相當於腋後線。肋骨盡處，即第十一和第十二肋，稱為季肋或季脅。清吳謙《醫宗金鑒·卷八十九》言：「其兩側自腋以下，至肋骨之盡處，統名曰脅。」脅肋為肝足厥陰脈和膽足少陽脈循行部位。故脅肋作痛，多與肝膽相關，或肝鬱氣滯，或肝膽濕熱，或肝火上逆，或瘀血內阻，或飲停胸脅，或肝陰虧虛，致使肝絡失和失養。或走竄作痛，或灼熱劇痛，或刺痛拒按，或咳嗆引痛，或隱痛不休。

現代醫學中的多種胸壁病變與脅肋痛直接相關，常見的有帶狀皰疹、脊神經受壓、肋軟骨炎、肌筋膜炎、肋間損傷等，其疼痛位於胸壁，定位明確，深呼吸、咳嗽或肩臂胸廓活動時加重。這些胸壁病變也常引發胸痛（見下）。

胸痛： 胸居上焦，內藏心肺。故胸痛多與心肺二臟有關。心絞痛是引發胸痛的最常見病變之一，疼痛出現於左胸心前，憋悶作痛，如迫如壓，如絞如刺，痛引肩臂，甚者痛徹胸背。另外，現代醫學中尚有多種病變也直接引發胸痛，如主動脈剝離，肺炎、肺栓塞、氣胸、肺膿腫、肺結核、結核性胸膜炎、肺癌等肺部疾病，胃食道反流，胸壁病變等。焦慮驚恐發作時也常出現胸悶胸痛。

心絞痛者，憋悶作痛，時發時止，多因心脈痹阻，胸陽受遏。脅肋脹痛竄痛，太息易怒，多因肝氣不舒，鬱結胸中。痛在脅肋，如刺如灼，多因瘀血阻絡，或火邪灼絡。胸痛驟發，氣短胸悶，咳嗆頻作，多因肺失肅降，氣逆上沖，常見於氣胸。壯熱面赤，胸痛喘急，多因熱邪壅肺，灼傷肺絡，肅降失司。壯熱胸痛，咳吐黃稠膿痰，甚者腥臭膿血，多因痰熱壅肺，傷耗肺津，煉液成痰，腐肉成膿。胸痛隱隱，咳嗆頻作，潮熱盜汗，痰粘帶血，多為肺陰耗損，虛火灼傷肺絡，常見於肺結核和愛滋病等免疫功能低下者。

脘腹痛： 脘腹部是指軀幹前、劍突下與恥骨聯合之間的部位。本節脘腹部專指與胃腸道相關的體表部位。其中胃位於上腹部，大小腸位於以臍為中心的腹部大部。現代醫學中多種胃腸疾病與脘腹痛直接相關，其中以功能性和炎性胃腸疾病最為常見。前者包括功能性腹痛綜合征和腸易激綜合征，後者包括慢性胃炎、潰瘍性結腸炎和克羅恩病等。各種胃腸腫瘤也是脘腹痛的重要病因之一。胃腸穿孔和腸梗阻等則引發急性脘腹痛。

腹居臍上下兩旁，胃腸肝脾處乎其間。胃居心下腹上，內腔謂之脘。胃脘以通為用，以降為常。大腸當臍左右，回疊十六曲，闌約水穀，主津傳導，變化出焉。脘腹作痛，部位各異，或胃脘痛，或繞臍痛，或腹下痛，或全腹痛。實證脘腹痛者，或寒凝，或濕阻，或濕熱，或熱結，或火熾，或食積，或氣滯，或血瘀，或腸結，或熱毒。虛證脘腹痛者，或陰津不足，或脾腎陽衰。脘腹為疾，常以痛為先，又多兼症，或噁心嘔逆，或痞滿積脹，或吞酸嘈雜，或便秘便溏。

寒凝積冷作痛者，胃脘臍腹冷痛拘急，遇暖痛減，腸鳴腹冷，便下清稀。濕阻中焦作痛者，脘腹滿悶脹痛，噁心欲嘔，便溏粘滯。濕熱蘊結作痛者，臍腹疼痛，痛則欲瀉，下而不爽，裡急後重，便粘穢臭，或夾膿血。陽明熱結作痛者，腹痛繞臍，滿硬拒按，大便秘結，或下利如水。胃火熾盛作痛者，胃脘灼痛，消穀善饑，口臭便秘。食積停滯作痛者，脘腹臍周，脹痛拒按，噯腐泛惡，嘔吐酸臭，吐後痛減；或便下未化之物，瀉後痛減。氣滯肝鬱作痛者，脘腹脹滿而痛，胸悶痞塞，呃逆噯氣，矢氣頻作，便意不盡。血瘀留阻作痛者，脘腹劇痛拒按，如刺如割，痛有定處，或兼有嘔血或便血。腸結梗阻、扭轉套疊作痛者，氣機閉塞，腸腑痹阻，腹部持續性疼痛，陣發性加劇，伴嘔吐、腹脹、便閉。熱毒內侵作痛者，全腹作痛，壓痛及反跳痛，多因胃腸梗阻或穿孔，熱毒瀰漫，胃腸組織壞死。

陰津不足者，胃脘嘈雜灼痛，或少腹隱隱灼痛，大便乾結難下，形如羊糞，似饑而不欲食。脾腎陽虛者，脘腹冷痛，泛吐清水，喜溫喜按，晨間發作，痛起即瀉；或久瀉不止，大便溏稀，完穀不化；或溏結不調，排便困難。

小腹少腹痛： 臍以下中部為小腹，小腹兩側為少腹。除大小腸病變外，小腹少腹痛主要與婦科盆腔疾病相關，常見的有功能性痛經，以及慢性盆腔炎、子宮內膜異位症、子宮腺肌瘤等繼發性痛經。婦科尿路感染和惡性腫瘤也是引發小腹少腹痛的常見原因。另外，男性睾丸和前列腺病變也有小腹少腹痛。

小腹脹痛拒按，經少色黑，多因氣滯血瘀。小腹冷痛拒按，得熱痛減，經少延後，多因寒濕凝滯。小腹灼熱脹痛，或墜下脹痛伴有低熱，疼連腰骶，經稠色黃有異味，多因濕熱下注。小腹隱痛，空空如墜，弓身喜按，經少色淡，多為氣血虛弱。小腹綿綿作痛，伴腰骶酸痛，經少稀薄，多為腎氣虧損。這些痛證多見功能性痛經、慢性盆腔炎以及繼發性痛經。

經行腹痛，質地滯稠，小腹捫及包塊，多因痰濕瘀結。少腹灼熱疼痛，盆腔內有小結節，觸痛明顯，多因熱鬱血瘀。經行期間下腹絞痛，進行性加重，經行不暢，盆腔內有結節包塊，捫及觸痛，腰脊無力酸痛，多為腎虛血瘀。這些痛證主要見於子宮內膜異位症和子宮腺肌瘤。

小腹脹痛、刺痛或灼痛，伴尿痛和腰骶酸痛者，多為淋證，常見於尿路感染。少腹脹痛、墜痛，痛引睾丸，多為肝鬱氣滯，肝脈拘急，或寒客肝脈。

四肢痛： 四肢可分為肩髖、肘膝、腕踝和肢末。四肢作痛，多在筋肉骨節。首當外傷勞損而起。或沖閃擠撞，銳鈍金傷，挫壓折轉，瘀血刺痛。或日復一日，抬舉旋展，屈臂投擲，擊拍揮杆，擰鉗挖鏟，懸腕敲擊；或久立遠足，屈膝伸踝，踮趾懸踵，勞損作痛，如脹如電，如刺如割。再有外邪侵襲，或餐風露宿，雨淋濕浸，寒濕痹痛。或濕熱流注四肢，熱痹灼痛。又有腎虛失養，膝脛跗踵作痛。

另有肢末作痛者，多為周圍神經病變，其中以糖尿病和化療所致消渴痹痛和藥毒痹痛最為多見，表現為四肢末端呈對稱性、手套或襪套狀的燒灼、針刺或觸電樣疼痛，並伴有麻木不仁、蟻走感、瘙癢、感覺遲鈍或減退等感覺異常。或濕熱流竄，蒸灼肢絡；或寒凝血瘀，脈絡拘急；或痰瘀互結，痹阻四末；或氣虛血瘀，肢絡失養；或陰虛血瘀，肢節失榮；或肝腎虛衰，肢節失養。

周身痛： 周身痛有兩層含義：一指自覺全身疼痛不適，但難以明確疼痛部位。二指全身多處同時出現疼痛或壓痛，或疼痛此起彼伏，疼痛定位一般較明確。

前者常見於外感風寒、風濕和風熱。張仲景《傷寒雜病論》中對此有諸多描述，如一身盡疼痛、諸肢節疼痛、身痛如被杖、身痛不休等。皆因風性善行數變，挾寒挾濕挾熱，走竄四肢百骸，凝滯、遏阻、熳傷周身經絡。

後者主要見於周痹。周痹之痛，上下左右，相應作痛，此起彼伏，時發時止。與現代醫學纖維肌痛相似，表現為周身慢性、彌散性疼痛和特定部位壓痛，多位於肌腱和韌帶附著處。持續性軀體形式疼痛障礙，又稱心因性疼痛，也呈周身疼痛之狀，表現為一個或多個部位疼痛，如頭痛、面痛、頸腰背痛、胸痛、腹痛、慢性盆腔痛等，頭痛多為脹痛或刺痛，頸腰背多為酸痛，腹部和盆腔以脹痛和絞痛多見。二者主要病機是情志內傷，肝鬱氣結，氣機失於周行。

疼痛強度

疼痛強度是指病人對疼痛輕重程度的感受和描述。疼痛是一種主觀體驗，不同個體對同一刺激的疼痛反應強度有很大差異。採用定量方法評估疼痛強度，對準確診斷和客觀評價療效具有重要意義 [5]。目前臨床上常用的疼痛評估量表有：疼痛視覺模擬量表（Visual Analogue Scale，VAS）、疼痛數字模擬量表（Numerical Rating Scale，NRS）和疼痛語言評價量表（Verbal Rating Scale，VRS）。

疼痛視覺模擬量表（VAS）是使用一長度 10 釐米的遊動標尺，在朝向測試者一面，自右向左標有 0 到 10 的刻度，0 代表「無痛」，10 代表「最痛」。在朝向被測試者一面則無刻度標示，但在相應左右端，分別標有「無痛」和「最痛」字樣。測試時，囑被測試者移動標尺至最能代表目前疼痛程度的相應位置。測試者則在另一面讀出標尺所示的分值。疼痛數字模擬量表（Numerical Rating Scale，NRS）與 VAS 基本相同，僅是將刻度直接顯示給被測試者，讓其選定分值。0 分代表無痛；1-3 分為輕度疼痛；4-6 分中度疼痛；7-9 分為重度疼痛；10 分代表最嚴重疼痛（圖 4-1）。一般來說，VAS 和 NRS 可靠性和敏感度均較高，操作簡單省時，已廣泛用於臨床評估和研究。

疼痛語言評價量表（Verbal Rating Scale，VRS）是根據病人對疼痛的語言描述，將疼痛程度分為 4 級：I 級為無疼痛；II 級為輕度疼痛，可忍受，生活正常，不影響睡眠；III 級：中度疼痛，無法忍受，明顯影響睡眠，要求服用鎮痛藥物；IV 級：重度疼痛，無法忍受，需使用鎮痛藥，嚴重影響睡眠。雖然 VRS 易於病人理解，但準確性和敏感性較低。

一般而言，脹痛、冷痛、鈍痛、酸痛、竄痛、空痛、乾痛、隱痛、觸痛、壓

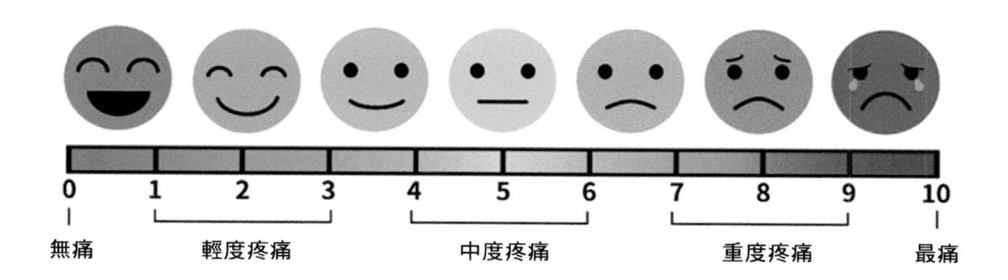

圖 4-1 疼痛數字模擬量表

痛等，疼痛強度相對較低；絞痛、刀割樣痛、刺痛、燒灼樣痛、搏動痛、轉移性骨癌痛等，疼痛強度較高，難以忍受。

疼痛時間

疼痛的時間因素主要包括起病徐急、病程長短和發作 / 加重時日。

起病徐急和病程長短：許多痛症起病緊急，突然爆發，多為寒凝、熱灼、火炎、血瘀之實證，如偏頭痛、叢集性頭痛、閉角型青光眼、急性中耳炎、三叉神經痛、牙痛、痛風性關節炎、心絞痛等。而大多數慢性痛症起病徐緩、病程遷延，如勞損性痛症、周圍神經病理性疼痛、纖維肌痛等。多因痰瘀阻絡，痰濕痹阻，羈留難去；或外傷勞損，氣血虧耗，肝腎虛衰，筋肉骨節，久不得養。

發作 / 加重時日：痛症發作 / 加重時日包括與晝夜時辰和特定日期相關的病勢變化。《靈樞・順氣一日分為四時》言：「夫百病者，多以旦慧，晝安，夕加，夜甚。」明示了疾病在晝夜時辰中的輕重變化。晝夜十二時辰，氣血十二經脈，環循不休，依時流注（圖 4-2）。許多痛症發作和加重也有定時，如叢集性頭痛者，多在夜間戌至丑（19:00-03:00）時發作，正是厥陰少陽氣血隆盛之時。脾腎陽虛者，常作「五更瀉」或「雞鳴瀉」，即晨起時分，脘腹作痛，痛起即瀉。晨為卯（05:00-07:00）時，大腸當值。大腸不得溫煦，無力闌約水穀，失於主津傳導，故晨起即瀉。瘀血、寒凝、火毒作痛者，多入夜尤甚。瘀血寒凝，皆屬陰邪；日暮夜臨，陰氣漸盛，陰邪作祟，亦益愈肆虐。陰氣與火毒搏結，亦在夜間更為劇烈。另外，一些痛症發作 / 加重與特點日期直接有關。如寒濕作痛，多在受寒遇冷時加重；創傷瘀血痛證，常在陰雨天時發作或加重。

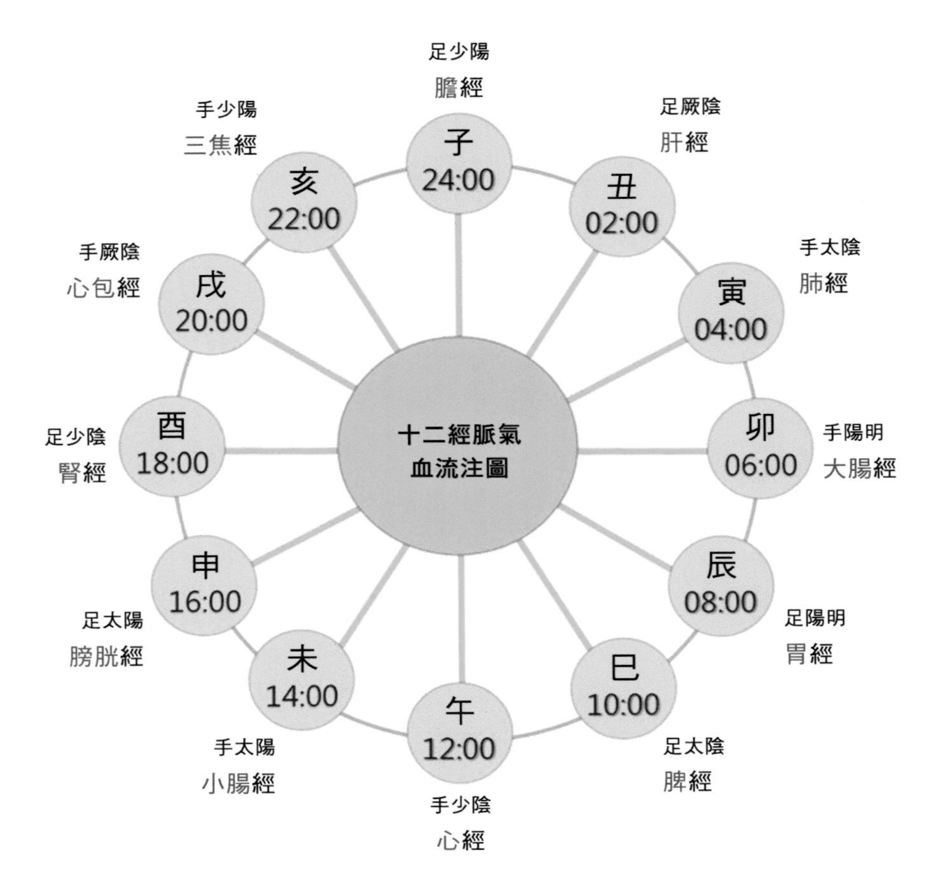

圖 4-2 十二經脈氣血流注圖

痛證常見舌象

常人舌象，苔薄白均勻，舌色淡紅，是謂「薄白苔、淡紅舌」；乾濕適中，不黏不膩；舌體柔軟，活動自如（圖 4-3E）。津少舌乾，且伴口渴，常為肝鬱氣結作痛或痛勢較輕，為痛症最常見舌象之一（圖 4-3A）。苔黃膩舌紅，為濕熱作痛，可見於中耳炎、關節炎、胃腸痛、痛經、腰痛、外周神經炎等痛症（圖 4-3B）。舌紅，伴痛處紅腫灼燙，多為肝火胃火等火熱之邪作痛，如偏頭痛、叢集性頭痛、三叉神經痛、牙痛等（圖 4-3C）。苔白膩或舌邊有齒印，多為寒濕之證，常見於四肢關節痛（圖 4-3D）。苔薄舌淡，且面白唇無華，為氣血虧虛（圖 4-3F），多見於婦人，素體羸弱，或作痛日久者，常見於緊張性頭痛、偏頭痛和纖維肌痛。舌暗有瘀點瘀斑者，為瘀血之證（圖 4-3G），主要見於創傷性痛症和久痛成瘀者。苔斑剝、舌淡且乾，多為氣陰兩傷，常見於嚴重心絞痛和癌痛病人（圖 4-3H）。苔白厚、舌淡潤有裂紋（圖 4-3I），多因脾胃虛寒或脾腎陽虛，主要見於胃腸痛。

A 少津乾舌

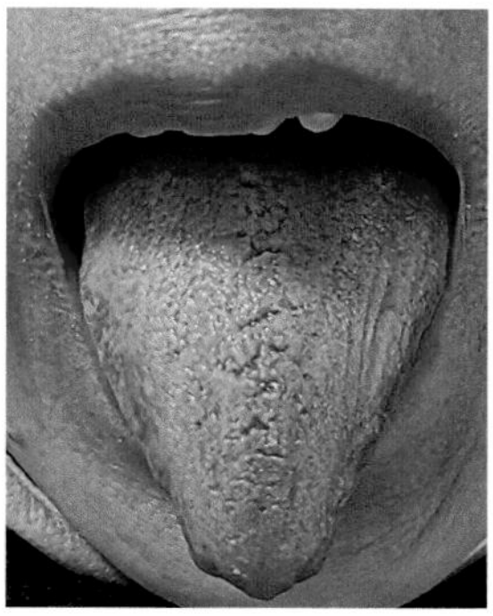

B 黃苔紅舌

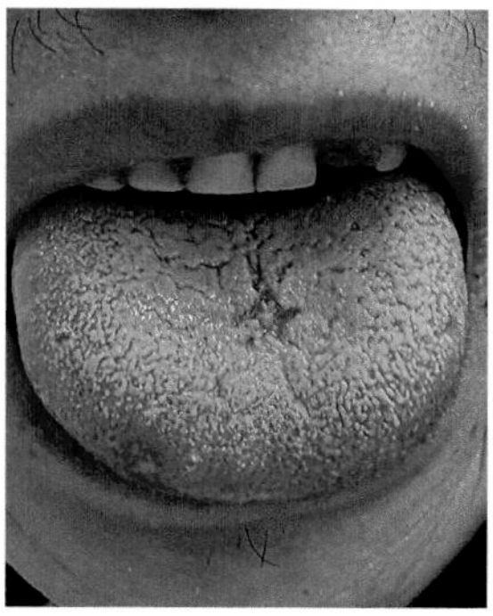

C 紅舌

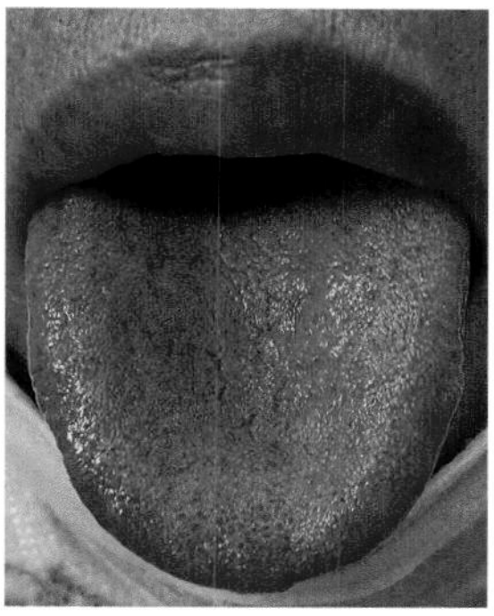

D 白膩苔、舌邊有齒印

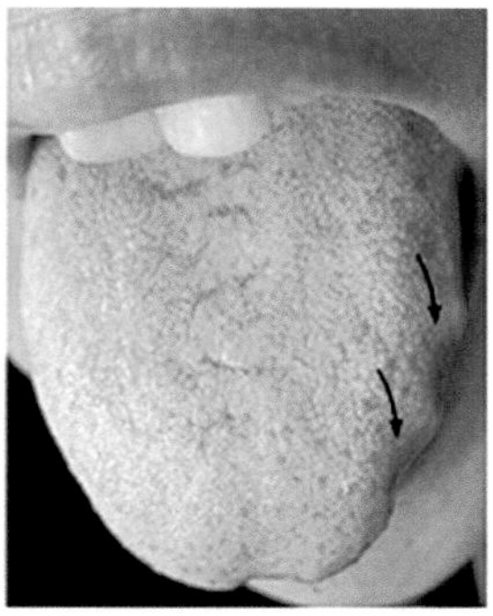

E 薄白苔、淡紅舌（正常舌象）

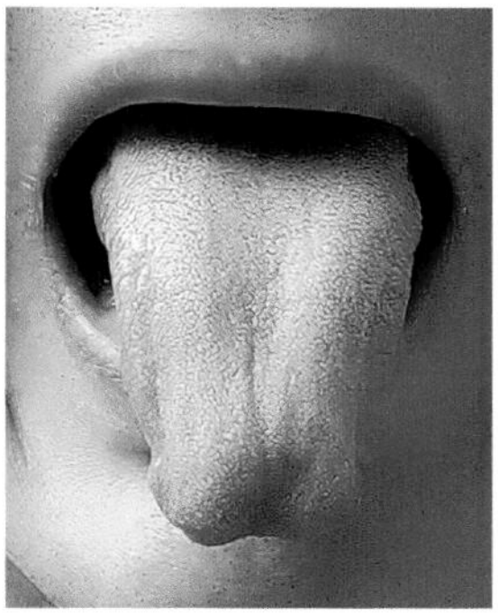

F 薄苔淡舌

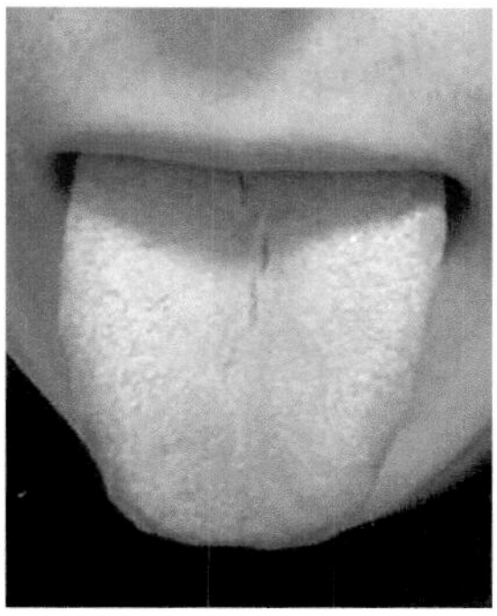

G 舌暗有瘀點

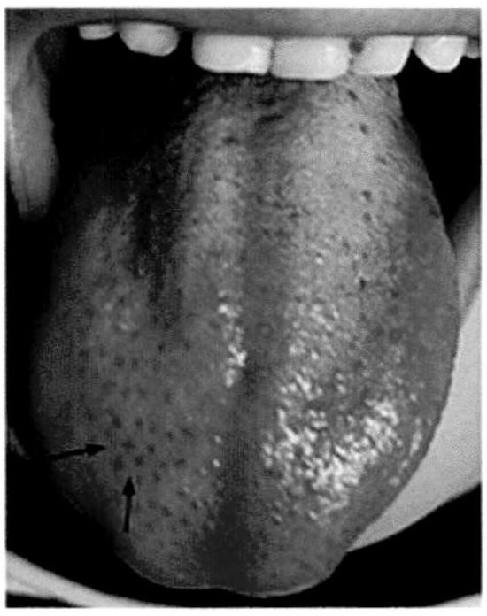

H 苔斑剝、舌淡且乾有瘀斑

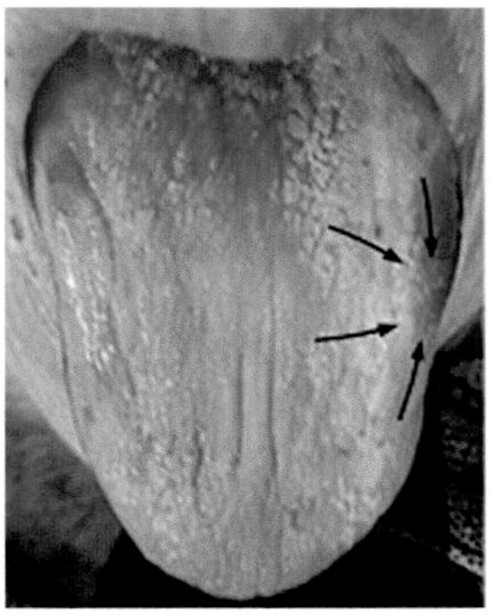

I 苔白厚、舌淡潤有裂紋

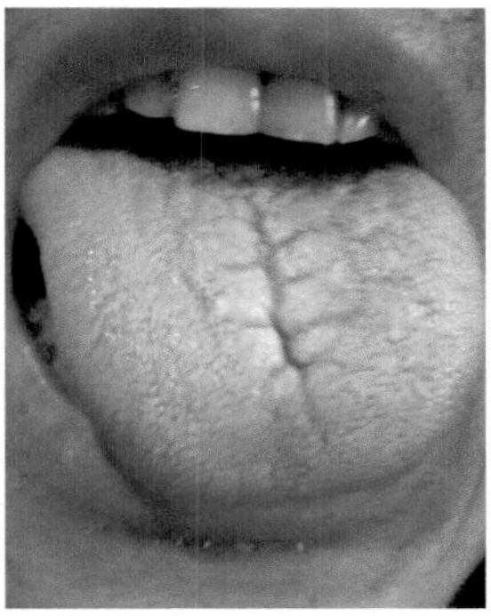

圖 4-3 痛證常見舌象圖（西南醫科大學附屬中醫醫院付至江醫生提供圖 A-D 和 F-I）
D 圖箭頭示齒印；G 圖箭頭示瘀點；H 圖箭頭示瘀斑

痛證常見脈象

平人脈象，一息四至（每分鐘脈搏 72-80 次），不浮不沉，不急不徐，不大不小，節律均勻，從容和緩，尺脈有力，沉取不絕，是為平脈。痛證之脈，以弦緊為主，常兼數、滑、澀、浮、沉、細、濡、弱（圖 4-4）。脈診之要，在於脈位、脈數、脈形、脈勢。

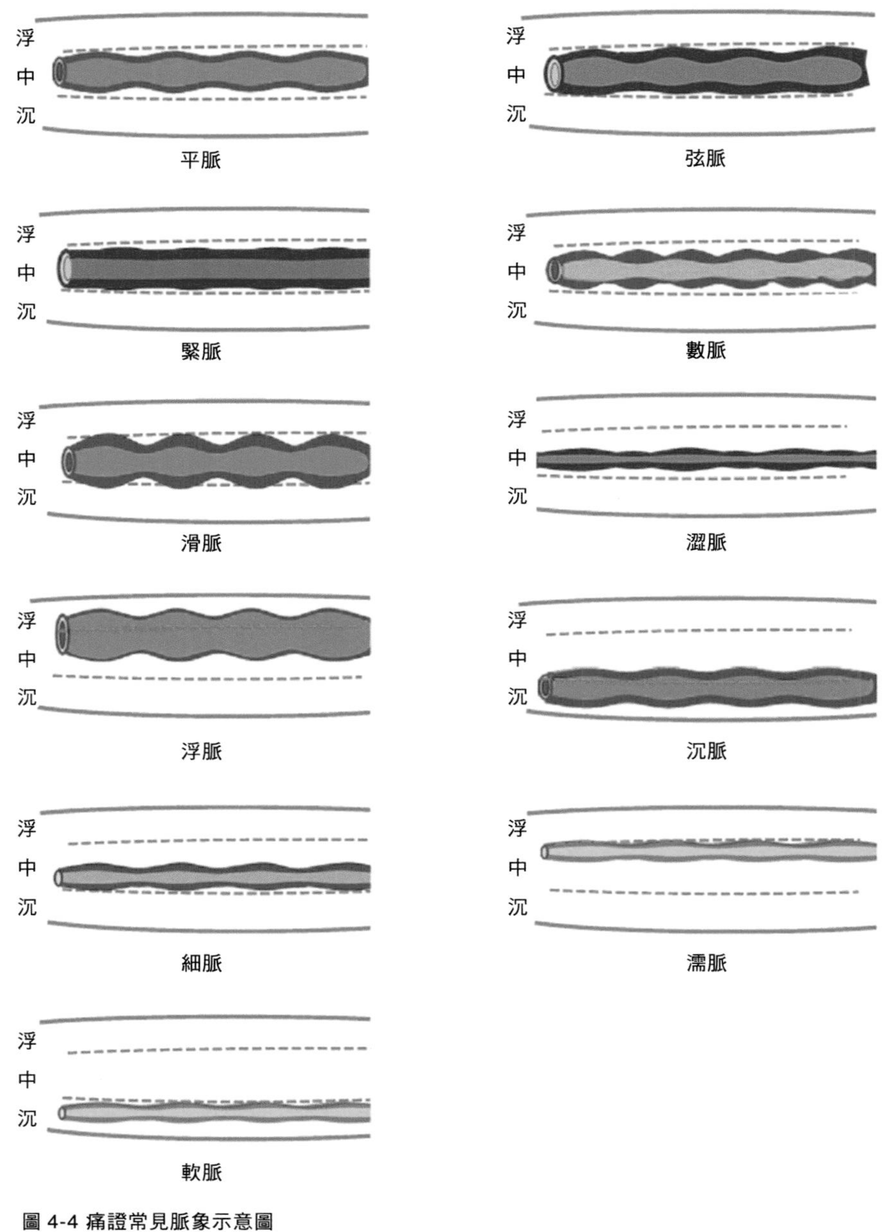

圖 4-4 痛證常見脈象示意圖

弦脈：端直以長，挺然指下，直起直落，如按琴弦。主痛、肝膽病、痰飲。弦脈形成機制有二：一是對疼痛等的應激反應，導致交感神經興奮，動脈平滑肌收縮；二是動脈壁硬化。前者為功能性改變，後者為器質性改變。但二者均導致血管彈性和順應性降低，管腔變硬、變窄，外周阻力增大，而形成弦脈。順應性是指彈性體在外力作用下發生形變的能力[6,7]。

緊脈：脈勢緊張，綳急彈指，如絞轉索，如切緊繩。主痛、寒、食積。雖緊弦二脈脈形相近，但緊脈脈勢更為強勁[8]。緊脈形成主要機制也是與外周血管對疼痛或寒冷刺激的應激反應直接相關，即外周血管收縮，包括動脈平滑肌收縮，管腔變窄，同時心臟每搏輸出量增加，導致末梢循環阻力明顯升高。因此緊脈代表的是機體對疼痛和寒冷刺激的一種功能性應激反應狀態[8]。

數脈：脈來急促，流行薄疾，一息五六至，脈搏每分鐘 90-120 次。主熱證、實證、陰虛發熱。主要因感染或應激，交感神經興奮、心跳加快所致。或心輸出量不足，心搏代償性加快[9,10]。

滑脈：往來流利，脈行替替，如盤走珠，應指圓滑。主痰濕、食積、實熱。主要與血容量增加，心搏加強，心輸出量增大，血液粘滯度降低，外周阻力下降，脈壓差增大有關[11]。

澀脈：形細行遲，滯頓不利，往來艱澀，如輕刀刮竹。主氣血滯澀、血瘀氣滯、精傷血少、血行不暢。澀脈的典型脈波表現為曲線幅度低平，上升和下降速度均顯著緩慢，並可出現頓挫。脈波振幅小是澀脈的主要特徵。澀脈形成的主要原因是血液粘滯度增高[12]。

浮脈：舉之有餘，按之不足，即輕取即得，重按稍減但不空。主表證，常見於感受風寒、風熱、風濕，痛證乍起，痛勢較輕。形成機制主要是心搏出量反射性增加，橈動脈管壁張力下降，容積擴大；或動脈壓下降，外周阻力降低[13]。

沉脈：脈位深沉，輕取不應，重按始得，舉之不足，按之有餘。主裡證，有力為裡實，無力為裡虛。沉脈形成主因是心輸出量減少，血壓降低，血管內壓力減小，表現為沉細無力。外周血管反射性痙攣或收縮，亦可出現沉脈，多為沉弦或沉緊[14]。

細脈：脈細如線，但應指明顯。主諸虛證和寒濕證，或氣血虛衰，脈道失充；或寒濕阻遏，氣血不行，脈道不暢。多見於氣虛、陽虛和寒邪內侵。細脈的形成機制可能因脈管強烈收縮成線狀，表明血管收縮功能良好。可能與心搏輸出量減少，但外周血管阻力增加有關 [15]。

濡脈：浮細而軟，輕手相得，重按則無，如按漂帛。主虛證、濕證。常見於感受暑濕和濕熱，或氣血虧虛之人。其形成主要機制與心臟泵血能力減弱，每搏輸出量減少，導致外周血管充盈度降低，脈管代償性弛張有關 [16,17]。

弱脈：沉細而軟，沉取始得，按之欲絕。主陽氣虛衰、氣血兩虛。弱脈形成機制與細脈和濡脈相似，也因心臟泵血能力下降，循環血量減少，血流速度減慢，局部缺氧而導致血管代償性弛張 [18]。

痛證多為相兼脈。弦緊者，多為疼痛劇烈，難以忍受，或寒凝作痛；弦數者，或熱灼作痛，或火炎沖擾，或肝陽上亢；弦滑者，或痰濕壅阻，或痰瘀互結，或濕熱壅盛；弦澀者，多為血瘀作痛；浮緊者，或痛症初起，或痛勢較輕；弦細者，或寒濕痹阻，或氣滯肝鬱，或肝腎陰虛；沉緊者，或寒滯凝絡，或寒盛陽衰；細數者，或虛火上炎，或氣陰虧虛；滑數者，或肝膽濕熱，或痰火內熾；沉細者，或肝腎虧損，或血虛失榮；濡滑者，或水濕內聚，或暑濕困阻；細弱細軟者，多為氣血虛弱，脈道失盈。

痛症特殊檢查

痛症特殊檢查主要用於肌肉骨骼系統痛症的輔助診斷，即通過使肌群和關節做特定被動或主動活動而誘發疼痛，從而確定損傷組織和疼痛發生部位、範圍和嚴重程度。一些常用特殊檢查列於表 4-2。各檢查的具體操作在相關各痛症章節中詳述。

表 4-2 肌肉骨骼系統痛症常用特殊檢查法

檢查名稱	診斷意義
· **頸項部**	
臂叢牽拉試驗	神經根型頸椎病
椎間孔擠壓（壓頂）試驗	神經根型頸椎病
旋頸試驗	椎動脈 / 交感神經型頸椎病

· 肩部	
撞擊試驗（Neer 試驗）	肩峰下撞擊綜合征
疼痛弧征	岡上肌腱炎，粘連性肩關節囊炎
肱二頭肌抗阻力試驗（Yergason 試驗）	肱二頭肌長頭肌腱炎
肩外展試驗	粘連性肩關節囊炎
· 肘部	
腕伸肌緊張試驗	肱骨外上髁炎（網球肘）
密爾氏試驗（Mill's Test）	肱骨外上髁炎（網球肘）
腕屈肌緊張試驗	肱骨內上髁炎（高爾夫球肘）
尺神經叩擊試驗（Tinel 徵）	肘管綜合征
橈管壓迫試驗	橈管綜合征
· 手腕部	
腕三角軟骨擠壓試驗	腕三角軟骨損傷
腕掌屈試驗（Phalen 試驗）	腕管綜合征
握拳尺偏試驗（Finkelstein 試驗）	橈骨莖突狹窄性腱鞘炎
· 腰部	
直腿抬高試驗	腰椎間盤突出症、梨狀肌綜合征
腰椎背伸試驗	腰椎椎管狹窄症
梨狀肌緊張試驗	梨狀肌綜合征
· 膝部	
浮髕試驗	交叉韌帶損傷、膝關節滑囊炎、膝骨關節炎
抽屜試驗	交叉韌帶損傷
迴旋擠壓試驗	半月板損傷
擠壓研磨試驗	半月板損傷、側副韌帶損傷
側方擠壓試驗	側副韌帶損傷
屈膝抗阻試驗	膕繩肌拉傷
改良屈膝牽伸試驗	膕繩肌拉傷
髂脛束緊張試驗	髂脛束摩擦綜合征
諾伯壓縮試驗	髂脛束摩擦綜合征
髕骨研磨試驗	髕骨軟化症
下蹲試驗	髕骨軟化症
挺髕試驗	髕骨軟化症
脂肪墊擠壓試驗	髕下脂肪墊炎

· 足踝部	
弓步試驗	踝前撞擊綜合征
被動蹠屈試驗	踝後撞擊綜合征
足跟衝擊試驗	踝後撞擊綜合征

肌力檢查

肌力檢查也常用於痛症診斷，以確定肌肉組織和功能損傷程度。臨床上，常將肌力分為 6 級（表 4-3）。

表 4-3 肌力分級標準

肌力分級	癱瘓程度	具體標準	剩餘肌力（相當於正常肌力 %）
0 級	完全癱瘓	肌肉無任何收縮	0
I 級	幾乎完全癱瘓	肌肉有輕微收縮，但不能移動關節	10
II 級	重度癱瘓	肌肉收縮可帶動關節做水平運動，但不能做對抗重力運動	25
III 級	中度癱瘓	能做抗重力運動，但不能做抗阻力運動	50
IV 級	輕度癱瘓	能做抗重力運動，且能做一定強度抗阻力運動	75
V 級	正常	能做抗重力運動和完全能做抗阻力運動	100

實驗室檢查

實驗室檢查已成為現代中醫臨床痛症診斷的常用方法，尤其是對有著特異生化指標異常的痛症具有重要意義。如類風濕性關節炎，除血常規和血沉等指標常出現異常外，類風濕因子（RF-IgM）和抗環瓜氨酸（CCP）抗體陽性，是診斷類風濕性關節炎的重要參考指標。一種稱為特異性人類白細胞抗原（HLA-B27）在 90%以上強直性脊柱炎患者中呈陽性，因此 HLA-B27 對診斷強直性脊柱炎具有重要參考價值。血尿酸水平超過 420 μmol /L 是診斷痛風性關節炎的主要指標之一。高達 70%- 90% 慢性胃炎患者的幽門螺旋桿菌（Helicobacter pylori, Hp）檢查呈陽性。潰瘍性結腸炎患者的外周血中性粒細胞胞漿抗體（Neutrophil Cytoplasmic Antibodies, p-ANCA）常呈陽性，而克羅恩病患者的抗釀酒酵母抗體（Anti-Saccharomyces Cerevisiae Antibodies, ASCA）常呈陽性。這兩種抗體已成為診斷炎性腸病的特異性生化指標。

影像學和內窺鏡檢查

影像學技術的不斷發展和應用，為痛症的精準診斷和治療提供了強大手段。目前臨床上常用的影像學檢查主要有 X 線、電腦 X 線斷層掃描（CT）、核磁共振（MRI）、正電子衍射掃描（PET）、超聲波等，以及定位更為精確的核磁共振 - 電腦 X 線斷層掃描（MRI-CT）和正電子衍射掃描 - 電腦 X 線斷層掃描（PET-CT）。這些影像學技術可為各種運動和內臟系統痛症提供直接診斷依據，如腰椎間盤突出症、腰椎椎管狹窄、跟骨骨刺等的 X 線和 MRI 檢查，以及慢性盆腔炎、子宮內膜異位症、子宮腺肌瘤等繼發性痛經的超聲波檢查。

內窺鏡檢查（Endoscopy）是將與一軟管相連、帶有光源和視像功能的內窺鏡裝置，通過人體自然孔道或手術小切口進入體內，以獲取內部組織的清晰圖像。人體自然孔道包括口腔、鼻腔、外耳道、肛門等。內窺鏡檢查可為五官和內臟痛症提供直接診斷依據，如中耳炎、炎性腸病即可通過內窺鏡檢查確診。

◇ 參考文獻

1　韋緒性 (主編):《中醫痛證診療大全》, 第 17-36 頁 , 中國中醫藥出版社 , 北京 , 1992.
2　韋緒性 (主編):《中西醫臨床疼痛學》, 第 38-61 頁 , 中國中醫藥出版社 , 北京 , 1996.
3　李仲廉 (主編):《臨床疼痛治療學 (修訂版) 》: 第五章 : 疼痛的診斷 , 第 42-71 頁 , 天津科學技術出版社 , 天津 , 2000.
4　李燦東 , 吳承玉 .《中醫診斷學 (第九版) 》, 中國中醫藥出版社 , 北京 , 2012.
5　Williamson A, Hoggart B. Pain: a review of three commonly used pain rating scales. J Clin Nurs. 2005; 14(7): 798-804.
6　陳聰 , 洪靜 , 郭睿 , 劉璐 , 王憶勤 . 弦脈古今研究評述 [J]. 遼寧中醫雜誌 , 2019; 46(10): 2076-2079.
7　畢紫娟 , 崔驥 , 許家佗 . 高血壓病弦脈與臨床指標相關性研究進展 [J]. 中華中醫藥雜誌 , 2020; 35(7): 3530-3533.
8　廖立行 , 林永廉 . 緊、弦二脈脈象辨析 [J]. 光明中醫 , 2011; 26(12): 2385-2387.
9　唐亞平 , 賈微 , 楊宏寶 . 數脈與生理性因素的相關性的研究 [J]. 遼寧中醫雜誌 , 2009; 36(11): 1896-1897.
10　劉嘉妍 , 許軍峰 . 數脈在虛實證中的機理探析 [J]. 中國中醫基礎醫學雜誌 , 2018; 24(8): 1044-1045.
11　解天驍 , 許朝霞 , 王憶勤 , 燕海霞 . 滑脈古今研究評述 [J]. 遼寧中醫雜誌 , 2021; 48(3): 46-49.
12　張佳琪 , 劉佳 , 周靈運 , 汪南玥 . 澀脈形態特點剖析 [J]. 中華中醫藥雜誌 , 2017; 32(6): 2394-2396.
13　安二匣 , 劉佳 , 周靈運 , 汪南玥 . 浮脈的歷史沿革、影響因素及主病探討 [J]. 中國醫藥導報 , 2019; 16(24): 51-54.
14　楊運高 . 沉脈的特徵、形成機制及主病研究 [J]. 湖南中醫雜誌 , 2014; 3(9): 6-9.
15　陳聰 , 洪靜 , 郭睿 , 許朝霞 , 王憶勤 . 細脈古今研究評述 [J]. 上海中醫藥大學學報 , 2018; 32(05): 1-3.
16　楊麗 , 扈新剛 , 李青 , 王雪 , 趙燕 . 濡脈的脈象特徵與臨床意義 [J]. 中醫學報 , 2020; 35(04): 730-733.
17　鄭星宇 , 郭思薇 , 魏世超 , 駱傑偉 , 曹雙雙 , 林甯 , 葉振盛 , 郭苗苗 , 孟曉嵘 , 黃昉萌 . 基於暫態波強技術構建濡脈脈象圖特徵分析 [J]. 中國中醫藥資訊雜誌 , 2017; 24(04): 19-23.
18　姜燦文 , 譚日強 , 顏文明 . 二尖瓣狹窄患者弱脈的血流動力學、血液流變學機理探討 [J]. 中西醫結合雜誌 , 1988; (05):273-275+261.

第 5 章

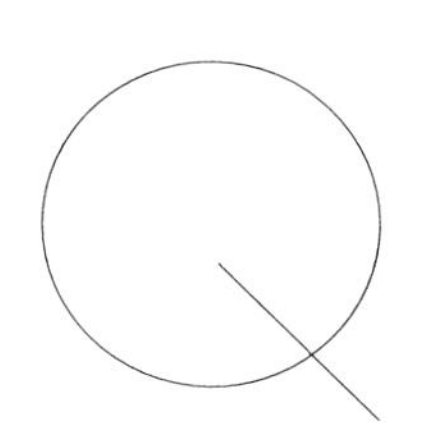

痛症中藥治療

中藥是痛症治療的基礎。根據本專著所述及的中藥，治療痛症的常用中藥可分為如表 5-1 所示的 14 大類。本章首先概述每類中藥和相關方劑的主要臨床應用 [1,2]，再討論中藥鎮痛現代藥理機制和中藥常用療法。

表 5-1：治療痛證常用中藥分類表

分類	代表中藥
· 行氣活血止痛藥	
行氣化解藥	香附、枳殼、枳實、烏藥、橘紅、陳皮、金鈴子
行氣活血藥	川芎、延胡索、薑黃
活血化瘀藥	丹參、桃仁、紅花、益母草、赤芍、乳香、沒藥、三七、五靈脂
活血療傷藥	蘇木、兒茶、骨碎補、馬錢子、血竭
· 祛風濕除痹止痛藥	
祛風濕散寒止痹藥	獨活、羌活、川烏頭、草烏、木瓜、伸筋草、雷公藤、海風藤
祛風濕清熱止痹藥	秦艽、防己、桑枝、海桐皮、絲瓜絡
· 祛風通絡止痹藥	
息風通絡藥	鉤藤、天麻、地龍、僵蠶
剔風搜絡藥	烏梢蛇、全蠍、蜈蚣
· 疏散解表止痛藥	
發散風寒藥	麻黃、白芷、藁本、荊芥穗、防風、老蔥
發散風熱藥	薄荷、柴胡、升麻、淡豆豉、牛蒡子、葛根
疏利通竅藥	辛夷花、蒼耳子、蔓荊子
· 清熱消炎止痛藥	
清熱瀉火藥	石膏、知母、梔子、牡丹皮、夏枯草
清熱燥濕藥	黃芩、黃連、黃柏、茵陳、龍膽草

清熱解毒藥	金銀花、菊花、連翹、白頭翁、青黛、魚腥草、紫背天葵子、紫花地丁、蒲公英、 野菊花、大青葉、白花蛇舌草、敗醬草、板藍根、土茯苓
清瀉虛熱藥	知母、黃柏、青蒿
· 排膿消癥止痛藥	
消腫排膿藥	皂角刺、穿山甲、桔梗
消癥散結藥	阿魏、莪朮、三棱、山慈姑、土鱉蟲、馬錢子、半枝蓮、牡蠣、檳榔
· 溫陽散寒止痛藥	
助陽回陽藥	附子、肉桂
溫化散寒藥	乾薑、細辛、吳茱萸、川椒、茴香、肉豆蔻、桂枝、高良薑
· 祛濕化痰止痛藥	
行氣化濕藥	厚朴、砂仁、白豆蔻、草豆蔻
燥濕健（醒）脾藥	蒼朮、藿香、佩蘭
清利化痰藥	半夏、竹茹、膽南星、白芥子、浙貝母
· 利水滲濕止痛藥	
利水消腫藥	澤瀉、茯苓、薏苡仁、豬苓
利水通淋藥	車前子、滑石、關木通
· 消導瀉下止痛藥	
消導化積藥	山楂、神曲、萊菔子
瀉下攻積藥	大黃、芒硝
· 安神開竅止痛藥	
養心安神藥	茯苓（神）、遠志、酸棗仁、柏子仁
開竅醒神藥	冰片、麝香、石菖蒲
· 氣血養榮止痛藥	
益氣養榮藥	人參、黃芪、黨參、白朮、山藥、白扁豆、甘草、大棗、飴糖
補血榮潤藥	熟地黃、當歸、阿膠、龍眼肉、白芍
· 陰津滋養止痛藥	
養陰生津藥	太子參、麥冬、天冬、玄參、沙參、生地黃、五味子、石斛
補肝腎陰藥	枸杞子、女貞子、桑椹、龜板
· 補陽強腎止痛藥	
補腎助陽藥	山茱萸、肉蓯蓉、仙茅、菟絲子、補骨脂
補腎強筋藥	桑寄生、狗脊、刺五加、牛膝、續斷、杜仲、淫羊藿、巴戟天

行氣活血止痛藥

該類中藥主要用於氣滯血瘀、外傷引起的痛症，可分為行氣化解藥、行氣活血藥、活血化瘀藥和活血療傷藥等 4 個亞類。

行氣化解藥： 主要有香附、枳殼、枳實、烏藥、橘紅、陳皮、金鈴子等，藥性辛溫走散，具有化滯解鬱之效，多用於脘腹胸脅脹痛和肝鬱氣滯所致的緊張性頭痛、青光眼、心絞痛、纖維肌痛、心因性疼痛等痛症。代表方有柴胡疏肝散、逍遙散、金鈴子散、越鞠丸等。

行氣活血藥： 代表藥物包括川芎、延胡索、薑黃。三味均兼有行氣與活血雙重功效，藥性辛溫走竄，具有活血祛瘀，行氣止痛功效，止痛效果卓著，主治各種血瘀氣滯的心腹胸脅脹痛刺痛、痛經、癌痛、纖維肌痛，以及跌打損傷後頭痛和關節痛等。代表方有膈下逐瘀湯和身痛逐瘀湯。

活血化瘀藥： 活血化瘀藥眾多，主要有丹參、桃仁、紅花、益母草、赤芍、乳香、沒藥、三七、五靈脂等，性多辛苦，或溫或寒，善於走行散竄。活血止痛，祛瘀定痛效果尤著，主治各種瘀血痛證，包括血脈內瘀痛症，如三叉神經痛、心絞痛、叢集性頭痛、偏頭痛等，和外傷血瘀痛症，如氣壓損傷性中耳炎、創傷後頭痛及頸項、四肢和軀體痛等。代表方有血府逐瘀湯、通竅活血湯、補陽還五湯等。

活血療傷藥： 主要有蘇木、兒茶、骨碎補、馬錢子、血竭等，具有活血祛瘀，續筋接骨，消腫止痛，生肌療傷的作用。或內服或外用，多用黃酒調製或沖服，如七厘散和活血止痛湯，主治筋傷骨折，瘀腫作痛，血瘀經閉，心腹瘀痛，癰疽腫痛等證。

祛風濕除痹止痛藥

祛風濕散寒止痹藥： 有眾多祛寒止痹藥，常用的有獨活、羌活、川烏頭、草烏、木瓜、伸筋草、雷公藤、海風藤等，性多辛苦溫，善於開散紓解，具有祛風除濕，散寒通絡，消痹止痛作用，主治一切寒濕痹痛，麻木不仁，筋脈拘攣之證，常與溫陽散寒止痛藥和清熱止痹藥配伍合用，如烏頭湯、烏頭細辛湯、獨活寄生湯、蠲痹湯、小活絡丹等。

祛風濕清熱止痹藥： 常用的有秦艽、防己、桑枝、海桐皮、絲瓜絡等，性多辛苦寒，善於清瀉通散，具有祛風勝濕，清熱消腫，通絡止痛功效，主治濕聚熱蒸，骨節紅腫，熱痹灼痛，主要包括類風性膝關節炎、強直性關節炎、痛風性關節炎等各種免疫代謝性關節炎的急性發作，也常用於風濕寒痹的治療，代表方有三痹湯、宣痹湯等。

祛風通絡止痹藥

息風通絡藥： 常用藥物有鉤藤、天麻、地龍、僵蠶等，歸肝經，性平寒甘鹹，具有平肝潛陽，通絡開痹，息風止痙作用，主治內風妄動，驚癇抽搐，或痰瘀阻絡，經絡失榮之證，如天麻鉤藤飲治療三叉神經痛。

剔風搜絡藥： 多以蟲類和爬行類動物入藥，如全蠍、蜈蚣、烏梢蛇等，功效比息風通絡藥更強，具有剔風搜絡，解毒散結作用，常用於風濕頑痹，痰瘀伏絡之證，如牽正散治以叢集性頭痛，仙龍定痛飲治以陰毒擴侵的癌痛等。

疏散解表止痛藥

疏散解表止痛藥藥性輕揚，具有辛散發表，疏利頭竅的作用，常用於痛證初起，衛表束緊，頭竅壅塞之證。

發散風寒藥： 以麻黃、桂枝、白芷、藁本、荊芥穗、防風、老蔥最為常用，性屬辛溫，辛以發散，溫以散寒。主治風寒外襲，肌表束緊，經絡受阻所致頭痛、面痛、頸項強痛、周身作痛、骨節酸痛，如川芎茶調散治風寒凝絡三叉神經痛，芎芷石膏湯配伍平肝息風藥治療青光眼，桂枝加葛根湯治療風寒阻絡頸項痛。

發散風熱藥： 以薄荷、柴胡、升麻、淡豆豉、牛蒡子、葛根為代表，性多辛涼，清輕升揚，疏散清熱。主治風熱襲表侵竅所致痛證，多與清熱解毒藥合用，如銀翹散治療風熱侵擾所致的牙痛和中耳炎。

疏利通竅藥： 當以辛夷花、蒼耳子、蔓荊子為代表，藥性辛散苦燥，疏達條暢，具有疏散頭面，宣通清竅的作用，如蔓荊子散以治風熱逆襲、痞塞耳竅中耳炎，蒼耳子散和辛夷清肺飲治以熱邪壅阻鼻竅頭痛。

清熱消炎止痛藥

清熱消炎止痛藥藥性寒涼，通過清熱瀉火，清熱燥濕，清熱解毒，清瀉虛火作用，以取清解火熱毒邪，消炎散腫止痛之效。

清熱瀉火藥: 常用的有石膏、知母、梔子、牡丹皮、夏枯草等，藥性苦甘辛寒，主治熱盛於上之頭痛、牙痛、咽喉腫痛、目赤腫痛和癰腫疼痛等。石膏善清陽明胃火上炎面痛、牙痛；梔子長於清心瀉火，除煩安神；牡丹皮專於清瀉肝火，涼血消瘀，常與梔子配伍，善治肝鬱化火痛證，如丹梔逍遙散治以心因性疼痛。知母既瀉實火，又清虛火。夏枯草具有清肝瀉火，散結消瘰，常用於肝火上炎之頭痛、目痛，以及瘰癧癭瘤。

清熱燥濕藥: 以黃芩、黃連、黃柏、茵陳、龍膽草最為常用，藥性苦寒，苦以燥濕，寒以清熱，主治濕熱火熱痛證。黃芩長於清上焦、中焦濕熱。黃連專於清中焦濕熱。黃柏、龍膽草長於清下焦濕熱；黃柏又清瀉虛火，龍膽草又善於清瀉肝火。茵陳善清肝膽腸腑濕熱，為治黃疸要藥。清熱燥濕藥多配伍合用，如龍膽瀉肝湯主治肝膽蘊熱中耳炎、鼻源性頭痛、牙痛、周圍神經炎，以及肝火上沖偏頭痛、緊張型頭痛、叢集性頭痛等。三黃瀉心湯和當歸龍薈丸分治胃火上攻和肝火襲擾三叉神經痛。芍藥湯主治濕熱壅滯腹瀉型腸易激綜合征和炎性胃腸痛。當歸拈痛湯主治濕熱痹阻關節痛。

清熱解毒藥: 清熱解毒藥眾多，主要有金銀花、菊花、連翹、白頭翁、青黛、魚腥草、紫背天葵子、紫花地丁、蒲公英、 野菊花、大青葉、白花蛇舌草、敗醬草、板藍根、土茯苓等，性苦寒，具有清熱解毒，消癰散結作用。所謂「毒」者，其義有二：一指火熱毒邪，內熾壅盛，蒸灼皮肉筋膜血絡，發為癰腫疔瘡、肺癰毒痢等；二指癌毒作亂，隱匿橫生，發為累累癌瘤。清熱解毒藥主治火熱毒邪痛證，代表方有甘露消毒丹、普濟消毒飲、仙方活命飲、五味消毒飲等，主治熱毒壅盛的鼻源性頭痛、牙痛、中耳炎等。

清瀉虛熱藥: 當以知母、黃柏、青蒿為代表，主治肝腎陰虛、虛火上炎痛證，如牙痛、三叉神經痛、中耳炎等。知母既清瀉實火，又滋陰降火；黃柏兼具清熱燥濕和清瀉虛火雙重作用，二者常配伍合用，如知柏地黃丸和大補陰丸。青蒿辛香透散，苦寒清熱，善清陰虛發熱，暑濕伏熱。

排膿消癥止痛藥

消腫排膿藥：當以皂角刺、穿山甲、桔梗為代表，具有托毒透散，消腫排膿作用，桔梗善於托毒上行，清壅排膿。消腫排膿藥主治癰腫瘡毒初起，膿成不潰。如仙方活命飲中配伍皂角刺、穿山甲，托裡消毒散中配伍皂角刺、桔梗以通行經絡，潰堅決癰，消散止痛。

消癥散結藥：主要有阿魏、莪朮、三棱、山慈姑、土鱉蟲、馬錢子、半枝蓮、牡蠣、檳榔等，具有破血行氣、消症止痛功效。其中土鱉蟲、馬錢子藥性尤烈，多製成膏劑敷貼外用。主治痰瘀互結，症瘕積聚痛證，如癌痛、偏頭痛、三叉神經痛、創傷後頭痛等，代表方有阿魏軟堅散、化積丸。

溫陽散寒止痛藥

助陽回陽藥：以附子、肉桂最為常用，性辛甘熱，具有溫腎助陽，補火助陽，引火歸元的作用，如參附湯以附子溫補腎陽，振奮心陽，治以心腎陽虛、心脈凝滯心絞痛；附子理中湯以附子、乾薑辛熱助陽，溫中散寒，以治脾腎虛寒胃腸痛。二藥常配伍溫化、除痹、補腎藥，以助溫經止痹、溫通血脈、益腎壯元功效，如麻黃附子細辛湯和金匱腎氣丸中的附子，獨活寄生湯和人參養榮湯中的肉桂，以及右歸丸中的附子、肉桂等。

溫化散寒藥：主要有乾薑、吳茱萸、川椒、茴香、肉豆蔻、高良薑、桂枝、細辛等，性辛溫或辛熱。前六味具有溫中散寒，止嘔止痛作用；桂枝溫通經脈；細辛溫肺化飲。溫化散寒藥主治一切寒凝痛證，如良附丸和理中湯治以寒邪內阻脘腹痛，麻黃附子細辛湯治以寒濕痹阻關節痛，當歸四逆湯治以寒凝血脈心絞痛和周圍神經炎等。

祛濕化痰止痛藥

行氣化濕藥：常用的有厚朴、砂仁、白豆蔻、草豆蔻，性辛溫，具有化濕行氣，溫中止嘔作用。主治濕阻中焦、氣機不利胃腸痛，常與行氣化滯、導滯瀉下藥配伍合用，如木香順氣丸、小承氣湯等。

燥濕健（醒）脾藥：主要有蒼朮、藿香、佩蘭，藥性芳香辛散，善於燥濕健脾，芳香化濁，主治濕滯中焦證。蒼朮常與清熱、行氣、祛痰藥配伍合用，如蒼附導痰丸主治痰濕瘀結痛經，越鞠丸治以氣滯痰凝癌痛，七味蒼柏散治以濕熱內阻腰痛，四妙丸治以濕熱阻絡周圍神經炎等。

清利化痰藥: 以半夏、竹茹、膽南星、白芥子、浙貝母、桔梗為常用。半夏、白芥子藥性辛溫，燥濕化痰，溫化寒痰，主治寒濕阻遏痛證。竹茹、膽南星、浙貝母藥性寒涼，清熱化痰，除煩定驚，主治痰熱壅阻痛證。桔梗性苦辛平，宣肺祛痰，又引經排膿。代表方有滌痰湯治痰瘀阻絡偏頭痛，溫膽湯治痰濕泛目青光眼，以及導痰湯治痰濁阻竅鼻源性頭痛等。

利水滲濕止痛藥

利水消腫藥: 主要包括茯苓、澤瀉、薏苡仁、豬苓等，性甘淡平或微寒，甘淡滲泄，具有利水滲濕，利尿消停功效；茯苓、薏苡仁尚能健脾益氣。主治小便不利，水濕內停痛證，如五苓散治以血瘀水停創傷後頭痛，參苓白朮散治以濕濁內阻中耳炎，除濕胃苓湯治以脾虛濕蘊周圍神經炎等。薏苡仁還能清熱消痹，如四妙丸中配以薏苡仁，以治濕熱阻絡周圍神經炎。

利水通淋藥: 以車前子、滑石、關木通為常用，性甘苦淡寒，具有利尿通淋，通利下焦功效，如龍膽瀉肝湯配以車前子、木通、澤瀉，甘露消毒丹配以滑石、木通，以清利濕熱，引濕熱從小便出。主治小便短赤，淋漓作痛。

消導瀉下止痛藥

消導化積藥: 常用的有山楂、神曲、萊菔子，性甘溫或甘平，具有消積化滯，除脹和胃作用，代表方有保和丸，主治飲食積滯脘腹痛。越鞠丸中配伍神曲以消食和中，清痞除滿。

瀉下攻積藥: 以大黃、芒硝為代表，大黃苦寒，芒硝鹹苦寒，攻積瀉下，清熱瀉火，主治各種實熱積滯痛證，如桃核承氣湯治療熱鬱血瘀的繼發性痛經。大黃常與清熱、行氣、潤下藥配伍，如三黃瀉心湯、當歸龍薈丸分別治以胃火上攻、肝火襲擾三叉神經痛，綠風羚羊飲、將軍定痛丸分別治以肝火攻目、痰火鬱結青光眼，六磨湯、小承氣湯、麻子仁丸分別治以肝鬱氣滯、飲食積滯、胃腸積熱脘腹痛等。

安神開竅止痛藥

養心安神藥：代表藥有茯苓（神）、酸棗仁、遠志、柏子仁，代表方有天王補心丹和歸脾湯，前者主治肝腎陰虛、心神不寧痛證，後者主治心脾兩虛、心失所養痛證，如緊張性頭痛、纖維肌痛、心因性疼痛等。茯苓還常配伍舒肝解鬱藥，以治肝鬱氣結、氣鬱化火痛證，如逍遙散和丹梔逍遙散等。

開竅醒神藥：主要包括冰片、麝香、石菖蒲等。冰片、麝香性辛苦，具有開竅醒神，通竅止痛作用，如七厘散治以各種跌打損傷，行軍散治以創傷後頭痛。石菖蒲兼具開竅寧神芳香化濕雙重作用，常與化痰、清熱藥配伍，如滌痰湯治以痰瘀阻絡偏頭痛，甘露消毒丹治以脾胃濕熱鼻源性頭痛。

氣血養榮止痛藥

益氣養榮藥：益氣養榮藥眾多，常用的有人參、黃芪、黨參、白朮、山藥、白扁豆、甘草、大棗、飴糖等，具有甘補益氣，養榮止痛作用，主治一切氣血虛弱、頭竅筋肉臟腑失養痛證，如頭痛、心絞痛、痛經等，常與健脾、補血藥配伍合用，代表方有補中益氣湯、黃芪建中湯、參苓白朮散、八珍湯、人參養榮湯等。

補血榮潤藥：常用的有熟地黃、當歸、阿膠、龍眼肉、白芍等，具有補血養血，榮潤止痛作用，主治心肝血虛，筋肉失榮痛證，如血虛頭痛、月經不調、關節酸痛等，常與益氣、活血、補腎藥配伍合用，如黃芪桂枝五物湯、大補元煎、補腎活血湯、益腎調經湯等。

陰津滋養止痛藥

養陰生津藥：主要包括生地黃、西洋參、太子參、麥冬、天冬、玄參、沙參、五味子、石斛等，性多甘寒，具有養陰生津，滋養臟陰的作用。生地黃專於清熱養陰，生津止渴，常與其他滋陰藥合用，如一貫煎、增液湯治以胃腸積熱，陰津虧少便秘腹痛。西洋參、太子參長於益氣養陰，多用於氣陰兩傷痛證，如生脈散、滋陰活血通絡方、益氣養陰解毒湯分別治以氣陰兩傷心絞痛、周圍神經炎、癌痛等。

補肝腎陰藥: 包括枸杞子、女貞子、桑椹、龜板等，其中以枸杞子最為常用，具有滋補腎陰，養肝明目，滋陰潛陽的作用，主治肝腎不足、陰血失濡痛證，包括頭痛、眼痛、腰痛、關節痛等，多與其他補益藥配伍合用，如大補陰丸、左歸丸、駐景丸等。

補陽強腎止痛藥

補腎助陽藥: 以山茱萸、肉蓯蓉、仙茅、菟絲子、補骨脂為常用，具有補陽助陽，益腎固精的作用，主治肝腎不足，經絡筋骨失養痛證，包括頭痛、腰痛、膝痛、外周神經炎等，常與補肝腎陰、補腎強筋藥配伍合用，如右歸丸、補腎活血湯、金匱腎氣丸等。

補腎強筋藥: 常用的有桑寄生、狗脊、刺五加、杜仲、牛膝、續斷、淫羊藿、巴戟天等，具有補肝腎，強筋骨的作用，主治肝腎不足、腰膝酸痛、筋骨痹痛、拘攣麻木等證，常與祛風濕止痹、補肝腎陰、補腎助陽藥配伍合用，如補腎壯骨湯、獨活寄生湯、三痹湯等。

中藥鎮痛現代藥理機制

治療痛症的中藥種類眾多，其鎮痛作用機制也多樣複雜，主要有局部抗炎麻醉，緩解肌肉痙攣，調節血管舒縮和中樞鎮痛等四個方面的作用[3-7]。

局部抗炎和麻醉作用: 許多單味中藥和方劑，包括桂枝、細辛、花椒、附子、蟾酥、馬錢子、黃連、黃芩、冰片、沒藥、乳香、人參、當歸拈痛湯、獨活寄生湯、麻黃附子細辛湯、烏頭湯、麻黃附子細辛湯等，可抑制病灶炎症因子、致熱因子、致痛物質以及氧自由基的產生和釋放，如前列腺素、組織胺、一氧化氮、5- 羥色胺、腫瘤壞死因子、P- 物質、降鈣素基因相關肽等，同時阻斷病灶遊離神經末梢傷害性衝動信號的傳入，發揮抗炎、解熱、消腫和局部麻醉的多重作用，是中藥局部外用的主要藥理作用機制。

緩解肌肉痙攣: 許多具有解痙緩急作用的中藥和方劑，如漢防己、厚朴、白芍、甘草、川芎、香附、芍藥甘草湯、平胃散等，可緩解骨骼肌和內臟平滑肌痙攣，減輕肌肉痙攣引起的疼痛。香附、芍藥、當歸、川芎對鬆弛胃腸道和子宮平滑肌作用明顯。漢防己對緩解骨骼肌痙攣作用顯著。

調節血管舒縮：5- 羥色胺（5-HT）在外周和中樞疼痛調控中起著相反作用。在外周，5-HT 屬致痛物質，刺激附著在血管壁上的神經末梢，引起血管劇烈收縮和舒張而產生疼痛，為偏頭痛發生的主要機制。在中樞，5-HT 作為中樞神經遞質，通過加強下行抑制系統發揮鎮痛作用。許多行氣活血藥，如川芎，通過與外周和中樞不同 5-HT 受體結合，抑制鈣離子內流，改善血管異常舒縮狀態，緩解偏頭痛。另外，三七、延胡索、細辛、馬錢子、薑黃等中藥具有抗凝和擴血管作用，改善局部血液循環，加快損傷組織吸收和創傷癒合。

中樞鎮痛作用：中藥的中樞鎮痛作用可概括為以下五種機制：第一，許多單味中藥和複方可直接促進腦內鎮痛物質的釋放，包括 β－內啡肽等各種內源性鎮痛神經肽、兒茶酚胺類遞質和 γ－氨基丁酸，同時降低 P 物質等致痛物質在腦內的水平；第二，通過調節脊髓上中樞，激活和加強下行痛覺調控系統，產生鎮痛作用；第三，通過調節下丘腦－垂體－腎上腺軸加強中樞抗炎作用；第四，直接作用於脊髓後角痛覺神經元，提高痛覺傳入閘門和痛閾，發揮鎮痛作用；第五，許多安神藥對大腦皮層具有廣泛的鎮靜和催眠作用，從而間接加強鎮痛效應。

常用中藥療法

中藥治療痛證有許多給藥途徑和應用方法，除傳統口服給藥外，還有舌下給藥、肌肉靜脈注射等。中藥外治法是治療痛證的重要手段，即採用各種製備的中藥，在體表皮膚、粘膜、孔竅實施治療的一類療法，包括霧化吸入、滴吹、含漱、灌腸、浸洗、熱敷、敷貼、塗搽、蠟療等。清徐大椿《醫學源流論》論及外治法時說：「使藥性從毛孔而入其腠理，通經貫絡，或提而出之，或攻而散之，較之服藥尤有力，此至妙之法也。」現代藥理研究發現，一些常用外用藥，如人工麝香、冰片、乳香、沒藥等，可抑制局部炎症反應和致痛物質釋放，提高痛閾；還有一些藥物，如血竭、薑黃等，可降低血小板聚集和血液粘稠度，促進局部血液循環。

口服給藥：中藥口服仍是中醫痛症治療的最常用方法之一。除傳統煎劑外，已發展出許多各種現代中藥口服劑型，如顆粒劑、丸劑、口服液、膠囊、片劑等。許多痛症患者在服用中藥同時，也在服用西藥。中藥與西藥相互作用已成為現代中醫臨床的一個重要課題 [8,9]。為避免藥物相互作用，影響藥物代謝和療效，建議中藥和西藥錯開服用，間隔時間應不少於 2-3 小時。

舌下給藥： 舌下給藥是將藥物含在舌下，通過舌下和口腔粘膜直接吸收，避免了「肝首過效應」，即胃腸和肝臟對藥物的代謝作用，起效迅速。常用於心絞痛的治療，如複方丹參滴丸、速效救心丸、蘇合香丸、麝香保心丸等。

注射給藥： 包括肌肉注射和靜脈點滴。已有許多中藥注射劑用於偏頭痛和心絞痛的治療，包括丹紅注射液、丹參川芎嗪注射液、丹參酮注射液、燈盞花素注射液、燈盞細辛注射液、紅花黃色素注射液、舒血寧注射液、生脈注射液、參附注射液等。需慎重使用中藥注射劑，已有大量中藥注射劑引起不良事件的報告 [10,11]。

霧化吸入： 霧化吸入療法是利用霧化裝置將中藥製成懸浮於空氣中的微小霧滴或微粒，直接吸入鼻腔或口腔的一種療法。常用於鼻咽部和呼吸系統疾病的治療，也用於心絞痛的治療，如寬胸氣霧劑治療心絞痛發作 [12]。

滴吹給藥： 主要用於耳鼻痛症。滴藥法是將中藥製成滴劑，直接滴入鼻腔和耳內。吹藥法是將中藥製成粉劑或散劑，再將藥粉直接吹入或借助噴粉器噴入鼻腔和耳內。

含漱療法： 是將中藥藥液含在口中、漱口後吐出、並不下嚥的一種療法，主要用於齒病和口腔痛症的治療。早在2,100 多年前《禮記》已記載：「雞初鳴，咸盥漱。」說明在古代，晨起漱口是人們普遍的生活衛生習慣。西漢司馬遷《史記・扁鵲倉公列傳》記述：「齊中大夫病齲齒，⋯⋯即為苦參湯，日嗽三升，出入五六日，病已。」隋巢元方《諸病源候論》論及：「食畢，當漱口數過。不爾，使人病齲齒。」唐孫思邈《備急千金藥方》言：「每旦以一撚鹽內口中，以溫水含，揩齒及扣齒百遍，為之不絕，不過五日，口齒即牢密。」宋蘇軾《漱茶說》談及：「每食已，輒以濃茶漱口，⋯⋯齒便漱濯，緣此漸堅密，蠹（dù）病自已。」明張介賓《景岳全書》言：「凡一日飲食之毒積於齒縫，當於夜晚刷洗，則垢穢盡去，齒自不壞。故云：晨漱不如夜漱。」說明古代已廣泛採用含漱方法預防和治療齒病，並認識到日常潔齒對預防牙病的重要性 [13]。

灌腸給藥： 中醫灌腸療法源遠流長 [14]。早在東漢張仲景《傷寒論・辨陽明病脈證並治》已述及：「大豬膽汁一枚，瀉汁，和少許醋，以灌穀道（肛門）內，如一食頃，當大便出宿食惡物，甚效。」更介紹蜜製肛栓治療便秘：「食蜜煉後撚作梃，令頭銳，大如指，長二寸許，冷後變硬，內穀道中。」在《傷寒雜病論》還述及：「陽明病，自汗出，若發汗，小便自利者，此為津液內竭，雖硬不可攻之。當須自欲大便，宜蜜煎導而通之。若土瓜根及大豬膽汁，皆可為導。」晉葛洪《肘後備急方》論及：「治大便不通，土瓜根搗汁，筒吹入肛門中。」

灌腸療法包括中藥保留灌腸和直腸點滴。前者是將軟管（如導尿管或吸痰管）經肛門插入直腸結腸內，灌入中藥藥液，並保留藥液在腸道內一段時間，以此治療腸道和盆腔疾病的一種療法（圖 5-1）[15]。直腸點滴原理和操作與灌腸相似，所不同是後者為點滴灌滲給藥，作用更持久和透徹[16]。根據解剖學原理，灌腸給藥通過腸粘膜局部滲透和吸收，直接作用於腸道和盆腔病變部位，避免口服給藥的「肝首過效應」，從而提高藥物利用度和局部藥物濃度[14]。灌腸療法主要用於腸道痛症的治療，也用於痛經和癌痛的治療。

中藥浸洗： 中藥浸洗是將患處直接浸浴在中藥湯液中。元齊德之《外科精義》言：「其在下部委曲者，浴漬之。」浴者，沖洗也；漬者，浸泡也。意為身體下部瘡腫可用浴漬法治療。因此，中藥浸洗尤其適合四肢末端痛症，如足踝痛和周圍神經炎等（圖 5-2）。

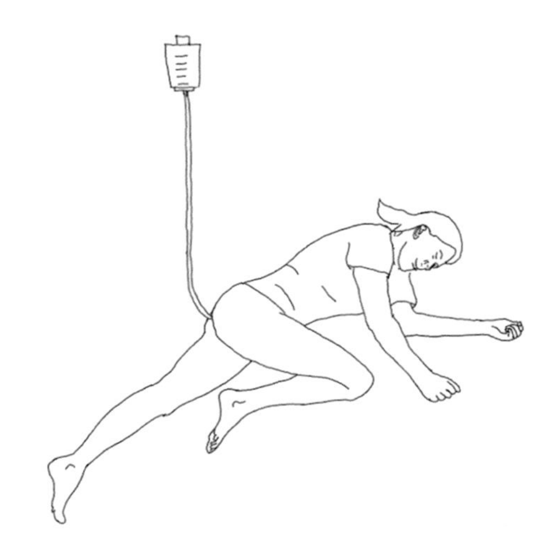

圖 5-1 中藥保留灌腸體位圖

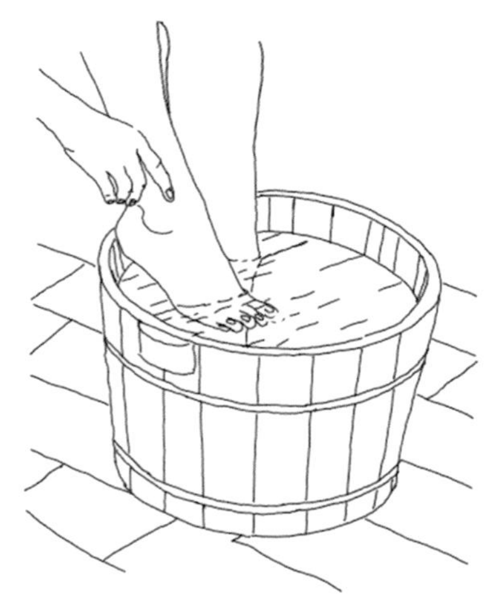

圖 5-2 足踝痛中藥浸洗

中藥熱敷：又稱中藥燙熨療法，一般是將中藥粉碎後放入布袋內蒸煮加熱，趁熱將藥袋敷在患處並予以按揉的一種外治法，具有藥物、熱滲透和手法的三重作用。該療法具有溫經通絡、活血散瘀、舒筋鬆骱的功效，常用於顳下頜關節紊亂、頸項痛等的治療。

中藥敷貼：又稱貼膏療法，是將藥物製備成粉末狀，用水、酒精、凡士林或蜂蜜等賦形劑調製成糊膏狀，或製成貼膏，直接敷貼在病變部位、穴區等部位。專門敷貼在臍部者，稱為貼臍療法。中藥貼膏多以辛香走竄、引經滲透中藥製備，具有溫中散寒、行氣散瘀、通經活絡、消腫止痛功效，常用於關節痛、癌痛、痛經等各種痛症。

中藥塗搽：塗搽法是將藥物研末，在75%乙醇浸泡7-30天，取上清液製成酊劑，直接塗敷在患處，常用於跌打損傷和癌痛的治療。

中藥蠟療：早在明李時珍《本草綱目》已有蠟療記載：「……用蠟二斤，於鏇鑼中熔，捏作一兜鍪，勢可合腦大小，搭頭致額，其病立止也。於破傷風濕，暴風身冷，腳上凍瘡……，均有奇效。」現代中藥蠟療，一般是先將中藥粉末融在蠟塊中，使用時，將蠟塊加熱覆蓋塑形在患處。或用浸泡過藥液的敷料先敷蓋在患處，再將蠟塊加熱塑形包裹在敷料外面。中藥蠟療兼具中藥滲透、石蠟溫熱和機械塑性刺激的三重作用，可改善局部循環，加強藥物吸收，舒緩肌肉緊張，緩解神經壓迫，達到散瘀消腫，解痙止痛的目的，尤其適合各種肌肉關節痛症，如腕管綜合征等。

◇ 參考文獻

1　雷載權 (主編): 《中藥學》, 上海科學技術出版社 , 上海 , 1995.
2　段富津 (主編): 《方劑學》, 上海科學技術出版社 , 上海 , 1995.
3　陳俊仁 , 曹小玉 , 李剛敏 , 彭成 , 謝曉芳 . 中藥複方鎮痛機制的研究進展 . 中國藥房 , 2021; 32(11): 1397-1402
4　鄭東森 , 季暉 , 胡慶華 . 中藥止痛作用的研究進展 . 中國新藥雜誌 , 2017; 26(7): 782-786
5　魏春華 , 程虹毓 , 朱繼孝 . 中藥解熱鎮痛抗炎作用機制研究進展 . 中醫藥通報 , 2016; 15(4): 59-63.
6　朱嬋 , 伍冠一 . 常用單味鎮痛中藥研究進展 . 中國民族民間醫藥 , 2014; 23(23): 19-20+23.
7　王穎 . 鎮痛中藥的藥學及藥理研究進展 . 臨床合理用藥 , 2015; 8(2C): 171-172.
8　呂娟麗 , 劉振華 , 陳紅英 , 丁全福 . 中藥和西藥的相互作用及臨床意義 . 武警醫學 , 2004; 15(5): 381-383.
9　劉森琴 . 中藥與西藥的相互作用 . 海峽藥學 , 2013; 25(10): 160-161.
10　袁強 , 王莉 , 成嵐 , 崔小花 , 鍾大可 , 李媛媛 , 商洪才 , 張伯禮 , 李幼平 . 國家基本藥物目錄 (2004 年版)33 種中藥注射劑不良反應 / 不良事件文獻分析 [J]. 中國循證醫學雜誌 , 2010; 10(2): 132-139.
11　譚樂俊 , 王萌 , 朱彥 . 中藥注射劑的不良反應研究進展 [J]. 中國中藥雜誌 , 2014; 39(20): 3889-3898.
12　中華中醫藥學會心血管病分會 . 冠心病穩定型心絞痛中醫診療指南 [J]. 中醫雜誌 , 2019; 60(21): 1880-1890.
13　趙瑋 , 趙琪 . 中國古代牙病防治概述 [J]. 中華醫史雜誌 , 2009; 39(2): 90-92.
14　吳秋玲 (主編):《灌腸》, 科學出版社 , 北京 , 2014.
15　林春敏 , 李欣欣 , 蔣英姿 . 影響潰瘍性結腸炎患者灌腸效果的相關參數進展 [J]. 中華護理教育 , 2013; 10(03): 134-135.
16　陳英群 , 馬貴同 . 潰瘍性結腸炎中醫藥非灌腸局部治療應用近況 [J]. 中國中西醫結合消化雜誌 , 2003; (04): 253-254.

第 6 章

痛症針刺和穴位刺激治療

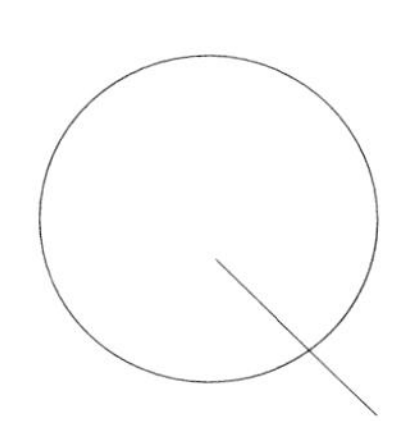

自上世紀 70 年代以來，隨著針刺治療在國際上的廣泛傳播和大量新式針灸療法的不斷發展，以及對針刺鎮痛機制的揭示和最近 10 年對針灸療效的循證醫學研究，針灸已成為中醫治療痛症的主體 [1-4]。本章首先討論穴位起源、定義、組織解剖學和特異性以及穴位刺激效應機制，然後引入「穴位刺激療法」概念，對各種針灸療法作一分類和概述，同時介紹臨床常用痛症針刺法。

穴位起源、定義、組織解剖學基礎和特異性

穴位起源：穴位是今人術語，古謂「氣穴」、「穴」、「俞」、「腧」、「輸」、「節」、「會」、「孔」、「骨空」、「氣府」、「穴會」等 [5-8]。《素問・氣穴論》首言：「氣穴三百六十五，以應一歲」；又詳述三百六十五氣穴由來和分佈，或為臟腑氣血流注出入之俞，或因應臟腑牽痛、熱病水病行針之所。故俞穴的最初確立源於兩方面：一是臟腑氣血流注、聚散出入之處；二是為治臟腑和外邪之疾行針用穴。《靈樞・經筋》反覆提及「以痛為輸」，即疼痛所在，即為行針之俞，謂之「阿是」穴。《靈樞・九針十二原》更言：「節之交，三百六十五會，⋯⋯所言節者，神氣之所遊行出入也。非皮肉筋骨也。」明確了穴位並非「皮肉筋骨」的解剖學結構，而是「神氣遊行出入」的生理學現象。因此穴位多位於「神氣」易於「出入」之處，或分肉之間，或骨縫間陷，或四肢端末，或七竅環周。由此可見，穴位是針灸治療的定位命名體系；其「大小」與施針方向和手法操作有直接關係，即神經針刺單元（見下）。穴位數目也是隨著人們臨床經驗的積累和對針灸治療機制的深入認識而在不斷增減中 [5-8]。

組織解剖學基礎和定義：現代組織解剖學研究發現，相對非穴區，許多臨床上常用的傳統穴位（經穴）含有相對密集的神經和神經活性組分[9]。主要神經組分包括各類傳入神經纖維及末梢，各種感受器，如感受傷害性刺激和冷熱刺激的遊離神經末梢、各種皮膚機械感受器、肌梭和腱器官等。神經活性組分專指位於穴區內的非神經元細胞和組織，主要包括肥大細胞、巨噬細胞、成纖維細胞、淋巴細胞、血小板、角質形成細胞、含有豐富交感神經纖維的血管和淋巴管等。它們在穴位刺激下所釋放的各種化學物質，可產生和調控穴區的神經和體液信號，發揮局部和系統治療效應。因此，穴位應是人體解剖學的體表標誌系統之一，即標示出分佈有相對密集神經和神經活性組分的體表位點，以及能相對特異地反映體內組織和器官病變的敏感體表位點；通過刺激這些位點能更有效地發揮局部和系統的治療作用。

當毫針刺入體表某一位點，並施加提插撚轉等手法、溫針或電刺激時，可激活相應神經和神經活性組分。這些被激活的組分分佈在刺入針體周圍的皮膚、皮下組織、肌肉和結締組織中，是發揮針刺效應的基本單位，稱為神經針刺單元（Neural Acupuncture Unit, NAU）（圖 6-1）。神經針刺單元是穴

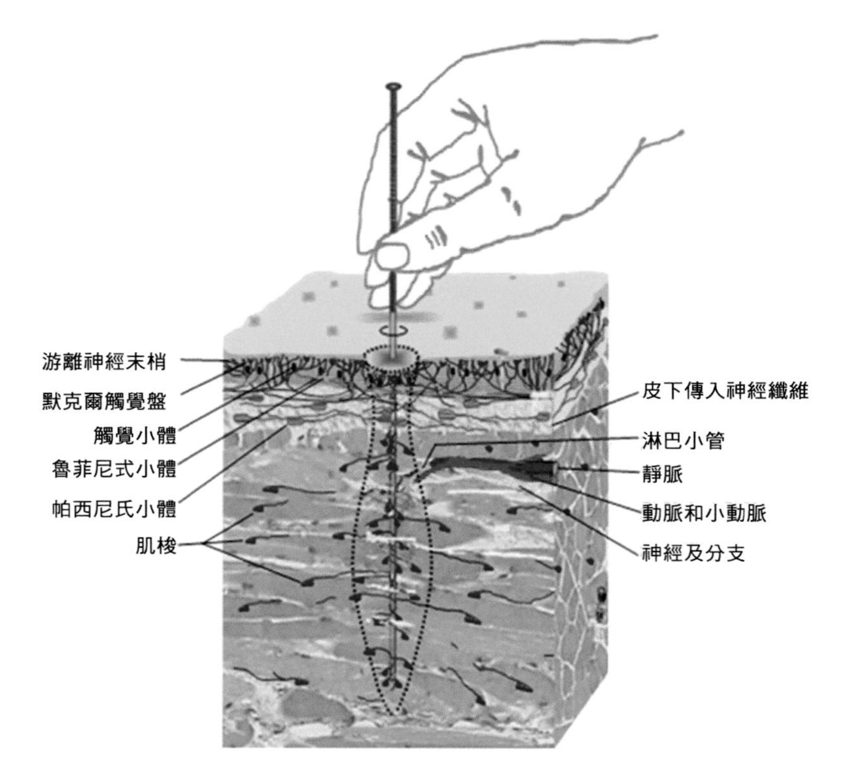

圖 6-1 神經針刺單元
顯示穴位下的主要神經和非神經組織結構（引自文獻 [9] 並作調整）

位的「激活態」[9,10]。針刺效應的基本原理是，在對組織造成最小損傷的情況下，最大程度地激活和調控神經針刺單元而發揮治療效應。

穴位相對特異性： 無論是從穴位起源和演變過程來看，還是從現代生物醫學研究結果來看，穴位應具有相對特異性 [11]。就神經組織解剖學和生理學而言，穴位相對特異性主要體現在四個方面：一是在組織學上的相對特異性，即與非穴區比較，許多經穴的神經針刺單元含有相對密集的神經和神經活性組分 [9]。二是脊髓節段相對特異性，即位於不同脊髓節段支配的穴位，其作用的主要內臟不同，如巨闕、心俞主要調節心臟，中脘、胃俞主要調節胃功能，八髎主要調節盆腔器官 [10]。三是脊髓上中樞調控模式的差別。已有大量研究提示，一些穴位對大腦皮層和腦內神經化學物質的調節模式存在差別 [9,11]。四是一些穴位可能存在神經 - 體液調節作用的相對特異性，如低強度電針刺激足三里和手三里，可激活迷走神經 - 腎上腺通路而產生抗炎作用，但相同刺激施加在天樞穴，則不能激發抗炎效應 [12,13]。瞭解穴位特異性對臨床制定更有效的針灸治療方案有重要指導意義。

穴位刺激效應機制

當在穴區施以針刺或其他形式刺激時，至少在四個水平激發效應：局部效應、脊髓節段軀體 - 內臟效應、脊髓上中樞效應和體液調節效應。

局部效應： 即神經針刺單元效應（圖 6-2）[9]。當針刺入穴區並施以手法時，在引起組織損傷和釋放致痛物質的同時，也激發局部神經活性組分釋放多種鎮痛物質，包括 β - 內啡肽、一氧化氮（NO）、三磷酸腺苷 / 環鳥苷和腺苷等。如手法操作和刺激方式得當，無論在數量上和作用強度上，局部所釋放的鎮痛物質都應遠高於致痛物質，從而阻斷針刺遠端疼痛信號的傳入，起到鎮痛作用。同時針刺手法和電刺激還激活機械感受器而興奮粗傳入（Aβ）纖維，後者具有鎮痛調控作用。其中以撚轉手法對皮膚感受器和脈衝電流對肌梭的興奮作用最強。這一神經針刺單元的局部效應機制可解釋臨床上採用密集針刺法，往往能產生更強的止痛作用，如傍刺、齊刺、揚刺、圍刺、梅花針叩刺等。

脊髓節段軀體 - 內臟效應： 軀幹和四肢穴位呈脊髓節段分佈特徵。與內臟牽涉痛的內臟 - 軀體反射方向恰好相反，以針刺、點壓或其他形式刺激穴位，

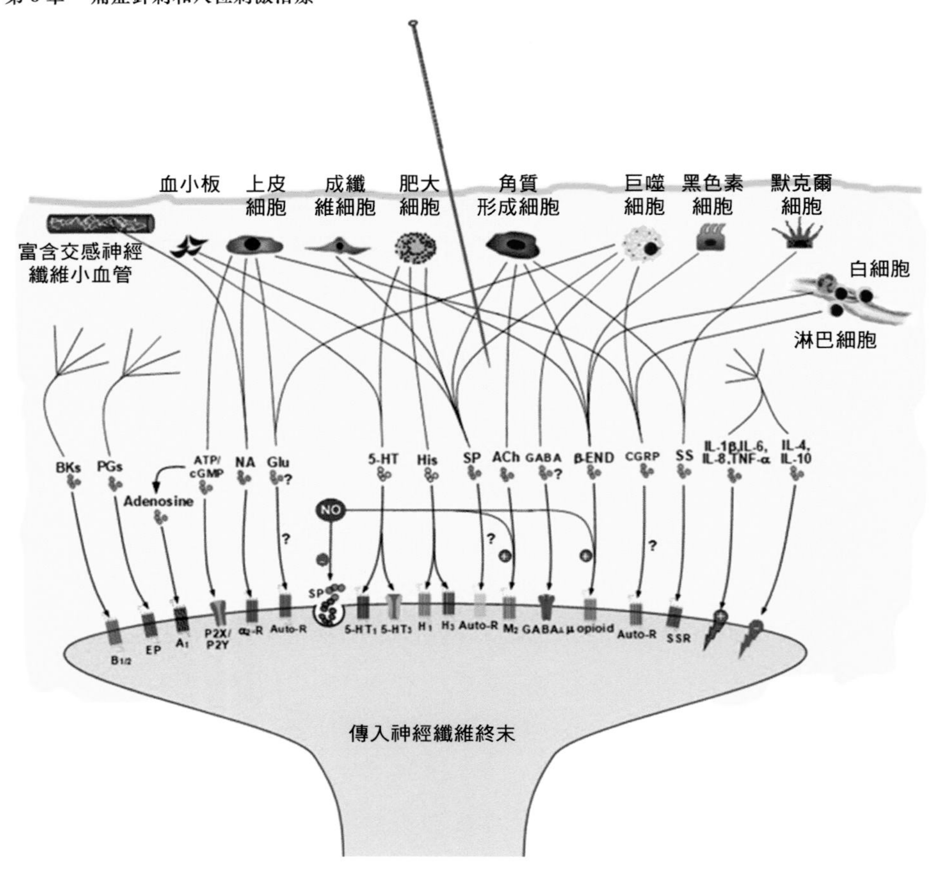

圖 6-2 神經針刺單元效應示意圖（引自文獻 [9] 並作調整）
針刺調控多種神經活性組分釋放各類化學物質，並作用於傳入神經終末受體。紅色、綠色和紫色小圓點分別代表致痛、鎮痛和雙相作用化學物質，問號表示作用不確定。Adenosine, 腺苷；A1, A1 腺苷受體；Ach, 乙醯膽鹼；Auto-R, 自主受體；B1/2, 緩激肽受體；BK, 緩激肽；CGRP, 降鈣素基因相關肽；β-END, β-內啡肽；Ep, 前列腺素受體；GABA, γ-氨基丁酸；Glu, 谷氨酸；H1/H2, 組織胺受體；His, 組織胺；5-HT, 5-羥色胺；IL, 白細胞介素；M2, M2 膽鹼受體；NA, 去甲腎上腺素；NO, 一氧化氮；PG, 前列素；P2X/P2Y, 嘌呤受體；α2-R, α2 腎上腺素受體；SP, P 物質；SS, 生長抑素；SSR, 生長抑素受體；TNF-α，腫瘤死亡因子 -α

可引發相應和相鄰脊髓節段軀體 - 內臟反射，即通過脊髓後角神經元會聚機制，調控支配內臟的自主神經纖維（圖 6-3），包括抑制炎症反應、阻斷內臟痛覺信號傳入、降低引起平滑肌痙攣的傳出衝動，從而達到止痛效果 [10]。背俞和募俞的脊髓節段分佈特徵最為明顯，圖 6-4 顯示背募俞與脊髓節段和內臟的對應關係，可作為治療內臟疾病的選穴參考。

脊髓上中樞效應： 針刺對脊髓上中樞痛覺通路和許多腦區有著廣泛的調控作用（圖 6-5），其中包括腦幹網狀結構、藍斑核、中縫核群、中腦水管周圍灰質、小腦、丘腦、下丘腦、海馬、杏仁核群、前扣帶皮層、腦島、前額葉等 [9]。表 6-1 概括了這些腦區的主要功能。這可以解釋為什麼針刺不僅具有明顯止痛作用，而且能很好地改善精神軀體症狀，如失眠、焦慮、抑鬱、認知功能下降、內分泌紊亂等。

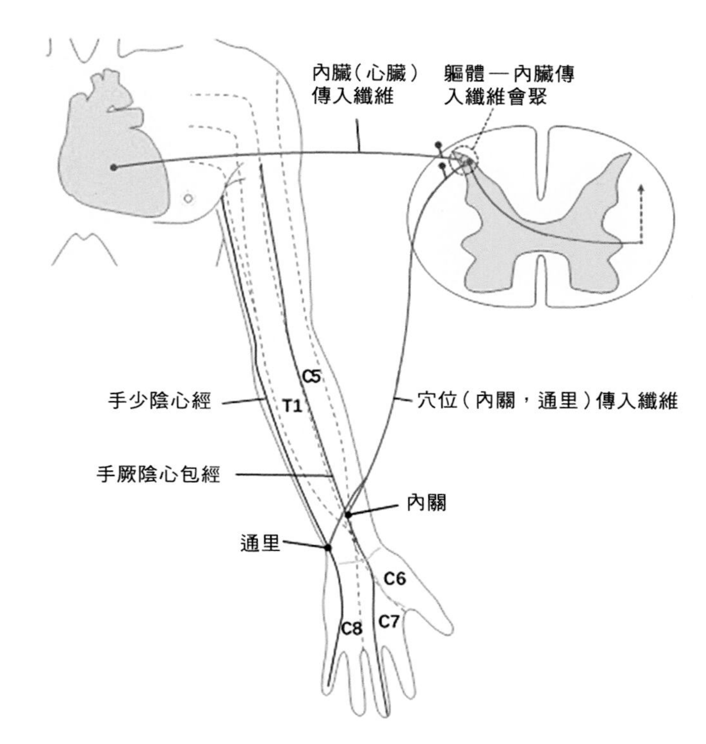

圖 6-3 針刺脊髓節段軀體 - 內臟機制示意圖（以心臟為例）

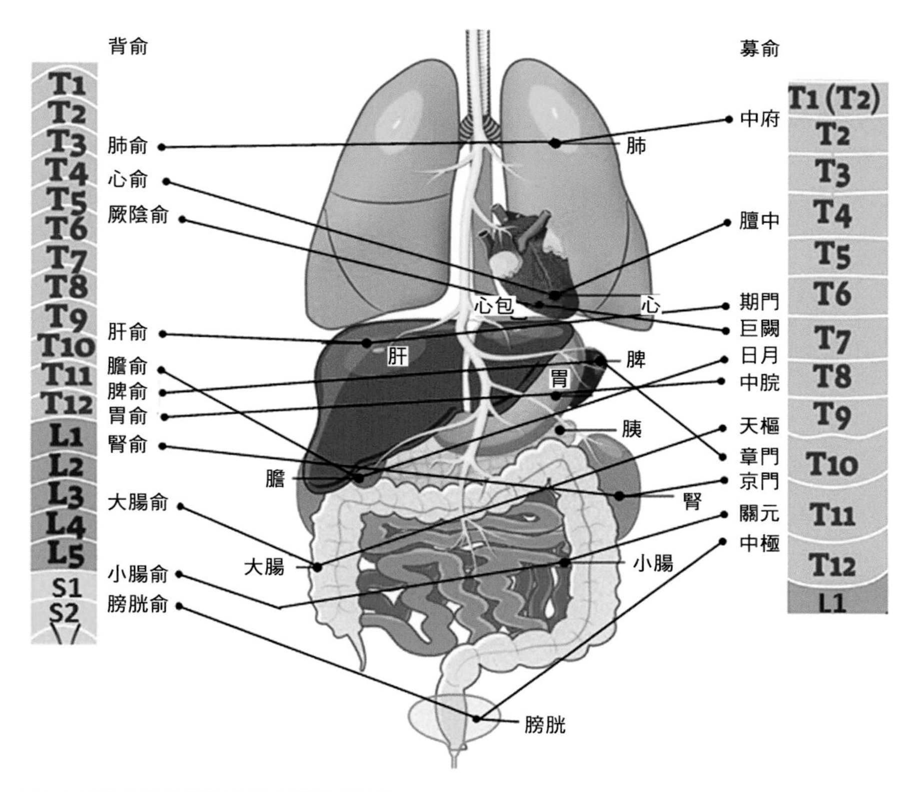

圖 6-4 背募俞與脊髓節段和內臟對應關係

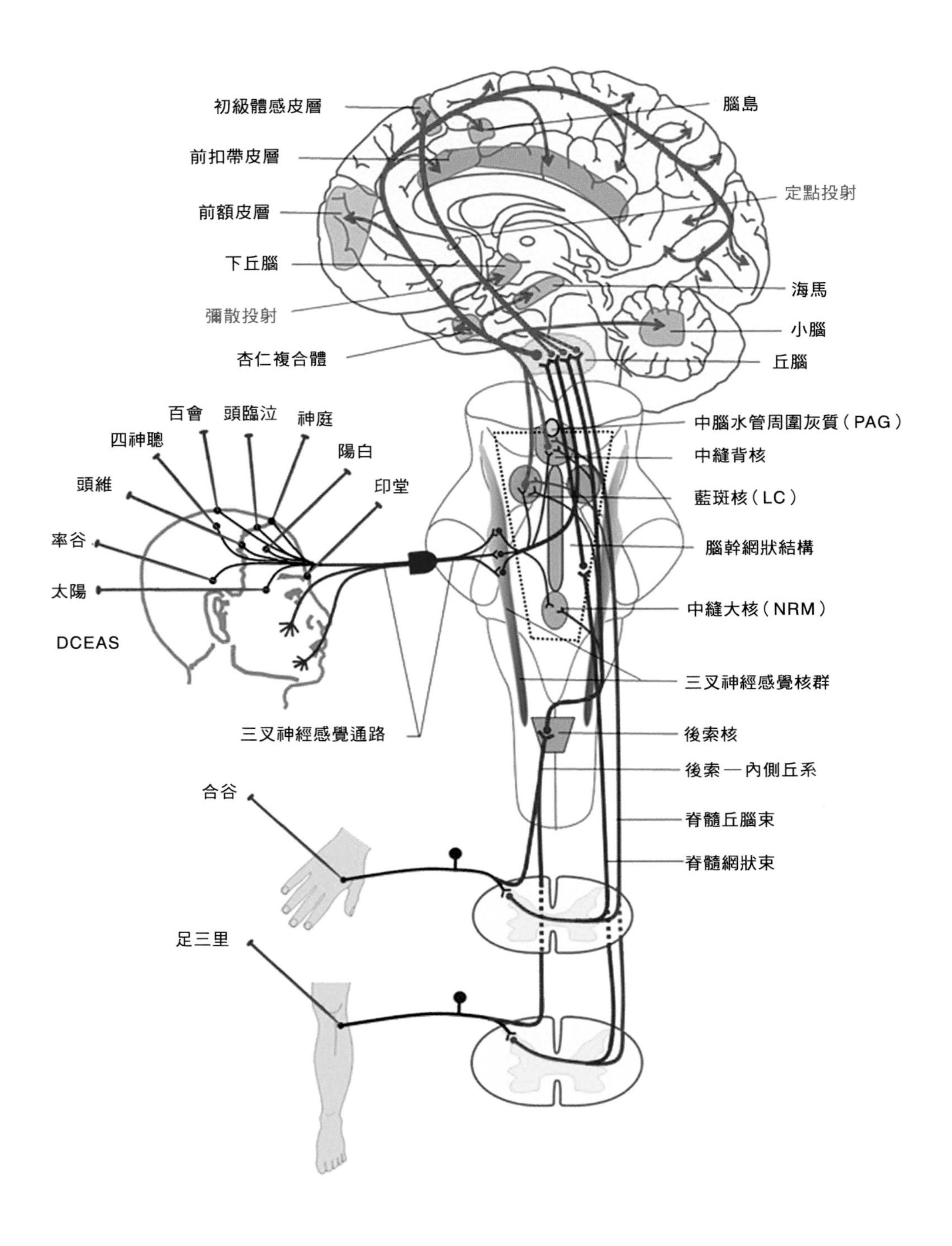

圖 6-5 針刺脊髓上中樞調控神經通路
(DCEAS, Dense Cranial Electroacupuncture Stimulation,
密集顱部電針刺激引自文獻 [9] 並作調整）

表 6-1 與針刺作用相關的主要腦區及效應

腦區	功能影像學對針刺的反應	主要功能
初級體感皮層	激活	痛覺形成和接受機械感受信號傳入
前額皮層	激活	認知、情緒、思維
腦島	激活 / 失活	痛覺整合
前扣帶皮層	失活	痛覺、注意、記憶、情緒
杏仁複合體	激活	編碼情緒信號
海馬	激活	短期記憶
下丘腦	激活	神經內分泌、內臟自主神經、應激處理
丘腦	激活	處理全身各種感覺傳入信號的關鍵中繼站
小腦	激活	運動協調，高階認知和情緒信號整合
腦幹網狀結構、藍斑核、中縫核群、中腦水管周圍灰質	激活	調控與疼痛、睡眠和意識相關的去甲腎上腺素能、5- 羥色胺能和阿片能等神經元活動

與脊髓感覺傳導通路相比，三叉神經感覺傳導通路與腦幹網狀結構有著更緊密的纖維連接，尤其是與中縫核群和藍斑核的連接。二者分別是腦內 5- 羥色胺和去甲腎上腺素遞質的主要來源地，在感覺、情緒、睡眠、認知的調控中起著舉足輕重的作用。我們建立的密集顱部電針刺激（Dense Cranial Electroacupuncture Stimulation, DCEAS），是電刺激三叉神經第一支支配的前額部多個穴位。我們多項臨床試驗證實，DCEAS 能有效改善強迫症、抑鬱症、認知功能減退等神經精神障礙 [14-16]。因此，也可用於各種心因性痛症的治療。

體液調節效應：是指針刺在局部和遠處誘發各種體液因子釋放，後者通過血流而產生調控作用，主要包括神經內分泌和神經 - 免疫調節 [10]。針刺可明顯調控下丘腦 - 垂體 - 腎上腺軸（HPA）活動，恢復各種應激造成的應激激素水平異常波動和抑制應激所致的炎症反應。許多痛症和精神障礙的發作和加重與 HPA 的過度反應直接相關，包括緊張性頭痛、偏頭痛、慢性閉角型青光眼、顳下頜關節紊亂、腸易激綜合征、原發性痛經、纖維肌痛、軀體形式疼痛障礙、焦慮、驚恐、抑鬱等。對 HPA 的特別調控作用是針刺對這些疾病有較好療效的重要機制之一。一些穴位對 HPA 的調控作用尤其明顯，如內關、神門、足三里、三陰交等。

針刺對下丘腦 - 垂體 - 性腺軸也有明顯調節作用，可促進下丘腦促性腺激素釋放激素（GnRH）神經元的合成和釋放，恢復各種性激素至正常水平和促進排卵，這可解釋針刺常作為促孕、提高體外受精和胚胎移植成功率的有效手段之一。神闕、子宮、關元、水道、三陰交等穴位對性腺軸的調節作用相對較強。多囊卵巢綜合征是育齡婦女內分泌和代謝紊亂的一種常見疾病。低頻電針對多囊卵巢綜合征也有良好療效。

另外針刺也調控下丘腦 - 垂體 - 甲狀腺軸和迷走 - 胰島系統。艾灸大椎，或火針點刺大椎、脾俞、腎俞、關元、足三里等穴，均可改善甲狀腺功能減退症狀。局部針刺能有效緩解甲狀腺功能亢進及所致的突眼症。針刺對糖尿病也有良好療效。常用的穴位有膈俞、脾俞、足三里、胃脘下俞等，且針與灸結合比單獨針或灸的療效更好。

在免疫和神經 - 免疫調節方面，針灸通過對多種免疫細胞和免疫因子的調節，發揮平衡免疫功能和抑制炎症反應的作用，如艾灸關元、神闕、足三里、三陰交等穴位顯著提高免疫功能。電針可加強下丘腦神經內分泌 - 免疫功能，促進腦內特定神經遞質釋放，尤其是內源性阿片類鎮痛物質，包括 β - 內啡肽、腦啡肽、強啡肽、孤啡肽等。針刺還能激活迷走神經調控炎症通路，增加迷走神經傳出衝動，釋放乙醯膽鹼，抑制巨噬細胞等免疫細胞釋放炎症因子，發揮控制炎症效應。

我們最近發現 [17]，電針環跳穴可升高外周血流脂聯素（Adiponectin）水平。脂聯素是一種主要由脂肪細胞分泌的蛋白質激素。脂聯素通過血流進入中樞，與脊髓後角痛覺傳導神經元受體結合，產生鎮痛效應。說明體液調節可能也是針刺鎮痛的重要機制之一。

穴位刺激療法：定義和分類

穴位刺激療法（Acupoint Stimulation Therapy, AST）是根據傳統中醫理論和現代生物醫學原理，通過侵入、非侵入或二者結合方式，在穴位、經絡循行路線，或相關特定體表部位，施以各種刺激或藥物注射的一類療法。根據這一定義，AST 可分為三類：侵入性穴位刺激、非侵入性穴位刺激和複合穴位刺激（表 6-2）。

表 6-2：穴位刺激療法分類

侵入性穴位刺激	非侵入性穴位刺激	複合穴位刺激
· 傳統（毫針）針刺	· 灸法	· 電針
· 皮內針	· 穴位按摩 / 點穴療法	· 溫針
· 皮膚針	· 穴位敷貼	· 火針
· 穴位放血	· 拔罐療法	· 穴位注射
· 穴位埋線	· 刮痧療法	· 蜂針
· 針刀療法	· 杵針	
· 微針療法（耳針、頭針、眼針、舌針、腹針、腕踝針等）	· 經皮穴位電刺激	
	· 激光針灸	

侵入性穴位刺激

侵入性穴位刺激是將具有特殊刺激效用的各種針具刺入穴位或其他特定體表部位的一類療法。最常用的是毫針，即傳統針刺。從傳統針刺已發展出多種侵入性刺激療法。

毫針針刺： 毫針針刺是目前應用最廣的傳統針法，是針刺療法的主體。《靈樞 · 官針》言：「病痹氣痛而不去者，取以毫針。」說明古代醫家專以毫針治療氣滯痹阻等痛證。元竇漢卿《標幽賦》亦言：「觀夫九針之法，毫針最微，⋯⋯有蠲邪扶正之道，⋯⋯有決凝開滯之機；⋯⋯可平五臟之寒熱，能調六腑之虛實。」毫針細長，創傷性小，操作簡便，易被接受。毫針作用廣泛多樣，長於出入補瀉、條達氣血、行滯化瘀、疏通經絡、平衡陰陽、調和臟腑。尤其適合治療各種痛證。現代研究顯示，毫針在對組織造成最小損傷的情況下，可有效激發不同水平神經和體液的調控作用 [10]。

皮內針： 又稱「埋針法」或「留針法」，是將特製的細小針具刺入穴位皮下，並固定留針一段時間（一般 1-3 天），以產生對穴區的持久刺激 [1]。埋針法是根據《素問 · 離合真邪論》中「靜以久留，無令邪布」理論發展而來的一種針法，意為針後靜置留針，以令邪氣無法散佈。用於埋針的針具有揿釘式和顆粒式（麥粒式）兩種（圖 6-6），多用在面部和耳穴，後者稱為耳穴埋針。皮內針是治療各種頑固性痛症的常用方法，如偏頭痛、三叉神經痛等。

A：標尺＝0.5cm

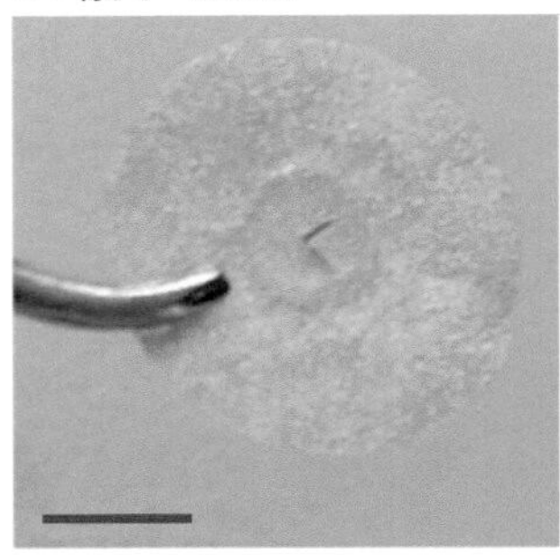

B：標尺＝0.3cm

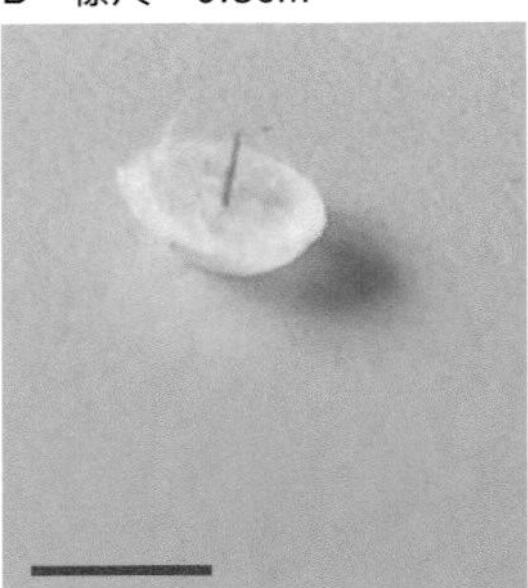

C：標尺＝0.5cm

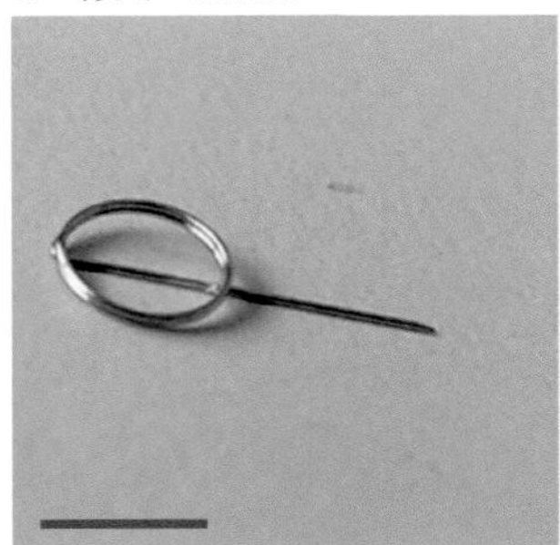

圖 6-6 揿釘式（A,B）和顆粒式（麥粒式，C）皮內針

皮膚針：又稱叩刺法，衍生於古代九針中的鑱（chán）針（圖 2-2），及毛刺、揚刺、半刺、贊刺、散刺等古代刺法。《靈樞・官針》述及：「病在皮膚無常處者，取以鑱針於病所」；「毛刺者，刺浮痹皮膚也」；「揚刺者，正內一，傍內四，而浮之，以治寒氣之摶大者也」；「半刺者，淺內而疾發針，無針傷肉，如拔毛狀」；「贊刺者，直入直出，數發針而淺之，出血。」《素問・診要經絡論》論散刺：「春刺散俞，及與分理，血出而止」；「冬刺俞竅於分理，甚者直下，間者散下。」

現代叩刺針具多為特製的由多支短針等距組成的梅花針（五枝針）、七星針（七枝針）和羅漢針（十八枝針）（圖 6-7）。操作時，通過腕力進行不同強度的叩刺。輕強度叩刺以局部皮膚略顯潮紅、無痛感為標誌。中強度叩刺為局

七星針：標尺＝1.0cm

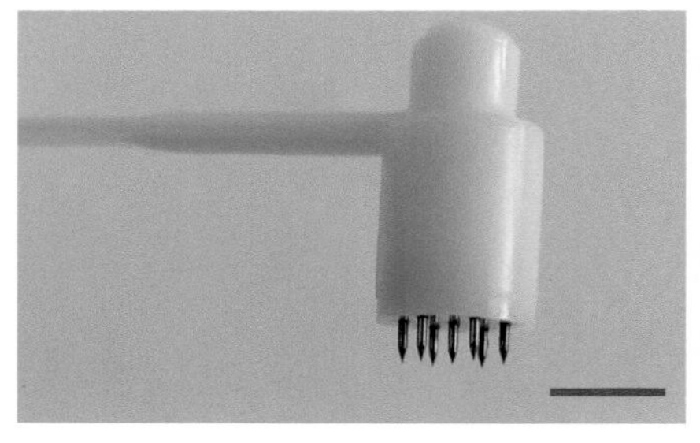

七星針：標尺＝1.0cm

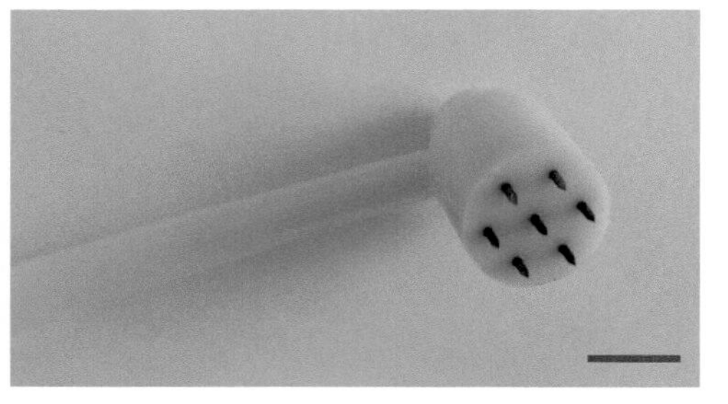

三棱針：標尺＝1.0cm

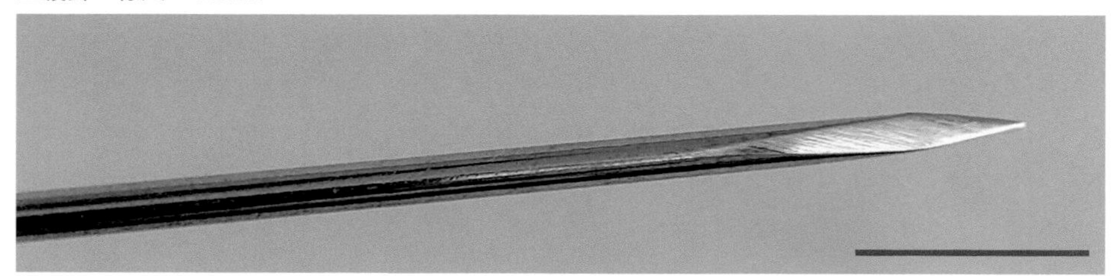

圖 6-7 七星針和三棱針

部皮膚潮紅，但無滲血，稍覺疼痛。重強度叩刺可見皮膚滲血，痛感明顯。叩刺法常用於各種痹證初起、血瘀痰阻等痛症，如創傷後頭痛、腰痛、痛經、周圍神經病理性疼痛等[1]。

穴位放血： 或稱「刺絡放血」和「放血療法」，源自《素問‧陰陽應象大論》中「血實宜決之」和《素問‧針解》中「菀陳則除之者，出惡血也」等理論。現代多以三棱針作為放血工具，故又稱「三棱針法」(圖 6-7)。三棱針法衍生於古代九針中的鋒針(圖 2-2)以及絡刺、贊刺、豹文刺等針法。《靈樞‧官針》述及：「病在經絡痼痹者，取以鋒針」；「病在五臟固居者，取以鋒針，瀉於井滎分俞。」又述及：「絡刺者，刺小絡之血脈也」；「豹文刺者，左右前後針之，中脈為故，以取經絡之血者」；「贊刺者，直入直出，數發針而淺之，出血是謂治癰腫也。」穴位放血有多種操作方法，包括點刺、散刺、刺絡、挑刺等。

點刺法即點刺出血，多在肢末輸穴進行，如十宣、十二井穴等，常用於周圍神經病理性疼痛、急性扭傷等痛症，以及高熱、中暑等急症。散刺法即豹文刺，即在疼痛部位由周圍向中心方向行等距點刺，常用於局部瘀腫疼痛和皮膚病變。刺絡法是刺破靜脈，使其少量血液排出，具有消瘀散腫、祛邪排毒作用。挑刺法是刺入穴區皮膚淺層或皮下，並挑破組織，令其滲出少量血液或粘液。可用於頑固性和慢性痛症，如偏頭痛、頸椎病等，以及小兒疳積等[1]。

穴位埋線： 中醫穴位埋線療法由河北石家莊人任樹森首創，為穴位刺激的一種延展。該療法將醫用羊腸線或其他可被體內吸收的醫用縫線(如聚乙醇酸 PGA 可吸收線)植入穴區或經絡走行區域內；也有將腸線在藥液中浸泡數日後，製成藥線再行埋線；通過腸線緩慢降解和藥線釋放藥物，對局部組織產生持久刺激，以達到疏通經絡、條達氣血、通利止痛的作用[18]。該療法源於唐孫思邈《備急千金要方‧卷二十九‧針灸上‧用針略例第五》的觀點：「刺急者，深納而久留之。」原意是針刺急病時，需深刺並久留針。目前操作多使用穴位埋線盒(圖 6-8)。操作時，務必嚴格消毒，以防感染。已有多項穴位埋線療法導致感染的報告[19,20]。穴位埋線已用於多種痛症的治療，尤其對緩解三叉神經痛具有明顯效果[18]。穴位埋線也已廣泛用於控制體重和減肥。

A：針管

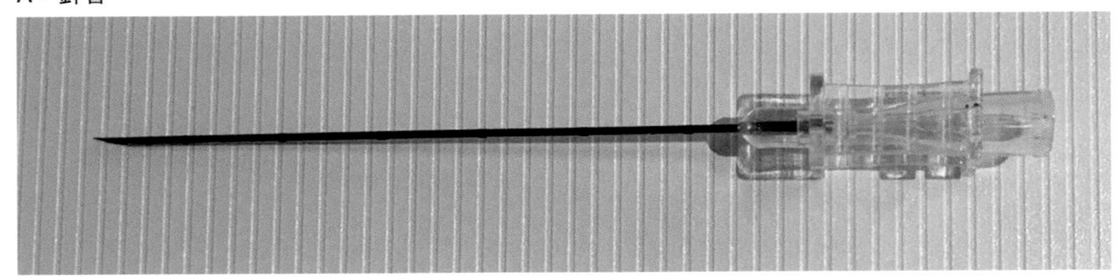

B：針芯

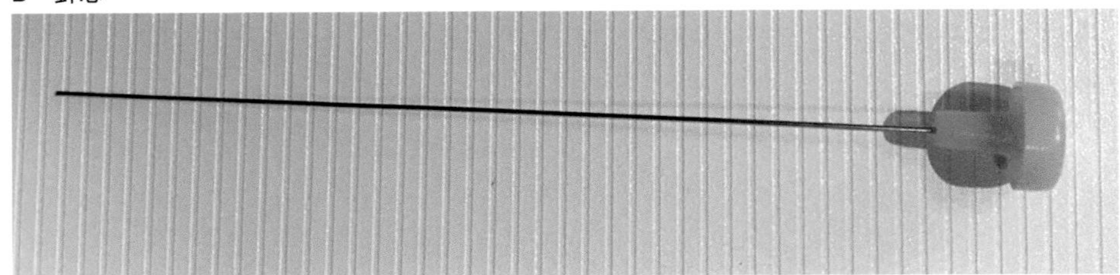

C：針芯套入針管

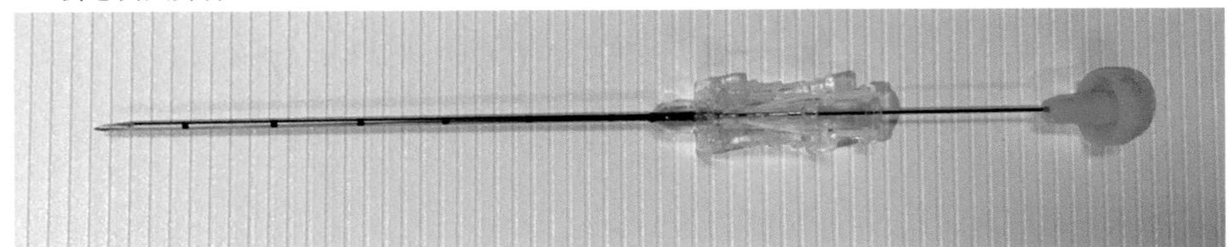

圖 6-8 穴位埋線套針

標尺＝1.0cm

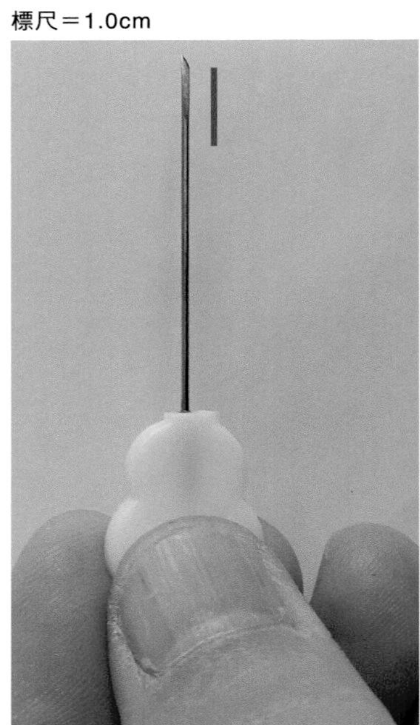

標尺＝1.0cm

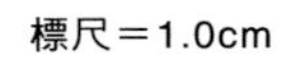

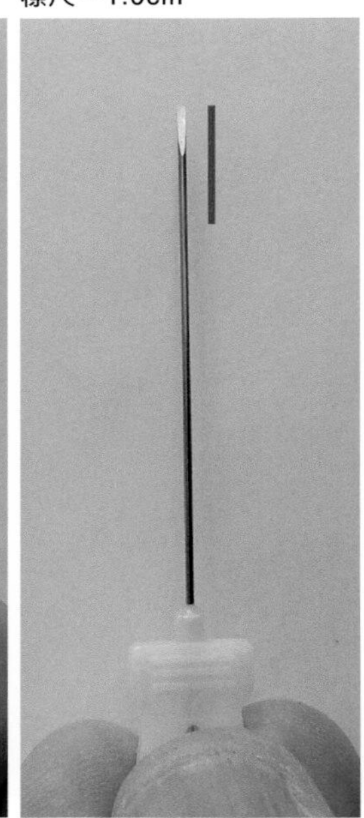

標尺＝1.0cm

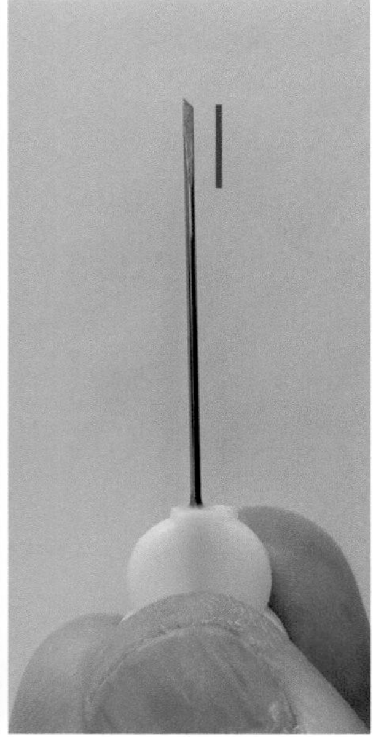

圖 6-9 小針刀

針刀療法：又稱小針刀療法，為江蘇淮陰人朱漢章首創，是採用一種稱為小針刀的特殊針具，對粘連和變性軟組織實施鬆解、剝離、切割等操作，以達到鬆解粘連、疏通經脈、緩解疼痛、恢復功能的一種微創療法。小針刀綜合了傳統針刺用針和現代外科手術刀的外形特點，將針刺用針的末端製成與針體直徑相等、形狀不同的鋒利刀刃，其寬度為 0.4-1.2 毫米不等（圖 6-9）。因此小針刀兼具針刺和手術切割的雙重作用，尤其適於軟組織粘連、腱鞘炎和神經卡壓綜合征等肌肉關節痛症。但需謹慎操作，已有大量針刀操作不當，損傷甚至割斷血管、神經和肌腱等重要結構，以及局部感染和麻醉意外等不良事件的報告 [21]。務必要明確診斷和嚴格選擇適應症，準確認定病變組織和解剖結構。

微針療法：又稱特種針法，即針刺特定體表區域或器官的一種針法，是對體針刺激的一種補充，可擴大和加強局部體針的治療作用。微針療法主要基於人體全息生物學說，即人體局部特定體表部位或器官常是人體整體的縮影，可反映相應結構和器官的病理改變。臨床上常用的微針療法包括耳針、頭（皮）針、眼針、舌針、腹針、腕踝針等 [22]。眼針療法在第 13 章「青光眼」中作詳細介紹。

耳針在痛症治療中應用廣泛，已成為治療各種急慢性痛症的常用方法，耳針也是治療失眠、焦慮、抑鬱和物質成癮等多種精神障礙的常用療法 [23]。另有大量研究顯示，電刺激耳部迷走神經分支，可明顯激發神經調控作用，有效緩解疼痛和抑鬱等症狀。因此，耳針對各種心因性相關痛症，療效尤為明顯，如緊張性頭痛、偏頭痛、顳下頜關節紊亂、功能性胃腸痛、原發性痛經、纖維肌痛和軀體形式疼痛障礙等 [23]。

非侵入性穴位刺激

非侵入性穴位刺激是採用各種特製器具或儀器，或點按手法，對穴位和經絡施加刺激的一類療法，主要包括灸法、穴位按摩 / 點穴、穴位敷貼、拔罐、刮痧、杵針、經皮穴位電刺激、激光針灸等。

灸法：艾灸曾是古代最受歡迎的日常保健和治病方法，是借助艾絨燃燒所產生的熱力，在穴區或經絡循行區域施加直接或間接熱刺激的一類療法（圖 6-10），常結合辛散溫燥中藥，以加強治療作用。灸法可分為直接灸和間接灸。前者是將艾炷直接置於施灸部位。後者是艾炷不直接接觸皮膚，但近距離熱熏，作用較溫和；或在艾炷與皮膚之間隔以藥物，特稱隔物灸，以此發揮艾灸和藥物的雙重作用，常用於隔物灸的中藥有鮮薑片、蒜片、粗海鹽、附子餅等。另有在針刺留針期間，將艾炷搓擰固定在針尾上燃灼，稱為溫針（圖 6-10D）（見後文）。灸法具有溫經散寒、消瘀除痹、振陽活絡的作用，臨床上多用於寒濕凝滯、痰瘀痹阻和腎陽虛衰證型痛症的治療 [1]。

鋪灸是一種特殊灸法，又稱火龍灸和長蛇灸，是將藥汁、藥末（如薑汁、薑末、蒜末等）或藥粉，大面積鋪攤在經脈循行和穴區上，通過艾絨或酒精燃灼，產生熱刺激和藥物滲透，達到祛寒除濕、溫通經絡、穿透開痹、助陽固本的作用（圖 6-11）。最常見的鋪灸部位是脊背督脈和膀胱經背俞穴區以及小腹少腹部 [24-26]。鋪灸源自古代藥熨。《靈樞．壽夭剛柔》言：「刺寒痹內熱奈何？⋯⋯刺布衣者，以火焠之；刺大人者以藥熨之。」鋪灸常用於強直性脊柱炎和痛經的治療。

穴位按摩 / 點穴療法：為特殊手法療法，即主要通過手指點按揉壓掐拍等手法，對穴位和經脈施加刺激，以達到激發氣血、疏利經脈、通調臟腑的作用。

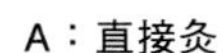

A：直接灸

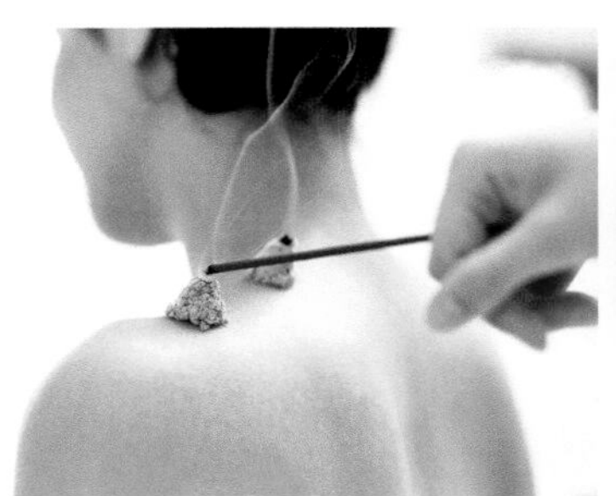

B：間接灸

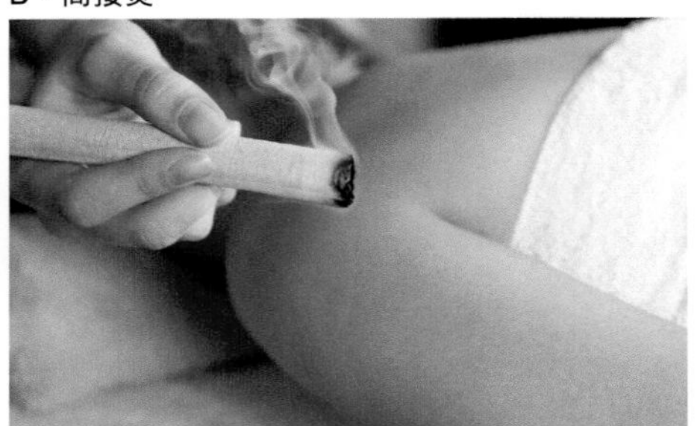

C：隔物灸

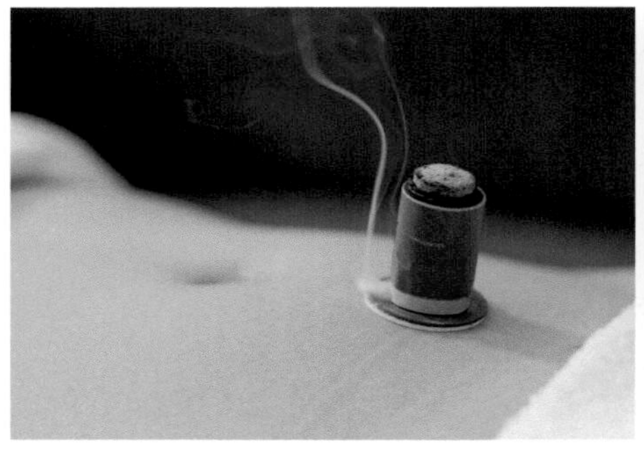

D：溫針

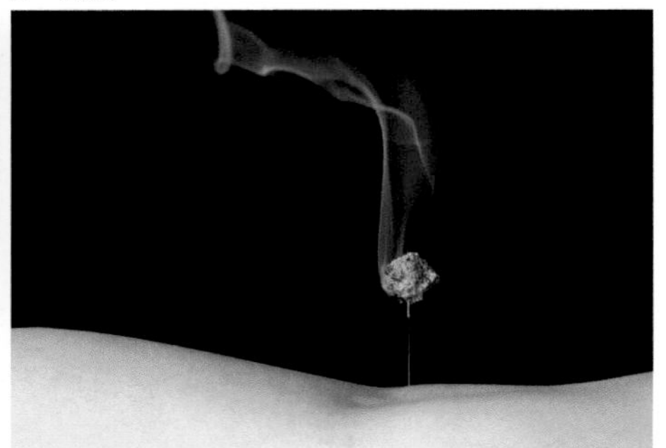

圖 6-10 各種灸法

穴位按摩多為自我操作，點穴療法則是術者為病人實施治療。穴位按摩簡便易行，臨床上可根據不同痛症，為患者設計自我按摩操。穴位按摩對緩解各種急慢性痛症效果良好，尤其對壓力性慢性疼痛，效果更為明顯。點穴療法常用於頭面五官、兒科和骨傷痛症的治療 [27]。

穴位敷貼：又稱穴位貼敷，為中藥外治法之一，即將中藥研為細末，用介質調製成糊劑、膏劑、泥劑或藥餅等劑型，直接貼敷在穴區或患處的一種療法 [28]。《靈樞・經筋》已有穴位敷貼記載：「卒口僻，急者，…… 治之以馬膏，膏其急者；以白酒和桂，以塗其緩者。」專貼於神闕（臍中）穴者，為「臍療」之一。專在三伏天敷貼者，稱為「三伏貼」。

用於痛症的敷貼中藥多為辛散走竄、行氣活血、化瘀散結、通絡止痛之品，具有較強的皮膚滲透作用，如冰片、蟾酥、麝香、細辛、生半夏、生川烏、生南星、血竭、沒藥、乳香等。其作用機制與抑制局部炎症反應和致痛物質釋放，從而提高痛閾有關。同時可降低血小板聚集和血液粘稠度，改善局部血液循環。穴位敷貼已用於各種急慢性痛症的治療，如跟骨痛、癌痛等。

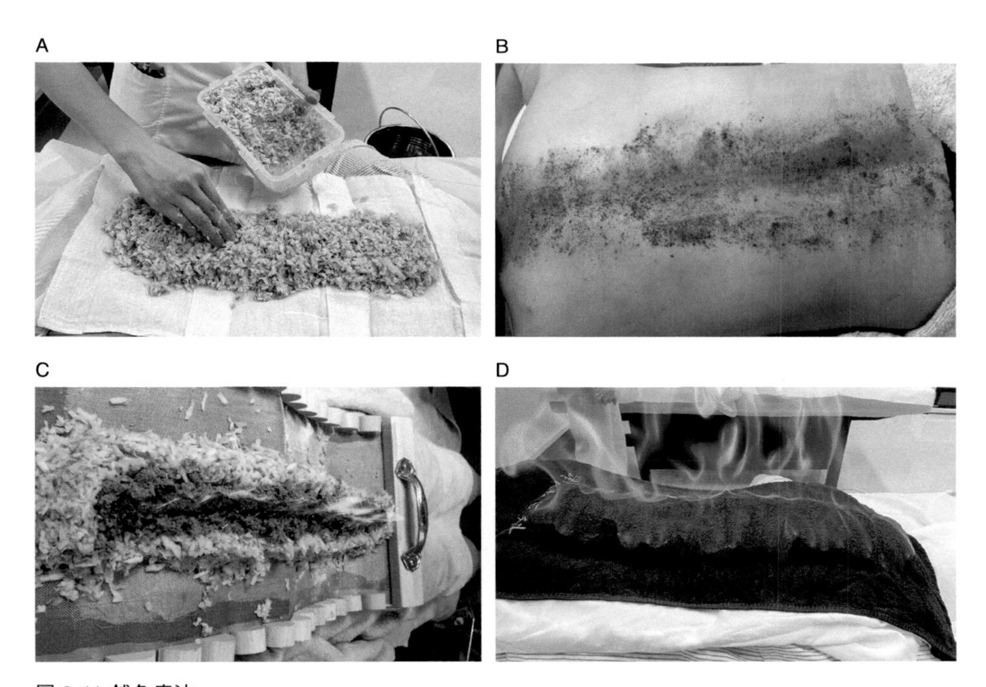

圖 6-11 鋪灸療法
圖 A、B 分別鋪撒中藥末和中藥粉，圖 C、D 分別用艾絨和酒精燃灼（圖 A、D 由香港大學深圳醫院中醫部郭衛傑提供；圖 B、C 由浙江省立同德醫院劉蘭英主任提供）

A：閃火法

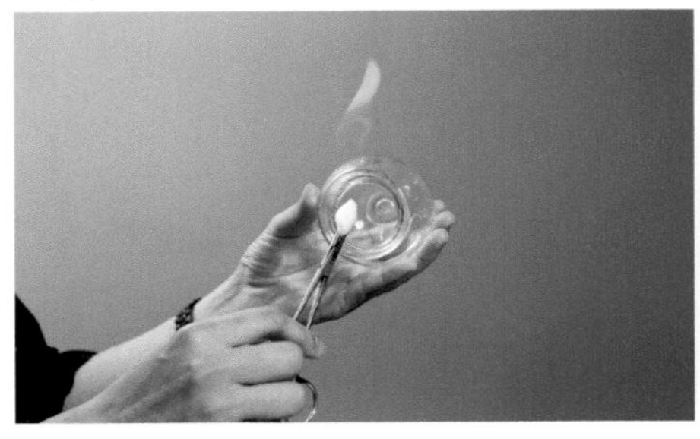

B：留罐

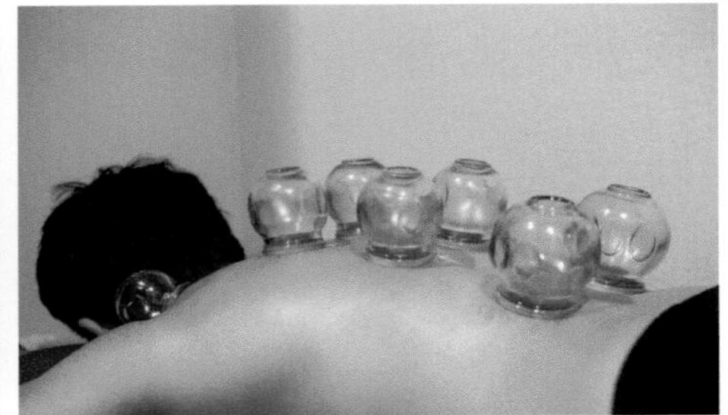

C：拔罐後瘀跡

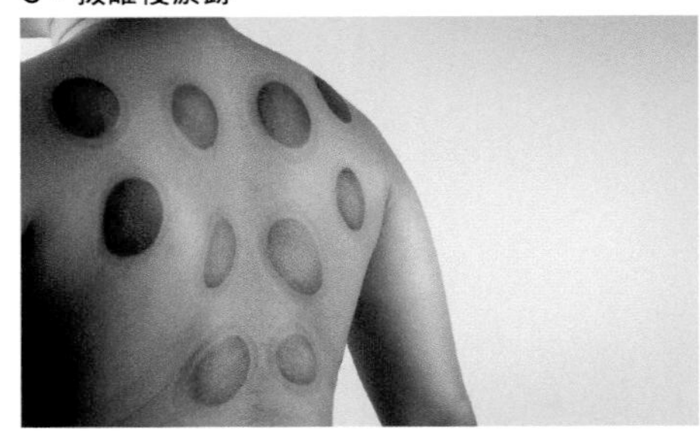

D：放血拔罐

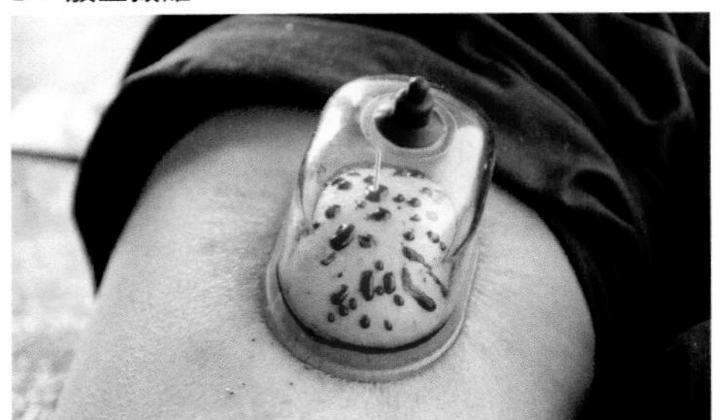

圖 6-12 拔罐療法

另還用膠布將王不留行籽或小磁粒等固定貼壓在耳穴上，並定時自我按壓刺激，稱為耳穴貼壓。耳穴貼壓廣泛用於治療各種慢性痛、失眠、焦慮等症。

拔罐療法：古稱角法，是以罐為工具，通過燃燒或抽吸使罐內形成負壓而吸附在穴區、經絡走行區域或治療部位上的一種療法（圖 6-12）[1,29]。最早見於《五十二病方．牡痔》用角法治療痔瘡的記載：「牡痔居竅旁，大者如棗，小者如棗核者方：以小角角之，如熟二斗米頃，而張角，系以小繩，剖以刀，其中有如兔，若有堅血如末而出者，即已。」拔罐具有溫寒祛濕、疏經通絡、消瘀散結、拔毒排膿、蠲痹止痛的作用，可用於各種痛症的治療，尤以肌肉痹痛，效果明顯。

目前臨床上多採用玻璃罐，也有用竹罐、陶罐和抽吸罐的。普遍採用閃火法造成罐內負壓，即用長鑷子夾緊 95% 酒精棉球，點燃後在罐內繞回數圈，再快速扣吸在拔罐部位上。火罐吸附後，或靜留 5-15 分鐘，為留罐；或即刻起罐，再快速拔住，如此反覆多次，直至皮膚潮紅，為閃罐；或在面積較大、肌肉豐厚處，先在罐口塗抹潤滑劑再拔罐，並作上下左右往返移動，為走罐；或針刺起針後或刺絡後，再行拔罐，以引瘀血外出，為放血拔罐（圖 6-12D）。

A：單向刮滑

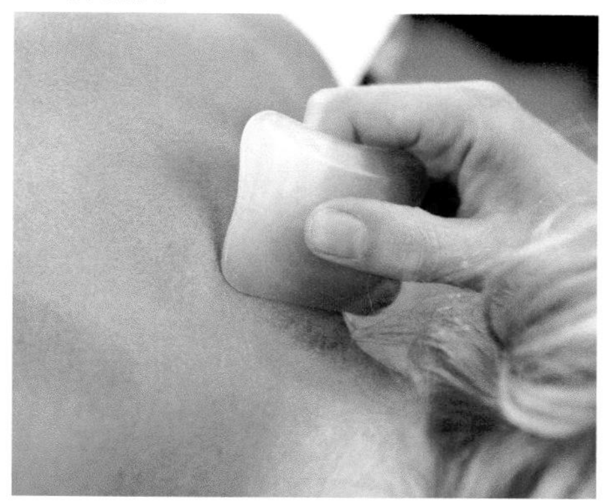

B：刮痧後瘀跡

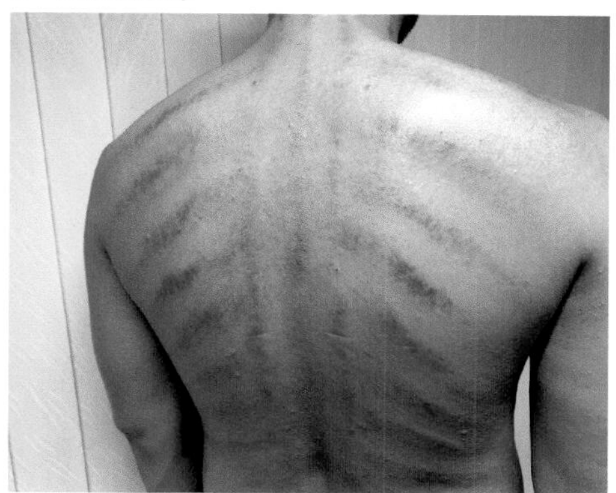

圖 6-13 刮痧療法

刮痧療法：刮痧療法是應用硬質材料製成的邊緣光滑器具，如水牛角、嫩竹板、瓷器片、小湯匙等，蘸清水或刮痧油後，在特定穴位或沿經絡走行路線做反覆刮動，直至皮膚發紅瘀紫的一種傳統療法，為推拿手法的延伸[30,31]。現今多用水牛角製成的刮痧板進行操作（圖 6-13）。「痧」原指皮膚表面如沙粒狀或粟米樣紅點，觸之礙手。清邵新甫《臨證指南醫案》言：「痧者，疹之通稱，有頭粒如粟」。刮痧之「痧」則為反覆刮動擠壓，導致皮下毛細血管破裂，血液滲出凝結形成的瘀點和瘀斑。

刮痧療法最早見於司馬遷《史記・扁鵲倉公列傳》中：「扁鵲乃使弟子子陽礪針砥石，以取外三陽五會，有間，太子蘇。」砥石即用表面光滑石塊作刮痧治療。刮痧療法具有宣通氣血、疏經活絡、瀉熱醒神、舒筋解肌、除痹止痛、通利臟腑的作用，常用的刮痧部位包括印堂穴區、太陽穴區、喉頭兩側、頸項兩側、脊背腰間、脅肋兩側、尺澤穴區、委中穴區等。清郭志邃《痧脹玉衡》論及：「刮痧法，背脊頸骨上下，又胸前脅肋兩背肩臂痧，用銅錢蘸香油刮之。」操作時，先在刮痧部位塗抹清水或潤滑劑，再作單向重複刮滑，用力和緩，由輕漸重。刮動頻數、用力強度和起痧程度視病人體質和病症而定。刮痧對各種肌肉痹痛效果明顯。

杵針療法：杵針療法為已故四川名老中醫李仲愚教授所傳[32]，是以用金屬或其他硬質材料製成、形態各異的杵狀器具，按壓穴位經絡的一種非創傷穴位刺激，是穴位按摩和點穴療法的延展，即用硬物器具替代指法按壓穴位，作用更深入、強烈和持久，可更好地發揮疏經通絡、條達氣血、通利臟腑、消散止痛的作用。常用的杵針有七曜（yào）混元杵、五星三台杵、金剛杵和

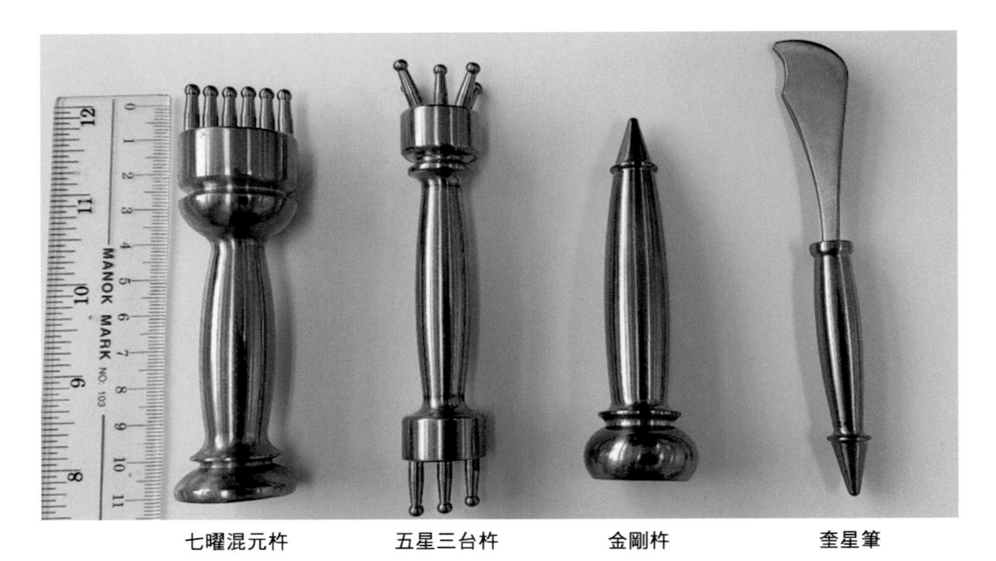

圖 6-14 杵針

奎星筆（圖 6-14）。除十四經腧穴和經外奇穴外，杵針療法還專立特別穴位用於臨床，如沿督脈分佈的八陣穴，沿任督分佈的河車路，五官周圍的八廓穴，以及巔頂的八陣穴等。杵針已用於緊張性頭痛、偏頭痛、頸椎病、肩周炎、慢性腰痛、腰椎間盤突出、胃脘痛、痛經等多種痛症的治療。

經皮穴位電刺激 (Transcutaneous Electrical Acupoint Stimulation, TEAS)：是結合了現代經皮神經電刺激和穴位刺激的一種非侵入性療法，已廣泛用於各種痛症和精神障礙的治療以及針刺麻醉 [33-35]。其鎮痛機制可能包括：興奮不同類型傳入神經纖維，抑制脊髓後角痛覺信號上傳；加強腦內釋放各種鎮痛物質，包括內源性阿片類神經肽、5- 羥色胺、去甲腎上腺素等；以及促進神經再生。所治療痛症包括腰背痛、肌肉筋膜痛、周圍神經病理性疼痛、癌痛、術後疼痛、分娩痛等，以及強迫症和創傷後應激障礙。

激光針灸 (Laser Acupuncture)：是以低強度激光光束直接聚焦或擴束照射穴位的一種非侵入性穴位刺激，是現代激光技術和傳統針灸的結合 [36,37]。低強度激光是指輸出功率不超過 500 mW 的「軟激光」。激光針灸具有熱灸、光壓和化學刺激的多重作用。根據治療目的，可選擇不同類型激光：氦氖（He-Ne）激光有較強組織穿透能力，達 10-15 毫米組織深處，可替代針刺刺激穴位，但功率較低，熱灸作用較弱。氪離子（Kr）和二氧化碳（CO2）激光能產生較高功率，具有良好熱灸效應，但穿透力較弱（約 0.21mm），

A：激光針灸原理示意圖　　B：激光照射耳穴　　C：激光治療膝關節痛

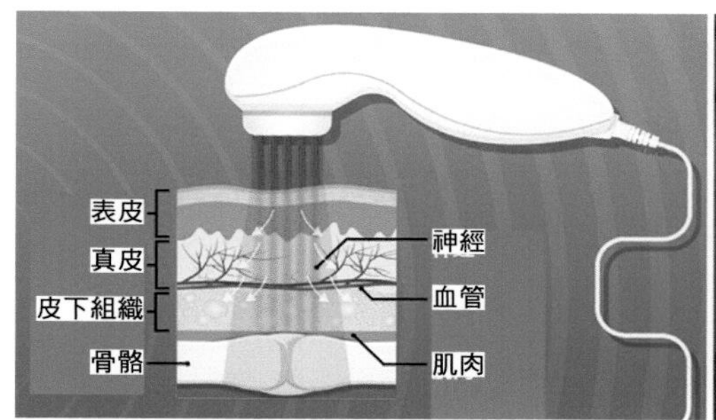

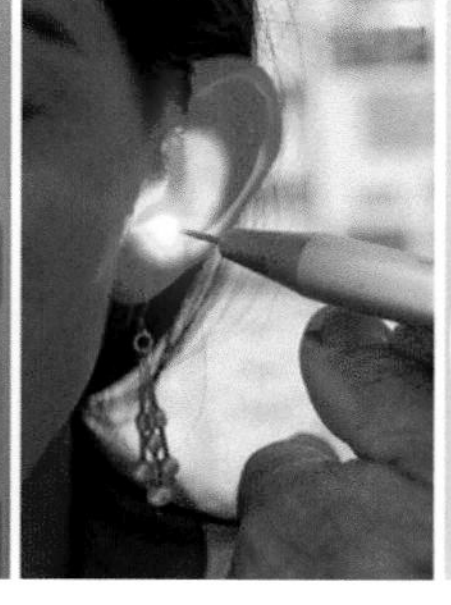
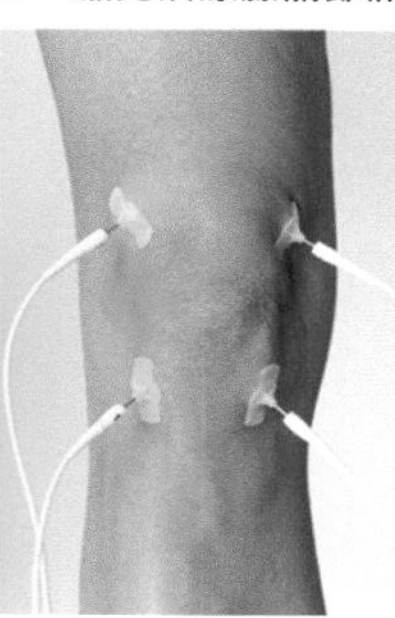

圖 6-15 激光針灸

僅作用於皮膚淺層。摻釹釔鋁石榴石（Nd:YAG）激光對深部組織有較強刺激作用。如將連續輸出激光改為脈衝輸出，則可模擬撚針效應。激光針灸在歐美國家使用較廣，常用於慢性腰痛、膝骨關節炎、顳下頜關節紊亂等肌肉骨骼系統痛症的治療（圖 6-15）。

複合穴位刺激

複合穴位刺激是結合多種侵入性或 / 和非侵入性穴位刺激的一種綜合刺激療法，臨床上常用的有電針、溫針、火針、穴位注射、蜂針等。

電針 (Electroacupuncture)：電針專指毫針刺入得氣後，在針柄上再施加脈衝電流刺激，具有針刺和電刺激的雙重效應 [1]。脈衝電流是週期重複的交流脈衝，在電針儀上呈現為不同的輸出波型，常用的有連續波、疏密波和斷續波。脈衝電流的電生理學作用是：當一種固定波型、頻率不斷變化的脈衝電流作用於體表時，可引起組織中的離子作定向運動和細胞膜去極化，如作用在神經纖維，則引發神經傳入衝動。已有大量研究證實 [10]，電針具有明顯的神經調控作用，包括調節中樞神經遞質的釋放和特異腦區的活動，尤其加強與鎮痛有關的多種內源性神經肽遞質的釋放。與傳統手針相比，電針作用更持久、更廣泛，且具有後續效應。不同強度、不同波型和不同頻率的電針刺激，其電生理和治療作用有所差別，臨床上應根據不同痛症選擇刺激參數。

當電流強度較弱時，病人僅有麻刺和跳動感，稱為「感覺閾」。當強度再增強時，則產生刺痛感，稱為「痛閾」。誘發痛感的電流強度在個體之間存在很大差異。臨床上，應以病人無痛感、感覺舒適作為最佳刺激強度。

連續波是臨床上最常用波型，分為低頻連續波（2-5 Hz，疏波）和高頻連續波（50-100 Hz，密波）。疏密波是疏波與密波在固定時程內自動交替的一種脈衝刺激，交替時程一般為 1.5 秒。斷續波是一種有節律地、時斷時續的自動脈衝刺激，間隔和刺激時間一般也是 1.5 秒。各波型電生理和治療作用概括在表 6-3 中。

表 6-3 不同波型和頻率電針的電生理和治療作用

波型和頻率	電生理和治療作用
連續波，低頻（2-5 Hz）	短時興奮肌肉，引起肌肉收縮和提高肌張力，長時抑制感覺和運動神經，常用於痿證和肌肉、韌帶、肌腱、關節等運動組織損傷。
連續波，高頻（50-100 Hz）	抑制感覺和運動神經，降低神經應激反應，具有止痛、鎮靜、緩解肌肉和血管痙攣作用。針刺麻醉多採用此波型。
疏密波	可避免單一波型所產生的適應現象，動力作用較強，以興奮效應為主，具有促進血液循環、加快組織代謝、改善組織營養、消除炎性反應作用，可用於各種急性痛症。
斷續波	與疏密波相似，不易產生適應，動力作用也較強，也以興奮效應為主，對骨骼肌具有良好收縮作用。

溫針：是在毫針刺入後，再將艾絨搓擰固定在針尾上燃灼，所產生的熱力通過針體傳導至深部組織的一種複合刺激，具有針刺和艾灸的雙重作用（圖 6-10D）。「溫針」一名首見張仲景《傷寒論》中：「太陽病三日，已發汗，若吐，若下，若溫針，仍不解者，此為壞病。」明高武《針灸聚英》和楊繼洲《針灸大成》詳述溫針：「其法針穴上，以香白芷作圓餅，套針上，以艾灸之，多以取效，……此法行於山野貧賤之人，經絡受風寒致病者，或有效，只是溫針通氣而已。」溫針既可疏經通絡，行氣活血，消滯散瘀，又可溫陽散寒，祛風除濕，蠲痹止痛。故常用於寒濕痹阻、陽氣虛衰之證 [1,38,39]。

操作時，將艾絨搓擰成 0.5×2.0 釐米橄欖狀艾炷，固定於針柄末端，每次可選 3-5 個穴位，每穴可燃 1-2 壯。溫針易發生皮膚燙傷意外，為防止燙傷，操作時需注意以下幾點：應用阻燃紙覆蓋溫針下方皮膚；艾炷不宜過大，以免針柄無法承重而掉落；溫針過程中，需不時觀察艾炷燃燒情況。

火針：又稱燔針、焫針、焠針、燒針，是將金屬針末端高溫燒紅後，在穴區或既定部位，疾速進針、疾速出針的一種療法，具有外科燒灼和穴位針刺的

雙重作用 [40]。《素問・調經論篇》言：「病在筋，調之筋；病在骨，調之骨，燔針劫刺。」「劫」為佛教概念，指一段極短或極長時間。「劫刺」意為快速刺入、刺之即出。《靈樞・經筋》在論述治療經筋病時，反覆述及：「治在燔針劫刺，以知為數，以痛為輸」；又述及：「焠刺者，刺寒急也，熱則筋縱不收，無用燔針。」說明古代多用燔針治療經筋寒急痹痛。火針熱力透達，具有極強的溫經通絡、活血止痛之效，適用於寒凝濕滯、痰瘀阻絡痹痛。同時具有借火助陽、開門祛邪、以熱引熱的作用，常用於治療皮膚癧瘡膿腫。

可用特製火針或毫針實施火針治療。操作時，需燒透針端，明楊繼洲《針灸大成・火針》專門提及：「燈上燒，令通紅，用方有功。若不紅，不能去病，反損於人。」將針端置於酒精燈或打火機的外焰上燒灼，直至呈白亮色，疾速點刺出針，深度不超過 0.5 釐米。注意避開神經幹和大血管。針畢局部塗抹萬花油，以消腫止血。

穴位注射：是將藥物直接注入穴區的一種療法，具有針刺和藥物滲透的雙重作用 [1]。所注射藥物包括各種中藥製劑、局部麻醉劑和各種維生素等，主要起封閉止痛和促進神經再生的作用。已有大量不同中藥製劑用於穴位注射，多數中藥具有補益肝腎、活血化瘀、清熱利濕的作用。常用的局部麻醉劑包括無水乙醇、鹽酸普魯卡因和利多卡因等。常用的維生素有 B1、B6、B12、C 等。可根據不同痛症和證型選擇注射液。穴位注射已廣泛用於各種關節炎、三叉神經痛、坐骨神經痛等慢性痛症的治療。

用於穴位注射的針具一般為 4-6 號普通注射針頭，也可使用 5 號牙科長針頭或封閉用長針頭。注射選穴多為阿是穴和周圍要穴，注意避開神經幹、大血管和關節腔。務必嚴格消毒，用一次性無菌注射器，每次選取不超過 4 個穴位注射。視不同穴區確定進針深度，快速刺入穴位，回抽無血後再緩慢注入藥液。每穴注射量 0.5-5.0 毫升不等，視不同穴區而定，頭面部穴區注射量小些，肌肉豐厚穴區注射量可大些。

蜂針療法：是利用蜜蜂螫刺穴位並注入蜂毒的一種療法，綜合了針刺、溫灸和蜂毒的三重治療作用 [41,42]。早在東周《管子・輕重戊》已有蜂螫記載：「桓公曰：魯梁之於齊也，千穀也，蜂螫也，齒之有唇也。」這裡以蜂螫比喻齊國與魯梁兩國的地緣利害關係。蜂針治病最早記載於清方以智《物理小識・卷五》中：「取黃蜂之尾針，合硫煉，加冰，麝為藥，置瘡瘍之頭，以火點

A：皮試

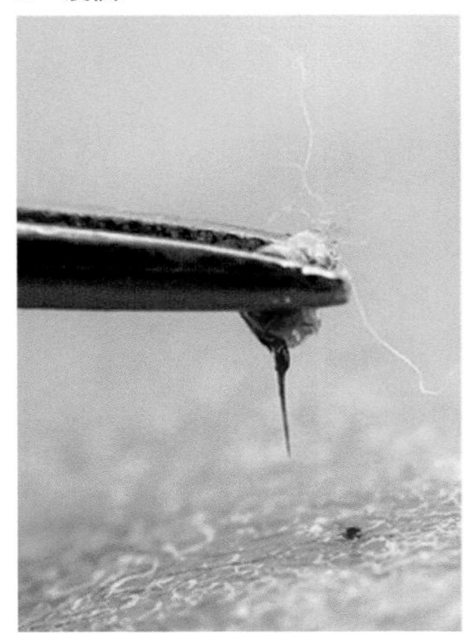

B：蜂針治療

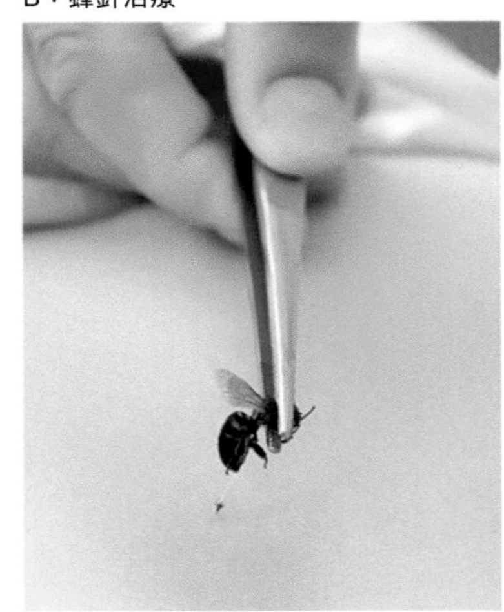

C：蜂針治療

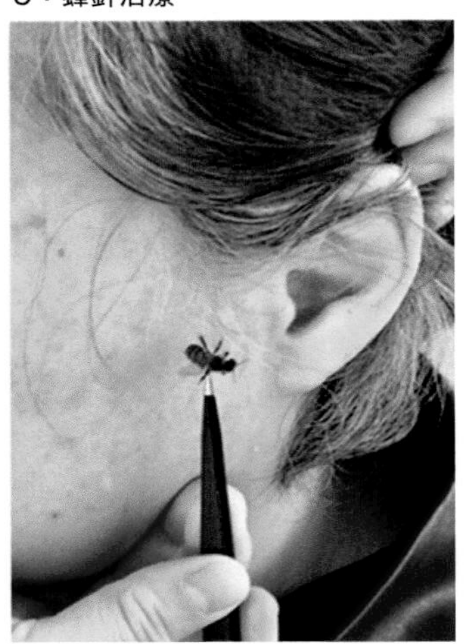

圖 6-16 蜂針療法（廣州中醫藥大學李萬瑤教授提供照片 C）

而炙之。先以濕紙覆瘡瘍，其易乾者，即瘡之頂也。」

蜂毒是含有多種生物活性物質的淺黃色透明液體，主要成分包括蜂毒肽、蜂毒明肽等多肽類和各種生物酶。蜂毒通過調節垂體 - 腎上腺軸，促進皮質激素釋放，而具有明顯的抗炎止痛和抑制免疫作用。蜂毒也具有抗凝、抗纖維化和降血脂，以及中樞鎮靜和緩解肌肉攣縮的作用。被蜂針螫刺的局部皮溫可升高 3-6°C，因此同時具有溫灸效應。蜂毒性辛、苦、平，具有袪風濕，止痹痛的效用。臨床上，蜂針多用於風濕阻絡、痰瘀痹阻痛症，如偏頭痛、類風濕性關節炎、強直性脊柱炎等（圖 6-16）。

操作時，需先皮試或試針，即在前臂內側用一蜂針快速螫刺一次或直接皮下注射微量蜂毒，如半小時內皮膚紅腫直徑不超過 5 釐米，且 24 小時內無局部劇烈奇癢及噁心嘔吐、胸悶心悸或蕁麻疹等全身症狀，即可在皮試 2-3 天後開始治療。初始用蜂量為 1-2 隻，隨後逐漸增加，每次治療蜂總量不應超過 20 隻。

常用針刺法

綜合古代和現代常用痛證針刺法，可分為針數刺、淺深刺、多向刺和相向刺四類（表 6-4）。針數刺是指針刺適當針數以達到所需的刺激強度和範圍。針刺強度以「得氣」為度，也是《靈樞．經筋》反覆提及的「以知為數」，即病人有「得氣」之感後，即停止行針和進針[43]，主要有傍刺、齊刺、揚刺和圍刺。淺深刺是根據病人肥瘦和病灶深淺確定進針深度，包括直針刺、浮刺、贊刺、短刺。多向刺是指進針後再在多個方向上運針，主要有分刺[44]、合谷刺[45]、恢刺，常用於筋肉滯重拘急，痹阻作痛。相向刺是指相對而刺，或左右同刺，或起針再刺，包括偶刺、報刺、巨刺或繆刺等。

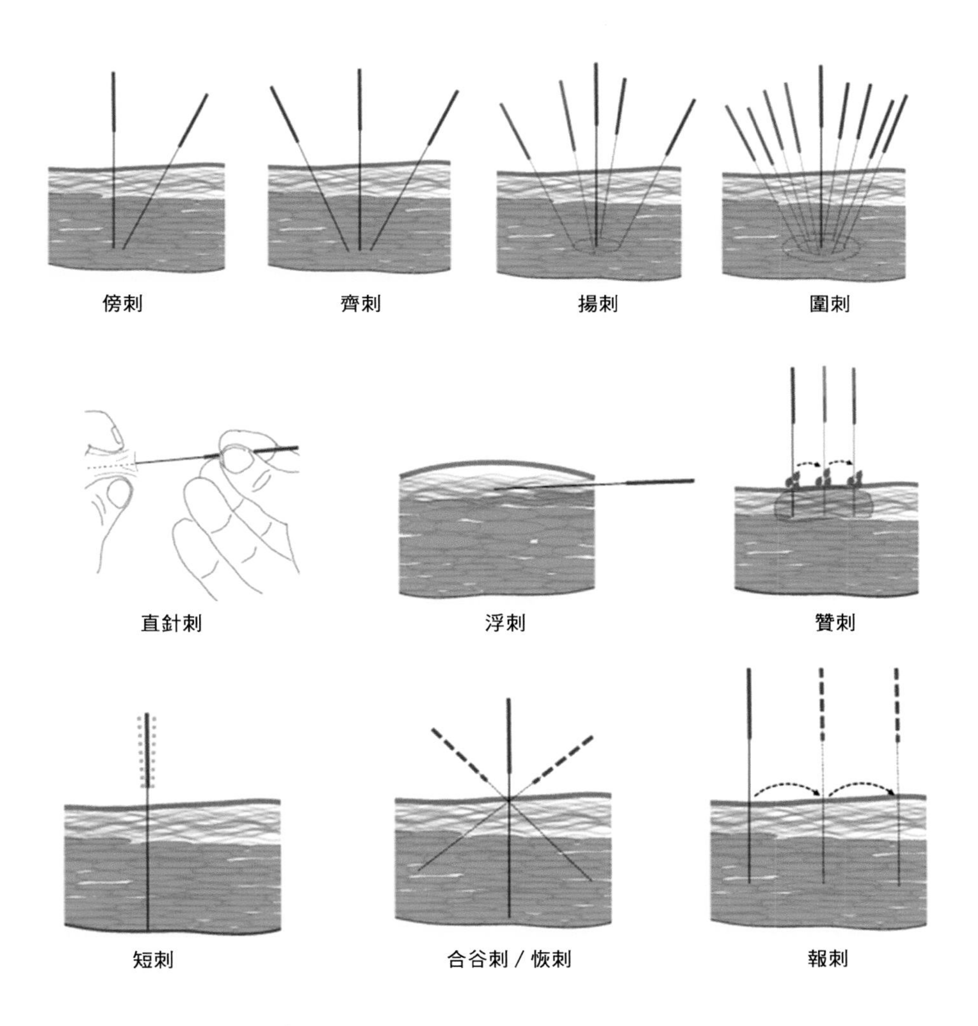

圖 6-17 一些常用針刺法圖解

表 6-4 常用針刺法		
刺法	手法	作用和主治
· 針數刺		
傍刺	又稱傍針刺，直刺一針，在近旁再斜向加刺一針。	加強刺激。主治各種頑固性痹痛。
齊刺	正中深刺一針，左右或上下再各刺一針，三針齊下，又稱三刺。	加強刺激。主治範圍小而深痹痛。
揚刺	正中刺一針，再上下左右各淺刺或斜刺四針。	加強和擴大刺激。主治寒凝阻滯，範圍較廣、病位較淺痹痛。
圍刺	又稱叢刺法，即以痛點或病變部位為中心，一層或多層密集合圍而刺，針數可達十幾甚至數十針。	加強和擴大刺激，具有散瘀消結，通絡止痛作用。主治痛症急性發作和頑固性皮膚病。
· 淺深刺		
直針刺	又稱平刺和沿皮刺，即提起皮膚，沿皮刺入皮下。	解表祛寒，行氣止痛。主治寒凝肌表，氣滯痹痛。
浮刺	在痛處旁斜入進針，淺浮於肌表。	紓肌解表，緩急止痛。主治寒凝拘急，肌痹作痛。
贊刺	直入直出，淺刺出血，反覆多次。「贊」有「引導」之意，意為引出瘀血，以除腫痛。	活血化瘀，消腫止痛。主治外傷血瘀、皮膚皰疹、癰腫作痛。
短刺	深刺並搖動針柄，使針尖直抵骨部，並作提插。	起痹消滯，和骨止痛。主治骨痹和深層痹痛。
· 多向刺		
分刺	分刺即刺分肉之間。「分肉」有四意：一指赤白肉際間，肌肉外層為白肉，內層為赤肉；二指肌肉間界限分明處；三指深部近骨處肌肉；四為陽輔穴別名。	行氣消痹，舒筋解痙。主治肌肉痙攣酸痛。
合谷刺	在肌肉豐厚處直入深刺，退回淺部，再分別向左右兩側呈 30-60° 斜刺，針道形如雞爪。	疏筋緩急，通痹止痛。主治寒濕稽留，筋肉痹阻，滯重作痛。
恢刺	「恢」為擴大之意。於拘急筋肉之旁刺入，並沿筋肉縱行方向作前後提插，以擴大作用範圍。	疏筋緩急，解痙止痛。主治筋肉拘急，痙攣作痛。
· 相向刺		
偶刺	胸背相向對刺，專治心痹，也可用於背俞和募俞。	加強同脊髓節段軀體 - 內臟反射，以治療臟腑之疾。
報刺	根據病人所報直刺痛點，並留針；再循按尋另一痛點，起針再刺，如此反覆。	引氣行滯，通利止痛。主治痛無常處痹證，即遊走性疼痛。
巨刺 / 繆刺	為左右對應取穴，即在患側相對應健側取穴行針，如左側偏頭痛，取左側懸顱穴同時，也取右側懸顱行針。巨刺刺其經，繆刺刺其絡。	平衡左右，通調氣血。主治偏側諸證，如偏頭痛、肢體偏癱、一側面痛、一側面癱等。

◇ 參考文獻

1 石學敏(主編):《針灸治療學》, 人民衛生出版社, 北京, 2017.
2 韋緒性(主編):《中醫痛證診療大全》, 第 40-46 頁, 中國中醫藥出版社, 北京, 1992.
3 韋緒性(主編):《中西醫臨床疼痛學》, 第 73-89 頁, 中國中醫藥出版社, 北京, 1996.
4 李仲廉(主編):《臨床疼痛治療學(修訂版)》: 第六章: 治療痛症的基本方法, 第 71-194 頁, 天津科學技術出版社, 天津, 2000.
5 李磊, 尤傳香. 穴位芻論(一): 論穴位的起源、確立及命名 [J]. 中醫藥通報, 2012; 11(04): 36-38.
6 李磊, 尤傳香. 穴位芻論(二): 論穴位的數目及定位 [J]. 中醫藥通報, 2012; 11(05): 43-45.
7 李磊, 尤傳香. 穴位芻論(三): 論穴位的大小 [J]. 中醫藥通報, 2012; 11(06): 47-48+66.
8 李磊, 尤傳香. 穴位芻論(四): 論穴位的主治及與中藥的區別 [J]. 中醫藥通報, 2013; 2(01): 48-49.
9 Zhang ZJ, Wang XM, McAlonan GM. Neural acupuncture unit: a new concept for interpreting effects and mechanisms of acupuncture. Evid Based Complement Alternat Med. 2012; 2012: 429412.
10 朱兵(主編):《系統針灸學》, 第六章: 穴位的本態, 第 71-134 頁, 人民衛生出版社, 北京, 2017.
11 Qiu K, Yin T, Hong X, Sun R, He Z, Liu X, Ma P, Yang J, Lan L, Li Z, Tang C, Cheng S, Liang F, Zeng F. Does the Acupoint Specificity Exist? Evidence from Functional Neuroimaging Studies. Curr Med Imaging. 2020; 16(6): 629-638.
12 Liu S, Wang ZF, Su YS, Ray RS, Jing XH, Wang YQ, Ma Q. Somatotopic Organization and Intensity Dependence in Driving Distinct NPY-Expressing Sympathetic Pathways by Electroacupuncture. Neuron. 2020; 108(3): 436-450.
13 Liu S, Wang Z, Su Y, Qi L, Yang W, Fu M, Jing X, Wang Y, Ma Q. A neuroanatomical basis for electroacupuncture to drive the vagal-adrenal axis. Nature. 2021; 598(7882): 641-645.
14 Zhang ZJ, Wang XY, Tan QR, Jin GX, Yao SM. Electroacupuncture for refractory obsessive-compulsive disorder: a pilot waitlist-controlled trial. J Nerv Ment Dis. 2009; 197(8): 619-622.
15 Zhang ZJ, Man SC, Yam LL, Yiu CY, Leung RC, Qin ZS, Chan KS, Lee VHF, Kwong A, Yeung WF, So WKW, Ho LM, Dong YY. Electroacupuncture trigeminal nerve stimulation plus body acupuncture for chemotherapy-induced cognitive impairment in breast cancer patients: An assessor-participant blinded, randomized controlled trial. Brain Behav Immun. 2020; 88: 88-96.
16 Zhang ZJ, Zhao H, Jin GX, Man SC, Wang YS, Wang Y, Wang HR, Li MH, Yam LL, Qin ZS, Yu KT, Wu J, Ng FB, Ziea TE, Rong PJ. Assessor- and participant-blinded, randomized controlled trial of dense cranial electroacupuncture stimulation plus body acupuncture for neuropsychiatric sequelae of stroke. Psychiatry Clin Neurosci. 2020; 74(3): 183-190.
17 Ning Z, Gu P, Zhang J, Cheung CW, Lao L, Chen H, Zhang ZJ. Adiponectin regulates electroacupuncture-produced analgesic effects in association with a crosstalk between the peripheral circulation and the spinal cord. Brain Behav Immun. 2021; 99: 43-52.
18 胡嘉威, 劉嘉傑, 霍志豪. 穴位埋線治療痛症的研究進展. 中國民族民間醫藥, 2016; 25(3): 35-38.
19 Zhang J, Lai L, Liang L, Bai X, Chen M. Mycobacterium avium Infection after Acupoint Embedding Therapy. Plast Reconstr Surg Glob Open. 2017; 5(9): e1471.
20 劉佳, 徐桐, 梁嘉鈺, 趙思雨, 吳彤, 蘇詩瑤, 閆潤虎. 埋線療法的不良反應及處理方法 [J]. 中國針灸. 2016; 36(11): 1166-1168.
21 蔣龍龍, 張伯宇, 于海龍. 基於文獻研究的針刀不良事件分析與對策 [J]. 中國針灸, 2018; 38(9): 1007-1012.
22 黃勁柏.《名老中醫學術經驗傳承: 名醫針灸特色療法》, 人民軍醫出版社, 北京, 2013.
23 榮培晶, 周立群(主編):《耳穴治療常見病方法與機理》, 人民軍醫出版社, 北京, 2016.
24 李夢, 羅玲. 獨特的大面積灸法——火龍灸 [J]. 上海針灸雜誌, 2015; 34(05): 472-474.
25 李紅玉, 宣麗華. 淺談《黃帝內經》藥熨 [J]. 江西中醫藥大學學報, 2014; 26(05): 16-17+23.
26 董晝千, 謝薇, 黃小梅, 任秀亞, 陳曉瓊, 王藝瑾. 火龍灸臨床研究進展 [J]. 中西醫結合護理(中英文), 2019; 5(05): 65-69.
27 呂明, 劉曉艷. 點穴治療骨傷、兒科、五官科病臨床研究進展. 長春中醫藥大學學報, 2012; 28(4): 731-732
28 于心同, 楊文佳, 陳雲飛. 中藥穴位敷貼的臨床應用現狀與思考. 中醫藥資訊, 2013; 30(4): 61-63.

29 陳澤林 . 中國罐療法溯源 : 《五十二病方》角法研究 . 天津中醫藥 , 2013; 30(2): 87-89 ·
30 丁歡 , 陳宇婧 , 李瑋彤 , 徐桂華 . 刮痧療法作用機制的研究進展 . 廣州中醫藥大學學報 , 2019; 36(4): 537-540.
31 周命海 . 經絡刮痧淵源及應用舉隅 . 特色療法中國民間療法 , 2020; 28(15): 29-30.
32 申治富 , 余思奕 , 胡幼平 . 杵針療法的理論及臨床運用 [J]. 上海針灸雜誌 , 2015; 34(6): 575-578.
33 Mokhtari T, Ren Q, Li N, Wang F, Bi Y, Hu L. Transcutaneous Electrical Nerve Stimulation in Relieving Neuropathic Pain: Basic Mechanisms and Clinical Applications. Curr Pain Headache Rep. 2020; 24(4): 14.
34 Feng B, Zhang Y, Luo LY, Wu JY, Yang SJ, Zhang N, Tan QR, Wang HN, Ge N, Ning F, Zheng ZL, Zhu RM, Qian MC, Chen ZY, Zhang ZJ. Transcutaneous electrical acupoint stimulation for post-traumatic stress disorder: Assessor-blinded, randomized controlled study. Psychiatry Clin Neurosci. 2019; 73(4): 179-186.
35 Feng B, Zhang ZJ, Zhu RM, Yuan GZ, Luo LY, McAlonan GM, Xu FZ, Chen J, Liu LY, Lv YY, Wong HK, Zhang Y, Zhu LX. Transcutaneous electrical acupoint stimulation as an adjunct therapy for obsessive-compulsive disorder: A randomized controlled study. J Psychiatr Res. 2016; 80: 30-37.
36 Chon TY, Mallory MJ, Yang J, Bublitz SE, Do A, Dorsher PT. Laser Acupuncture: A Concise Review. Med Acupunct. 2019; 31(3): 164-168.
37 李媛 , 吳凡 , 程珂 , 鄧海平 , 趙玲 , 張海蒙 , 沈雪勇 , 勞力行 . 激光針灸鎮痛效應機制研究進展 . 中華中醫藥雜誌 , 2018; 33(5): 2125-2131.
38 孫博文 , 勾帆馨 , 許建峰 , 楊冬 , 馬蘭潔 , 楊忠明 , 田良 , 童昕 . 淺析內熱針與溫針灸的異同 . 按摩與康復醫學 , 2021; 12(19): 55-57.
39 許淑芬 , 王守滿 . 《傷寒論》中溫針與燒針辨析 . 長春中醫學院學報 , 1992; 8(1): 9-10.
40 徐傳博 . 火針發展源流及治療痤瘡的研究進展 . 中國民族民間醫藥 , 2016; 25(2); 25-26.
41 張芳 , 鄧亞萍 , 田春艷 , 管浩 , 李彩蓮 , 段曉榮 . 近五年蜂針療法臨床應用概況 . 遼寧中醫藥大學學報 , 2019; 21(12): 220-224.
42 韓光 . 中醫蜂針療法的臨床實踐及感悟 . 中國城鄉企業衛生 , 2020; (7): 130-132.
43 胥榮東 , 王君 . 「以知為數」釋義 . 上海針灸雜誌 , 2006; 25(2): 49-50.
44 李雪青 . 《靈樞》九刺中「分刺」的臨床價值 . 中醫臨床研究 , 2013; 5(17): 51-52.
45 辛艷 , 諸毅暉 , 吳芳鵬 . 淺議合谷刺 . 針灸臨床雜誌 , 2008; 24(5): 39-40.

第 7 章

痛症手法治療和功能鍛煉

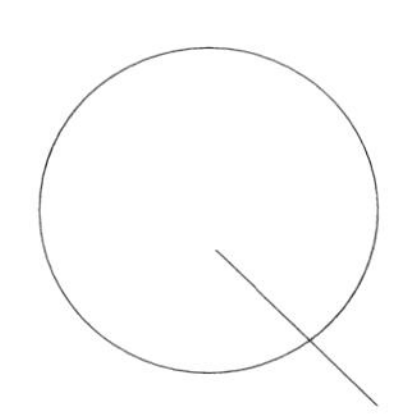

手法療法（Manual Therapy），中醫稱推拿、按蹺、按摩或案扤（wù），是術者在體表特定部位施加各種手法，如鬆弛肌肉、疏解筋膜、活動關節、平復錯位等，以解除疼痛，恢復運動和機體功能，以及改善身心健康的一種傳統療法。《醫宗金鑒・正骨心法要旨》對手法有清晰定義：「夫手法者，謂以兩手安置所傷之筋骨，使仍復於舊也。」

功能鍛煉，古謂之導引。導者，以手牽領；引者，俯仰開弓。導引即為屈伸手足、俯仰身體之術。王冰於《補注黃帝內經素問》中論及：「導引，謂搖筋骨，動支節。按謂抑案皮肉，蹺謂捷舉手足。」唐名僧釋慧琳曰：「凡人自摩自捏，伸縮手足，除勞去煩，名為導引。」導引之功，在於緩節柔筋，調和心肺，故可用以自防自治筋骨勞損之疾。《素問・血氣形志篇》曰：「……病生於筋，治之以熨引。」古籍中已有諸多功能鍛煉的記載，如孫思邈在《攝養枕中方》中描述：「屈動身體，四極反張側掣，宣搖百關，為之各三。」與今日功能鍛煉極似。現代功能鍛煉則是在醫生指導下，通過徒手或借助器械的自身活動，以達到恢復功能、減輕病痛和養生健身的目的。

手法療法和功能鍛煉是痛症治療的重要方法，更是運動系統痛症的主要治療和康復手段。本章就手法鎮痛作用機制、手法分類、常用手法和中醫功能鍛煉作一概述。

手法鎮痛作用機制

現代機制： 手法鎮痛作用機制主要包括四個方面。第一，手法是一種觸壓、牽拉的機械刺激。當在體表部位施加手法時，主要興奮位於皮膚各層的各種機械感受器和深部的肌梭和腱器官，它們通過粗（Aβ）傳入纖維將信號傳入中樞。與傳導痛覺的細纖維相比，粗傳入纖維的傳導速度遠快於傳導痛覺的細纖維，從而提前到達大腦皮層，關閉痛覺傳入閘門，阻斷痛覺信號，達到鎮痛作用。第二，手法刺激明顯提高腦內 5- 羥色胺、催產素和 β- 內啡肽等鎮痛物質水平，同時抑制 P 物質等致痛物質的釋放。第三，通過刺激體表壓力感受器，加強迷走神經活動和調控大腦功能，提高下丘腦對內臟自主神經的調節能力，降低應激反應和焦慮抑鬱狀態，提升皮層專注和警覺水平。第四，按摩可明顯改善體內免疫功能，抑制炎症因子釋放，消除炎症反應[1-4]。

中醫機制：痛者，不通也，不榮也。手法以治，通經絡、理筋骨、調氣血、和臟腑。就皮肉筋骨、四肢百骸而言，手法首當舒筋活絡，鬆解粘連，濡柔筋骨，緩痙止痛；再者理筋反正，整復骨錯，順通嵌頓，回納滑脫；三者活血祛瘀，通經利脈，消腫散結，推陳出新。就五官七竅、六腑五臟而言，手法既可調暢氣機，解鬱開結，啟閉消積，導滯通塞；又可扶正祛邪，條達氣血，調和臟腑，促生化源。《素問・血氣形志篇》云：「形數驚恐，經絡不通，病生於不仁，治之以按摩醪藥。」《黃帝內經太素・卷第十九》言：「痛生筋脈皮膚之間，為痹不仁，故以按摩醪醴。」《醫宗金鑒・正骨心法要旨》亦言：「按其經絡，以通鬱閉之氣，摩其壅聚，以散瘀結之腫，其患可愈。」《千金要方・養性》建議：「以粉摩腹上數百遍，則食易消，大益人，令人能飲食，無百病。」

手法分類和常用手法

根據動作形態和作用方式，手法大體可分為擺動、摩擦、振動、擠壓、拍擊和運動關節等六大類（表 7-1）[5]。本章重點介紹前五類的一些常用手法和臨床應用，運動關節手法在各相關痛症章節中詳述。

表 7-1 常用手法分類

擺動手法	摩擦手法	振動手法	擠壓手法	拍擊手法	運動關節手法
・一指禪推	・摩法	・振法	・點法	・指叩擊	・搖法
・㨰法	・擦法	・抖法	・按法	・掌拍擊	・扳法
・揉法	・推法		・拿法	・拳背擊	・拔伸
	・搓法		・捏法	・掌側擊	・牽拉
	・抹法		・撚法		

擺動手法

擺動手法是以指、掌或 / 和腕關節做連續來回擺動為特徵的一類手法，常用的有一指禪推、㨰法和揉法。

一指禪推： 動作要領是沉肩、垂肘、懸腕、指實掌虛。即肩部放鬆，自然下沉，使肘尖略低於腕部；腕掌懸屈呈空拳狀，拇指伸直，蓋住拳眼；以拇指末節羅紋面橈側偏鋒著力吸定在穴區；通過腕關節橫向來回擺動帶動拇指關節作緩慢直線往返移動，擺動頻率為每分鐘 120-160 次（圖 7-1）。一指禪推著力面積小，滲透力強，適用於頭面、胸腹、四肢等部位，對頭面、脘腹和小骨節痛症尤其適用。具有疏經通絡，開塞利竅，調和臟腑，緩急解痙的作用。

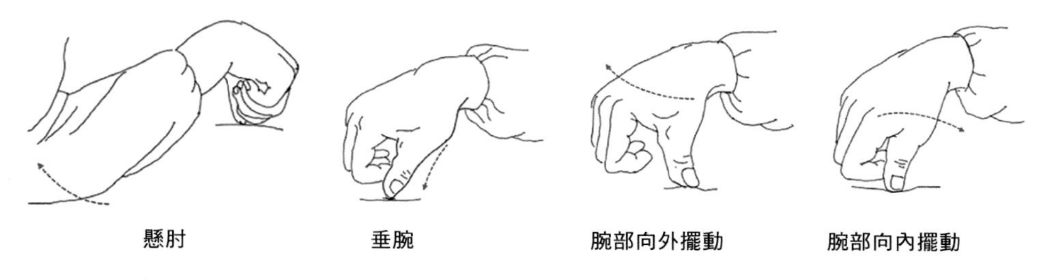

圖 7-1 一指禪推

㨰法： 垂臂並稍內收，先以小魚際和第五掌指關節背側吸附在施術部位，再作前臂旋轉和腕關節屈伸複合運動，使小魚際和手背在治療部位上作連續來回㨰動。注意在㨰動過程中，需始終緊貼體表，勿拖動、輾動或跳動（圖 7-2）。㨰法著力面積大，滲透力強，適合肌肉豐厚處，如肩背、腰臀、大腿和小腿後部等部位。具有緩急解痙，條達氣血，滑利骨節，除痹止痛的作用。

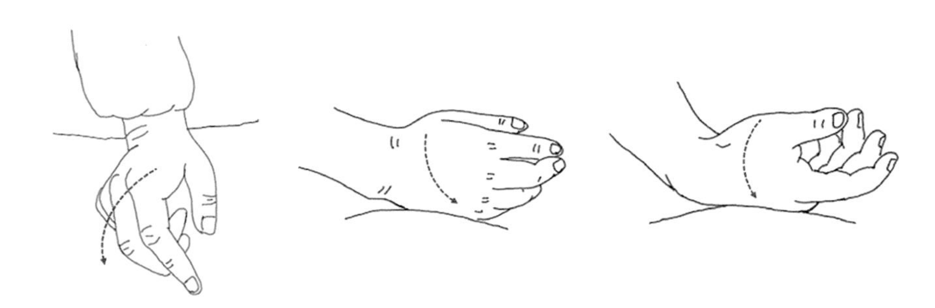

圖 7-2 㨰法

揉法：揉法是通過皮膚的旋回運動，使皮下組織與深層組織之間產生內摩擦的一類手法。常用的有拇指點揉、中指點揉、雙指點揉、掌根揉和魚際揉等。其動作要領是稍用力，令指腹、掌根或魚際吸附住皮膚，以帶動皮膚作順逆時針旋回運動，頻率應在每分鐘 120-160 次（圖 7-3）。多用於胸脘腹，具有順氣寬胸、除痞消積、散聚化結、導滯通腑的作用。

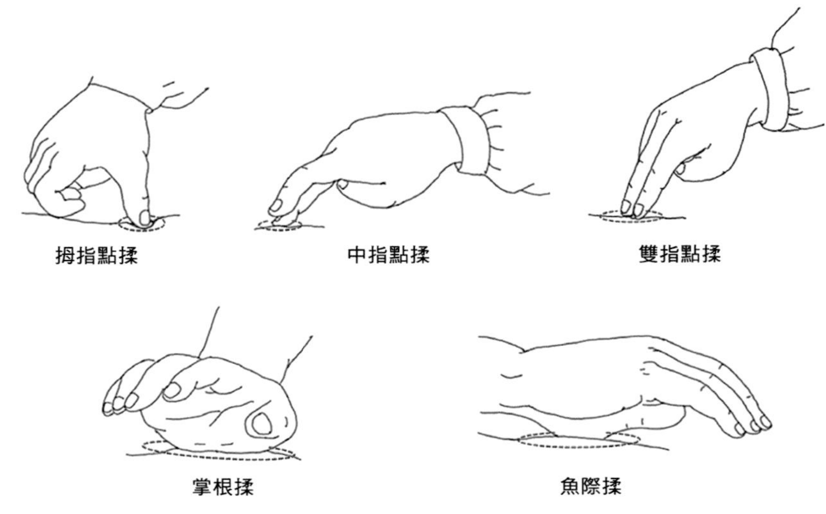

圖 7-3 揉法

摩擦手法

摩法和擦法：摩擦手法通常是用指腹或手掌在皮膚表面作環旋或直線摩擦的一類手法，如指摩、掌摩、掌根擦、魚際擦等（圖 7-4）。實施摩擦手法時，需先塗抹潤滑介質，以避免損傷皮膚。

摩法用力輕柔，僅觸撫皮膚表面，主要是興奮皮膚表層觸覺感受器和輕壓力感受器，多在脘腹胸脅等部位實施，具有理氣舒膜、調和營衛、消積導滯、和解臟腑的作用。摩法在小兒推拿中最為常用。

擦法是用掌根或大小魚際附著在施術部位，作快速直線來回摩擦，用力需均勻沉穩，頻率在每分鐘 100-120 次，具有溫經通脈、行氣活血、散瘀消腫、條達內外的作用，多沿著四肢和脊背長軸方向施術。

推法：是用指、掌、肘等緊貼施術部位，進行單方向直線摩擦移動的一類手

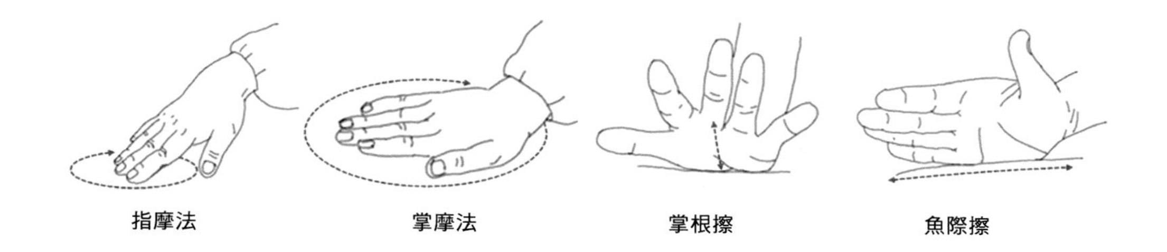

圖 7-4 摩擦法

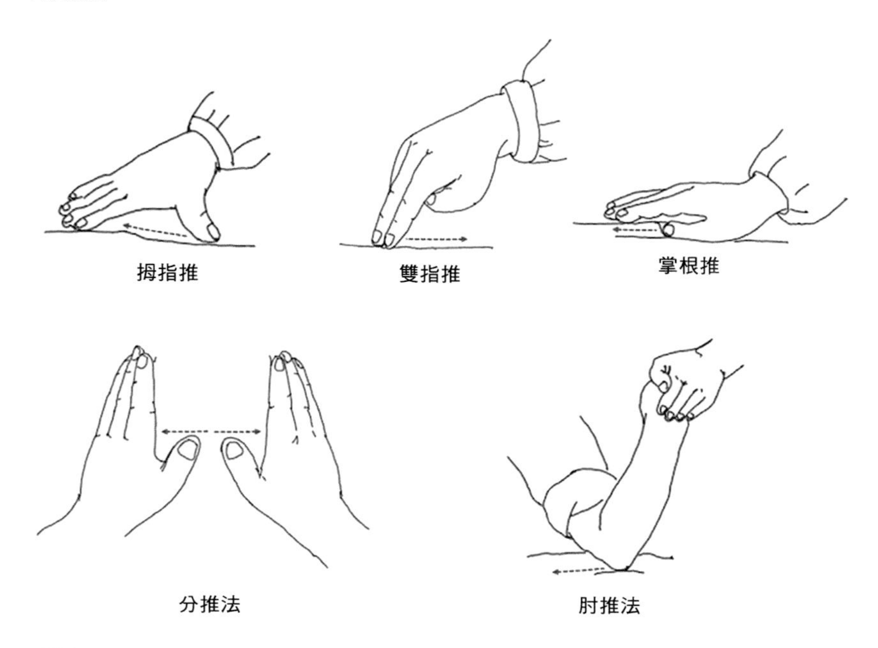

圖 7-5 推法

法，如拇指推、雙指推、掌根推、分推和肘推等。動作要領：緊貼皮膚，用力稍沉重，移動速度和緩均勻，頻率保持在每分鐘 50 次左右。指推法適用於全身各部，分推法主要用於頭面和肩胛間，掌根推和肘推多在面積較大、肌肉豐厚處實施（圖 7-5）。推法具有柔順筋肉、解鎖嵌頓、平復錯節、消解瘀腫的作用。

搓法和抹法： 搓法是雙手掌相對挾緊施術部位，相對用力作快速來回搓揉，同時作緩慢上下往返移動（圖 7-6）。多在四肢實施，以上肢最常用，常作為手法治療的結束步驟。具有疏經通脈、行氣活血、鬆骨濡節、舒筋解痙的作用。

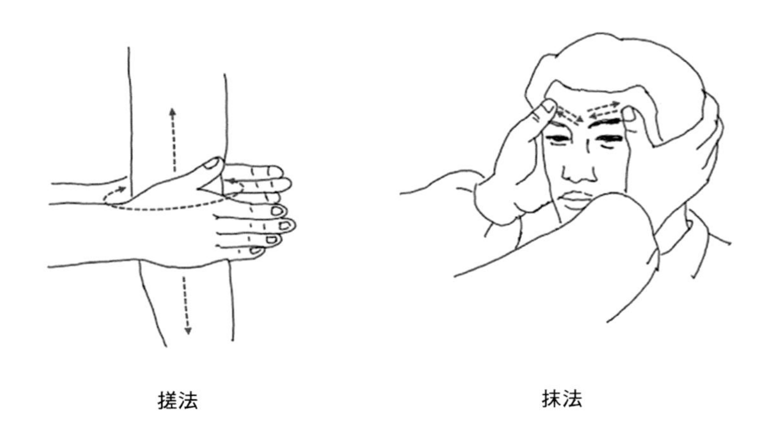

圖 7-6 搓抹法

抹法是以拇指羅紋面緊貼皮膚，餘四指固定一側，令拇指作上下、左右直線或弧線單向或往返移動（圖 7-6），多用於頭面頸部，動作要點是用力輕而不浮，重而不滯。具有開竅明目、清腦安神、消慮除煩、鎮靜助眠的作用。

振動手法

振法： 是通過手掌和前臂肌肉強力靜止用力，使手掌或手指產生振顫而作用於施術部位的一類手法，主要有掌振法和指振法（圖 7-7）。掌振法動作要領：手掌盡力伸直或微屈成淺窩狀，以掌根和大魚際著力在施術體表，使靜力所產生的振動集中傳導到掌根和大魚際上，振動頻率應達到每分鐘 300 次以上，持續 1-3 分鐘。掌振法多用於胃脘、臍周和小腹；指振法適用於頭面和四肢關節。振法滲透力強，常用於胃腸、婦科、兒科疾病的治療，具有和中健胃、消積導滯、養血安神、溫經止痛的作用。

抖法： 是用雙手握住上肢或下肢遠端，用力作連續小幅度上下抖動的一類手法（圖 7-7）。上肢抖動幅度可為 2-3 釐米，頻率為每分鐘 200-250 次；下肢幅度可達 3-5 釐米，頻率應在每分鐘 100-120 次。抖法也常作為四肢手法治療的結束步驟，具有舒筋鬆骨、疏經活絡、條達氣血、消痹止痛的作用。但習慣性肩關節脫位和人工髖膝關節植入者慎用抖法。

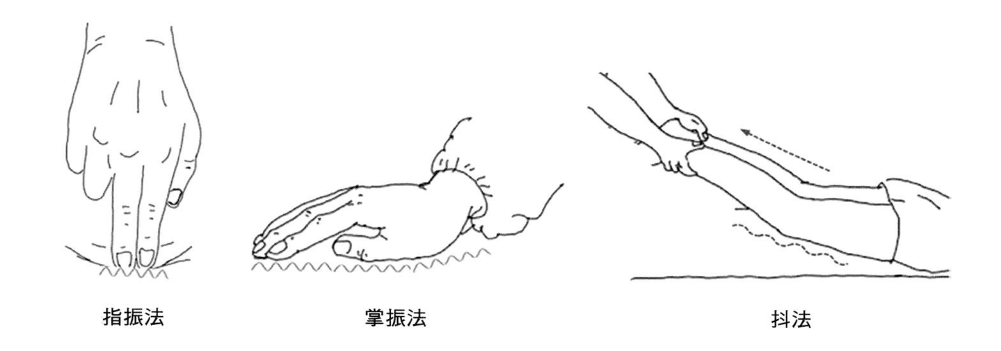

圖 7-7 振動法

擠壓手法

擠壓手法是一類用指、掌、肘或肢體其他部位按壓、拿捏、撚擠的一類手法。主要包括按法、拿法、捏法和撚法。

點法和按法：是用指端、指間關節、掌面或肘尖等肢體小面積部位對體表施加壓力的一類手法。點法作用面積更小，力量更強，滲透更深。動作要領：緊貼著力不移，緩慢持續向下，用力由輕漸重，當抵達深部組織時，再緩作旋回揉法，即為「點揉」或「按揉」複合手法。切忌用迅猛暴力按壓。拇指點按可用於全身各部；屈指按、疊掌按和肘尖按多用於腰背和腹部（圖 7-8）。點按法具有開閉通塞、舒筋通脈、活血疏經、蠲痹止痛的功效。

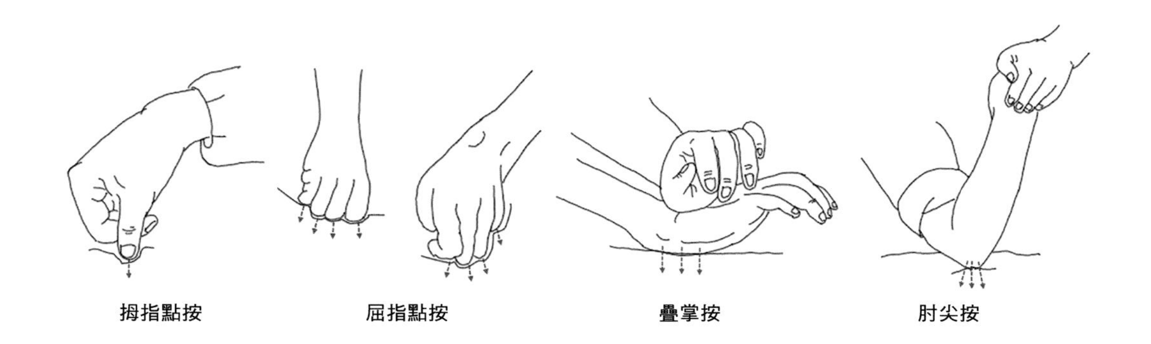

圖 7-8 點按法

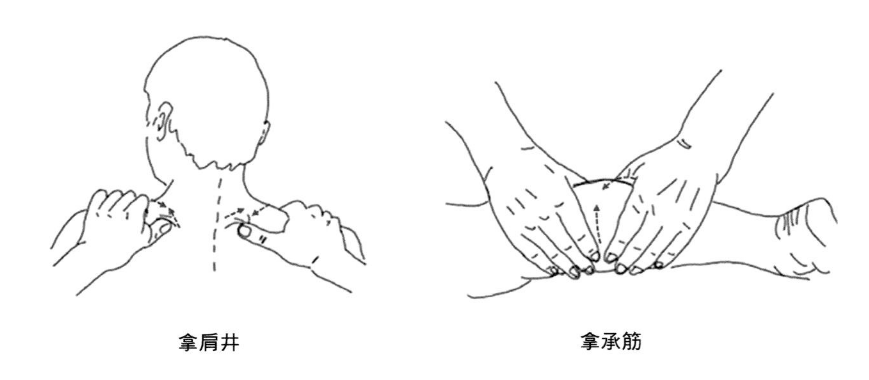

拿肩井　　　拿承筋

圖 7-9 拿法

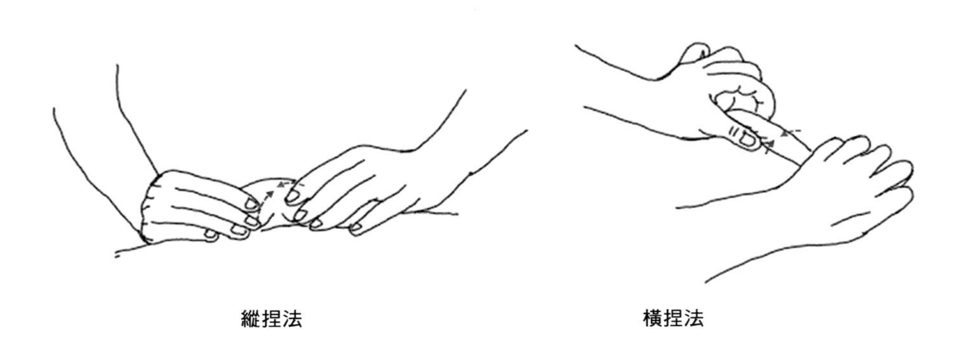

縱捏法　　　橫捏法

圖 7-10 捏法

拿法：捏而提起謂之拿，即用拇指與示指中指或與其餘四指相對用力，有節律地作提捏動作（圖 7-9）。提捏應和緩連貫，用力深沉均勻。拿法通常用於頸項、肩背、四肢等肌肉豐厚處，具有舒筋活絡、散寒消凝、開竅通塞、除痹止痛的作用。

捏法：是以拇指與示指或其餘四指相對，有節律地捏拿皮肉肌筋，有時還作定向移動的一類手法。操作時，指腹相對交替用力，力量柔和，連貫不斷，可隨肘臂作縱向或橫向移動，使皮肉肌筋在指間自然鬆緊起伏（圖 7-10）。捏法常用於皮膚易提起部位，如脊背等處。在脊背做捏提稱為捏脊，是小兒推拿常用手法之一。捏法具有舒筋活絡、溫督強脊、條達氣血、調和臟腑的功能。

撚法：撚法是拇指和示指羅紋面相對，捏住施術部位，作如撚繩狀的搓撚動作。主要有提皮撚和骨節撚（圖 7-11）。前者提起皮膚，後者捏住骨節，再

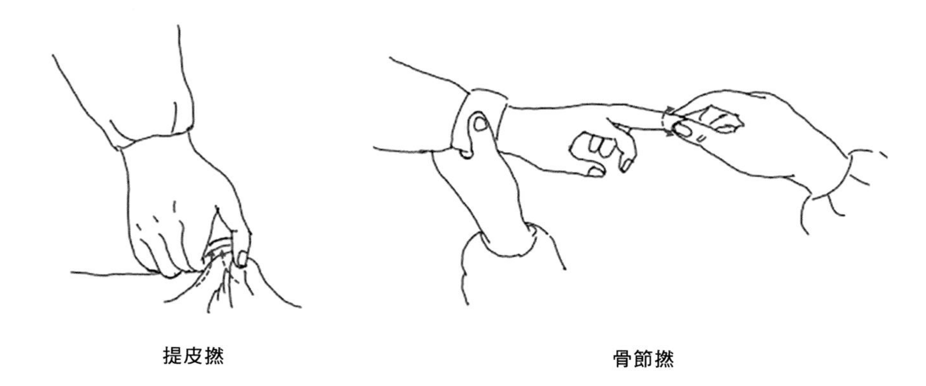

圖 7-11 撚法

作快速撚搓。撚法常用於四肢小關節和皮膚易提起部位，具有舒和腠理、疏解皮肉、滑利骨節、條達氣血的作用。

拍擊手法

拍擊手法是用指端、手掌、拳背或掌側叩擊拍打施術部位的一類手法，包括指叩擊、掌拍擊、拳背擊和掌側擊等（圖 7-12），具有行氣活血、疏經通絡、舒筋消瘀、除痹止痛的作用。

指叩擊： 五指分開，屈曲成鷹爪狀，叩擊力量集中在五指末端，通過腕關節或肘關節屈伸，做快速移動叩擊，如雨點下落，頻率應在每分鐘 120-200 次。多用在頭皮，主治頭痛頭脹、失眠多夢等症。

掌拍擊和拳背擊： 掌拍擊為五指並攏，手掌作成淺窩狀，通過腕肘屈伸，用力拍打，應有響亮的拍擊聲產生。拳背擊為握拳，用拳背擊打施術部位。兩種拍擊法的頻率掌握在每分鐘 60-120 次，多用於肩背、腰臀、大腿等肌肉豐厚處，主治各種肌肉痹痛。

掌側擊： 伸直雙掌，並攏示、中、環、小四指，以掌尺側小魚際交替擊打施術部位，中度用力，頻率為每分鐘 120-150 次，多用於肩背、腰臀和下肢後部等肌肉豐厚處，主治各種痹痛。

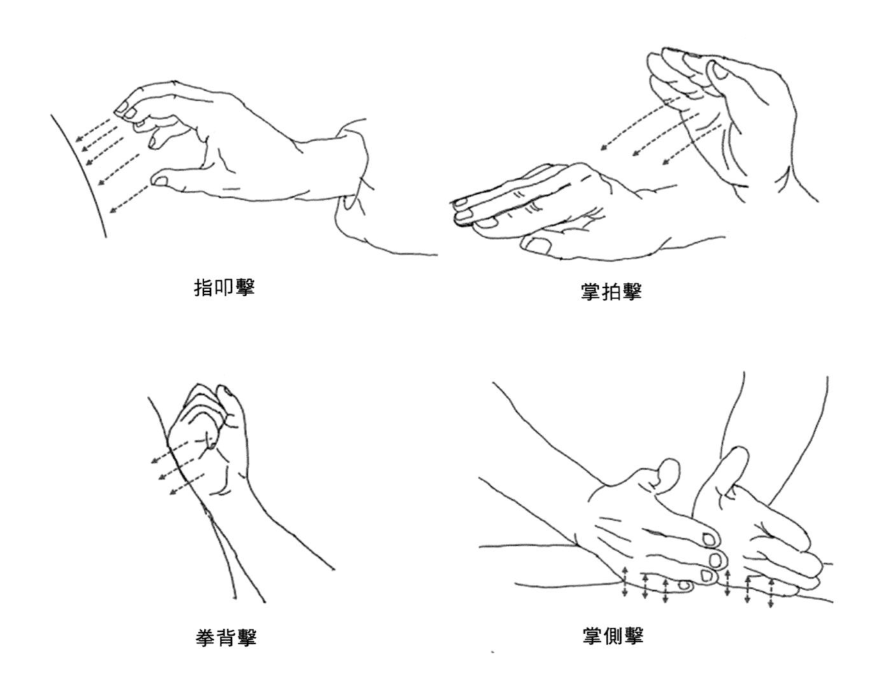

圖 7-12 拍擊法

中醫功能鍛煉

中醫功能鍛煉，古稱導引，又稱練功療法，是根據中醫理論，通過特定肢體運動，以達到減輕病痛、恢復功能和養身健身的目的。如明張冰《類經》言：「導引，謂搖筋骨，動肢節，以行氣血也。」功能鍛煉對運動系統痛症尤為重要，應貫穿在整個治療和康復過程中。功能鍛煉可徒手進行，也可借助特別器材進行，取決於肢體功能恢復的需要。本節就功能鍛煉作用、分類和注意事項做一概述 [6]。各痛症的具體鍛煉步驟在各章中詳述。

分類： 根據鍛煉的部位可分為局部鍛煉和全身鍛煉。局部鍛煉重點是恢復局部肢體功能，可為每個患者制定有針對性的功能鍛煉操，如撞擊綜合征和粘連性肩關節囊炎患者，可練習聳肩緩胛、擺臂舒肩、抱頭收展、扶肘收肩、持腕後伸、垂肩環擺、舉臂攀牆等動作。足踝痛患者，可進行踮趾屈踵、足趾挪物、足底滾球、曲身扳足等動作。全身鍛煉的主要目的是強筋健肌、柔濡骨節、條達氣血、調和臟腑，可指導患者練習太極拳、八段錦、五禽戲等傳統鍛煉操，還可建議患者利用健身器械或社區健身設施進行全身鍛煉。

作用： 功能鍛煉主要有三方面作用：第一，健肌強筋、柔濡骨節：通過動靜結合，牽拉舒縮，伸屈轉側，保持肌肉體積和功能，防止肌肉弛廢；恢復關節活動，改善滑液分泌，減少關節摩擦，防止粘連和僵硬。第二，疏經活血、除痹止痛：通過自我揉摩搓捏，推拿拍按，促進氣血循環，化瘀消腫，推陳出新。第三，養榮氣血，調和臟腑：通過太極、八段、五禽練習，吐納調息，以安神寧心，擴肺充脾，養肝益腎。

指導原則： 在指導病人進行功能鍛煉或為病人制定鍛煉操時，應遵循以下三個指導原則。第一，制定計劃：根據病人具體情況和病人接受度，制定切實可行的鍛煉計劃。第二，循序漸進：從簡單動作開始，然後再逐漸增加動作幅度、難度和練習時間，如肩周炎病人，開始每天練習 15 分鐘，僅練習部分動作，1-2 周後，增加至 30 分鐘，完成全套動作。第三：詳細解釋：在要求病人功能鍛煉時，需詳細向病人解釋動作要領、注意事項、具體計劃和預期能取得的鍛煉效果，同時要強調功能鍛煉是整體治療的一個重要部分，以取得病人積極配合。

◇ 參考文獻

1 Field T. Massage therapy research review. Complement Ther Clin Pract. 2016; 24: 19-31.
2 王冰倩 , 陳水金 , 林志剛 , 張幻真 , 陳樂春 , 江煜 , 陳進城 . 推拿對緩解疼痛的作用機制的研究進展 . 按摩與康復醫學 , 2020; 11(24)：6-10.
3 雷洋 , 王玉霞 , 周運峰 . 推拿治療疼痛的研究進展及其機制探討 . 中華中醫藥雜誌 , 2021; 36(3): 1530-1532.
4 徐志為 , 劉建航 . 推拿手法作用機制的研究進展 . 湖南中醫雜誌 , 2014; 3(6): 185-187.
5 俞大方 (主編): 《推拿學》, 上海科學技術出版社 , 上海 , 1985.
6 王和鳴 , 黃桂成 (主編): 《中醫骨傷科學》, 第 88-90 頁 , 中國中醫藥出版社 , 北京 , 2012.

II

各論

第 08 章

緊張型頭痛

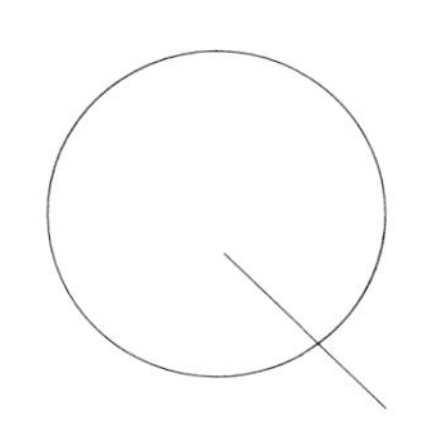

病理機制和診斷要點

緊張型頭痛（Tension-type Headache）是與心理壓力密切相關、因頭頸部肌肉持續收縮所致的一種原發性頭痛，又稱緊張性頭痛、肌收縮性頭痛、心理肌源性頭痛、壓力性頭痛、普通頭痛、原發頭痛、特發性頭痛、心因性頭痛等[1]。這些病名也反映了緊張型頭痛的病理機制與心理壓力和顱外肌肉緊張的直接關係。此外，來自顱外肌筋膜組織長期反覆的痛覺刺激，導致中樞痛覺傳導通路敏化，也是導致緊張性頭痛的重要病理機制。普通人群緊張型頭痛的患病率高達 30%-78%[2]。根據《國際頭痛分類》（第 3 版），緊張型頭痛臨床診斷要點包括[1]：

1. 為輕中度疼痛；
2. 頭痛多為雙側；
3. 性質為壓迫性或緊箍樣（非搏動性），呈脹痛、隱痛或鈍痛；
4. 多數有明顯精神壓力，常伴失眠、焦慮和抑鬱等精神症狀；
5. 日常活動如走路或爬樓梯不加重頭痛。

中醫淵源

頭居天陽之位，容髓海之腦，至清至上之官。五藏精華之血，六腑清陽之氣，皆輸會於頭，故謂之元首，至尊不可犯也。元首作痛，謂之「頭痛」、「腦痛」。殷商甲骨文記為「疾首」。「頭痛」一名，最早見於約西元前 168 年《陰陽十一脈灸經》中：「鉅陽脈：⋯⋯目內廉；是動則病，潼（腫），頭痛⋯⋯」因證機不一，頭痛又謂「腦風」、「首風」、「厥頭痛」、「真頭痛」、「頭風」、「偏頭風」等。腦風者，首風者，新沐之後，感受風邪，元首收緊之痛也。厥頭痛者，經氣逆上作亂，面若腫起煩心而痛也。真頭痛者，頭痛甚，連腦戶盡痛，手足逆冷至肘膝，乃頭痛危證。頭風者，偏頭風者，頭痛暴發一側，或左或右，劇痛難忍，乃痰火作祟也。故頭痛之機，不外外邪侵犯，或內傷作亂 [3,4]。

緊張型頭痛者，內傷作亂之痛也。始於五臟氣鬱，亂於鬱火痰濁，終於氣血腎虛。明徐春甫《古今醫統大全．頭痛大法分內外之因》云：「頭痛自內而致者，氣血痰飲、五臟氣鬱之病，東垣論氣虛、血虛、痰厥頭痛之類是也。」清林佩琴《類證治裁．頭痛》曰：「頭為天象，諸陽會焉，若六淫外侵，精華內痹，鬱於頭竅，清陽不運，其痛乃作。」

緊張型頭痛者，多為氣鬱而起，繼以鬱而化火。《素問．方盛衰論篇》首論：「氣上不下，頭痛巔疾。」意為氣機鬱結於上，元首患疾作痛。清葉天士《臨證指南醫案．頭痛》云：「頭為諸陽之會，與厥陰肝脈會於巔，諸陰寒邪不能上逆，為陽氣窒塞，濁邪得以上踞，厥陰之風火乃能逆上作痛。」又云:「頭痛一證，皆由清陽不升，火風乘虛上入所致。」明王肯堂《證治準繩．頭痛》言：「病頭痛者，凡此皆臟腑經脈之氣逆上，亂於頭之清道，致其不得運行，壅遏精髓而痛者也」；又言:「怒氣傷肝及肝氣不順，上沖於腦，令人頭痛。」

內傷頭痛者，又因痰擾頭腦而致。清沈金鼇《雜病源流犀燭．痰飲源流》論及：「痰之為物，流動不測，故其為害，上至巔頂，下至湧泉，隨氣升降，周身內外皆到，五臟六腑俱有。」元朱丹溪《丹溪心法．頭痛》云：「頭痛多主乎痰，痛甚者火多。」清尤怡《金匱翼》亦云：「痰厥頭痛，……集而為痰，上攻頭腦而作痛。」

緊張型頭痛者，又因氣血羸弱，不榮而痛。《靈樞．海論》論及：「腦為髓之海，其輸上在於其蓋，下在風府。髓海有餘，則輕勁有力，自過其度；髓海不足，則腦轉耳鳴。」南宋嚴用和《濟生方．頭痛論治》言：「凡頭痛者，氣血俱虛。」明《普濟方》亦言：「氣血俱虛，風邪傷於陽經，入於腦內，則令人頭痛。」宋王懷隱《太平聖惠方》述及：「夫偏頭痛者，由人氣血俱虛，客風入於諸陽之經，偏傷於腦中故也。」清《丁甘仁醫案》載:「肝為風木之臟，賴腎水以滋養，水虧不能涵木，肝陽上擾清竅，頭痛眩暈。」故肝腎虧虛，腦髓失充，而成不榮頭痛。

頭痛循經辨證

依經脈走行而辨頭痛，首載於《靈樞・經脈》中：「膀胱足太陽之脈，⋯⋯是動則病沖頭痛，⋯⋯頭囟項痛」；「膽足少陽之脈，⋯⋯是動則⋯⋯頭痛。」張仲景《傷寒論》進一步完善頭痛循經辨證理論，如「太陽之為病，脈浮，頭項強痛而惡寒」；「陽明病⋯⋯手足厥者，必苦頭痛」；「傷寒脈弦細，頭痛發熱者，屬少陽」；還觀察到巔頂厥陰頭痛者，多兼「乾嘔，吐涎沫」。自此，根據經脈走行和頭痛部位，分為陽明（前額）頭痛、少陽（顳側）頭痛、太陽（枕項）頭痛和厥陰（巔頂）頭痛（圖 8-1）。循經辨證為後世引經用藥和循經選穴治療頭痛奠定了基礎。表 8-1 列出治療頭痛的常用引經藥和循經選穴 [5-10]。

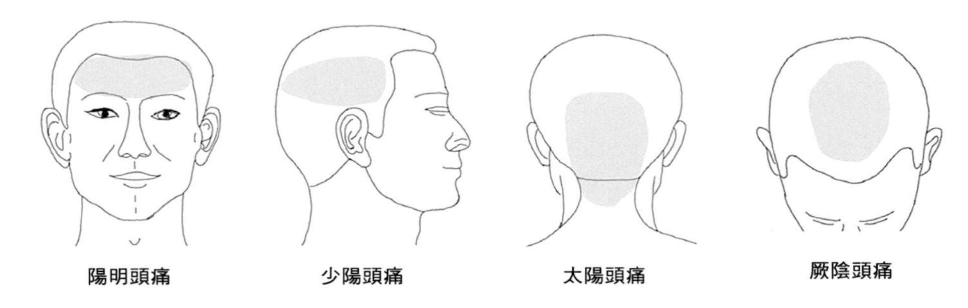

圖 8-1 頭痛循經辨證示意圖

表 8-1 頭痛常用引經藥和循經選穴

循經辨證	部位	常用引經藥	常用循經選穴
陽明頭痛	前額	葛根、白芷、知母	頭維、足三里、豐隆、合谷
少陽頭痛	顳側	柴胡、黃芩、川芎	風池、率谷、俠溪、外關
太陽頭痛	枕項	羌活、川芎、蔓荊子	天柱、玉枕、昆侖、後溪
厥陰頭痛	巔頂	吳茱萸、藁本	太沖、行間、蠡溝、內關
全頭痛		羌活、防風	百會、風府、印堂、太陽

辨證分型和方藥治療

故緊張型頭痛者，初起多因緊張焦慮，思慮過度，肝氣鬱結而起；肝鬱失泄，升降失序，氣上不下，令人頭痛；素體陽盛，或肝鬱日久，氣鬱化火，逆擾頭目；或體胖濕盛，脾困失運，痰濁內生，蒙蔽清竅；或素體羸弱，氣血不足，清竅失榮；或年老體衰，肝腎虧虛，腦髓失充。

綜合教科書、參考書籍[10-12]和已發表的臨床研究結果[13-20]，緊張型頭痛主要證型有：實證型的肝鬱頭痛、肝火頭痛、痰濁頭痛；虛證型的氣血虧虛、腎虛頭痛。其中以肝鬱頭痛和氣血虧虛最為多見[13-20]。血瘀頭痛在第11章「創傷後頭痛」中詳述。

1. 肝鬱頭痛

臨床特點：為緊張性頭痛最常見證型之一，多見於生性緊張多慮之人。常在精神壓力或思慮過度時發作。頭痛如脹如箍，多位於前額、枕項和顳側，緊張焦慮時加重，休息和按揉可緩解，病程長短不一。頸項肌肉僵直不適；神色緊張，多憂多慮，寐差早醒；時有口乾；苔舌正常但少津，脈弦或緊。

證機分析：情志不舒，肝失疏泄，氣機升降失常，不能載氣血上榮於頭竅。

治療要則：疏肝理氣，舒筋止痛。

常用方藥：柴胡疏肝散化裁加葛根、白芷、延胡索：柴胡疏肝散專於疏肝解鬱，方中柴胡為疏肝解鬱之要藥，但用量不宜過大，以免伐傷肝陰；香附理氣解鬱，調經止痛；川芎善行頭目，活血通竅，兼引藥上行；陳皮、枳殼理氣行滯，調理脾胃；芍藥、甘草養血柔肝，緩急止痛。加葛根解肌舒筋，生津止渴；白芷辛散溫通，疏解陽明頭痛；延胡索行氣活血，通經止痛。諸藥化裁合用，以求行氣解鬱，利竅止痛之功。

2. 肝火頭痛

臨床特點：多見素體陽盛，脾性急躁易怒之人；或肝鬱日久化火。頭痛如迫如箍，可前額，可顳側，可後項，可巔頂。心煩易怒，寐少欠安，時有惡夢；口苦乾渴，面紅目赤；苔薄白或黃，舌紅，脈弦數。

證機分析：陽盛性躁，情志過激，釀生肝火；或肝鬱日久化火；肝火上擾元首清竅，發為頭痛。

治療要則：清肝瀉火，利竅止痛。

常用方藥：龍膽瀉肝湯化裁加天麻、鉤藤：龍膽草大苦大寒為君，專瀉肝膽實火；輔以黃芩、梔子清熱除煩，鎮靜安心；三藥合用，以清肝瀉火，除煩安神。澤瀉、木通、車前子滲濕泄熱，導熱下行；當歸、生地養血滋陰，榮養止痛；柴胡疏肝解鬱，透表清熱；加天麻、鈎藤潛降肝火，舒筋止痙；諸藥化裁合用，共奏瀉火安神，疏利止痛之效。

3. 痰濁頭痛

臨床特點：多見於體胖濕盛之人。頭痛沉重如裹，昏蒙不清；思維遲緩，多寐嗜睡；四肢困重，神疲乏力；胸脘痞滿，納差嘔惡；苔白膩，舌胖嫩，脈濡滑。

證機分析：體胖濕盛，脾困失運，痰濕內生，蒙蔽清竅。

治療要則：健脾祛痰，清竅止痛。

常用方藥：半夏白朮天麻湯加枳殼、黃芩：半夏白朮天麻湯專治痰濁上蒙，頭昏眩暈之證。方中半夏燥濕化痰，降逆止嘔；天麻平肝潛陽，熄風止眩；二藥合用，以祛痰定眩，通竅止痛；白朮、茯苓健脾祛濕，以斷中土生痰之源；陳皮、枳殼理氣寬中，通利中焦；黃芩即治胸悶嘔惡，又可鎮靜安神。

4. 氣血虧虛

臨床特點：為緊張性頭痛最常見證型之一。多見於素體羸弱、生性多慮多疑之人。頭痛隱隱如空，痛處多位於太陽、顳側和巔頂；時輕時重，病程綿延。思慮過度時加重，休息或心情舒緩時減輕或消失；多疑多慮，寐淺易醒，夢境紛擾；面色皖白，體倦神疲；常伴頭暈、氣短、心悸；納差便溏；或月經延期，量少色淡；苔薄舌淡，脈細無力。

證機分析：素體羸弱，氣血本已虧虛；又憂心多慮，更是暗耗心血，傷及脾土；氣血生化乏源，不能上榮元首清竅，發為不榮頭痛。

治療要則：益氣養血，榮竅止痛。

常用方藥：歸脾湯加芍藥、川芎：歸脾湯專為氣血不足，心脾兩虛之證所設，方中人參、黃芪、白朮、炙甘草益氣健脾，養心安神；薑棗調和脾胃，補益氣血；當歸、龍眼肉、茯神、酸棗仁、遠志補血養心，安神消慮；芍藥、甘草養血柔肝，緩急止痛；川芎清利止痛，引藥上行；木香辛香走散，理氣醒脾，中和滋膩礙胃之品。

5. 腎虛頭痛

臨床特點：多見於孤獨憂鬱多慮老人和產後婦人。頭痛如隱如空，痛勢綿綿，或巔頂，或顳側，或全首；面色晦暗；寐差或多寐；常伴頭暈耳鳴，腰膝酸冷，兩腿無力；怯寒畏冷；苔少舌淡，脈沉細無力。

證機分析：腦為髓海，其主在腎。年老體弱，命門火衰，腎精式微；或婦人產後，腎氣損耗；腦髓失充，頭竅失榮。

治療要則：溫陽補腎，填精定痛。

常用方藥：右歸丸加柴胡、川芎、黃芩：右歸丸專治真陽虛衰之證，方中附子、肉桂、鹿角膠為君，溫腎壯陽，填精生髓；輔以熟地、枸杞、山茱萸、山藥，養血健脾，補肝益腎；佐以菟絲子、杜仲益腎固精，強膝壯骨；配當歸活血養血，榮竅止痛；加柴胡、川芎疏肝解鬱，清利頭竅，引藥上行頭目；黃芩鎮靜安神；其性苦寒，又可調和溫陽滋膩生熱之品。

天麻素注射液

已有多個對照試驗和病例研究報告顯示，天麻素注射液靜脈點滴可有效緩解緊張性頭痛 [21-26]。其用法為 600 mg 天麻素加入 250 ml 生理鹽水，靜脈滴注，每日一次，連續治療 14 天為一療程。要特別注意中藥注射液的致熱源問題。

針灸治療

頭為元首之官，手足三陽脈交接於首；六腑之清陽，五臟之精血，皆上注於頭，以榮養髓海之腦，故為「諸陽之會」、「清陽之府」。針灸治以元首之痛，當疏通經脈、調和氣血、利竅止痛。依疼痛所在，循經選穴；再依疼痛證機，辨證選穴。薈萃分析顯示，針刺可有效緩解緊張性頭痛並預防其復發 [27-29]。

治療要則： 疏經通絡，調和氣血，利竅止痛。

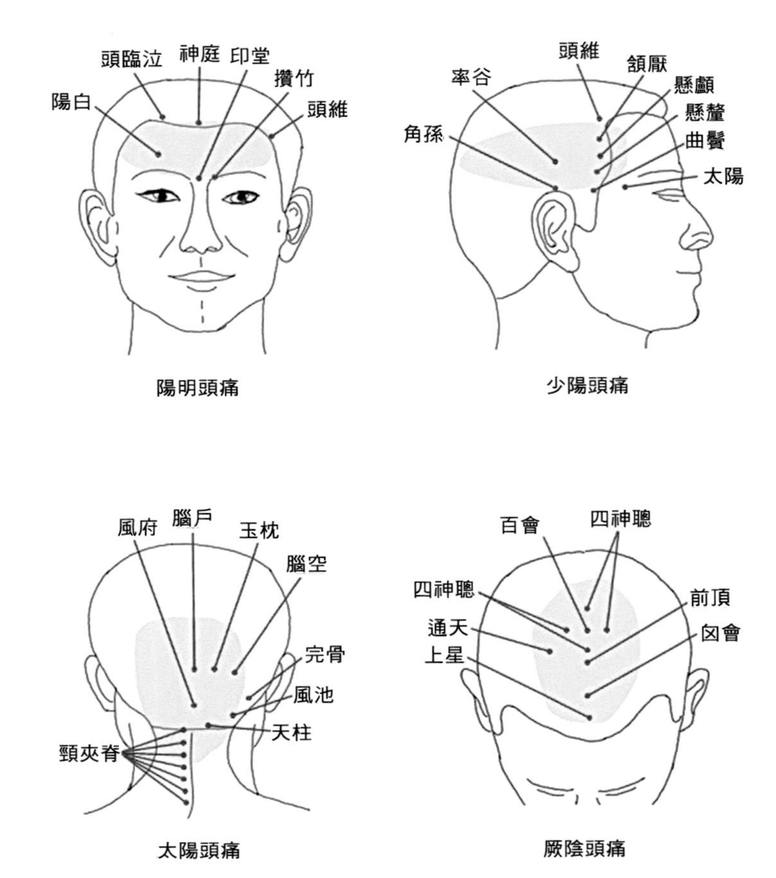

圖 8-2 治療緊張型頭痛局部要穴

選穴原則：（1）以痛為俞為首要，多數緊張性頭痛者有明確壓痛點（阿是穴），同時選取局部要穴（表 8-2）；（2）輔以循經遠道、辨證分型和主要兼症選穴（表 8-3）（圖 8-2）。

表 8-2 緊張型頭痛局部和遠道要穴

	局部要穴	循經遠道取穴
陽明（前額）頭痛	印堂、攢竹、神庭、陽白、頭臨泣、頭維	合谷、足三里、內庭
少陽（顳側）頭痛	太陽、頷厭、懸顱、懸厘、曲鬢、角孫、率谷	外關、陽陵泉、俠溪
太陽（枕項）頭痛	風府、腦戶、玉枕、腦空、風池、完骨、天柱、頸夾脊	後溪、委中、昆侖
厥陰（巔頂）頭痛	百會、四神聰、前頂、通天、囟會、上星	內關、太沖、曲泉

表 8-3 緊張型頭痛辨證和對症選穴		
分型和兼症	常用穴	功效
· 分型		
肝鬱頭痛	太沖、三陰交、印堂、百會	疏肝解鬱，清竅安神
肝火頭痛	行間、俠溪、太溪、陽陵泉	平肝潛陽，利膽瀉火
痰濁頭痛	豐隆、中脘、內關、膻中	和胃建中，化痰寬胸
氣血虧虛	氣海、關元、膏肓、脾俞	健脾益氣，養血安神
腎虛頭痛	腎俞、肝俞、太溪、懸鐘	補益肝腎，強膝壯骨
· 兼症		
頸項僵直	天柱、頸夾脊、肩中俞、肩井	舒筋解肌，緩壓止痛
失眠寐少	安眠、神門、印堂、百會	益氣升清，安神助眠
焦慮抑鬱	內關、神庭、風府、百會	理氣清心，安神除慮

操作要點

- 太陽頭痛者，取俯臥位；其他頭痛者，取仰臥位；或俯仰臥位隔次交替。
- 肝鬱、肝火和痰濁頭痛者，用瀉法或強刺激；氣血虧虛和腎虛頭痛者，用補法或輕刺激。
- 取 3-4 對施電針刺激。仰臥位者，取印堂 - 百會，同側四神聰 - 頭臨泣，兩側頭維，兩側太陽；俯臥位者，取百會 - 腦戶，兩側風池，同側天柱 - 頸夾脊等。虛證者 2 Hz，實證者 100 Hz，連續波，強度調至患者舒適為宜，留針 25 分鐘。
- 溫針刺激：腎虛頭痛者，可在天柱、肝俞、腎俞加溫針刺激。將艾絨搓揉成約 0.5×0.8 釐米橄欖狀，固定於針柄，同時用阻燃紙覆蓋穴位周圍，以防灼傷；小心點燃，每穴 2-3 壯。
- 拔罐和刮痧：建議僅用於實證頭痛和頸項肌肉僵直者。在頭痛部位及天柱、頸夾脊、肩中俞、肩井等肌肉豐厚處穴位實施拔罐。或用水牛角刮痧板刮痧。一線取百會穴至前髮際，二線取百會至腦戶、風府、風池穴；三線取大椎向下刮拭督脈至肺俞、肝俞、腎俞等處；刮至局部有少量出血點即可。每週 1 次，4 次為一療程 [30]。

穴位刺血

穴位刺血療法可有效緩解緊張性頭痛 [30,31]。建議僅用於實證型緊張型頭痛。取太陽、印堂。前額痛者加陽白，巔頂痛者加百會，頸項強痛者加風池，伴眩暈、耳鳴、眼花者加頭維，伴噁心嘔吐者，加豐隆。常規消毒後，用中號三棱針（圖 6-7）分別點刺上述穴位，每穴每次放血 0.5-2 毫升，隔日 1 次，10 天為一療程。

穴位注射

有一項穴位注射治療緊張性頭痛的報告 [32]。取雙側太陽、風池、合谷，配穴為頭維、率谷、神門。噁心嘔吐者加內關，前額痛者加印堂和陽白，巔頂痛者加百會，頸項強痛者加風池和天柱。用 5 毫升注射器吸取 25% 天麻注射液 4 毫升或維生素 B1 2 毫升。用 5 ½ 號針頭。針刺入穴位，待有酸脹感，抽無回血後，再注入藥物。每穴注射藥物 0.5 毫升，每日或隔日一次，3 次為一療程。在頭頸部施穴位注射，需謹慎操作，注意避開神經幹和血管。

手法治療

元首之痛最宜施以手法，或點揉，或抹推，或梳拿，或指叩，或掃散，以疏經活絡，解鬱安神，舒筋止痛。手法治療緊張型頭痛具有明顯正面作用 [33-39]。常用手法包括：點揉頭穴，開推天門，抹推坎宮，拿揉風池，梳拿五經，指叩天陽，掃散顳顬（圖 8-3）。又根據辨證分型，另加指推橋弓，摩揉脘腹，按揉丹田，或擦按督腎等。

· **點揉頭穴**：患者取坐姿，以拇指點揉或一指禪推揉阿是穴及印堂、攢竹、神庭、陽白、頭維、百會、太陽、懸顱、率谷、風池、天柱、完骨等要穴。根據頭痛部位和辨證，每次選取 5-6 個要穴，每穴點揉 30-60 秒。
· **開推天門**（圖 8-3A）：天門穴為印堂和神庭之間連線。術者可立其前操作，亦可立其後操作。立其前者，雙拇指指腹交替自印堂向神庭單向推擦，立於後者，中指和環指伸直並攏做推擦。用力輕柔，速度適中，10-20 次，直至皮膚微紅。
· **抹推坎宮**（圖 8-3B）：坎宮即眉弓，位於攢竹穴和絲竹空穴之間。立於前面，拇指置於攢竹穴上，餘四指置於頭兩側。用拇指指腹橈側自攢竹向絲竹空做單向抹推，用力中等，速度和緩，10-20 次，直至有酸脹感。
· **拿揉風池**（圖 8-3C）：立於患者後外一側，一手置於頭頂以固定頭部，另一手用拇指、示指和中指三指拿揉風池，用力適中，10-20 次，直至酸脹快然。

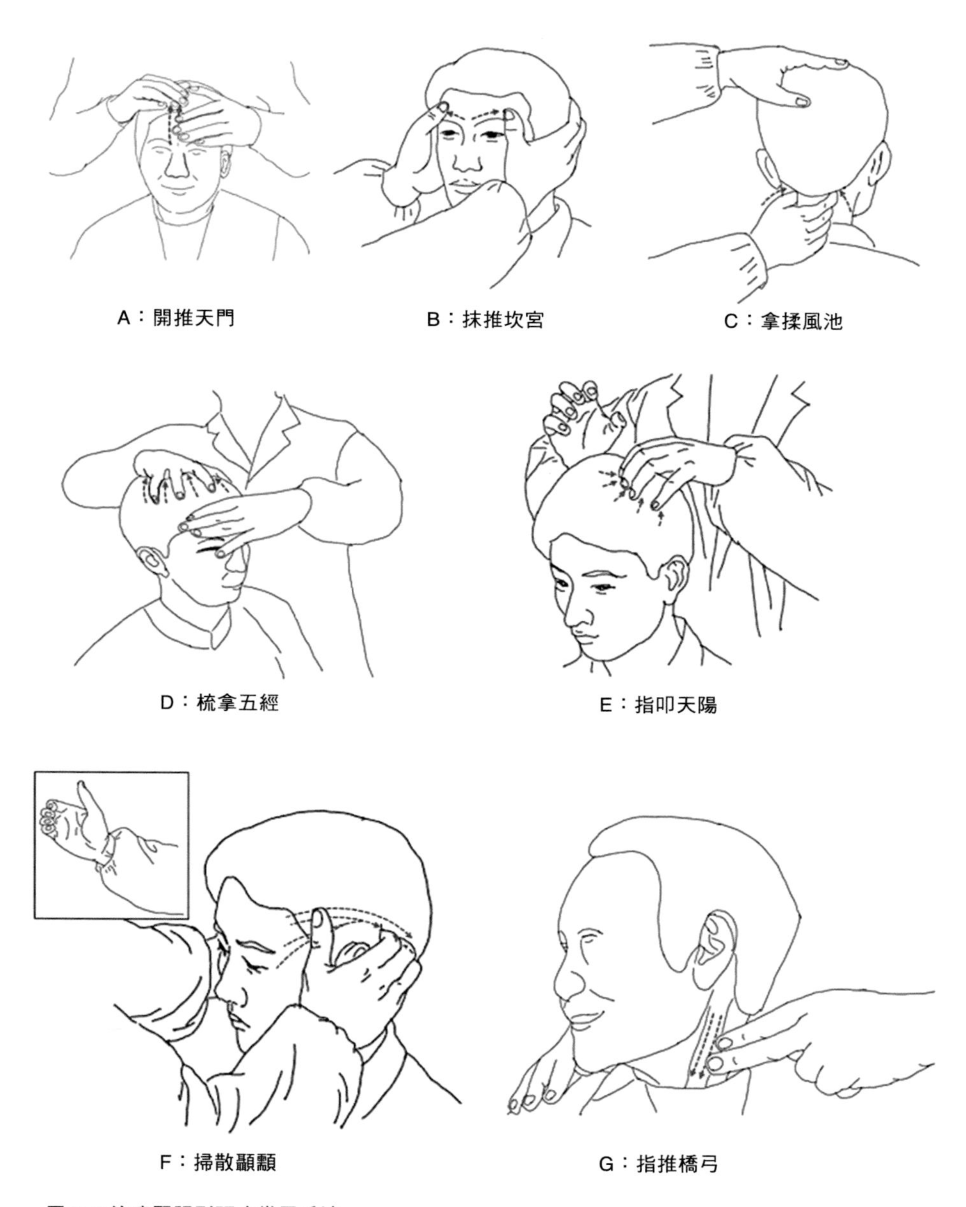

圖 8-3 治療緊張型頭痛常用手法

· **梳拿五經**（圖 8-3D）：天陽五經即中線督脈及兩側膀胱經和膽經。術者立於一側；一手置於前額，固定頭部；另一手五指展開，半屈指關節，並用力作成鷹爪狀，分別置於五經上，自前額向枕後單向用力梳拿五經，反覆 5-10 次，直至患者有清解豁然之感。

· **指叩天陽**（圖 8-3E）：梳拿五經後，再以五指指端叩擊天陽，遍及額頂顳枕各區，用力快速急促，反覆 2-3 遍，直至有酸麻清利之感。

- **掃散顳顬**（圖 8-3F）：立於前外側，一手置於耳後固定頭部，另一手伸直拇指，微屈餘四指，以拇指側自頭維 / 太陽向後，經率谷，至乳突和完骨穴，作單向掃散，動作用力快速，反覆 5-10 次，直至有溫熱舒緩之感。
- （1）肝鬱頭痛者，加**指推橋弓**（圖 8-3G）。橋弓穴位於翳風穴（耳垂後下緣的凹陷）和缺盆穴（鎖骨上窩中央）連線中點，胸鎖乳突肌前緣，與人迎穴位置基本一致，為頸動脈竇所在處。立於後外側，一手扶住患者肩部，另一手並緊伸直示指中指，自上而下單向指推橋弓，每側各 20-30 次，具有清肝抑陽，舒筋安身作用。（2）痰濁頭痛者，加**摩揉脘腹**。仰臥屈膝，掌根大幅摩揉中脘、天樞、關元所圍成脘腹區，重點揉按中脘和天樞，分別順時針和逆時針各 5 次，以理中健脾，祛濕化濁。（3）氣血虧虛者，加**按揉丹田**。分別順時針和逆時針各 5 次，用力適度，並重點按揉氣海關元，以取益氣生血，榮養頭首之效。（4）腎虛頭痛者，加**擦按督腎**。俯臥，在督脈上塗敷適量潤滑膏，以快速上下反覆側掌擦督脈，5-10 次，直至有透熱之感，再點揉腎俞、命門 2-4 分鐘。

自我按摩

自我按摩是緩解緊張型頭痛的一種簡便有效療法。根據文獻報告 [40-42] 和上述手法療法，總結如下一套自我按摩操，共 8 個步驟（圖 8-4），適合坐姿進行：1. 捏提印堂；2. 推抹眉弓；3. 點揉太陽；4. 側掃顳顬；5. 按揉百會；6. 指叩巔頂；7. 點揉風池；8. 揉按頸肌。

1. **捏提印堂**：微閉眼，拇指、示指和中指相對，捏提揉按印堂 30-50 次，直至酸脹微痛。
2. **推抹眉弓**：微閉眼，雙手半屈指，以示指中節橈側緣，自攢竹至絲竹空單向推抹眉弓，用力速度適中，反覆 20-30 次，直至有酸脹之感。
3. **點揉太陽**：雙手拇指置於兩側太陽穴，餘四指固定於前額。拇指分別作前後旋轉按揉各 20-30 次，用力深重，直至疼痛釋然。
4. **側掃顳顬**：以中指和示指指腹，自頭維，經率谷至完骨作單向推掃，並點按三穴位，10-20 次，推掃和緩，用力適中。
5. **按揉百會**：雙掌疊加，掌心置於頭頂百會穴，雙臂用力帶動手掌，分別做順時針和逆時針環旋按揉，各 10-20 次，直至有溫熱感。
6. **指叩巔頂**：雙手五指稍展，並屈指關節，用力固定作成鷹爪狀，用十

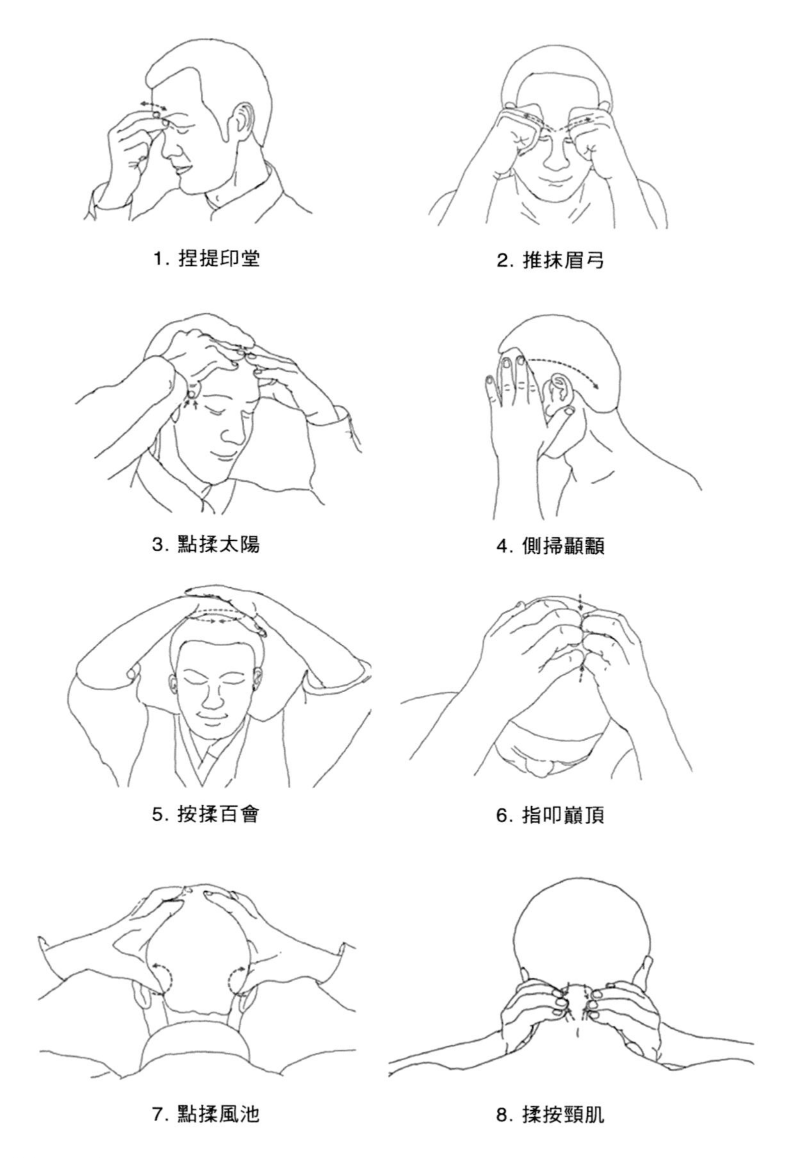

圖 8-4 緊張型頭痛自我按摩手式

指指端同時叩按頭頂各部 3-5 次，用力急促著重，直至頭皮有酸麻微痛之感。

7. **點揉風池**：頭微前傾，五指展開，拇指置於風池穴，餘四指固定於頭側，拇指用力向外作環轉按揉 20-50 次，直至酥麻酸脹之感。
8. **揉按頸肌**：頭微後仰，雙手四指並攏，分別置於兩側頸肌，自上而下，再自下而上揉按，用力深重，反覆 5-10 次，直至舒緩快然之感。

防治策略和自我調理

- 防治緊張性頭痛的最佳策略是自我調理，即減少工作強度和心理壓力，並保證充足休息和睡眠以及適當娛樂活動。
- 針灸和手法是緩解緊張型頭痛的首選，療效確切 [28,29,38,39]。針灸和手法可同時實施。發作期間，治療頻率為每日或隔日 1 次，大部分患者經若干次治療後頭痛可明顯緩解或完全消失。頭痛嚴重和頸項僵直明顯者，另加刮痧或拔罐。反覆發作者，建議患者在緩解期間繼續預防和維持治療，每週或隔週一次，並指導患者經常自我按摩。
- 方藥結合針灸和手法可加強治療效果。如需長期服用中藥，應注意與西藥的潛在相互作用以及對肝腎功能的影響。
- 對針灸、手法和中藥治療效果欠佳者，可考慮加穴位放血、穴位注射或天麻素注射液治療。

◇ 參考文獻

1 國際頭痛分類第 3 版 . https://ichd-3.org/wp-content/uploads/2018/10/ICHD-3-Chinese.pdf, 46-53 頁， 2018.

2 Yu S, Liu R, Zhao G, Yang X, Qiao X, Feng J, Fang Y, Cao X, He M, Steiner T. The prevalence and burden of primary headaches in China: a population-based door-to-door survey. Headache. 2012; 52(4): 582-591.

3 吳玉斌，谷峰 . 論「頭風」病源流 [J]. 遼寧中醫藥大學學報，2014; 16(01): 136-137.

4 鄭晶慧，陳少玫 . 淺析古代醫家論治內傷頭痛 [J]. 四川中醫，2014; 32(04): 37-39.

5 余毓茹 . 頭痛的古代文獻整理與研究 [D]. 成都中醫藥大學，2008.

6 康前前，郭麗君，王富春 . 基於資料採擷的針刺治療頸源性頭痛選穴規律分析 [J]. 亞太傳統醫藥，2020; 16(09): 167-172.

7 李純，王玲 . 基於文獻研究針刺治療緊張型頭痛的取穴規律 [J]. 中華針灸電子雜誌，2019; 8(01): 30-32.

8 楊世雷，楊揚 . 中藥引經藥的臨床應用淺析 [J]. 天津中醫藥大學學報，2019; 38(02): 136-138.

9 滕飛，楊宇峰，石岩 . 中醫頭痛診療理論框架的沿革與解析 [J]. 遼寧中醫雜誌，2016; 43(12): 2509-2511.

10 吳勉華，王新月 (主編):《中醫內科學》，全國高等中醫院校規劃教材 (第九版)，279-287 頁，中國中醫藥出版社，北京，2012.

11 韋緒性 (主編): 《中醫痛證診療大全》，81-87 頁，中國中醫藥出版社，北京，1992.

12 石學敏 (主編):《針灸治療學》(第 2 版)，381-385 頁，人民衛生出版社，北京，2017.

13 趙永烈，王良葉，蔡英麗，王永麗，胡坤 . 偏頭痛、緊張性頭痛病人焦慮抑鬱狀態及中醫證型的特點分析 . 中西醫結合心腦血管病雜誌，2018: 16(8): 1012-1014.

14 鄭軍 . 緊張性頭痛分型治驗 . 天津中醫學院學報，2000; 19(1): 14-15.

15 吳春節，李建 . 針灸加中藥治療頭風 115 例臨床報告 . 北京中醫雜誌，2002; 21(3): 167-168.

16 毛小紅 . 中西醫結合治療緊張性頭痛 32 例 . 福建中醫學院學報，2008; 18(3): 13-14.

17 邱瑞瑾 . 中醫治療原發性頭痛研究述評 . 河南中醫，2013; 33(6): 985-987.

18 全偉，胡志強 . 緊張性頭痛的中醫治療 . 吉林中醫藥，2010; 30(11): 932-933.

19 凌方明 . 緊張性頭痛研究現狀與治療新思路 . 中醫藥學刊，2006; 24(12): 2226-2227.

20 雷玉嬌，李燕梅 . 淺析從肝論治緊張性頭痛 . 中國民族民間醫藥，2017; 26(8): 68-69.

21 焦麗梅 . 天麻素注射液治療緊張性頭痛 41 例療效分析 . 河北北方學院學報 (自然科學版)，2017; 33(4): 27-28.

22 江利敏，張健 . 天麻素注射液用於緊張性頭痛的效果 . 醫藥論壇雜誌，2014; 35(5): 50-51.

23 吳宏生，單亞利，劉景 . 天麻素注射液治療緊張性頭痛 80 例 . 中西醫結合心腦血管病雜誌，2010; 8(7): 813-814.

24 姚彪 . 天麻素注射液治療緊張性頭痛的療效觀察 . 臨床合理用藥雜誌，2015; 8(9A): 48-49.

25 劉超坤 . 天麻素注射液治療 200 例緊張性頭痛的療效觀察 . 求醫問藥，2011; 9(11): 608-609.

26 張明，井小會，王晉陽，毛蘭芳 . 針刺配合天麻素注射液治療神經性頭痛 45 例臨床觀察 . 實用中西醫結合臨床，2015; 15(6): 36-37.

27 費可 . 針刺治療緊張性頭痛研究進展 . 內蒙古中醫藥，2017; (7): 118-119.

28 Linde K, Allais G, Brinkhaus B, Manheimer E, Vickers A, White AR: Acupuncture for tension-type headache (Review). Cochrane Database Syst Rev. 2009; 21(1): CD007587.

29 Linde K, Allais G, Brinkhaus B, Fei Y, Mehring M, Shin BC, Vickers A, White AR. Acupuncture for the prevention of tension-type headache. Cochrane Database Syst Rev. 2016;19(4):CD007587.

30 張麗蕊 . 刺血療法配合刮痧治療氣滯血瘀型緊張性頭痛療效觀察 . 上海針灸雜誌，2013; 32(3): 178-179.

31 郭慶廣 . 刺血療法治療慢性肌緊張性頭痛 160 例 . 中醫臨床研究，2016; 8(7): 33-34.

32 宋玉文，葉振洪，伏曉猛 . 穴位注射治療血管性緊張性頭痛 100 例 . 中國針灸，1997; (5): 318.

33 邵小偉，吳雪 . 針刺結合穴位按摩治療血管神經性頭痛 52 例療效觀察 . 針灸臨床雜誌，1996; 12(7): 29.

34 李開凡 . 按摩治療緊張性頭痛 30 例 . 四川中醫，1987; (9): 27.

35 蘭卓華 . 羅浮山百草油穴位按摩緩解頭痛 86 例療效觀察 . 現代養生，2016; (5): 174.

36 王金貴 . 通脈調氣腹部辨證推拿法治療緊張性頭痛 75 例療效觀察 . 新中醫，2006; 38(2): 60-61.

37　沈紹東 . 穴位手法按摩治療頭痛症 163 例 . 按摩與導引 , 1996; (4): 23.
38　Fan Z, Di A, Huang F, Zhao S, Qiu M, Wu C, Huang C, Guo R, Tian Q, Wu S. The effectiveness and safety of Tuina for tension-type headache: A systematic review and meta-analysis. Complement Ther Clin Pract. 2021; 43: 101293.
39　Cumplido-Trasmonte C, Fernández-González P, Alguacil-Diego IM, Molina-Rueda F. Manual therapy in adults with tension-type headache: A systematic review. Neurologia (Engl Ed). 2018: S0213-4853(18)30013-6.
40　顧銀霞 . 頭痛的自我按摩法 [J]. 國際醫藥衛生導報 , 1998; (03): 40.
41　施裕森 . 頭痛患者的自我按摩法 [J]. 中國氣功科學 , 1998; (01): 25.
42　姜書國 . 自我按摩治療頭痛 [J]. 按摩與導引 , 1990; (01): 49.

第 9 章

偏頭痛

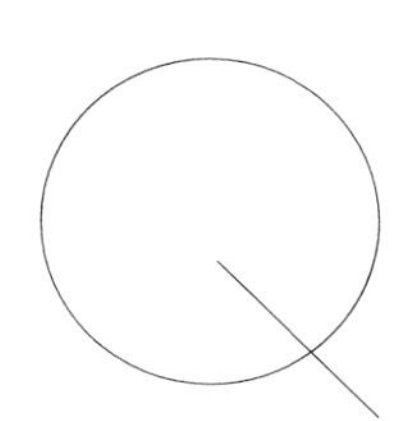

病理機制和診斷要點

偏頭痛（Migraine）是以單側顳區搏動性疼痛、反覆發作為特徵的一種高發性神經血管性頭痛[1]。全球一年發病率女性為 17.6%，男性為 5.7%。我國普通人群發病率為 9.1%，其中女性為 12.6%，男性為 5.3%[2, 3]。顱內外腦血管為痛覺敏感組織，其痛覺信號經三叉神經眼支傳入腦內。偏頭痛患者可能因遺傳基因原因，造成大腦感覺皮層和三叉神經感覺傳導通路痛覺敏感度異常升高；同時因外周神經血管調節紊亂，在內外環境誘因作用下，觸發顱內外血管周圍組織釋放大量致痛因子，引起劇烈而持久疼痛[4]。偏頭痛是中醫和針灸科常見求診病種之一。臨床診斷要點包括[1]：

1. 大多數單側發作；少部分雙側同時或交替發作；
2. 為中重度疼痛，持續 4-72 小時；
3. 部分病人有前驅和先兆症狀；
4. 可發於小孩、青少年和成年；
5. 女性發病率遠高於男性，二者比例為 2-3:1;
6. 約 2/3 有家族史；
7. 常有觸發原因。

根據發作前是否有先兆症狀，偏頭痛分為無徵兆和有徵兆兩大類。典型先兆症狀包括頻繁哈欠、視物模糊或變形、畏光畏聲、噁心嘔吐、出汗流淚、面色發白等。雖僅約 20% 患者有典型先兆[1]，但大部分患者在發作前，會出現疲憊、注意力下降和情緒煩躁不安等前驅症狀。偏頭痛發作過程可分為前驅期、先兆期、發作期和恢復期（圖 9-1）。

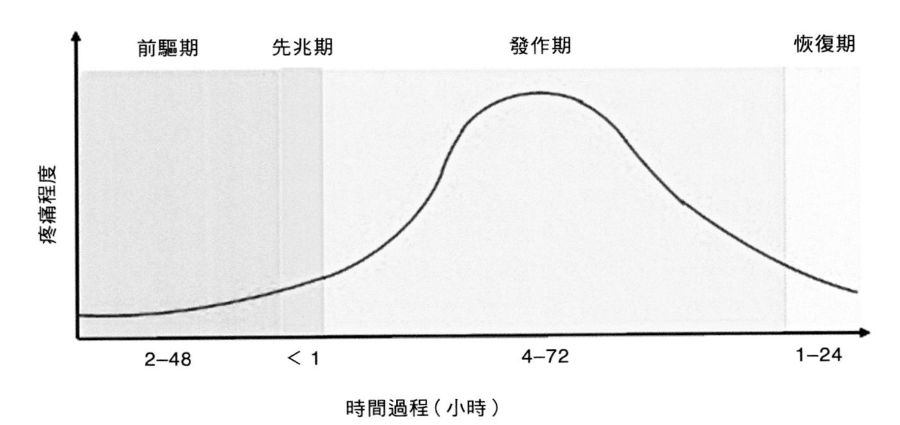

圖 9-1 偏頭痛發作過程和分期

中醫淵源

中醫已有「偏頭痛」病名的記載。清尤怡《金匱翼》描述：「偏頭痛者，……痛連額角，久而不已，故謂之偏頭痛也。」偏頭痛又稱「頭風」、「偏頭風」。晉陳壽《三國志・華佗傳》已有頭風病例記載：「太祖（曹操）苦頭風，每發，心亂目眩。」明方隅《醫林繩墨・頭痛》論及：「頭風之症，亦與頭痛無異，但有新久去留之分耳，淺而近者名曰頭痛，深而遠者名曰頭風。頭痛卒然而至，易於解散也；頭風作止不常，愈後觸感復發也。」說明古代醫家已認識到偏頭痛與其他頭痛的區別。

頭風者，常因肝火而發。清懷遠《古今醫徹》言：「頭風之疾，乃本肝經而作。」明張介賓《景岳全書》亦言：「火邪頭痛者，……盛於頭面而直達頭維，故其痛必甚，其脈必洪，其證必多內熱，其或頭腦振振，痛而兼脹，而絕無表邪者，必火邪也。」

頭風者，又因痰火上沖，氣血腎虛而致。元朱丹溪《丹溪治法心要》曰：「（頭風）有痰，有熱，有風，有血虛。」明龔廷賢《萬病回春》亦言：「肥人頭痛者，多是氣虛痰濕也；……瘦人頭痛者，多是血虛痰火也。」《素問・通評虛實論》述及：「頭痛耳鳴，九竅不利，腸胃之所生也。」意為九竅頭痛之疾，多因腸胃失運，濕阻痰聚所致。元朱丹溪《脈因證治》云：「太陰頭痛，脈沉緩，必有痰。」元李東垣《蘭室秘藏・頭痛門》專設白朮半夏天麻湯，「治痰厥頭痛」。元朱丹溪《丹溪心法・頭痛》還描述：「如形瘦蒼黑之人頭痛，乃是血虛。」頭風日久則傷絡，絡血橫逆，腦絡失榮，故常以蟲類入藥，以搜剔通絡。

辨證分型和方藥治療

故頭風證機，不外肝火痰瘀，氣血腎虛。或素體陽盛，肝火上沖；或體胖濕重，或啖食厚味，易生痰濕；或先天顱腦脈絡異常，血瘀絡阻；或頭風日久，氣血虧耗，腎精式微，顱竅失養。綜合臨床指南[5-7]和有關辨證分型報告[8-16]，偏頭痛有4種常見證型：肝火上沖、痰瘀阻絡、氣血虧虛、肝腎不足。前二者為實證型，後二者為虛證型。臨床上實證型遠比虛證型常見，其中又以痰瘀阻絡最為多見。

1. 肝火上沖

臨床特點：多發於素體陽盛，脾性急躁之人。一側顳區青筋暴張，搏動而痛，如錐如刺，如鼓如脹，劇痛難忍，常牽連巔頂；多因情志不舒或發怒時發作或加重。面紅烘熱，目赤畏光，煩躁不安，失眠多夢；常伴頭暈耳鳴。脈弦緊或數，苔白或黃而乾，舌紅。

證機分析：肝膽互為表裡，分佈巔頂顳側。陽盛之體，肝膽之氣本已偏亢，氣有餘便生火。五志過激，七情過用，猶如搖扇生風，煽動肝火；肝火逆經上沖顳巔，發為頭風。

治療要則：清肝瀉火，通絡止痛。

常用方藥：龍膽瀉肝湯合理經四物湯化裁加天麻、地龍、全蠍：龍膽瀉肝湯專於清肝利膽。方中龍膽草、黃芩、梔子苦寒清熱，三藥合用，清肝膽之熱，瀉元首之火；澤瀉、木通、車前子專注下焦，分引肝膽逆火下行；柴胡引藥入肝，和解少陽；配白芍柔肝和血，緩急止痛。理經四物湯原為婦人血虛有熱，小腹作痛而設，取方中川芎、當歸、延胡索活血通絡，利竅止痛；香附疏肝行氣止痛；三棱破氣散瘀止痛；生地、白朮養陰健脾，和解辛散走竄諸藥。加天麻平肝潛陽降火；地龍、全蠍搜絡散瘀止痛。雙方化裁，諸藥合用，既取清瀉肝膽之效，又圖利竅通絡之功。

2. 痰瘀阻絡

臨床特點：臨床上痰濁和瘀血之證常混雜呈現，又以痰濁阻絡為著。多見於體胖婦人，其父母姊妹甚者兄弟亦常患有頭風。一側頭痛難忍，如搏如擊，如錐如刺。痛有定處，痛處青筋暴張，指捫可感搏動。時作時休，病程綿延。

常於經前發作，經血色暗，或夾雜瘀塊。面色灰白或晦暗，噁心嘔吐，納差食少，胸悶易煩。苔白膩，舌胖暗淡或有瘀點瘀斑，脈弦滑或澀緊。

證機分析：先天顱腦脈絡異常，水濕通調不暢，久聚成痰，滯留少陽；上首血脈經絡運行失常，血行遲滯，阻礙腦絡。

治療要則：化痰散瘀，通絡止痛。

常用方藥：滌痰湯合通竅活血湯化裁加延胡索、地龍、僵蠶：滌痰湯專於滌痰開竅，舒擴血管。方中膽南星、石菖蒲祛痰開竅；竹茹開鬱化痰；枳實、陳皮、半夏理氣祛痰；人參、茯苓、甘草益氣健脾。通竅活血湯專治痰瘀內留，頭竅瘀阻之證。方中赤芍活血散瘀；川芎行氣活血；桃仁、紅花活血通絡；老蔥、鮮薑通陽順氣利竅；黃酒活血通絡，引藥上行。加延胡索理氣散瘀止痛，地龍、僵蠶剔絡祛瘀止痛。雙方諸藥化裁合用，以圖祛痰通竅，化瘀止痛之效。

3. 氣血虧虛

臨床特點：此型多見於頭風反覆，遷延難愈，又素體羸弱，或產後，或常勞累思慮過度之人。一側或兩側顳額隱隱作痛，交替反覆；多在勞累思慮過度或經後發作或加重。面白神疲，氣短懶言，哈欠連連，心悸寐淺，經少色淡。苔薄舌淡，脈細弦或細軟。

證機分析：頭風反覆遷延，痰瘀稽留不去；又復素體羸弱，或勞累思慮，暗耗氣血，或經後失血；氣血虧虛，腦絡失榮；虛實相雜，顱竅作痛。

治療要則：益氣補血，榮竅通絡。

常用方藥：八珍湯化裁加膽南星、石菖蒲、三棱、延胡索：以八珍湯雙補氣血，榮養頭竅。方中人參、熟地益氣補血；茯苓、白朮化濕健脾；當歸、白芍養血和營；川芎活血通竅；炙甘草和中益氣。加膽南星滌痰開竅，石菖蒲開竅寧神；三棱、延胡索散瘀通絡，行氣止痛。諸藥合用，共奏補益氣血，祛痰散瘀，通絡止痛之效。

4. 肝腎不足

臨床特點：主要見於頭風常年不愈，又年事已高者。一側或雙側隱隱搏動作痛，如鼓如空，痛勢綿綿，常波及巔頂；毛枯體瘦，面色晦暗；頭暈耳鳴，腰膝酸冷，或兩腿無力；寐淺易醒；苔少舌暗淡，脈沉細無力。

證機分析：頭風遷延，又年事已高，腎精式微。腦為髓海，其主在腎。腎精虧虛，腦髓失充；則頭腦空虛，隱隱作痛。

治療要則：填精補髓，榮竅止痛。

常用方藥：左歸丸合桃紅四物湯化裁加延胡索、吳茱萸：左歸丸重於滋陰補腎，填精益髓。方中熟地、枸杞、菟絲子補益肝腎，養血生精；鹿龜二膠乃血肉有情之品，峻補精髓。山茱萸補肝滋腎，懷山藥健脾養陰，二者又可澀精固精；懷牛膝補肝益腎，強筋壯骨。以桃紅四物湯養血活血，通絡調經，祛瘀止痛。方中芍藥斂陰養血；當歸補血榮竅；川芎活血利竅；桃仁、紅花化瘀通竅。加延胡索辛散行氣，散瘀止痛；吳茱萸專治厥陰頭痛，與川芎引藥上行巔頂頭目。

經驗方和中成藥

有大量經驗方治療偏頭痛的臨床報告（表 9-1）。根據表 9-1，出現頻數最高的 30 味中藥列於圖 9-2，供臨床用藥參考。也有一些中成藥治療偏頭痛的報告（表 9-2）。

表 9-1 治療偏頭痛經驗方（按拼音字母順序排列）

名稱	主要組成中藥
半夏白朮天麻湯加味 [17]	半夏、白朮、天麻、茯苓、陳皮、蔓荊子、鉤藤、川芎、白芷
補陽還五湯加減 [18]	生黃芪、赤芍、當歸、紅花、地龍、川芎、細辛、僵蠶、全蠍、葛根
補陽還五湯加減 [19]	黃芪、桃仁、當歸、川芎、紅花、地龍、赤芍、陳皮、半夏
柴胡川芎細辛湯 [20]	柴胡、當歸、羌活、白芍、葛根、川芎、細辛、薄荷、白芷、白菊花
柴芎止痛湯 [21]	柴胡、香附、當歸、白芍、川芎、白芷、僵蠶、防風、全蠍
柴芷散偏湯 [22]	柴胡、白芷、川芎、黃芩、知母、藁本、羌活、細辛、葛根、白芍、生地
川菊止痛膠囊 [23]	川芎、菊花、石決明、天麻
川芎茶調散加減 [24]	川芎、荊芥、防風、白芷、薄荷、羌活、蔓荊子、地龍、細辛、全蠍、桂枝、丹皮、桃仁

川芎止痛湯 [25]	川芎、鉤藤、當歸、白芍、葛根、雞血藤、天麻、全蠍
川芎定痛湯 [26]	川芎、鉤藤、白芷、地龍、天麻、白蒺藜、珍珠母、石決明
川芎天麻散 [27]	川芎、天麻、僵蠶、柴胡、白芥子、蜈蚣、郁李仁、生白芍、香附、白芷
川鬱解痛湯 [28]	川芎、當歸、鬱金、白芷、防風、葛根、吳茱萸
當歸四逆加吳茱萸生薑湯 [29]	當歸、桂枝、通草、白芍、細辛、吳茱萸、生薑
杜氏加味散偏湯 [30]	川芎、白芍、白芥子、香附、白芷、郁李仁、柴胡、細辛、蔓荊子
複方桃紅口服液 [31]	當歸、赤芍、川芎、生桃仁、紅花、白芷、大蔥、大棗、生薑
活血散偏湯 [32]	生黃芪、當歸、丹參、地龍、川芎、全蠍、桂枝、炙甘草、天麻、桃仁、紅花
活血通絡鎮痛湯 [33]	川芎、當歸、細辛、白芍、蜈蚣、地龍、土鼈蟲
加減芎龍湯 [34]	延胡索、川芎、葛根、白芷、桃仁、地龍、牛膝、紅花、細辛
加減芎龍湯 [35]	川芎、葛根、延胡、牛膝、地龍、細辛、白芷（用於瘀血型）
加味散偏湯 [36]	川芎、白芷、白芥子、醋柴胡、香附、白芍、郁李仁、夏枯草
加味散偏湯 [37]	川芎、柴胡、白芍、白芷、郁李仁、葛根、地龍、香附、生地、地骨皮、白芥子、升麻
寧痛片 [38]	石決明、鉤藤、菊花、豨薟草、地龍、全蠍
平肝活血湯 [39]	全蠍、川牛膝、川芎、天麻、鉤藤、石決明、菊花、白芍
平肝通絡顆粒 [40]	白芍、天麻、丹參、川芎、石決明、珍珠母、全蠍
平肝熄風化瘀湯 [41]	生龍骨、生牡蠣、生石決明、玄參、菊花、生白芍、懷牛膝、炒當歸、炒白芷、炙僵蠶、防風、天門冬、麥門冬、全蠍
芪龍湯加味 [42]	黃芪、地龍、全蠍、川芎、鉤藤
清肝活血湯 [43]	龍膽草、決明子、黃芩、赤芍、川芎、桃仁、柴胡、白芷、延胡索、鬱金、白蒺藜
清空膏 [44]	羌活、菖蒲、葛根、柴胡、防風、藁本、白芷、川芎
祛風活血湯 [45]	天麻、鉤藤、川芎、白芷、地龍乾、赤芍、菊花、藁本、蔓荊子、膽南星
祛風散熱合劑 [46]	連翹、菊花、霜桑葉、黃芩、蘇薄荷、苦丁茶、夏枯草、藁本、白芷、荷葉、鮮茅根
祛風通絡湯 [47]	柴胡、川芎、全蠍、白芷、白芍、紅花、地龍、菊花
祛風止痛湯 [48]	川芎、白芷、細辛、藁本、蔓荊子、丹參、桃仁、當歸、僵蠶、天麻、延胡索、柴胡

全天麻滴丸[49]	全天麻（用於肝陽上亢型）
全蠍止痛湯[50]	全蠍、天麻、川芎、菊花、鉤藤、地龍、葛根、蔓荊子、枸杞子、黃精、細辛、黃芩
三蟲通竅活血湯[51]	川芎、僵蠶、桃仁、赤芍、紅花、全蠍、蜈蚣、老薑、老蔥
散風活血方[52]	川芎、薄荷、白芷、菊花、丹參、柴胡、羌活、防風、藁本、蔓荊子、蜈蚣
散偏方[53]	炒白芍、當歸、柴胡、川芎、桃仁、薑半夏、僵蠶、白芷
散偏湯[54]	川芎、藁本、白芷、細辛、白芍、太子參
散偏湯[55]	川芎、葛根、地龍、防風、白芷、牡蠣、細辛
散偏痛膠囊[56]	川芎、白芷、藁本、細辛、蔓荊子、柴胡、地龍、白芍、香附、白芥子
散偏止痛湯[57]	柴胡、白芍、防風、菊花、羌活、半夏、山梔子、川芎、蔓荊子、延胡索、地龍、僵蠶、丹參、三七粉
散偏湯加味[58]	郁李仁、川芎、白芷、白芥子、白芍、柴胡、細辛
芍絞還五湯[59]	黃芪、白芍、絞股藍、當歸、川芎、桃仁、紅花、莪朮、蜈蚣、白芷、地龍
升降通絡湯[60]	川芎、牛膝、珍珠母、生牡蠣、黃芩、白芥子、白芷、杭菊、柴胡、白芍、蔓荊子、生地
升降散合通竅活血湯[61]	僵蠶、蟬蛻、薑黃、生大黃、川芎、柴胡、赤芍、白芷、桃仁、紅花、老蔥、鮮薑（用於瘀阻腦絡型）
天麻川芎湯[62]	天麻、菊花、柴胡、黃芩、山梔子、生地、白芍、夜交藤、石決明、川芎、生龍牡、懷牛膝（用於肝經風火型）
調肝祛風湯[63]	川芎、夏枯草、何首烏、天麻、當歸、赤芍、決明子、白芍、全蠍、蜈蚣、防風、土茯苓、柴胡
通脈止痛方[64]	黃芪、當歸、白芍、川芎、水蛭、白芷、地龍、桂枝、柴胡、葛根、天麻、徐長卿、酒大黃、菊花、蔓荊子（用於痰瘀型）
通竅活血湯加味[65]	桃仁、紅花、當歸、川芎、蜈蚣、赤芍、僵蠶、全蠍、生薑、蔥白、黃酒
通竅活血湯加減[66]	赤芍、川芎、桃仁、紅花、白芷、老蔥、生薑、黃酒、紫丹參、黃芪
頭痛速效湯[67]	川芎、葛根、牛膝、黃芪、紅花、天麻、細辛、白芷、防風、延胡索、鬱金、當歸、白芍
馬錢蜈蠍膠囊[67]	製馬錢子、蜈蚣、全蠍、滇三七
五味清陽湯[68]	川芎、細辛、當歸、蜈蚣、土茯苓
息痛飲[69]	天麻、鉤藤、梔子、桃仁、紅花、赤芍、地龍、全蠍、石決明、桑枝、川芎
小柴胡湯合血府逐瘀湯[70]	當歸、生地、桃仁、紅花、川芎、赤芍、柴胡、牛膝、黃芩、半夏

新頭痛寧方 [71]	黃芪、川芎、當歸、赤芍、白芷、細辛、天仙子
新正天丸 [72]	川芎、當歸、白芍、生地、桃仁、紅花、羌活、獨活、防風、附子、細辛、麻黃、鉤藤、雞血藤、黃芪、澤瀉、茯苓、生龍骨、生牡蠣
芎芷煎 [73]	川芎、白芷、赤芍、白芍、延胡索、夏枯草、蔓荊子、藁本、薄荷、菊花、柴胡、細辛、防風、茯神、葛根
芎芷湯 [74]	川芎、當歸、柴胡、白芷、白芍、細辛、藁本、蔓荊子、蜈蚣、全蠍、香附
芎烏湯 [75]	葛根、川芎、細辛、川烏、白芍
芎芷羌葛湯 [76]	川芎、白芷、羌活、葛根、荊芥、全蠍
芎芷塞鼻散 [77]	川芎、白芷、細辛、冰片（外用： 紗布或棉球包少許藥末，塞入頭痛處對側鼻孔 15-20 分鐘）
血府逐瘀湯加味 [78]	川芎、桃仁、紅花、當歸、生地、赤芍、牛膝、桔梗、柴胡、枳殼、全蠍、蜈蚣
血府逐瘀湯加減 [79]	當歸、生地黃、桃仁、紅花、枳殼、赤芍、柴胡、桔梗、川芎、牛膝
養血止痛方 [80]	當歸、川芎、牛膝、薄荷、柴胡、酸棗仁、葛根、白蒺藜、龍骨、牡蠣、全蠍
鎮腦寧神膠囊 [81]	川芎、藁本、細辛、丹參、紅花、羌活、當歸、赤芍、白芷、延胡索
鎮偏湯 [82]	川芎、當歸、全蠍、白芍、細辛、木瓜、桃仁、紅花
自擬川芎定痛飲 [83]	川芎、當歸、珍珠母、白芍、白芷、蔓荊子、僵蠶、白蒺藜、生地、柴胡、全蠍、細辛、白芥子
自擬清陽煎 [84]	川芎、白芷、延胡索、天麻、蜂房、細辛、全蠍、蜈蚣、石菖蒲、川牛膝、菊花、半夏、白朮
自擬頭風湯 [85]	柴胡、防風、菊花、荊芥、薄荷、羌活、白芷、川芎、草決明、黃芩、細辛、冰片
自擬芎膝湯 [86]	川芎、川牛膝、赤芍、蔓荊子、桃仁、當歸、白芷、骨碎補、白蒺藜、紅花、全蠍、蜈蚣、珍珠母
自擬芎芷桃紅湯 [87]	川芎、白芷、桃仁、紅花、白芍、全蠍、延胡索、石菖蒲
自擬養血熄風通絡湯 [88]	當歸、白芍、川芎、熟地、夏枯草、鉤藤、草決明、珍珠母、雞血藤、延胡索、細辛
自製健腦鎮痛膠囊 [89]	川芎、白芷、細辛、柴胡、全蠍、延胡索

表 9-2 治療偏頭痛常用中成藥（按拼音字母順序排列）

名稱	主要組成中藥	用法
丹參注射液、川芎嗪注射液 [90]	丹參、川芎提取成分	丹參注射液 30ml 或川芎嗪注射液 160mg，加 5% 或 10% 葡萄糖或生理鹽水 250ml，靜脈滴注，每日 1 次。

都梁滴丸 [91]	川芎、白芷	每次口服都梁滴丸 180mg，每日 4 次，14 天為一療程。
複方丹參滴丸 [92]	丹參、三七、冰片、聚乙二醇、丹參酮	每日 3 次，每次 10 丸，12 周為一療程。
頭痛寧膠囊 [93-95]	當歸、天麻、全蠍、防風、土茯苓、何首烏	每次 3 粒，每日 3 次，14-28 天為一療程。
養血清腦顆粒 [96-100]	細辛、珍珠母、決明子、熟地、鉤藤、當歸、川芎、夏枯草、延胡索	每日 1-3 次，每次 1 包，56-90 天為一療程。
益母草注射液 [101]	益母草（月經期偏頭痛）	每支 1ml（含益母草鹼 20mg）。每日 1 次肌注 2ml，連續治療 90 天。
正天丸 [102]	白芍、白芷、川芎、當歸、地黃、獨活、防風、附子、鉤藤、紅花、雞血藤、麻黃、羌活、桃仁、細辛	每次口服 1 袋，每日 3 次，30 天為一療程。

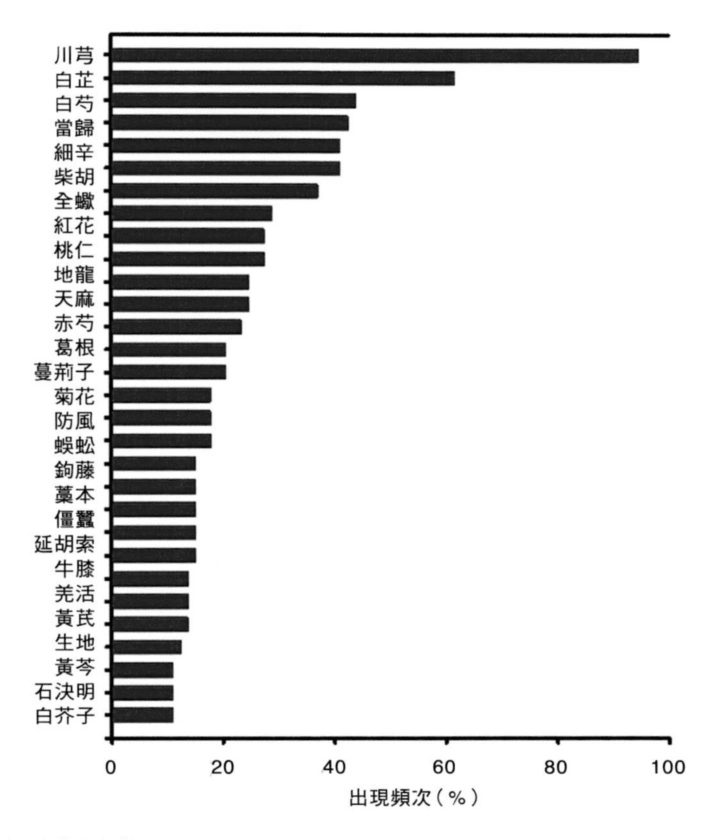

圖 9-2 治療偏頭痛常用中藥

針灸治療

膽足少陽脈上抵頭角，出走耳前，布目銳眥後。三焦手少陽脈上項，繫耳後，直上出耳上角，其支出走耳前，至目銳眥後。故偏頭痛者，少陽之病也。少陽居表裡之間，陽經之末，陰經之始，乃表裡陰陽之樞。膽與肝互為表裡。肝火上沖，痰瘀阻絡，首犯少陽。故針灸治以頭風，總以顳顬少陽輸穴為主，疏通稽留痰瘀，清泄肝膽逆火。已有大量針刺治療和預防偏頭痛的臨床案例報告和臨床試驗。薈萃分析表明，針刺可有效減輕偏頭痛發作時的疼痛程度、頻率和時程，改善生活質量，並很好地預防其復發 [103-105]。

治療要則： 化瘀通絡，疏泄肝膽，調和氣血。

選穴原則：（1）以痛為俞，即在疼痛部位，尤其在青筋暴張（顳淺靜脈）和顳淺動脈搏動處，密集選取阿是及周圍要穴，予以強刺激（圖 9-3A），方可達化瘀通絡，速解疼痛之效；（2）同時在健側選取相當於患側痛點位置及若干要穴予巨刺，以調和氣血；（3）遠道辨證選穴；（4）再加中渚和頭痛奇穴（足背第一二趾聯合處上方 2 公分，約相當於行間和太沖穴之間）（圖 9-3B,C），中渚和頭痛奇穴對偏頭痛似有特別療效 [106,107]。這些選穴原則也已參考古代和現代針灸治療偏頭痛的用穴規律 [108,109]。選穴和主要功能列於表 9-3。

表 9-3 偏頭痛選穴及功效一覽表

	穴位名稱	功效
· 局部要穴		
阿是鄰近要穴	頭維、太陽、頷厭、懸顱、懸厘、曲鬢、率谷、天沖、風池、絲竹空、腦空、頭臨泣、百會、神庭	化瘀通絡，清利止痛
健側對應要穴	頭維、太陽、懸顱、曲鬢、率谷、風池、絲竹空	平衡左右，通調氣血
· 遠道辨證選穴 [a]		
肝火上沖	行間、解溪、申脈、足臨泣、陽陵泉、後溪、支溝、曲池	清肝瀉火，疏解少陽
痰瘀阻絡	足臨泣、豐隆、陽陵泉、足三里、列缺、膻中、鳩尾、中脘、大杼	祛痰散瘀，理氣寬胸
氣血虧虛	足三里、太淵、氣海、關元、膏肓	益氣補血，榮脈和絡
肝腎不足	太沖、太溪、懸鐘、三陰交、陰陵泉、足三里、肝俞、腎俞	補肝益腎，填髓榮竅

[a] 各證型均加中渚和頭痛奇穴，後者位於足背第一二趾聯合處上方 2 公分，約相當於行間和太沖穴之間（圖 9-3C）。

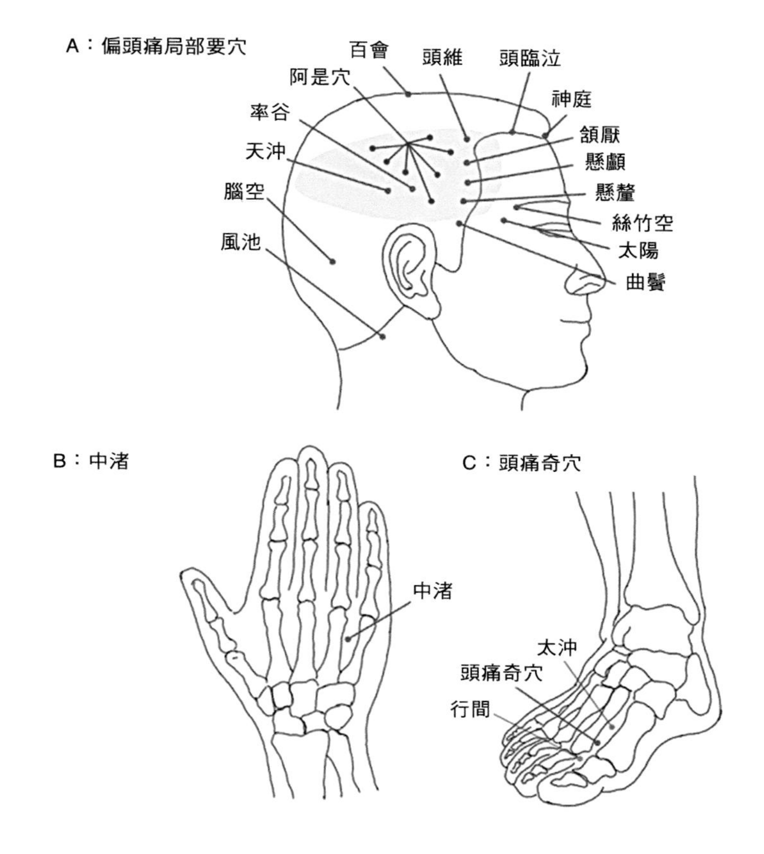

圖 9-3 偏頭痛局部要穴（A）及中渚（B）和頭痛奇穴（C）位置

操作要點

- 發作期：仰臥或側臥，取 0.30 mm × 40 mm 毫針，快速刺入阿是穴和鄰近要穴，多位於暴張搏動青筋（顳淺動脈）周圍；密集平刺，快速撚轉，直至得氣快然，痛有所緩；健側亦如是操作；四肢軀幹穴平補平瀉。加 2-3 對電針於痛點阿是穴，另 2 對電針分別於兩側太陽穴和兩側懸顱穴，再一對於神庭百會。電針太陽穴對肝火上沖偏頭痛似有特別療效 [110]。實證型者頻率 100 Hz，虛證型者 2 Hz，連續波，強度調至患者最大耐受程度，持續 25-30 分鐘。如有取背部穴位者，待仰臥針刺完成後，再俯臥施針。每日 1 次；痛甚者，可上午下午各 1 次。連續 5-7 天。
- 前驅先兆期：有明顯前驅和先兆症狀者，在發作前 1-2 天即開始針刺。患側常可觸及敏感點，以此為俞針刺，其他如發作期操作。
- 緩解期：緩解期間維持針刺治療，可有效預防復發。其可能機制是通過持續針刺，進一步調節、重塑和鞏固局部及顱內外神經血管微環境。緩解期的用穴數可適當減少。初期每週 2-3 次，之後可減至每週 1 次或每 2 週 1 次。

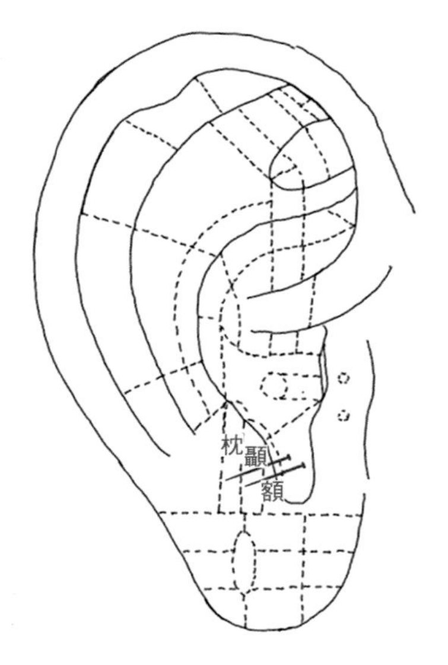

圖 9-4 耳穴透刺額 - 顳 - 枕區治療偏頭痛

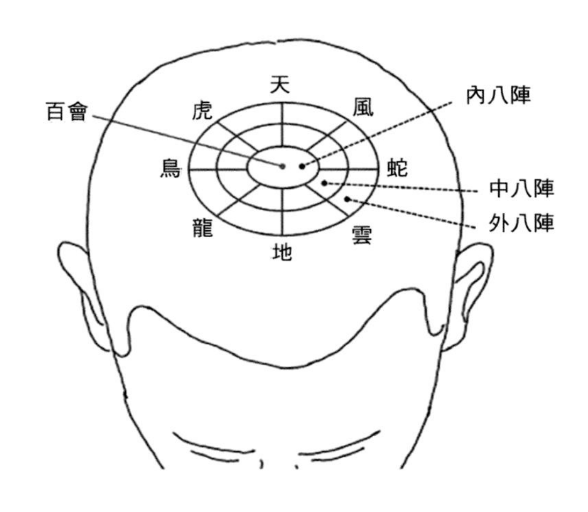

圖 9-5 百會八陣穴圖

耳穴埋針

已有一項耳穴透刺埋針額 - 顳 - 枕區治療偏頭痛的臨床研究 [111]。具體操作：患者取坐位，耳穴區皮膚嚴格消毒，操作者一手拇指、示指和中指固定耳廓，並以環指從耳背將所埋針穴區耳廓局部頂起，另一手鑷子夾起皮內針圈柄，以小於 10 度角沿皮刺入兩針，即由額區向顳區刺入一針，再由顳區向枕區刺入一針，膠布固定（圖 9-4）。每次僅在一側耳部埋針，兩耳交替運用。埋針期間囑患者每日自行輕柔按壓 2-3 次，以加強刺激。囑患者埋針處保持清潔乾燥，以免感染。留針 3-5 天後起針，間隔 2 天後在另一側耳廓再埋針。

梅花針叩刺

也有梅花針治療偏頭痛的報告 [112]。操作要點：取側臥位，患側頭部朝上，並囑患者放鬆。75 % 酒精棉球在疼痛處消毒 3 次。一手輕壓患者頭部顳額部，另一手持一次性梅花針，先叩刺局部阿是穴，再逐步擴大叩擊範圍，至完全覆蓋疼痛區域；然後循患側頭部少陽經走向自上至下叩刺，叩擊頻率 90-120 次 / 分，持續 10 分鐘。叩刺強度分弱、中、強三級：（1）弱刺激：用較輕力度叩刺，局部皮膚略見潮紅，無疼痛感，適用於年老體弱和虛證型者；（2）中刺激：叩刺力度適中，叩刺至局部皮膚潮紅，可有微滲血，稍感疼痛，適用於大多數患者；（3）強刺激：用較重力度叩刺，局部皮膚可見血珠滲出，有明顯疼痛感，適用於年輕體壯和實證型者。叩刺後用消毒乾棉球擦拭乾淨，保持清潔乾燥，勿沾濕，以防感染。局部皮膚有創傷、潰瘍、瘢痕忌用本法。每週實施 2-3 次。

杵針療法

杵針療法具有穴位經絡按摩作用（圖 6-14）[113]。百會八陣穴為杵針治療頭部疾病的特定穴，即以百會為中心，分別以 1.5 寸、3 寸和 4.5 寸為半徑形成內、中、外八陣三穴區（圖 9-5）。杵針百會八陣穴配合針刺拔罐可有效緩解偏頭痛，明顯改善腦動脈血流 [114]。

具體操作：先用金剛杵或奎星筆在百會八陣各穴皮膚快速反覆點叩，如雀啄狀，直至皮膚潮紅；再用七曜混元杵針尖緊貼百會八陣穴，做左右分推和上下推退的行杵分理手法；最後用杵柄做自內向外，再自外向內的太極運轉。各步手法分別持續 10 分鐘。重而慢為瀉，輕而快為補，輕重快慢適中則為平補平瀉。杵針治療後，除有酸麻脹得氣感外，多數患者還有局部溫熱感和疼痛緩解後的舒適感。每天一次，6 天為一療程。

經筋療法

經筋療法是結合手法、針灸、拔罐為一體的綜合療法，常用於急性痛症的治療。已有兩項經筋療法治療偏頭痛的報告 [115,116]。操作要點如下：

1. 手法：（1）在眶膈筋區（眼眶周及鼻骨兩側筋區）、額筋區（前額部位的所屬筋性組織）、百會筋區（頭頂部位）、枕筋區（枕及枕側部位肌筋附著點）、顳筋區（顳上線以下、眼至耳間筋區）、耳筋區（耳上、耳前及耳的筋區）及頸項部的斜方肌、頸夾肌和頭長肌等處查找粗糙、小顆粒狀結節、觸壓時疼痛異常的「陽性筋結點」或「病灶點」。多數患者可有 3-5 個病灶點。（2）根據以灶（痛）為腧、鬆筋解結診療原則，先用拇指刮掃、切按、切撥、點叩、揉搓和揉撥等手法，對「筋結點」進行解結消灶，用捏拿法、攘法、四指掃散法疏鬆筋絡，重點對顳筋區進行充分鬆筋理筋；（3）再以「弓鉗手」對眶膈筋區、顳筋區、枕筋區做鬆筋理筋；所謂弓鉗手，即四指並攏，與拇指相對作成弓狀手式（圖 9-6）。運作時，以並攏四指指端作為支持點，拇指指尖或指腹運行，作鬆筋理筋手法。

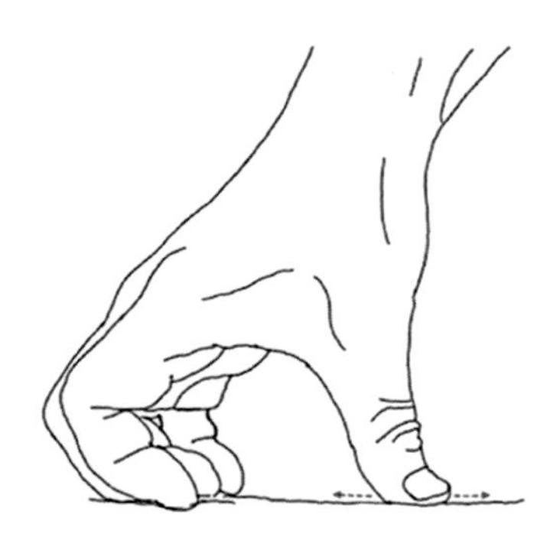

圖 9-6 經筋療法中的「弓鉗手」手式

2. 針刺：手法鬆筋後，一手拇指尖切壓筋結點，另一手持毫針沿指尖切壓點刺入病灶，快速提插撚轉，直至有明顯酸麻脹感或向周圍放射時方起針。
3. 拔罐：隨後在頸夾脊及兩側太陽穴拔火罐，留罐 10 分鐘。
4. 治療頻次：隔天一次，5 次為一療程。

防治策略及自我調理

· 針刺治療及預防偏頭痛療效確切，可作為首選。頑固性偏頭痛可考慮結合梅花針叩刺、耳穴埋針和經筋療法。杵針療法可作為參考應用。
· 雖有大量方藥和中成藥治療病例和對照試驗報告，但治療效果尚需進一步證實，可與針刺和其他療法配合，作為預防和發作期治療的輔助手段。
· 避免誘因和調攝身心是預防和減輕偏頭痛發作的重要一環：（1）避免飲食不節和過饑過飽，以清淡飲食為主；（2）忌食辛辣滋膩刺激性飲食，如富含酪胺酸食物，包括乳酪、巧克力、牛奶、乳酸飲料等，煙酒、咖啡、濃茶等；（3）避免五志過激，勞逸無度；（4）做適度有氧運動。

◇ 參考文獻

1 國際頭痛分類第 3 版：https://ichd-3.org/wp-content/uploads/2018/10/ICHD-3-Chinese.pdf, 第 25-45 頁 , 2018.

2 Younger DS. Epidemiology of Migraine. Neurol Clin. 2016; 34(4): 849-861.

3 Lin QF, Xia QQ, Zeng YL, Wu XY, Ye LF, Yao LT, Xin YT, Huang GB. Prevalence of migraine in Han Chinese of Fujian province: An epidemiological study. Medicine (Baltimore). 2018; 97(52): e13500.

4 Charles A. The pathophysiology of migraine: implications for clinical management. Lancet Neurol. 2018; 17(2): 174-182.

5 徐榛敏 , 賈敏 , 梁曉 , 魏竟竟 , 付國靜 , 雷林 , 陳倩 , 魯岩 , 張允嶺 , 廖星 . 偏頭痛中醫臨床實踐指南專題 . 偏頭痛中醫臨床實踐指南 (徵求意見稿)[J]. 中國中藥雜誌 , 2020; 45(21): 5057-5067.

6 中華中醫藥學會 . 中醫內科常見病診療指南：西醫疾病部分 , 北京：中國中醫藥出版社 , 2008: 275-278.

7 國家中醫藥管理局醫政司・22 個專業 95 個病種中醫診療方案・北京：中國中醫藥出版社 , 2010: 30-35.

8 張玲紅 . 辨證分型治療偏頭痛 120 例臨床觀察 [J]. 實用中醫內科雜誌 , 2013; 2 7(11): 64-65.

9 李寶莉 , 王廷慧 , 劉燁 , 張正祥 . 偏頭痛中醫分型與血液流變性的變化 [J]. 微循環學雜誌 , 2001; 11(3): 29-30.

10 白文 . 辨證治療偏頭痛 100 例 [J]. 中國中醫藥現代遠端教育 , 2013; 11(20): 44-45.

11 劉現鋒 . 中醫辨證分型合都梁軟膠囊治療偏頭痛效果觀察 [J]. 中醫臨床研究 , 2016; 8(6): 14-15.

12 蔡愛國 . 中西內科辨證分型治療偏頭痛的效果 [J]. 中西醫結合心血管病電子雜誌 , 2018; 6(24): 155.

13 馬文竹 . 偏頭痛的中醫臨床辨證以及治療總結 [J]. 中國保健營養 , 2017; 27(24): 325-326.

14 謝煒 , 洪雨 , 范穗強 , 孟春想 , 梁一超 , 張寶玲 . 偏頭痛分型論治多中心臨床觀察及療效分析 [J]. 熱帶醫學雜誌 , 2012; 12(3): 274-278.

15 柳偉 . 辨證分型治療偏頭痛 84 例臨床觀察 [J]. 現代診斷與治療 , 2013; (17): 3893-3893.

16 李文生 . 辨證分型聯合氟桂利嗪治療偏頭痛隨機平行對照研究 [J]. 實用中醫內科雜誌 , 2014; 28(9): 63-66.

17 蒲文輝 , 郭文喜 , 蘇世平 . 半夏白朮天麻湯加味治療偏頭痛 45 例 [J]. 陝西中醫 , 2008; 29(5): 577.

18 謝紅敏 . 補陽還五湯加減治療偏頭痛 58 例 [J]. 湖南中醫雜誌 , 2005; 21(5): 42.

19 莊捷 , 鄧書超 , 王虹 . 補陽還五湯加減治療偏頭痛 50 例 [J]. 中國醫學創新 , 2012; 09(5): 18-19.

20 袁運碩 . 柴胡川芎細辛湯治療偏頭痛 100 例 [J]. 陝西中醫 , 2008; 29(7): 829.

21 時偉紅 . 自擬柴芎止痛湯治療偏頭痛 30 例臨床觀察 [J]. 國醫論壇 , 2010; 25(1):25.

22 田河水 . 柴芷散偏湯治療偏頭痛 220 例 [J]. 甘肅中醫 , 2007; 20(12): 32.

23 王順 , 蔡玉穎 , 唐惠蘭 , 盧金榮 . 川菊止痛膠囊鎮痛及活血化瘀作用的實驗研究 [J]. 中國中醫藥科技 , 2006; 13(2): 89-90.

24 馬驥 . 川芎茶調散加減治療偏頭痛 32 例 [J]. 陝西中醫 , 2012; (10): 1298-1299.

25 孫欣峰 . 川芎止痛湯治療偏頭痛 35 例 [J]. 陝西中醫 , 2008; 29(4): 456-457.

26 徐輝 . 川芎定痛湯治療偏頭痛 40 例 [J]. 陝西中醫 , 2006; 27(12): 1513-1514.

27 劉慧雲 , 楊干卿 , 樊國華 . 川芎天麻散治療偏頭痛 300 例 [J]. 中醫研究 , 2001; 14(4): 51-52.

28 林海 , 查鵬洲 , 榮培紅 , 劉榮麗 . 川鬱解痛湯治療偏頭痛 68 例 [J]. 陝西中醫 , 2004; 25(2): 138-139.

29 何莉娜 , 孫景波 , 華榮 . 當歸四逆加吳茱萸生薑湯治療偏頭痛 81 例 [J]. 陝西中醫 , 2014; (1): 42-43.

30 林健祥 , 曾素娥 , 李永健 . 杜氏加味散偏湯治療偏頭痛 102 例 [J]. 長春中醫藥大學學報 , 2009; 25(3): 366.

31 劉彩莉 , 李紅梅 . 複方桃紅口服液治療偏頭痛 50 例 [J]. 中醫研究 , 2006; 19(10): 33-34.

32 田中華 , 張桂霞 . 活血散偏湯治療偏頭痛 48 例 [J]. 中醫研究 , 2014; (3): 37-38.

33 張軍海 , 張學平 . 活血通絡鎮痛湯治療頑固性偏頭痛 184 例 [J]. 世界中醫藥 , 2009;4(4):204.

34 潘平康 , 陳亮 , 馬岱朝 , 王曉玲 , 曹嬌 . 加減芎龍湯分經論治對偏頭痛預防性治療的臨床研究 [J]. 陝西中醫 , 2015; (11): 1464-1466.

35　潘平康，陳亮，王曉玲．加減芎龍湯防治瘀血型偏頭痛 46 例 [J]. 陝西中醫，2011; 32(10): 1305-1306.
36　唐民．加味散偏湯治療偏頭痛 37 例 [J]. 國醫論壇，2002; 17(3): 31-32.
37　黎俊民．加味散偏湯治療偏頭痛 30 例 [J]. 陝西中醫，2004; 25(11): 1006-1007.
38　梁富英，師會．寧痛片治療偏頭痛 60 例 [J]. 陝西中醫，2010; 31(10): 1337-1339.
39　李焱民．平肝活血湯治療偏頭痛 67 例 [J]. 中醫研究，2008;21(8):31.
40　周慎，楊維華，卜獻春，劉祖貽．平肝通絡顆粒治療偏頭痛的臨床療效觀察及其對 TXA2、PGI2 的影響 [J]. 中國中醫藥科技，2010; 17(1): 65-66.
41　楊政．平肝熄風化瘀湯治療偏頭痛 62 例．國醫論壇，2006; 21(5): 31.
42　賈愛民，武春麗．芪龍湯加味治療偏頭痛 28 例 [J]. 陝西中醫，2003; 24(12): 1077-1077.
43　陳希源，厲秀雲．清肝活血湯治療偏頭痛 75 例 [J]. 陝西中醫，2013; 34(6): 674-675.
44　苟存霞，党炳林．清空膏治療偏頭痛 50 例 [J]. 陝西中醫，2002; 23(2): 127-128.
45　張偉彬．祛風活血湯治療偏頭痛 30 例 [J]. 陝西中醫，2009;30(7):833-834.
46　戴忠良．祛風散熱合劑治療偏頭痛 95 例療效觀察 [J]. 湖南中醫雜誌，2005; 21(2): 7-8.
47　高萍．祛風通絡湯治療偏頭痛 100 例 [J]. 中醫研究，2011; 24(5): 52-54.
48　何建飛，梁有雲．祛風止痛湯治療偏頭痛 46 例療效觀察 [J]. 國醫論壇，2001; 16(6): 18.
49　張陽，王健．全天麻滴丸治療肝陽上亢型偏頭痛 48 例 [J]. 長春中醫藥大學學報，2007; 23(3): 44.
50　張書賢，卞艷君．全蠍止痛湯治療偏頭痛 32 例臨床觀察 [J]. 中國醫藥指南，2014;(23): 266-267.
51　韓繼忠．三蟲通竅活血湯治療偏頭痛 30 例 [J]. 陝西中醫，2007; 28(8): 1029-1030.
52　彭國英．散風活血方治療偏頭痛 106 例 [J]. 陝西中醫，2008;29(8): 1012-1013.
53　路煜．散偏方為主辨證治療偏頭痛 32 例臨床觀察 [J]. 長春中醫藥大學學報，2011; 27(3): 428-429.
54　丁濤，宋海英，韓惠蘭．散偏湯治療偏頭痛 31 例臨證觀察 [J]. 中醫藥學刊，2001; 19(2): 156.
55　田正良，傅曉雯，郭小青．散偏湯治療偏頭痛 31 例 [J]. 陝西中醫，2003; 24(8): 707-708.
56　張慧，劉燕妮，楊秀清．散偏痛膠囊治療偏頭痛 106 例 [J]. 陝西中醫，2012; (10): 1300-1301.
57　賈琦，薛志德．散偏止痛湯治療偏頭痛 60 例 [J]. 陝西中醫，2010; 31(11): 1472-1473.
58　張聰珍．「散偏湯」加味治療偏頭痛 64 例 [J]. 陝西中醫，2007; 28(9): 1176-1177.
59　鄭校生．芍絞還五湯治療偏頭痛 68 例臨床觀察 [J]. 湖南中醫雜誌，2006; 22(6): 12-13.
60　李三民．升降通絡湯治療偏頭痛 62 例 [J]. 陝西中醫，2006; 27(8): 962.
61　黎勝駒．升降散合通竅活血湯治療瘀阻腦絡型偏頭痛 80 例 [J]. 中醫研究，2014; 27(7): 37-38.
62　張孟列．天麻川芎湯治療肝經風火型偏頭痛 43 例 [J]. 陝西中醫，2009; 30(10): 1304-1305.
63　劉建鈞．調肝祛風湯治療偏頭痛 42 例總結 [J]. 湖南中醫雜誌，2006; 22(2): 10-11.
64　崔騫，冀志芹，王全周，金鑫．通脈止痛方治療痰瘀型偏頭痛 32 例 [J]. 中醫研究，2017; 30(2): 19-22.
65　熊衛紅，張葆現．通竅活血湯加味治療偏頭痛 36 例 [J]. 陝西中醫，2008; 29(11): 1495-1496.
66　錢玉良，嚴冬．通竅活血湯加減治療偏頭痛 57 例臨床觀察 [J]. 江蘇中醫藥，2007; 39(8):30-31.
67　何澤民．頭痛速效湯送服馬錢蜈蠍膠囊治療偏頭痛 67 例 [J]. 陝西中醫，2004; 25(9): 810-811.
68　常江，曹胭莉，李俊玲．五味清陽湯治療偏頭痛 56 例 [J]. 陝西中醫，2004; 25(2): 126-128.
69　梁富英．息痛飲治療偏頭痛 50 例 [J]. 陝西中醫，2010; 31(6): 676-677.
70　王雙玲，岳振東，李雪梅，寇蘭俊．小柴胡湯合血府逐瘀湯治療偏頭痛 31 例 [J]. 陝西中醫，2013; 34(10): 1307-1308.
71　劉冬玲，白彩娥，徐軍鋒．新頭痛寧方治療偏頭痛 120 例 [J]. 陝西中醫，2008; 29(6): 668-669.
72　謝煒，朱成全，陳寶田．新正天丸對偏頭痛患者血漿、血小板一氧化氮、環鳥苷酸影響的研究 [J]. 中國中醫藥科技，2001; 8(4): 211-212.
73　李樂軍，楊崇河，李玉梅，楊贊，顧進，杜青，李祥永，喬本玉，姜山．芎芷煎方治療偏頭痛療效及對腦電圖、腦幹誘發電位的影響 [J]. 長春中醫藥大學學報，2014; 30(6): 1084-1086.
74　盧桂蘭，李維基．芎芷湯治療偏頭痛 32 例 [J]. 陝西中醫，2012; 33(2): 170-171.
75　張文獻，周琦．芎烏湯治療偏頭痛 30 例 [J]. 中醫研究，2001; 14(6): 36-37.
76　崔傑強，丁紅梅．芎芷羌葛湯治療偏頭痛臨床觀察 [J]. 吉林中醫藥，2009; 29(6): 474-475.
77　姚峰．內外合治偏頭痛 56 例臨床觀察 [J]. 湖南中醫雜誌，2005; 21(6): 10-11.
78　鄭萬利．血府逐瘀湯加味治療偏頭痛 78 例 [J]. 陝西中醫，2013; 34(6): 672-673.
79　張波．血府逐瘀湯加減治療偏頭痛療效觀察 [J]. 長春中醫藥大學學報，2011; 27(3): 424-425.

80 宗武三 . 養血止痛方治療偏頭痛 218 例 [J]. 中醫研究 , 2006; 19(3): 33-35.
81 楊永瑞 . 鎮腦寧神膠囊治療血瘀質型偏頭痛 80 例 [J]. 中醫研究 , 2014; 27(6):22-23.
82 史軻 , 崔曉軍 . 鎮偏湯治療頑固性偏頭痛 50 例 [J]. 陝西中醫 , 2005; 26(7): 651-652.
83 時建山 . 自擬川芎定痛飲治療偏頭痛 36 例臨床觀察 [J]. 國醫論壇 , 2004; 19(4): 26.
84 張洪田 . 自擬清陽煎治療偏頭痛臨床觀察 [J]. 光明中醫 , 2006; 21(10): 74-75.
85 劉煥斌 . 自擬頭風湯治療偏頭痛 108 例 [J]. 陝西中醫 , 2010; 31(6): 675.
86 薛禮美 , 唐蜀華 . 自擬芎膝湯治療偏頭痛 52 例 [J]. 陝西中醫 , 2002; 23(6): 508-510.
87 黃戎 . 自擬芎芷桃紅湯治療偏頭痛 30 例臨床觀察 [J]. 長春中醫藥大學學報 , 2010; 26(4): 527-527.
88 雷月琴 , 張壯麗 . 自擬養血熄風通絡湯治療偏頭痛 48 例 [J]. 陝西中醫 , 2001; 22(2): 91.
89 李西方 . 自製健腦鎮痛膠囊治療偏頭痛 46 例 [J]. 中醫研究 , 2003; 16(6): 37.
90 方鐵根 . 丹參注射液、川芎嗪注射液辨證論治偏頭痛的臨床觀察 (D). 湖北中醫學院 , 2003: 28.
91 白煒瑋 . 都梁滴丸治療偏頭痛 42 例 [J]. 陝西中醫 , 2008; 29(10): 1295.
92 楊曙民 . 複方丹參滴丸治療血瘀型偏頭痛 82 例 [J]. 陝西中醫 , 2007; 28(10): 1295-1296.
93 張穎 , 繆月琴 , 王振海 . 頭痛寧膠囊治療緊張型頭痛與偏頭痛的療效觀察 [J]. 陝西中醫 , 2010; 31(7): 845-846.
94 李小玲 : 頭痛寧膠囊治療偏頭痛 45 例 [J]. 陝西中醫 , 2014; 35(5): 554-556.
95 高飛 , 張紅梅 . 頭痛寧膠囊聯合西比靈膠囊治療偏頭痛 60 例 [J]. 陝西中醫 , 2008; 29(8): 1011-1012.
96 王會麗 , 厲秀雲 . 養血清腦顆粒治療偏頭痛 60 例 [J]. 陝西中醫 , 2011; 32(2): 161-162.
97 史紅逸 , 趙立新 , 于文亞 . 養血清腦顆粒聯合尼莫地平治療偏頭痛 60 例 [J]. 陝西中醫 , 2013; 34(6): 673-674.
98 王智蘭 , 孫建 . 養血清腦顆粒治療偏頭痛 32 例療效觀察 [J]. 吉林中醫藥 , 2007; 27(8): 21.
99 劉文輝 , 溫燕 . 養血清腦顆粒治療偏頭痛 50 例 [J]. 湖南中醫雜誌 , 2010; 26(1): 43-44.
100 史紅逸 . 養血清腦顆粒治療偏頭痛 68 例 [J]. 陝西中醫 , 2010; 31(8): 1007-1008.
101 巫順秀 , 許楚芸 , 陳顯光 , 李森美 , 魏麗玲 . 益母草注射液治療月經期偏頭痛的臨床研究 [J]. 遼寧中醫雜誌 , 2004; 31(12): 1013-1014.
102 王爽 , 趙建軍 . 正天丸治療偏頭痛 (血虛陽亢挾瘀型)40 例臨床觀察 [J]. 吉林中醫藥 , 2008; 28(1): 31.
103 Jiang Y, Bai P, Chen H, Zhang XY, Tang XY, Chen HQ, Hu YY, Wang XL, Li XY, Li YP, Tian GH. The Effect of Acupuncture on the Quality of Life in Patients with Migraine: A Systematic Review and Meta-Analysis. Front Pharmacol. 2018; 9: 1190.
104 Linde K, Allais G, Brinkhaus B, Fei Y, Mehring M, Vertosick EA, Vickers A, White AR. Acupuncture for the prevention of episodic migraine. Cochrane Database Syst Rev. 2016; (6): CD001218.
105 Da Silva AN. Acupuncture for migraine prevention. Headache. 2015; 55(3): 470-473.
106 劉景民 . 針刺頭痛奇穴治療偏頭痛 176 例 . 疑難病雜誌 , 2002; 1(4): 232-232.
107 王金璽 . 中渚穴的臨床應用舉隅 [J]. 中醫研究 , 2003; 16(5): 49-50.
108 趙凌 , 任玉蘭 , 梁繁榮 . 基於資料採擷技術分析歷代針灸治療偏頭痛的用穴特點 [J]. 中國針灸 , 2009; 29(6): 467-472.
109 陳勤 , 梁繁榮 , 鄭暉 , 吳曦 , 任玉蘭 . 針灸治療偏頭痛的腧穴分類應用研究 [J]. 浙江中醫雜誌 , 2013; 48(6): 442-445.
110 周建偉 , 李季 , 李甯 , 張凡 , 胡玲香 , 趙菁菁 , 張顏 , 王成偉 . 電針太陽穴治療偏頭痛肝陽上亢證實時鎮痛效應研究 [J]. 中國針灸 , 2007; 27(3): 159-163.
111 賈春生 , 鄭麗婭 , 石晶 , 馬小順 , 李曉峰 , 李文麗 , 朱慧軍 . 耳穴透穴埋針刺法治療偏頭痛的臨床療效及對血漿 5- 羥色胺含量的影響 [J]. 針刺研究 , 2010; 35(6): 448-452,473.
112 劉銘 . 電針結合梅花針治療偏頭痛 86 例的臨床療效觀察 [J]. 成都中醫藥大學學報 , 2013; 36(1): 83-85,97.
113 申治富 , 余思奕 , 胡幼平 . 杵針療法的理論及臨床運用 [J]. 上海針灸雜誌 , 2015; 34(6): 575-578.
114 劉景月 . 杵針百會八陣穴為主治療偏頭痛的臨床療效及對腦血流速度的影響 [J]. 醫學資訊 , 2015; (44): 119-120.
115 黃錦軍 , 龐軍 , 雷龍鳴 , 陳家興 , 何育風 . 經筋療法為主治療偏頭痛療效觀察 [J]. 中國針灸 , 2006; 26(5): 322-324.
116 韋英才 . 經筋療法治療偏頭痛 34 例 [J]. 陝西中醫 , 2002; 23(10): 931-932.

第 10 章

叢集性頭痛

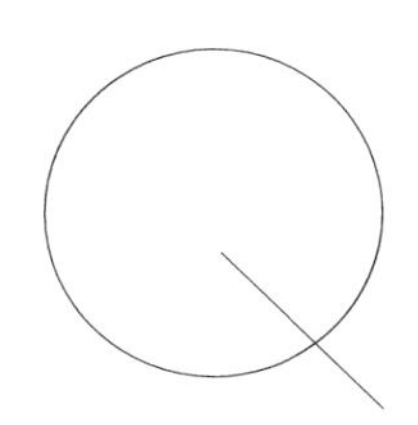

定義和診斷要點

叢集性頭痛（Cluster Headache）是下丘腦和三叉神經自主神經功能紊亂，導致週期性或季節性密集反覆發作的一種重度至極重度頭痛，疼痛多發生在單側眼眶、眶上或 / 和顳前部 [1,2]，又稱三叉神經自主神經性頭痛或蝶齶神經痛。疼痛呈刀割樣、壓榨樣或燒灼樣，劇痛難忍，反覆發作，常使患者痛不欲生，故又稱自殺性頭痛。我國發病率約為 7/10 萬，國外為 0.1% 或 9-400/10 萬不等 [3,4]。叢集性頭痛過程可分為發作期、緩解期和間歇期。緩解期是指兩次發作的間隔時間，一般為數小時至一天。間歇期是指兩次叢集性頭痛大發作的間隔，一般至少一個月。臨床診斷要點包括 [1,2,4]：

1. 發病多在 20-40 歲；
2. 男性患病率為女性的 3-4 倍；
3. 固定發生於單側眼眶、眶上和 / 或顳前區的重度或極重度疼痛；
4. 伴有各種自主神經症狀，如結膜充血、流淚、眼瞼水腫、鼻塞流涕、前額和面部出汗、瞳孔縮小和上瞼下垂等；
5. 多在夜間發作，每次發作持續 15-180 分鐘；
6. 發作頻率為隔日 1 次至每日發作 8 次不等，持續 1 周至 1 年；
7. 間歇期至少 1 個月，呈明顯週期性或季節性。

病理機制和西醫治療

目前認為，叢集性頭痛是因下丘腦、三叉神經血管系統和自主神經系統異常同步活動所引起。當三叉神經第一支（眼神經）過度興奮時，其外周神經末梢釋放出強效擴血管因子，後者引起所支配的硬腦膜和顱外血管異常擴張和大量致痛因子滲出，觸發局部疼痛。下丘腦，尤其是調節晝夜節律的下丘腦視交叉上核，在叢集性頭痛的週期性發作過程中扮演重要作用 [4]。叢集性頭痛的主要治療機制應包括：（1）抑制外周致痛因子釋放，減少痛覺信號傳入；（2）干擾和阻斷腦內異常同步活動的神經通路；（3）降低自主神經的異常活動。

吸氧和曲坦類腸外給藥，如舒馬曲坦（Sumatriptan）鼻噴霧劑，是目前西醫緩解叢集性頭痛發作的主要手段。維拉帕米（Verapamil），又稱異搏定（Isoptin）是預防叢集性頭痛的首選，但常引發各種副反應 [2]。

中醫淵源

中醫典籍已有許多與叢集性頭痛相似症狀的記載，謂之「眉頭痛」、「眉棱痛」、「眉目痛」、「攢竹痛」。明朱棣《普濟方．頭門》言：「夫偏頭痛之狀，……痛連額角。」《素問．脈解》述及：「所謂客孫脈則頭痛鼻鼽（qiú）」。晉皇甫謐《甲乙經》描述：「……眉頭痛，善嚏，目如欲脫，汗出，寒熱，面赤，頰中痛，頸椎不可左右顧，目系急，攢竹主之。」金張子和《治病百法》述及：「攢竹痛，俗呼為眉棱痛者，……如痛久不已，則令人喪目。」明李中梓《醫宗必讀．頭痛》言：「外挾風寒，內成鬱熱，上攻頭腦，下注木睛，眉骨作痛。」元王國瑞《扁鵲神應針灸玉龍經》亦言：「眉目疼痛不能當，攢竹針二分，沿皮向魚腰，瀉多補少，禁灸。頭維沿皮向下透至懸厘，是穴在額角。」明《循經考穴編》也說：「眉棱骨痛，可刺攢竹，針頭宜橫過魚腰……」清程國彭《醫學心悟．頭痛》曰：「眉棱骨痛，或眼眶痛，俱屬肝經，見光則頭痛者，屬血虛；逍遙散。」說明古代醫家對眉棱痛的臨床表現、病因病機和治療已有較全面認識。

辨證分型和方藥治療

眉棱痛者，好發於血氣方剛、肝膽氣盛之年，且多在夜間發作。眉棱之痛雖為元首之疾，卻因厥陰少陽經脈運行失度，肝膽疏泄通利不暢；氣血逆亂，痰瘀上犯而起。痰瘀日間蟄伏暫息；暮夜時分，厥陰少陽氣血隆盛（戌亥子丑時，即 19:00-03:00）（圖 4-2），擾動痰瘀，逆經上犯。額眶為肝膽二經所行之域，睛目為肝經所系，故首當其衝。根據病因病機、臨床特點和已發表的病案報告 [5-13]，眉棱痛以實證為主，可歸為肝火襲擾和痰瘀伏絡兩型。

1. 肝火襲擾

臨床特點：多見於初次發作和病程較短者。疼痛突發於一側前額眉棱骨處（眼眶和眶上區），常牽累額角及顳前；無明顯前兆和誘因，多於夜間發作；如錐如鑽，如灼如燎，劇痛難忍。目赤流淚，視物不清；鼻塞流涕，面紅汗出；懼光畏聲，煩躁不安。疼痛持續十幾分鐘至數小時不等，痛後如常人。脈弦緊數，舌紅或苔黃舌紅。

證機分析：血氣方剛之年，肝膽氣盛，氣盛則易生火。肝火蟄伏，蓄勢欲發。待厥陰少陽氣血隆盛之時，鼓動肝火，如火山迸發，逆經上犯。

治療要則：清肝瀉火，重鎮潛陽。

常用方藥：龍膽瀉肝湯化裁加夏枯草、野菊花、代赭石、石決明、吳茱萸：龍膽草大苦大寒，清瀉逆襲之火，以解燃眉之急；輔以黃芩、梔子，助瀉火之效；夏枯草、野菊花清肝明目，利竅止痛；澤瀉、木通、車前子清熱滲濕，引火下泄；加代赭石、石決明以鎮逆火之源，達潛陽平肝熄風之效；吳茱萸、柴胡為肝膽二經之引，專治厥陰少陽頭痛；吳茱萸辛熱燥烈，又可調和苦寒諸藥。諸藥合用，以求清瀉逆火，利竅止痛之效。

2. 痰瘀伏絡

臨床特點：多見於屢屢發作，病程綿延，數年不愈者。疼痛頻頻發生在固定單側前額眉棱骨處，常擴散至顳前；隔日一次，甚者一日數次；如刀割錐刺，頭痛欲裂；甚者如眼珠欲脫或內陷，痛不欲生；患側結膜充血，眼周浮腫，上瞼下垂；甚者瞳孔縮小，目光黯淡；流淚淌涕，噁心嘔吐；脈弦緊滑，苔白膩，舌胖色暗，嚴重者可見瘀點或舌邊有齒印。

證機分析：腦竅脈絡運行不暢，水濕停聚，日久痰宿瘀留，蟄伏腦絡；每每厥陰少陽經脈氣血隆盛之時，擾動痰瘀，上犯清竅。

治療要則：滌痰化瘀，搜絡止痛。

常用方藥：牽正散合通竅活血湯化裁加藁本、柴胡、延胡索：牽正散專治痰瘀稽留頭面經絡之證。方中白附子味辛性溫，善於祛頭面之風，化元首宿痰；全蠍、僵蠶搜風通絡，化痰祛瘀。通竅活血湯中同用多味活血化瘀藥，赤芍清熱活血，川芎行氣活血，桃仁、紅花行血活血；老蔥、鮮薑、黃酒宣通血脈，利氣通竅，且引藥上行。加藁本、柴胡引藥入厥陰少陽，二者又為頭痛要藥；延胡索行氣散瘀，通絡止痛。

經驗方、中成藥和注射液

已有一些經驗方、中成藥和注射液治療叢集性頭痛的臨床報告，列於表10-1。

表 10-1 中成藥和注射液治療叢集性頭痛（按拼音字母順序排列）

名稱	主要組成中藥	用法
清顱飲（經驗方）[6]	天麻、鉤藤、茯苓、桂枝、澤蘭、澤瀉、吳茱萸、全蠍、僵蠶、徐長卿、蔓荊子	常規煎煮。
祛風定痛湯（經驗方）[14]	川芎、白芍、石膏、丹參、白芷、黃芩、地龍、僵蠶、蔓荊子、禹白附、紅花、全蠍、蜈蚣	全蠍、蜈蚣研粉，其他中藥常規煎煮，其藥湯送服全蠍蜈蚣粉劑各 1.5-2 克。每日 3 次，10 天為一療程。
祛風消痛湯（經驗方）[5]	川芎、白芷、防風、白芍、柴胡、香附、酸棗仁、全蠍、蜈蚣、黃芩、生石膏、細辛、白芥子、半夏、沉香	常規煎煮。
天麻素注射液 [15,16]	天麻素	600 mg 天麻素注射液稀釋於 250 ml 5% 葡萄糖注射液中，靜脈點滴。每日 1 次，6 次為一療程。
頭痛寧膠囊（中成藥）[17,18]	天麻、全蠍、何首烏、當歸、防風、土茯苓	每次 1.2 克，每天 3 次，14 天為一療程。
頭痛新一號方（經驗方）[19]	桃仁、紅花、生地、白芍、當歸、麻黃、細辛、製附子、澤瀉、羌活、黃芪、防風、獨活、茯苓、川芎、白芷、鉤藤、雞血藤、生龍骨、生牡蠣	常規煎煮。

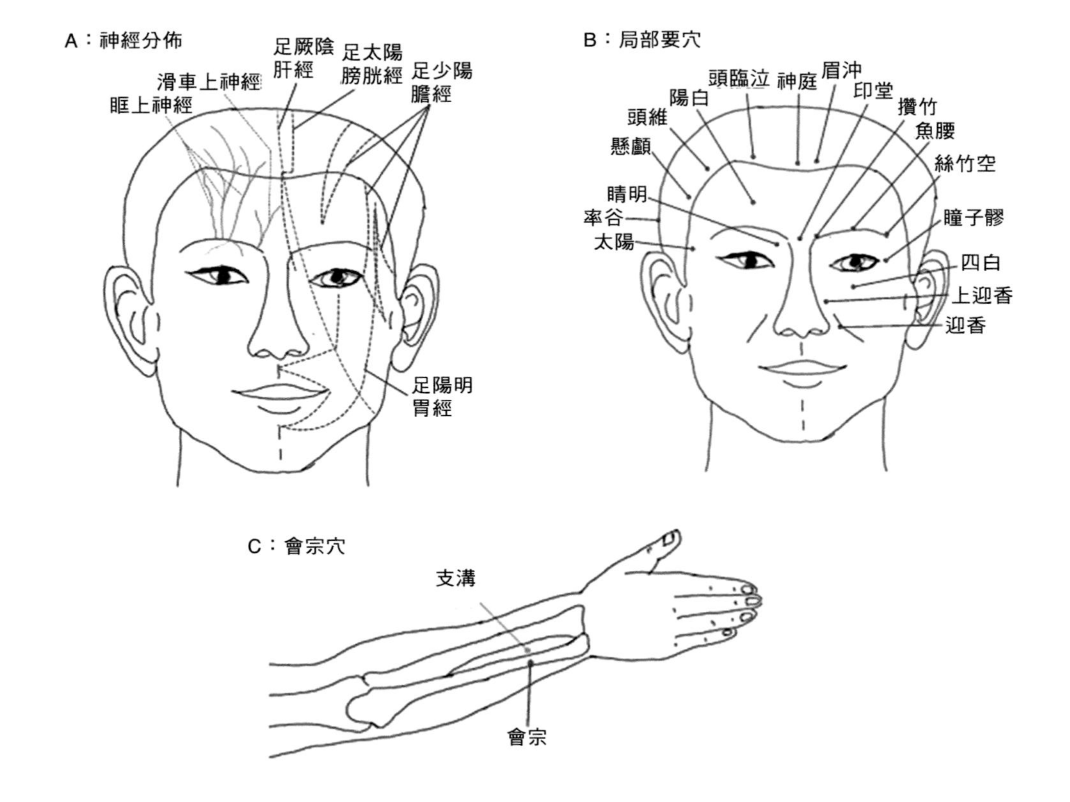

圖 10-1 叢集性頭痛局部相關經絡和神經分佈（A）、局部要穴（B）和會宗穴（C）

針灸治療

叢集性頭痛者，肝火上逆，痰瘀作祟。發於肝膽二經額顳之域，胃膀胱二經頭面之始，累及鼻目二竅，結痛於陽白、攢竹、魚腰諸穴 [20,21]。恰為三叉神經眼支淺出的眶上神經和滑車上神經分佈區（圖 10-1A）。故針刺以治，當以陽白、攢竹、魚腰三穴為首要（圖 10-1B），輔以遠道辨證選穴，以消散痰瘀，清利止痛。

治療要則： 祛痰散瘀，通絡止痛，利目通鼻。

選穴原則：（1）選取以陽白、攢竹、魚腰為中心的眶額前顳區要穴；（2）根據「痛在於左而右脈病者，巨刺之」原理，在健側相應眶額前顳區選取若干要穴；（3）選鼻目二竅相關要穴；（4）循經遠道選穴。會宗穴對叢集性頭痛似有特別止痛作用 [9,10]。會宗乃三焦手少陽脈之郄（圖 10-1C）。陽經郄穴多治痛，陰經郄穴多治血也。

表 10-2 叢集性頭痛選穴及功效一覽表

	穴位名稱	功效
· 局部選穴		
眶額前顳區	陽白、攢竹、魚腰、絲竹空、印堂、神庭、眉沖、頭臨泣、頭維、懸顱、太陽、率谷	祛痰散瘀，通絡止痛
健側對應區	陽白、攢竹、絲竹空、眉沖、頭臨泣、頭維、太陽	平衡左右，調和氣血
鼻目要穴	瞳子髎、睛明、四白、上迎香、迎香	利目通鼻，止淚行涕
· 遠道辨證選穴		
肝火襲擾	曲池、會宗、合谷、陽陵泉、行間、足臨泣	清肝利膽，瀉火止痛
痰瘀伏絡	豐隆、足三里、中脘、天樞	祛濕化痰，和胃通腑

操作要點

· 發作期：（1）仰臥。陽白穴沿皮齊刺或揚刺，再自陽白透刺至魚腰，快速撚轉強刺激；（2）攢竹、眉沖、頭臨泣、頭維、懸顱、絲竹空向陽白方向平刺，也快速撚轉，直至酸脹快然，痛有所緩；（3）小心針刺睛明、承泣，進針後勿提插撚轉；（4）向鼻根方向斜刺上迎香、迎香；再針刺其餘患側眶額顳穴位；（5）依次針刺健側眶額顳區、腹部、上肢和下肢穴，均用瀉法；（6）電針刺激：1 對於健患側陽白穴；2 對分別於患側攢竹 - 頭維和眉沖 - 太陽；2 對分別於同側會宗 - 曲池；連續波，頻率 100 Hz，強度調至患者最大耐受程度，刺激 25 分鐘。

· 緩解期和間歇期：緩解期針刺治療操作與發作期相同，許多患者疼痛在固定時間內出現。針刺可在發作前 1-2 小時進行。間歇期選穴可適當減少；間歇期初期 1-2 月，維持每週 1-2 次治療，後期可減至每週或每 2 週 1 次。

耳穴貼壓

已有一項耳穴貼壓治療叢集性頭痛的報告 [22]。具體操作：一側耳廓表面常規消毒後，取已製備好的王不留行籽膠布貼，一次貼壓在額、顳、眼、神門、腎上腺、肝、膽、面頰、腦幹等耳穴（圖 10-2）。囑患者每日揉按每一穴位約 1 分鐘，每天揉按 3 次。兩天後換對側耳穴，左右交替，連續治療 1 個月。

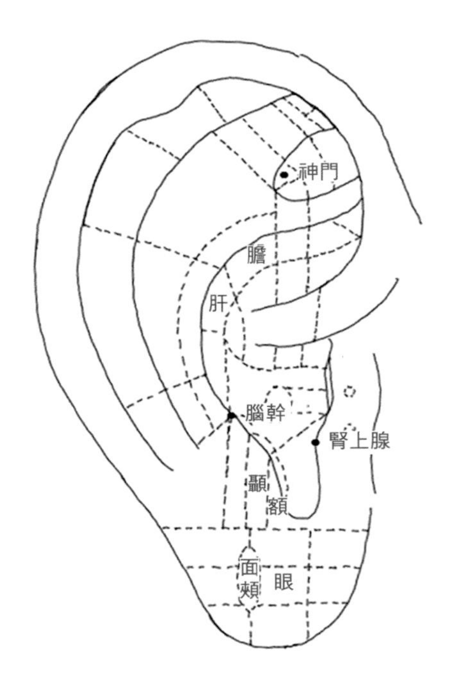

圖 10-2 叢集性頭痛耳穴貼壓用穴

隔蒜灸法

有一項隔蒜灸配合針刺治療叢集性頭痛的報告 [23]。隔蒜灸具體操作：取新鮮獨頭蒜，切成厚約 0.3-0.4 cm 的蒜片，用細針穿刺數孔。患者先仰臥，將蒜片平鋪在患側陽白、攢竹、魚腰、眉沖、頭臨泣等穴上，再放置杏仁大小艾炷，同時用阻燃紙覆蓋穴位周圍，以防燙傷。點燃施灸，每穴灸 2 壯。如感覺局部發燙，可輕輕移動蒜片，以患者能忍受為度，保持局部不起泡。待患者感到溫熱感消失時更換艾炷，不必更換蒜片。仰臥畢，轉為患側向上側臥，於太陽、頭維、懸顱、率谷等穴施灸。每日 1 次，10 次為 1 個療程。

防治策略和自我調理

· 針刺可有效緩解叢集性頭痛發作，結合吸氧和西藥，可加強治療效果。耳穴貼壓、方藥、中成藥、天麻注射液和隔蒜灸等可作為輔助療法。
· 間歇期間，針刺可作為預防叢集性頭痛復發的主要手段。
· 控制情緒、戒除煙酒、勞逸結合、充分休息是預防叢集性頭痛的易行有效途徑。

◇ 參考文獻

1 國際頭痛分類第 3 版：https://ichd-3.org/wp-content/uploads/2018/10/ICHD-3-Chinese.pdf，第 54-62 頁 , 2018.
2 中華醫學會疼痛學分會 (編): 《中國疼痛病診療規範》: 第 11-13 頁 , 人民衛生出版社 , 北京 , 2020.
3 郭迷蘇 , 張妍 . 叢集性頭痛的流行病學、遺傳學和臨床研究進展 . 臨床神經病學雜誌 , 2005; 18(5): 392-393.
4 Hoffmann J, May A. Diagnosis, pathophysiology, and management of cluster headache. Lancet Neurol. 2018; 17(1): 75-83.
5 田昭軍 . 芍藥甘草湯加味治療叢集性頭痛 16 例臨床觀察 [J]. 中國實用醫藥 , 2012; 07(32): 158-158.
6 王小亮 , 張樹泉 . 張樹泉教授治療叢集性頭痛臨床經驗 [J]. 光明中醫 , 2018; 33(21): 3137-3138.
7 李昀澤 , 李建軍 , 顧錫鎮 . 顧錫鎮教授清顱飲治療叢集性頭痛臨床經驗探析 [J]. 世界中西醫結合雜誌 , 2017; 12(1): 29-32,36.
8 趙建新 , 宋昱慧 , 田元祥 . 針藥並用治療氣滯血瘀型叢集性頭痛 1 例 [J]. 中國民間療法 , 2017; 25(6): 63-64.
9 位磊 , 李廣 , 唐宋 . 唐宋教授針藥並用治療叢集性頭痛經驗 [J]. 中國中醫藥現代遠端教育 , 2015; 13(10): 26-27.
10 陳雅瓊 , 武連仲 . 針刺治療叢集性頭痛一例 [J]. 中華針灸電子雜誌 , 2013; (5): 250-251.
11 黃惠媛 , 武連仲 , 張春紅 . 武連仲教授針灸治療急性發作期叢集性頭痛 [J]. 內蒙古中醫藥 , 2017; 36(5): 74-75.
12 顏娜 , 王銳 . 以遠程取穴為主配合耳穴壓豆治癒叢集性頭痛驗案 1 則 [J]. 湖南中醫雜誌 , 2016; 32(3): 115-116.
13 侯振坤 . 醒腦開竅針刺法治療慢性叢集性頭痛 [J]. 長春中醫藥大學學報 , 2013; 29(4): 635-636.
14 樊德春 . 祛風定痛湯治療叢集性頭痛 18 例 [J]. 陝西中醫 , 2005; 26(11): 1152.
15 李文騫 , 徐偉 . 天麻素注射液治療叢集性頭痛效果分析 [J]. 中西醫結合心血管病電子雜誌 , 2016; 4(17): 150,152.
16 李井文 , 魏江山 . 天麻素注射液對叢集性頭痛抗氧化能力、炎症反應及免疫功能的影響 [J]. 西部中醫藥 , 2018; 31(11): 78-80.
17 李國瑞 , 張鶴 . 頭痛寧膠囊聯合氟桂利嗪治療叢集性頭痛的效果分析 [J]. 河南醫學研究 , 2018; 27(6): 1041-1042.
18 劉彩榮 , 李建良 . 頭痛寧膠囊聯合氟桂利嗪對叢集性頭痛患者疼痛程度改善及生活質量的影響 [J]. 北方藥學 , 2018; 15(6): 70-71.
19 魏賑權 , 聶玲輝 , 伍志勇 , 白方會 , 洪新 , 陳寶田 . 陳寶田教授頭痛新一號方治療臨床常見類型頭痛的療效 [J]. 中國老年學雜誌 , 2016; 36(21): 5422-5424.
20 植華 , 賴學威 . 從經絡臟腑關係論治叢集性頭痛 [J]. 浙江中西醫結合雜誌 , 2009; 19(11): 671-672.
21 宋登麗 , 彭小莉 , 余蔥蔥 , 王超 . 針灸治療叢集性頭痛概況 [J]. 湖南中醫雜誌 , 2014; 30(7): 193-195.
22 周國贏 , 靳建宏 , 陳永軍 . 電針結合耳穴壓籽法治療叢集性頭痛 47 例的療效觀察 [J]. 國際中醫中藥雜誌 , 2010; 32(1): 26-28.
23 石劍峰 , 閻莉 , 杜元灝 . 隔蒜灸配合針刺治療叢集性頭痛 [J]. 北京中醫藥大學學報 (中醫臨床版), 2005; 12(3): 24-25.

第 11 章

創傷後頭痛

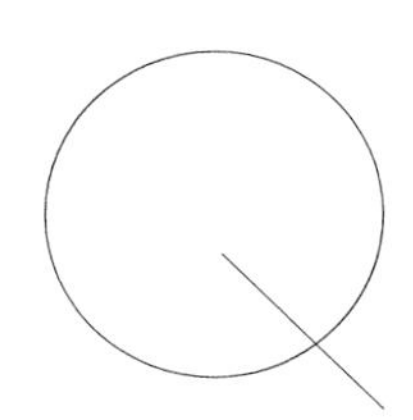

定義和診斷要點

創傷後頭痛（Post-traumatic Headache），又稱外傷性頭痛或外傷後頭痛，是因顱外傷、腦震盪或揮鞭傷等頭部創傷或顱腦手術後所引起的頭痛，常以偏頭痛或緊張性頭痛的形式出現，多表現為刺痛、鈍痛和固定痛的臨床特點 [1]。高達 90% 顱腦受傷者有創傷後頭痛。大多數創傷後頭痛發生在頭部創傷後的 7 天內。如頭痛超過 3 個月，則稱為持續性創傷後頭痛。約 20% 的創傷後頭痛持續一年，其中 1/4 患者持續 4 年之久 [1,2]。創傷後頭痛多見於交通事故、頭部著地摔倒、高空跌落、戰場上頭部遭受巨大衝擊或爆炸，以及足球、橄欖球、拳擊和搏擊等容易發生頭部撞擊的運動（圖 11-1）。揮鞭傷（Whiplash Injury）也是引起創傷後頭痛的常見原因之一。車輛突然加速或減速所形成的巨大衝擊力，常導致頭頸部扭曲變形，繼而引起軟組織損傷和關節錯位（圖 1-6）[3]。

創傷後頭痛臨床診斷要點包括 [1]：

1. 有明確頭部創傷史，但創傷不一定都能在影像學上觀察到；
2. 大多數頭痛發生在顱腦創傷或創傷昏迷蘇醒後 7 天內；
3. 頭痛嚴重程度不一，可輕度、中度或重度；
4. 疼痛性質各異，可刺痛、隱痛或鈍痛，但部位固定；
5. 常伴有頭暈耳鳴、嗜睡、認知功能受損，甚者癲癇發作等症狀；
6. 病程從數周到數年不等。

病理機制

創傷後頭痛的病理機制與創傷部位及形式直接相關 [4]。頭皮撕裂傷和挫裂傷以及顱部手術者，可因疤痕形成過程中皮膚痛覺敏感度異常升高而引起頭

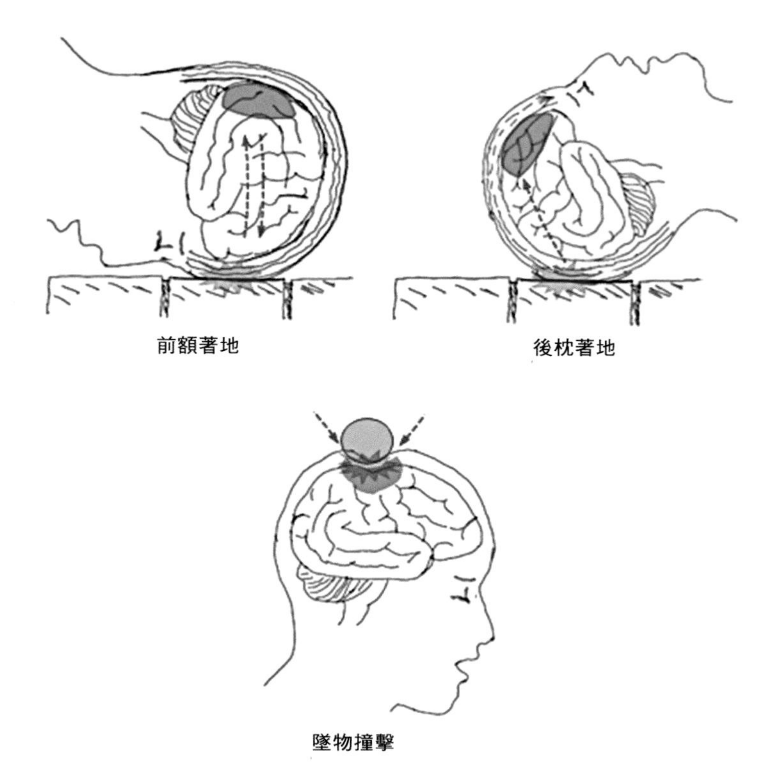

圖 11-1 頭顱部不同創傷形式

痛，一般疼痛部位局限，常伴局部皮膚痛覺過敏。揮鞭傷因頸部過度屈伸引起頸項軟組織損傷和關節錯位而致頭痛，其疼痛性質與緊張性頭痛相似；如累及頸交感神經鏈，則會出現額顳區的陣發性頭痛，同時伴自主神經症狀。腦震盪患者，尤其是有硬膜下血腫和有過短暫意識喪失者，除頭痛外，常伴有頭暈耳鳴、嗜睡、認知功能受損、煩躁易怒，甚者癲癇發作等症狀。

創傷早期，神經細胞腫脹、軸突損傷、神經遞質過量釋放、血腦屏障受損及創傷腦組織神經元異常放電，為主要病理改變。繼而出現慢性神經炎症、腦代謝失衡和神經內分泌的異常反應等 [4]。因此，創傷後頭痛的治療應著重於消除受損組織腫脹、抑制神經元過度興奮和神經炎症反應、平衡腦代謝和保護血腦屏障。

中醫淵源

創傷後頭痛者，多在創傷數日後發作。正如明陶華《傷寒全生集》所述：「凡跌仆損傷，或被人踢打，或物相撞，或致閃肭（nà），一時不覺，過至半日或一二三日而發者有之，十數日或半月一月而發者有之。」說明古代醫家已認識到創傷後疼痛發作的規律。《聖濟總錄・傷折門》曰：「若因傷折，內動經絡，血行之道不得宣通，瘀積不散，則為腫為痛。」故傷折頭痛，總因顱竅絡傷血瘀而致。《靈樞・口問》言：「上氣不足，腦為之不滿，耳為之苦鳴，頭為之苦傾，目為之眩。」明董宿《奇效良方》論及：「腦喜靜謐而惡動擾，靜謐則清明內持，動擾則掉搖散亂。」清王清任《醫林改錯》亦言：「查患頭痛者，無表證，無裡證，無氣虛、痰飲等證，忽犯忽好，⋯⋯夜睡夢多，是血瘀。」說明創傷後頭痛者，除元首反覆作痛，還多伴有頭暈耳鳴，失眠或嗜睡，甚者失憶健忘，癲癇抽搐等神志之證。

辨證分型和方藥治療

創傷後頭痛者，總是瘀血作祟，瘀血作痛也。跌落仆倒，頭顱著地，或沖閃撞擊，或手術刀剪切割；顱腦血絡受傷，絡破血溢，瘀血內生，血脈滯澀，水濕內停而作痛，或刺痛，或鈍痛，或隱痛，固定不移。甚者清陽阻遏，濁陰失降；腦髓震盪離脫，元神掉搖散亂，清竅蒙閉，神志昏蒙；或頭暈耳鳴，或失眠嗜睡，或失憶健忘，或手足抽搐，或癲癇發作。

根據創傷後頭痛的臨床特徵、病程演變和案例報告[5-13]，創傷早期以絡傷血瘀、血瘀水停、腦盪神傷為主；後期則以血瘀氣虛和痰瘀腎虧多見。《素問・陰陽應象大論》言：「其實者，散而瀉之。」故早期治療以活血祛瘀、通調利水為主；後期則益氣補腎和散瘀祛痰兼顧。

1. 絡傷血瘀

臨床特點：多見於頭皮撕裂傷、挫裂傷、輕中度揮鞭傷和輕度腦震盪者，以及顱外手術者。痛有定處，局限於創傷部位，痛如針刺或錐鑽，時常發作；局部按揉不得緩解，部分患者因痛處過敏，拒絕觸摸按揉。揮鞭傷者，多伴有頸項疼痛，頭頸屈伸轉側困難。脈弦澀，舌暗，或舌邊可見瘀點。

證機分析：跌仆閃挫，刀剪切割，顱竅脈絡受損，瘀血內生；揮鞭傷者，又傷及頸項經筋脈絡，氣血瘀滯而頭痛。

治療要則：化瘀通絡，活血止痛。

常用方藥：通竅活血湯[14,15]加續斷、青皮、三七粉（沖服）。通竅活血湯專治瘀血頭痛，方中以赤芍為君，活血散瘀、通竅止痛；臣以川芎、桃仁、紅花，活血通絡，化瘀止痛；加續斷疏通血脈，修復筋骨；青皮破氣散結，溫通止痛；三七粉止血化瘀，消腫止痛；佐以老蔥、鮮薑助升清陽，通利頭竅；黃酒活絡散瘀，引藥上行。

2. 血瘀水停

臨床特點：多見於頭部受到嚴重衝撞或嚴重揮鞭傷，但未出現意識喪失者。影像學上可觀察到顱腦創傷跡象，但也可能無法觀察到。頭痛如捶如鼓，或如針如刺，痛處固定，常波及全首；頻頻發作，甚者終日不已，陰雨天加重；常伴頭暈耳鳴，眼瞼浮腫下垂，目光黯淡，面色晦暗；噁心，多汗，神疲體倦；脈弦滑或澀，苔白膩，舌胖嫩色暗，齒邊有瘀點或齒痕。

證機分析：衝撞震盪，顱腦脈絡受損，瘀血內生；上首水道通調失常，水濕停聚，血瘀水停而作痛。

治療要則：活血化瘀，利水通竅。

常用方藥：血府逐瘀湯[16]合五苓散[17]化裁：血府逐瘀湯即祛頭胸血瘀，又解清陽鬱遏。方中桃仁、紅花活血化瘀，共為君藥；輔以赤芍、川芎散瘀通竅；佐以當歸養血活血，桔梗、枳殼寬胸行氣，柴胡解鬱升陽。五苓散以澤瀉為君，利水通竅；臣以茯苓、豬苓淡滲利水，白朮健脾化濕；四藥合用，通調水道，消停開竅。雙方化裁合用，共奏化瘀利水，通竅止痛之效。

3. 腦盪神傷

臨床特點：主要見於嚴重腦震盪且有過意識喪失或有硬膜下血腫者，或顱開放性外傷和開顱手術者。影像學上可見明顯顱腦創傷跡象。頭痛如錐如割，或如箍如裹，甚者頭痛欲裂。痛有定處，常波及全首。伴頭暈耳鳴，失眠多夢，或多寐嗜睡；健忘，注意力減退；煩躁易怒；嚴重者時有手足抽搐，癲癇發作；面色晦暗，目光呆癡；脈弱細澀，舌胖嫩，色暗有瘀點。

證機分析：顱腦受損，血溢脈外，瘀血內阻，水道壅塞，水濕內停，發為頭痛。顱竅震盪，腦髓離脫，元神掉搖；清竅蒙閉，神志散亂。

治療要則：祛瘀消水，開竅清腦。

常用方藥：膈下逐瘀湯合行軍散化裁加商陸、豬苓、益母草、天麻：雖膈下逐瘀湯、頭竅活血湯和血瘀逐瘀湯均為理血之劑，但膈下逐瘀湯更具散瘀活血之效。方中紅花、桃仁、赤芍、川芎、當歸五味以活血化瘀，通利頭竅；合以五靈脂、延胡索散瘀通絡；佐以香附、烏藥、枳殼理氣止痛。行軍散專於開竅醒腦。方中牛黃、麝香芳香化濁，開竅醒神；冰片、珍珠開閉清腦，寧心安神。加商陸、豬苓逐水滲濕，通利消腫；益母草兼具化瘀與利水之功，尤宜水瘀阻竅，腦神蒙閉之證。癲癇抽搐者，加天麻以潛陽定搐。

4. 血瘀氣虛

臨床特點：多見於創傷後頭痛數月不愈者。頭痛綿延，隱隱而作，如刺如裹，時輕時重，或局部或全首，按揉可暫緩。伴氣短懶言，納少，神疲乏力，心悸多夢，善忘；苔薄或白膩，舌淡嫩或色暗有瘀點，脈細弱澀。

證機分析：血瘀水停日久，中土脾胃失運，氣血生化乏源，清陽不升，腦竅失養。

治療要則：益氣養血，祛瘀通竅。

常用方藥：補陽還五湯加熟地、茯苓、益母草。已有多項臨床觀察證實，補陽還五湯對顱腦創傷後遺症有良好療效 [8]。其方中重用黃芪培補中土，以生脾胃之氣，氣生則血行，血行則瘀去；輔以歸尾、川芎、赤芍、桃仁、紅花理血散瘀，活絡通竅；輔以地龍搜絡通經。加熟地滋陰養血，以解心血虧虛諸症；茯苓兼具安神與利水之功，配以益母草以助化瘀利水之效。

5. 痰瘀腎虧

臨床特點：主要見於嚴重頭部創傷和顱腦大手術者，並曾有過昏迷、腦水腫、顱內出血，或腦損傷而頭痛長年難愈者。頭痛如鼓如空，遷延數年不愈，痛勢綿綿，頻頻發作；毛髮枯落，面色晦暗，目光呆滯，表情淡漠，反應遲緩；頭暈耳鳴，腰膝酸冷，記憶力減退，嗜睡，或寐淺易驚；苔少舌暗有瘀點，脈沉澀弱。

證機分析：陳瘀不去，新血難生；水濕停聚，熬煉成痰；痰瘀互結，遏阻頭竅。

復加腦髓受損，日久動搖腎元；腎精虧虛，腦髓失充，元神失養，則呈一派腎虧神傷之證。

治療要則：益腎榮腦，祛痰散瘀

常用方藥：大補元煎合滌痰湯加川芎、三七粉（沖服）：大補元煎滋陰補腎，方中取人參大補元氣，配以熟地、當歸、枸杞補血養腦，萸肉、杜仲養肝溫腎，甘草、山藥補益脾氣。合以滌痰湯祛痰清竅，方中膽南星、竹茹、半夏、青皮行氣滌痰，解鬱開竅；輔以石菖蒲豁痰醒神，枳實破痰啟閉；佐以茯苓安神利水。加川芎、三七散瘀通竅，清利止痛。

針灸治療

跌落仆閃，衝撞搏擊，手術刀剪，顱腦受傷，血溢脈外，腦絡受阻；或車禍意外，頓然頭傾頸扭，筋傷骨錯而作痛。針灸當治，以痛為俞，化瘀通絡，舒筋解痙為要。創傷日久，陳瘀不去，氣血阻遏，腎精耗損；氣虛腎虧，腦絡失榮，針灸以治，當以祛瘀活絡，益氣補腎。針刺是治療外傷性頭痛的主要方法 [18-20]，包括七星針或梅花針叩刺 [21]。

治療要則： 早期化瘀通絡，開竅止痛；後期祛瘀消痰，益氣補腎。

選穴原則：（1）痛有定處者，以痛為俞，化瘀通絡；痛在傷口和手術瘢痕處者，圍而刺之（圖 11-2）；（2）波及全首者，取神庭、頭維、百會、四神聰、率谷、風池，以通竅利腦；（3）腦水腫者，取肺俞、三焦俞、偏歷，以利水消腫；（4）對症和辨證選穴（表 11-1）。

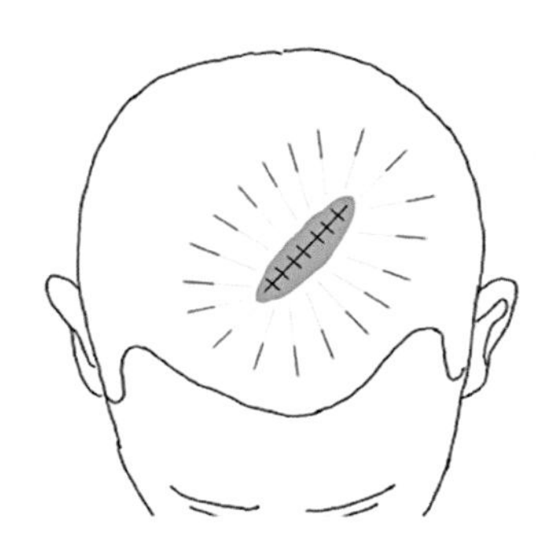

圖 11-2 外傷或手術瘢痕處創傷後頭痛圍刺法

表 11-1 創傷後頭痛選穴和功效一覽表		
	穴位名稱	功效
· 疼痛部位		
痛有定處	阿是穴，或傷口和手術瘢痕處圍刺	化瘀通絡，活血止痛
波及全首	神庭、頭維、百會、四神聰、率谷、風池	通竅利腦，疏經調神
揮鞭傷頸項痛	頸夾脊、完骨、風池、天柱、肩井	活血通經，舒筋解痙
· 對症選穴		
眩暈耳鳴	聽宮、翳風、風池、百會	通利開竅，定眩止鳴
失眠少寐	神門、內關、三陰交	養心安神，理氣助眠
多寐嗜睡	交信、跗陽、大陵、少府	補陽瀉陰，通竅醒神
失憶健忘	百會、四神聰、通里、三陰交	健腦充髓，養心益智
癲癇抽搐	本神、鳩尾、三陰交	解鬱清竅，止搐定癇
· 辨證選穴		
血瘀水停（腦水腫）	肺俞、三焦俞、偏歷	通調水道，利水消腫
血瘀氣虛	氣海、關元、三陰交	健脾益氣、調補肝腎
痰瘀腎虧	中脘、豐隆、腎俞、太溪	祛痰利濕、補益腎氣

操作要點

- 頭痛位於前額、巔頂和顳側，或波及全首者，取仰臥位；頭痛位於後枕者，取俯臥位。阿是穴齊刺或揚刺，如疼痛在傷口和手術瘢痕處，則圍刺（圖 11-2），採用瀉法和強刺激。對症和辨證穴位，採用平補平瀉法。
- 電針刺激：選取 2-3 對阿是穴電針刺激。揮鞭傷伴頸項痛者，另加兩對電針於同側風池和天柱穴。連續波，100 Hz，刺激 30 分鐘。
- 梅花針或七星針叩刺：頑固性創傷後頭痛者，另加七星針或梅花針叩刺，自局部阿是穴逐步向外擴展，直至覆蓋疼痛區域。以中等力度叩刺，直至局部皮膚潮紅，並有少量滲血。
- 治療頻次和療程：頭痛早期和疼痛發作頻繁者，每日或隔日一次；其他每週 2-3 次；8 次為一療程。

治療策略和自我調理

· 治療創傷後頭痛應針藥並重，雙管齊下，其臨床療效確切，預後良好[14,18,22]。創傷後頭痛者多伴有其他神經精神症狀，需同時治療兼症，方可取得更佳效果。七星針或梅花針叩刺對頑固性創傷後頭痛有顯著效果[21]。

· 針刺長於治標，紓解當急之症，包括疏經止痛，安神促眠，清腦醒神，定眩止暈和止搐定癇。中藥擅於治本，以治氣血臟腑之亂，包括化瘀通絡，通利祛痰，補氣益腎，填髓榮腦。

·（1）避免過度用腦和保持愉悅心境是預防和減輕創傷後頭痛的主要自我調理內容；（2）如常在陰雨天發作或加重的創傷後頭痛者，可在室內放置除濕設備，保持乾燥；（3）適當做戶外有氧出汗運動。

◇ 參考文獻

1 國際頭痛分類第 3 版 . https://ichd-3.org/wp-content/uploads/2018/10/ICHD-3-Chinese.pdf, 第 82-91 頁 , 2018.

2 Long MC. Headache: Posttraumatic Headache. FP Essent. 2018; 473: 26-31.

3 Obermann M, Naegel S, Bosche B, Holle D. An update on the management of post-traumatic headache. Ther Adv Neurol Disord. 2015; 8(6): 311-315.

4 Kamins J, Charles A. Posttraumatic Headache: Basic Mechanisms and Therapeutic Targets. Headache. 2018; 58(6): 811-826.

5 楊萬章 , 張志蘭 , 劉金 , 楊振九 . 顱腦損傷的中醫辨證分型研究 . 中西醫結合心腦血管病雜誌 , 2010, 08(10): 1243-1245.

6 崔俊波 , 陳慧媧 , 陳寶貴 . 創傷性腦損傷急性期中醫病機探討 [J]. 天津中醫藥 , 2008, 25(1): 40-41.

7 馮豪可 . 黃李法治療創傷後頭痛經驗 [J]. 浙江中西醫結合雜誌 , 2019; 29(3): 238-239.

8 張靜莎 , 郭義 , 耿連岐 . 近 5 年中藥治療重型顱腦創傷的研究進展 [J]. 世界中醫藥 , 2015; (9): 1444-1447, 1452.

9 韋緒性 (主編) : 《中醫痛證診療大全》, 88-92 頁 , 中國中醫藥出版社 , 北京 , 1992.

10 閆立新 . 辨證施治頑固腦外傷性頭痛 [J]. 中國民康醫學 , 2010; 22(10): 1262.

11 張麗萍 , 梅曉萍 . 外傷性頭痛的辨證論治 [J]. 中國中醫急症 , 2009; 18(09): 1533.

12 葉開升 . 中西醫結合治療外傷性頭痛 155 例療效觀察 [J]. 浙江中西醫結合雜誌 , 2003; (01): 64-65.

13 柯國明 , 周世光 . 辨證治療外傷性頭痛頭暈 200 例小結 [J]. 新中醫 , 1993; (04): 24-25.

14 田卓 . 通竅活血湯加味配合針灸治療顱腦外傷後血瘀所致頭痛的臨床觀察 [J]. 陝西中醫 , 2016; 37(5): 532-534.

15 陳余思 . 通竅活血湯治療中重度顱腦損傷的臨床研究 [D]. 湖北中醫學院 , 2006: 1-23.

16 王增慰 . 血府逐瘀湯治療顱腦損傷後綜合征 108 例 [J]. 陝西中醫 , 2010; 31(7): 850-850.

17 馬占峰 . 加味五苓散干預創傷性腦水腫的臨床療效及其雙向調節作用觀察 [D]. 甘肅中醫藥大學 , 2017: 1-56.

18 宋紅香 . 針灸聯合中藥湯劑治療顱腦外傷後頭痛的效果分析 [J]. 生物技術世界 , 2016; (04): 238+240.

19 范秀雲 , 彭俊 , 張明偉 , 周偉 . 針灸配合通竅活血湯治療腦外傷後頭痛療效觀察 [J]. 西部醫學 , 2011; 23(04): 668-669.

20 李煥英 , 楊雷 , 孫洪喜 . 針刺治療腦外傷後頭痛 62 例療效觀察 [J]. 湖北中醫雜誌 , 2005; (05): 46.

21 劉煥榮 , 付如華 , 劉曉明 , 石奕麗 , 蘇志偉 , 張振偉 , 王翠芳 , 范振增 . 七星針叩刺腦聰三線治療腦外傷後頑固性頭痛的臨床研究 [J]. 上海針灸雜誌 , 2006; (10): 5-7.

22 朱彬彬 , 黃春榮 , 黃瓊 , 成慧慧 , 蕭韻雅 . 中西醫結合治療創傷後偏頭痛 42 例臨床觀察 [J]. 中國民族民間醫藥 , 2018; 27(13): 113-117.

第 12 章

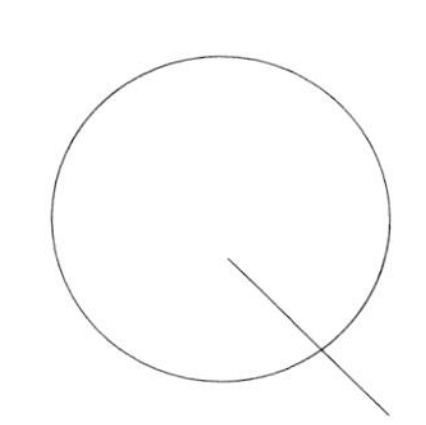

鼻源性頭痛

定義和診斷要點

鼻源性頭痛（Rhinogenic Headache）是因鼻腔和鼻竇局部病變或解剖結構變異所致的繼發性頭痛，其中以鼻竇炎引發的頭痛最為多見，特稱鼻竇性頭痛（Sinus Headache）[1]。我國鼻竇炎的發病率高達 2-6%，其中大部分患有鼻竇性頭痛 [2]。鼻竇包括上頜竇、額竇、蝶竇和篩竇（圖 12-1）。其中上頜竇炎比例最高。本章重點討論鼻竇性頭痛，其他病因如鼻炎、鼻息肉、鼻中隔偏曲、鼻腔和鼻竇內腫瘤等所引起的頭痛，可參考鼻竇性頭痛辨證治療。鼻竇性頭痛的臨床診斷要點包括 [1]：

1. 頭痛位於面額深部，呈鈍痛或隱痛，無搏動性；
2. 伴有鼻塞、流膿涕和嗅覺減退等鼻腔症狀；
3. 臨床、鼻內窺鏡和 / 或影像學證據證實，鼻竇內存在急性或慢性感染或其他炎症的病理過程；
4. 頭痛的發生在時間上與鼻竇炎密切相關；

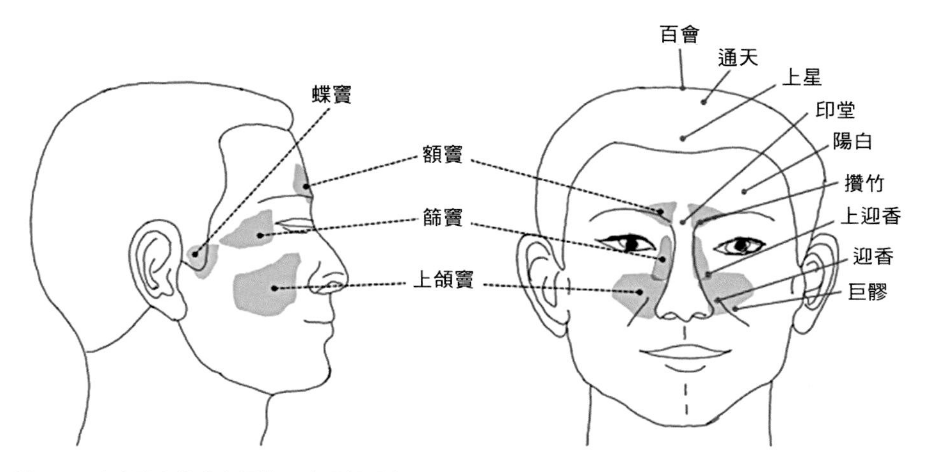

圖 12-1 鼻旁竇和治療鼻源性頭痛局部要穴

5. 頭痛程度的強弱與鼻竇的通暢程度直接相關；
6. 按壓鼻竇可加劇頭痛；
7. 對於單側鼻竇炎，頭痛僅發生在同側。

病理機制

鼻源性頭痛的主要病理機制是因鼻竇或鼻腔炎症、佔位性病變或解剖結構發生嚴重變形，炎性分泌物堵塞或竇口狹窄導致鼻腔和鼻竇引流不暢，內壓升高，壓迫三叉神經而引發頭痛。鼻源性頭痛在急性期和慢性期的臨床特點有所不同。急性期以疼痛劇烈、局部壓痛明顯和伴有發熱為特點；慢性期頭痛多為輕中度鈍痛，常波及周圍區域 [1,3,4]。鼻源性頭痛的治療著重於消除炎症、減少分泌物和疏通鼻竇。

中醫淵源

鼻源性頭痛屬中醫「鼻淵」範疇。淵者，深潭也；水出於地而不流，曰之淵，以此形容頞（è）鼻流濁涕不止。《素問．氣厥論》曰：「鼻淵者，濁涕下不止也，傳為衄衊（miè）。」唐王冰《重廣補注黃帝內經素問》解釋：「腦液下滲則為濁涕，涕下不止，如彼水泉，故曰鼻淵也。」《素問．至真要大論》論及：「少陽之變，甚則入肺，咳而鼻淵。」南宋嚴用和《濟生方．鼻門》亦言：「熱留膽腑，邪移於腦，遂致鼻淵。」古代醫家認為，鼻淵因膽熱移於腦而起。

鼻淵又名「腦漏」、「控腦砂」。清高秉鈞《瘍科心得集》描述：「鼻淵者，鼻流濁涕不止，或黃或白，或帶血如膿狀，久而不愈，即名腦漏。」明張介賓《景岳全書》亦言：「時流濁涕而或多臭氣者，謂之鼻淵，又名腦漏。」清祁坤《外科大成．卷三》述及：「鼻淵而兼腦痛者，名控腦砂。」《醫宗金鑒》亦述道：「鼻竅中時流濁涕，⋯⋯久而不愈，鼻中淋漓腥穢血水，頭眩虛暈而痛者，必系蟲蝕腦也，即名控腦砂。」說明古代醫家已意識到，頭痛可因鼻淵而起，且可能與蟲蝕（病原體感染）有關 [5,6]。

鼻淵首因熱邪內侵而起，或肺經蘊熱，或膽腑鬱熱，或脾胃濕熱。清何夢瑤《醫碥》言：「蓋鼻淵屬風熱入腦，熱氣湧涕傷鼻。」清陳士鐸《辨證錄》進一步解釋：「肺本清虛之府，最惡者熱也。肺熱則肺氣必粗，而肺中之液必上沸而結為涕，熱甚則涕黃，熱極則涕濁。」《素問．氣厥論》曰：「膽移熱於腦，則辛頞鼻淵。」宋嚴用和《重訂嚴氏濟生方》述及：「又有熱留膽腑，邪移於腦，遂致鼻淵。」明張介賓《景岳全書．鼻證》論：「此證（鼻淵）多因酒醴肥甘或久用熱物，或火由寒邪，以致濕熱上熏，津汁溶溢而下，離經腐敗。」

鼻淵遷延不愈，則耗傷肺脾之氣，竭損肝腎之陰。明戴原禮《秘傳證治要訣及類方》言：「涕或黃或白，或時帶血如腦髓狀，此由腎虛所生。」清高秉鈞《瘍科心得集》亦言：「腎陰虛而不能納氣歸元，故火無所畏，上迫肺金，由是津液之氣不得降下，並於空竅，轉為濁涕，津液為之逆流矣。」

辨證分型和方藥治療

鼻為肺之竅，清氣出入之門。外邪侵肺，頞鼻首當其衝。鼻又為脾土所司，胃經繞頞循行。故脾胃有變，首現於頞鼻。如《素問．刺熱篇》所言：「脾熱病者，鼻先赤。」膽氣上通於腦，腦下連於鼻。膽經有熱，則移於腦犯於鼻。鼻淵日久不愈，則耗損肺脾，殃及肝腎。故急性鼻源性頭痛者，或因肺經蘊熱，或因膽腑鬱熱，或因脾胃濕熱而起。慢性鼻源性頭痛者，則多與痰濁阻竅、肺脾氣虛和肝腎陰虛有關[5-9]。南宋嚴用和《濟生方》立蒼耳子散專方，治鼻流濁涕不止之鼻淵。

1. 肺經蘊熱

臨床特點：多見於鼻竇性頭痛初起。頭痛位於眉間和顴部，呈鈍痛、悶痛或脹痛，叩壓時疼痛加重；發熱鼻塞，流黃色膿涕；嗅覺減退，難辨香臭；胸悶咳嗽，痰黃粘稠；苔黃舌紅，脈滑數。

證機分析：多因風寒犯肺，鬱而化熱，熱邪繼而侵犯鼻竇；或熱毒直襲竇竅所致。

治療要則：清熱宣肺、通竅止痛。

常用方藥：辛夷清肺飲合蒼耳子散化裁加魚腥草、桔梗。二方合用以宣肺清熱，通鼻止痛。方中辛夷、蒼耳子通鼻利竅；輔以石膏、知母，以瀉氣分之火，清肺經之熱；黃芩、梔子瀉熱除煩；佐以升麻、批杷葉、薄荷，散熱止咳；重用白芷，以清陽明經痛；配百合、麥冬，滋陰養肺；加魚腥草、桔梗，排膿通鼻。

2. 膽腑鬱熱

臨床特點：多見於生性急躁易怒之人。前額顴部疼痛劇烈，如悶如壓，不可觸碰；鼻塞聲濁，頻頻擤涕，色黃質稠，腥臭如膿；身熱如蒸，煩躁易怒；口苦咽乾，目眩耳鳴；苔黃舌紅，脈弦數。

證機分析：命門相火，雖內寄於肝、膽、腎、三焦，但生性急躁易怒之人，相火最易釀生肝火膽熱。膽熱循經上炎，移熱於腦，殃及肺竅，灼傷鼻絡，腐蝕肌膜，而生鼻淵。

治療要則：瀉熱利膽，疏竇通竅。

常用方藥：龍膽瀉肝湯合蒼耳子散加魚腥草、菊花。龍膽瀉肝湯中龍膽草、黃芩、梔子瀉熱祛濕，清肝利膽；蒼耳子散中辛夷、蒼耳子疏竇開竅，通鼻止淵；輔以澤瀉、木通、車前子滲濕下熱；當歸、生地養血滋陰，潤竅生肌；柴胡既清少陽鬱熱，又引諸藥上行利竅；佐以白芷、菊花、薄荷，清利頭目；加魚腥草排膿通竅。

3. 脾胃濕熱

臨床特點：多見於嗜食肥甘厚味及沉溺酒醴之人。頭痛多位上頜竇處及前額，疼痛沉重如墜；鼻頭紅腫或肥大發紅；鼻塞難聞香臭；流黃濁涕，量多；口粘口臭，脘腹脹滿，不欲食飲；煩悶，溺赤便溏；苔白膩，舌紅，脈濡滑或數。

證機分析：肥甘厚味，酒醴無度，濕熱內生，蘊滯中焦，循胃經上蒸鼻竇，灼損肌膜，釀為鼻淵頭痛。

治療要則：清脾瀉熱，化濁開竅。

常用方藥：甘露消毒丹合蒼耳子散化裁加黃連、丹皮、升麻。甘露消毒丹專解中焦濕熱，化濁悅脾；方中黃芩、滑石清熱化濕，輔以茵陳、通草導熱下行；石菖蒲、白豆蔻、藿香、薄荷芳香諸品，化濁行氣、醒脾開竅；加黃連、丹皮清泄胃火。取蒼耳子散中辛夷、蒼耳子清涕通塞，利鼻開竅；配升麻、白芷，升散上行，專治陽明熱毒所致頭痛。

4. 痰濁阻竅

臨床特點：多見於體胖偏濕、慢性鼻竇炎久治不愈者。額顱悶痛，疼痛滯重如裹，常牽及巔頂和顳前；鼻塞聲濁，氣息粗重；流涕咳痰，晨起尤甚；涕痰粘膩稠厚或成塊，色灰或白；難以入寐，寐則鼾聲大作；胸悶腹脹，食少欲嘔，便溏；苔白膩，脈濡滑。

證機分析：體胖偏濕之人，易內生水濕，壅塞鼻竅，而成鼻淵；如遷延不愈，日久則濃聚成痰，蒙蔽竅竇。

治療要則：祛痰化濁，清淵利竅。

常用方藥：導痰湯合蒼耳子散化裁加白芥子、桔梗。導痰湯專治痰飲壅阻頭竅之證；方中南星、枳實利氣散結，祛痰通竅；輔以半夏、橘紅行氣開鬱，燥濕消痰；茯苓滲濕利水；配以白芥子豁痰化濁、散結止痛；桔梗化痰排膿。合以蒼耳子、辛夷清淵通鼻，疏竇利竅；白芷清利頭面，通絡止痛。

5. 肺脾氣虛

臨床特點：多見於素體羸弱、鼻淵久治不愈者。顱額隱隱作痛，時輕時重，感冒或勞累後加重；面白或萎黃；鼻塞流涕，色白質稀；語息低微，時有氣短乾咳；納少便溏，體倦乏力；舌淡或胖，苔白或膩，脈緩無力。

證機分析：素體羸弱，肺脾之氣先天不足。又遇鼻淵日久不愈，更使肺氣清肅無力，脾土清陽難升，竇竅失養，水濕通調受阻，浸淫鼻竅。

治療要則：養肺健脾，益氣通竅。

常用方藥：補中益氣湯合蒼耳子散化裁加桔梗、麥冬。補中益氣湯中重用黃芪益肺健脾；輔以人參、白朮、甘草補氣和中，滲濕升陽；佐以升麻、柴胡助參芪升陽榮竅；合以蒼耳子、辛夷通鼻利竅；加陳皮、桔梗理氣化痰，麥冬潤肺止咳。

6. 肝腎陰虛

臨床特點：多見於素體消瘦、陰虛火旺者，或鼻淵遷延不愈，肝腎虛損者。顱額隱隱灼痛，涕少黃稠，甚者結塊，鼻乾鼻塞，每逢秋季或乾燥時節加重；

口乾喜冷飲，體瘦顴紅，眩暈耳鳴，時有乾咳，痰少粘稠；腰膝酸軟，健忘失眠。苔薄黃少津，舌紅，脈細弦或細數。

證機分析：體瘦者易生虛火；或鼻淵遷延不愈，則傷及肝腎；肝腎陰損，則虛火內生，循經上犯肺竅，灼傷鼻絡。

治療要則：滋補肝腎，降火止淵

常用方藥：杞菊地黃湯合蒼耳子散化裁加桔梗、黃芩。杞菊地黃湯由六味地黃丸加枸杞子、菊花構成，方中熟地黃、山萸肉、乾山藥、枸杞子補益肝腎，滋陰養血；澤瀉、牡丹皮、菊花清瀉虛火，引火下行；合以蒼耳子、辛夷通竅止淵；加桔梗、黃芩以清肺降火。

中成藥和經驗方

已有多項中成藥和經驗方治療鼻竇性頭痛的臨床報告，總結如表 12-1。

表 12-1 中成藥治療鼻竇性頭痛一覽表
（按名稱拼音字母順序排列）

名稱	主要組成中藥	主治和用法
鼻淵通竅顆粒 [10]	辛夷、蒼耳子（炒）、麻黃、白芷、薄荷、藁本、黃芪、連翹、野菊花、天花粉、地黃、丹參、茯苓、甘草	主治兒童慢性鼻竇炎。10 歲以上：1 次 1 袋（15g），每日 3 次。10 歲以下：每次半包，每日 3 次。5 日 1 個療程，連服 3 個療程。
藿膽滴丸 [11]	豬膽酸、藿香油	主治風寒化熱、膽火上攻之鼻淵頭痛。每丸重 50 毫克，每次 5 丸，每日 2 次口服，7 天為療程。
歐龍馬滴劑 [12]	歐龍膽、報春花、酸模、洋接骨木、馬鞭草	主治急性鼻竇炎。規格：每瓶 40 毫升。第 1-5 天：每次 100 滴（約 6.2 ml）；第 6-10 天，每次 50 滴（約 3.1 ml）；每日 3 次，10 日為一療程。
辛散通竅湯（經驗方）[13]	辛夷、白芷、蒼耳子、荊芥穗、防風、黃芩、川芎、細辛、桔梗、路路通、薏苡仁、甘草	主治慢性鼻竇炎。煎煮口服，一周為一療程

中藥外治法

中藥外治法是治療鼻竇性頭痛以及其他鼻竇炎症狀的一種常用方法，包括鼻竇沖洗、霧化吸入、滴鼻吹鼻和薰蒸吸入等。這些中藥外治法通過鼻腔給藥，使藥物直接快速作用於病灶，達到清淵、疏竇、通竅的效果[14,15]。

- **鼻竇沖洗：** 鼻竇沖洗是通過壓力將中藥沖洗液噴入鼻腔和鼻竇內，以稀釋和排出病理分泌物，軟化結痂和消除粘膜腫脹和水腫。已有多項中藥沖洗液配合手術治療鼻竇炎的報告，包括鼻竇炎口服液（龍膽草、柴胡、黃芩、蒼耳子、辛夷、白芷、黃芪、川芎）[16]，加味玉屏風散（黃芪、白朮、防風、烏梅、五味子、蒼耳子、辛夷、甘草）[17]和鼻竇炎合劑（白芷、辛夷、蒼耳子、黃芩、銀花、荊芥）[18]等。臨床上可根據不同證型，自擬沖洗液。

- **霧化吸入：** 霧化吸入療法是利用霧化裝置將中藥製成懸浮於空氣中的微小霧滴或微粒，直接吸入鼻腔的一種療法。已有多項中藥氣霧劑治療鼻竇炎的報告，包括辛芷氣霧劑（辛夷、白芷、蒼耳子、薄荷、金銀花、川芎、黃芩、魚腥草、生石膏、茜草、丹皮）[19]，蒼耳子散湯劑（蒼耳子、辛夷、薄荷）[20]，鼻竇炎口服液與血府逐瘀口服液混合製成的超聲霧化劑[21]，以及自製中藥噴霧劑（金銀花、蒲公英、紫花地丁、辛夷、蒼耳子、細辛、白芷、當歸、黃芪）[15]等。

- **滴鼻吹鼻：** 滴鼻吹鼻療法是指將藥液直接滴入或將藥粉直接吹入鼻腔的一種療法。已有多項滴鼻吹鼻中藥製劑治療鼻竇炎的報告，包括辛藜滴鼻劑（辛夷、細辛、藜蘆、白芷、牛黃、青黛、珍珠）[22]，「絲蒼」滴鼻劑（絲瓜根、蒼耳子、辛夷、白芷、薄荷、魚腥草、板藍根、麝香）[23]，石胡荽滴劑（鮮石胡荽 400 克，米酒 600 毫升浸泡 10 天後，過濾備用）[24]，採用水提醇的自製中藥滴鼻靈（辛夷、蒼耳子、白芷等中草藥）等治療鼻竇炎[25]，以及吹鼻粉劑（皂角刺、細辛、辛夷等）結合內服中藥治療鼻竇性頭痛等[26]。

- **薰蒸吸入：** 薰蒸吸入療法是通過鼻腔，直接吸入中藥煎煮時所形成蒸汽的一種療法。薰蒸吸入療法常與內服中藥同時進行。已有多項口服薰吸治療鼻竇炎性頭痛的報告[14,27]。

針灸治療

鼻源性頭痛者，因鼻淵內生、竇竅壅塞而起。針灸以治，清淵疏竇、通竅止痛貫穿始終。急性鼻淵者，多因熱邪稽留，或肺經蘊熱，或膽腑鬱熱，或脾胃濕熱，以瀉熱通竅為首要。慢性鼻淵者，痰濁、氣傷和腎損所困，尚需化濁通竅，健脾益腎。

鼻為肺竅，司於脾土，清陽之官，諸多經脈聚於頞鼻。胃足陽明脈起於鼻，下循鼻外，入上齒齦；大腸手陽明脈上挾鼻孔；膀胱足太陽脈起於目內眥，循鼻旁上額；小腸手太陽脈其支者，別頰上抵鼻；督脈下頞鼻入上唇；心手少陰脈、任脈及陽蹺脈亦聯屬於鼻。針灸以治，當以局部要穴和循經及辨證選穴並重 [28,29]。

治療要則： 清淵疏竇，通竅止痛，健脾益腎。

選穴原則：（1）取顴額及上頜竇局部要穴以清淵通竅（圖 12-1）；（2）根據辨證分型和對症選穴（表 12-2）。

表 12-2 鼻源性頭痛選穴及功效一覽表

	穴位名稱	功效
· 局部要穴		
	迎香、上迎香（鼻通）、巨髎、印堂、攢竹、陽白、上星、通天、百會	清淵疏竇，通竅止痛
· 辨證選穴		
肺經蘊熱	合谷、列缺、尺澤、曲池、大椎	清熱瀉肺，通利止痛
膽腑鬱熱	支溝、陽陵泉、蠡溝、俠溪	清肝利膽，泄熱止痛
脾胃濕熱	中脘、合谷、足三里、內庭	泄熱利濕，和胃健脾
痰濁阻竅	中脘、豐隆、陰陵泉、太白	和中化濁，祛痰通經
肺脾氣虛	肺俞、脾俞、膏肓、太淵	養肺健脾，益氣補虛
肝腎陰虛	肝俞、腎俞、大椎、照海	滋養肝腎，補虛清熱

操作要點

· 患者仰臥，選定迎香和上迎香穴；同時在顴額和上頜竇處輕壓或輕叩確定壓痛點，並在痛點周圍再選取 2-3 對局部要穴進針，其方向均朝向壓痛點；快速小幅撚轉，直至針感深達鼻根和痛點。選取 2-3 對電針刺激，連續波，2 Hz，刺激 25 分鐘。

- 辨證選穴：根據表 12-2 另選取若干穴；熱證和痰濁者採用瀉法，虛證者採用補法。
- 肺脾氣虛者，可加溫針：撚艾絨成大小約 0.5×0.8 釐米橄欖狀艾炷，固定於迎香和上迎香穴針柄末端，同時用阻燃紙覆蓋臉部其餘部位，以免艾炷掉落灼傷面部，每次燃 1-2 壯 [30]。
- 治療頻次和療程：急性期每日或隔日 1 次，慢性型每週 2-3 次；8 次為一療程。肺脾氣虛者，電針和溫針可隔次進行。

治療策略和自我調理

- 結合中藥內服、中藥外治和針灸是治療鼻竇性頭痛首選，療效確切，預後良好 [31-34]。如患者計劃做鼻竇引流或正在服用抗生素，協調中醫和西醫治療方案，以取得更佳治療效果。
- （1）外出戴口罩、避免上呼吸道感染是預防和減輕鼻竇炎和鼻源性頭痛的有效自我調理；（2）禁忌擤鼻和摳鼻，以免加重鼻竇炎和頭痛；（3）乾燥季節保持鼻腔濕潤，可不時用清水清洗濕潤鼻腔或以潤膚膏塗敷鼻腔；（4）花粉季節，盡量避開花粉漂浮場所，減少過敏刺激。

◇ 參考文獻

1　國際頭痛分類第 3 版：https://ichd-3.org/wp-content/uploads/2018/10/ICHD-3-Chinese.pdf, 194-195 頁 , 2018.

2　鄭銘 , 青卉 , 婁鴻飛 , 王成碩 , 張媛 , 伯銘羽 , 蓋思齊 , 王向東 , 張羅 . 中國主要城市鼻 - 鼻竇炎患病率調查 . 中國耳鼻咽喉頭頸外科 , 2017; 24(4): 185-190.

3　鄭文偉 . 鼻源性頭痛 125 例治療體會 [C]. 2012 年浙江省耳鼻咽喉科學學術年會論文集 , 2012.

4　Mehle ME. What do we know about rhinogenic headache? The otolaryngologist's challenge. Otolaryngol Clin North Am. 2014; 47(2): 255-64.

5　李瑩 . 慢性鼻竇炎的辨證論治 . 山東大學耳鼻喉眼學報 , 2018;32(3):27-30.

6　韋緒性 (主編):《中醫痛證診療大全》,99-105 頁 , 中國中醫藥出版社 , 北京 , 1992.

7　郭華民 . 鼻竇炎患者中醫證型分佈的初步調查研究 . 中國醫學創新 , 2011; 08(21): 117-119.

8　梁啟田 . 辨證治療慢性鼻竇炎性頭痛 100 例 [J]. 實用中醫藥雜誌 , 2001; 17(4): 27.

9　高莉 , 李菁 , 侯薇 , 徐璐 , 蘇濤 , 徐俊艷 , 徐芳 . 張雄教授治療鼻竇炎的臨床經驗 . 中國中醫急症 , 2019; 28(2): 349-351,355.

10　牛玲 , 周汝環 , 李武芬 . 鼻淵通竅顆粒聯合小兒諾通治療兒童慢性鼻竇炎的療效觀察 . 中醫藥臨床雜誌 , 2014; 26(12): 1250-1251.

11　鄭萍 . 藿膽滴丸配合西藥治療鼻源性頭痛 102 例療效觀察 . 世界最新醫學資訊文摘 (連續型電子期刊), 2015; (11): 113-113.

12　丁紅雲 . 針刺聯合歐龍馬治療急性鼻竇炎臨床觀察 . 光明中醫 , 2016; 31(24): 3622-3623.

13　陳春華 , 楊金鎖 , 唐成定 . 辛散通竅湯治療慢性鼻竇炎 33 例觀察 . 實用中醫藥雜誌 , 2009; 25(6): 360-360.

14　楊偉麗 , 朱鎮華 . 中醫外治法對慢性鼻 - 鼻竇炎的治療概述 . 湖南中醫藥大學學報 , 2013; 33(9): 108-111.

15　張獻菊 . 中藥製劑治療鼻竇炎的臨床研究 . 實用醫技雜誌 , 2004; 11(19): 2033-2035.

16　張玉莉 , 王延升 , 李學昌 , 王金磊 , 李愛英 . 鼻竇炎口服液鼻腔沖洗對鼻黏膜纖毛系統功能的影響 . 中國藥房 , 2007; 18(8): 609-610.

17　劉琴 . 鼻竇內窺鏡術後玉屏風散鼻腔沖洗療效觀察 . 醫藥論壇雜誌 , 2005; 26(19): 73-74.

18　陳迎平 , 張霞 , 葛忠東 . FESS 術後應用鼻竇炎合劑沖洗鼻腔的療效觀察 . 北方藥學 , 2011; 08(8): 18-18.

19　聶垣東 , 郝冉 . 辛芷氣霧劑治療鼻竇炎療效觀察 . 陝西中醫 , 2010; 31(12): 1625-1626.

20　柴向斌 , 王斌全 , 王建明 . 中藥霧化噴鼻治療小兒慢性鼻竇炎 159 例 . 中醫藥研究 , 2001; 17(4): 10-11.

21　章健 , 黃騰蛟 . 霧化吸入治療慢性鼻竇炎 36 例 . 河南中醫 , 2003; 23(10): 39-40.

22　馬代林 , 董現明 . 辛藜滴鼻劑治療慢性鼻炎及慢性鼻竇炎的療效觀察 . 現代中西醫結合雜誌 , 2003; 12(3): 291.

23　姚衛義 , 潘魏 . 中藥「絲蒼」滴鼻劑治療慢性鼻炎、副鼻竇炎療效觀察 . 中華綜合醫學雜誌 , 2003; 5(8): 68.

24　相魯閩 , 劉添秀 . 石胡荽滴劑治療鼻竇炎 . 中國民間療法 , 2001; 9(8): 58.

25　馬敏 , 馬華 , 張京平 , 趙海亮 , 安雲芳 . 滴鼻靈的研製和臨床應用 . 山西醫藥雜誌 , 2005; 34(9): 715-717.

26　劉更祥 . 中藥內外合治鼻竇炎性頭痛 . 中國醫藥學報 , 2000; 15(S): 434-435.

27　羅方梅 , 楊亦 , 范玉花 . 中藥內服外熏治療慢性鼻竇炎 96 例療效觀察 . 中外健康文摘 , 2011; 08(15): 399-400.

28　楊芳艷 , 陳鋼 . 從《黃帝內經》談鼻症診治思路 . 上海中醫藥大學學報 , 2015; 29(1): 15-18.

29　韓雲祥 . 變應性鼻炎的針灸治療進展 . 光明中醫 , 2015; 30(1): 202-206.

30　吳海金 . 慢性鼻 - 鼻竇炎採用溫針灸治療後遠期生存質量評估 . 內蒙古中醫藥 , 2017; 36(16): 119-120.

31　溫權 , 李輝 , 朱天民 . 中藥針灸治療慢性鼻竇炎機理研究進展 . 光明中醫 , 2014; 29(4): 885-887.

32　楊琴 , 呂曉慧 , 祁秀榮 , 靳聰妮 . 針藥並用治療青少年慢性鼻 - 鼻竇炎驗案淺析 . 山西中醫學院學報 , 2018; 19(1): 53-54,57.

33　尹璐 . 應用針灸療法聯合自製蒼耳膏治療慢性鼻炎的臨床療效觀察 . 求醫問藥 (學術版), 2013; 11(2): 79-80.

34　別紅寶 , 宮國俊 . 針灸結合藥物治療慢性鼻竇炎 79 例 . 吉林中醫藥 , 2005; 25(6): 44.

第 13 章

青光眼

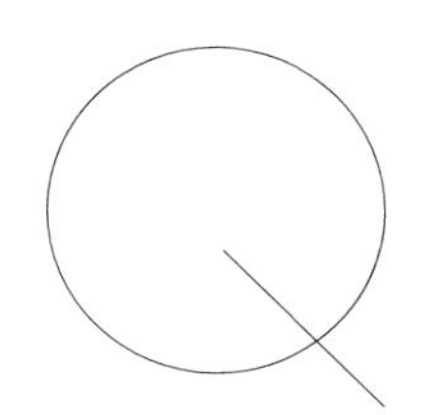

相關生理解剖和病理機制

眼球內容物對眼球壁所形成的壓力，稱為眼內壓，又稱眼壓，正常值為 10-21 mmHg 或 1.33-2.80 kPa。24 小時內眼壓波動不應超過 5 mmHg 或 0.67 kPa。如眼壓高於 24 mmHg 或 3.2 kPa，或兩眼眼壓差大於 5 mmHg 或 0.67 kPa，則視為病理變化。

房水是充滿在眼球內、角膜和晶狀體之間的無色透明液體，體積為 0.13-0.30 毫升，具有營養和維持眼球正常形態的作用。房水對眼壓形成起至關重要作用。房水由睫狀體的睫狀突非色素上皮細胞分泌，擴散入後房，通過瞳孔虹膜流入前房，再由房角的小梁網吸收回流至血循環，這一過程稱為房水循環。房角狹窄甚至閉塞，導致房水回流受阻，繼而眼壓升高，是閉角型青光眼的主要病理機制。開角型青光眼患者房角雖無狹窄，但因房角內負責房水吸收回流的小梁組織變性退化，功能喪失，房水回流不暢，導致眼壓升高（圖 13-1）。

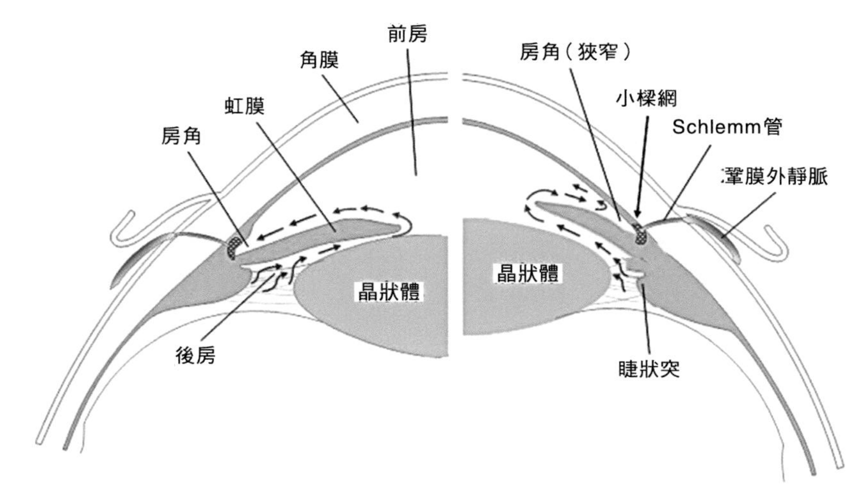

圖 13-1 正常房水循環和青光眼形成機制

定義、分類和診斷

青光眼（Glaucoma）主要是因眼壓間斷或持續升高造成視神經損傷，進而導致視力下降甚至喪失的一組眼病，主要發生在 40 歲以上人群，發病率約為 2%。青光眼、黃斑病變和白內障是致盲的三大眼病 [1,2]。青光眼分為先天性、原發性、繼發性和混合型四類。根據病理特徵，原發性青光眼進一步分為急性閉角型、慢性閉角型和原發性開角型三類（表 13-1）。繼發性青光眼主要因眼部疾病、手術、感染、外傷和全身疾病引發炎症粘連，造成房水循環障礙 [3]。歐美國家以原發性開角型青光眼為主 [1]。在我國，近 90% 青光眼為閉角型和繼發性青光眼 [2-7]。臨床上急性閉角型青光眼表現為突然爆發的劇烈眼痛和頭痛，視物模糊，視力驟降；慢性閉角型青光眼多有誘因，表現為眼部脹痛乾澀，頭痛頭昏，視物模糊，視力逐漸下降。絕大多數原發性開角型青光眼早期無症狀，晚期出現眼脹，視力疲勞，頭暈頭痛，視野縮窄成管狀。

表 13-1 三類原發性青光眼的鑒別

	急性閉角型	慢性閉角型	原發性開角型
發病比例 [a]	22-62%	32-33%	5-22%
好發年齡	多發於中老年，男女比例為 1:4。	30 歲以上。	各年齡段，25% 有家族史，男女比例為 2.6:1。
誘因	無明顯誘因，突然爆發。	有明顯誘因，如情緒激動，長期疲勞，失眠或便秘，用藥不當等。	無明顯誘因。
臨床表現	突然劇烈眼痛頭痛，眼壓升高，眼球堅硬，視物模糊，視力驟降，虹視，結膜充血，噁心嘔吐。	眼部脹痛，乾澀，眼壓升高，視物模糊，視力逐漸下降，虹視，頭脹痛，眼壓和血壓升高，但休息後症狀可緩解。	早期幾乎無症狀，後期眼脹、視力疲勞，頭痛，視野變窄，甚者縮小如管狀。

[a] 指三類原發性青光眼的發病比例，根據文獻 [2-6] 整理。

不同類型青光眼的危險因素有所不同。漢族、女性、70 歲以上、有家族史、前房較淺及晶狀體曲率較高者，是急性閉角型青光眼的危險因素 [2,6]。心理壓力是引發慢性閉角型青光眼的一個主要誘因 [6]。高眼壓、高血壓、糖尿病、高血液粘稠度和近視與原發性開角型青光眼密切相關 [6]。

中醫淵源

玄府者，至微至細，開闔通利之器也。目為玄府，幽邃之源，神光所藏，乃先天之精液，肇始之元靈，一身之至寶也，猶夫天之日月[8]。《靈樞．大惑論》道：「五臟六腑之精氣，皆上注於目而為精，精之窠為眼，骨之精為瞳子，筋之精為黑眼，血之精為絡，其窠氣之精為白眼，肌肉之精為約束，裹擷筋骨血氣之精，而與脈並為系。上屬於腦，後出於項中。」故睛目乃聚臟腑氣血、肌肉筋骨之精華而成，受控於腦，為五臟六腑之候，尤與肝最為密切。肝開竅於目，肝血上注，目方能視。《靈樞．脈度》言：「肝氣通於目，肝和則目能辨五色矣。」故眼疾多從肝從鬱論治[9]。

後世醫家又以五輪之說，以描述睛目解剖分區及與五臟關係（表 13-2，圖 13-2）[10]。明傅仁宇在所著眼科專著《審視瑤函》論及：「夫目有五輪，屬乎五臟。五輪者，皆五臟之精華所發，名之曰『輪』，其像如車輪圓轉運動之意也。」上下眼胞，屬乎脾土，脾主肉，故曰肉輪。目又有兩銳角（內外眥），屬心火，心主血，故曰血輪。其內白睛，屬肺金，肺主氣，故曰氣輪。白睛內之青睛，屬肝木，其色青瑩，目能鑒視，故目為肝木之竅，肝木主風，故曰風輪。青睛之內一點黑瑩者，則為瞳神，屬乎腎水，腎主水，故曰水輪。五輪之中，四輪不能視物，惟水輪普照無遺，神妙莫測。

表 13-2 五輪解剖部位和臟腑連屬

五輪	中醫解剖	西醫解剖	臟	腑
肉輪	胞瞼	眼瞼	脾	胃
血輪	兩眥	眼角	心	小腸
氣輪	白睛	鞏膜	肺	大腸
風輪	黑睛	角膜、虹膜	肝	膽
水輪	瞳神	瞳孔	腎	膀胱

成書於 2,400 多年前秦漢時期的《神農本草經》在描述決明子等多種中藥主治症時，已提及青盲之症：「（決明子）味鹹，平，主治青盲。」隋巢元方《巢氏病源》更有詳述：「青盲者，眼本無異，瞳子黑白分明，直不見物耳，是謂之青盲」；「白黑二睛無有損傷，瞳孔分明但不見物，名為青盲。」青盲似是青光眼等各種眼疾所引起的視神經萎縮。

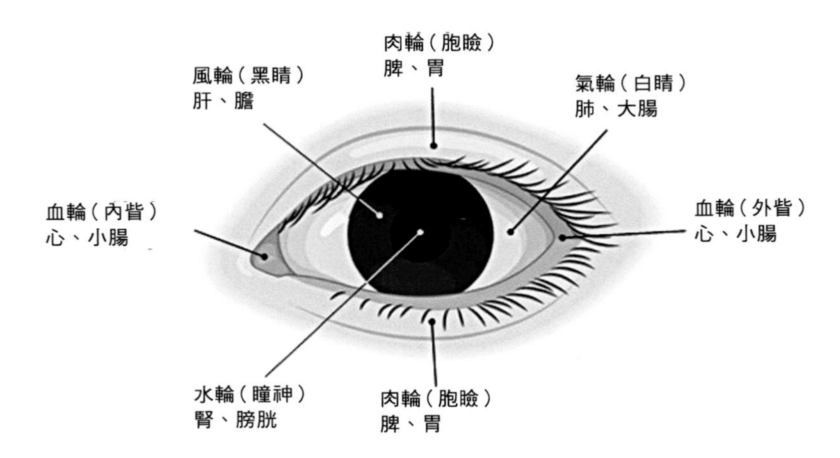

圖 13-2 睛目解剖分區及與五臟關係

古代醫家將眼疾統稱為「障」。現存最早眼科專著《秘傳眼科龍木論》記錄的「五風變內障」，便是障疾之一，與今青光眼最為相近。五風乃指不同眼疾瞳孔呈現五種不同色澤，分別稱為青風、綠風、黃風、黑風、烏風內障。青風內障者，視瞳神內有氣色，昏蒙如晴山籠淡煙也；眼微有痛澀，頭旋腦痛；或眼先見有花無花，瞳人不開不大，漸漸昏暗，或因勞倦，漸加昏重。綠風內障者，頭旋，額角偏痛，連眼瞼骨及鼻頰骨痛，眼內痛澀見花，或因嘔吐噁心，或因嘔逆後，便令一眼先患，然後相牽俱損，其狀婦人患多於男子。

現代認為，青風內障似為開角型青光眼，綠風內障與急性閉角型青光眼相近，黃風內障類似於絕對期青光眼，烏風內障可能與繼發性青光眼相關，而黑風內障則為慢性閉角型青光眼 [10-13]。

辨證分型和方藥治療

五風內障，好發於竭勞心思，憂鬱忿恚，用心太過者，或年老體衰，陰虛血少之人。因鬱，因風，因火，因痰而起，致使內肝管缺，眼孔不通，神水瘀阻，玄府閉塞。臨床上以肝鬱氣滯，肝火攻目，痰火鬱結，痰濕泛目和肝腎虧虛最為多見。肝鬱氣滯型主要見於青光眼早期或先兆期；急性閉角型以肝火攻目和痰火鬱結為主；慢性閉角型和原發性開角型多為痰濕泛目和肝腎虧虛型 [10,14-21]。

1. 肝鬱氣滯

臨床特點：多見於開角型和慢性閉角型青光眼早期及急性閉角型先兆期。眼無不適或目珠發脹，偶有眼痛，視物昏朦，眼壓不穩，時有升高；憂鬱忿恚時發作或加重。情志不舒，多慮抑鬱，胸脘痞滿，心煩口苦，舌象如常，脈弦。

證機分析：憂鬱憤懣，情志不遂，肝鬱氣結，神水疏泄不暢。

治療要則：疏肝解鬱，通利舒目。

常用方藥：逍遙散合越鞠丸化裁加豬苓、菊花：逍遙散專於舒肝解鬱，健脾養血。方中柴胡解鬱疏肝，配以薄荷以助解鬱；當歸、白芍柔肝條達，調和氣血；白朮、茯苓益氣健脾，燥濕利水；佐以乾薑和中益胃。越鞠丸專治六鬱之證，取香附疏肝理氣，暢通氣機；川芎疏利頭竅，活血舒目；蒼朮燥濕健脾；加豬苓滲濕利水，菊花清肝舒目。諸藥合用，共奏解鬱行氣，利水舒目之功。

2. 肝火攻目

臨床特點：為急性閉角型青光眼主要證型。易發於嫗嫗婦人，瞳目秉質有異，或家族有五風內障史者。多為雙目先後發病。眼珠脹硬如石，劇痛欲脫，連及目眶，頭痛如劈，眼壓多在 50 mmHg 或 6.7 kPa 以上，視力驟降，白睛混赤，黑睛渾濁，瞳神散大，色呈淡綠，噁心嘔吐，溲赤便秘，苔黃舌紅，脈弦數。

證機分析：年老體衰，或稟質異常，易致內肝管缺，疏泄不暢。若又情志不遂，肝鬱化火，火熾生風，風火循肝經上攻睛目，玄府驟然閉阻，神水積滯不通，發為綠風內障。

治療要則：清肝瀉火，除障止痛。

常用方藥：綠風羚羊飲合芎芷石膏湯化裁加夏枯草、澤瀉：綠風羚羊湯專治綠風內障，目珠脹痛。方中羚羊角平肝熄風，瀉火清目；黑玄參清熱滋陰，涼血清目；知母、黃芩、大黃清熱瀉火，宣積除障；防風、細辛疏利頭目，通竅止痛；茯苓、車前子滲濕利水，通暢神水；桔梗引藥上行，通阻疏障。

芎芷石膏湯原為頭暈頭痛，頭風發作所設，方中川芎、白芷行氣活血，通竅止痛；藁本、羌活疏散頭風，利竅舒目；菊花疏風解熱，清肝明目；石膏清熱除煩，瀉火止痛；加夏枯草清肝瀉火，解鬱散結；澤瀉清熱利濕，通利神水。諸藥配合，以達瀉肝火，除內障，止目痛之功。

3. 痰火鬱結

臨床特點：多見於各種眼疾、外傷和手術後因炎症粘連導致的繼發性青光眼，也是原發性急性閉角型青光眼的常見證型之一。多為單眼發病。起病急驟，目珠脹硬劇痛，頭痛劇烈，視力銳減，眼壓驟升，瞳神散大，幽深淡綠，黑睛渾濁，昏朦如霧，白睛紅赤；動輒眩暈，胸脘滿悶，噁心吐涎；苔黃膩，舌紅，脈弦滑。

證機分析：玄府受損，或秉質異常，神水疏暢不利，積聚成痰，痰聚日久化火。或情志不遂，肝鬱化火，肝火上沖，與痰濕互結，阻遏內管，發為內障。

治療要則：瀉火逐痰，消障清目。

常用方藥：將軍定痛丸合滌痰湯化裁加菊花、決明子：將軍定痛丸為明傅仁宇《審視瑤函》所立，具降火逐痰，平肝熄風之效。方中黃芩、大黃清熱消積，燥濕除障；白僵蠶化痰散結，消障止痛；天麻平肝抑陽，通絡止痛；桔梗、白芷清利頭竅，疏通玄府。配以滌痰湯滌痰開竅，利氣開鬱。方中陳皮、南星、半夏利氣燥濕，消痰除障；竹茹清燥開鬱，降火消障；枳實破痰通利，通阻消聚；輔以人參、茯苓益氣健脾，滲濕利水；石菖蒲開竅寧神，化濕和胃。加菊花、決明子清肝瀉火，祛朦明目。雙方化裁合用，共奏瀉火豁痰，消聚除障之效。

4. 痰濕泛目

臨床特點：為原發性開角型青光眼常見證型之一，也可見於原發性慢性閉角型。好發於素有高眼壓、高血壓、糖尿病、高血脂及近視者。早期偶有眼脹不適，視物昏朦，後期出現視野缺損，甚者成管狀，眼壓偏高，頭暈目眩，乾嘔或口吐涎沫，或四肢不溫，苔白滑，舌胖嫩，脈弦滑。

證機分析：體胖或嗜食肥甘厚味者，易生痰濁；或消渴之人，氣陰耗傷虧少，津液濃稠成痰；或用眼過度，玄府受損，神水瘀滯；或脾陽不振，運化失司，痰濕內生，上泛玄府，釀成內障 [22]。

治療要則：化痰利濕，通府消障。

常用方藥：溫膽湯合五苓散化裁加川芎、膽南星、車前子：溫膽湯溫涼並用，專治痰濁內擾。方中半夏燥濕化痰，陳皮理氣化痰，枳實行氣化痰，竹茹清熱化痰，生薑理中祛痰。合以五苓散消解內停水濕，方中茯苓、豬苓、澤瀉通利水濕；輔以白朮健脾運濕，桂枝溫化利水。加川芎行氣通阻，化瘀消翳；膽南星消痰散結，通利玄府；車前子滲濕利水，清肝明目。綜合二方諸藥，共奏祛痰濕，通玄府，消內障之功。

5. 肝腎虧虛

臨床特點：為慢性閉角型和開角型青光眼常見證型之一，尤以患障日久及年老體衰最為多見。頭目脹痛，視物昏朦，視力下降，或視野缺損，甚者成管狀，瞳神散大。面色晦暗黝黑，眩暈耳鳴，神疲體倦，腰膝酸軟，苔薄舌淡，脈細沉。

證機分析：患障日久，耗損肝血；或年老體衰，腎精漸竭。精血虧少，目竅失榮，神光衰微，則成失榮內障。

治療要則：補肝益腎，榮目除障。

常用方藥：駐景丸合左歸丸化裁加石決明、刺蒺藜。駐景丸專於滋腎填精，養肝明目，方中楮實子、枸杞子補肝益腎，養血榮目；肉蓯蓉補腎益精，養肝明目；人參補氣生血，五味子滋腎斂陰，乳香行氣通府，川椒溫化通利。合以左歸丸滋養腎陰，填補精髓。方中熟地滋陰填精，山茱萸滋補肝陰，山藥補脾益陰，龜板、鹿角膠峻補精髓。加石決明、刺蒺藜清肝明目，通利除障。二方諸藥合用，共奏補肝腎，益精血，榮睛目之效。

治療青光眼視神經萎縮常用中藥

視神經萎縮，進而損傷視力和致盲是青光眼的主要病理結局。過去 20 年，通過動物實驗，已發現許多中藥及成份對青光眼視神經萎縮和改善視力具有良好治療作用。這些中藥列於表 13-3，供臨床參考應用。主要機制包括通過抗氧化、抗炎症和抑制神經毒性，保護視網膜神經節細胞並促進再生；改善視網膜局部微循環；改善小梁網功能，促進房水回流；以及減少房水分泌，降低眼壓 [23-28]。

表 13-3 治療青光眼視神經萎縮常用中藥 [a]

中藥	主要成份	可能機制
枸杞子	枸杞多糖	(1)減輕血 - 視網膜屏障損傷；(2)保護視網膜神經節細胞。
銀杏葉	銀杏內酯 B	(1)顯著提高視網膜、視神經和視乳頭周邊血流量和血流速度。
燈盞細辛	野黃芩苷	(1)抗氧化應激；(2)改善視網膜局部微循環；(3)改善視神經軸漿轉運；(4)促進小梁細胞增殖和房水回流；(5)抑制神經毒性作用，保護視網膜神經細胞。
丹參	丹參酮、原兒茶醛、丹參素	(1)擴張視網膜局部血管，抑制血小板黏附、聚集和釋放，改善微循環；(2)恢復線粒體功能，抑制內質網應激。
葛根	葛根素	(1)阻斷睫狀上皮 β1- 腎上腺素受體，減少房水分泌，降低眼壓；(2)減少視網膜中的中性粒細胞數目，抑制炎症反應。
藏紅花	藏紅花素、藏紅花酸	(1)提高視網膜抗氧化能力；(2)改善視網膜微循環；(3)促進視網膜神經節細胞軸突生長。
川芎	川芎嗪、阿魏酸、藁本內酯	(1)抗氧化作用；(2)通過加強微管相關蛋白合成，保護視網膜細胞骨架結構和功能。
刺五加	刺五加苷	(1)抑制自由基產生，提高抗氧化能力；(2)減少谷氨酸神經毒向玻璃體內彌散，保護視神經的作用。
刺蒺藜	甾體皂苷、黃酮類、生物鹼	(1)改善視訊光碟供血；(2)清除自由基，提高抗氧化能力。
三七	三七總苷	(1)抗氧化作用；(2)促進受損視網膜神經節細胞再生。

[a] 本表根據文獻 [23-28] 整理。

針灸治療

睛目乃十二經脈，三百六十五絡上輸四肢百骸、五臟六腑之精氣於頭竅而成。《靈樞・口問》言：「目者，宗脈之所聚也。」《靈樞・邪氣臟腑病邪》亦言：「十二經脈，三百六十五絡，其血氣皆上於面而走空竅，其精陽氣上走於目而為睛。」手足三陽脈或起止，或交接，或旁行於內外眥。足厥陰肝脈、手少陰心脈、足太陽膀胱脈，或本經或其支連屬目系。任督二脈，上頤循面，交巔絡腦，系屬二目。陽蹺脈與手足太陽、足陽明脈交於目內眥。陰蹺脈發於足少陽腎脈之照海，上行注入目內眥，與陽蹺之脈氣，濡養睛目，開合眼瞼（圖 13-3）。故五風內障，針灸所治，以睛目胞輪環周之輸疏塞通府，除障利目；以項背胸腹四肢之穴瀉火化痰，調和氣血。

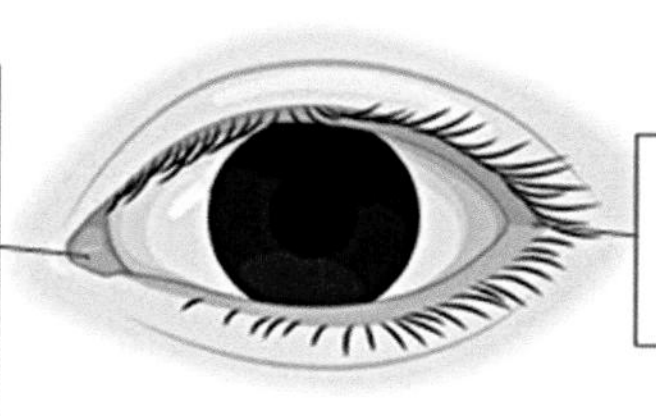
· 膀胱足太陽脈起於目內眥
· 胃陽明足脈經目內眥
· 小腸手太陽脈至目內眥
· 大腸手陽明脈其支連目內眥
· 陽蹺脈交於目內眥
· 陰蹺脈屬目內眥
· 膽足少陽脈起於目外眥
· 三焦手少陽脈其支至目外眥
· 小腸手太陽脈其支至目外眥

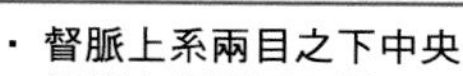
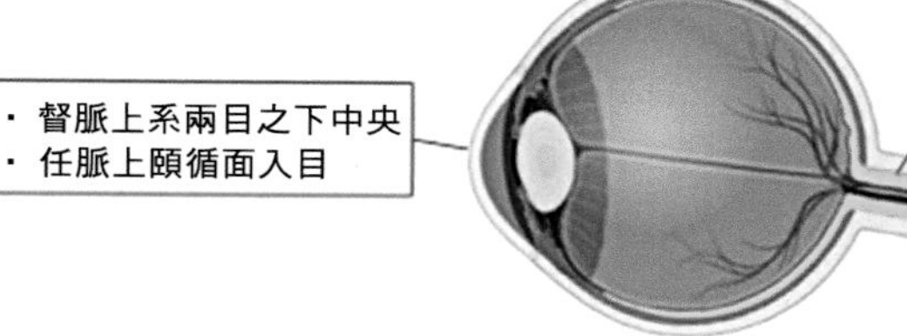
· 督脈上系兩目之下中央
· 任脈上頤循面入目
· 肝厥陰足脈本經連目系
· 心手少陰脈其支連目系
· 膀胱足太陽脈直行連目系

圖 13-3 睛目與經絡關係

治療要則：疏塞解閉，舒筋明目，清利調和。

選穴原則：（1）以眶內和眶周輸穴為先；（2）眼疾專穴為臨床常用穴，如臂臑、翳明等[29-31]；（3）再根據辨證分型選穴（表 13-4，圖 13-4）。

表 13-4 青光眼針灸用穴一覽表

症狀和分型	穴位名稱	功效
· 眶內腧穴		
	球後、睛明、承泣、內睛明（目內眥淚阜上）、上明（眉弓中點垂線，眶上緣下凹陷處）、外明（目外眥角上三分，眶上緣內方）	疏塞除障，通利神水
· 眶周腧穴		
	攢竹、瞳子髎、魚腰、絲竹空、四白、陽白、印堂、太陽	疏經活絡，舒筋養目
· 眼疾專穴		
	頭臨泣、目窗、翳明（翳風後 1 寸）、臂臑、光明	通絡利竅，清目明目
· 辨證選穴		
肝鬱氣滯	風池、膻中、內關、太沖	條肝解鬱，理氣行滯
肝火攻目	天柱、中渚、支溝、行間	泄熱降火，清肝明目
痰火鬱結	頭維、風池、曲池、陽陵泉	化痰瀉火，清利頭竅
痰濕泛目	中脘、足三里、豐隆、三陰交	和中化痰，祛濕明目
肝腎虧虛	肝俞、腎俞、命門、太溪	補益肝腎，溫陽養精

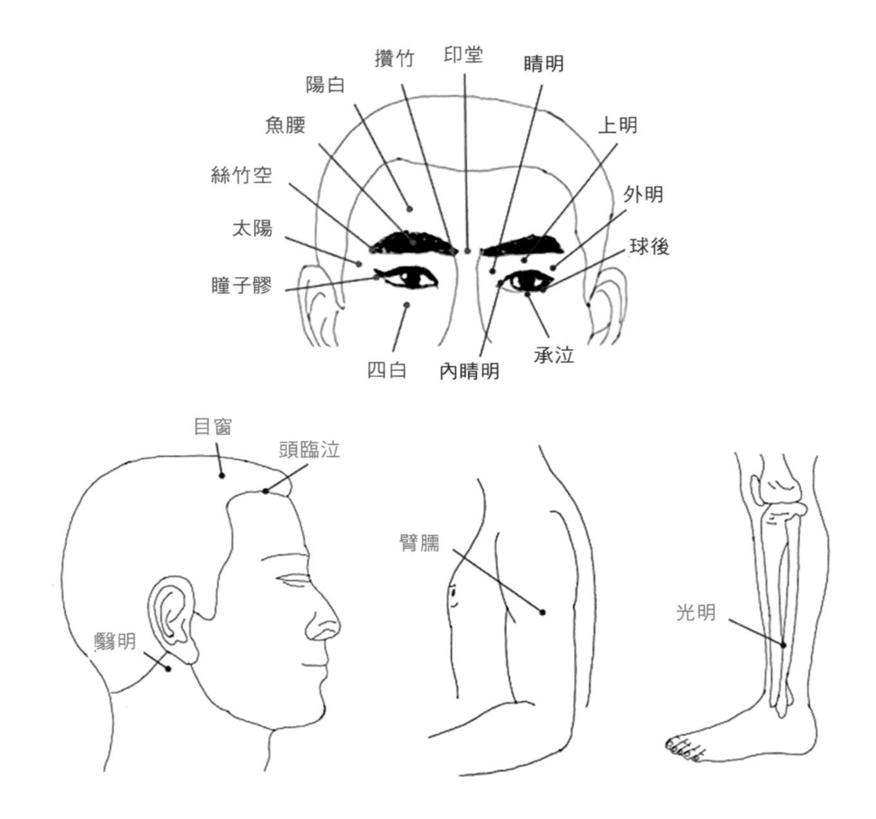

圖 13-4 治療青光眼常用穴位。
眶內穴位（藍色標示），眶周穴位（紅色標示），眼疾專穴（綠色標示）

操作要點

- （1）預先告知患者，針刺眼周穴位可能會引起眼周瘀血，但約 2-3 周後瘀血會自行消退。（2）囑患者仰臥，微閉雙眼，嚴格消毒後，每次選取患側 1-2 個眶內穴，如雙側均為患眼，則每側各選 1-2 眶內穴。表 13-3 所列 6 個眶內穴可輪流使用。同時選取每側 4-5 個眶周穴；（3）眶內穴刺法：以拇指指腹輕觸眶壁內緣，確定穴區和進針點，用 0.25 mm × 25 mm 管針快速刺入皮膚，提起針柄，沿著與眶壁平行方向垂直緩慢進針，深度一般不超過 0.5 寸，勿提插撚轉；（4）眶周穴採用平刺或斜刺，針尖直達皮下；（5）起針：先用消毒乾棉球輕按住針體及進針處皮膚，再緩緩起針，切勿急促出針，以免造成出血。出針後用乾棉球繼續輕揉按壓 1-2 分鐘，若仍有出血，可用乾棉球粘貼出血點；（6）如出血引起眼周瘀青，需待瘀青消退後再行針。
- 選取雙側眼疾專用穴和辨證選穴，平補平瀉。

· 每側各選取一對眶周穴電針刺激，頻率設為 2 Hz，連續波，強度調至感覺舒適為宜，持續 25 分鐘。
· 治療頻次和療程：隔日一次，8-10 次為一療程。間隔若干天後，再開始另一療程。

眼針療法

眼針療法為微針療法之一，由前遼寧中醫藥大學彭靜山教授根據「五輪學說」及「觀眼察病」理論提出。《重訂通俗傷寒論》所言：「凡病至危，必察兩目，視其目色，以知病之存亡也，故觀目為診法之首要。」眼針療法是對眼周經穴針刺的一種擴展和補充 [32]。

眼針穴區劃分：雙眼平視正前方，以瞳孔為中心做一水平線和垂直線，將眼球劃為四個象限，每一象限再分為相等的兩個區。瞳孔內上方定為 1 區。在左眼順時針和右眼逆時針方向上，由 1 區環形依次為 2-8 區。除上、中、下焦三區外，其他各區進一步分為 2 個區域，分別為相應臟腑經區（圖 13-5）。

操作要點：眼針主要有眶內直刺，眶外平刺和眼瞼點刺等刺法。（1）眶內直刺：與上述眶內穴刺法相同；（2）眶外平刺：在距眶壁內緣週邊 2 毫米處平刺，針尖直達皮下組織；（3）眼瞼點刺：用一手拇指和示指展開繃緊穴區眼瞼，另一手持針在穴區輕輕點刺 5-7 次，以不出血為度。

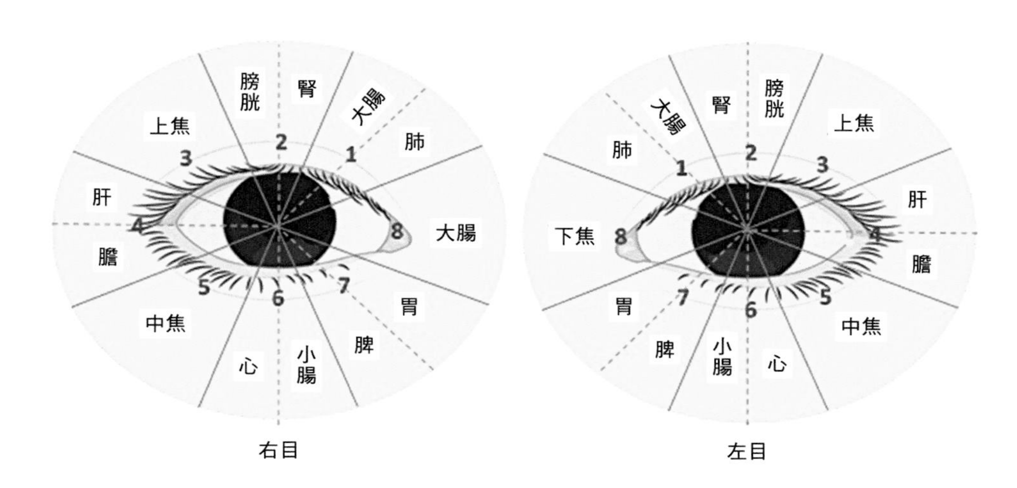

圖 13-5 眼針穴區圖

適應症：雖然眼針可用於治療全身各個系統疾病，但從理論上說，眼針對眼疾具有直接刺激治療作用。已有臨床報告提示，眼針對降低眼內壓具有良好效果[32]。臨床上，可結合五輪理論和辨證分型選取適當眼針穴區用於治療青光眼和視神經萎縮。

防治策略及自我調理

- 綜合針刺、中藥和西藥治療青光眼可取得更佳臨床效果[33,34]。西藥結合針刺，包括眼針，可作為急性閉角型青光眼的應急治療，以快速控制疼痛和降低眼壓。針刺結合中藥對減輕青光眼各種症狀以及保護青光眼視神經萎縮具有一定作用，也可加快青光眼術後的恢復。
- 情志不遂是引發青光眼的重要誘因。中醫情志護理，包括穴位按摩，對緩解青光眼各種精神症狀，如失眠和焦慮等，具有良好效果，應積極採用[35,36]。

◇ 參考文獻

1 Quigley HA, Broman AT. The number of people with glaucoma worldwide in 2010 and 2020. Br J Ophthalmol. 2006; 90(3): 262-7.1.
2 林思耕，林舟橋，梁遠波，瞿佳．原發性急性閉角型青光眼的發病率、危險因素及致盲率 [J]. 國際眼科縱覽，2018; 42(2): 73-77.
3 陳曉莉，徐智科，賓莉，劉宗順．繼發性青光眼治療及預後的臨床分析 [J]. 國際眼科雜誌，2013; (11): 2327-2330.
4 李路路，徐東艷，王銀燕，陶鈺，申家泉．966 例青光眼住院患者的疾病分類及性別、年齡分佈 [J]. 山東大學耳鼻喉眼學報，2012; 26(5): 68-70,74.
5 林明楷，葛堅，陳慧怡，余克明．青光眼住院病人的構成及變化 [J]. 中國實用眼科雜誌，2003; 21(12): 937-939.
6 汪俊，崔巍．我國原發性青光眼流行病學研究進展 [J]. 國際眼科雜誌，2012; 12(4): 667-670.
7 高殿文，聶慶珠，潘璐，李迅．539 例住院青光眼患者的調查及致盲率分析 [J]. 中國公共衛生，2002; 18(11): 1348-1349.
8 趙穎，潘金花，張來林，路雪婧．國醫大師廖品正基於玄府理論探析青光眼的視神經保護 [J]. 中國中醫眼科雜誌，2018; 28(5): 313-315.
9 王利民，李宗智．從鬱論治青光眼 [J]. 時珍國醫國藥，2012; 23(11): 2931-2933.
10 曾慶華（主編）;《中醫眼科學》（第 2 版）: 第三章，眼與臟腑的生理關係，第 32-33 頁，中國中醫藥出版社，北京，2007.
11 接傳紅，高健生，宋劍濤，楊薇，張麗霞．青風、綠風、黃風內障與閉角型青光眼的辨誤 [J]. 中國中醫眼科雜誌，2010; 20(3): 178-180.
12 霍雙．五風內障（青光眼）的古代文獻研究 [D]. 河北醫科大學，2010: 1-68.
13 遊正賢．青光眼病古今文獻的研究 [D]. 廣州中醫藥大學，2013.
14 李翔，彭俊，蔣鵬飛，彭清華．原發性開角型青光眼中醫證型、證候、證素文獻分析研究 [J]. 湖南中醫藥大學學報，2019; 39(11): 1354-1357.
15 文龍，成洪波，曾平，鄭鎣鎣，陳慶．原發性開角型青光眼的中醫證型分析 [J]. 湖北中醫雜誌，2009; 31(6): 26-27.
16 車慧欣，何偉，徐玲．OCTA 在不同中醫證型 POAG 患者視覺損害評價中的應用 [J]. 國際眼科雜誌，2020; 20(1): 119-123.
17 李建良，李景恒，王蓉．針刺對不同中醫證型原發性開角型青光眼眼壓的影響 [J]. 廣州醫藥，2011; 42(2): 36-38.
18 劉紅岩．中醫辨證論治青光眼效果與優勢分析 [J]. 亞太傳統醫藥，2017; 13(15): 108-109.
19 徐劍，彭俊，姚小磊，喻娟，龍達，李建超，曾志成，彭抿，彭清華．原發性開角型青光眼患者血管內皮、血小板功能改變及與中醫證型關係的研究 [J]. 湖南中醫藥大學學報，2016; 36(11): 37-40.
20 姚小磊，彭俊，李建超，徐劍，曾志成，彭抿，龍達，彭清華．原發性開角型青光眼患者眼底螢光血管造影及血液流變學改變與中醫證型關係的研究 [J]. 湖南中醫藥大學學報，2016; 36(11): 41-45.
21 韋緒性（主編）:《中醫痛證診療大全》，141-145 頁，中國中醫藥出版社，北京，1992.
22 邱禮新．《黃帝內經》水液代謝理論在原發性急性青光眼中醫治療中的運用 [J]. 中國中醫眼科雜誌，2015; (4): 290-292.
23 張穎，亢澤峰，接傳紅．中醫藥治療視神經萎縮用藥情況分析 [J]. 北京中醫藥大學學報，2013; 36(12): 861-864.
24 周冰倩，龐龍，張芮．基於文獻資料採擷中醫藥治療視神經萎縮的用藥規律分析 [J]. 環球中醫藥，2019; 12(12): 1829-1834.
25 張秋麗，姜岩，王為．單味中藥及其有效成分保護青光眼視神經作用機制的研究進展 [J]. 中西醫結合心血管病電子雜誌，2017; 5(29): 168.
26 張穎，亢澤峰，接傳紅．中醫藥治療視神經萎縮用藥情況分析 [J]. 北京中醫藥大學學報，2013; 36(12): 861-864.
27 石碗如，莫曉芬．單味中藥對視網膜神經保護的研究進展 [J]. 中國眼耳鼻喉科雜誌，2016; 16(1): 65-67.
28 王振軍．單味中藥及其有效成分保護青光眼視神經作用機制的研究進展 [J]. 醫藥導報，2011; 30(1): 73-78.
29 楊偉傑，呂天依，劉文婷，崔若琳，干德康，張仁，徐紅．針刺綜合治療原發性開角型青光眼療效觀察 [J]. 上海針灸雜誌，2017; 36(4): 427-431.
30 謝林，李曉燕，劉志丹．臂臑穴治療眼病的臨床應用與研究概述 [J]. 針灸臨床雜誌，2017;

33(7): 80-83.

31 徐紅 , 劉堅 , 徐斯偉 , 宗蕾 , 張仁 . 針灸治療難治性眼病的文獻分析 [J]. 中國針灸 , 2008; 28(8): 625-628.

32 左韜 . 眼針療法對原發性青光眼降壓作用的初探 [C]. 2005 國際中西醫眼科學術研討會論文彙編 . 2005: 43-45.

33 郭明璐 , 路雪婧 . 中醫藥治療青光眼的研究進展 [J]. 中醫眼耳鼻喉雜誌 , 2019; 9(3): 165-167.

34 李苑碧 , 彭清華 . 原發性開角型青光眼發病機制及其中西醫治療研究進展 [J]. 遼寧中醫藥大學學報 , 2014; 16(8): 146-149.

35 井藝穎 , 褚詠梅 . 中醫情志護理對青光眼患者的應用效果 [J]. 中外女性健康研究 , 2019; (4): 131-132.

36 黃敏 , 賈洪亮 , 劉娟君 . 中醫情志護理在青光眼患者中的運用 [J]. 實用中西醫結合臨床 , 2019; 19(12): 170-172.

第 14 章

中耳炎

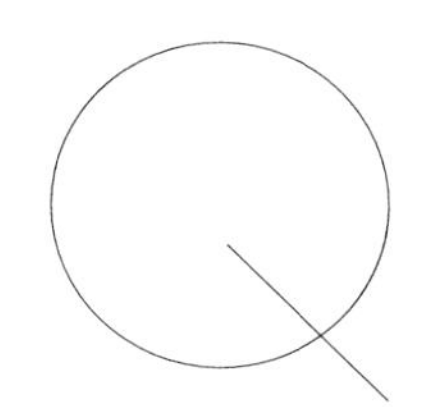

相關解剖生理、分類和病理機制

中耳是耳的重要解剖結構之一，位於外耳和內耳之間，其主要結構包括咽鼓管、鼓室及乳突氣房等。咽鼓管通聯中耳鼓室和咽部。除防聲外，咽鼓管還調節鼓室氣壓，以維持鼓室和外界氣壓平衡。咽鼓管也是引流中耳分泌物的通道，通過其粘膜上皮的纖毛運動，將中耳所產生的粘液排向咽部（圖 14-1）[1,2]。

中耳炎（Otitis media）是中耳因感染、滲出、結構異常或氣壓急劇變化所引起的一系列病變的統稱，臨床上常見的有急性中耳炎、慢性中耳炎和滲出性

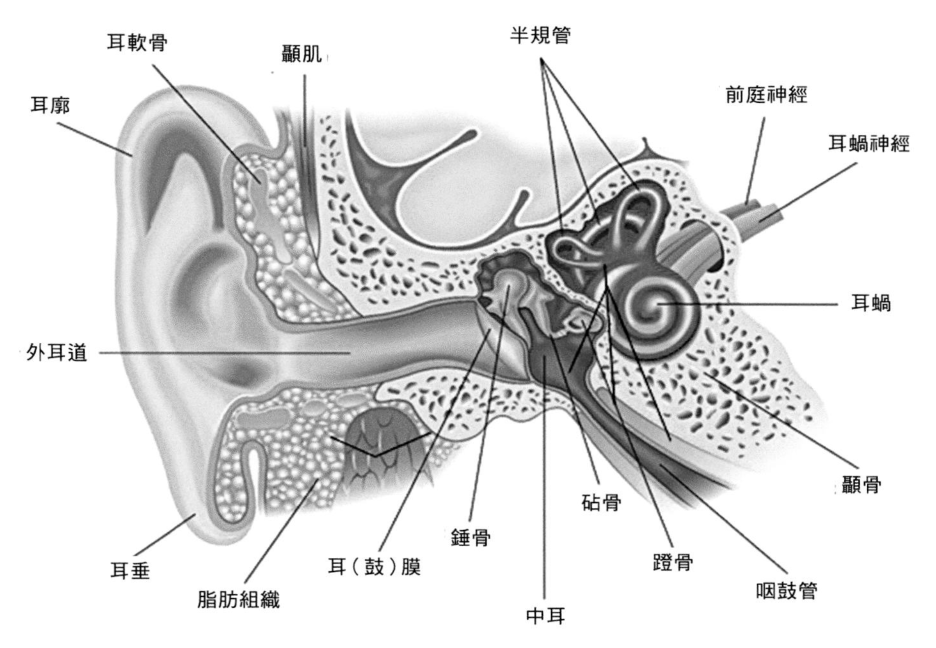

圖 14-1 耳解剖結構圖

中耳炎（表 14-1）。咽鼓管是中耳炎的主要病理結構之一。小兒咽鼓管較為短直，內徑較寬，最易罹患各種中耳炎。二手煙和空氣污染進一步增加兒童患中耳炎的風險。感冒和咽喉炎等咽部感染後，細菌通過咽鼓管侵入中耳，引起急性中耳炎。如炎症持續三個月未能得到控制，則演變為慢性中耳炎（圖 14-2）[1,2]。

滲出性中耳炎主要因咽鼓管堵塞所致。引流功能減退、炎性和免疫反應性滲出、鼻咽部佔位性病變（如腺樣體肥大、鼻咽癌、鼻咽纖維瘤，鼻息肉等）的壓迫均可引起咽鼓管堵塞。堵塞後，咽鼓管通氣功能下降，中耳內原有空氣被吸收而形成負壓，導致中耳黏膜靜脈擴張，管壁通透性增加，血清滲出，形成中耳積液 [1,2]。

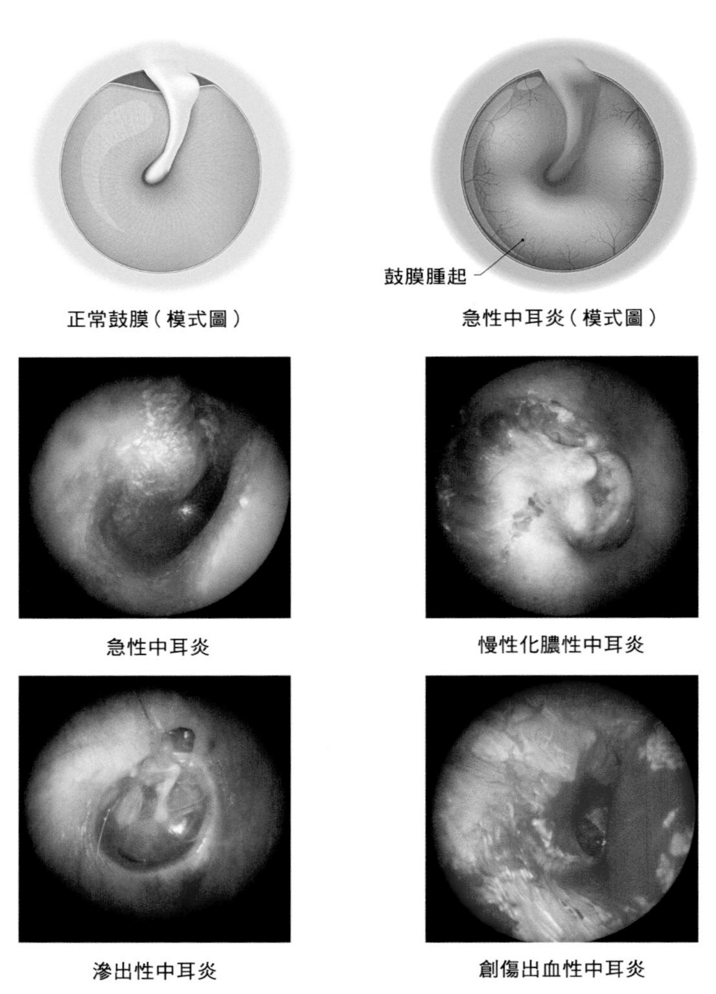

圖 14-2 正常鼓膜和各種中耳炎耳鏡圖

表 14-1 三類中耳炎的鑒別

	急性中耳炎	慢性中耳炎	滲出性中耳炎
別名			分泌性中耳炎；卡他性中耳炎；積液性中耳炎
好發人群和季節	嬰幼兒和兒童，多發於冬春季。	不定。	任何年齡，但兒童發病率較高，冬季多發。
病理機制	細菌經咽鼓管侵入鼓室。二手煙和空氣污染增加風險。	急性中耳炎 3 個月後未愈，演變為慢性過程。	咽鼓管堵塞，鼓室負壓，靜脈擴張，通透性增加，導致中耳積液。
主要症狀和體徵	耳痛頭痛劇烈，耳悶耳鳴，聽力下降，發熱，乳突叩痛；鼓膜發紅，嘔吐，腹瀉。	耳痛綿延，耳鳴耳脹，耳漏，聽力下降，伴頭痛和全身不適。	耳內堵塞感和悶脹感明顯，常伴頭暈，聽力下降，如積液日久，可導致失聰。

耳痛耳鳴，聽力障礙，眩暈頭痛是各種中耳炎的常見症狀。急性中耳炎還伴有發熱，乳突壓痛，鼓膜發紅，甚者穿孔。慢性中耳炎可出現耳漏，即從外耳道分泌粘稠難聞液體，並常出現鼓膜穿孔。分泌性中耳炎以耳內閉塞悶脹為主訴。

因外界氣壓急劇變化，導致鼓室內外氣壓巨大落差而造成中耳損傷，稱為氣壓損傷性中耳炎，多見於潛水、飛行、沉箱作業和高壓氧艙治療等過程中 [3]。氣壓損傷性中耳炎輕症者僅有耳部不適、耳塞和輕度疼痛；嚴重者則耳內刺痛，耳悶耳塞嚴重，鼓膜內陷充血，甚者鼓室出現積液或積血（圖 7-2）[1,4]。

抗生素、非類固醇消炎止痛藥和激素類藥物是西醫治療各種中耳炎的主要藥物。病情嚴重和久治不愈者，會考慮鼓膜穿刺、切開或鼓室置管等外科治療 [4]。

中醫淵源

中醫有各種耳疾記載，其中以「耳脹」和「膿耳」與現代中耳炎最為相近。耳脹為耳中作脹之疾，以耳內脹悶堵塞感為特徵，似與滲出性中耳炎和氣壓損傷性中耳炎相當。膿耳則因熱毒濕濁稽留耳室而發，以耳內流膿劇痛、鼓膜穿孔、聽力下降為特徵，與急性和慢性中耳炎以及乳突炎症狀相同。另也有「耳痟」、「耳漏」、「耳鳴」、「耳不聰」、「耳聾」等描述耳疾症狀 [5]。

明李梴《醫學入門・卷四》曰：「肺主氣，一身之氣貫於耳，故能聽聲。」外邪賊風，善行數變，偏侮肺金，肺失宣降，則耳痛耳鳴。《素問・氣交變大論》謂：「金肺受邪，……嗌燥，耳聾。」故耳脹膿耳，總因外邪侵肺而起。

膽足少陽脈其支者出入耳中，肝足厥陰脈絡於耳。清程國彭《醫學新悟・卷四》言：「足厥陰肝、足少陽膽經皆絡於耳。」或風熱濕邪外襲，或肝膽鬱熱內蘊，或內外兼攻，濕熱相搏，循經上蒸，困結耳室，腐肉成膿，則為膿耳劇痛。《素問・藏氣法時論》曰：「厥陰與少陽氣逆則頭痛，耳聾不聰，頰腫。」清張璐《張氏醫通》論及：「耳觸風邪，與氣相擊，其聲嘈嘈。……熱氣乘虛，隨脈入耳，聚熱不散，膿汁出焉，謂之膿耳。」清陳士鐸《辨證錄・卷三》亦謂：「少陽膽氣不舒，而風邪乘入，火不得散，故生此病。」肝膽鬱熱，上逆犯耳，困結耳竅而作痛。

《素問・玉機真藏論》曰：「脾為孤臟，不及則令人九竅不通。」耳為九竅之一。脾主氣血生化，司水濕通運。脾土健運，氣血豐盈，清濁分別；則清陽生發有源，濕濁下降有序，耳竅得以充養，聞聽清通敏銳。若中土虛弱，運化失職，清濁不分，濕濁不降，上幹耳竅，壅塞耳室，則耳脹耳塞。如《素問・陰陽應象大論》所言：「濁氣在上，則生䐜脹。」清何夢瑤《醫碥・耳》亦云：「若氣虛下陷則亦聾，以清氣自下，濁氣在上，清不升而濁不降也。」

腎開竅於耳，耳為腎之侯。耳能聞五音，皆賴腎氣上榮充養。腎精充實，耳竅得以濡養，則聽聞敏銳。《靈樞・脈度》曰：「腎氣通於耳，腎和則耳能聞五音矣。」《靈樞・師傳》亦言：「腎者主為外，使之遠聽，使視耳好惡，以知其性。」意為根據耳所能聽聲之遠近，判斷腎精盛衰。若腎精虧損，正氣虛衰，不力勝邪，濕熱餘毒久羈難除，則成慢性膿耳。或腎陰虧耗，引動相火，虛火上炎，與濕熱相結於耳室，灼腐骨肉；或腎陽不足，水濕失降，濕濁困結，而成穢濁膿耳。正如清高秉鈞《瘍科心得集》所言：「因腎精真陰虧損，相火亢盛而發。」《靈樞・決氣》亦言:「精脫者，耳聾」;「液脫者，……耳數鳴。」

隋巢元方《諸病源候論・卷之二十九・耳病諸候》亦言:「凡患耳中策策痛者，皆是風入於腎之經也。……若因痛而腫，生癰癤，膿潰邪氣歇，則不成痙。所以然者，足少陰為腎之經，宗脈之所聚，其氣通於耳。上焦有風邪，入於頭腦，流至耳內，與氣相擊，故耳中痛。」

辨證分型和方藥治療

耳為清陽之竅，聽聞之官。性喜清虛靈通，惡滯阻實濁。耳之清靈，聽聞聰敏，有賴肺之宣發，肝之疏泄，脾之升清，腎之充養。如此，音聲方可貫耳，心神始能所聞。

耳脹膿耳，初起多因風熱逆襲，痞塞耳竅而起；風邪又引動肝膽鬱熱，濕熱搏結，腐肉化膿，而成膿耳；或脾土失運，濕濁停聚，困結耳竅；或腎元衰損，正不勝邪，餘毒稽留，而成慢性膿耳；或氣壓外傷，耳腔受損，瘀血阻竅。故臨床上以風熱襲耳，濕熱壅耳，濕濁困耳，腎失榮耳和瘀血阻耳等證型最為常見[6-9]。

1. 風熱襲耳

臨床特點：多見於因外感而致的急性中耳炎初期，多發於兒童。耳內疼痛，脹悶堵塞感，耳鳴或自聽增強，或聽力下降；常以手指輕按外耳，以圖減輕疼痛和不適；鼓膜輕度充血發紅。惡寒發熱，頭痛，鼻塞流涕，周身不適。苔薄白或薄黃，脈浮數。

證機分析：風邪侵肺，宣降失職，風熱逆襲，痞塞耳竅。

治療要則：疏風清熱，通塞利竅。

常用方藥：蔓荊子散合銀翹散化裁：宋楊士瀛《仁齋直指》擬蔓荊子散專治耳竅紅腫熱痛。方中蔓荊子、前胡疏風散熱，利竅止痛；赤芍藥、生地黃清熱涼血，化瘀通塞；桑白皮肅降宣肺，利水消塞；菊花、升麻清熱解毒，透表通竅；茯苓滲濕利水，木通通阻消塞，麥冬養肺清熱。銀翹散專治溫病初起，發熱頭痛，咽痛耳痛。方中金銀花、連翹清熱解毒，通利頭竅；薄荷、牛蒡子疏風散熱，清咽利竅；荊芥穗、淡豆豉疏風解表，疏利頭竅；桔梗宣肺化痰，利咽消阻；淡竹葉清熱除煩，利水消塞；鮮葦根清肺透熱，祛痰排膿。諸藥合用，以達疏表清熱，疏利耳竅之效。

2. 濕熱壅耳

臨床特點：為急性中耳炎主要證型，可見於小兒和成年，但以小兒症狀更為嚴重。耳痛劇烈，呈跳痛或刺痛，放射至乳突和腮頰。鼓膜暗紅外突，甚者鼓膜穿孔而見外耳流膿，膿液呈黃稠狀或紅色。耳鳴耳聾，周身發熱，口苦咽乾；小便黃赤，大便乾結；苔黃膩，舌紅，脈弦滑數。小兒可見高熱，啼哭不止，煩躁不安，嘔吐拒食，甚者出現抽搐驚厥。

證機分析：風熱稽留不去，又擾動肝膽鬱熱，濕熱搏結，壅塞耳竅。熱毒熾盛，腐肉化膿，甚者熱傷血分。小兒臟腑柔弱，形氣未充，易招受熱毒攻擊。小兒又為純陽之體，陽氣當發，熱毒內陷，易引動肝風，而呈高熱驚厥。

治療要則：清肝瀉熱，化膿除壅。

常用方藥：龍膽瀉肝湯合仙方活命飲化裁加鉤藤、蟬衣：龍膽瀉肝湯既瀉上炎實火，又清下注濕熱。方中以苦寒極品龍膽草清瀉肝膽；輔以黃芩、梔子清熱燥濕；澤瀉、木通、車前子滲濕瀉熱；生地養陰清熱；柴胡條暢肝經。仙方活命飲專治瘡瘍膿腫，方中金銀花清熱解毒，消癰除壅；當歸、乳香、沒藥化瘀消腫，通竅止痛；穿山甲、皂角刺潰堅排膿，散結除壅；浙貝母、天花粉清熱散結，消癰止痛；防風、白芷疏散表邪，透解熱毒；生甘草清熱解毒，調和諸藥。小兒高熱煩躁驚厥，酌加鉤藤、蟬衣，以熄風定驚。雙方化裁，諸藥合用，濕熱得以清瀉，膿腫得以消除，壅塞得以通解。

3．濕濁困耳

臨床特點：為滲出性中耳炎主要證型，也常見於慢性中耳炎。耳中脹悶堵塞，鼓膜渾濁增厚；或耳內流膿，時輕時重，遷延不愈，膿液白稠或清稀。耳鳴，聽力減退。面色㿠白，頭昏頭重，倦怠乏力，脘腹脹悶，納少便溏，苔白膩，舌淡胖或邊有齒印，脈細滑或緩而無力。

證機分析：中土失運，脾陽不振，清陽不升，濕濁失降，困壅耳竅。

治療要則：健脾利濕，化濁排膿。

常用方藥：托裡消毒散合參苓白朮散化裁：托裡消毒散專治癰腫已成，但因血氣不足，腐化無力，癰腫難潰者。方中人參、白朮、黃芪益氣健脾，托瘡生肌；當歸、白芍、川芎化瘀腐肉，補血生肌。白芷、桔梗、皂角刺燥濕通竅，消腫排膿；金銀花清熱解毒，茯苓健脾滲濕，厚朴燥濕化濁。合參苓白朮散以加強健脾滲濕，和胃化濁之功，取方中山藥、蓮肉益氣健脾，白扁豆、薏苡仁健脾滲濕，砂仁和胃醒脾。兩方合用，共奏健脾化濁，托瘡排膿之功。

4．腎失榮耳

臨床特點：多見於慢性中耳炎和滲出性中耳炎遷延不愈者。耳中脹悶不適，或脹痛瘙癢，反覆流膿，呈腐渣塊狀，穢濁惡臭，時多時少，鼓膜穿孔，聽力大減。腎陰虧虛者，面色晦暗，體瘦神疲，腰膝無力，口咽乾燥，寐少夢多，手足心熱，苔少舌尖紅，脈細數。腎陽不足者，面色㿠白，形寒肢冷，夜尿頻數，苔白潤，舌淡胖，脈沉弱。

證機分析：腎元虛衰，餘毒不去，稽留耳竅，而成穢濁膿耳。腎陰虧損，虛火上熾，與濕熱搏結，灼腐耳竅。腎陽不足，溫化失司，水濕不降，困結耳室，蒙蔽耳竅。

治療要則：補腎培元，化濁祛腐。

常用方藥：腎陰虛者，知柏地黃丸加魚腥草、金銀花、桔梗、皂角刺、沒藥、澤蘭：知柏地黃丸以熟地黃滋補腎陰，山萸肉養肝補腎，山藥健脾益腎；澤瀉引瀉相火，丹皮清瀉肝火，茯苓淡滲健脾；知母、黃柏滋腎降火。加魚腥草、金銀花清熱解毒，消癰排膿，桔梗、皂角刺透膿消腫，利咽通耳；沒藥、澤蘭化瘀消腫，去癰生肌。

腎陽虛者，腎氣丸合陽和湯化裁加石菖蒲、皂角刺：腎氣丸專於補腎助陽，以乾地黃滋補腎陰，萸肉、山藥滋補肝脾，桂枝、附子溫補腎陽；澤瀉、茯苓利水滲濕；丹皮清瀉肝火。陽和湯專治虛寒陰疽之證，為素體陽虛，營血不足，陰寒之邪羈留筋骨血脈之間而成。方中重用熟地滋陰養血，輔以鹿角膠養血助陽，生精補血；肉桂、炮薑助陽補火，溫經祛腐；麻黃、白芥子散寒化凝，清濁祛穢；生甘草清熱解毒，消腫除瘡；加石菖蒲、皂角刺芳香化濁，透癰排膿。二方化裁，諸藥合用，已求溫腎助陽，祛腐通竅之效。

5．瘀血阻耳

臨床特點：為氣壓損傷性中耳炎主要證型。耳塞耳悶，耳內脹痛，甚者刺痛，耳鳴頭暈，聽力下降，鼓膜內陷，周圍充血，甚者鼓室積液或積血，發生在潛水、飛行、沉箱作業或高壓氧艙時未採取有效防護措施。舌暗或有斑點，脈弦或澀。

證機分析：耳室受壓，傷及血絡，瘀血內生，阻塞耳腔，聽竅不聰。

治療要則：活血通竅，啟閉開塞。

常用方藥：通竅活血湯加當歸、丹參、澤瀉：通竅活血湯主治瘀血停留頭竅之證，方中以桃仁、紅花、赤芍、川芎活血開閉，化瘀通竅；麝香芳香走竄，開竅通閉；生薑、老蔥、黃酒辛散宣通，活絡通阻。加當歸、丹參活血通絡，消癰止痛；澤瀉滲濕利水，消腫除塞。諸藥配合，以求化瘀通絡，消阻除塞之效。

中藥外治法

中藥外治法為治療中耳炎的重要手段，尤其易被小兒接受。常用的給藥方法有吹藥法和滴耳法 [10]。前者將中藥製成散劑，再用噴粉器吹入耳內；後者將中藥製成滴劑，直接滴入耳內。因散劑常堵塞耳道，不利引流，已不再常用。滴劑易於製備，操作簡便，且不堵塞耳道，已成為首選。絕大多數滴劑採用煎煮製備。表 14-2 是在已報告的外用中藥配方（表 14-3）基礎上，擬就的中耳炎外用方，供參考使用。藥液製備和滴耳操作要點如下。

藥液製備：將黃連、黃柏、苦參、魚腥草和皂角刺等草藥按表 14-2 所列重量稱取，清水反覆沖洗，直至水質清澈無渾濁，置於 500 毫升蒸餾水中浸泡 12 小時，煮沸，再文火煎煮 1 小時，去渣，取上清藥液，放入枯礬和硼砂，融化。用無菌紗布過濾 2-3 遍。另將 2 克冰片放入裝有 20 毫升 95% 乙醇玻璃瓶內，搖晃融化，倒入過濾後藥液中。再加 2% 苯甲醇防腐劑，混勻。製備好的藥液裝入消毒玻璃瓶，旋緊瓶蓋，置於 4°C 冰箱內備用。

滴耳操作：使用一次性無菌塑膠滴管進行滴耳操作。如患者為小兒，需家長抱著進行，以防緊張哭鬧。側臥，患耳向上，先用 3% 雙氧水清潔外耳道內膿痂和穢濁分泌物，反覆數次，然後另用一支滴管吸取藥液，向耳腔內滴入藥液 3-4 滴，並保持頭位不變 10-15 分鐘，以使藥液充分浸浴患處，之後再用吸管吸出藥液。每日早中晚滴藥 3 次，2 周為一療程。

表 14-2 自擬中耳炎中藥外用方組成

藥物	重量（克）	比例（%）
黃連	12	17.1
黃柏	10	14.3
苦參	10	14.3
魚腥草	13	18.6
皂角刺	13	18.6
冰片	2	2.9
枯礬	4	5.7
硼砂	6	8.5
總計	**70**	**100**

表 14-3 中耳炎中藥外治方（按拼音字母順序排列）

配方名稱	主要中藥
白冰連滴耳液 [11]	冰片、明礬、黃連
冰紅滴耳液 [12]	紅花、冰片
滴耳油 [13]	冰片、枯礬、苦參、黃柏
二黃滴耳劑 [14]	黃連、黃柏、冰片、硼酸
耳炎靈 [15]	蒲公英、一枝蒿、烏蘞莓、川杜鵑、牛膝、熟大黃、紅鎖梅、虎耳草
耳炎寧滴耳液 [16]	大黃、黃連、黃柏
複方滴耳液 [17]	黃連、黃芩、苦參、冰片
複方黃柏滴耳液 [18]	黃連、黃柏、冰片、硼砂
解毒滴耳液 [19]	三七粉、黃連、魚腥草、蒼耳子、生黃柏
苦連滴耳液 [20]	苦參、黃連、防風、白芷、金銀花、生地、梔子、甘草
連翹滴耳液 [21]	連翹
參連滴耳液 [22]	苦參、黃連、大黃、烏梅
雙魚滴耳液 [23]	金銀花、連翹、黃芩、魚腥草
梔子三黃滴耳液 [24]	梔子、黃柏、黃連、苦參
珠黛散 [25]	珍珠、硼砂、寒水石、青黛、冰片
豬膽三黃散 [26]	豬膽、黃芩、黃連、黃柏、枯礬、蜈蚣、冰片
自製中藥滴耳劑 [27]	黃連、硼砂、冰片

針灸治療

手足三陽脈繞耳循行，連絡於耳。大腸手陽明脈別入耳，合於宗脈。胃足陽明脈循頰車，上耳前。小腸手太陽脈入耳中。膀胱足太陽脈，其支者，從巔至耳上角。三焦手少陽脈，其支者，直上出耳上角。膽足少陽脈，其支者，從耳後入耳中，出走耳前。心包手厥陰脈別出耳後，合少陽完骨之下。手足三陰脈與三陽脈相表裡，絡於耳竅。《素問・繆刺論》曰：「手足少陰、太陰、足陽明之絡，此五絡皆會於耳中。」奇經陽維脈上循耳後，陽蹺脈下耳後。故《靈樞・口問》言：「耳者，宗脈之所聚也。」

宗脈者，經脈別絡聚集交會之地也，氣機由此出入升降，氣血在此聚合充養。如此耳竅清虛靈敏，聽室容聲貫耳。耳竅四周經穴環繞，耳廓之內耳穴分佈[28]。故耳脹膿耳，針灸所治，取耳周輸穴化濁疏塞，以循經取穴祛邪扶正（圖 14-3）。

治療要則： 疏塞消阻，化濁通竅，祛邪扶正
選穴原則：（1）耳周輸穴和耳穴為先；（2）根據辨證分型選穴（表 14-4，圖 14-3）。

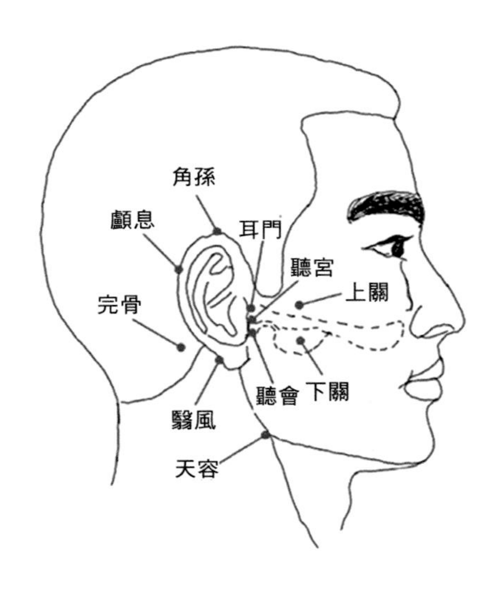

A：治療中耳炎耳周穴

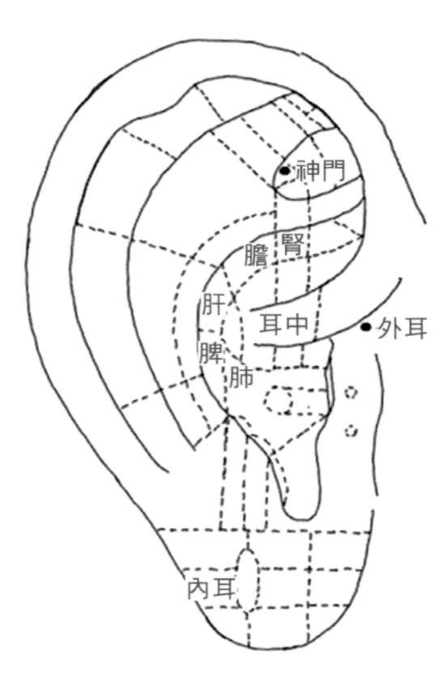

B：治療中耳炎耳穴

圖 14-3 治療中耳炎耳周穴（A）和耳穴（B）

表 14-4 中耳炎針灸用穴一覽表		
部位和分型	穴位名稱	功效
· 耳周穴		
	· A 組：聽宮、下關、角孫、完骨、天容 · B 組：聽會、耳門、上關、顱息、翳風	疏阻通竅，化濁除壅
· 耳穴		
	外耳、耳中、內耳、神門、肺、脾、肝、膽、腎	疏經活絡，利竅聽耳
· 辨證選穴		
風熱襲耳	商陽、合谷、魚際、曲池	疏表宣肺，清熱利竅
濕熱壅耳	中渚、外關、陽陵泉、俠溪	疏肝泄膽，利濕清熱
濕濁困耳	脾俞（灸）、水分、足三里、豐隆	益氣健脾，祛濕化濁
腎失榮耳	腎俞（灸）、命門（灸）、三陰交、太溪	溫腎助陽，益精榮竅
瘀血阻耳	孔最、會宗、血海、丘墟	通經活血，化瘀開竅

操作要點

· 小兒患者：8 歲以下小兒應需家長抱在懷中進行。不宜過多用穴，僅選 1-2 耳周穴和根據辨證選取四肢若干要穴。採用 0.25 mm ×25 mm 短針，留針應少於 20 分鐘，如小兒煩躁哭鬧，應提前出針。小兒不宜溫針和電針。

· 8 歲以上兒童和成人患者：如單側患耳，仰臥或側臥向健側；如雙側患耳，則仰臥。隔次選用 A 組和 B 組耳周穴。耳門、聽宮、聽會三穴可適當小幅提插撚轉，以取得針感。上關穴向聽宮穴方向平刺，完骨和天容穴向翳風穴方向進針。如患耳僅一側，在健側亦選取若干耳周要穴（聽宮、翳風、下關） 針刺。

· 每側選取 4-5 個耳穴，用短毫針針刺。

· 辨證選穴針刺。濕濁困耳型選脾俞，腎失榮耳型選腎俞和命門等背俞穴溫針，待仰臥位操作完成後再俯臥實施（見下）。

· 耳周穴電針刺激：選取聽宮 - 完骨（A 組）或耳門 - 翳風（B 組）加電針刺激，頻率 100 Hz，連續波，強度調至感覺舒適為宜，持續 25 分鐘。

· 耳周穴溫針刺激：僅適用於濕濁困耳型和腎失榮耳型：於聽宮、下關、完骨（A 組）或耳門、聽會、翳風（B 組）針柄撚裝艾絨，點燃溫針，注意用阻燃紙覆蓋耳下肩項部，以防艾炷灰燼掉落燙傷。

· 濕濁困耳型和腎失榮耳型需溫針背俞穴者，體位轉為俯臥，針刺脾俞、腎俞和命門後，再撚裝艾絨溫針刺激。

· 治療頻次和療程：急性中耳炎每日一次，連續 7 次為一療程；其他證型中耳炎隔日一次，14 次為一療程。

小兒推拿

小兒推拿易被患兒接受，操作簡便，常用於治療各種兒疾。正如清熊應雄在其《推拿廣義》所言：「不致小兒受苦，則推拿一道，真能操造化奪天功矣，豈不神歟！」小兒推拿對發熱、肺系、胃腸和神經運動系統病證效果尤佳。雖未有小兒推拿治療中耳炎的論文報告，但中耳炎高發於兒童，屬肺系病證，亦應是小兒推拿適應症之一。參考發熱、咳嗽等相關病症選穴和手法，擬定下列步驟，供參考應用。

注意：因小兒皮膚嬌嫩，推拿者需修剪磨滑指甲。實施手法時，需在穴區皮膚塗抹無刺激兒童專用潤膚露，以避免損傷皮膚。

共用手法通過摩揉耳周以活絡通阻，疏塞利竅（圖 14-4）。急性中耳炎加疏風宣肺，清肝瀉熱手法。慢性中耳炎和滲出性中耳炎加益肺健脾，溫腎助陽手法。常用小兒推拿穴位有肺經、脾經和肝經（圖 14-5A）。

· **共用手法**

1. 依次點揉翳風、下關、聽宮穴各 100 次。
2. 指推屏前：用示指指腹在耳屏前自上向下（自耳門穴至聽會穴）單向輕推，患側 100 次，健側 50 次（圖 14-4A）。
3. 掌摩耳廓：五指並攏，微屈掌指關節，令掌心成淺窩狀，將掌心覆蓋全耳廓，做小幅輕緩旋摩，帶動耳廓在掌心內折展（圖 14-4B）。患側 3 分鐘，健側 1 分鐘。

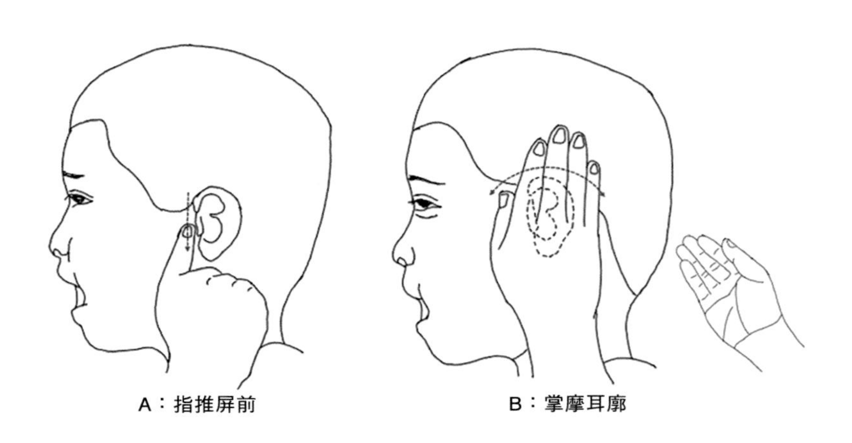

圖 14-4 指推屏前（A）和掌摩耳廓（B）手法治療兒童中耳炎

· **急性中耳炎**

1. 拿風池：一手扺扶患兒前額，另一手分別用拇指、中指和示指和緩拿捏兩側風池 100 次。
2. 清肝經（圖 14-5B）：肝經位於示指末節指腹螺紋面。以拇指指腹自指尖至指根單向直推，每側各 150 次。
3. 清肺經：肺經位於環指末節指腹螺紋面。以拇指指腹自指尖至指根單向直推，每側各 150 次。
4. 清天河水（圖 14-5C）：天河水位於前臂正中，腕橫紋中點（大陵穴）與肘窩中點（曲澤穴）連線。示指中指並攏，以二指末節指腹自腕至肘單向直推，每側各 150 次。
5. 退六腑（圖 14-5D）：六腑位於前臂尺側，介於腕橫紋和肘橫紋尺側端之間。令患兒屈肘，術者一手扶握患兒手部橈側，另一手外展拇指，以拇指指腹橈側自肘部向腕部單向直推，每側各 150 次。
6. 推脊（圖 14-5E）：示指中指並攏，以二指末節指腹沿背部脊柱中線自大椎穴至長強穴向下直推 300 次。

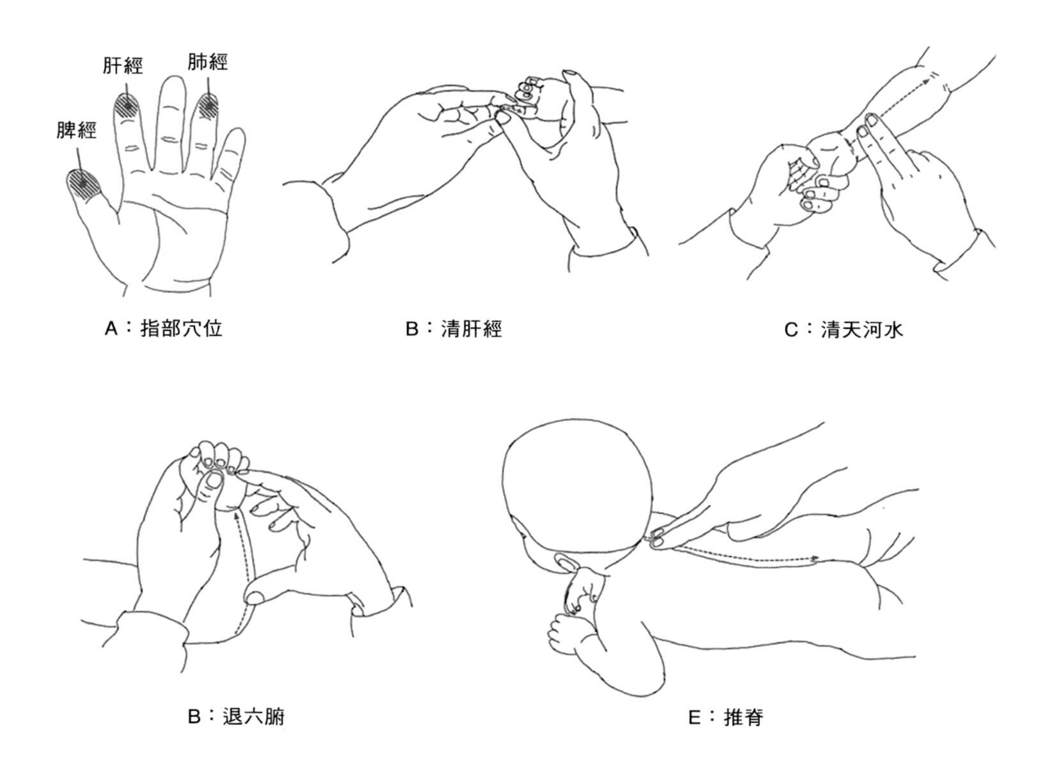

圖 14-5 治療小兒急性中耳炎常用手法

· **慢性中耳炎和滲出性中耳炎**

1. 補肺經（圖 14-6A）：肺經位於環指末節指腹螺紋面。一手輕托患兒手部，固定環指，另一手以拇指指腹旋推肺經。每側各 150 次。
2. 補脾經：脾經位於拇指末節指腹螺紋面。一手輕托患兒手部，固定患兒拇指，另一手以拇指指腹旋推脾經。每側各 150 次。
3. 摩腹（圖 14-6B）：用四指或掌根輕緩環摩臍周，順逆時針各 100 次。
4. 捏脊（圖 14-6C）：用雙手拇指和示指中指沿背部脊柱中線兩側自下向上單向捏脊，每捏 3 次，提脊背皮膚一下，並在腎俞、脾俞和肺俞做重點提捏。捏脊 5 次。
5. 揉湧泉（圖 14-6D）：湧泉穴位於足底前 1/3 與後 2/3 交界凹陷處。一手托住患兒足跟，另一手以拇指指腹小幅環揉湧泉。每側各 50 次。

· 急性中耳炎每日推拿 2 次，連續 7 次為一療程；其他類型中耳炎每日一次，14 次為一療程。

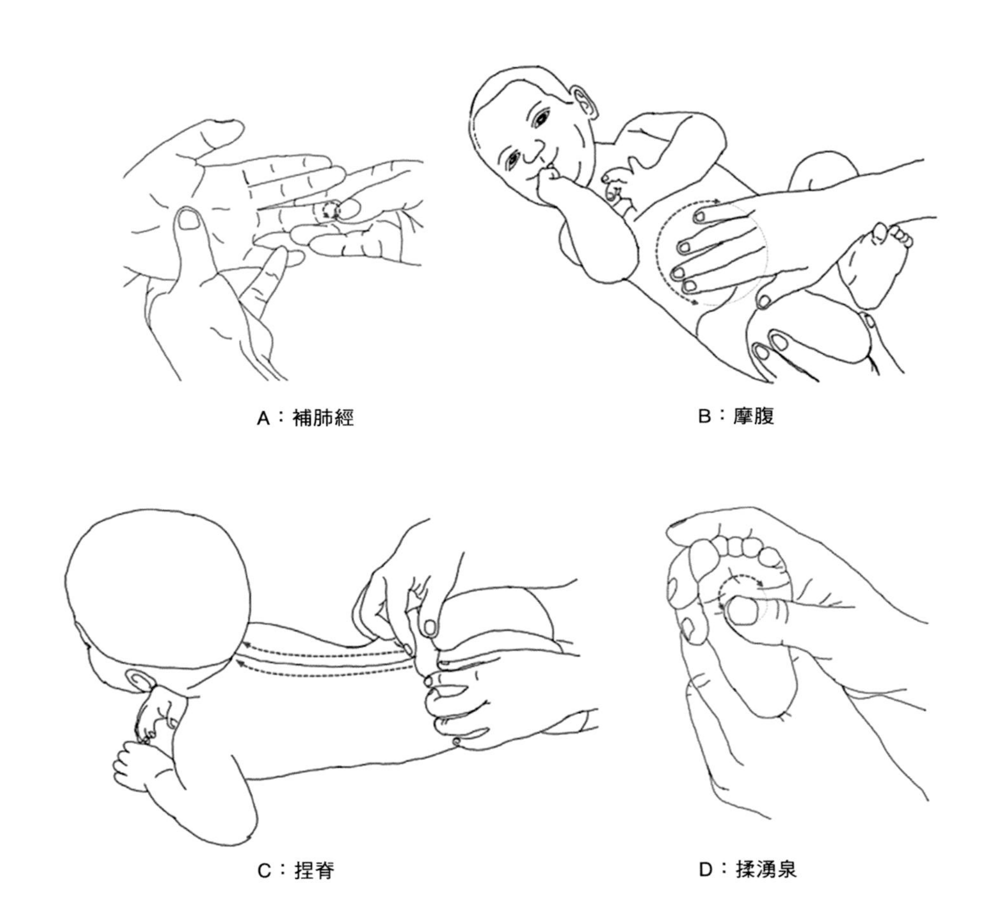

圖 14-6 治療小兒慢性中耳炎常用手法

治療策略和自我調理

- 中耳炎多發於小兒。抗生素雖可快速有效控制炎症，但眾多抗生素對兒童有耳毒性副作用，常導致不可逆聽力下降甚至耳聾。藥物已成為我國兒童致聾的主要原因。
- 中藥外治法和小兒推拿可作為治療小兒中耳炎的首選。如小兒能接受，可同時結合中藥內服和針刺。成人以中藥內服和外用為主，同時配合針灸治療。大多數中耳炎患者經中西醫綜合治療可痊癒，預後良好。
- 預防是防止小兒中耳炎的有效手段[29]，主要包括：（1）當感冒鼻塞流涕時，避免過度擤鼻。（2）避免頻繁清理外耳道。當外耳道不慎進水或有異物時，使用消毒柔軟乾棉籤清潔乾燥。（3）母乳餵養或用奶瓶餵養小兒時，應抱小兒於懷中，用一側臂彎托高小兒頭部，或扶助小兒坐在兩腿之間。餵奶過程中，保持專注安靜，切勿急躁，以避免小兒因吸奶過多過急，嗆入咽鼓管。（4）禁止室內吸煙和保持室內空氣清潔和流通。

◇ 參考文獻

1 Schilder AG, Chonmaitree T, Cripps AW, Rosenfeld RM, Casselbrant ML, Haggard MP, Venekamp RP. Otitis media. Nat Rev Dis Primers. 2016; 2(1): 16063.

2 Alper CM, Luntz M, Takahashi H, Ghadiali SN, Swarts JD, Teixeira MS, Csákányi Z, Yehudai N, Kania R, Poe DS. Panel 2: Anatomy (Eustachian Tube, Middle Ear, and Mastoid-Anatomy, Physiology, Pathophysiology, and Pathogenesis). Otolaryngol Head Neck Surg. 2017; 156(4 suppl): S22-S40.

3 Wang MC, Liu CY, Shiao AS, Wang T. Ear problems in swimmers. J Chin Med Assoc. 2005; 68(8): 347-52.

4 Harmes KM, Blackwood RA, Burrows HL, Cooke JM, Harrison RV, Passamani PP. Otitis media: diagnosis and treatment. Am Fam Physician. 2013; 88(7): 435-40.

5 熊大經，劉蓬(主編):《中醫耳鼻咽喉科學》(第三版): 第七章: 耳科常見疾病，第53-107頁，中國中醫藥出版社，北京，2012.

6 唐浩斌，陳舒華．我國慢性化膿性中耳炎的中西醫診療進展 [J]. 世界最新醫學資訊文摘，2019; 19(37): 47-49.

7 李瑩，譙鳳英．中醫治療分泌性中耳炎研究進展 [J]. 湖南中醫雜誌，2018; 34(10): 220-223.

8 劉鳳傑．分泌性中耳炎病因與治療新進展 [J]. 臨床醫藥文獻電子雜誌，2018; 5(35): 12-13.

9 王慧．分泌性中耳炎的臨床治療新進展 [J]. 吉林醫學，2019; 40(05): 1117-1118.

10 李凡成．急、慢性化膿性中耳炎的中藥外治 [J]. 家庭醫藥，2013; (11): 52-53.

11 于彥錄，韓秀華，郭之銀，程賢銘，李海冰．白冰連滴耳液治療慢性化膿性單純型中耳炎療效觀察 [J]. 現代中西醫結合雜誌，2012; 21(18): 1972-1973.

12 鄧幫興，鄧長國．冰紅滴耳液治療慢性化膿性中耳炎 [J]. 中國中西醫結合耳鼻咽喉科雜誌，1995; (04): 190.

13 梁兆松．中藥「滴耳油」治療化膿性中耳炎 [J]. 赤腳醫生雜誌，1974; (04): 55.

14 管秀惠，寧翠娥，韓鷹鵬，宋成君，楊曉萍．中藥「二黃」滴耳劑治療急慢性化膿性中耳炎的臨床觀察 (附 1000 例分析)[J]. 中國中西醫結合耳鼻咽喉科雜誌，1998; 6(02): 3-5.

15 李國良．「耳炎靈」治療單純型慢性化膿性中耳炎 169 例臨床療效觀察 [J]. 甘肅中醫，1992; (04): 30.

16 李瑞玉，李文江，回金泉．耳炎寧滴耳液治療慢性化膿性中耳炎臨床觀察 [J]. 中級醫刊，1994; 29(11): 48-49.

17 張丹丹，李晶，韓梅．複方滴耳液治療急性化膿性中耳炎 50 例療效觀察 [J]. 吉林中醫藥，2008; 28(01): 41.

18 宋曉，劉會傑，汪冰．複方黃柏滴耳液耳浴聯合微波治療慢性單純型化膿性中耳炎58例[J]. 中醫研究，2015; 28(10): 14-16.

19 戚英林，任大鵬，劉文華．解毒滴耳液對鼓室成型術後康復療效觀察 [J]. 實用中醫內科雜誌，2005; 19(02): 177.

20 李長遠．苦連滴耳液治療慢性化膿性中耳炎 [J]. 遼寧中醫雜誌，1991(09): 37.

21 張寶洲，王輝，閔雲山．連翹滴耳液治療慢性化膿性中耳炎 33 例療效觀察 [J]. 甘肅中醫，1990; (01): 26-27.

22 徐泳，俞軍，宋琴珠．參連滴耳液治療慢性化膿性中耳炎臨床及抑菌作用研究 [J]. 山東中醫雜誌，2002; 21(08): 459-460.

23 杜麗．雙魚滴耳液配合微波治療慢性化膿性中耳炎 60 例 [J]. 吉林中醫藥，2006; 26(04): 44.

24 李運林，劉懷蘭．梔子三黃滴耳液治療慢性中耳炎臨床觀察 [J]. 四川中醫，2003; 21(01): 73.

25 俞軍，徐泳．珠黛散治療化膿性中耳炎 185 例療效觀察 [J]. 中國中西醫結合雜誌，1992; 12(11): 682-683.

26 杜全成．豬膽三黃散治療慢性化膿性中耳炎效良 [J]. 國醫論壇，1993; 2(38): 29.

27 李次梅．自製中藥滴耳劑治療慢性化膿性中耳炎的臨床觀察 [J]. 河南醫藥資訊，1995; 3(06): 41-42.

28 閆新宇．基於古代文獻的耳與臟腑經絡關係研究 [D]. 中國中醫科學院，2018.

29 陳移山．如何預防小兒中耳炎．飲食保健．2020; 7(13): 231.

第 15 章

三叉神經痛

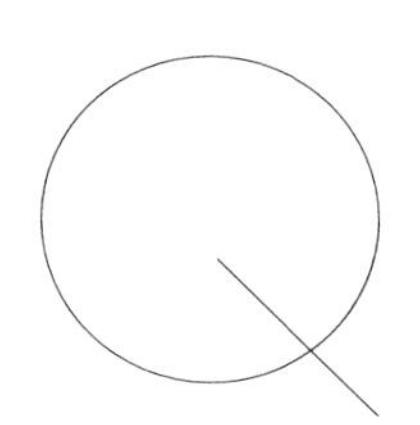

定義和診斷要點

三叉神經痛是發生在三叉神經支配區域內、以陣發性電擊樣劇烈疼痛、反覆發作為特徵的一種痛症，發病率約為 3-5/10 萬，多發生在 40 歲後的中老年 [1,2]。以右側三叉神經痛相對多見，常發於三叉神經第 II 支（上頜神經）和第 III 支（下頜神經），第 I 支（眼神經）較少見。早期分為原發性和繼發性（症狀性）三叉神經痛。隨著近年對其發病機制有了更深入瞭解，該分類法已很少使用。三叉神經痛的臨床診斷要點包括 [1-3]：

1. 為發作性疼痛，表現為突發驟止、短暫電擊樣或刀割樣的劇烈疼痛；
2. 疼痛發生在三叉神經的支配區域內；
3. 兩次發作期間存在舒緩期；
4. 與三叉神經相關的生理性刺激，如咀嚼、飲水、刷牙，甚至說話等可誘發疼痛發作。
5. 常存在激痛點，又稱「扳機點」，即輕觸激痛點可觸發疼痛。

病理機制

已有大量證據顯示，三叉神經根在與腦橋連接處常受到相鄰血管（主要是小腦上動脈）壓迫，所引起的神經纖維退行性脫髓鞘改變，是三叉神經痛的主要病因（圖 15-1）[1-6]。國內的一項研究發現，近 88% 三叉神經痛患者的神經根受到不同程度的血管壓迫 [7]。另外，三叉神經第 II 支和第 III 支分別從圓孔和卵圓孔出顱；人體右側圓孔和卵圓孔相對狹窄，有可能壓迫三叉神經根而引發纖維脫髓鞘 [3,4]。這一解剖學特點也與三叉神經痛多發生在右側有直接關係。再者，因拔牙、頜面手術或局部感染所產生的大量炎症因子，浸潤三叉神經纖維而導致痛覺過敏，引起三叉神經痛 [1-4]。因此，受壓所致

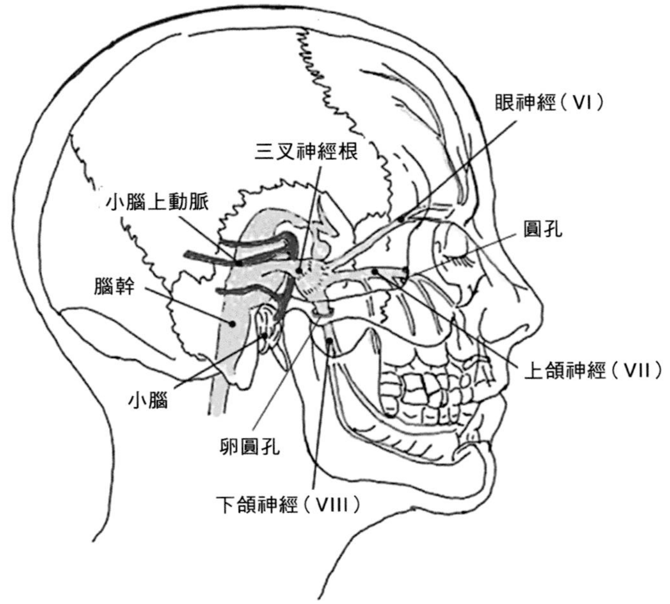

圖 15-1 三叉神經痛解剖機制圖

的纖維脫髓鞘、神經損傷和炎症所致的痛覺過敏是三叉神經痛的主要病理機制。以卡馬西平和奧凱西平為代表的抗癲癇藥屬離子通道阻斷劑，是目前治療三叉神經痛的首選[1-3]。顯微血管減壓術常用於頑固性三叉神經痛的治療。

中醫淵源

三叉神經痛者，古代醫家謂之「面痛」、「頜痛」、「面上風」。其症者，明王肯堂《證治準繩．雜病》描述最為詳細：「鼻頞間痛，或麻木不仁，如是數年，忽一日連口唇、頰車、髮際皆痛，不開口言語，飲食皆妨，在頞與頰上，常如糊，手觸之則痛。」魏晉陶弘景《名醫別錄》言：「……面上游風去來，目淚出，多涕唾，忽忽如醉。」清方慎庵《金針秘傳》述道：「頰頜腫，引牙車不得開，急痛口噤不能言，目瞤，面葉葉動牽口眼，目視𥆧𥆧，冷淚，眼眥赤痛。」說明古代醫家對面痛症狀已有較全面認識。

面痛病機，隋巢元方《諸病原候論》曰：「頭面風者，是體虛，諸陽經脈為風所乘也。」明王肯堂《證治準繩．雜病》曰：「（面痛）此足陽明經絡受風毒，傳入經絡，血凝滯而不行，故有此症。」又言：「面痛皆屬於火，蓋諸陽之會，皆在於面，而火陽類也。……暴痛多實，久痛多虛。」明張介賓《景岳全書》也說：「火邪頭痛者，雖各經絡皆有火證，而獨惟陽明為最，正以陽明胃火盛於頭面……」清張璐《張氏醫通》亦言：「面為陽明部分，故面痛皆因於火，而虛實之殊」；「老人過勞，饑者面痛……，因鬱結積成胃熱，遂患面痛。」故面痛者，常因風寒上襲而起，又或陽明胃火，或肝經鬱火，或腎衰虛火，上竄面頷而作痛，或痰瘀阻絡而反覆。

辨證分型和方藥治療

故面痛者，多因先天腦絡血脈齟齬異常，隨年歲增長更趨凸顯。一俟風寒侵襲，火邪上攻，或痰瘀內阻，則頷面經絡灼損，經氣運行瘀滯而發痛。綜合現代病理機制和已發表病案和多項辨證分型報告[8-16]，三叉神經痛有五種常見證型：風寒凝絡、胃火上攻、肝火襲擾、虛火上炎和痰瘀阻絡。臨床上以痰瘀阻絡、胃火上攻和肝火襲擾最為常見。

1. 風寒凝絡

臨床特點：此型主要見於面痛初犯者或面痛發於寒冷季節；腦影像顯示多有血管壓迫腦絡跡象。面痛突發，拘急抽掣，乍起乍止；受風遇冷時加重或發作更為頻密；得熱痛緩。面色蒼白，惡寒肢冷，鼻塞流清涕，口淡不渴，苔薄白，脈浮緊。

證機分析：腦絡血脈先天異常，一俟起居不慎，當風坐臥，不避冷寒，則招惹風寒侵襲。風性輕揚，寒邪凝滯，頭面首當其衝；風寒搏結，則血脈凝泣壅滯，壓迫腦絡而發為面痛。

治療要則：祛風散寒，活血通絡。

常用方藥：川芎茶調散合桃紅四物湯化裁加乾薑、丹參：川芎茶調散中川芎、防風、白芷通利氣血，祛風散寒；細辛、羌活、荊芥辛溫疏表，溫寒通絡。取桃紅四物湯中當歸、芍藥養血活血；桃仁、紅花活血通絡；芍藥合甘草養血斂陰，緩急止痛；加乾薑、丹參溫陽化凝，疏通血脈。

2. 胃火上攻

臨床特點：此型較為常見；多見於拔牙或頷面手術後，或素嗜辛辣醇釀之人。

面頰及齒齦劇痛，如灼如燎，勢如電閃，反覆無常；不可觸碰和咀嚼，甚者吞咽發聲不能自如；唇腫口臭，胃脘痞滿，口渴喜飲，大便乾結，苔黃舌紅，脈滑數或洪數。

證機分析：胃足陽明脈循面頰而行，入齒挾口環唇。拔牙、頜面手術或感染，擾動陽明之火；辛辣醇釀之品，易生胃火；火邪循胃經上攻面頰齒齦，發為面痛。

治療要則：清胃瀉火，寧絡止痛。

常用方藥：三黃瀉心湯合清胃散化裁加石膏、白芷：三黃瀉心湯取黃芩瀉上焦之火，黃連瀉中焦之火，大黃瀉下焦之火；三黃合用，通達三焦，瀉火寧絡。清胃散專清胃中鬱熱，以黃連為君，直瀉胃府之火；輔以升麻宣鬱透熱，清胃通絡；輔以丹皮、當歸、生地清熱和血滋陰，養護胃府。加生石膏甘辛大寒，專瀉陽明之火；白芷辛溫升散，主治陽明頭面痛症；二藥合用，以達清熱瀉火，寧絡止痛之效；白芷又為陽明引經藥，引藥上行於面頰。

3. 肝火襲擾

臨床特點：多見於素體陽盛、暴躁易怒之人。面痛多在憂思過度或焦慮恚怒時驟發，疼痛如電擊刀割，常連及頭角顳部；情緒波動時加重；寐差或常發噩夢；面紅目赤，胸脅或乳房脹痛；口苦咽乾，便秘溲赤，苔黃燥，舌紅，脈弦緊或弦數。

證機分析：肝足厥陰脈其支入頰環唇，膽足少陽脈行於頰後顳側。肝膽互為表裡。素體陽盛之人，情志抑鬱日久或憂慮惱怒過度，蘊生肝火膽熱。火熱之邪循經上犯，襲擾面頰，則致面頜掣痛。

治療要則：清肝利膽，和絡止痛。

常用方藥：當歸龍薈丸化裁加白芷、吳茱萸：當歸龍薈丸中合用龍膽、蘆薈、青黛，直瀉肝膽火熱；輔以黃芩瀉肺，黃連瀉心，大黃瀉脾，黃柏瀉腎。諸藥合用，清瀉五臟之火，通利頭面諸經。又以當歸為君，養血柔肝，和絡止痛；佐以木香芳香走竄，行滯化瘀；加白芷、吳茱萸引藥上行，以清利頭面，通竅止痛；木香、白芷、吳茱萸，性辛散燥烈，又可調和苦寒諸藥。

4. 虛火上炎

臨床特點：多見於素體羸弱，腎元不足者；或年老體虛，腎精虧耗者；或患病日久，真陰虛損者。面頰時時作痛，如割如刺，多伴有面肌抽搐，麻木不仁；常於體倦神疲或睡眠欠安時發作；日中痛甚，夜間減輕；體瘦齒搖，少寐多夢；頭暈耳鳴；兩目乾澀，腰痛腿軟；苔少舌紅少津，脈弦細或細數。

證機分析：或先天腎元不足，或年老腎精式微，或久病腎陰虧損，耗竭腎水，不能涵養肝木，肝陽偏亢，虛火內生，循經上竄，灼傷面頰脈絡，而發為面痛；甚者陽亢化風，引動面肌抽搐。面痛為頭面陽明之疾；陽明氣血在卯辰（06:00-08:00）最為隆盛（圖 4-2），故面頰作痛多發於白日。

治療要則：育陰潛陽，榮絡止痛。

常用方藥：大補陰丸合天麻鉤藤飲化裁加白芷、白芍：大補陰丸專司滋陰降火；方中熟地、龜板補腎滋陰，壯水制火；知母、黃柏苦寒瀉火，清熱護陰；輔以豬脊髓，蜂蜜填精補髓，養陰榮絡。天麻鉤藤飲專注平肝潛陽，取天麻、鉤藤平肝熄風，通絡止搐；輔以石決明重鎮潛陽，養肝明目；川牛膝、益母草引血下行，通利下焦；黃芩、梔子清肝降火，瀉熱止痛；杜仲、寄生補肝益腎、榮絡止痛；朱茯神、夜交藤養心安神，疏經活絡；加白芷、白芍養血斂陰、通絡止痛。

5. 痰瘀阻絡

臨床特點：多見於西藥治療無效或逐漸失效，多年反覆發作，腦影像顯示有血管壓迫腦絡跡象者。面頰齒齦疼痛劇烈，如錐如割，痛有定處；屢屢發作；夜間痛增；面頰感覺遲鈍，時有抽搐；面色晦暗，眩暈頭痛或作嘔；苔白膩，舌紫暗，甚者可見瘀點，脈弦澀。

證機分析：久痛不愈，水濕通調不暢，血脈遲滯壅張；日久則成瘀成痰；痰瘀交結，壅塞頭面脈絡，釀成頑疾。

治療要則：化痰逐瘀，通絡止痛。

常用方藥：通竅活血湯合半夏白朮天麻湯化裁加全蠍、僵蠶：通竅活血湯乃疏通頭面血脈、逐瘀活絡開竅之要方。方中合用赤芍、川芎、桃仁、紅花，以散瘀活血，通絡止痛；佐以老蔥、鮮薑、黃酒，宣通氣血，疏利頭面。天麻半夏白朮湯方中以半夏燥濕化痰；天麻平肝熄風；白朮、茯苓健脾利濕；佐以陳皮理氣化痰；加全蠍、僵蠶搜風止搐，通絡止痛。

針灸治療

胃足陽明脈循面頰而行，入齒挾口環唇。肝足厥陰脈其支入頰環唇，膽足少陽脈行於頰後顳側。面痛者，因風、因寒、因火、因瘀、因痰，襲擾胃肝膽三經面頰之絡，氣血失和而起。故所選輸穴多與三經有關 [17-19]。下關穴為足陽明、少陽之會，其深部直達下頜神經，為各種針法治面痛的主穴之一 [17-21]。除常規毫針外，還有眾多其他針灸療法用於治療三叉神經痛 [22-24]。大量案例報告和臨床試驗提示，針刺對三叉神經痛具有良好療效 [25]。

治療要則： 疏利頭面，通絡止痛，調和氣血。

選穴原則：（1）確定扳機點為阿是穴；（2）選取兩側下關和其他要穴做特殊針灸治療（表 15-1）；（3）根據三叉神經痛不同分支選取相應要穴（圖 15-2）；（4）在健側選取若干對應患側的要穴和阿是穴，通過巨刺和繆刺，調和氣血；（5）根據辨證分型選穴。

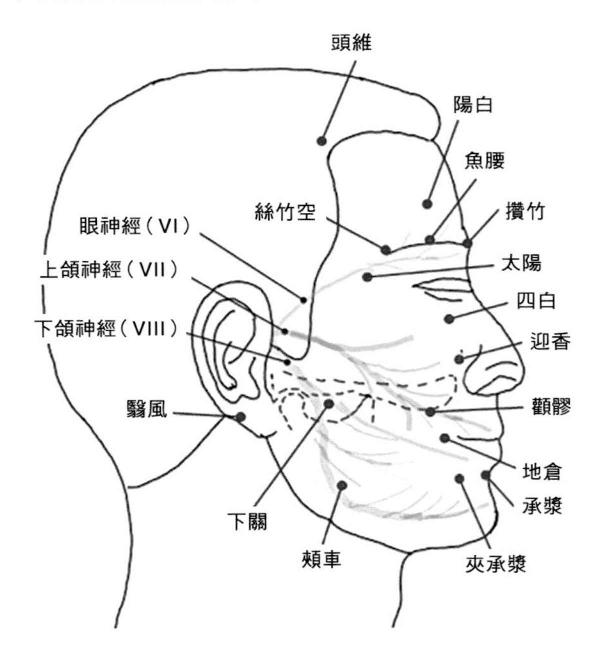

圖 15-2 治療三叉神經痛局部選穴

表 15-1 三叉神經痛選穴及功效一覽表

	穴位名稱	功效
· 局部要穴		
第 I 支痛	頭維、陽白、太陽、攢竹、魚腰、絲竹空	疏利頭面，通絡止痛
第 II 支痛	四白、迎香、顴髎、翳風、下關	
第 III 支痛	頰車、地倉、下關、承漿、夾承漿	
· 辨證選穴		
風寒凝絡	風池（加灸）、風門（加灸）、合谷、外關	祛風散寒，化凝溫絡
胃火上攻	曲池、三間、天樞、足三里、內庭	清胃瀉火，和中通腑
肝火襲擾	曲池、合谷、陽陵泉、行間、足臨泣	清肝利膽，瀉火止痛
虛火上炎	太沖、太溪、肝俞、腎俞、曲池、行間	養肝益腎，補虛降火
瘀痰阻絡	血海、膈俞、豐隆、足三里、三陰交	散瘀化痰，活血和絡

操作要點

· 發作期：

1. 取仰臥位，先於患側確定面頰區扳機點和要穴，再確定健側若干相應扳機點和要穴。於患側定位和消毒時，務必輕柔，切勿過力觸碰皮膚，以免觸發或加重疼痛。
2. 先於健側施針，進針後，快速撚轉，直至酸麻快然。再於患側施針，也快速進針並撚轉，直至快然痛減。兩側下關穴可適當深刺；已有報告，適當深刺下關穴可取得較佳止痛效果，但需謹慎進針 [21,26]。完成面頰施針後，再根據辨證分型，選取其他穴位施針。
3. 風寒凝絡者，加溫針刺激：先於患側扳機點和兩側下關穴撚裹艾絨於針柄，燒燃 1-2 柱，同時用阻燃紙覆蓋臉部其餘部位，以防艾絨掉落灼傷。
4. 其他證型者，選 3-4 對電針刺激，其中一對為雙側下關穴，其餘均為健側要穴和相當於扳機點位置。胃火上攻、肝火襲擾和瘀痰阻絡者，頻率為 100 Hz；虛火上炎者，為 2 Hz；連續波，強度調至患者感覺舒適為宜，持續 25-30 分鐘。
5. 每日或隔日行針一次；連續治療 8 次為一療程。

· 緩解期：緩解期間繼續針刺治療，以預防復發。用穴數量可適當減少。治療頻次維持在每週或隔週 1 次。

穴位注射

穴位注射已廣泛用於三叉神經痛的治療。所注射藥物主要有局部麻醉劑和神經保護製劑，以期達到局部封閉、阻斷神經和促進神經再生的作用。前者包括無水乙醇、鹽酸普魯卡因和利多卡因等，後者包括維生素 B1、B6、B12 以及中藥製劑當歸注射液、複方丹參注射液和複方麝香注射液等 [22-24]。大量報告提示，穴位注射配合針刺和其他療法，可有效緩解三叉神經痛 [27-32]。

具體操作：使用 4-6 號針頭、容量為 2.5 ml 一次性無菌注射器吸取藥物，選定扳機點和患側要穴，一般不超過 4 個注射點；消毒後，根據所在部位，每個穴位注射 0.2-0.5 ml 不等。隔日注射一次，10 次為一療程。

穴位埋線

穴位埋線通過腸線緩慢降解，對局部組織產生持久刺激以及藥線釋放藥物，以達到疏經活絡、通利止痛的治療效果。多項穴位埋線配合其他療法治療三叉神經痛的病例觀察顯示，穴位埋線可緩解面痛 [33-35]。但需注意，已有多例穴位埋線導致嚴重感染的報告 [36-38]，因此務必嚴格消毒。

操作要點：（1）材料準備：建議使用認可的穴位埋線針線盒（圖 6-8）。用消毒剪刀將埋線剪成 0.5-1.0 cm 小段，用鑷子將剪好的埋線小心納入針管內，再將針芯套入針管至埋線近端，備用；（2）囑患者仰臥，根據表 15-1，在患側面頰區選取包括扳機點在內的 3-4 個穴位；穴區依次用 2% 碘酊和 75% 酒精消毒；之後一手繃緊穴區皮膚，另一手將納有埋線的針管快速刺入穴區內；然後緩緩推進針芯將埋線推送至穴區深部，並完全沒入皮下；（3）緩慢拔出針管，用消毒乾棉球輕柔按壓穴區，並用創可貼覆蓋，以免感染；（4）術後數小時，埋線部位可能出現脹痛，屬正常反應，一般數天後消失；（5）2-3 周埋線一次，3-5 次為一療程。

芒針透刺

芒針為一種傳統針具，因針身細長，形如麥芒而得名，其特點為易彎曲，多用於透刺。已有芒針透刺治療三叉神經痛的案例報告 [39]。已報告的透刺穴有 [22-24,39,40]：第 I 支痛：陽白透魚腰和攢竹透魚腰；第 II 和第 III 支痛：

太陽透下關，下關透地倉，地倉透頰車。

操作要點：務必嚴格消毒，採用夾持或雙手進針，平刺或斜刺；緩慢輕撚進針，直至到達另一穴區。透刺過程中需密切觀察患者反應，如感覺劇痛或疼痛加重，應立即退出芒針，重新進針或停止操作。隔天 1 次，5 次為一療程。

刺絡拔罐

刺絡拔罐療法也常用於三叉神經痛的治療，多在針刺完成後進行 [41-44]。適合於風寒凝絡、痰瘀阻絡、胃火上攻和肝火襲擾等實證。虛火上炎者慎用。具體操作：選取扳機點，常規消毒後，用三棱針點刺至出血，選相應口徑玻璃罐，用閃火法或抽吸真空法在出血點局部拔罐（圖 6-12D），吸拔 3-5 分鐘，或吸出血量 1-2 ml 即起罐。每 3 日一次，連續 3 次為一療程。

火針點刺

火針適用於寒邪凝絡和痰瘀阻絡的三叉神經痛。已有多項火針點刺聯合其他療法治療三叉神經痛的病例報告 [45-47]。操作要點：取健側臥位，確定患側扳機點和要穴，一般不超過 4 個穴點，並做標記和消毒；注意避開神經幹和大血管；取一直徑為 0.5 mm 的單頭細火針，置於酒精燈的外焰上燒紅，直至呈白亮色，然後疾速點刺選定穴點，深度不超過 0.5 釐米，並快速出針，不留針。針畢局部塗抹萬花油，以消腫止血。每個穴點僅點刺 1 次，隔 3 天治療一次。

皮內針

皮內針可產生持續刺激作用（圖 6-6）。多項針刺結合皮內針治療三叉神經痛的病例報告顯示，皮內針可顯著加強止痛作用 [48-50]。操作要點：在患側面頰部，選定扳機點和要穴共 3-4 穴點。穴區依次用 3% 碘酊和 75% 酒精消毒；用鑷子夾住針圈，垂直快速刺入，調整針圈使其平附於皮膚上，並用創可貼固定。囑患者每隔 2-3 小時輕柔按壓 2-3 分鐘。根據病情和季節確定留置時間，夏季隔天更換一次，冬季可 3-4 日更換一次。

穴位敷貼

穴位敷貼具有疏經通絡、活血止痛作用。已有一項穴位敷貼治療三叉神經痛的臨床試驗 [51]。所用藥物為川芎、生川烏、生草烏、白附子、尋骨風、細辛、薄荷各等份，將藥物混合，粉碎成藥面備用；每次使用時，取大約 3 克藥末，用醋調製成膏糊狀；貼敷在選定穴點上，可留置 1-1.5 小時，但需密切觀察皮膚反應，如過敏和起泡者，立即取下。每天 1-2 次，14 天為一個療程。

蜂針療法

蜂針療法是利用蜜蜂螫刺穴位並注入蜂毒的一種療法，具有針刺、溫灸和蜂毒藥理的三重作用（圖 6-16）。一項蜂針治療三叉神經痛的病例報告顯示，蜂針配合西藥可快速控制疼痛，並有效防止復發 [52]。

操作要點：（1）試針或皮試：取活蜜蜂一隻，分離其尾部螫刺和毒腺囊，用鑷子夾住螫刺在患者前臂遠端內側部皮膚快速螫刺一下，或直接注射蜂毒皮試液，如半小時內皮膚紅腫反應直徑不超過 5 釐米，且 24 小時內無劇烈局部奇癢及噁心嘔吐、胸悶心悸或蕁麻疹等全身症狀，即可在皮試 2-3 天後開始蜂針治療。（2）選擇適當體位，在患側面頰部選取 4-5 個穴點；常規消毒，用手指夾住蜜蜂頭半部，使尾部螫針充分暴露；或用鑷子將毒腺囊連同螫針一起拔下，進行散刺，即螫刺後隨即拔出螫針；對於疼痛嚴重者，螫針可留 20-30 分鐘，以加強作用。隔天治療一次，10 次為一療程。

防治策略和自我調理

· 在三叉神經痛發作期，針刺結合中藥內服可作為主要治療手段。如治療效果不佳或反覆發作者，可酌情再加穴位注射、穴位埋線、皮內針、芒針透刺、刺絡拔罐，或火針點刺法等 1-2 項療法。大部分病人經綜合治療，其疼痛程度和發作頻率可很快得到控制，預後良好。頑固性三叉神經痛者，可進一步考慮蜂針治療。
· 緩解期間繼續鞏固治療，是預防復發的重要策略。其治療方案可相應簡化，治療頻次可適當減少。
· 大多數三叉神經痛患者來看診中醫時，已有西醫的明確診斷和正在服用西藥。在給病人內服中藥時，要充分考慮中藥和西藥之間的潛在相互作用。

- 相當部分三叉神經痛患者同時患有高血壓或其他慢性疾病。在治療期間，需兼顧相伴疾病的治療。
- 避免受冷受寒；勤刷牙漱口，保持口腔衛生，使用軟性牙刷或電動超聲波清潔牙具；忌咀嚼口香糖和硬塊水果或食物；戒煙酒；是降低三叉神經痛發作和疼痛的有效自理途徑。

◇ 參考文獻

1 Prasad S, Galetta S. Trigeminal neuralgia: historical notes and current concepts. Neurologist. 2009; 15(2): 87-94.
2 王晨暉，趙睿，冉德偉，左欣鷺，倪家驤．三叉神經痛診療新進展 [J]. 臨床神經病學雜誌，2019; 32(5): 390-393.
3 張愷．三叉神經痛診斷標準探討及病因、治療研究進展 [J]. 國際神經病學神經外科學雜誌，2018; 45(4): 434-437.
4 Love S, Coakham HB. Trigeminal neuralgia: pathology and pathogenesis. Brain. 2001; 124(Pt 12): 2347-2360.
5 夏爽，袁輝，祁吉．三叉神經及其病變的影像學研究 [J]. 放射學實踐，2007; 22(7): 668-671.
6 聶德紅，溫真真，黃衛明，尹清泉，黃小飛．MRI 顯示血管壓迫性三叉神經痛責任血管 [J]. 華夏醫學，2016; 29(1): 126-127.
7 趙永宏，蔡其剛，翁維．原發性三叉神經痛三叉神經根部病因觀察 [J]. 中國耳鼻咽喉顱底外科雜誌，2015; 21(6): 486-488.
8 韋緒性（主編）:《中醫痛證診療大全》，81-87 頁，中國中醫藥出版社，北京，1992.
9 馬海燕．辨證分型治療三叉神經痛探要 [J]. 實用中醫內科雜誌，2008; 22(5): 79-80.
10 黃朝．辨證治療三叉神經痛臨床觀察 [J]. 新疆中醫藥，2002; 20(6): 24-26.
11 王世勳．原發性三叉神經痛 180 例辨證論治 [J]. 甘肅中醫，2006; 19(11): 21-22.
12 羅春明．中醫辨證治療三叉神經痛 [J]. 河北中醫，2004; 26(9): 682-683.
13 王玉玲．三叉神經痛的中醫辯證治療的臨床分析 [J]. 中國保健營養，2019; 29(15): 353.
14 周愛玲，朱夢雪，劉玲．劉玲教授從火熱內生論治原發性三叉神經痛 [J]. 光明中醫，2017; 32(18): 2625-2626.
15 曲亞平．董夢久教授治療原發性三叉神經痛經驗介紹 [J]. 中西醫結合研究，2012; 04(1): 29-30.
16 張清奇．裘昌林治療三叉神經痛驗案 [J]. 浙江中醫雜誌，2019; 54(6): 405.
17 孫晶，方劍喬，陳勤，沈亞芳．與三叉神經痛相關病症的古代針灸處方規律分析 [J]. 上海針灸雜誌，2013; 32(1): 66-68.
18 王莉莉，呂東，張大銳．針灸臨床治療三叉神經痛選穴規律研究 [J]. 新疆中醫藥，2013; 31(4): 33-35.
19 黃建軍．針灸治療三叉神經痛的文獻述評 [J]. 中國針灸，2003; 23(10): 621-624.
20 盛國濱，田楊楊，唐英．電針下關穴治療輕中度三叉神經痛的臨床觀察 [J]. 湖北中醫雜誌，2016; 38(4): 61-62.
21 和嵐，周婉瑜，張秀梅．下關穴不同深度針刺治療肝陽上亢型三叉神經痛：隨機對照研究 [J]. 中國針灸，2012; 32(2): 107-110.
22 孫忠人，徐思禹，王瑜萌欣，邢廣月，楊蕊，尹洪娜．特殊針法治療三叉神經痛的臨床研究進展 [J]. 中國中醫急症，2018; 27(12): 2248-2250.
23 邢紅霞，王愛菊，賈紅玲，張永臣．近 5 年針藥結合治療原發性三叉神經痛研究概述 [J]. 針灸臨床雜誌，2017; 33(3): 84-86.
24 李輝，李明．原發性三叉神經痛中醫治療進展 [J]. 中國中西醫結合耳鼻咽喉科雜誌，2009; 17(6): 353-356.
25 Hu H, Chen L, Ma R, Gao H, Fang J. Acupuncture for primary trigeminal neuralgia: A systematic review and PRISMA-compliant meta-analysis. Complement Ther Clin Pract. 2019; 34: 254-267.
26 李瀟海，李榮榮，李曉宇，孫晶，方劍喬．三叉神經痛局部深淺刺法之芻議 [J]. 浙江中醫雜誌，2018; 53(9): 640-641.
27 張偉范，霍明霞．穴位注射治療三叉神經痛 35 例 [J]. 中國針灸，2005; 25(12): 840-840.
28 李連潔．針刺加穴位注射治療原發性三叉神經痛 30 例 [J]. 光明中醫，2012; 27(10): 2048-2049.
29 黃建福，沈鵬．複方當歸注射液穴位封閉治療三叉神經痛 48 例臨床觀察 [J]. 浙江中醫雜誌，2013; 48(8): 581.
30 李雁，高寅秋，時金華，曹建榮，賈擎．穴位注射複合神經阻滯術治療三叉神經痛 41 例效果觀察 [J]. 山東醫藥，2009; 49(46): 99.
31 劉笑麗．針灸配合穴位注射治療三叉神經痛 [J]. 護理實踐與研究，2013; 10(6): 43.
32 張濤，陳邦國．針刺久留針配合穴位注射治療三叉神經痛 32 例 [J]. 湖北中醫藥大學學報，2010; 12(3): 57-58.
33 李靜．穴位埋藥線治療原發性三叉神經痛的臨床研究 [J]. 中國實用神經疾病雜誌，2008; 11(8): 105-106.

34 錢火輝，何邦廣，吳海標．穴位埋線治療原發性三叉神經痛臨床觀察 [J]. 上海針灸雜誌，2009; 28(8): 454-455.
35 侯銳，許廣傑，王肖楠，張新慶，鍾良燕，朱靖愷．微創穴位埋線法治療原發性三叉神經痛 82 例臨床總結 [J]. 臨床口腔醫學雜誌，2017; 33(9): 548-550.
36 Noh TK, Won CH, Lee MW, Choi JH, Lee SO, Chang SE. Infection with Mycobacterium fortuitum during acupoint embedding therapy. J Am Acad Dermatol. 2014; 70(6): e134-135.
37 Zhang J, Lai L, Liang L, Bai X, Chen M. Mycobacterium avium Infection after Acupoint Embedding Therapy. Plast Reconstr Surg Glob Open. 2017; 5(9): e1471.
38 劉佳，徐桐，梁嘉鈺，趙思雨，吳彤，蘇詩瑤，閆潤虎．埋線療法的不良反應及處理方法 [J]. 中國針灸．2016; 36(11): 1166-1168.
39 李建蘭，韓建紅．芒針彎刺法治療原發性三叉神經痛 18 例臨床療效觀察 [J]. 光明中醫，2007; 22(10): 33-34.
40 陳裕彬，粟璿，杜淑佳，曹淑華．下關穴透刺療法治療原發性三叉神經痛驗案 2 則 [J]. 醫藥前沿，2019; 9(2): 156-157.
41 朱艷．針刺配合電針及刺絡拔罐治療原發性三叉神經痛 26 例 [J]. 雲南中醫中藥雜誌，2011; 32(6): 68-69.
42 韓永耀，黃文權，張英，劉玉翠．針刺結合刺絡拔罐治療三叉神經痛 30 例 [J]. 實用中醫藥雜誌，2012; 28(9): 768-769.
43 苗冬．刺絡拔罐的臨床應用概況 [J]. 內蒙古中醫藥，2017; 36(2): 144-145.
44 尚艷傑．針刺配合扳機點刺血拔罐治療三叉神經痛 65 例 [J]. 中國民間療法，2003; 11(2): 15-16.
45 呂婷婷，趙軍，賈儒玉．火針配合圓利針治療原發性三叉神經痛療效觀察 [J]. 上海針灸雜誌，2017; 36(2): 154-156.
46 周利亭．針刺配合火針治療三叉神經痛 38 例 [J]. 河北中醫，2011; 33(1): 14.
47 呂妮娜，蒙智揚．引火湯合芍藥甘草湯結合火針治療三叉神經痛臨床研究 [J]. 新中醫，2015; 47(6): 260-262.
48 陳月婷．原絡配穴針刺結合撳針治療原發性三叉神經痛體會 [J]. 中國鄉村醫藥，2019; 26(14): 32-33.
49 王會霞，李菊蓮．皮內針結合體針治療原發性三叉神經痛 23 例 [J]. 中醫外治雜誌，2013; 22(5): 36-37.
50 鄒昆．電針配合撳針治療原發性三叉神經痛 40 例療效觀察 [J]. 大家健康（中旬版），2015; (7): 8-9.
51 高永洋．穴位貼敷治療原發性三叉神經痛的病例序列研究 [D]. 北京中醫藥大學，2013.
52 薛國圈，劉蘭甫，李鵬超，熊鈺君．以蜂針為主治療原發性三叉神經痛 37 例 [J]. 中醫臨床研究，2010; 02(19): 87-88.

第 16 章

顳下頜關節紊亂

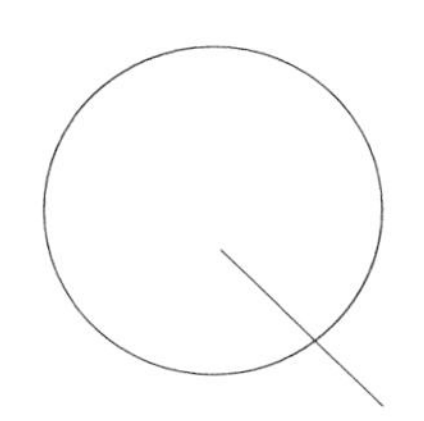

定義和診斷要點

顳下頜關節紊亂（Temporomandibular disorders, TMD）是因顳下頜關節解剖結構異常或 / 和咀嚼肌功能失衡所引起的，以關節疼痛、彈響及活動受限為特徵的頜面痛症。成年人 TMD 的發病率高達 10%-25%，發病高峰期在 20-40 歲之間。女性發病率是男性的兩倍 [1-4]。臨床診斷要點包括 [1,4-6]：

1. 顳下頜關節周圍、咀嚼肌區或顳區疼痛，常可觸及壓痛點和敏感點；
2. 張口、咀嚼或側向運動時有異常聲響，如彈指響、劈啪聲、摩擦音等；
3. 張口範圍明顯受限；
4. 多數為單側發病，與雙側發病比例約為 7:3[6]；
5. 常伴有面痛、頭痛和耳部症狀（耳鳴、耳堵塞、聽力下降等）；
6. 常在壓力增大、緊張焦慮或情緒波動時發生或加重。

病理機制

顳下頜關節由下頜骨的髁狀突、顳骨的關節窩及位於兩者之間的關節盤和外周包裹的關節囊所構成（圖 16-1）。多種因素可導致顳下頜關節紊亂，如先天關節發育異常、長期偏側咀嚼、牙齒過度磨損、牙床萎縮、外力撞擊、突咬硬物、或張口過大等均可引起顳下頜關節結構改變和咀嚼肌肌張力失衡；精神因素和系統性疾病（如類風濕性關節炎）在顳下頜關節紊亂的發病過程中也起著重要作用 [1-4]。抑鬱和焦慮患者的 TMD 患病率是普通人群的 1.8-2 倍 [1]。

根據國際研究診斷標準，TMD 可分為關節（關節內）紊亂和咀嚼肌（關節外）紊亂 [1,5]。前者主要因先天發育不全、關節退行性改變、關節盤錯位、

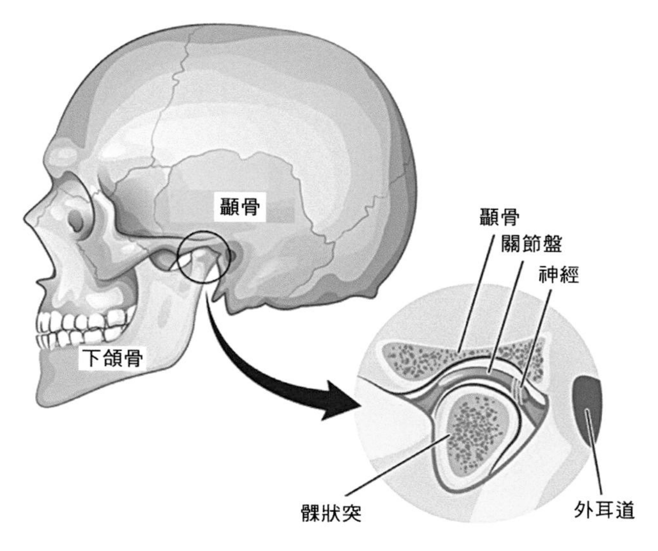

圖 16-1 顳下頜關節解剖結構

感染、腫瘤、創傷或關節過度活動所致的關節結構異常；後者主要包括局部肌痛、肌筋膜疼痛、肌纖維化短縮、肌炎、肌肉痙攣和腫瘤等。目前西醫主要用非甾體抗炎藥和肌鬆劑治療 TMD；認知行為療法和生物反饋療法也用於緩解 TMD 疼痛；也有建議採用牙齒咬合防治 TMD[1,2,5]。

中醫淵源

古代醫籍已有類似顳下頜關節紊亂的記載，稱為「頰車骨痛」、「牙車痛」、「牙車不開」等[7]。如《針灸甲乙經卷十二・手足陽明脈動發口齒病第六》描述：「頰腫，口急，頰車骨痛，齒不可以嚼，頰車主之。」明楊繼洲《針灸大成・卷六・足陽明經穴主治》亦記載：「……牙車疼痛，頷頰腫，牙不可嚼物，頸強不得回顧。」清方慎庵《金針秘傳・九・側面部（左右凡一十六穴）》述道：「牙車不開，口噤，嚼食鳴。」唐孫思邈《千金翼方・卷第二十六・針灸上舌病第五》論及：「牙車失欠蹉跌……，牙車不開，口噤不言。」南宋嚴用和《濟生方・五痹歷節》進一步分析：「世有體虛之人，將理失宜，受風寒濕毒之氣，使筋脈凝滯，血氣不流，蘊於骨節之間，……久而不愈，令人骨節蹉跌。」明張介賓《景岳全書・論痹證》亦言：「諸痹者皆在陰分，亦總由真陰衰弱，精氣虧損。」說明古代醫家不僅對牙車痛症狀已有較準確描述，同時對發病機制也有初步認識，認為與體虛失宜，外邪侵襲，陰精虧損有關。

辨證分型和方藥治療

牙車痛者，或牙車先天發育不全，或後天咬合失當，嚼齧過度，磨損勞傷而致。一俟風寒濕邪侵襲，血脈凝遲，經絡受阻，筋肉僵滯，骨骱不利，則牙車痹痛。或若憂慮緊張，情志不遂，肝鬱氣結，疏泄失常，氣血不能上濡牙車，則骨骱滯澀，牙車開合不利。或痹阻日久，耗損陰血，頜頰筋肉失濡，骨骱失利，則失榮作痛。婦人更易擔憂多慮，七情過用；又月事時下，陰血常虧，故婦人更多罹患頰車骨痛。

根據現代病理機制、中醫病因病機和臨床病例報告[7-15]，顳下頜關節紊亂有寒濕滯絡、肝鬱絡阻、血瘀阻絡和肝腎虧損等四種常見證型。

1. 寒濕滯絡

臨床特點：此型最為常見，可見於牙車不開初犯者和頰車骨痛反覆發作者。牙車開合突然受限，活動不利；咬合、咀嚼，或側向運動時有彈響，甚者疼痛，局部肌肉拘急，有壓痛和敏感點。反覆發作；受風遇冷或陰雨潮濕時發作或加重。得熱痛減。常伴有頭痛，全身滯重不適；面白肢冷，苔白膩，舌淡嫩，脈弦緊。

證機分析：牙車先天發育不全或後天磨損勞傷。一俟起居失常或氣候驟變，風寒濕邪客於頜頰牙車間。風性輕揚，寒邪凝滯，濕性重濁。三邪相搏，則筋脈凝滯，肌肉拘急，骨骱不利。

治療要則：散寒祛濕，活絡利骱。

常用方藥：三痹湯化裁加葛根、延胡索：三痹湯者，專治風寒濕三痹者也。方中以辛溫之品防風、細辛祛風散寒；辛苦之品獨活、秦艽祛寒勝濕；辛熱之品肉桂溫經通絡；輔以當歸、川芎活血補血；白芍、熟地養血滋陰；黃芪、人參、茯苓益氣健脾；杜仲、續斷、牛膝強筋壯骨；加葛根解肌舒攣，延胡索活絡止痛。諸藥合用，既祛寒除濕，滑利骨骱，又益氣補血，強筋壯骨。

2. 肝鬱絡阻

臨床特點：常見於生性多慮易緊張，或長期壓力不得紓解者，尤以婦人多見。牙車開合不利，時有彈響；頜頰筋肉拘急，甚者僵硬脹痛。情緒緊張或波動時發作或加重。常伴少寐、多夢和睡眠磨牙；口乾口苦，納少痞滿；情緒緊張低落；月經不調；苔薄舌乾，脈弦。

證機分析：壓力不紓，情志不遂，則肝鬱氣結。疏泄失常，營血不能載榮養頜面；筋肉不得濡養而拘急，骨骱失於滑利而不開。

治療要則：疏肝解鬱，舒筋通絡。

常用方藥：柴胡疏肝散合舒筋通絡湯化裁加葛根、酸棗仁。柴胡疏肝散為疏肝解鬱之要方。方中柴胡、香附疏肝理氣；輔以枳殼、陳皮行氣除痞；川芎、白芍活血柔肝，和營解痙。舒筋通絡湯取生地、當歸、枸杞滋陰補血，滑潤骨節；輔以獨活、秦艽、桑枝活絡通痹；佐以續斷、牛膝強壯筋骨；加葛根解肌舒筋，酸棗仁斂陰安眠 。

3. 血瘀阻絡

臨床特點：主要見於頜頰牙車有過創傷者，症狀出現在創傷後。尤以側向撞擊為著。牙車錯位，咬合時有明顯疼痛彈響；可捫及壓痛點及兩側牙車關節不對稱；開合受限，嚴重者無法開合咀嚼食物。陰雨天和情緒緊張時加重；面色晦暗，口唇暗紫；伴有耳鳴耳塞、頭暈頭痛；舌暗或有瘀點，脈弦沉或弦澀。

證機分析：頜頰受創，筋肉受損，牙車錯位；瘀血內生，痹阻不通；津液生成受阻，骨骱失於滑利。

治療要則：活血化瘀，通痹利骱。

常用方藥：身痛逐瘀湯化裁加伸筋草、延胡索：身痛逐瘀湯主治骨骱血瘀、痹阻不通、久痛難息之證。方用桃仁、紅花、當歸、川芎化瘀活血；沒藥、靈脂祛瘀散血；秦艽、羌活蠲痹通絡；地龍搜絡解痙；香附、延胡索理氣止痛；牛膝強筋壯骨；加伸筋草舒筋活血。

4. 肝腎虧損

臨床特點：多見於牙車錯亂反覆發作、經久不愈；或先天腎精不足、牙車發育不全者。牙車關節隱隱作痛，咬合不利，牙根鬆動；嚼食時有摩擦聲；頜頰肌肉麻木；常伴頭暈頭痛，目眩耳鳴。月經量少，腰膝酸軟。苔少舌瘦，脈細弱或沉細。

證機分析：先天稟賦不足或牙車紊亂遷延反覆，日久耗損肝腎，陰血生成不足，筋肉骨骱失於濡養。

治療要則：補益肝腎，濡潤筋骨。

常用方藥：左歸丸化裁加旱蓮草、黃柏：左歸丸為滋陰補腎、填精益髓首選。方中以熟地黃補腎精，山茱萸養肝陰，懷山藥益脾氣。輔以龜板、鹿角峻補精髓；枸杞子補益肝腎，明目定眩；菟絲子、牛膝強筋壯骨。加旱蓮草滋補肝腎，黃柏清解虛熱。旱蓮草、黃柏性寒，又可中和溫補滋膩諸藥。

中藥熱敷

中藥熱敷具有藥物、熱滲透和手法的三重作用，是治療牙車紊亂和疼痛的重要療法之一，具有溫經通絡、活血散瘀、舒筋鬆骱作用。根據已報告的中藥熱敷經驗方 [16-27]，擬就表 16-1 治療顳下頜關節紊亂中藥熱敷方，供參考使用。

具體操作：常用中藥熱敷法是將中藥裝入布袋內加熱蒸透後，趁熱將藥袋直接敷在患處並予以按揉。根據表 16-1 稱取相應分量藥材，將藥材粉碎成細小顆粒狀，混勻分成兩等份，分別裝入兩個容積 400-500 毫升、吸水性強的軟布袋內，繫緊袋口。在冷水中浸泡 10 分鐘，再隔水乾蒸 30-45 分鐘。先取出一藥袋，待溫度降至 50° 左右、不致燙傷皮膚時，囑病人側臥，患側向上；將藥袋敷在牙車關節及周圍咀嚼肌區，四指作輕緩環形按揉藥袋，同時囑病人有節律開合牙車。藥袋變涼後，再換取另一藥袋繼續熱敷。每次熱敷 15-20 分鐘，每天 1-2 次，連續 7 天為一療程。每個藥袋可使用 1-2 天。

表 16-1 治療顳下頜關節紊亂中藥熱敷方組成

藥物	重量（克）	比例（%）
三七	20	8.0
絲瓜絡	15	6.0
紅花	10	4.0
赤芍	20	8.0
細辛	10	4.0
川烏	20	8.0
白芷	30	12.0
當歸	20	8.0
沒藥	10	4.0
乳香	15	6.0
香附	15	6.0
桂枝	20	8.0
薄荷	15	6.0
續斷	30	12.0
總計	**250**	**100**

針灸治療

牙車不開、骨骱蹉跌多因寒濕凝滯、痹阻不通而起，因血瘀稽留、肝鬱氣結而加重。遷延反覆者又致肝腎虛損。針灸為治，當以溫寒化濕、通絡止痹為主，輔以活血散瘀、開鬱理氣、補益肝腎。牙車骨痛位於頜頰面側，為手足陽明所行。故所選輸穴多與二脈有關[13-15, 28,29]。下關穴為治療牙車不開最常用輸穴，其深部為牙車關節所在。溫針是治療牙車紊亂最常用和有效方法[9-15,28,29]。

治療要則：溫寒化濕，通絡止痹，疏肝補腎。

選穴原則：（1）選定阿是穴和局部要穴加以溫針（圖 16-2）；（2）僅一側疼痛者，在健側也選取若干對應患側阿是穴和要穴；（3）根據辨證選穴（表 16-2）。

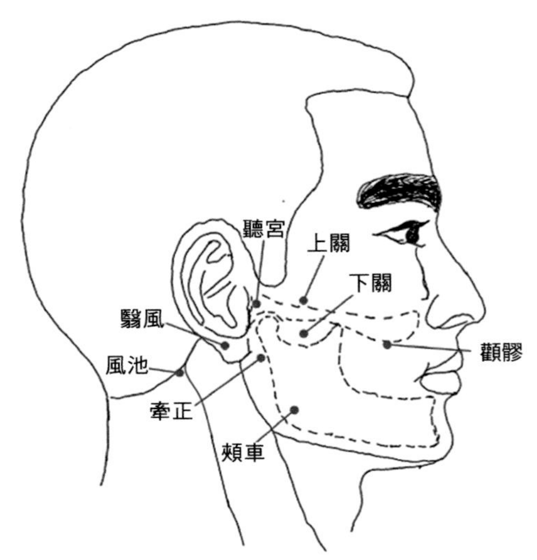

圖 16-2 治療顳下頜關節紊亂選穴

表 16-2 顳下頜關節紊亂選穴及功效一覽表		
	穴位名稱	功效
· 局部選穴		
患側選穴 *	下關、頰車、上關、聽宮、翳風、顴髎、牽正、風池	溫寒化濕，活血散瘀
健側選穴 *	下關、頰車、聽宮、牽正	調和陰陽，通利氣血
· 辨證選穴		
寒濕滯絡	中脘、天樞、足三里、陰陵泉	
肝鬱絡阻	印堂、百會、太陽、內關、神門、太冲	疏肝解鬱，寧神安眠
血瘀阻絡	曲池、外關、中渚、合谷、血海、內庭	疏經活血，通絡化瘀
肝腎虧損	肝俞、腎俞、足三里、陰陵泉、太冲、太溪	補肝益腎，滋陰養血

* 每次在患側選 3-4 個穴位，健側 1-2 個穴位加溫針刺激。

操作要點

- 取仰臥位，選定阿是穴、下關穴和其他周圍要穴；下關穴傍刺或齊刺。所有針刺朝向牙車關節；快速小幅撚轉，直至針感達至牙車及周圍咀嚼肌。再根據辨證和對症選取遠道穴。
- 溫針刺激：選患側包括下關穴在內的牙車周圍 3-4 個穴位，健側 1-2 個穴位；將艾絨搓擰成約 0.5×0.8 釐米橄欖狀，固定於針柄末端，同時用阻燃紙覆蓋頜頰部，以防燙傷。小心點燃艾炷，每一穴燃灸 1-2 壯。

· 電針刺激：血瘀阻絡者，選 1-2 對未施溫針的跨牙車穴位加電針刺激，以加強散瘀通絡，滑利骨骱之效；連續波，頻率 100 Hz，持續 25-30 分鐘。
· 治療頻次和療程：發作期每日或隔日施治一次，連續治療 6-8 次；緩解期可每週或隔週一次以鞏固療效，防止復發。

手法治療

手法療法最宜用以治療牙車不開、頰車骨痛。或點揉，或揉撚，或掌壓，或推引，舒筋緩痙，順正蹉跌，除痹止痛。已有大量手法治療牙車紊亂的臨床報告 [6,30-47]。主要手法包括：點揉要穴、紓解齧肌、掌壓鬆解、口內推引。

· **點揉要穴**：患者取坐位或仰臥，拇指或一指禪點揉阿是穴、下關、頰車、上關、聽宮、翳風、顴髎、牽正、風池等要穴，力量深沉持久，每穴點揉 30-60 秒。
· **紓解齧肌**：（1）如患者取坐位，術者立於其後；如患者仰臥，術者立於頭部床邊。（2）先以拇指和示指撚揉牙車周圍肌筋，重點在咬肌和顳肌（圖 16-3A），反覆 30-50 次；（3）再以拇指作推揉（圖 16-3B, C, D），也反覆 30-50 次，直至舒緩快然。

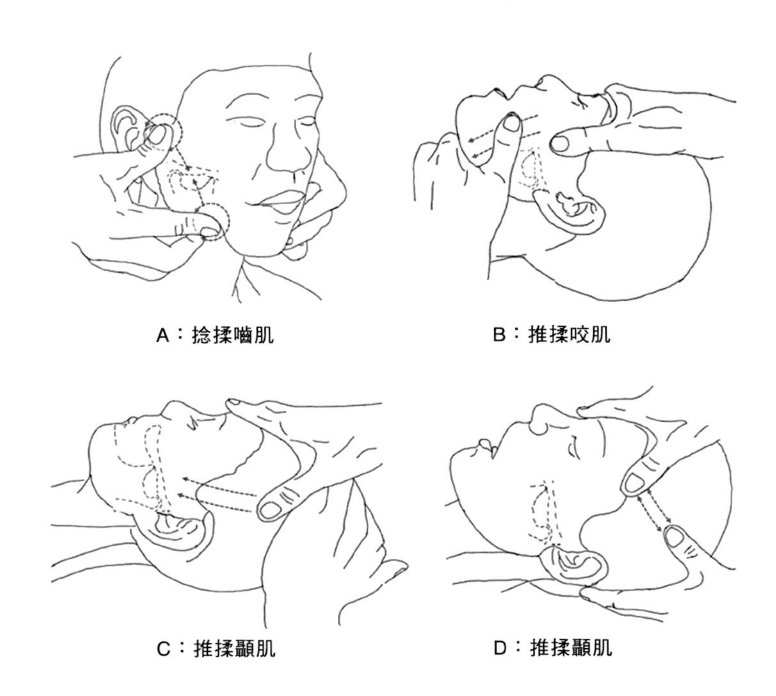

圖 16-3　治療顳下頜關節紊亂紓解齧肌手法

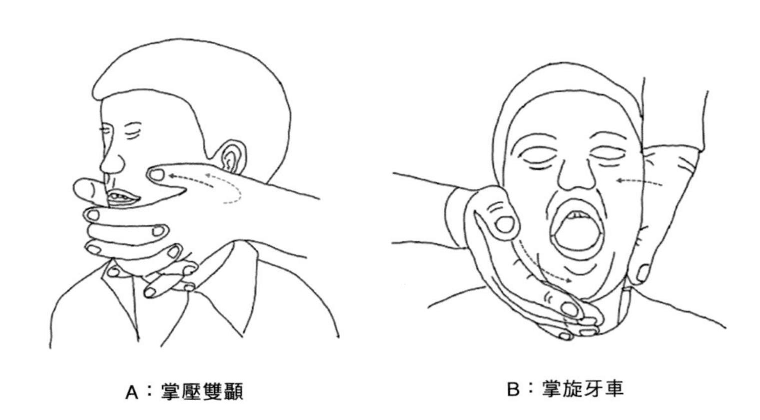

圖 16-4 治療顳下頜關節紊亂掌壓鬆解法

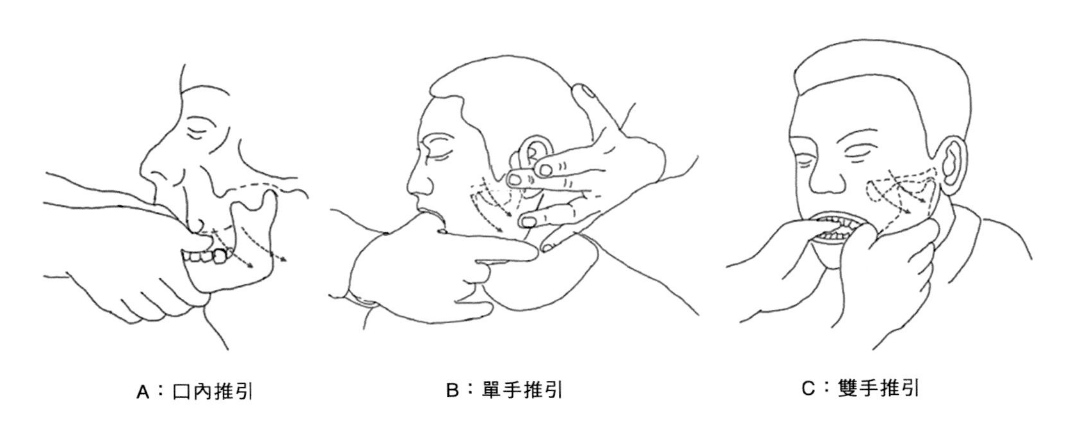

圖 16-5 治療顳下頜關節紊亂口內推引法

- **掌壓鬆解**：（1）患者取坐位，術者立於其後。（2）雙手大魚際貼壓在牙車和下關穴處，其餘四指交叉托扶在下頦。（3）雙手大魚際相向壓按，用力和緩，並令患者徐徐張口；再向前、向上作單向環形推揉，同時托起下頜，再令患者徐徐閉口，反覆 15-30 次，直至牙車明顯鬆解（圖 16-4A）。（4）令患者張口。單側牙車紊亂者，患側手式保持不變，向內下方壓按；健側大魚際上移至顴弓上的上關穴處，作水平向內壓按；如此所產生的旋轉力，令患側牙車鬆解，反覆 3-5 次（圖 16-4B）。雙側牙車紊亂者，交替操作。
- **口內推引**：（1）患者取坐位。單側牙車紊亂者，術者立於健側；雙側紊亂者，面對而立。（2）令患者張口至最大限度（圖 16-5A）。（3）單側紊亂者，術者一手中指置於患側牙車處，餘指固定頭部（圖 16-5B）；另一手戴潔淨墊棉手套，拇指深入口內，壓在患側下牙床上，餘四指固定在口外下頜緣；向後下方作徐徐推引，用力和緩，直至置於牙車處中指感覺到牙車有鬆緩之感。（4）雙側紊亂者，雙手操作（圖 16-5A,C）。

· 治療頻次和療程：隔日一次；嚴重者每日一次；連續 7 次為一療程。

防治策略和自我調理

· 溫針、中藥熱敷和手法是緩解顳下頜關節紊亂的三大首選。可單獨或聯合治療，視病情輕重而定。大多數患者經治療，症狀可明顯緩解，直至消失，預後良好。中藥內服可作為輔助手段。

· 心理壓力和緊張焦慮是誘發和加重牙車紊亂重要因素，應同時進行心理疏導，加強療效。

· 中醫療效不佳者，可聯合物理療法，包括激光、超短波、紅外線等，以改善療效。已有多項激光、超短波和紅外線療法結合針灸推拿的臨床觀察和試驗報告 [48-56]。

· 穩定期間應鞏固治療，可建議患者定期複診、居家定期中藥熱敷和做自我按摩 [57]。

· 自我調理：（1）避免緊張焦慮，保持情緒穩定；（2）避免偏側咀嚼，養成兩側交替咀嚼進食習慣；（3）戒煙，戒除長期嚼口香糖習慣，忌食刺激性食物；（4）如顳下頜關節發育不全，錯位或有過創傷者，應避免用力嚼咬硬物或張口過大；（5）睡眠有磨牙習慣者，應睡前戴牙套。

◇ 參考文獻

1　Gauer RL, Semidey MJ. Diagnosis and treatment of temporomandibular disorders. Am Fam Physician. 2015; 91(6): 378-386.

2　Chisnoiu AM, Picos AM, Popa S, Chisnoiu PD, Lascu L, Picos A, Chisnoiu R. Factors involved in the etiology of temporomandibular disorders - a literature review. Clujul Med. 2015; 88(4): 473-478.

3　Poluha RL, Canales GT, Costa YM, Grossmann E, Bonjardim LR, Conti PCR. Temporomandibular joint disc displacement with reduction: a review of mechanisms and clinical presentation. J Appl Oral Sci. 2019; 27: e20180433.

4　中華醫學會疼痛學分會 (編):《中國疼痛病診療規範》: 第 25-28 頁 , 人民衛生出版社 , 北京 , 2020.

5　Schiffman E, Ohrbach R, Truelove E, Look J, Anderson G, Goulet JP, List T, Svensson P, Gonzalez Y, Lobbezoo F, Michelotti A, Brooks SL, Ceusters W, Drangsholt M, Ettlin D, Gaul C, Goldberg LJ, Haythornthwaite JA, Hollender L, Jensen R, John MT, De Laat A, de Leeuw R, Maixner W, van der Meulen M, Murray GM, Nixdorf DR, Palla S, Petersson A, Pionchon P, Smith B, Visscher CM, Zakrzewska J, Dworkin SF; International RDC/TMD Consortium Network, International association for Dental Research; Orofacial Pain Special Interest Group, International Association for the Study of Pain: Diagnostic Criteria for Temporomandibular Disorders (DC/TMD) for Clinical and Research Applications: recommendations of the International RDC/TMD Consortium Network and Orofacial Pain Special Interest Group. J Oral Facial Pain Headache. 2014; 28(1): 6-27.

6　劉建東 , 劉曼麗 , 方兆奇 . 以按摩為主的綜合治療顳下頜關節紊亂病 800 例的體會 [J]. 實用口腔醫學雜誌 , 2012; 28(2): 251-253.

7　韋緒性 (主編):《中醫痛證診療大全》, 237-241 頁 , 中國中醫藥出版社 , 北京 , 1992.

8　劉淑珍 . 顳下頜關節紊亂綜合征的中醫診斷治療 [J]. 中國民間療法 , 2008; 16(9): 49-50.

9　胡壯 , 戴明 . 顳下頜關節紊亂病的中醫治療 [J]. 口腔材料器械雜誌 , 2008; 17(4): 206-208.

10　李春艷 , 高揚 , 張茹慧 . 顳下頜關節紊亂綜合征的中藥、針灸、按摩治療 [J]. 臨床口腔醫學雜誌 , 2003;19(8):506-508.

11　彭誠 , 王東 . 顳下頜關節紊亂病引發疼痛的綜合治療新方法 [J]. 醫學綜述 , 2008; 14(12): 1864-1865.

12　張殿全 , 趙宇輝 . 顳下頜關節功能紊亂綜合征中醫治療研究 [J]. 長春中醫藥大學學報 , 2012; 28(4): 634-636.

13　王廷 , 寧興明 , 王蘭 , 晏聖松 , 許劍 , 馮超 , 虞亞明 . 針灸治療顳下頜關節紊亂綜合征的臨床研究近況 [J]. 廣西中醫藥 , 2016; 39(3): 1-4.

14　陳若菲 , 馮興中 . 針灸治療顳下頜關節紊亂綜合征的研究進展 [J]. 中國民康醫學 , 2013; 25(21): 60-62.

15　歐陽建彬 , 張洫 , 羅慶金 , 郝曉婷 , 邱玲 . 針灸治療顳下頜關節紊亂的臨床研究進展 [J]. 雲南中醫中藥雜誌 , 2018; 39(3): 88-90.

16　陳菊群 . 手法按摩配合中藥熱敷治療顳下頜關節紊亂綜合征 [J]. 中國臨床康復 , 2004; 8(29): 6496.

17　金明 . 顳下頜關節紊亂綜合征的臨床體會 [J]. 中醫藥學報 , 2001; 29(3): 39.

18　李慧霞 . 針灸配合中藥治療顳下頜關節功能紊亂的體會 [J]. 包頭醫學院學報 , 2008; 24(1): 93-94.

19　劉乾香 , 張慧宇 . 針灸與局部熱敷治療顳下頜關節紊亂綜合征 102 例 [J]. 軍事醫學 , 2011; 35(11): 880.

20　劉鴻雁 , 金岩 , 趙基佳 . 中藥外敷治療顳下頜關節紊亂病 [J]. 齊齊哈爾醫學院學報 , 2001; 22(9): 1026.

21　牛兵 . 中藥熱敷治療顳下頜關節紊亂病例 60 例觀察 [J]. 中國中醫藥諮訊 , 2011; 03(9): 269.

22　任春曉 , 齊偉平 , 張瑩 , 徐長德 . 顳頜散治療顳下頜關節紊亂病 54 例 [J]. 陝西中醫學院學報 , 2008; 31(2): 27-28.

23　唐文卿 . 中藥熱敷治療顳下頜關節紊亂綜合征的臨床觀察 [J]. 浙江臨床醫學 , 2006; 8(3): 303.

24　魏文通 , 項偉 . 中西醫治療顳下頜關節紊亂綜合征療效分析 [J]. 中華全科醫學 , 2012; 10(3): 431,465.

25　冼文堅 , 何錦玲 . 手法配合五子散熱敷治療顳下頜關節功能紊亂綜合征 86 例 [J]. 按摩與導引 , 2007; 23(12): 21-22.

26 肖衍虎 . 針灸配合中藥治療顳下頜關節功能紊亂的體會 [J]. 醫學資訊 , 2013; (21): 592-592.
27 張黎 , 李娟 . 針刺配合中藥外敷治療顳頜關節紊亂綜合征 30 例 [J]. 河南中醫 , 2007; 27(10): 64-64.
28 董升平 . 針灸治療顳下頜關節紊亂綜合征的臨床進展 [J]. 江蘇中醫藥 , 2015; (12): 84-86.
29 李慧萍 , 張善勇 . 針灸治療顳下頜關節紊亂療效的 Meta 分析 [J]. 泰山醫學院學報 , 2015; (1): 10-13.
30 陳健 , 劉海雲 . 推拿配合中藥薰蒸治療顳下頜關節紊亂綜合征 37 例 [J]. 江西中醫藥 , 2008; 39(12): 71.
31 陳浩雄 , 劉興利 , 李佳 , 趙亮 , 溫清波 . 整脊治療顳下頜關節功能紊亂症臨床研究 [J]. 中國傷殘醫學 , 2015; 23(11): 10-12.
32 田麗瓊 , 郭建軍 . 整脊為主配合燒針治療顳頜關節功能紊亂 . 深圳中西醫結合雜志 , 2014; 24(2): 58.
33 馮偉 . 推拿加溫熱敷治療顳下頜關節紊亂綜合征 76 例 [J]. 按摩與導引 , 2004; 20(6): 37.
34 王文璐 , 肖彬 , 李征宇 . 傳統推拿手法治療顳頜關節紊亂驗案 : 記李征宇教授推拿治療經驗 1 則 [J]. 世界臨床醫學 , 2016; 10(5): 144.
35 李建民 , 龐雄雄 . 手法配合肌能鍛煉治療顳下頜關節紊亂的療效觀察 [J]. 大家健康 (下旬版), 2017; 11(12): 119-120.
36 王進才 , 何斌 . 針灸聯合手法推拿治療顳下頜關節紊亂病的臨床價值 [J]. 養生保健指南 , 2018; (36): 48.
37 李飛 , 魏修榮 . 手法點揉治療顳下頜關節紊亂綜合征 [J]. 中國臨床康復 , 2003; 7(29): 4044.
38 張鎮峰 . 推拿針灸頸部治療顳下頜關節功能紊亂 52 例 . 江蘇中醫藥 , 2009; 41(10): 55.
39 白成志 , 潘銀智 . 戴合墊配合中醫理療治療 TMD 的效果觀察 [J]. 中國保健營養 , 2016; 26(30): 9.
40 丁小剛 , 覃勇 , 樊繼波 , 王建鋼 , 張睿 , 楊磊 . 針灸聯合手法推拿治療顳下頜關節紊亂病 60 例臨床觀察 [J]. 世界中醫藥 , 2016; 11(5): 884-887.
41 雷華 , 牛相來 , 姚志濤 , 周偉 . 用針刺療法和推拿整複療法治療顳下頜關節功能紊亂綜合征的效果探析 [J]. 當代醫藥論叢 , 2016; 14(19): 45-46.
42 何永瑞 , 鄭賢國 . 推拿治療顳下頜關節紊亂症 30 例 [J]. 上海中醫藥雜誌 , 2003; 37(11): 36.
43 劉再高 , 聞慶漢 , 汪魯莎 . 推拿治療顳下頜關節功能紊亂症 38 例 [J]. 按摩與導引 , 2008; 24(3): 26.
44 馬亞利 . 中醫按摩治療顳下頜關節紊亂病的效果觀察 [J]. 按摩與康復醫學 (中旬刊), 2012;03(5):48-48.
45 蘇興宇 , 衛琳 , 高豫 , 李世君 , 薛京偉 . 推拿手法緩解顳下頜關節紊亂張口受限療效評估 [J]. 中外醫療 , 2014; (23): 42-44.
46 魏紅沁 , 丁春華 , 朱潔萍 , 程正躍 , 張鑫 . 中醫手法與微波治療顳下頜關節紊亂綜合征 [J]. 中國康復 , 2006; 21(1): 45.
47 Fernández-de-Las-Peñas C, Von Piekartz H. Clinical Reasoning for the Examination and Physical Therapy Treatment of Temporomandibular Disorders (TMD): A Narrative Literature Review. J Clin Med. 2020;9(11): 3686.
48 楊艷傑 , 李範強 . 針灸加超鐳射治療顳下頜關節紊亂綜合征的臨床觀察 [J]. 按摩與康復醫學 (下旬刊), 2010; 01(8): 92-93.
49 邱宏亮 . 脈衝 Nd:YAG 鐳射穴位照射聯合穴位針刺治療顳下頜關節紊亂的療效觀察 [J]. 中華物理醫學與康復雜誌 , 2012; 34(4): 249-250.
50 王琰瓊 , 吳艷丹 . 針灸配合鐳射治療顳下頜關節功能紊亂綜合征 [J]. 中國康復 , 2014; 29(1): 37.
51 霍明霞 , 劉鐵民 . 針刺理療治療顳下頜關節功能紊亂綜合征 [J]. 黑龍江醫藥科學 , 2008; 31(2): 63-63.
52 郭秋霞 , 劉水生 , 李俊 , 高燕 . 針灸配合超鐳射治顳下頜關節功能紊亂綜合征 60 例 [J]. 江西中醫藥 , 2009; 40(7): 48.
53 張林燦 , 王婭菁 . 針灸結合紅外線照射治療顳下頜關節功能紊亂症 30 例 [J]. 浙江中西醫結合雜誌 , 2012; 22(7) :561-562.
54 張偉範 , 劉媛媛 , 孫沫 . 針灸配合超短波治療顳下頜關節功能紊亂綜合征療效觀察 [J]. 黑龍江醫藥科學 , 2004; 27(6): 84.
55 朱柳 , 陳家偉 . 電針結合超短波治療顳下頜關節紊亂綜合征的臨床觀察 [J]. 中外健康文摘 , 2010; 7(1): 85-86.
56 戴靜宜 , 王先勇 , 閆影智 . 針刺配合超短波紅外線治療顳頜關節紊亂 52 例 [J]. 按摩與康復醫學 (下旬刊), 2010; 1(1): 63-64.
57 郭劍華 . 自我按摩系列之顳下頜關節功能紊亂症 [J]. 家庭醫藥 , 2006;(6):48-49.

第 17 章

牙痛

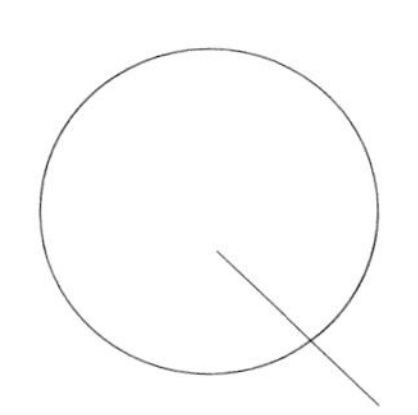

相關解剖

人類共有 32 顆恒牙，根據形態和功能不同，分為切牙、尖牙、前磨牙和磨牙（圖 17-1A）。每顆牙均分為牙冠、牙根和牙頸三部分。牙冠為暴露在牙床（牙齦）外的部分，形態各異，表面被覆白色光亮的釉質。釉質是人體中最堅硬的組織。釉質深部是牙質，為牙的主體結構組織。牙根約佔牙體三分之二，深嵌在牙槽骨內，其牙質外被覆一層粘合質，又稱牙骨質。牙根通過牙骨質，借助牙周膜與牙槽骨牢固相連。牙根尖部有一孔，為牙根尖孔，通過牙根管與牙冠腔相連。牙根管和牙冠腔合稱牙髓腔，腔內充滿血管、神經、淋巴管等組織，稱為牙髓。牙頸為牙冠和牙根之間的稍細部分，被牙齦所包繞。牙齦、牙周膜、牙槽骨合稱牙周組織，具有保護、固定和營養牙體的作用（圖 17-1B）。

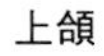

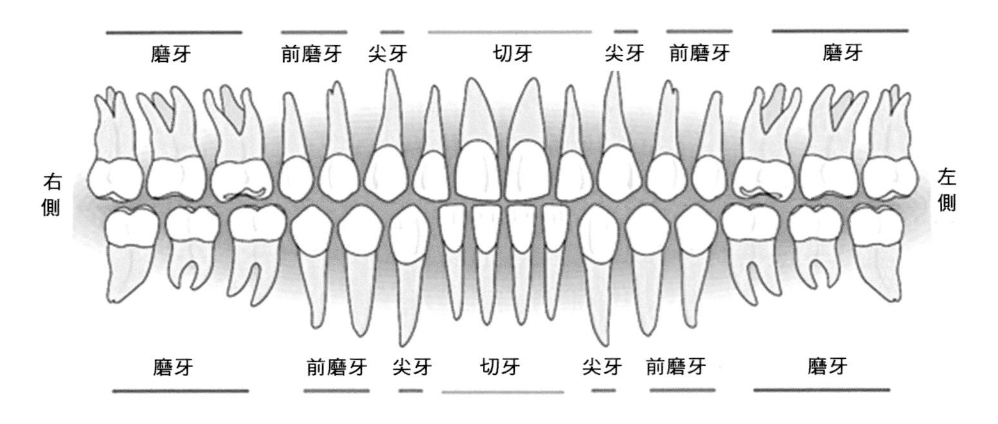

圖 17-1 人類恒牙分類（A）

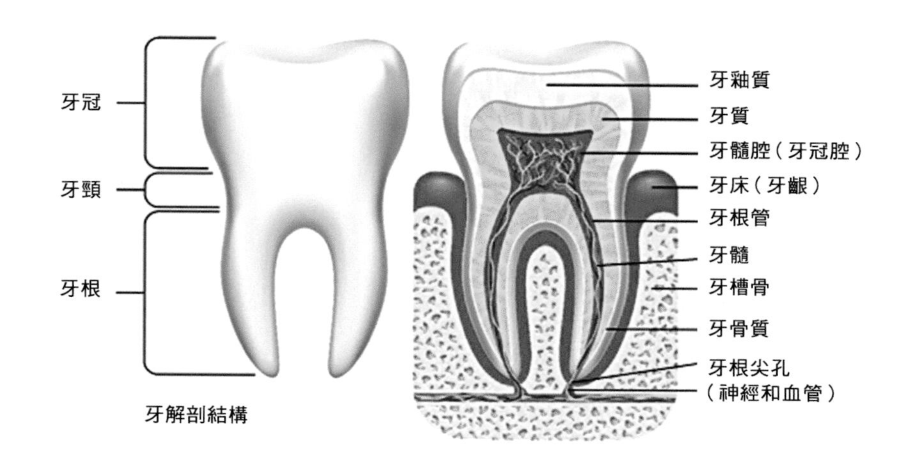

圖 17-1 解剖結構（B）

病理機制和診斷要點

牙痛（Dental Pain, Tooth Pain）是口腔頜面部常見痛症之一，大部分牙痛是因細菌感染及其毒素侵蝕牙體和牙周組織，引發炎症，導致三叉神經感覺纖維末梢過敏和痛閾降低，引發疼痛。常見的炎症有齲齒、牙髓炎、根尖周炎、牙周炎和牙冠周圍炎（冠周炎）等（圖 17-2）。創傷和頜面手術也常導致牙痛。

齲齒俗稱蛀牙，是因口腔衛生不良，大量細菌繁殖、聚集並侵蝕牙硬質，導致牙體崩解損壞，形成齲洞的一種口腔疾病，多見於兒童和青少年。齲齒和牙質崩裂導致牙髓暴露在外，如未能及時控制和治療，炎症可侵入牙髓，造成牙髓炎。牙髓炎是引發牙痛的主要原因之一。如牙髓炎進一步向牙根深部侵蝕擴散，導致根尖周圍組織發炎，則為根尖周炎；咬合創傷和細菌直接感染根尖周圍軟組織也可引發根尖周炎。牙周炎，又稱牙周病，是細菌在牙齦溝內繁殖並侵入牙周組織所引起的炎症。牙周炎是導致牙齒鬆動和成年人牙齒脫落的主要原因。冠周炎是因第三磨牙（又稱智齒）萌出困難，致使周圍粘膜和軟組織直接遭受咬合及咀嚼的機械損傷，形成發炎和潰爛 [1-3]。雖然牙痛的臨床診斷並不困難，但下列幾個要點有助於鑒別不同炎症：

1. 發病年齡：如齲齒多見於兒童；冠周炎主要發於 20-25 歲青年。
2. 疼痛部位：如齲齒多發於下頜第一和第二磨牙，冠周炎因第三磨牙萌出困難所致；牙周炎則發於牙周組織等。

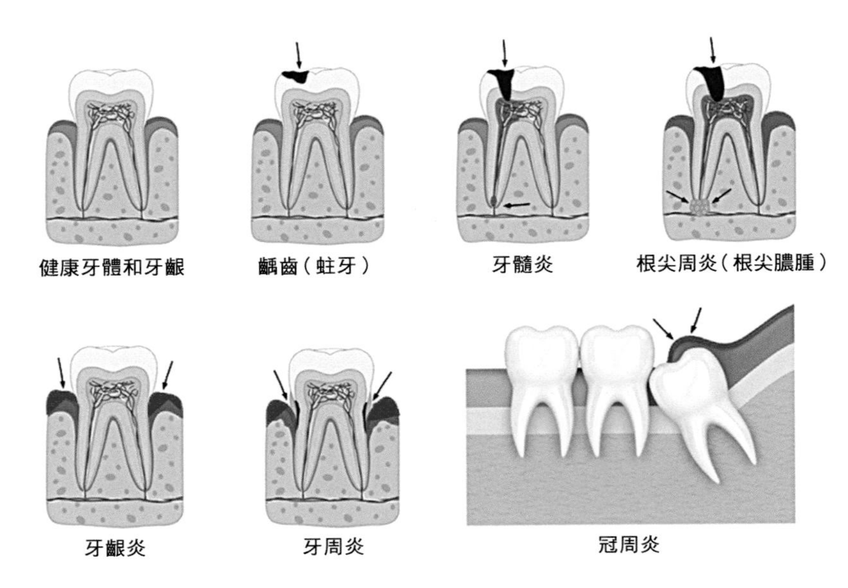

圖 17-2 各種齒病病理機制示意圖

3. 疼痛性質：自發性疼痛和對冷熱過敏提示炎症已波及神經末梢，多見於牙髓炎；根尖周炎早期輕咬牙齒疼痛反而減輕；後期出現腫脹和化膿時，咬牙則加重疼痛。
4. 疼痛急緩：急性牙痛多見於急性牙髓炎和急性根尖周炎，以及炎症加重者；齲齒和牙周炎常表現為疼痛反覆發作。
5. 口腔衛生和飲食習慣：絕大部分牙痛是因長期口腔不潔和不良飲食偏好所致。

中醫淵源

中醫稱「牙痛」為「齒痛」或「牙齒痛」。清陳士鐸《辨證錄・卷三》言：「人有牙齒痛甚不可忍，涕淚俱下者。」又述道：「人有牙疼日久，上下牙床盡腐爛者，至飲食不能用，日夜呼號。」明董宿《奇效良方・卷之六十二・牙齒門附論》亦提及：「多食肉，口臭不可近，牙齒疳蝕，牙齦肉將脫，齒落，血不止。」說明古代醫家已認識到，牙痛常演變為嚴重痛症和頜面感染，並與飲食習慣有關。

古代醫家對多種牙痛病因和病理也已有相當認識。隋巢元方《諸病源候論》專列「牙齒病諸候」：「蟲食於牙齒，則齒根有孔，蟲居其間，又傳受餘齒，亦綿疼痛。」認為齲齒是因蛀蟲內侵所致。清顧世澄《瘍醫大全・卷十六》

言：「牙癰，一名牙蜞風。初起一小塊，生於齦肉上，或上或下，或內或外，其狀高腫紅焮，寒熱疼痛是也。」這裡的「牙癰」或「牙蜞風」相當於根尖周炎。牙周炎在古代稱為「牙宣」。「宣」意為顯露、暴露。清《醫宗金鑒·外科心法要訣》說明：「此證牙齦宣腫，齦肉日漸腐頹，久則削縮，以致齒牙宣露。」清高秉鈞《瘍科心得集》描述不同部位的膿腫：「其膿結於盤牙盡處者為牙咬，結於腮邊外者為托腮，結於牙根者為牙癰。」清鄭梅澗《重樓玉鑰·卷上》記載：「合架風生齒盡頭·牙關緊閉病難休。」這裡的「盤牙盡處」和「齒盡頭」應為第三磨牙（智齒），「牙咬」和「合架風」似為冠周炎[1]。

齒痛多常因陽明胃熱和腎虧虛火上炎所致。《靈樞·經脈篇》論及：「大腸手陽明之脈，…… 是動則病齒痛，頸腫。」明王綸《明醫雜著》曰：「腸胃傷於美酒、厚味膏粱甘滑之物，以致濕熱上攻，則牙床不清而為腫、為痛，或出血，或生蟲，由是齒不得安而搖動，黑爛脫落也。」清唐宗海《血證論·齒衄》亦言：「牙床尤為胃經脈絡所繞，故凡衄血，皆是胃火上炎，血隨火動。」南宋楊士瀛《仁齋直指方》述及：「腎衰則齒豁，腎盛則齒堅，虛熱則齒動。」清陳士鐸《辨證錄·卷三》說：「人有牙齒疼痛，至夜而甚，呻吟不臥者，此腎火上沖之故也。然腎火之上沖，非實火也。」

表 17-1 齒與臟腑關係及分齒論治常用中藥和輸穴

齒名（別名）	位置	臟腑	中藥[a]	穴位[b]
中切牙（正門牙）；側切牙（側門牙）	上	心	黃連、麥冬	少府
	下	腎	黃柏、知母	太溪
尖牙（犬齒、虎牙）；第一前磨牙（第一小臼齒、第一雙尖牙）；第二前磨牙（第二小臼齒、第一雙尖牙）	上	胃	葛根、白芷	內庭
	下	脾	白朮、白芍	大都
第一磨牙（第一大臼齒） 第二磨牙（第二大臼齒） 第三磨牙（第三大臼齒、智齒）	左上	膽	龍膽、羌活	俠溪
	左下	肝	柴胡、梔子	行間
	右上	大腸	大黃、枳殼	二間
	右下	肺	黃芩、桔梗	魚際

[a] 根據清吳世昌《奇方類編·牙疼方》整理。
[b] 根據文獻[4-6]整理。齒痛多因火熱而起，常取滎穴清熱瀉火。腎陰虧虛生虛火，取原穴太溪滋陰降火。

齒與臟腑關係及分齒論治

齒為腎之標，骨之本；居顏面之央，為口中之骨、啟閉出入之戶門；司齗齧咬嚼之功；胃大腸肝膽脈入齒絡齦連頰環唇。故齦齒榮枯可折映津液氣血、骨骸臟腑之變。清葉天士擅於齒診或「驗齒」，他在《溫熱論》述及：「溫熱之病，看舌之後，可以驗齒；齒為腎之餘，齦為胃之絡。」又言：「齒若光燥如石者，胃熱甚也；若如枯骨色者，腎液枯也，為難治；若上半截潤，水不上承，心火上炎。」後世醫家進一步確立了齒與臟腑關係及分齒論治，記載了治療不同齒痛的中藥方和特定用穴（表 17-1，圖 17-3）。這些理論對齒診和齒痛的辨證施治有重要參考價值 [4-6]。

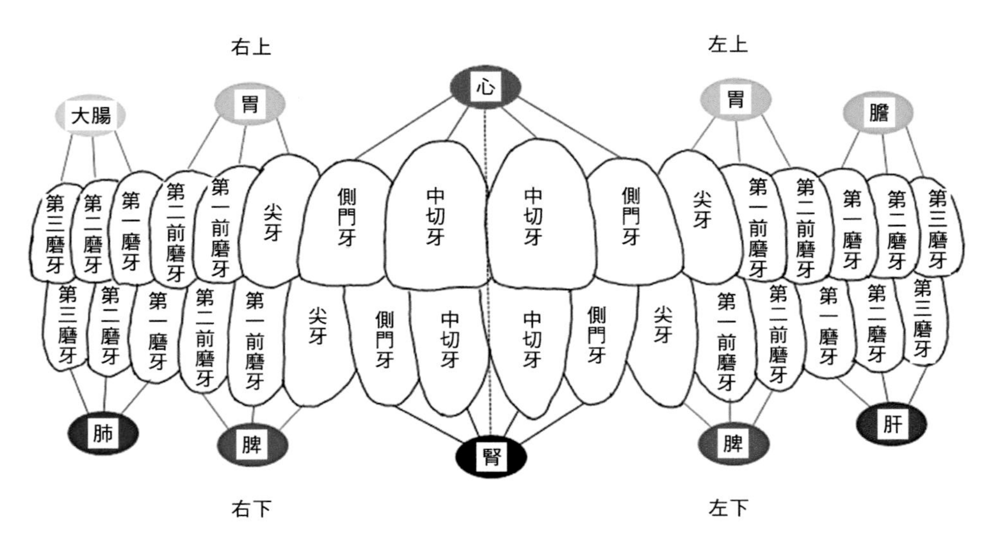

圖 17-3 齒和臟腑關係圖

辨證分型和方藥治療

齒痛初期常因風熱侵擾而起，因胃腸肝膽蘊熱與駐留齒間穢毒搏結而加重，後期則因虛火上炎而齦萎宣露。

足陽明胃脈其支入上齒，其絡布於齒齦。手陽明大腸脈別絡於下齒。胃腸為受納傳導之腑，易患壅滯停積，釀生濕熱穢毒；熱毒循陽明上攻牙齦齒骨，則為腫為痛。

足厥陰肝脈其支入頰環唇；足少陽膽脈其支者下頰車，手少陽之筋其支者上曲牙。曲牙者，頰車穴是也。肝鬱之火，膽蘊之熱，循經逆行上沖，傷灼頰車肌膜、牙齦血絡，而成捂腮之痛。

腎精化髓充骨養齒；齒為骨之末，為精所化，為髓所養。齒之堅固，齦之充潤有賴腎精盈滿，斂發有度。若腎精不足，腎陰虧耗，虛火內生，上炎熱灼，則齦肉腐痿，齒根不固，浮搖而痛。

由此，牙痛可概括為風熱侵擾，胃腸積熱，肝膽蘊熱和虛火上炎等四種常見證型 [1,7,8]。故齒痛治療多以疏散、清熱、瀉火、止痛為要 [9-11]。

1. 風熱侵擾

臨床特點：多見於牙痛初起和齲齒牙痛反覆發作者；常在感冒時驟發。患齒敏感脹痛，牙齦輕度紅腫；吸風、遇熱、用力咬合咀嚼或食用辛酸麻辣等食物時疼痛加重，輕咬或冷飲時疼痛減輕；惡寒發熱；淌淚流涕；常伴頭痛；苔薄黃，舌尖紅，脈緊數。

證機分析：風性輕揚，熱邪趨上。齒居頭首之中，顏面之央，為啟閉之門。風熱上襲，齒先受之。齒又為齘齧之官，嚼物殘餘易駐留縫間，衍生穢毒。風熱與穢毒搏結，侵蝕齦絡齒骨，則為腫為痛。

治療要則：祛風清熱，解毒消腫。

常用方藥：銀翹散合普濟消毒飲化裁：雙方均具清熱解毒之功，銀翹散偏疏表清熱透毒；普濟消毒飲則專消頭面火熱腫癰。金銀花、連翹辛涼發表，解熱消毒；黃連、黃芩清熱瀉火，消腫止痛；輔以玄參、馬勃、板藍根助清熱解毒；淡竹葉、蘆根、桔梗、薄荷、牛蒡子清熱生津，利咽護齦；升麻、柴胡疏風散熱，引藥上行；陳皮理氣除壅。

2. 胃腸積熱

臨床特點：多見於長期口腔不潔、素有煙酒嗜好，或喜食辛辣燻炙厚味者。多見於急性牙髓炎和急性根尖周炎。齒痛劇烈，呈灼脹跳痛，不可觸碰；牙床牙根紅腫化膿，甚者潰爛，常波及頦頰；咀嚼吞咽發聲時疼痛加重，托腮可緩解。頜下臖核腫大觸痛；身熱不退；口氣穢臭；便秘溺赤；苔黃膩舌紅，脈滑數或洪數。

證機分析：口腔不潔，穢毒滋生於齒縫牙間。嗜食煙酒燻炙厚味日久，則濕熱內生，積於胃腸。蘊熱循陽明之脈，上犯齧嚼之官，與穢毒搏結，蒸熏灼腐齦肉齒髓，生腫生膿生痛。

治療要則：清胃通腑，瀉熱解毒。

常用方藥：清胃散合五味消毒飲加生石膏、大黃、枳實：清胃散善治胃火牙痛；五味消毒飲專消膿腫疔瘡；加生大黃、枳實通腑瀉熱。清胃散中黃連清胃府積熱，加生石膏瀉陽明盛火；輔以丹皮、當歸、生地清熱養陰、涼血和血；佐以升麻透熱通絡，引藥上行，清齦消腫。五味消毒飲取金銀花、野菊花清熱解毒，消腫散結；蒲公英、紫花地丁、紫背天葵散瘀消腫、療瘡化癰；紫背天葵兼具養血生津。

3. 肝膽蘊熱

臨床特點：常發於脾性急躁易怒者，多見於牙周炎和冠周炎。齒痛如灼如炙，劇痛難忍，多在憂慮恚怒時驟發或加重；牙齦牙床紅腫，常延及頰後耳下；口齒難以閉合，吞咽不利，口角淌涎，常作捂腮狀；伴頭暈頭痛，面紅目赤，脅肋脹痛；苔黃膩，脈弦數。

證機分析：肝膽少陽之脈其支者絡頰環唇下頰車。脾性急躁恚怒者，易肝鬱生火，膽蘊生熱；肝膽蘊熱循經上沖，蒸灼頰膜齦肉、牙床血絡，而成捂腮之痛。

治療要則：瀉肝利膽，清熱護齦。

常用方藥：龍膽瀉肝湯化裁加白芍、青皮、兩面針：龍膽瀉肝湯以大苦大寒龍膽為君，瀉肝鬱之火，透膽蘊之熱；輔以黃芩、梔子清熱祛濕、瀉火解毒；佐以澤瀉、木通、車前通利下焦、引熱下行；配以生地、當歸養肝和血，防苦寒伐傷陰血；柴胡疏暢肝膽，調和少陽；加白芍緩急止痛，青皮行氣止痛，兩面針散瘀止痛；三藥合用共奏消腫止痛、清齒護齦之功。柴胡、青皮引藥入肝膽二經。青皮、兩面針性辛溫，又可調和苦寒諸藥。

4. 虛火上炎

臨床特點：多見於先天齒發育不良和年老體衰者。為慢性牙髓炎和萎縮性牙周炎常見證型之一。反覆齒痛，隱隱而作，夜間尤甚；牙齦衄血萎縮，齒根宣露鬆動，咬合無力；少寐虛煩；耳鳴目澀，腰痛腿軟；苔少舌紅，脈細數。

證機分析：齒為骨之末，為腎精所化，骨髓所養。年衰體衰或久病遷延，耗損腎精。腎精不足，齒不得養，則宣露動搖。腎陰虧虛，腎水乾涸，不能上濟於火；虛火浮越上炎，傷灼齦肉齒絡，則衄血萎縮。

治療要則：滋陰降火，榮齦固齒。

常用方藥：知柏地黃丸化裁加肉桂：知柏地黃丸專治真陰虧損、虛火上炎、齦痿齒搖之證。方中黃柏、知母清熱降火，滋陰涵水，熟地益腎填精，堅骨固齒；輔以萸肉、山藥補肝健脾，養陰榮齦；配以丹皮清熱瀉火，茯苓養心安神，澤瀉淡滲利濕。加肉桂益火壯元，健筋斂齦，和血通絡。

中藥含漱療法

中藥含漱療法簡單易行，廣泛用於牙痛的治療[12]。已有多個含漱液治療牙痛的病例報告（表 17-2）。也可根據辨證用藥，自擬含漱方。

表 17-2 治療牙痛中藥含漱療法經驗方（按拼音字母順序排列）

名稱	組成中藥和製備	用法
海桐皮漱口液[13]	海桐皮 30 克，加開水 150 毫升，浸泡 15 分鐘，待放至溫熱時含漱；或海桐皮 30 克，置砂鍋內，加水 200 毫升，煎煮 10 分鐘，備用。	每日漱 2-3 次，每次 3-5 分鐘。
民間驗方[14]	取雄黃粉 30 克，麻油 150 毫升，拌勻備用。	每次取 15 毫升，含漱 10 分鐘，切不可咽下。每隔 15-20 分鐘漱一次，在 3-4 小時內將 150 毫升漱液漱完。注意：小兒忌用。
椒芍甘酒漱口[15]	花椒 20 克，白芍 15 克，甘草 10 克，放入 250 毫升、酒精濃度 50%以上白酒中浸泡 48 小時，備用。	每次含漱 5 毫升，5-10 分鐘後吐出，間隔 2-4 小時含漱一次，5-7 次為一療程。
芫花根皮漱口液[16]	芫花乾燥根皮和玄參各 750 克，在 5,000 毫升 30% 酒精中浸泡 7 天；過濾，再加冰片 100 克融化，備用。	每次含漱 5-10 毫升，含漱 10 分鐘，早晚各一次，10 日為一療程。
知辛液[17]	苦參 50 克，黃芩、知母、細辛、川椒、元參、桔梗各 9 克。加 500 毫升水煎煮至 300 毫升，過濾備用。	每次 10 毫升，含漱 1 分鐘，每日 3 次，7 日為一療程。

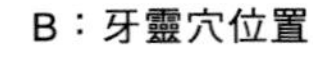

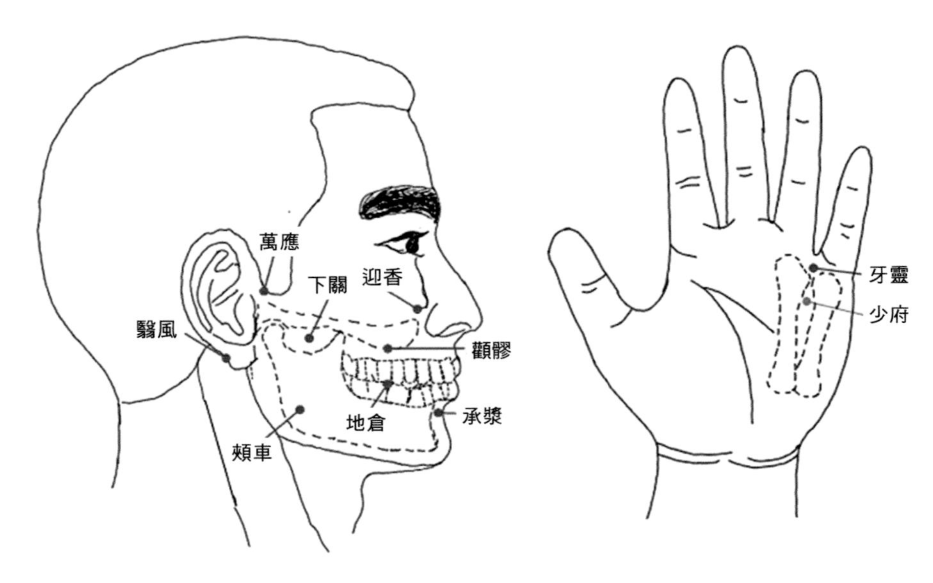

圖 17-4 治療齒痛局部選穴（A）和牙靈穴位置（B）

針灸治療

齒痛或因風熱外邪襲擾，或因胃腸肝膽蘊熱薰蒸，或因腎虧虛火上炎而致。齦齒受絡於手足陽明脈；肝足厥陰脈及手足少陽脈亦布絡著筋於唇頰牙車。齒又為腎精所化，骨髓所養。故針砭熏灸者，多取陽明少陽脈輸穴，以清熱瀉火，消腫止痛；取厥陰少陰脈輸穴，以補益肝腎，滋陰降火 [18,19]。其中合谷、下關、頰車為治齒痛要穴。合谷乃手陽明之原，《四總穴歌》道：「面口合谷收。」[18-20] 下關乃足陽明、少陽之會，頰車又為十三鬼穴之一；二穴專治齒痛、頰腫、口急之證。

治療要則：清熱瀉火，消腫止痛，利齦固齒。

選穴原則：（1）根據齒痛部位在患側選取局部要穴（表 17-3）（圖 17-4A）；（2）在健側選取若干對應患側局部要穴巨刺；（3）根據辨證分型選穴。

操作要點

· 取仰臥位，確定病齒部位，選定包括下關、頰車在內 4-5 個患側要穴進針；

快速小幅撚轉，直至針感擴及病齒周圍。隨後在健側施針。再根據辨證分型，選取周圍及遠道穴。

- 電針刺激：選取 3-4 對穴位加電針刺激，其中包括連接兩側下關穴和連接兩側頰車穴；其他連接患齒同側穴。風熱襲擾、胃腸積熱和肝膽蘊熱者，頻率為 100 Hz；虛火上炎者，為 2 Hz；連續波，強度調至患者感覺舒適為宜，持續 25-30 分鐘。
- 治療頻次和療程：每週 3-4 次，連續治療 6-8 次。

表 17-3 齒痛選穴及功效一覽表

	穴位名稱	功效
· 局部選穴		
患側選穴	上齒痛：下關、頰車、顴髎、迎香、萬應[a] 下齒痛：下關、頰車、地倉、承漿、翳風	消炎袪腫，清齦止痛
健側選穴	下關、頰車、顴髎、承漿	調和氣血，通利齦齒
· 辨證選穴		
風熱襲擾	風池、太陽、風門、曲池、合谷、魚際	袪風清熱，通絡止痛
胃腸積熱	天樞、足三里、合谷、二間、內庭、大都	通利胃腸，瀉火止痛
肝膽蘊熱	曲池、合谷、少府、陽陵泉、俠溪、行間	清肝利膽，袪熱護齦
虛火上炎	大椎、膏肓、腎俞、合谷、牙靈[b]、太溪	益腎滋陰，降火護齦

[a] 萬應穴位於耳屏上切跡與下頜骨髁狀突之間，耳門穴約前 1 分處（圖 17-4A）[21]。
[b] 牙靈穴位於手掌內，無名指與小指之間，第 4、5 掌指關節赤白肉際下 0.5 寸處，或少府穴遠端約一公分處 （圖 17-4B）[22]。

防治策略和自我調理

- 中藥含漱和內服結合針刺是治療各種齒痛的有效方法，大部分牙痛可很快得到控制，預後良好 [23-25]。但對於化膿感染嚴重、已波及頜面軟組織者，建議與牙科醫生溝通協作，採用中西醫結合治療。
- 不良口腔衛生是導致大部分牙痛的主要原因。指導患者養成良好口腔衛生和飲食方式至關重要。下列五項自我護理是護齦固齒的有效手段：（1）戒除煙酒嗜好；（2）減少嗜食辛辣燻炙厚味；（3）食後及時漱口潔牙；（4）正確使用牙刷或使用超聲波牙刷；同時使用牙線，以保持日常牙齒衛生；（5）定期做牙科檢查和潔齒。

◇ 參考文獻

1　韋緒性 (主編):《中醫痛證診療大全》, 第 206-220 頁 , 中國中醫藥出版社 , 北京 , 1992.

2　Renton T. Chronic Pain and Overview or Differential Diagnoses of Nonodontogenic Orofacial Pain. Prim Dent J. 2019; 7(4): 71-86.

3　楊喬鈞 , 楊沛青 , 陳朝宗 . 中西醫對牙周病治療的文獻回顧 . 臺灣中醫臨床醫學雜誌 , 2007; 13(4): 257-265

4　羅斌 . 194 例牙痛患者分齒論治加元創性專科治療臨床觀察 [C]. 中華中醫藥雜誌)(原中國醫藥學報), 2005; 02(增刊 , 全國中醫藥創新與發展研討會專輯): 185-187.

5　王玉峰 . 牙痛分區針灸治療 70 例 [C]. 甘肅省中醫藥學會第五次會員代表大會、甘肅省針灸學會第三次會員代表大會暨學術研討會論文集 . 2006: 203-204.

6　王玉峰 , 彭素梅 . 牙痛分區辨證配穴治療的臨床觀察 [J]. 湖北中醫雜誌 , 2009; 31(6): 48-49.

7　林國鳳 , 孫韶波 , 李力文 . 牙痛的中醫診斷與治療 [J]. 口腔醫學 , 2003; 23(1): 40.

8　張雲龍 . 淺談牙周病病因及中醫辯證施治 [J]. 中國衛生產業 , 2011; (21): 105-105.

9　高建榮 , 吳承艷 . 治療牙痛方藥中醫文獻研究 [J]. 江蘇中醫藥 , 2003; 24(10): 47-48.

10　歐陽志強 , 蔣力生 , 王如意 , 呂愛平 , 張啟明 , 查青林 . 名中醫牙痛醫案 63 例中藥配伍及方證對應規律分析 [J]. 江西中醫學院學報 , 2007; 19(5): 88-90.

11　李明 .《中華本草》收載止痛中藥藥性規律研究 [D]. 山東中醫藥大學 , 2010: 1-80.

12　趙瑋 , 趙琪 . 中國古代牙病防治概述 [J]. 中華醫史雜誌 , 2009; 39(2): 90-92.

13　郝時全 . 單味海桐皮治療齲齒牙痛 30 例 [J]. 中國實用鄉村醫生雜誌 , 2008; 15(1): 38-38.

14　崔殿庫 , 崔森森 , 張翠娟 . 含漱法治療齲齒疼痛 38 例 [J]. 中醫外治雜誌 , 2004; 13(1): 40-40.

15　朱建平 , 秦俊芳 , 楊娟 , 朱國輝 . 椒芍甘酒漱口液治療牙痛 38 例 [J]. 現代中醫藥 , 2012; 32(2): 30.

16　魏敏 . 自製複方芫花根皮漱口液治療牙痛臨床觀察 [J]. 湖北中醫雜誌 , 2015; (11): 45-45,46.

17　王瑞婷 , 申興斌 , 郝希俊 , 趙夢麗 . 知辛牙痛含漱液治療口腔潰瘍 176 例 [J]. 陝西中醫 , 2003; 24(9): 797-798.

18　陳莉 , 張英 . 針灸治療牙痛臨床研究進展 [J]. 上海針灸雜誌 , 2015; (5): 483-486.

19　吳迎濤 , 劉立安 . 針灸治療牙周炎臨床研究進展 [J]. 中國針灸 , 2007; 27(8): 620-622.

20　張雲潔 , 孟智宏 . 談「面口合谷收」[J]. 吉林中醫藥 , 2013; 33(11): 1155-1157.

21　張林落 , 朱姍 , 馬將 . 王民集教授針刺治療牙痛二法之驗案淺析 [J]. 中醫研究 , 2015; (4): 40-41.

22　于冬冬 . 針刺「牙靈」穴治療牙痛 30 例 [J]. 中國針灸 , 2017; 37(2): 218.

23　楊鴻飛 , 唐慧蓮 . 中西醫結合治療牙痛 120 例臨床體會 [J]. 中醫藥資訊 , 2009; 26(6): 104.

24　何孔文 . 中西醫結合治療胃火牙痛智齒冠周炎 II 期 118 例臨床觀察 [J]. 臨床醫藥實踐 , 2013; 22(10): 749-750.

25　楊衛國 , 房俊 . 針灸治療牙痛 630 例體會 [J]. 針灸臨床雜誌 , 2001; 17(6): 21-22.

第 18 章

頸項痛

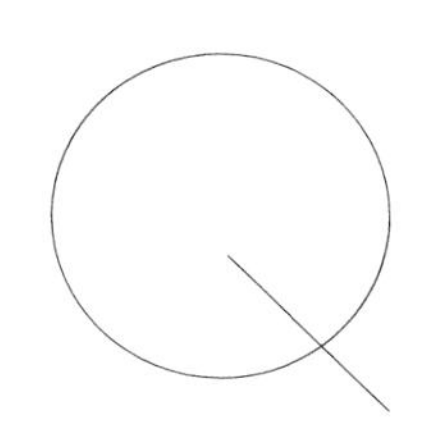

定義和病理機制

頸部是連接頭顱和軀幹的樞紐，其特點是結構複雜，柔軟靈活，運動自如；但支撐力弱，穩定性低，易遭受外傷和勞損。頸項部即頸後部。《說文解字》說：「項，頭後也……。」雖然解剖學上未有頸項部的清晰界定，但根據頸部分區和臨床上所形成的共識，頸項部應介於兩側斜方肌前緣的頸後區，其上界為枕外隆凸與兩側乳突的連線，下界為第七頸椎棘突與兩側肩峰的連線（圖 18-1）。

發生在頸項部的各種疼痛即為頸項痛。全球約 2/3 人群都曾有過頸項痛，其中以中年人發病率最高 [1,2]。引發頸項痛的病因和病理機制多樣複雜，大體上可歸納為：（1）外傷和勞損所致的頸部軟組織損傷；（2）與年齡相關的頸椎退行性改變，如常見於中老年人的頸椎病；（3）自身免疫反應所致的炎性病變，包括類風濕性關節炎、風濕性多肌痛和強直性脊柱炎等；（4）因各種代謝紊亂所引發的骨骼病變，如畸形性骨炎、骨質疏鬆、痛風和假痛風性關節炎等；以及（5）因感染、腫瘤和全身性疾病所致的頸項痛（表 18-1）。

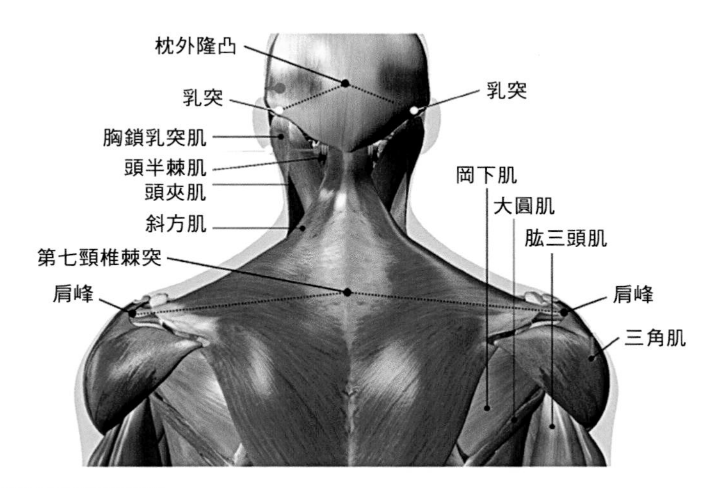

圖 18-1 頸項部邊界和主要結構

表 18-1 頸項痛病因一覽表 [a]	
病因	疾病
·「單純性」頸項痛	
軟組織損傷	頸部外傷（扭傷、挫傷、碾傷、揮鞭傷），落枕，頸部勞損
骨骼退行性病變	頸椎病，頸椎間盤凸出，強直性骨質增生症
·「特發性」頸項痛	
自身免疫反應	類風濕性關節炎，風濕性多肌痛，強直性脊柱炎
代謝紊亂	畸形性骨炎，骨質疏鬆，痛風，假痛風性關節炎
感染性疾病	骨髓炎，骨結核
惡性腫瘤	原發和繼發性腫瘤，多發性骨髓瘤
全身性疾病	纖維肌痛，心因性頸痛（軀體形式疼痛障礙）

[a] 根據參考文獻 [1,2] 整理。

由軟組織損傷和退行性變所致的頸項痛屬「單純性」頸項痛，是中醫針灸、推拿和骨傷科常見痛症之一。由自身免疫反應、代謝紊亂、感染、腫瘤和全身性疾病等所致的頸項痛為「特發性」頸項痛。一些常見「特發性」頸項痛分散在相關章節中敘述，本章重點討論「單純性」頸項痛。在臨床上，雖然大多數頸項痛的診斷並不困難，但仍需謹慎鑒別「單純性」和「特發性」頸項痛，下列臨床特點有助於判定處於活動期的「特發性」頸項痛 [1,2]：

1. 疼痛劇烈難忍，常在夜間發作，並在短期內迅速加重；
2. 持續低燒和盜汗；
3. 不明原因的體重驟減；
4. 頸部淋巴結腫大；
5. 整個頸部均有壓痛；
6. 實驗室檢測相關指標出現異常；
7. 有炎性關節炎、惡性腫瘤、感染、結核、愛滋病感染、毒品依賴或使用免疫抑制劑等病史。

「單純性」頸項痛診斷和檢查

急性損傷、慢性勞損和頸椎病是引發「單純性」頸項痛的三大主要病因。急性損傷多因外傷所致，其特點是有明確外傷史，疼痛驟起，壓痛明顯且劇烈，嚴重者頸椎出現錯位和骨折；因睡姿不良所引發的頸項肌肉痙攣疼痛，

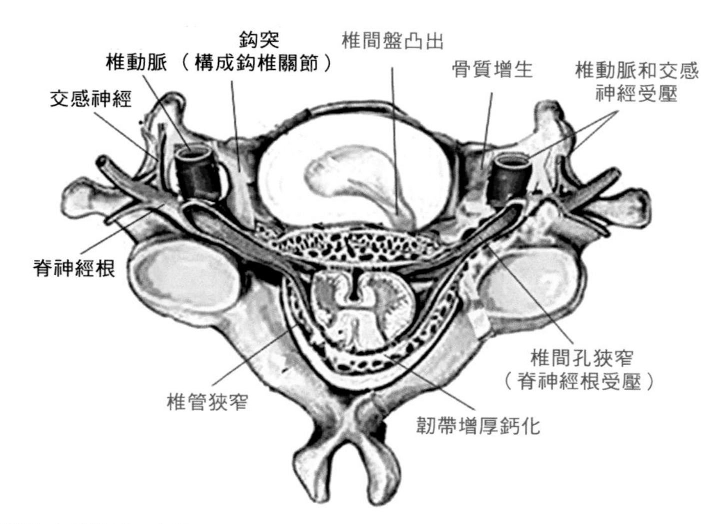

圖 18-2 頸椎病病理機制示意圖

在疼痛區常可捫及條索狀硬結，稱為「落枕」，亦屬急性損傷範疇。慢性勞損多因長期姿勢不良導致頸項軟組織受損，又稱姿勢性頸項痛或頸型頸椎病[1-3]。急性損傷長久不愈也可演變為慢性勞損；其特點是呈酸脹痛，常有多處壓痛，但疼痛局限於頸項部，無放射現象。

頸椎病是因頸椎退行性改變引起骨質增生、韌帶增厚鈣化、椎管和椎間孔狹窄或椎間盤凸出，繼而壓迫神經根、脊髓、椎動脈或/和交感神經所導致的綜合征（圖 18-2）。根據病理機制和專家共識[3]，頸椎病大體可分為三型：神經根型、椎動脈/交感神經型和脊髓型[3-5]（表 18-2）。三型頸椎病的疼痛性質和影像學有明顯區別。一些特殊檢查可區分不同類型頸椎病。神經根型常用臂叢牽拉試驗和壓頂試驗，椎動脈/交感神經型常用旋頸試驗。操作要點如下：

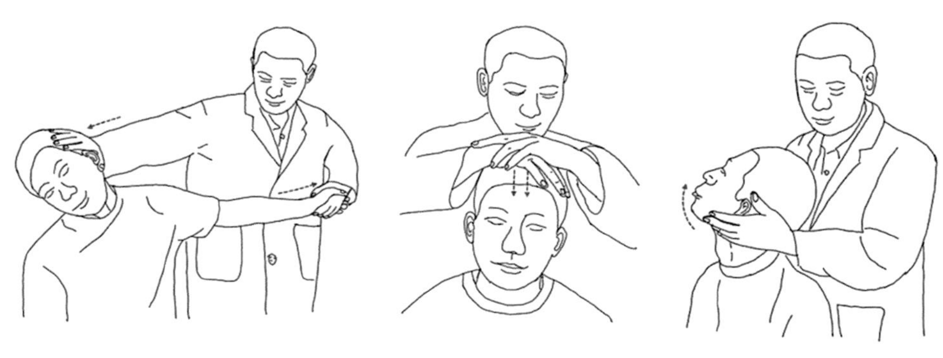

圖 18-3 頸椎病主要檢查方法

· 臂叢牽拉試驗（圖 18-3A）：囑患者取坐位或站位，頭部略前傾並偏向健側。檢查者立於患側稍後，一手掌抵在耳後顳枕部，緩緩用力將患者頭部推向健側，另一手握住患者手腕，向相反方向牽拉，如患側臂部出現放射痛或麻木，則為陽性。
· 壓頂試驗（圖 18-3B）：患者取坐位，頭稍偏向患側。檢查者立於其後，雙手掌疊加平放在患者頭頂，緩緩用力向下壓。如椎間孔狹窄，因神經根受壓，臂部則出現放射痛或麻木，即為陽性。
· 旋頸試驗（圖 18-3C）：囑患者頭部稍後仰，檢查者立於其後外側，一手托扶下頜一側，另一手掌置於另一側頭顳部，然後做小幅度左右旋頸活動。如椎動脈受壓，在旋頸過程中，將進一步壓迫椎動脈，引起腦部供血不足，患者則出現頭暈、噁心等症狀，即為陽性。因本試驗可能會引起嘔吐甚至猝倒，檢查者應密切觀察，以防意外。出現陽性症狀後，應立即停止試驗。

表 18-2 頸椎病不同分型鑒別表 [a]

鑒別要點	神經根型	椎動脈／交感神經型	脊髓型
所佔比例 [b]	50%-70%[6,7]	10.7-19.8%[8]	5-15%[9,10]
疼痛性質	頸項酸痛、刺痛或電擊樣痛，多處壓痛或難以定位；疼痛放射至枕顳、肩胛及上肢；活動、咳嗽或噴嚏時加重；上肢和手指麻木，握力下降，甚者肌肉萎縮。	頸項僵直或疼痛，壓痛明顯；伴眩暈頭痛，視物模糊，耳鳴耳聾，心悸胸悶，噁心嘔吐；甚者頭頸處於某一特定位置時，猝然跌倒；或瞳孔縮小，眼瞼下垂。	疼痛不明顯；壓迫節段以下感覺減退或異常；上肢肌力減退，無法進行精細動作（如持筷、握筆、繫鞋帶等）；下肢肌張力增高，運動失衡，行走不穩，甚者二便失禁。
特殊檢查	臂叢牽拉試驗（+），椎間孔擠壓（壓頂）試驗（+）	旋頸試驗（+）	膝和跟腱反射亢進
典型影像學病理特徵	椎間孔狹窄，以 C5-C6 和 C6-C7 最為明顯。	椎間隙變窄，鉤椎關節骨質增生，血管造影顯示椎動脈受壓。	頸椎間盤後凸或椎管狹窄壓迫或擠壓脊髓。

a. 本表主要根據文獻 [4,5] 整理。
b. 各型所佔比例根據文獻 [6-10] 估算。

中醫淵源

頸項痛者，視不同症狀和病因，中醫有諸多不同稱謂，如頸項強痛、頸項強急、項強、項背強、項脊強、頸肩痛、肩背手臂痛、頸痛、項痛、失枕、落枕、脊背痛、肩背痛、項肩痛等。《醫宗金鑒．正骨心法要旨》有頸項筋傷描述：「面仰頭不能垂，或筋長骨錯，或筋聚，或筋強骨隨頭低。」清丹波元堅《雜病廣要》述及：「背痛乃作勞所致，技藝之人與士女刻苦者，多有此患。」清張璐《張氏醫通》亦述：「或觀書對弈久坐而致脊背痛。」明戴元禮《秘傳證治要訣及類方》言：「頸痛獨在頸者，非是風邪，即是氣挫，亦有落枕而成痛者。」清何夢瑤《醫碥》亦言：「項強痛，多由風寒邪客三陽，亦有痰滯濕停，血虛閃挫，久坐失枕所致。」隋巢元方《巢氏病源．失枕候》論及：「頭項有風，在於筋脈間，因臥而氣虛者，值風發動，故失枕。」說明頸項作痛，或因風寒侵襲、驟然氣挫筋聚而起，或因刻苦久坐，血虛閃挫，痰滯濕停而致。

頸項肌肉、筋膜和韌帶等軟組織急性損傷和慢性勞損所引起的頸項痛，屬中醫「傷筋」和「筋痹」範疇[4,11]。二者最早出自《素問．宣明五氣篇第二十三》所述的「久行傷筋」和《素問．痹論》所述的「筋痹不已，復感於邪，內會於肝。」又有「筋轉」、「筋歪」、「筋斷」、「筋走」、「筋翻」、「筋強」等稱謂，用以描述不同傷筋和筋痹之證。

頸椎病屬「骨痹」範疇。《素問．痹論》論及：「骨痹不已，復感於邪，內舍於腎。」《靈樞．經脈》中有類似頸椎病的描述：「（項）不可以顧，肩似拔，臑似折」，「項如拔。」元李東垣《內外傷辨惑論》亦述：「脊痛項強，腰似折，項似拔，此足太陽經不通行。」說明骨痹早期因感受外邪而起，後期則與外邪稽留、腎精耗損有關。

辨證分型和方藥治療

頸項之痛，或閃挫筋聚，氣血瘀滯，經脈受阻；或風寒侵襲，筋絡拘急；或氣血耗損，筋絡失養；或肝腎虧虛，筋骨失榮。根據大量臨床案例報告[7-17]，主要有氣血瘀滯、風寒阻絡、筋絡失養和筋骨失榮四種證型[7-17]。

1. 氣血瘀滯

臨床特點：此型主要見於頸項外傷，如扭傷、挫傷和揮鞭傷等。疼痛驟起於外傷後。壓痛明顯，可見瘀腫；在做某一特定方向活動時，疼痛加劇；頸項僵直，頸部轉側俯仰受限；關節錯位骨折者，則刺痛難忍，頸部完全不能活動；舌暗或有瘀點，脈弦緊。

證機分析：閃挫跌撲，車禍衝撞，傷及頸項筋肌、椎骨骱突，瘀血內生，經脈受阻，氣血運行不暢，生腫生痛。

治療要則：活血散瘀，理氣止痛。

常用方藥：血府逐瘀湯化裁加五靈脂、三七粉（沖服）。血府逐瘀湯專於行血散瘀。方中桃仁、紅花、赤芍、當歸、川牛膝理血通絡、散瘀止痛；川芎、枳殼行氣活血，化瘀消腫；佐以桔梗、柴胡清利散結；加五靈脂、三七活血消瘀，通絡止痛。

2. 風寒阻絡

臨床特點：主要見於落枕者，多發於夏日貪涼，晝夜空調吹拂。頸項僵直劇痛，壓痛明顯，可捫及條索狀物或硬結，多位於斜方肌外上部，頸項轉側受限；脈弦緊。

證機分析：頸項筋肉柔軟無依，若夏日睡臥貪涼，不避空調吹拂，易遭風寒侵襲。風性輕利，寒邪收引，搏結於項，氣血凝滯，經脈痹阻，筋絡拘急作痛。

治療要則：疏風散寒，舒筋通絡。

常用方藥：桂枝加葛根湯加羌活、秦艽：桂枝加葛根湯專治項背強痛。方中桂枝合芍藥和解營衛，緩急止痛；葛根生發解肌，舒筋止痛；加羌活、秦艽疏風散寒，通痹和絡；佐以生薑、甘草安中和胃。

3. 筋絡失養

臨床特點：多見於長年伏案刻苦者，或反覆落枕者。為慢性勞損所致的姿勢性頸項痛（頸型頸椎病）主要證型。頸項僵直不適，酸脹痹痛；壓痛不明顯或多處壓痛，常伴隱隱枕顳頭痛；晨起、勞累、遇冷或持續伏案後疼痛加重，活動和按壓後減輕；影像檢查頸椎退行性改變不明顯或基本正常；神疲體倦，氣短頭暈，苔薄舌淡，脈細弦。

證機分析：長期伏案勞作，或落枕反覆，耗損氣血；氣血不足，脈絡失養，筋肉失濡，發為痹痛。

治療要則：益氣養血，通絡止痹。

常用方藥：八珍湯化裁加獨活、秦艽、延胡索：八珍湯為補益氣血代表方。方中人參、熟地益氣補血；白朮、茯苓健脾生氣；當歸、白芍養血和營；川芎行氣活血；加獨活、秦艽通絡止痹；延胡索行氣活血止痛。諸藥合用，共奏補益氣血，通痹止痛之功。

4. 筋骨失榮

臨床特點：為頸椎病主要證型，多見於頸項痛遷延不愈或年長體弱者。頸項刺痛或酸痛，且放射至上肢；肩臂痹痛，手指麻木；肌力減退，握物不能；下肢運動失衡，行走不穩；時有視物模糊，眩暈耳鳴，噁心嘔吐；甚者猝然跌倒，二便失禁；苔少舌暗，脈細弦。

證機分析：筋為肝血所榮，骨為腎精所化；年老體弱或久病遷延，則肝血日虧，腎精漸耗。項椎上支頭顱，下連軀幹；轉側顧盼，屈伸俯仰，皆賴精血濡潤。若肝腎虧耗，頸項筋骨首當不得滋養，而成失榮之痛。

治療要則：補肝益腎，榮筋壯骨。

常用方藥：金匱腎氣丸合補陽還五湯化裁加續斷、狗脊、延胡索：金匱腎氣丸專治肝腎虧衰、筋骨失榮之證。方中乾地黃補腎滋陰；輔以萸肉、山藥益肝榮筋；桂枝、附子溫腎壯元；配以澤瀉、丹皮清肝瀉火，寓補於瀉；茯苓健脾生氣。補陽還五湯專治血瘀痿弱之證，已有多項研究揭示，對脊髓型頸椎病療效明顯[9,13]；方中重用黃芪大補元氣；赤芍、桃仁、紅花活血化瘀；川芎、歸尾行氣活血；地龍搜絡通經，加續斷、狗脊強筋壯骨；延胡索行氣活血，和絡止痛。

中藥熱敷

中藥熱敷是治療頸項痛的一種常用輔助療法。根據已報告的文獻[16-19]，擬就下列熱敷用方（表 18-3），具有活血化瘀，舒筋解痙，活絡除痹的作用，供參考使用。

操作要點：稱取表 18-3 所列總重 300 克藥材，碾碎成細小顆粒狀，混勻後裝入兩個容積 400-500 毫升、吸水性強的軟布袋內，繫緊袋口放入鍋中，加水浸沒藥袋，煮沸 30 分鐘後，先取出一藥袋，待溫度降至 50 度左右，擰乾至不再有水下滴，然後將藥袋敷於頸項部，邊熱敷邊按揉移動布袋，並在壓痛處做重點揉按。藥袋變涼後，再換取另一藥袋做相同操作。每次熱敷 15-20 分鐘，每天 1-2 次，連續 7 天為一療程。每個藥袋可使用 1-2 天。

表 18-3 治療頸項痛中藥熱敷方組成

藥物	重量（克）	比例（%）
伸筋草	40	13.3
延胡索	40	13.3
威靈仙	40	13.3
桃仁	24	8.0
透骨草	40	13.3
紅花	16	5.3
雞血藤	40	13.3
葛根	60	20.0
總計	**300**	**100**

針灸治療

頸項乃經脈走行之要衝，經筋結布之彙聚。其中央為督脈所居；腎足少陰脈其支者亦貫脊入項；膀胱足太陽脈、小腸手太陽脈、三焦手少陽脈及膽足少陽脈依次旁布兩側（圖 18-4A）。其經筋或循脊，或挾脊，或繞胛走肩，匯結於枕及耳後完骨。故選穴多以上述經脈為主。頸項痛或因外傷跌撲，或因風寒侵襲，或因勞損體衰，致使血瘀阻絡，寒凝拘急，或筋骨不榮而痛。臨床上，針刺治療頸項痛，多結合電針、溫針、拔罐或刮痧等同時進行 [16-20]。

治療要則： 化瘀通經，舒筋活絡，除痹止痛。

選穴原則：（1）根據疼痛部位確定阿是穴和局部要穴（表 18-4）（圖 18-4）；（2）結合辨證分型和脊髓節段分佈規律（表 18-5）（圖 18-4C），選取遠道用穴；（3）選取若干研究報告顯示具有特別療效的特定穴和經驗穴（表 18-6），這些輸穴均位於手部，其中後溪穴最為常用 [21-24]（圖 18-4B）。

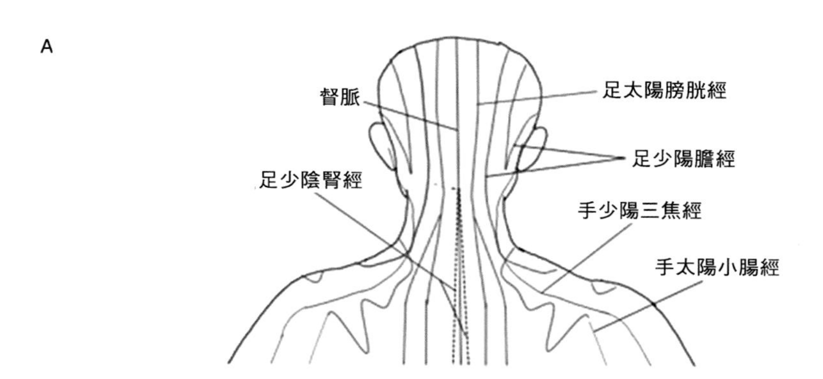

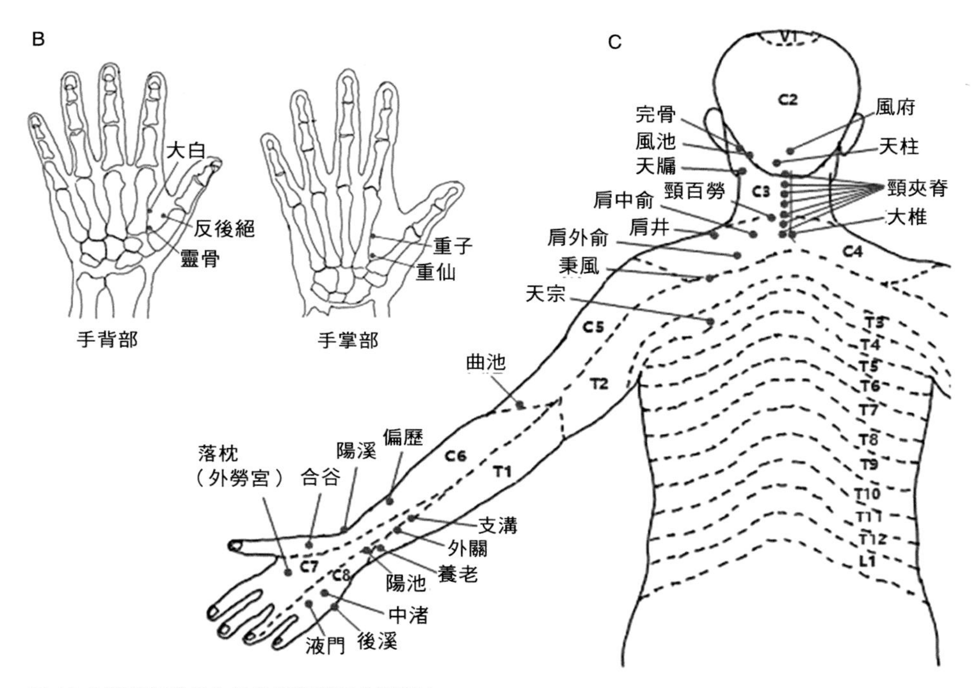

圖 18-4 頸項經脈分佈及治療頸項痛主要選穴

表 18-4 頸項痛局部和辨證選穴及功效

	穴位名稱	功效
· 局部選穴		
	阿是穴、頸夾脊、風池、風府、天柱、完骨、頸百勞、大椎、天牖、肩井	散瘀通絡，舒筋止痛
· 辨證選穴		
氣血瘀滯	後溪、合谷、血海、膈俞	理氣活血，通經止痛
風寒阻絡	後溪、合谷、外關、曲池	疏經活絡，行滯化凝
筋絡失養	後溪、陽陵泉、足三里	益氣充筋，強脊止痹
筋骨失榮	後溪、肝俞、腎俞、大杼、懸鐘	補肝益腎，強筋壯骨

表 18-5 頸項痛脊髓節段選穴 [a]

疼痛部位	穴位名稱
頸項上部（相當於 C1-4）	頸 1-4 夾脊、風池、風府、天柱、完骨、頸百勞
頸項下部（相當於 C5-T1）	頸 5-7 夾脊、肩中俞、肩外俞、肩井、秉風、天宗
放射至橈神經和正中神經（C5-T1）	曲池、偏歷、合谷、落枕（外勞宮）、外關
放射至尺神經（C8-T1）	後溪、中渚、液門、陽池、養老、支溝

[a] 本表根據文獻 [1,24] 整理。

表 18-6 頸項痛常用特定穴和經驗穴定位

輸穴	定位
後溪	微握拳，第 5 掌指關節尺側緣近端，遠端掌橫紋盡頭赤白肉際處。
液門（頸痛）[25] a	手背第 4、5 掌骨之間，掌指關節前凹陷處。
中渚	手背第 4、5 掌骨之間，掌指關節後凹陷處，距液門約 1 寸。
落枕（外勞宮，落零五）[26] b	手背第 2、3 掌指關節之間，掌指關節近側 0.5 寸處。
靈骨 [27]	手背虎口拇指與示指之間，第 1、2 掌骨近端接合部盡處。
大白 [27]	手背第 2 掌骨橈側緣，距靈骨穴指側 1 寸。
反後絕 [27]	手背第 1 掌骨尺側緣，距靈骨穴指側 1 寸。
重子 [28]	手掌第 1、2 掌骨之間，距虎口邊 1 寸，與手背大白穴相對。
重仙 [28]	手掌第 1、2 掌骨接合部盡處，與手背靈骨穴相對。

a. 文獻 [25] 報告的頸痛穴和液門穴定位基本相同。
b. 文獻 [26] 報告的落零五穴和落枕穴定位基本相同。

操作要點

- 急性外傷和落枕：（1）依具體情況取俯臥或坐位。頸椎錯位者，宜取坐位。俯臥位者，調整墊枕至舒適位置，使頸項肌肉放鬆並充分暴露。（2）尋捫阿是穴，予以齊刺、揚刺或圍刺，快速提插撚轉以瀉之，直至酸脹快然；再選取若干局部要穴，相同操作。（3）根據辨證和脊髓節段原理及特定和經驗穴，從表 18-3、18-4 和 18-5 中選取若干遠道用穴，平補平瀉，其中後溪和落枕為常用穴。（4）選取 1-2 對阿是穴和局部要穴電針刺激，頻率 100 Hz，連續波，強度調至患者感覺舒適為宜，持續 25 分鐘。（5）風寒阻絡者，另選 3-4 穴，裝艾炷溫針刺激。（6）起針後，點火拔罐，可局部走罐。

- 慢性勞損和頸椎病：（1）墊枕俯臥，囑患者放鬆頸項肌肉。（2）尋捫壓痛點和確定頸夾脊及其他局部要穴，補法刺激；頸夾脊向中線方向緩緩進針約 1.5 寸，多數患者有麻酥快然之感。（3）根據表 18-3、18-4 和 18-5，選取若干遠道用穴，平補平瀉。（4）選取 2-3 對頸夾脊和局部要穴電針刺激，頻率 2 Hz，連續波，持續 25 分鐘。（5）電針同時，可酌情另選穴位艾炷溫針或 / 和起針後拔罐。
- 治療頻次：急性外傷和落枕者，每日一次，連續 2-3 天，之後可隔天一次；慢性勞損和頸椎病者，隔天一次，14 天為一療程。

穴位注射

已有大量穴位注射治療各型頸椎病的報告[29,30]。最常用的注射穴位為頸夾脊、阿是穴和風池。常用注射藥物包括單純中藥（如當歸注射液、川芎嗪注射液）、複合中藥製劑（如複方當歸注射液）、單純西藥（如利多卡因和維生素 B 族等）及中西藥混合注射液等。可根據不同症狀特點選擇注射液（表 18-7）。

表 18-7 治療頸項痛常用穴位注射液[a]

疼痛特點	注射液名稱	功效
疼痛明顯	丹參注射液、川芎嗪注射液、燈盞花注射液、香丹注射液、利多卡因	活血化瘀，通絡止痛
頸椎退變明顯	當歸注射液、天麻注射液、維生素 B 族注射液	補益肝腎，強筋壯骨
頸項轉側困難、肢體麻木	黃瑞香注射液、複方風濕寧注射液	祛濕除痹，活絡止痛

[a] 本表根據文獻[29,30]整理。

操作要點：採用 5 號齒科一次性注射器作為注射用針。頸夾脊向中線斜刺，風池穴向鼻尖方向進針，阿是穴直刺。進針深度 1.0-1.5 寸，至有酸麻脹感；回抽無血後再緩緩注入藥液，注射體積根據穴位部位確定，在 1-5 毫升之間。每日或隔日注射一次，10 次為一療程。

刮痧療法

刮痧療法對落枕和慢性勞損所致的頸項痛，尤為適用。已有多項刮痧配合其他療法治療落枕的臨床報告[31-34]。具體操作：以水牛角刮痧板為佳，蘸適量刮痧油後以 45° 角度自上而下刮拭；首先刮督脈自風府至大椎；然後依次刮頸夾脊，足太陽膀胱經自天柱至風門及足少陽膽經自風池至肩井。每條經絡刮拭不超過 20 次，以皮膚呈現紫紅痧斑為度。

手法治療

頸項欣細，筋肉柔軟，骨骱靈活。其傷筋、筋痹、骨痹之證，最宜手法以治。《醫宗金鑒．正骨心法要旨》已有手法治療頭頸外傷的記載：「凡頭被傷，而骨未碎筋未斷，雖瘀聚腫痛者，皆為可治。先以手法端提頸項筋骨，再用布纏頭二三層令緊，再以振挺輕輕拍擊足心，令五臟之氣上下宣通，瘀血開散，則不奔心，亦不嘔呃，而心神安矣。」

大量臨床病例觀察和試驗顯示，手法治療落枕和頸椎病，療效顯著，常可起立竿見影之效，已被推薦為治療多種頸項痛的首選 [2,16,18,35,36]，儘管如此，因頸部有許多重要解剖結構，實施手法前，務必明確診斷和禁忌；操作需心靜神定、柔和精準，切勿用力過度。已有多項手法不當，導致頸部神經脊髓損傷、頸椎骨折甚至死亡的案例 [37-40]。治療頸項痛的常用手法包括理筋舒痙、拔伸旋轉和旋扳頸項 [4,11]。

- **理筋舒痙**：主要有點按、彈撥、擦揉和拿捏四步驟：（1）患者端坐，術者立其後，一手掌置於前額，另一手拇指或一指禪點按阿是穴和局部要穴，每穴 30-60 秒；（2）用拇指和示指依次彈撥頸脊肌、斜方肌和胸鎖乳突肌等處，反覆 10-30 次；（3）小魚際擦揉壓痛點及周圍筋肉，持續 3-5 分鐘；（4）用五指自枕項向下，由中線向外拿捏 3-5 次。手法沉柔有力、和緩滲透，直至有酸麻酥脹之感。該手法主要功效為舒筋解痙，通絡止痛。
- **拔伸旋轉**：（1）患者坐在稍低椅上，肩臂放鬆、自然下垂。術者立於後外側，一手掌或肘彎托住患者下頜，另一手置於患者枕項後，然後兩手同時用力，緩緩向上牽引拔伸（圖 18-5A, B）；（2）牽引拔伸同時，先小幅度搖轉頭部，再徐徐向前後、左右擺動和旋轉，幅度不超過正常生理活動範圍，反覆 2-3 次。該手法可鬆解壓迫，疏經止痛。但脊髓型頸椎病忌用。
- **旋扳頸項**：前兩步手法與拔伸旋轉相同，在旋轉頭部至最大限度後，繼續以適當力度旋扳，使其繼續旋轉 5-10°，此時可聞及輕微「咿嚓」關節

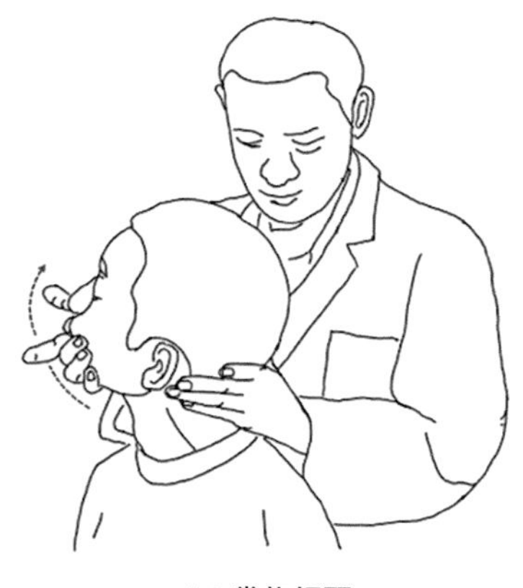

A：掌旋扳頸

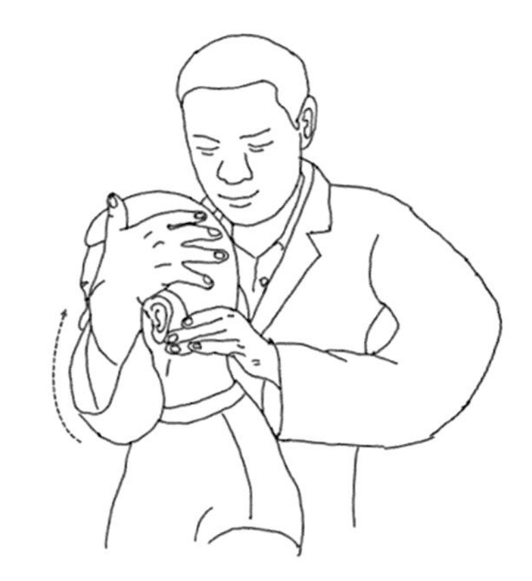

B：肘托扳頸

圖 18-5 治療頸椎病旋扳手法

彈響聲。先旋扳近術者一側，再行另一側。該法可舒整骨節，通利止痛，對頸椎關節錯位紊亂效果尤顯；但務必在患者頸部肌肉完全放鬆時操作，切勿用力過度。脊髓型頸椎病忌用，以免發生危險。

防治策略和自我調理

- 手法結合針灸為治療「單純性」頸項痛的首選；在此基礎上，根據不同病因和辨證分型輔以電針、溫針、拔罐、穴位注射和 / 或熱敷等療法。絕大多數落枕患者經若干次綜合治療，均可痊癒 [12,20,23,25,31-34]。外傷、勞損和頸椎病的症狀也可得到明顯改善，預後良好 [14-18,35]。雖然中藥內服療效不一，難以確定，但對於筋絡失養和筋骨失榮之證，可考慮同時內服中藥。
- 保持良好睡姿和睡眠環境可避免落枕，下述兩點尤為重要：（1）睡枕柔軟度和高度應以舒適、頸項肩背肌肉完全放鬆為宜；（2）避開空調風口直接吹拂頭頸肩部。
- 長期伏案勞作是導致頸項勞損和頸椎病的主要原因。自我調理包括：（1）保持良好坐姿，以頭頸肩背處於自然放鬆狀態，頭頸前傾不應超過 15 度；（2）避免久坐不動，每隔 2-3 小時，應起身活動頸部；（3）經常做頸項穴位自我按摩，常用穴位包括風池、完骨、天柱、天牖和頸夾脊等；（4）游泳和瑜伽尤其有助於頸項痛的康復等。

◇ 參考文獻

1 Binder AI1. Cervical spondylosis and neck pain. BMJ. 2007; 334(7592): 527-531.
2 唐飛，李瑛．頸肩部疼痛的病因及治療研究進展 [J]. 實用疼痛學雜誌，2017; 13(4): 309-315.
3 張少群，李義凱．頸椎病研究的歷史沿革 [J]. 中國康復醫學雜誌，2016; 31(11): 1273-1276.
4 王和鳴，黃桂成（主編）: 中醫骨傷科學（第 3 版），中國中醫藥出版社，北京，第 279-281 頁，2012.
5 石學敏（主編）: 針灸學（第 2 版），中國中醫藥出版社，北京，第 270-208 頁，2017.
6 林漢凌，宋紅梅，仲衛紅，陳少清，王詩忠．不同針灸方法治療神經根型頸椎病效果的系統評價 [J]. 中國組織工程研究與臨床康復，2009; 13(46): 9017-9021.
7 湯昌華，羅鈺瑩，陳永鋒．中醫藥治療神經根型頸椎病的臨床研究進展 [J]. 中國民族民間醫藥，2015; (2): 21-22.
8 張江層．電針為主分型治療頸椎病 328 例 [J]. 陝西中醫，2011; 32(4): 475-476.
9 胡志俊，王擁軍，施杞．中醫藥治療脊髓型頸椎病概況 [J]. 中國中醫骨傷科雜誌，2004; 12(3): 53-56.
10 戴鋒，姜宏．脊髓型頸椎病的中醫藥治療進展 [J]. 中醫正骨，2014; 26(1): 52-54.
11 韋緒性（主編）: 《中醫痛證診療大全》，247-259 頁，中國中醫藥出版社，北京，1992.
12 康獻勇，李帥帥，弓永順．198 例落枕分型治療分析 [J]. 河南職工醫學院學報，2004; 16(3): 297-298.
13 張麗美，師彬．頸椎病中醫辨證分型及中藥治療研究進展 [J]. 中成藥，2013; 35(7): 1522-1525.
14 謝林，趙喬珍，施杞．頸椎病中藥內治研究進展 [J]. 中醫正骨，2003; 15(5): 53-54.
15 周泳瀚．脊髓型頸椎病的中醫治療進展 [J]. 中醫臨床研究，2010; 2(7): 109-111.
16 楊寶焱，劉亞欣，井夫傑．中醫外治法治療椎動脈型頸椎病的臨床研究進展 [J]. 按摩與康復醫學，2017; 8(18): 7-9.
17 張殿銀，劉菲菲．中醫藥治療頸椎病的發展現狀及展望 [J]. 內蒙古中醫藥，2019; 38(7): 160-161.
18 梁鳳霞，姜迎萍．神經根型頸椎病中醫治療的研究進展 [J]. 新疆中醫藥，2019; 37(2): 152-154.
19 張玉民，胡零三，陳博，元唯安，詹紅生．中藥外治法在神經根型頸椎病治療中的應用 [J]. 中醫正骨，2017; 29(2): 17-19.
20 田洪昭，孫忠人，張秦宏，仇立波，孫琦，荀文臣，郭玉懷．針刺治療落枕的臨床研究進展 [J]. 中國中醫急症，2014; 23(10): 1882-1884.
21 荀文臣，耿乃志，田洪昭．針刺後溪穴治療落枕的臨床研究概況 [J]. 針灸臨床雜誌，2016; 32(1): 93-95.
22 李良薇，邱玲，張敏，張吉，鄭旭，何流，楊璿．近 10 年不同選穴治療頸型頸椎病概況 [J]. 湖南中醫雜誌，2015; 31(4): 201-203.
23 陳琳，王洪峰．近十年針刺治療落枕的臨床選配穴規律分析 [J]. 中國中醫急症，2018; 27(11): 1900-1902.
24 黃雯芳，郭偉．針刺治療頸椎病頸痛的取穴思路概況 [J]. 按摩與康復醫學，2016; (1): 32-33.
25 夏武明．針刺頸痛穴結合刺絡放血在落枕患者中的應用效果 [J]. 養生保健指南，2017; (2): 239.
26 湯碧華，黃泳，陳俊琦，曲姍姍．針刺落零五穴配合龍氏正骨手法治療頸型頸椎病的臨床觀察 [J]. 按摩與康復醫學（下旬刊），2010; 01(10): 3-4.
27 毛靖，陸兔林．針刺董氏奇穴結合拔罐放血療法治療頸型頸椎病臨床觀察 [J]. 亞太傳統醫藥，2019; 15(2): 109-111.
28 陳玉筍．針刺重子重仙穴治療落枕 20 例 [J]. 中國社區醫師（醫學專業），2012; 14(13): 310.
29 曾祥成，甘霖，胡啟洋．穴位注射治療神經根型頸椎病進展 [J]. 江西中醫藥大學學報，2017; 29(5): 105-108.
30 章越，王超，郭義．近 5 年穴位注射治療頸椎病臨床研究進展 [J]. 中國針灸，2012; 32(5): 477-479.
31 黃鄭昆．針刺配合刮痧治療落枕 80 例 [J]. 中國中醫急症，2014; 23(8): 1561-1562.
32 龐貞蘭．刮痧治療落枕 100 例療效觀察及護理體會 [J]. 中外健康文摘，2011; 08(10): 317-318.
33 金崇敏，金冬蓮．推拿配合刮痧治療落枕 38 例 [J]. 中國中醫急症，2012; 21(11): 1839.
34 張春俠．特種刮痧治療落枕 30 例 [J]. 中外健康文摘，2009; 6(20): 225-226.

35 周建偉，胡玲香，李甯，張凡，李春雨，趙菁菁，李季，胡運光，張顏，王成偉．針刺推拿綜合方案治療椎動脈型頸椎病的多中心隨機對照研究 [J]. 中國針灸，2005; 25(4): 227-231.
36 Blanpied PR, Gross AR, Elliott JM, Devaney LL, Clewley D, Walton DM, Sparks C, Robertson EK. Neck Pain: Revision 2017. J Orthop Sports Phys Ther. 2017; 47(7): A1-A83.
37 何水勇，沈國權，劉進，師甯甯，朱清廣．頸椎推拿的安全性研究 [J]. 河南中醫，2009; 29(5): 493-496.
38 袁志光．錯誤推拿手法致頸椎骨折臨床研究 [J]. 中外健康文摘，2009; 6(10): 68-69.
39 劉廣鵬，唐勝建，唐軍．推拿致第 3 頸椎鉤突骨折並第 3 椎體前半脫位 1 例報告 [J]. 實用骨科雜誌，2002; 8(3): 192-192.
40 馮瓊，龔志強，張巍，于惠，樓旭鵬．頸部按摩致頸髓損傷死亡 1 例 [J]. 法醫學雜誌，2008; 24(5): 389-390.

第 19 章

肩痛

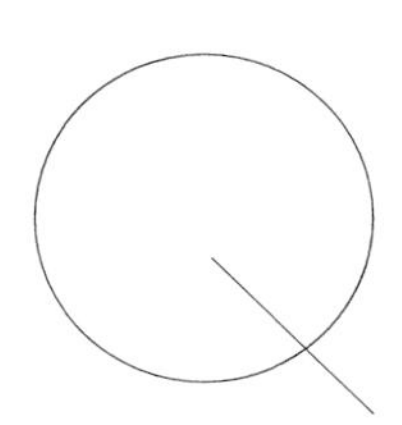

相關解剖和病理機制

肩部是由一系列骨骼、肌肉、肌腱和神經構成，以肩關節為主體，連接上肢和軀幹的一個複雜區域。肱骨近端、肩胛骨和鎖骨肩峰端構成肩部框架，其中肱骨頭和肩胛骨關節盂構成肩關節。肩關節是全身最靈活、活動度最大的關節，也是最易遭受外傷、勞損和退行性變影響的解剖結構 [1,2]。

包裹肩關節的關節囊寬闊而鬆弛，其滑膜層常穿過纖維層膨出形成滑液囊，簡稱滑囊；滑囊多充墊於肌腱與骨面之間，起緩衝和潤滑作用，如位於岡上肌腱表面與肩峰之間的肩峰下滑囊（圖 19-1A）。關節囊也皺褶捲曲包裹肌腱，形成滑液鞘，又稱腱鞘，如包裹肱二頭肌長頭肌腱的腱鞘。囊鞘滑膜層所分泌的滑液可幾乎完全消除肌腱在做相對滑動時所產生的摩擦 [2]。肩關節周圍被一組形如袖口狀的肌肉包裹，分別為位於肩胛骨岡上窩的岡上肌、肩胛骨後面的岡下肌和小圓肌及位於前面肩胛下窩內的肩胛下肌（圖 19-1B）。這些肌肉具有穩定肩關節和旋轉肩關節的作用，稱為旋轉肌袖，簡稱肩袖 [1]。

外傷、勞損和退行性改變常導致關節囊鞘滑液分泌減少，摩擦增加，引發無菌性炎症，導致多處囊鞘和肌腱水腫、粘連和纖維化而產生疼痛。其中以肩峰下撞擊綜合征和粘連性肩關節囊炎最為常見 [2-5]。

肩峰下撞擊綜合征 (Subacromial Impingement Syndrome, SIS)：肱骨頭與肩峰之間是一狹窄間隙，稱為肩峰下間隙，其頂部由肩峰和喙突及連於二者之上的喙肩韌帶所構成，呈穹窿狀，稱為喙肩穹，具有限制肱骨頭在肩峰下間隙內的作用。肩峰下間隙內附有肩峰下滑囊，並有岡上肌腱和肱二頭肌長頭肌腱通過。間隙附近有其他肩袖肌腱附著。當肩關節運動，尤其是上舉、外展和前屈時，肱骨頭不斷撞擊和擠壓肩峰下間隙內和附近結構，造成囊鞘

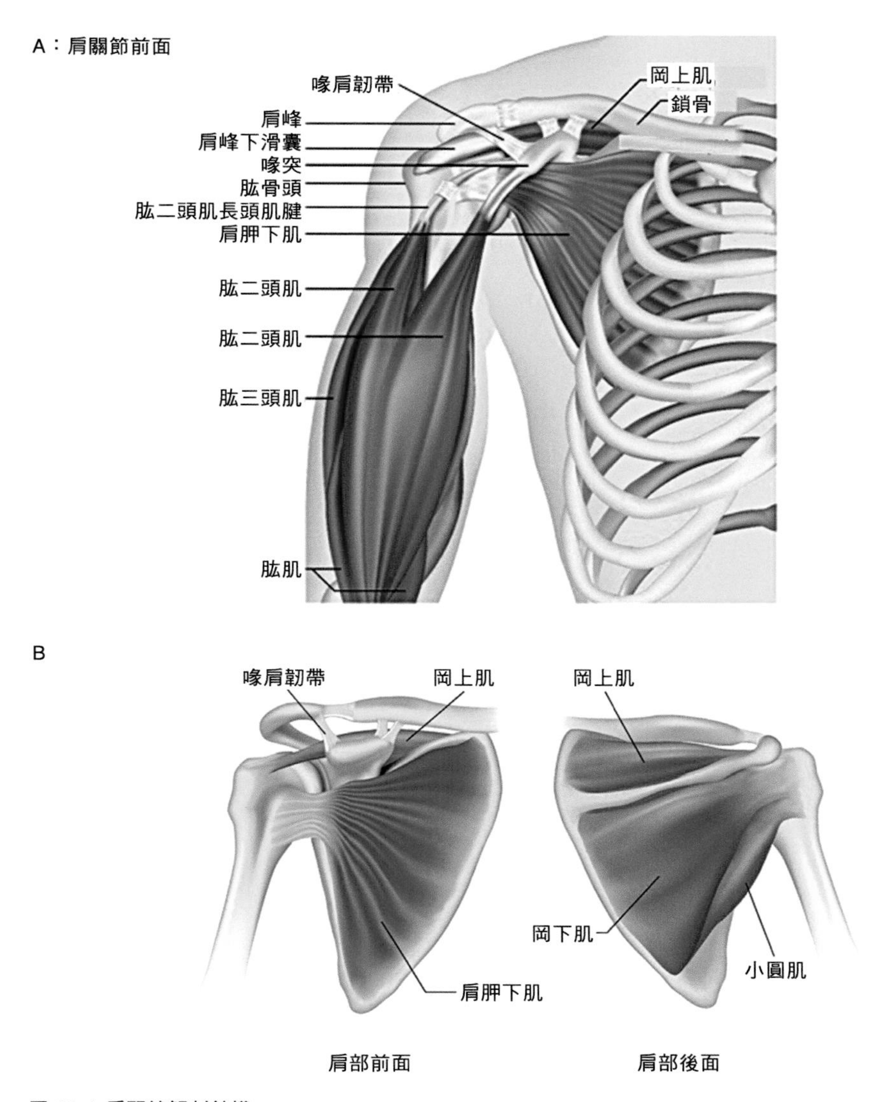

圖 19-1 肩關節解剖結構

受損，滑液分泌減少，引發囊鞘肌腱發炎水腫出血，甚至肌腱部分或完全斷裂，稱為肩峰下撞擊綜合征 [6-8]。綜合征包括多個部位的炎症，常見的有肩峰下滑囊炎、岡上肌腱炎和肱二頭肌長頭肌腱炎，有時也包括肩袖肌腱炎和肩袖肌腱撕裂。早期荷蘭的一項研究顯示，肩峰下撞擊綜合征約佔所有肩痛的 44% [9]，可發生於任何年齡，以男性多見，尤以建築工、裝修工以及游泳、舉重、球拍和投擲類運動員為高發人群 [6-8]。

粘連性肩關節囊炎 (Adhesive Capsulitis)：粘連性肩關節囊炎是因長期慢性炎症和纖維化造成滑囊粘連，導致肩關節主動和被動活動全面受限、且逐漸發展的一種肩部痛症。又常稱為肩關節周圍炎（肩周炎）、「凍結肩」、「凝肩」、「五十肩」等，這些名稱也反映了該痛症的發病和臨床特點。凍結肩在普通人群中的發病率約為 2%-5%，佔所有肩痛患者的 21%，大多數發生在年齡 40-60 歲女性當中 [9-11]。糖尿病、甲狀腺疾病、中風、柏金遜症和自身免疫性疾病患者，發生凍結肩的風險比普通人群高出數倍，提示內分泌和免疫功能紊亂可能與凍結肩的發病機制有關 [1,3,12]。

表 19-1 肩峰下撞擊綜合征和粘連性肩關節囊炎鑒別表

	肩峰下撞擊綜合征	粘連性肩關節囊炎
年齡	任何年齡	40-60
性別	男性多見	大多數為女性
職業	建築工、裝修工和運動員	不限
外傷和勞損	一般有外傷和過度活動勞損	不確定
疼痛性質	· 疼痛多為驟起，銳痛或撕裂痛。 · 壓痛局限明顯，多位於肩峰下和肱骨大結節（肩峰下滑囊炎和岡上肌腱炎）或肱骨結節間溝和喙突附近（肱二頭肌長頭肌腱炎）。 · 外展、後伸和旋轉時疼痛加重。	· 疼痛逐漸加重，酸脹鈍痛。 · 多處壓痛，多位於肌肉附著處，可出現肌肉萎縮。 · 肩關節主動和被動活動受限；穿衣、梳頭等日常活動困難。
病程	數周至數月	數年
分期	· 急性期：疼痛驟起，疼痛在 6 周內消失。 · 亞急性期：疼痛持續 6-12 周。 · 慢性期：疼痛持續 3 個月以上，且症狀逐漸加重，有可能發展成粘連性肩關節囊炎。	· 疼痛期：以疼痛為主，夜間疼痛加劇，肩部活動受限和僵硬感逐漸加重。一般持續 2-9 個月。 · 凍結期：疼痛有所減輕，但活動受限和僵硬感加劇，持續 4-12 個月。 · 恢復期：肩臂僵硬和活動受限逐漸改善，直至回復正常，此期持續 1-3 年。
伴有其他疾病	少見	可伴有糖尿病、甲狀腺疾病、中風和自身免疫性疾病等
特殊檢查	· 撞擊試驗（+） · 岡上肌腱炎：疼痛弧 60-120° · 肱二頭肌長頭肌腱炎：肱二頭肌抗阻力試驗（+）	肩外展試驗（+）
影像學特徵	肩峰、喙突和肱骨大結節等處可見骨質增生和肌腱鈣化。	關節間隙變窄，肌腱關節囊鈣化，脂肪浸潤，骨質疏鬆。

診斷和檢查

外傷、勞損和退行性改變是導致肩痛的主要病因。常見外傷有肩部肌腱斷裂、肌肉撕裂、肩關節脫位和骨折等。外傷癒合後仍有疼痛者，可通過詢問外傷史確診。另外，區別肩峰下撞擊綜合征和粘連性肩關節囊炎對中醫辨證和治療有重要意義。除疼痛性質不同外，二者在年齡、性別、職業等人口學特點上也有明顯差別。表 19-1 概括了二者的主要鑒別要點 [1-12]。

一些特殊檢查可進一步區分不同肩痛。撞擊試驗可初步診斷肩峰下撞擊綜合征。岡上肌腱炎者則呈現 60-120° 疼痛弧。肱二頭肌長頭肌腱炎在肱二頭肌抗阻力試驗中呈陽性。粘連性肩關節囊炎則肩外展試驗為陽性 [1,7,13,14]（圖 19-2）。操作要點如下：

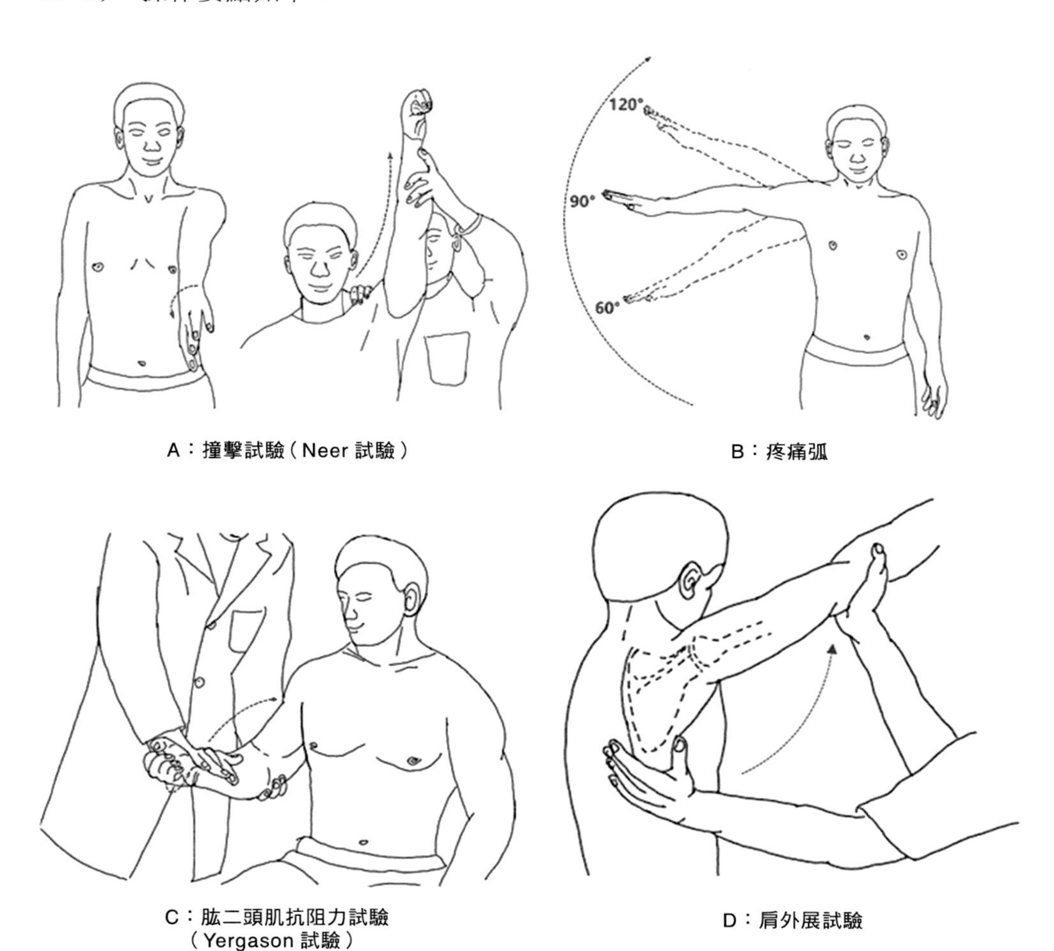

A：撞擊試驗（Neer 試驗）

B：疼痛弧

C：肱二頭肌抗阻力試驗（Yergason 試驗）

D：肩外展試驗

圖 19-2 肩痛主要檢查法

- 撞擊試驗（Neer 試驗）：檢查者立於患者後外側，一手固定肩胛骨，另一手扶握患者前臂，令患者肩關節和前臂旋前至拇指尖向下的位置；然後被動前屈肩關節上抬過頭頂，如此造成肱骨大結節與肩峰下間隙內結構相撞，如誘發疼痛，即為陽性（圖 19-2A）。
- 疼痛弧征：患者站立，身體挺直，肩臂自然下垂，先令患者自主外展患側肩臂至 60°，如疼痛逐漸加重以致無法繼續上舉，則協助患者被動外展至 120°。然後詢問患者是否能繼續主動外展上舉。如超過 120°後，疼痛減輕，能主動上舉，疼痛弧則為 60-120°，是岡上肌腱炎的重要指徵。而粘連性肩關節囊炎者，即使超過 120°，疼痛仍然存在，以致無法完成整個舉臂過程（圖 19-2B）。
- 肱二頭肌抗阻力試驗（Yergason 試驗）：囑患者屈肘 90°，檢查者一手輕壓患者腕部，另一手托住患者肘部，令患者用力屈肘和前臂旋後；與此同時，檢查者給予阻力，如肱骨結節間溝處產生疼痛則為陽性（圖 19-2C）。
- 肩外展試驗：肩外展試驗陽性是粘連性肩關節囊炎的一項重要指徵。囑患者站立並被動外展患側肩關節，因外展功能受限，在被動外展過程中，患側肩部隨之聳起。此時一手固定摸住肩胛骨下角，另一手繼續被動外展肩臂，即可感覺到肩胛骨向外上方轉動，說明肩關節已有粘連（圖 19-2D）。

辨證分型和方藥治療

肩，髆也，意為肩甲，為抬舉擔荷之官。肩髆之痛，常累及項背，又謂之肩背痛，如《靈樞．經脈篇》提及：「氣盛有餘，則肩背痛；風寒，汗出，中風，小便數而欠，氣虛則肩背痛。」清張璐《張氏醫通》有專述肩背痛，如「肩背痛，脊強，腰似折，項似拔，此足太陽經氣不行也」；「肩背痛，不可回顧」；「肩背沉重而痛」等。

肩髆痛或因沖閃擠撞、鋭鈍金傷，致使筋肉撕裂、脱位骨折；或常年餐風宿寒、雨淋濕浸，致使肩髆凝滯、屈伸不能；或因反覆抬舉旋展、擊拍投擲，致使筋傷骨損、肱胛不利；或因年老體衰、消渴卒中，致使精血虧耗、肩髆失榮。故肩髆之痛多因血瘀絡阻、寒凝濕滯、筋骨失養所致 [13,14]。

1. 血瘀絡阻

臨床特點：急性外傷性肩痛及急性和亞急性肩峰下撞擊綜合征多屬此型。常見於對抗性球類運動，如籃球，足球，橄欖球等。因需用肩部沖閃擠撞，易導致肩部受傷。傷後疼痛驟起，撕裂痛、銳痛或脹痛；壓痛和反跳痛明顯，不可觸碰；肩部活動受限，活動時疼痛加劇；局部可見瘀腫，如有脫位骨折，則肩部圓潤飽滿外形消失；不可側臥，寐差；舌暗或有瘀點，脈弦緊。

證機分析：沖閃擠撞，跌撲側墜，傷及肩髆，肌筋受挫，經脈受損，瘀血內生，脈絡瘀阻，則為腫為痛。

治療要則：活血通絡，化瘀止痛。

常用方藥：膈下逐瘀湯化裁加三七粉（沖服）：膈下逐瘀湯專治瘀血腫塊，具活血理氣，通絡止痛之功。方中紅花、桃仁、赤芍破血行血，祛陳散瘀；川芎、當歸行散活血，除舊化瘀；輔以五靈脂、延胡索通絡散結，活血止痛；佐以香附、烏藥、枳殼行氣化滯，通絡止痛。加三七粉消腫化瘀、止血定痛。

2. 寒凝濕滯

臨床特點：主要見於肩傷日久不愈，慢性勞損和粘連性肩關節囊炎早期。肩部多處酸脹痹痛或刺痛，多在天氣陰冷潮濕或肩部活動過多時發作；關節活動受限，抬舉困難，或麻木不仁，且逐漸加重；體乏神疲，寐少頭暈，經少提前，苔薄舌淡，脈細弦或沉細。

證機分析：肩傷日久不愈，或抬舉投擲勞損，或年事漸老始衰；氣血耗損，寒濕侵襲。寒性凝泣，濕邪粘滯，兩邪糾結，脈絡阻澀，筋肉凝滯，則肩髆痹痛。

治療要則：散寒祛濕，除痹止痛。

常用方藥：獨活寄生湯加紅花、蒼朮。獨活寄生湯專於痹痛日久、氣血肝腎耗損之證。方中以獨活、防風、秦艽祛風散寒，勝濕除痹；輔以細辛搜筋利骨，發散止痛；配以寄生、杜仲、牛膝補肝益腎，祛風除濕；佐以人參、茯苓、甘草健脾益氣；當歸、地黃、白芍養血和血；川芎、桂心溫經通脈；加紅花活血散瘀，蒼朮燥濕止痹。諸藥合用，共奏祛寒濕，和氣血，止痹痛之效。

3. 筋骨失養

臨床特點：多見於慢性勞損遷延難愈及粘連性肩關節囊炎凍結期。肩髆痹痛或刺痛，臑臂麻木，旋展抬舉明顯受限；嚴重者可見患側肩部萎縮，肌肉瘦削，肩峰突出，兩側肩部外形不對稱。腰膝酸軟，眩暈耳鳴；舌淡少津，脈細弦或沉細。

證機分析：肩髆肱胛活動自如，全賴肝腎陰血濡潤滋養。勞損體衰，陰精損耗，筋肉失濡，骨骱失利，則成不榮之痛。

治療要則：培補肝腎，通痹止痛。

常用方藥：三痹湯合金匱腎氣丸化裁加延胡索：三痹湯為獨活寄生湯去寄生，加黃芪、續斷、生薑而得。方中獨活、防風祛風勝濕，散寒止痛；秦艽、細辛祛濕通痹，疏利筋骨；輔以杜仲、牛膝、續斷強筋壯骨；人參、黃芪、茯苓益氣健脾；當歸、川芎、白芍活血理血。金匱腎氣丸為補益肝腎要方，方中地黃、萸肉、山藥補腎陰，益肝血；桂枝、附子溫補腎陽；加延胡索活血通絡，行氣止痛。諸藥合用，共奏補肝腎，強筋骨，祛痹痛之效。

針灸治療

肩髆為臂臑、脅肋和頸項聯動之樞。手三陽經脈循行其間，其大腸手陽明脈布於髃骨前廉，三焦手少陽脈循臑外上肩；小腸手太陽脈循臑外後廉，出肩繞胛。故手三陽脈經穴為治療肩髆痛首選[15-19]（圖 19-3A）。肩髆痛多因外傷血瘀、寒濕凝滯及肝腎虛痹所致。臨床上，針刺常結合電針、溫灸、火針、小針刀和穴位注射等治療肩痛[20-24]。

治療要則： 活絡散瘀，通滯化凝，除痹止痛。

選穴原則： （1）確定阿是穴和不同肩痛的局部用穴（表 19-2）；（2）根據肩痛部位選取遠道手三陽經穴；（3）條口為肩痛必用之穴，條口透承山為常用針法[16,19,25]；陽陵泉為筋會，亦為肩痛常用穴[16,19,26]；（4）選取適當經驗穴（表 19-3），其中肩痛、陵下和腎關與條口、陽陵泉一樣，均位於小腿上部（圖 19-3B）。

操作要點

· 患者取坐位或俯臥。坐位者，雙腳踏在弧形墊腳板上；俯臥者在踝下置枕墊，以便小腿針刺操作。先於小腿兩側用長針自條口透刺承山，提插撚轉，直至酸麻滯重；之後再針刺雙側陽陵泉和經驗穴。

· 在患肩尋捫阿是穴，並定位肩髃、肩髎、肩貞、肩前、巨骨等穴。採用恢刺法，即與肌腱或肌纖維平行方向斜刺進針，並做前後左右或上下內外提插，同時囑患者活動關節，直至酸脹快然、關節鬆解、疼痛減輕。之後在健側肩部選取若干要穴，採用相同針法，是為巨刺。完成肩部針刺後，根據表 19-2 選取雙側手三陽經穴針刺。

· 在患肩選取 2-3 對阿是穴和局部要穴電針刺激，頻率 100 Hz，連續波，強度調至患者感覺舒適為宜，持續 25 分鐘。或裝艾絨點燃刺激，注意先用阻燃紙覆蓋肩部，以防艾炷灰燼掉落燙傷皮膚。起針後拔罐。電針和溫針可隔次交替進行。

· 治療頻次：隔日一次，12 次為一療程。休息一周後，再開始另一療程。

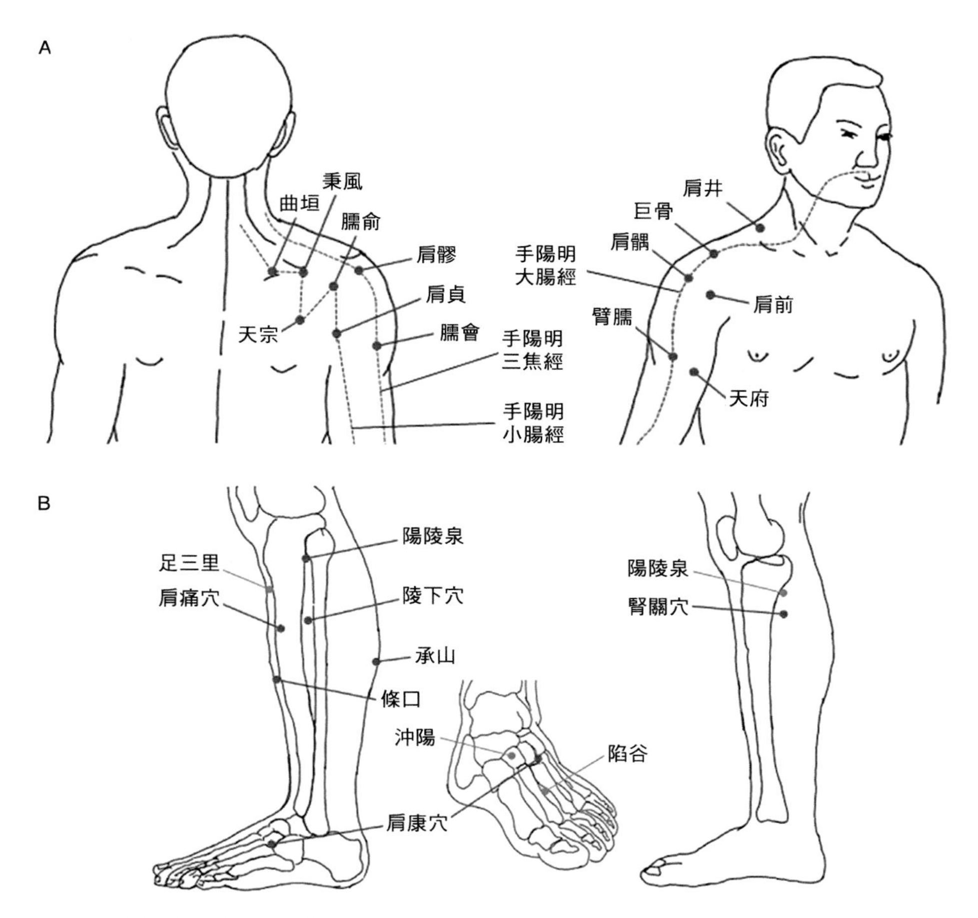

圖 19-3 肩痛局部選穴和下肢常用要穴

表 19-2 肩髆痛局部和遠道選穴及功效一覽表		
	穴位名稱	功效
· 局部選穴		
局部共用穴	肩髃、肩髎、肩貞	疏經通滯，化凝除痹
肩峰下滑囊炎 / 岡上肌腱炎	巨骨、秉風、肩井	
肱二頭肌長頭肌腱炎	肩前、天府、臂臑	
粘連性肩關節囊炎	臑會、臑俞、天宗、秉風、肩前	
· 遠道循經選穴		
肩前廉（手陽明經）	合谷、手三里、曲池	活絡通經，行氣止痛
肩外廉（手少陽經）	中渚、外關、天井	
肩後廉（手太陽經）	後溪、腕骨、小海	
其他遠道常用穴	條口、承山、陽陵泉	理氣通絡，止痛強筋

表 19-3 肩髆痛常用經驗穴	
輸穴	定位
肩痛穴（中平穴）[17,19]	位於腓骨小頭與外踝連線的上 1 / 3 處，足三里穴下 2 寸，偏腓側 1 寸。
陵下穴 [27]	陽陵泉穴下 3 寸。
腎關穴 [16]	為董氏奇穴，位於脛骨內側髁下緣下 1.5 寸，或陰陵泉下 1.5 寸。
肩康穴 [19,28]	第 3、4 蹠骨與外側楔骨關節間。

穴位注射

穴位注射已廣泛用於治療肩痛，尤其是粘連性肩關節囊炎 [33-35]。常用注射用穴包括阿是穴和肩髃、肩前、肩貞等局部要穴，以及遠道的條口、承山、肩痛穴、手三里等。每次選取 3-4 個穴位注射。有多種治療肩痛注射液（表 19-4）。可根據不同肩痛性質和辨證分型選擇。大多數慢性肩痛，尤其是粘連性肩關節囊炎，首選具有活血散瘀、除痹止痛作用的中藥注射劑，如當歸注射液、祖師麻注射液和丹參注射液等；粘連嚴重伴有類風濕者，可用蜂毒或蛇毒注射液；對於急性嚴重外傷或疼痛劇烈者，可採用激素類和局麻藥物。

操作要點：採用一次性 5ml 注射器及 5 號針頭作為注射用針，抽吸注射液

4ml 注射液後，快速刺入約 1.5 寸，取得酸麻脹感後，回抽確保無回血後，再緩慢注入，每穴 2ml。隔日治療一次，7 次為一療程，間隔 1 周後，再開始另一療程。

表 19-4 肩痛常用穴位注射液一覽表

分類	注射劑名稱
非激素類西藥注射劑[a]	維生素 B1、維生素 B12、50%葡萄糖液、利多卡因、胎盤組織液
激素類西藥注射劑	強的松龍、曲安奈德、地塞米松
中藥注射劑	當歸注射液、祖師麻注射液、丹參注射液、紅花注射液、風濕寧注射液、川芎嗪注射液、燈盞細辛注射液、丹香冠心注射液、骨寧注射液、脈絡寧注射液、伊痛舒注射液、當歸寄生注射液
特殊注射劑	蜂毒注射液[b]、蛇毒注射液[c]

a. 維生素 B1、維生素 B12、50%葡萄糖液和利多卡因等非激素類注射液常與其他注射液混合使用。
b. 注射蜂毒注射液時需先皮試，即首次注射 0.05mg，無過敏反應後，每個穴位每次注射 0.5mg/2ml[36]。
c. 蛇毒可用眼鏡蛇混合蛇毒，每個穴位每次注射 0.1mg/2ml[37]。

針刀療法

針刀療法已廣泛用於各種肩痛的治療，尤其是粘連性肩關節囊炎。儘管如此，在適應症選擇、局部結構認定和臨床操作上仍需十分謹慎。已有針刀操作不當引起各種不良事件的報告[29]。針刀對診斷明確且疼痛局限的肩痛療效似乎更佳[30,31]。操作要點包括如下四個步驟（圖 19-4）：

1. 定點：患者側臥，患肩在上。確定痛點，常見疼痛部位多位於肩峰下滑囊、喙突、肱骨小結節、結節間溝和肱骨大結節等處。用龍膽紫藥水標記痛點和進針點；進針點多定位於肌腱、肌肉和滑囊附著處。碘酒、酒精消毒，並鋪以無菌洞巾。用 2%利多卡因 1.2 ml 做局部麻醉。
2. 定向：仔細確認針刀走行方向，其原則為針刀與大血管、神經、肌肉纖維和肌腱走向平行。一手拇指和示指捏緊針柄，其餘手指置於針體下方以托住針體；將刀刃壓在進針點上，形成一長形凹陷，以確保血管、神經等結構將被分離在刀刃兩側。

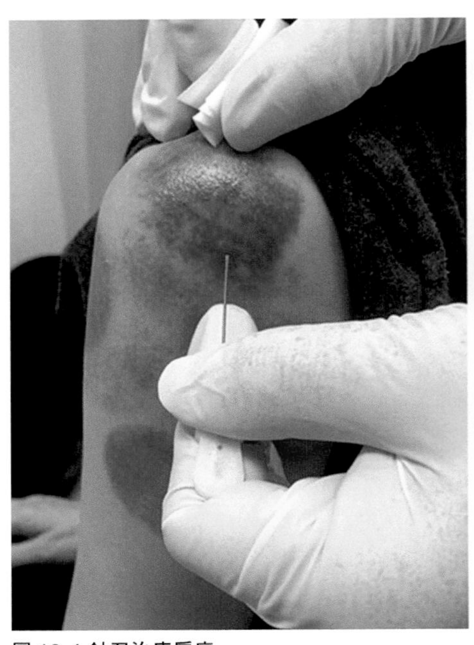
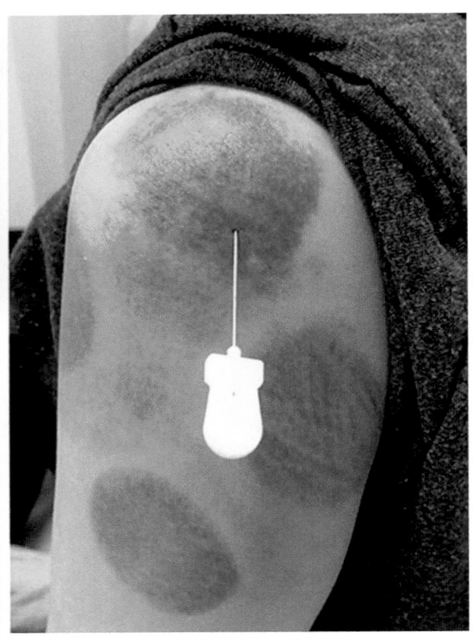

圖 19-4 針刀治療肩痛
（照片由香港大學中醫藥學院石義剛老師提供）

3. 刺入：繼續加壓針體直至感覺有硬物阻擋，說明刀刃下皮膚和組織已被完全推擠至深部；然後用力快速下壓針體，使其刀刃快速刺入皮膚。此時進刀點凹陷消失，血管、神經即膨起在針刀兩側。
4. 剝離鬆解：在病變部位及四周先做縱向疏通分離，然後再根據局部解剖特點實施切割和剝解等手法，直至局部粘連組織完全鬆解。術畢，按壓止血 2-3 分鐘，創可貼覆蓋創口。

5-7 天一次，3 次為一療程。兩個療程間隔不少於 2 周，以便組織修復和癒合。針刀療法常配合針灸、手法和穴位注射等療法進行。

火針療法

火針也常用於肩痛治療 [32]。因具有溫經通陽、通絡除痹、消散止痛的作用，對寒凝濕滯型肩痛效果尤佳。具體操作：囑患者側臥，患肩在上；確定患側阿是穴、肩前、肩髃、肩髎、肩髂、肩貞、天宗等穴；碘酒消毒皮膚；醫者一手持酒精燈，並靠近針刺部位，右手持細火針在酒精燈外焰燒至通紅發白，然後疾速點刺入上述穴位，深度約 0.5-1cm，快速出針，每個穴位僅點刺 1 次。每 3-5 天治療一次，2 次為一療程。

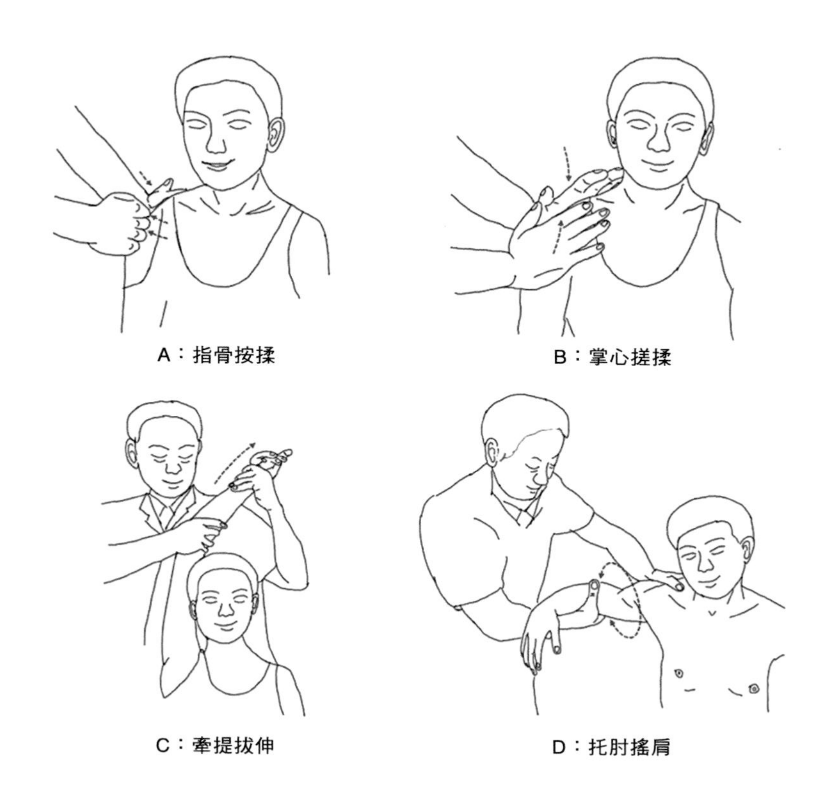

圖 19-5 治療肩痛常用手法

手法治療

肩髃之疾多為屈伸不利，旋展不能，抬舉維艱，筋肉拘痹，故最宜施以手法。《醫宗金鑑・正骨心法要旨》言：「臑骨（之疾），皆用手法，循其上下前後之筋，令得調順；摩按其受傷骨縫，令得平正。」治療肩痛手法多樣，視病變部位和性質而定 [13,14,38,39]。主要步驟如下：

- 常用手法：（1）患者端坐於高度適宜椅凳上，肩臂放鬆。術者立於後外側，先用拇指指腹捫尋壓痛點和要穴，然後依次點按彈撥，紓解痛點，每穴 30-60 秒；（2）屈示中環小四指指間關節並握緊，以四指指間骨節按揉痛點及周圍（圖 19-5A），3-5 分鐘；再用㨰法舒緩肌肉，3-5 分鐘；（3）雙手掌心相對，貼在肩關節前後，搓揉肩部，反覆 10-20 次（圖 19-5B）；（4）一手持握腕部，另一手握住肘部，緩緩向上牽拉上肢過頂，並做拔伸，1-3 次（圖 19-5C）；（5）一手扶壓肩胛，另一手扶托肘部，並令屈肘，被動外展、內收、前屈、後伸及順時針和逆時針環轉肩關節，5-10 次（圖 19-5D）。

· 肱二頭肌長頭肌腱炎：前四步手法同上，之後做彈撥動肩頓拉法：（1）令患者屈肘。一手扶握肘部，使肩關節做內收外展活動，另一手拇指彈撥肱二頭肌長頭肌腱至結節間溝，上下反覆數次；（2）一手固定肩胛，另一手拿握腕部，屈肘環搖肩關節，期間向外側頓拉數次。
· 粘連性肩關節囊炎：前四步手法同上，另選擇下列手法：（1）雙手大魚際或掌根摩撫、按揉肩部，直至有溫熱鬆解之感；（2）四指拿捏肩周肌肉並沿肌纖維方向分推點撥肩袖肌、三角肌和肱二頭肌肌腱；（3）一手托扶肘腕，另一手用小魚際或掌指關節擦揉肩周肌肉，用力深沉，以有酸痛為度；（4）用示指指間關節壓揉阿是穴和肩部要穴；（5）立於患肩一側，一手扶住肩頭，另一手握住手掌，拉直上肢，做牽拉和抖法；之後放下上肢，用手掌依次擊拍肩部後外前側。

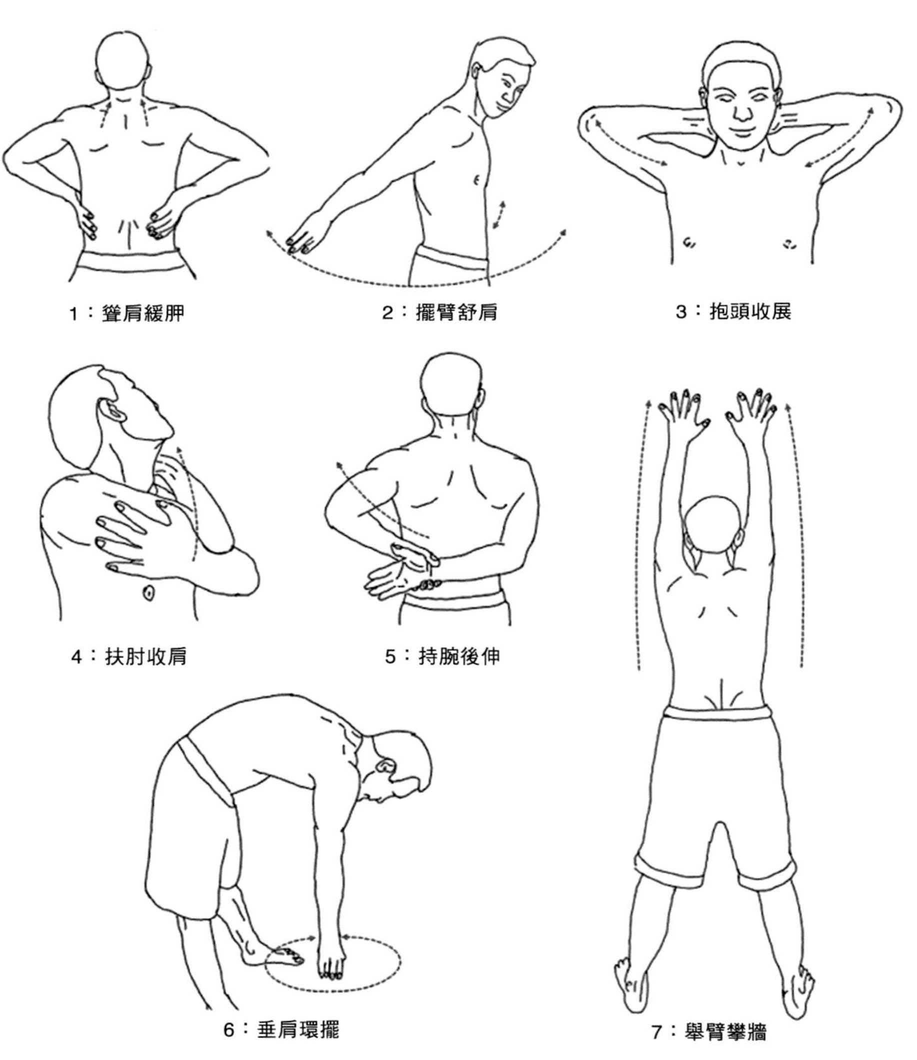

圖 19-6 肩痛功能鍛煉操

功能鍛煉

無論是撞擊綜合征還是粘連性肩關節囊炎，功能鍛煉配合其他療法均可加快緩解疼痛恢復功能 [20]。綜合相關文獻 [40-43]，擬定下列一套肩痛功能鍛煉操（圖 19-6），該鍛煉操共有 7 個動作，具有舒筋解痙，緩髆柔肩，活絡止痛作用，供參考使用。

1. **聳肩緩胛**：站立，雙腳稍分開，雙手叉在肋下腰間，拇指在前，餘四指在後；收腹，並用力聳肩上提肩胛，到達最高點後屏氣停留數秒，再緩緩回落，反覆 10 次。以此鬆解肱胛肩鎖關節和肩部肌肉。
2. **擺臂舒肩**：又稱鐘擺或甩手練習。雙臂自然下垂，先擺動患肩關節至最大前屈位，再順勢擺動至最大後伸位；然後再在身前做最大內收外展擺動。每個方向擺動 10 次。
3. **抱頭收展**：十指交叉於頭後枕項，置於枕外隆凸下，先盡量內收肩關節，以使左右肘尖靠近；然後再緩緩展開至最大限度外展位，反覆 10 次。
4. **扶肘收肩**：患側曲肘收肩於胸前，健側腕掌勾扶患側肘臂，然後緩緩用力，被動牽拉患肩至最大內收位，反覆 10 次。
5. **持腕後伸**：雙手背於腰後，使肩關節處於內旋後伸位，然後用健側手持握患側腕部，並緩緩用力向健側外上方牽拉至最大限度，反覆 10 次。
6. **垂肩環擺**：又稱畫圈練習。俯身彎腰至 90 度，患側肩臂自然下垂，然後依次做前後內外擺動及順時針和逆時針畫圈運動，擺幅自小逐漸加大，每個方向上反覆 10 次。
7. **舉臂攀牆**：俗稱爬牆或趴牆練習。尋一光整牆面，面牆而立，雙腳稍分開，舉臂，雙手掌心貼緊牆面，緩緩伸直身體和上臂，做攀牆動作至最大高度，然後緩緩放下，反覆 30 次，並標記中指所達最高點，以便比較鍛煉效果。

防治策略及自我調理

- 急性外傷和急性肩峰下撞擊綜合征肩痛可採用電針治療，以迅速緩解疼痛，恢復功能；之後再採取手法等其他療法。慢性肩痛，尤其粘連性肩關節囊炎，需綜合治療；可先採用溫針，電針、拔罐和手法；粘連和疼痛嚴重者，可考慮穴位注射、火針和針刀療法。總體上，綜合治療可有效緩解肩痛和恢復功能，預後良好。

- 功能鍛煉是治療慢性肩痛的重要一環，需貫穿整個治療過程。在初診時，即指導患者開始循序漸進進行功能鍛煉。中藥內服可作為輔助手段，以加強療效和用於兼症治療。
- 肩峰下撞擊綜合征多與職業有關，如建築工、裝修工和運動員等。佩戴護肩和經常進行功能恢復鍛煉可有效預防肩峰下撞擊綜合征的發生。粘連性肩關節囊炎多在受寒和天氣陰冷潮濕時加重或復發，因此平日要注意保暖。

◇ 參考文獻

1 Greenberg DL. Evaluation and treatment of shoulder pain. Med Clin North Am. 2014; 98(3): 487-504.

2 張芳，屈輝．肩部撞擊綜合征的發生機制和影像學表現 [J]. 中國醫學影像技術，2008; 24(6): 823-825.

3 何勇，劉威，王大明，熊建義，崔家鳴，陳潔琳，段莉，朱偉民，王大平．肩周炎疼痛機制研究進展 [J]. 中國運動醫學雜誌，2016; 35(10): 987-990.

4 陳文祥，包倪榮，趙建寧．原發性凍結肩發病機制的研究進展 [J]. 江蘇醫藥，2017; 43(4): 271-274.

5 田惠林，王舒英．肩關節周圍炎的多種病因病理學說 [J]. 中國臨床康復，2005; 9(22): 192-193.

6 薛建剛，孫海飆，韓曉強，李光明，張子楠，黃婷，白浩，張錦濤，許磊，馮志國．肩峰撞擊征診斷與治療的研究進展 [J]. 中國骨與關節雜誌，2019; 8(8): 617-621.

7 Umer M, Qadir I, Azam M. Subacromial impingement syndrome. Orthop Rev (Pavia). 2012; 4(2): e18.

8 李高陽，張丹．肩峰下撞擊綜合征的研究進展 [J]. 承德醫學院學報，2018; 35(4): 337-339.

9 van der Windt DA, Koes BW, de Jong BA, Bouter LM. Shoulder disorders in general practice: incidence, patient characteristics, and management. Ann Rheum Dis. 1995; 54(12): 959-964.

10 彭金鳳，黃強民，朱傳芳，薄成志．慢性頸肩痛的發病機理及運動療法研究現狀 [J]. 實用疼痛學雜誌，2014; 10(4): 297-304.

11 李偉，詹紅生，陸念祖．肩周炎國內外研究進展 [J]. 亞太傳統醫藥，2015; 11(22): 44-46.

12 Morén-Hybbinette I, Moritz U, Scherstén B. The clinical picture of the painful diabetic shoulder--natural history, social consequences and analysis of concomitant hand syndrome. Acta Med Scand 1987; 221: 73.

13 韋緒性（主編）：《中醫痛證診療大全》，第 381-396 頁，中國中醫藥出版社，北京，1992.

14 王和鳴，黃桂成（主編）：中醫骨傷科學（第3版），中國中醫藥出版社，北京，第282-289頁，2012.

15 嚴晶，趙黎婷，岳秀鳳，李閩，李誼深，趙榮．針灸治療肩周炎的研究近況分析 [J]. 中國保健營養，2018; 28(32): 269-271.

16 梁興森，溫優良，林呂，賴熾洪．針灸治療肩周炎選穴的現狀 [J]. 針灸臨床雜誌，2010; 26(4): 73-75.

17 林正，王澤濤．針灸治療肩周炎臨床選穴與治療方法的綜述 [J]. 針灸臨床雜誌，2003; 19(1): 48-50.

18 王晨瑤，劉瓊．針灸治療肩周炎的刺法與選穴的研究現狀 [J]. 浙江中醫雜誌，2005; 40(10): 451-453.

19 邱曼麗，李璟．肩關節周圍炎針灸選穴研究進展 [J]. 針灸臨床雜誌，2017; 33(5): 87-89.

20 趙九洲，黎沛裕．肩周炎的中醫外治療法研究概況 [J]. 世界最新醫學資訊文摘（連續型電子期刊），2015; (68): 28-28,246.

21 劉洪宇．肩周炎外治文獻研究 [C]. 中華中醫藥學會民間傳統診療技術與驗方整理研究分會第五次學術年會論文集．2012: 61-64.

22 羅圳林，陳海鵬，陳凱．肩周炎非手術療法的研究進展 [J]. 風濕病與關節炎，2017; 6(6): 76-80.

23 佘波，武海燕，馮雪梅．溫針灸治療肩周炎的臨床應用 [J]. 飲食保健，2018; 5(5): 291-292.

24 李邦偉，方劍喬．灸法治療肩周炎的臨床應用概況 [J]. 針灸臨床雜誌，2011; 27(11): 65-67.

25 張萬清，宣麗華．針刺條口穴治療肩周炎概況 [J]. 甘肅中醫，2006; 19(12): 26-27.

26 蘇強，張峰，單秋華．陽陵泉穴現代研究概況 [J]. 甘肅中醫，2009; 22(5): 79-80.

27 馮禎根．陵下三間兩穴相配治療肩周炎 210 例—附常規針刺治療 62 例對照 [J]. 浙江中醫雜誌，2002; 37(10): 430-430.

28 李邦雷，李征．針刺「肩康穴」治療肩周炎 85 例 [J]. 中國針灸．2004; 24(5): 302.

29 蔣龍龍，張伯宇，于海龍．基於文獻研究的針刀不良事件分析與對策 [J]. 中國針灸，2018; 38(9): 1007-1012.

30 粟勝勇，李妮娜．針刀治療肩周炎臨床研究進展 [J]. 亞太傳統醫藥，2016;12(18): 35-37.

31 曹璐杏．肩周炎的針刀治療（綜述）[C]. 2012 年四川省中醫骨傷科學術年會論文集．2012: 320-325.

32 代利利，謝小男，沈怡婷，董華，倪光夏．火針療法治療肩周炎的臨床研究進展 [J]. 國際中醫中藥雜誌，2018; 40(8): 784-787.

33　李秀珍 , 吳明霞 . 穴位注射治療肩周炎選藥研究進展 [J]. 按摩與康復醫學 , 2015; (22): 28-29,30.
34　廖伯年 . 近 10 年來穴位注射治療肩周炎的臨床研究進展 [J]. 針灸臨床雜誌 , 2006; 22(10): 64-65.
35　郝強 , 賈紅玲 . 穴位注射療法治療肩周炎的選穴研究進展 [J]. 湖南中醫雜誌 , 2013; 29(8): 138-139.
36　寇詠梅 . 蜂毒注射液的藥理作用及臨床應用 [J]. 天津藥學 , 2002; 14(6): 18-19.
37　韋嵩 , 邱樂 , 陳志煌 , 徐木創 . 蛇毒注射液穴位注射治療肩周炎療效觀察 [J]. 中國中醫藥資訊雜誌 , 2007; 14(2): 68,96.
38　劉皓 , 劉洪旺 , 王文嶽 . 手法治療肩關節周圍炎進展 [J]. 現代中西醫結合雜誌 , 2014; 23(7): 796-798.
39　鄔學群 , 王世偉 , 邢秋娟 . 肩周炎的手法治療進展 [J]. 按摩與康復醫學 (中旬刊), 2011; 02(10): 56-57.
40　元帥霄 , 俞瑾 , 劉曉華 . 運動訓練在肩峰下撞擊綜合征患者功能恢復中的應用 [J]. 中國康復醫學雜誌 , 2011; 26(9): 50-55.
41　胡志俊 , 趙文韜 . 緩解肩痛功能鍛煉很重要 [J]. 中醫健康養生 , 2019; 5(3): 49-51.
42　程南方 , 冀沙沙 . 防治肩周炎自我鍛煉法 [J]. 家庭醫學 (新健康), 2009; (1): 48-49.
43　張雅伶 . 肩周炎患者自我功能鍛煉方法 [J]. 繼續醫學教育 , 2012; (6): 66-67.

第 20 章

肘痛

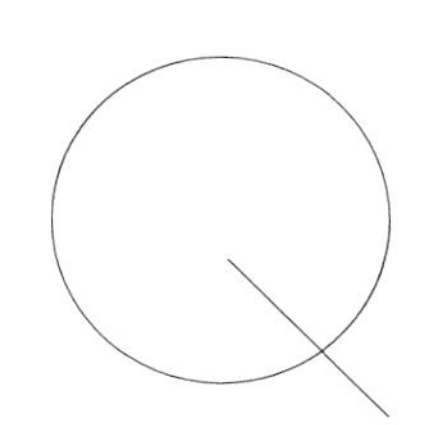

相關解剖和病理機制

肘連結上臂和前臂，可作屈伸和旋轉前臂運動。肘關節由肱骨遠端和尺橈骨近端關節面構成，包括肱尺關節、肱橈關節和橈尺近側關節（圖 20-1）。三個關節共同被包裹在關節囊內。肘部最明顯體表標誌是肱骨下端內外側的肱骨內上髁和肱骨外上髁及尺骨近端形如鷹嘴的粗大突起，即尺骨鷹嘴 [1]。當肘關節伸直時，肱骨內外上髁和尺骨鷹嘴位於同一條直線上，稱為肘直線。當屈肘 90° 時，三點連線則成一等腰三角形，稱為肘三角（圖 20-1）。肘直線和肘三角在診斷肘關節脫位、骨折和變形時具有重要參考價值 [2]。

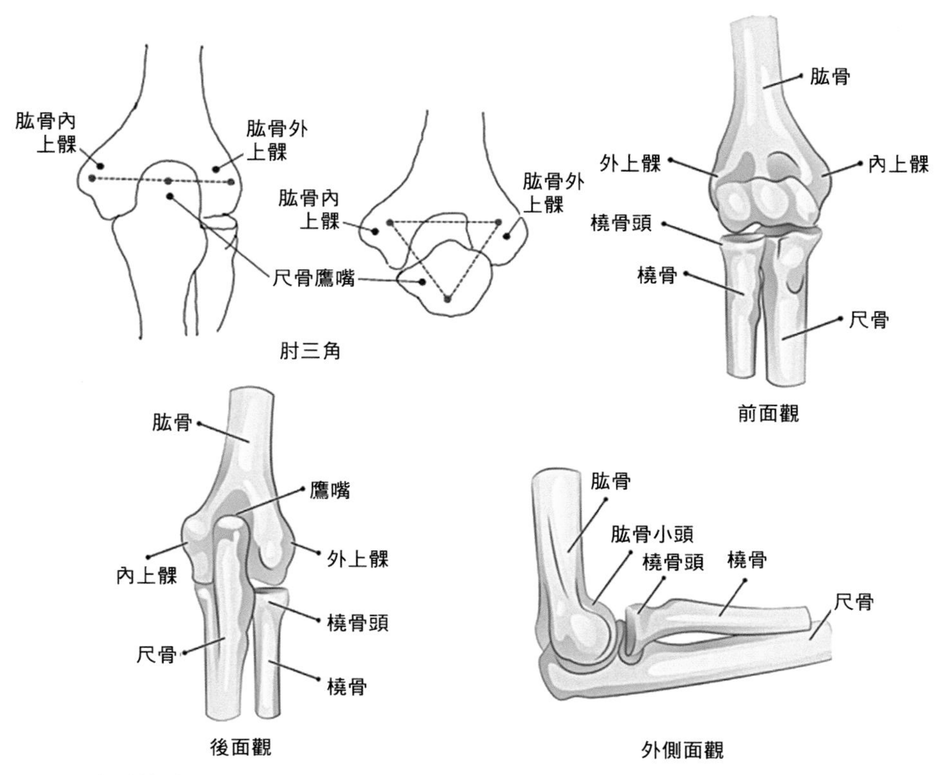

圖 20-1 肘關節解剖結構

肘痛是肘部各種痛症的總稱，常因勞損、外傷、骨折、脫位、感染和局部藥物注射等引起。臨床常見肘痛主要有肱骨外上髁炎、肱骨內上髁炎、尺骨鷹嘴滑囊炎、肘管綜合征和橈管綜合征等 [2,3]。

肱骨外上髁附著有伸腕肌群，包括橈側腕長伸肌、橈側腕短伸肌、指總伸肌、小指固有伸肌和尺側腕伸肌等（圖 20-2）。肱骨內上髁附著有屈腕肌群，包括旋前圓肌、橈側腕屈肌、掌長肌、尺側腕屈肌和指淺屈肌（圖 20-3）。這些肌肉附著處常因肘關節長期反覆屈伸旋轉運動而受損，造成肱骨外上髁炎和肱骨內上髁炎。前者常見於網球運動員，又稱網球肘；後者常見於高爾夫球手，又稱高爾夫球肘。附著在尺骨鷹嘴的關節滑囊常因肘尖反覆摩擦和碰撞而易發炎，導致尺骨鷹嘴滑囊炎或肘後滑囊炎，俗稱學生肘 [1,2]。事實上，常年需反覆做屈伸和旋擰肘臂者，均易罹患這些肘痛，如流水線工人、文書人員、網拍和擊球類運動員以及家庭婦女等。肘痛多發於 40 歲年齡段，又俗稱「四十肘」。

肘管為位於肘內側的一骨性纖維管，尺神經穿行其間，由肱骨內上髁後下方的尺神經溝及附著其上的 Osborne 韌帶和遠端的尺側腕屈肌兩個肌頭之間的腱膜構成（圖 20-3）。橈管位於肘外側，也是一骨性纖維管，橈神經走行其間，由肱骨橈神經溝和位於上臂遠端 1/3 及肘前窩的外側肌間隔構成。勞損、骨折、脫位、感染、局部藥物注射和全身性疾病等可引發骨性纖維管病變，卡壓神經導致肘管綜合征，為神經卡壓綜合征之一 [1,2]。

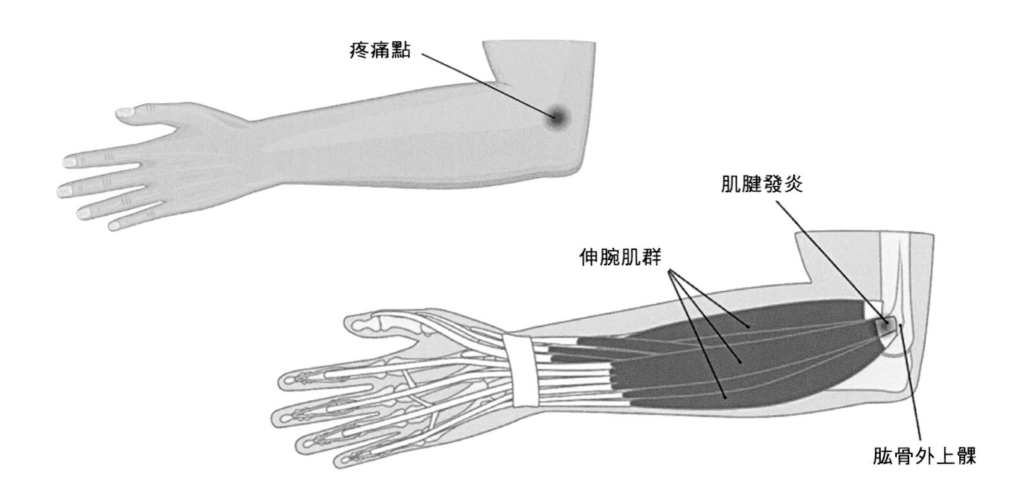

圖 20-2 肱骨外上髁炎發病原理

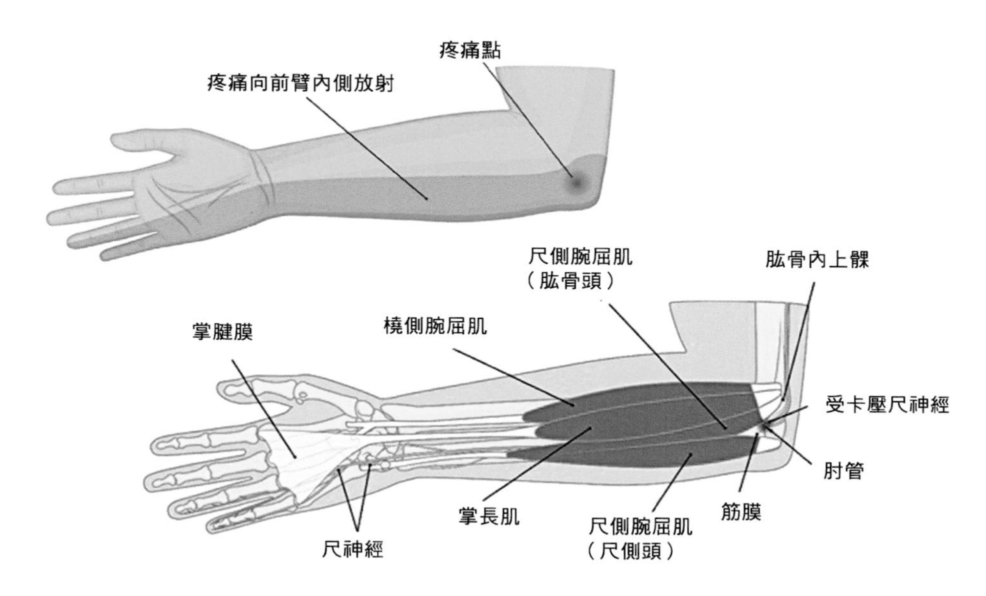

圖 20-3 肘管及肘管綜合征發病原理

診斷和檢查

肘痛的診斷主要根據臨床症狀和檢查[1]。常用的肘痛檢查介紹如下。一些常見肘痛鑒別要點列於表 20-1。

- **腕伸肌緊張試驗**：囑患者屈腕屈指，檢查者將手壓在患者手指背側作對抗，同時令患者抗阻力伸指和背伸腕關節，如肱骨外上髁處出現疼痛，則為陽性，多見於網球肘患者（圖 20-4A）。
- **密爾氏試驗 (Mill's test)**：患者取坐位，檢查者一手置於肱骨外上髁，另一手扶握手掌，被動使肘關節伸直，同時使前臂旋前和屈腕。如肱骨外上髁處出現疼痛，則為陽性，也是網球肘的一個重要指徵（圖 20-4B）。
- **腕屈肌緊張試驗**：主要用於檢查肱骨內上髁炎。令患者握住檢查者手指，並用力握拳伸腕。當檢查者手指與患者握力做對抗時，肱骨內上髁處出現疼痛，即為陽性（圖 20-4C）。
- **尺神經叩擊試驗 (Tinel sign)**：當用手指或叩診錘叩擊尺神經溝時，局部出現刺痛或麻木等異樣感覺，並向尺神經遠端放射，即為陽性，多見於肘管綜合征患者（圖 20-4D）。
- **橈管壓迫試驗**：橈管綜合征患者，在距肱骨外上髁遠端約 5 釐米處常可捫及一可滑動小束，輕觸即誘發疼痛，為橈管壓迫試驗陽性。

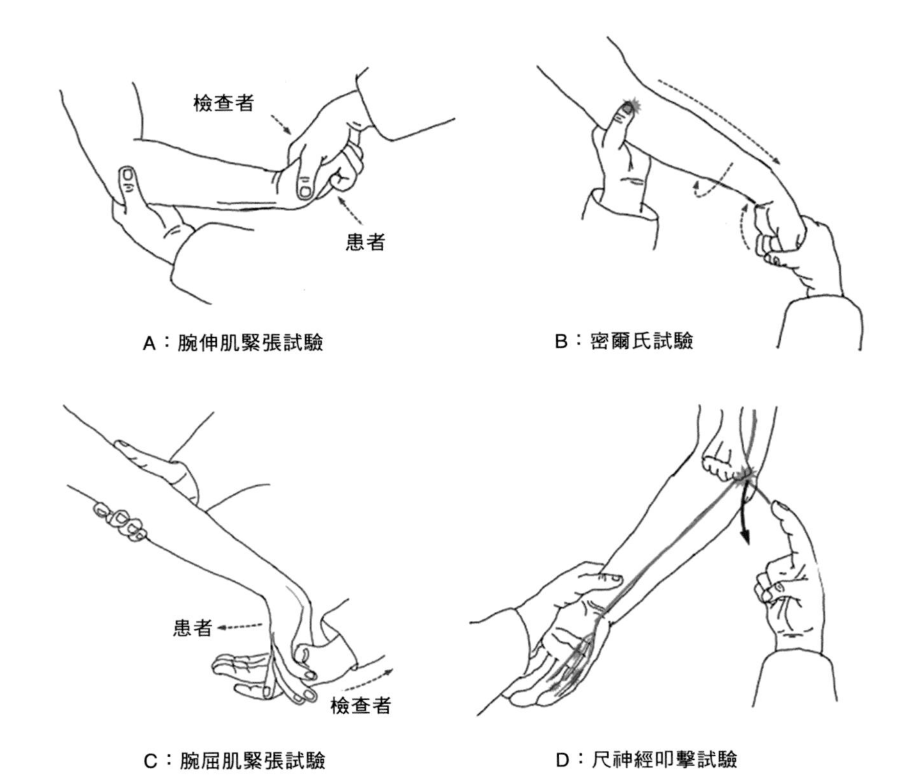

圖 20-4 肘痛常用檢查法

表 20-1 常見肘痛鑒別表

	別稱	主要臨床表現	檢查
肱骨內上髁炎	高爾夫球肘	肱骨內上髁疼痛壓痛，疼痛放射至前臂內側，嚴重者無法提重物。	腕屈肌緊張試驗陽性。
肱骨外上髁炎	網球肘	肱骨外上髁和肘外側疼痛或壓痛，舉臂、持物、旋擰時加重。	腕伸肌緊張試驗和密爾氏試驗陽性。
鷹嘴滑囊炎	肘後滑囊炎、學生肘	屈伸肘時，肘尖處疼痛，活動受限。	在尺骨鷹嘴部可捫及囊性腫塊和壓痛。
肘管綜合征		肘內側刺痛，常向前臂尺側放射，尺側手掌及一個半手指感覺異常。	尺神經叩擊試驗陽性。
橈管綜合征		肘外側鈍痛，常沿橈神經支配區域放射。活動受限，但感覺異常少見。	橈管壓迫試驗陽性。

辨證分型和方藥治療

肘者，肱與臂之節也，提攜旋擰，屈臂擊打之軸輻。肘節作痛，常有捉物不得，挽弓不開之苦，好發於不惑之年。多因勞損傷筋所致，故謂「肘勞」。《素問・長刺節論篇》言：「病在筋，筋攣節痛，不可以行，名曰筋痹。」宋王執中《針灸資生經》專列「肘痛（肘攣不仁）」，詳述各種肘痛之狀，如「肘中痛」、「肘節痹」、「肘痛屈伸難，手不得舉」、「肘疼不能自帶衣」、「肘內廉痛」、「肘痛時寒」、「臂肘外後廉痛」、「肘節風痹」、「臂痛不可舉，屈伸攣急」、「肘臂不舉」、「臂肘厥寒」、「肘臂攣，難屈伸，手不握，十指盡痛」等。

當今之人，肘中作痛，多因常年累月，擊拍揮杆，擰鉗挖鏟；或無日無夜，屈肘敲鍵，摩擦案几而起，致使氣血瘀滯，經脈受阻。初時多因貪涼浸水，寒濕侵襲而觸發，日久則為肝腎虧虛，肘節失濡。臨床上以寒濕內侵、氣血瘀滯和肘節失濡最為常見[4-7]。

1. 寒濕內侵

臨床特點：多見於肘痛初起，常因夜臥貪涼，肘臂外露，或肘臂浸水勞作後驟起。肘部麻木酸痛，痛勢較劇；部位固定，壓痛明顯；遇寒痛甚，得溫則減；局部皮膚和遠端前臂手腕皮膚有冷涼感；苔薄白潤滑，舌淡，脈弦緊。

證機分析：貪涼水浸，寒濕侵肘，凝泣經脈，重著筋肉，肘節滯澀而痛。

治療要則：溫寒祛濕，除痹止痛。

常用方藥：烏頭湯[7,8] 加獨活、羌活、薑黃：烏頭湯專治寒濕痹阻，骨節冷痛之證。方中烏頭為君，先下久煎，以溫經通節，散寒祛濕；輔以麻黃透肌解表，通陽祛寒；配以芍藥、甘草行血和營，緩急止痛；黃芪益氣生發，養筋柔節。加獨活、羌活祛風除濕，通痹止痛；薑黃行氣活血，通經止痛。諸藥化裁加減，以圖溫化寒濕，舒筋止痛之功。

2. 氣血瘀滯

臨床特點：為各種肘痛常見證型之一，輕者為酸脹鈍痛，重者呈刺痛或燒灼痛，常放射至前臂和腕掌手指；疼痛部位固定，可捫及結節或囊狀物；肘腕用力或特定動作誘發或加重疼痛，休息或局部按揉疼痛減輕或消失；常手臂無力，捉物不得，挽弓不開；苔白，舌暗或有瘀點，脈弦或澀。

證機分析：肘臂反覆屈伸，外損肢節，內傷氣血；氣血瘀阻，筋脈失濡。

治療要則：行氣化瘀，疏筋止痛。

常用方藥：疏筋止痛湯[9]加金銀花、連翹：疏筋止痛湯乃經驗方，初為肱骨外上髁炎所設。方中當歸、赤芍、川芎、桃仁、紅花理氣和血，活血化瘀；乳香、沒藥、蘇木、延胡索行氣活血，消瘀止痛；土鱉蟲破血散瘀，續筋壯骨；桑枝祛濕消痹，通利關節；雞血藤行血補血，舒筋活絡；生地黃養陰生津，濡潤肢節；呈燒灼痛者，加金銀花、連翹清熱解毒，消腫散結。諸藥合用，共圖疏筋通絡，消散止痛之效。

3. 肘節失濡
臨床特點：常見於素體羸弱或年老體衰、肘勞日久不愈者，又以常年以擰鉗挖鏟為業者多見，多無外傷史。肘痛反覆發作，遷延不愈，隱隱作痛，壓痛明顯；肘節拘急，屈伸不利，提物無力；易疲倦，自汗；眩暈耳鳴；舌淡苔白，脈細弦。

證機分析：勞損日久，肝腎虧虛，陰血不足，肘節不得潤滑，筋肉失於濡養。

治療要則：養血榮筋，除痹止痛。

常用方藥：獨活寄生湯加續斷、女貞子：獨活寄生湯專治肝腎兩虧，氣血不足，痹證日久之證。方中獨活、防風祛風散寒，勝濕除痹；細辛發散祛寒，搜剔筋骨；秦艽活絡除痹，通利肢節；寄生、杜仲、牛膝祛風利濕，補益肝腎；人參、茯苓、甘草補中健脾，生發氣血；當歸、川芎、白芍養血和血，舒筋緩急；肉桂補腎壯元，溫潤肢節；乾地黃補腎滋陰，濡養筋肉；加續斷、女貞子補肝益腎，強筋壯骨；諸藥合用，共奏濡養筋骨，除痹止痛之效。

貼膏療法

貼膏療法常用於各種肘痛治療，尤其是肱骨外上髁炎和肱骨內上髁炎[10-12]。表20-2綜合已報告的貼膏組方而擬就，供參考使用。該方具有舒筋活絡、消瘀散結、除痹止痛功效。製備膏貼時，將 14 味藥材混勻研磨加工成細粉，再用凡士林或蜂蜜調製成體積 200 毫升可供 20 貼次的量，平均每貼 10 毫升含 10 克藥粉。在實際應用時，需根據敷貼面積大小，適當調整。將已調好的膏劑，均勻塗抹在紗布上，貼敷在患處，再用膠帶固定。每日兩貼，白天和夜間各一貼，連續 7 天為一療程。注意：皮膚過敏或有破損者忌用。

表 20-2 自擬肘痛貼膏方

藥物	重量（克）	比例（%）
薄荷腦	5	2.5
冰片	5	2.5
血竭	15	7.5
自然銅	20	10.0
延胡索	20	10.0
生川烏	15	7.5
生草烏	15	7.5
桃仁	15	7.5
紅花	15	7.5
乳香	15	7.5
沒藥	15	7.5
細辛	10	5.0
生南星	20	10.0
地龍	15	7.5
總計	**200**	**100**

針灸治療

肘乃手三陽脈循臂入肱之關隘，手三陽筋附麗結集之要地。大腸手陽明脈入肘外廉，三焦手少陽脈上貫肘，小腸手太陽脈出肘內側兩骨間。手陽明之筋上結於肘外，手少陽之筋結於肘，手太陽之筋結於肘內銳骨。肘痛多發於經筋附結處。故針灸治以肘中痛，當以痛為俞，以手三陽脈環肘俞穴為要，再輔以電針溫針 [10-12]。

治療要則： 舒筋活絡，行氣散瘀，通利止痛。

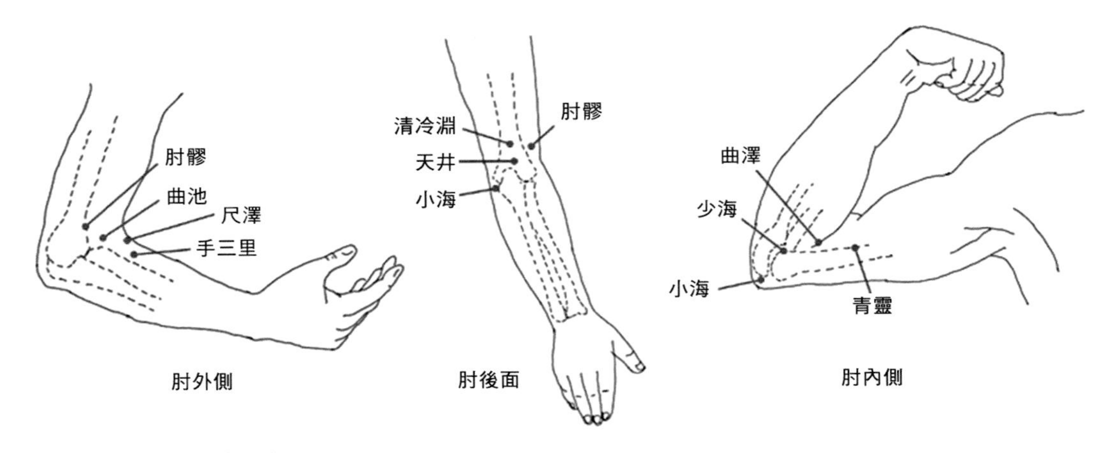

圖 20-5 肘痛局部選穴

選穴原則：（1）確定阿是穴和局部用穴（表 20-3）；（2）根據肘痛部位選取前臂遠端俞穴（圖 20-5）。

表 20-3 肘痛選穴及功效一覽表

	穴位名稱	功效
· 局部選穴		
肱骨外上髁炎 / 橈管綜合征	曲池、肘髎、手三里、尺澤	舒筋活絡，消散止痛
肱骨內上髁炎 / 肘管綜合征	少海、小海、曲澤、青靈	
尺骨鷹嘴滑囊炎	天井、清冷淵、肘髎、小海	
· 前臂遠端選穴		
肘臂外後廉（手陽明經）	合谷、陽溪、偏歷	行氣理經，通利肢節
肘臂後廉（手少陽經）	中渚、陽池、外關	
肘臂內後廉（手太陽經）	陽谷、腕骨、養老	

操作要點

- 患者取坐位或側臥，尋定阿是穴，先在其周圍用若干長針齊刺或揚刺，沿前臂肌纖維方向斜行進針，即恢刺，大幅提插撚轉，直至酸脹快然；隨後用較短針圍刺阿是穴。之後再針刺肘部周圍要穴和前臂遠端選穴。
- 選取 2-3 對阿是穴和肘周圍要穴電針刺激，頻率 100 Hz，連續波，強度調至患者感覺舒適為宜，持續 25 分鐘。寒濕內侵者，可局部另選若干阿是穴和要穴，裝艾絨點燃溫針刺激，注意先用阻燃紙覆蓋皮膚，以防燙傷。
- 治療頻次：隔日一次，7 次為一療程。休息數天後，再開始另一療程。

針刀療法

已有大量小針刀治療頑固性肱骨外上髁炎的臨床報告[10-13]。小針刀可鬆解局部粘連，改善血液循環，減輕炎性反應。具體操作如下：

1. 患者背靠而坐，患臂平放在治療臺上，屈肘 90 度，前臂旋前，使伸腕肌群和肱骨外上髁充分暴露。捫定壓痛點，用龍膽紫藥水做標記，依次用碘酒和酒精消毒，鋪無菌敷料，用 1-2% 利多卡因 2 ml 做局部麻醉。
2. 確定刀口線與腕伸肌群肌纖維方向一致。垂直持小針刀，在痛點標記處快速刺入皮膚，緩慢進針，直至達骨面，然後鬆開刀柄，讓刀鋒「浮」起。再沿刀口線做縱行疏通鬆解，橫行分析剝離。如感覺有骨樣物，則採用鏟剝法，鏟平骨樣物。
3. 待感覺刀下粘連組織完全鬆解，緩慢推出針刀。按壓止血 2-3 分鐘，創可貼覆蓋創口。囑 3 日內保持針孔清潔乾燥，勿沾水。
4. 每週治療一次，3 次為一療程。兩個療程間隔不少於 2 周，以便組織修復和癒合。

手法治療

肘中作痛，多因氣血瘀滯、經絡受阻、筋肉攣急所為，致使捉物不得，挽弓不開，屈伸不利，旋擰不能。肘乃方窄肢節，易施手法，或點壓，或按揉，或拔伸，或擦搓，得以理筋鬆解，散瘀消結，活血止痛[3, 10-13]。主要手法如下：

- **點壓揉拔**：（1）患者端坐，術者立於患肘一側，一手托住患者前臂，另一手用掌心及拇指和另四指相對，拿捏摩揉肘周圍和前臂肌群；兩手交替，以充分放鬆內外側肌群；（2）用拇指或餘四指指腹點壓揉按阿是穴和周圍要穴，在每一俞穴上用力逐漸加重，以有明顯酸脹為度（圖 20-6A）；（3）用拇指點拔阿是穴周圍肌纖維（圖 20-6B）。
- **運肘彈拔**：（1）一手托住患肘，並用一指端按在肘部壓痛點（肱骨內上髁或外上髁）上；另一手持握患側腕部，依次緩慢被動屈伸和旋前旋後前臂至最大限度；（2）當在每一方向運動至最大限度時，按在肘部壓痛點的指端做推揉彈拔周圍肌纖維動作，反覆數次，直至麻木疼痛感減輕（圖 20-6C）。

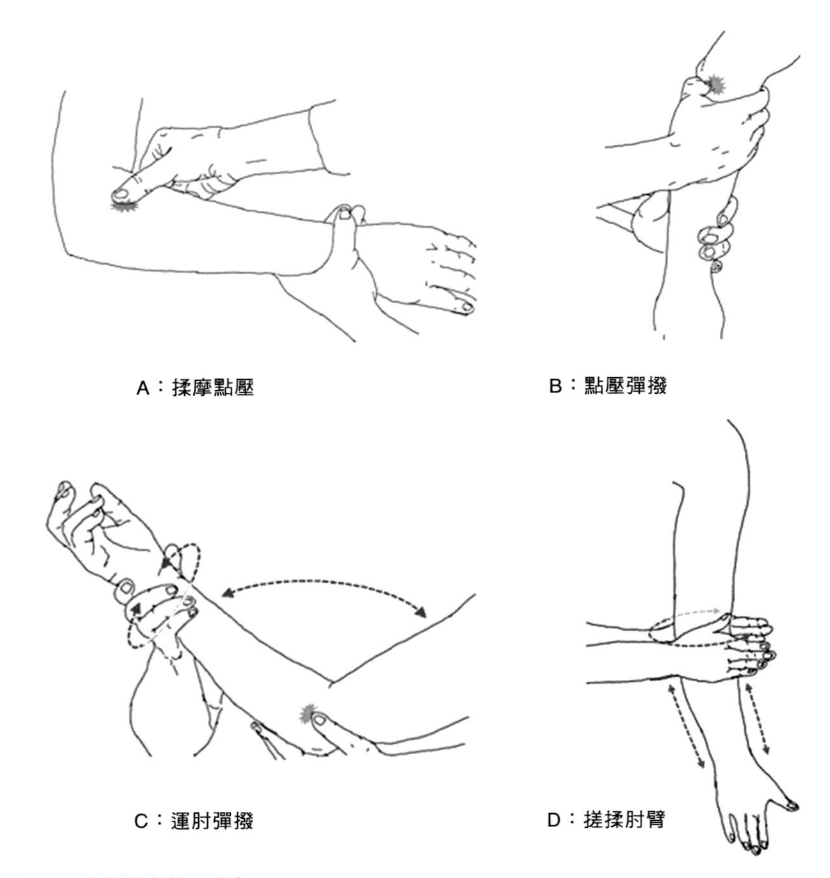

圖 20-6 治療肘痛常用手法

· **擦搓肘臂**：（1）在患肘周圍和前臂塗抹潤滑介質；一手持握前臂，另一手用大魚際或小魚際在壓痛點做快速來回直擦，頻率為每分鐘 100 次，持續約 3-5 分鐘，直至痛點有熱透之感；（2）囑患者自然下垂肘臂，術者兩掌相對，環抱肘部，在肘節和前臂間，做上下反覆相搓，用力中等，沉而不浮，重而不滯，持續 3-5 分鐘（圖 20-6D）。

治療策略及自我調理

· 針刺加電針或溫針刺激和手法是治療肘痛首選，短期療效確切。慢性頑固性肘痛可另加貼膏和針刀療法。針刀療法應在有明確診斷基礎上謹慎實施。中藥內服可作為輔助治療。大多數肘痛預後良好。
· 肘痛多與職業和肘關節日常過度頻繁活動有關。佩戴護肘和避免過度用肘是預防和減輕肘痛的有效手段。

◇ 參考文獻

1 Kane SF, Lynch JH, Taylor JC. Evaluation of elbow pain in adults. Am Fam Physician. 2014; 89(8): 649-657.

2 俞大方 (主編):《推拿學》（第一版）: 第 80-81 頁 , 上海科學技術出版社 , 上海 , 1985.

3 中華醫學會疼痛學分會 (編): 《中國疼痛病診療規範》: 第 75-83 頁 , 人民衛生出版社 , 北京 , 2020.

4 潘海文 , 黃振宇 , 趙崇智 , 黎清斌 . 肱骨外上髁炎辨治心得體會 [J]. 中醫藥導報 , 2016; 22(24): 112-114.

5 張淑寧 . 中藥內服外敷治療肱骨外上髁炎臨床觀察 [J]. 山西中醫 , 2013; 29(11): 16-17.

6 鍾坤景 , 何坤 , 陳樹東 . 林定坤基於「病機三因」理論治療肱骨外上髁炎經驗 [J]. 環球中醫藥 , 2020; 13(10): 1775-1778.

7 劉慧 . 中西藥合用治療肱骨外上髁炎 112 例療效觀察 [J]. 內蒙古中醫藥 , 2013; 32(12): 57-58.

8 尚方晴 , 杜一鳴 , 楊志鋼 , 杜旭 , 殷克敬 . 烏頭湯加味聯合溫針灸治療肱骨外上髁炎風寒阻絡證臨床研究 [J]. 中國中醫藥資訊雜誌 , 2020; 27(09): 46-50.

9 郭豐存 . 疏筋止痛湯內服聯合活絡止痛酊外搽治療肱骨外上髁炎 163 例 [J]. 中醫研究 , 2013; 26(11): 30-32.

10 張旭 , 馬木提・阿木丁 , 陳平波 . 肱骨外上髁炎的中西醫臨床治療進展 [J]. 新疆中醫藥 , 2020; 38(05): 100-103.

11 俞斌 , 姚新苗 . 中醫藥治療網球肘研究進展 [J]. 甘肅中醫學院學報 , 2015; 32(06): 94-96.

12 胡雯雯 . 中醫治療肱骨外上髁炎的研究進展 [J]. 湖南中醫雜誌 , 2020; 36(01): 149-151.

13 宋思平 . 小針刀和推拿手法治療肱骨外上髁炎的臨床療效對比觀察 [D]. 成都中醫藥大學 , 2020.

第 21 章

手腕痛

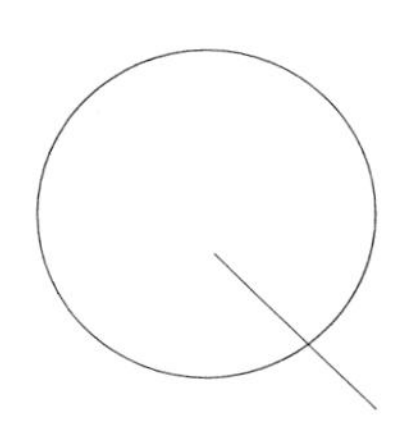

病理機制和臨床特徵

手腕是由尺橈骨遠端及一系列腕骨、掌骨和指骨所構成的多關節複合體，是人類運動系統在幾百萬年進化過程中，所形成的最靈巧、最精細的運動器官，也是人體活動最頻繁的結構之一。因此，手腕痛多因外傷和勞損所致，尤以球類運動員、彈撥樂器演奏者、哺乳期婦女和手工製作者最易罹患。一些手腕痛概括在表 21-1 中，幾種臨床常見手腕痛詳述如下 [1-3]。

腕三角軟骨損傷： 三角纖維軟骨複合體（Triangular Fibrocartilage Complex, TFCC）是位於腕關節尺側一組重要結構的統稱，包括腕三角纖維軟骨盤（Triangular Fibrocartilage Disc, TFC）和一系列韌帶和腱鞘等。其中腕三角纖維軟骨盤，簡稱腕三角軟骨，是複合體的主體結構，位於遠端尺骨和橈骨之間，構成遠端橈尺關節（下尺橈關節），其三角基底部附著在橈骨遠端關節面的尺側緣，三角尖端止於尺骨莖突基底部，起著穩定下尺橈關節和限制腕關節過度旋轉的作用（圖 21-1A, B）。腕三角軟骨易遭受外傷和勞損，主要表現為尺骨小頭處腫脹和壓痛，腕關節尺側、屈伸和旋轉時疼痛加重，握力大幅下降。腕三角軟骨擠壓試驗陽性，即腕關節位於中立位，然後被動尺側腕關節，並做縱向擠壓，若出現下尺橈關節疼痛即為陽性（圖 21-1C）[4]。

腕管綜合征 (Carpal tunnel syndrome)： 八塊腕骨築成略凹向掌面的淺槽樣結構。在淺槽上方，架連著腕橫韌帶，從而形成一狹窄骨 - 韌帶隧道，稱為腕管（圖 21-2）[5]。拇長屈肌腱、4 條指淺屈肌腱和 4 條指深屈肌腱及正中神經在其間通過。正中神經位於淺層，介於肌腱和腕橫韌帶之間。長期反覆屈伸腕關節、腕關節扭挫傷、骨折或脫位等勞損和外傷，導致肌腱、腱鞘滑囊炎症、水腫和增生，壓迫正中神經，引發腕管綜合征，為最常見神經卡壓綜合征之一。

表 21-1 常見手腕痛一覽表

手腕痛	主要病理機制
· 急性損傷	
腕關節扭傷	直接或間接暴力損傷腕關節周圍軟組織。
腕三角軟骨損傷	前臂過度旋轉或過度尺側，導致三角纖維軟骨破裂。
指間關節扭挫傷	手指因受撞擊、壓軋、過伸、側屈或暴力旋轉，導致指關節側副韌帶等軟組織損傷。
指屈伸肌腱斷裂	常因用銳器切割時不慎、擠壓或衝撞造成。
· 神經卡壓綜合征	
腕管綜合征	正中神經在腕管內受到卡壓。
腕部尺管綜合征	尺神經在尺管內受到卡壓。
· 腱鞘炎	
腕部腱鞘炎	多見於手背伸指肌腱，因長期反覆過度伸腕伸指所致。
橈骨莖突狹窄性腱鞘炎	拇長展肌和拇短伸肌肌腱在橈骨莖突腱鞘內反覆摩擦。
指屈肌腱鞘炎（彈響指、扳機指）	拇屈長肌腱和指淺、深肌腱在指屈肌腱鞘內反覆過度摩擦受損。
· 其他勞損和炎症	
腕部腱鞘囊腫	多見於腕背部，呈半球狀、可移動、表面光滑囊性腫物。
拇指基底關節綜合征	第一掌骨和大多角骨所形成的鞍狀腕掌關節，因拇指過度活動，導致勞損。
腕背隆突綜合征	手背第 2、3 掌骨基底部因骨質增生，導致局部骨性隆突，多是急性損傷或慢性勞損所致。
退行性掌、指關節炎	全身免疫性疾病導致關節發炎和變形（見第 23 章）。

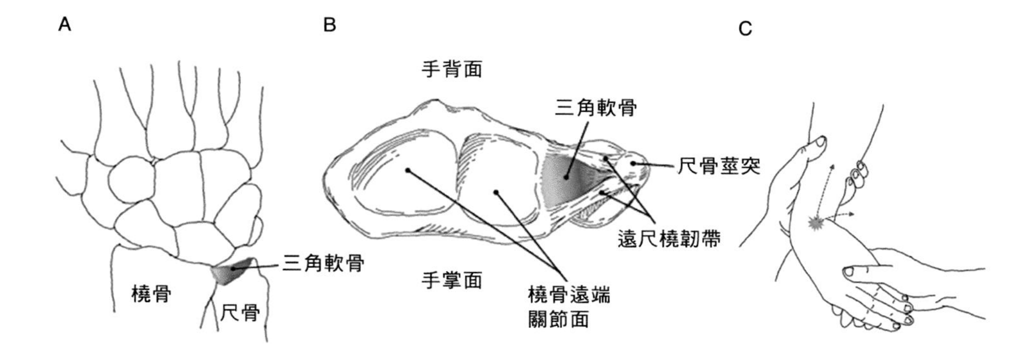

圖 21-1 腕三角軟骨解剖圖（A ,B）和腕三角軟骨擠壓試驗（C）

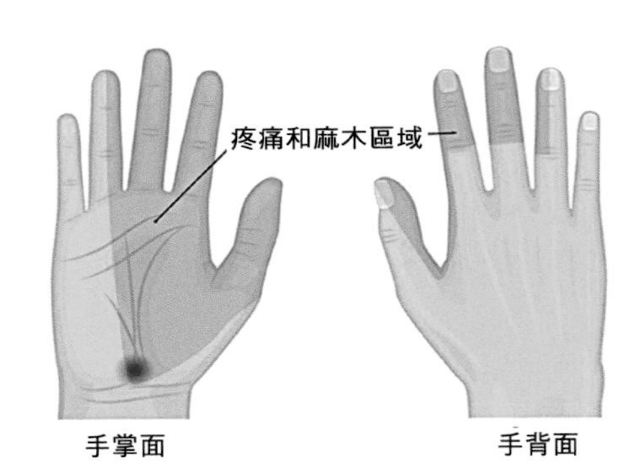

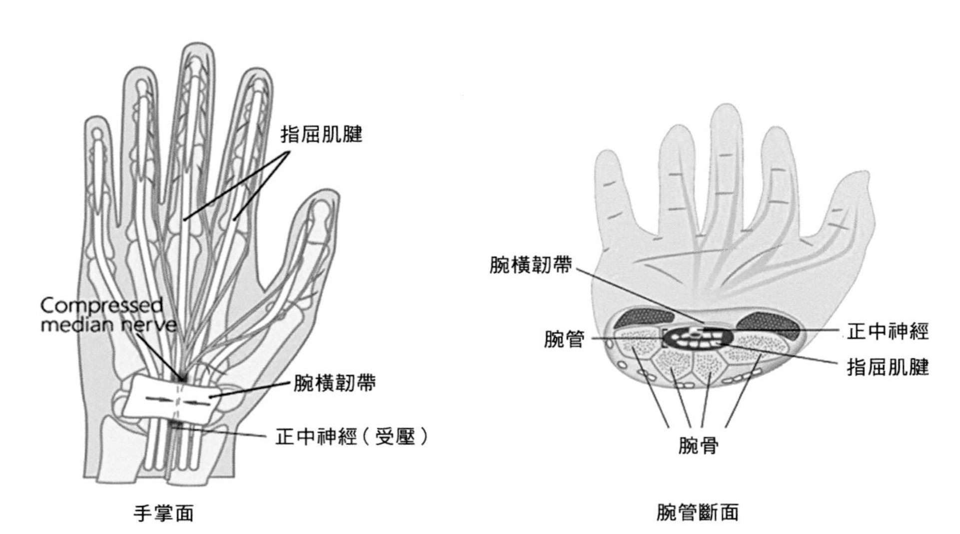

圖 21-2 腕管解剖結構和腕管綜合征病理機制

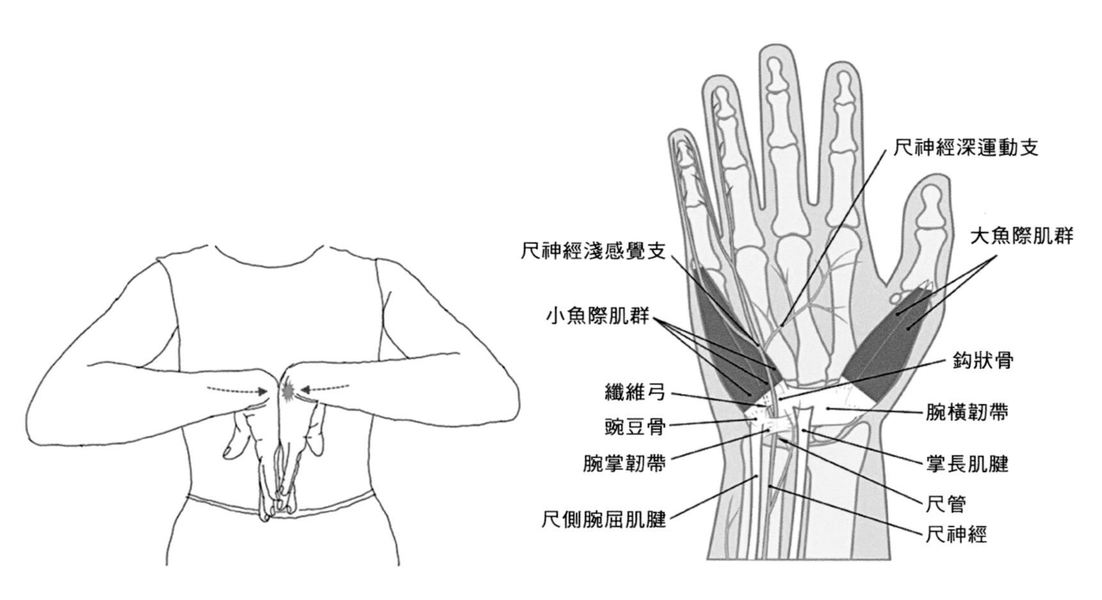

圖 21-3 腕掌屈試驗

圖 21-4 腕尺管解剖結構

腕管綜合征的主要表現有，腕部燒灼樣或針刺樣疼痛，屈腕時疼痛加重。疼痛常放射至肘部及拇指、示指、中指和環指橈側半，且伴有感覺異常和麻木，手部握力下降，拇對掌和手指捏夾等動作受限，甚者出現大魚際肌萎縮。腕叩診試驗（Tinel 徵）陽性：即在腕橫韌帶近側緣處，用手指叩擊正中神經部位，手部的正中神經支配區出現放射性疼痛或感覺異常。腕掌屈試驗（Phalen 試驗）陽性，即雙手腕關節掌屈至最大限度，並雙手背相對用力 30-60 秒，因該動作增加腕管壓力，壓迫正中神經而觸發或加重疼痛（圖 21-3）。

腕尺管綜合征： 尺管又稱 Guyon 管，是位於腕關節掌尺側的一骨纖維性管道，由腕橫韌帶尺側段和腕掌韌帶構成，尺神經在其間通過（圖 21-4）[6]。當尺管內的尺神經受到卡壓而出現運動和感覺受障礙時，即為腕尺管綜合征，也是神經卡壓綜合征之一，主要表現為腕掌尺側壓痛和疼痛，尺側一個半手指疼痛、麻木等感覺異常，小指外展無力，甚者小魚際肌萎縮。屈腕試驗和叩擊試驗陽性。

橈骨莖突狹窄性腱鞘炎（Stenosing tendovaginitis at the radial styloid process）： 又稱狄奎凡氏病（de Quervain's Disease）[7]。拇長展肌和拇短伸肌分別是外展和背伸拇指的主要肌肉之一，二者在橈骨莖突處穿過腱鞘止於拇指（圖 21-5A）。當長期反覆作拇指對掌和伸屈運動時，因肌腱在腱鞘內過度摩擦，引起局部炎症而使腱鞘變窄，致使肌腱滑動受阻，造成橈骨莖突狹窄性腱鞘炎，主要表現為橈骨莖突和拇指周圍疼痛和壓痛，可出現紅腫和捫及結節，握拳尺偏試驗（Finkelstein 試驗）陽性，即將拇指握於掌心內，握緊拳並被動尺偏腕關節，橈骨莖突處出現明顯疼痛，即為陽性（圖 21-5B）。

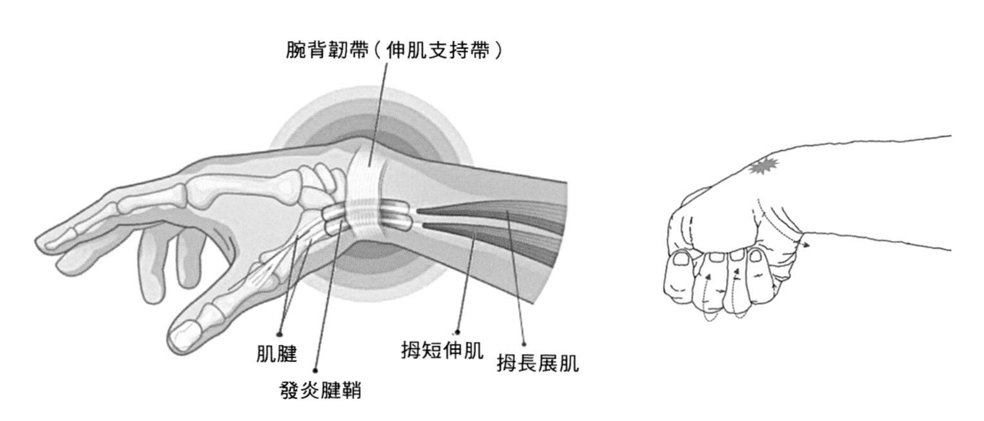

圖 21-5 橈骨莖突狹窄性腱鞘炎解剖病理機制（A）和握拳尺偏試驗（B）

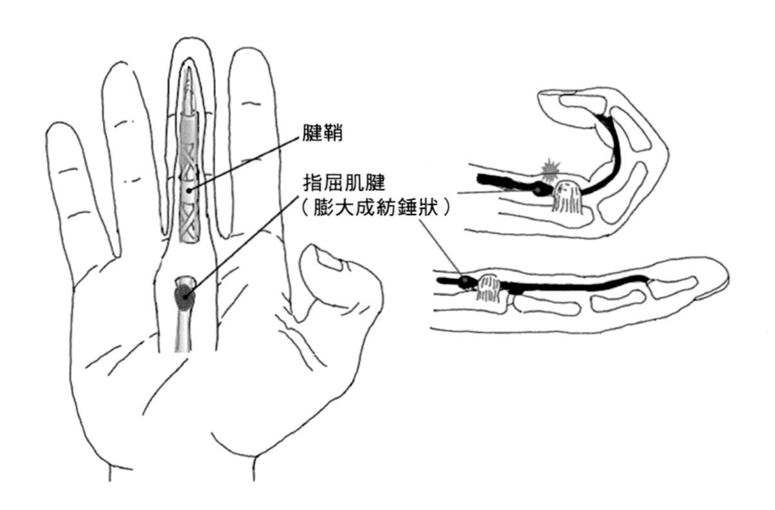

圖 21-6 指屈肌腱腱鞘炎解剖病理機制

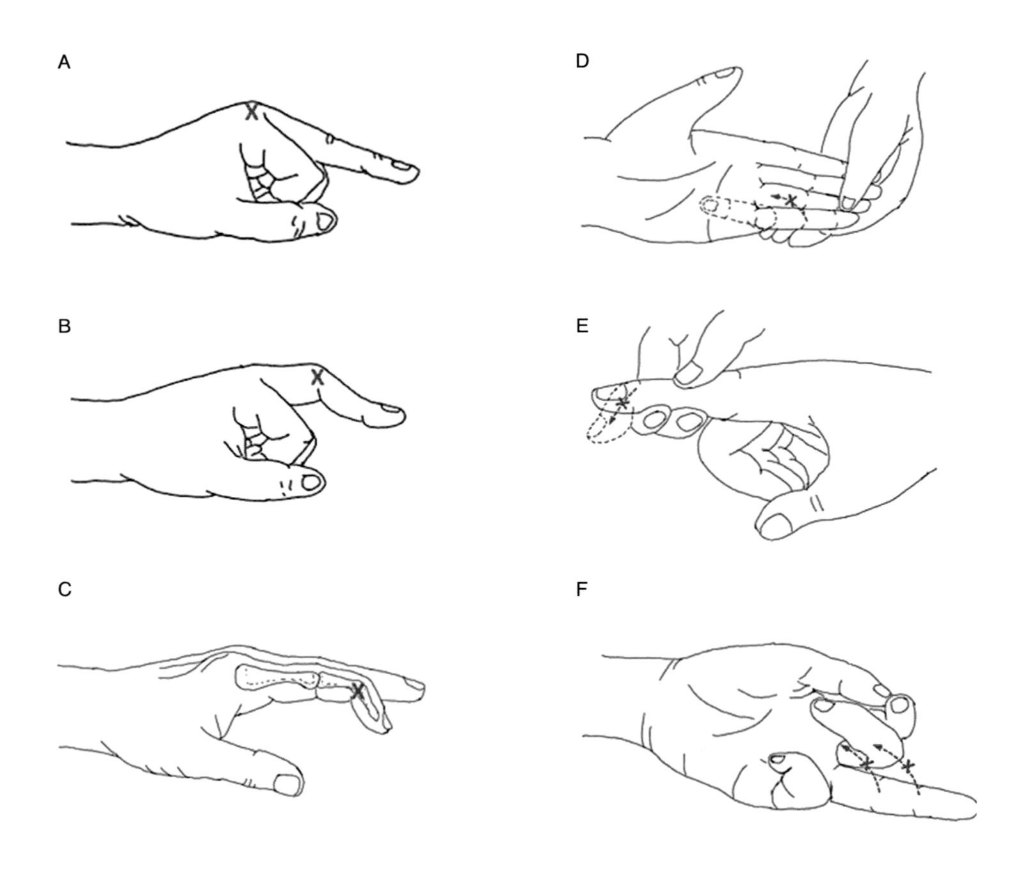

圖 21-7 各種指伸肌腱（A, B, C）和指屈肌腱（D, E, F）斷裂的臨床表現

指屈肌腱腱鞘炎（Stenosing flexor tenosynovitis）： 俗稱「彈響指」或「扳機指（Trigger finger）」，是臨床上最常見腱鞘炎之一[8]。指屈肌腱鞘是附著在掌指關節掌面淺槽和掌骨頸的骨性纖維管。拇長屈肌腱、指淺屈肌腱和指深屈肌腱在腱鞘內穿過各自鞘管，分別止於拇指和各手指末節。手指外傷和反覆頻繁屈伸摩擦、擠壓，引發炎症、水腫和纖維化，導致鞘管變窄和鞘管內的肌腱變細，而鞘管外的肌腱兩端增生膨大成紡錘或葫蘆狀（圖 21-6）。在屈伸滑動時，因嵌頓而出現扳機樣彈跳，並伴有彈響聲。指屈肌腱炎多發生在拇指、中指和環指。其典型症狀是患指屈伸困難、疼痛並伴有彈響，局部壓痛，並可捫及增厚的腱鞘和如豌豆大小的痛性結節。

指屈伸肌腱斷裂： 除拇指外其他四指的屈伸運動主要由指淺屈肌、指深屈肌和指伸肌完成。指淺屈肌腱止於中節指骨幹掌側面，其功能為屈掌指關節和近側指間關節。指深屈肌腱止於末節指骨基底部的掌側面，除可屈掌指關節和近側指間關節外，也是唯一可屈遠側指間關節的肌腱。指伸肌腱分離成中央束和兩側束，後者同時有骨間肌和蚓狀肌肌腱併入，形成腱帽，止於末節指骨基底部背側面，其主要功能是伸掌指關節和指間關節。

指屈伸肌腱常因用銳器切割時不慎、擠壓或衝撞造成斷裂。臨床特徵與肌腱斷裂部位有關（表 21-2）（圖 21-7）。臨床上應首先盡快採取手術縫合連接和固定，同時配合中醫方法進行功能康復[9]。

表 21-2 指屈伸肌腱斷裂臨床特徵

斷裂部位	臨床特徵
· 指伸肌腱斷裂	
在掌指關節近側斷裂	掌指關節無法伸直，但指間關節仍可伸直（圖 21-7A）。
中央束斷裂	近側指間關節無法伸直，遠側指間關節過伸畸形（圖 21-7B）。
在遠側指間關節斷裂	末節手指下垂屈曲畸形成「錘狀指」（圖 21-7C）。
· 指淺屈肌腱斷裂	
	指淺屈肌試驗陽性：固定除患指外其他 3 指於伸直位，患指近側指間關節不能屈曲（圖 21-7D）。
· 指深屈肌腱斷裂	
	指深屈肌試驗陽性：固定患指中節，遠側指間關節不能屈曲（圖 21-7E）。
· 指淺深肌腱同時斷裂	
	指淺屈肌和指深屈肌試驗均陽性（圖 21-7F）。

辨證分型和方藥治療

手乃肢末，靈巧作細之官；舒之為手，卷之為拳；有背有面，背在外為手背，面在中謂之掌。腕者，擎也，宛也，屈腕握拳是也。故手腕作痛，或因挫閃壓擠，或因勞作受損，故又稱「腕急」、「腕勞」、「手痲痹不仁（不舉）」、「手指攣」等。宋王執中《針灸資生經》詳列各種手腕痛，如「手中指攣，已而無名指小指亦攣」，「臂腕外側痛不舉」，「手不可舉重，腕急」，「手不仁」，「十指痛不得握」，「手不得上下」，「手攣不伸」，「手攣指痛」，「手卷不得伸」，「肘腕酸重，屈伸難」，「五指盡痛，不可掣」，「手五指不握，盡痛」，「手指掣痛不可忍」等。

手腕作痛，或挫壓擠撞，瘀血內生；或勞損筋傷，經脈受阻；或勞損日久，筋肉失養。故臨床上以筋傷瘀血、氣血瘀滯和筋肉失養最為常見[10-12]。

1. 筋傷血瘀

臨床特點：為急性外傷主要證型，多因腕部或指掌擠壓、撞擊、挫閃，導致韌帶、肌腱等軟組織受傷。腕部、指掌關節或指關節腫脹，疼痛難忍，不可觸碰，彎曲伸展受限；苔白，舌暗或有瘀點，脈弦。

證機分析：閃挫擠壓，筋傷血瘀，經脈受阻，瘀滯作痛。

治療要則：活血化瘀，消腫止痛。

常用方藥：七厘散加三七粉吞服：七厘散為傷科常用方，方中血竭、紅花活血散瘀，消腫止痛；乳香、沒藥行氣散瘀，活血通絡；麝香、冰片消瘀通絡，活血止痛；朱砂鎮靜安神，寧絡止痛；兒茶清熱止血，生肌止痛。加三七粉，化瘀止血，活血定痛。諸藥合用，以達散瘀消腫，通絡止痛之效。

2. 氣血瘀滯

臨床特點：為各種勞損手腕痛常見證型。或腕部壓痛、脹痛、刺痛、電擊樣痛或燒灼痛，屈腕或尺側時疼痛加重，活動受限，握拳無力；或掌指疼痛、壓痛，屈指對掌不利，時有彈響，可捫及痛性結節；時有紅腫。苔白，舌淡或暗或有瘀點，脈弦或澀。

證機分析：手腕勞傷，筋肉受損，經脈不暢，氣血瘀阻。

治療要則：理氣疏筋，消瘀止痛。

常用方藥：疏筋止痛湯加伸筋草、梔子：疏筋止痛湯專治肘腕掌指筋傷之症。方中當歸、川芎理氣和血，化瘀止痛；桃仁、紅花活血通經，祛瘀止痛；赤芍清熱涼血，消腫散瘀；乳香、沒藥消腫生肌，理氣定痛；蘇木、延胡索活血修損，通經止痛；桑枝祛濕通痹，舒解拘攣；土鼈蟲活血散瘀，續筋療損；雞血藤活血補血，舒筋活絡；生地黃清熱涼血，養陰生津；加透骨草舒筋活血，散瘀消腫；梔子涼血解毒，消腫止痛。諸藥化裁合用，以圖疏筋消腫，通經止痛之功。

3. 筋肉失養

臨床特點：多見於產後婦女和腕勞腕急、手攣指痛遷延不愈者。手腕或脹痛或掣痛，壓痛明顯，時輕時重，反覆發作；手腕活動過度或勞累後加重；腕掌手指屈伸嚴重不利，彈響明顯；甚者手腕肌肉萎縮；舌淡苔白，脈細弦。

證機分析：手腕役用日久，氣血陰精虧損，末節筋肉不得濡養。

治療要則：益氣養血，活血化瘀。

常用方藥：補陽還五湯合黃芪桂枝五物湯化裁：補陽還五湯專治氣虛血滯，脈絡瘀阻之證。方中重用黃芪，大補元氣；輔以當歸尾活血補血，祛瘀消腫；赤芍、桃仁、紅花、川芎活血散瘀，行氣通經；地龍行經活絡，搜竄除痹。黃芪桂枝五物湯專治肌肉不仁，麻木酸痛；方中桂枝疏達肌腠，活血和營；生薑、大棗溫脾助陽，生氣養血。雙方合裁，以取補益榮筋，舒經止痛之效。

中藥蠟療

中藥蠟療是結合中藥滲透和石蠟溫熱刺激及機械塑性效應的一種綜合外治法，可加快局部循環，加強藥物吸收，舒緩肌肉緊張和緩解神經壓迫，達到散瘀消腫，解痙止痛的功效。早在明代李時珍《本草綱目》已有蠟療記載：「……用蠟二斤，於鏇羅中熔，捏作一兜鍪，勢可合腦大小，搭頭致額，其病立止也。於破傷風濕，暴風身冷，腳上凍瘡……，均有奇效。」中藥蠟療尤其適合腕管綜合征等各種手腕痛[13-15]。常用中藥方列於表 21-3，供參考使用。

表 21-3 蠟療中藥方組成		
藥物	**重量（克）**	**比例（%）**
桑枝	30	8.8
乳香	15	4.4
海桐皮	20	5.9
沒藥	15	4.4
桂枝	30	8.8
紅花	30	8.8
冰片	10	2.9
牛膝	20	5.9
防風	20	5.9
伸筋草	30	8.8
透骨草	30	8.8
威靈仙	30	8.8
延胡索	30	8.8
白芷	30	8.8
總計	**340**	**100**

操作要點：中藥煮沸 30 分鐘，取出藥汁，將密織數層紗布敷料充分浸泡在藥汁中，待溫度降至 45°C 後，取出紗布，擰去多餘藥汁，至不滴水；將紗布敷貼包裹整個手腕部，重點覆蓋痛處。同時加熱蜂蠟至 65°C，待蜂蠟完全融化後，將其倒入鋪有塑膠紙的平盤中，待蜂蠟溫度降至 45°C 左右，外觀呈半凝固狀時，切取形狀和面積能完全覆蓋手腕關節的蠟塊，將塑膠紙提起並將整片蠟塊覆蓋在中藥紗布敷料上，並整塑使其與手腕關節緊密相貼，留置 20 分鐘，即完成一次蠟療。隔天治療一次，2 周為一療程。

針灸治療

手三陽脈起於指端，循掌出腕上臂；手三陰脈下臂入掌循指，出其端。其脈者，其經者，或結束，或分歧，循骨縫筋槽穿行。故手腕之痛，多發於骨節筋槽間。或針或灸，或刺或割，當以痛為俞，以局部俞穴為要 [16]。

治療要則： 化結散瘀，疏經通絡，消解止痛。

選穴原則：（1）確定阿是穴和局部用穴（表 21-4）；（2）根據手腕痛部位選取前臂遠端俞穴（圖 21-8）。

表 21-4 手腕痛選穴及功效一覽表

	穴位名稱	功效
· 局部選穴		
腕三角軟骨損傷 / 腕尺管綜合征	陽池、腕骨、陽谷、神門	消瘀散結、疏解止痛
腕管綜合征	大陵、內關、張氏神門[a]、陽溪	
橈骨莖突狹窄性腱鞘炎	陽溪、合谷、列缺、太淵	
指屈肌腱鞘炎	勞宮、少府、八邪、後溪	
· 前臂選穴		
	偏歷、手三里、曲池、郄門、尺澤、曲澤、小海	理氣舒筋、通經活絡

[a] 張氏神門穴位於掌側腕橫紋尺側端，尺側腕屈肌尺側緣（圖 21-8）。

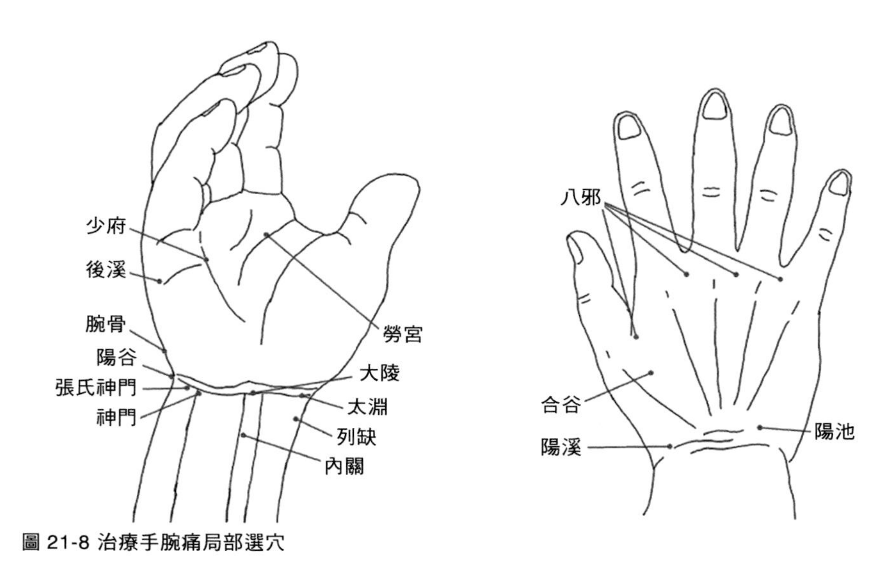

圖 21-8 治療手腕痛局部選穴

操作要點

· 患者取坐位，患側手腕平放於治療臺上，捫定壓痛點，行對刺、傍刺、齊刺或揚刺。腕三角軟骨損傷、腕尺管綜合征和腕管綜合征者，可深刺直達深部受傷處。腕管綜合征者，可自張氏神門透刺至大陵。橈骨莖突狹窄性腱鞘炎和指屈肌腱鞘炎者，平刺或斜刺，沿腱鞘方向對刺或傍刺。快速提插撚轉，直至酸脹快然。再取局部和前臂要穴，行相同針刺法。

· 選取 2-3 對阿是穴和手腕及前臂要穴，電針刺激，頻率 100 Hz，連續波，強度調至患者感覺舒適為宜，持續 25 分鐘。

· 治療頻次：每日或隔日一次，5 次為一療程。多數患者經一療程治療後，疼痛可大幅緩解或消失。

針刀療法

針刀療法已廣泛用於各種手腕腱鞘炎和卡壓綜合征的治療，尤其對指屈肌腱鞘炎、橈骨莖突狹窄性腱鞘炎和腕管綜合征效果明顯 [17-19]。下面以針刀治療指屈肌腱鞘炎為例，介紹操作要點：

1. 囑患者將患側手腕平放於治療臺上，術者仔細檢查捫定腱鞘絞鎖、彈響部位後，用龍膽紫在病變處作一標記，進刀點標在患處遠端。依次用碘酒和酒精消毒，鋪無菌巾，用 2% 利多卡因 1-2 ml 做局部麻醉。
2. 用小針刀斜坡面向病變部以垂直角度刺入皮膚，直至腱鞘，務必確保刀尖恰落位於腱鞘正中央，不出現左右偏斜，以免損傷腱鞘兩側神經血管（圖 21-9）。
3. 沿腱鞘縱形向上，小心挑撥切開增厚腱鞘，此時術者自覺手下有切斷堅韌組織的「喳喳」聲。同時囑患者屈伸患指，如絞鎖鬆解，患者頓感患指屈伸自如，疼感消失，則停止操作。如患者仍屈伸困難，繼續挑撥增厚腱鞘，反覆數次，直至彈響消失、患指伸屈自如為止。
4. 小心拔出針刀。用消毒紗布按壓數分鐘止血，再用敷料包紮 3 日，並保持手術處清潔乾燥，勿沾水。

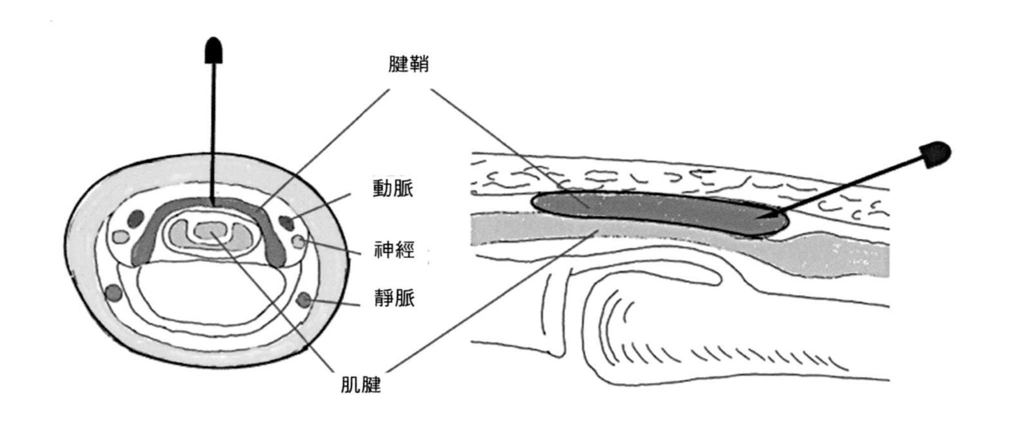

圖 21-9 針刀治療指屈肌腱鞘炎操作示意圖

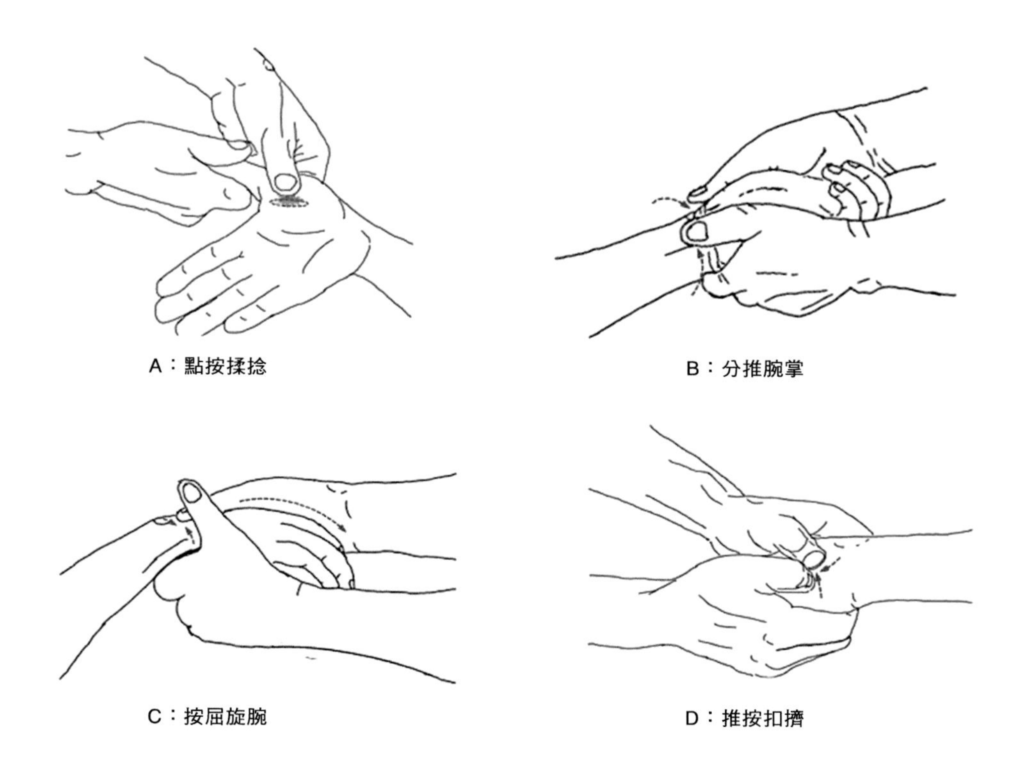

圖 21-10 治療手腕痛常用手法

手法治療

手腕作痛，多因外傷勞損、氣血瘀滯、筋經嵌壓所致，或彈響卡頓，腕急掌痛；或手攣不伸，五指失握；或隆突囊腫，屈伸不利。手腕乃肢體之末，經脈或結束，或分歧，行於骨縫筋槽。手法為治，當以細膩精準，或捏拔，或點按，或揉撚，或分推，或扣擠，以理經舒筋，散結消腫，疏解止痛[2,3]。主要手法如下（圖 21-10）：

- **揉捏拔伸**：以此舒緩疼痛，鬆解關節。（1）患者和術者面對而坐，術者一手托扶患側腕部，另一手於腕掌疼痛處作摩撫揉捏，以舒緩攣急，消解疼痛；（2）一手握在痛點關節近端，另一手握在痛點關節遠端，緩緩作相對拔伸牽引。
- **點按揉撚**：（1）以拇指指腹點按揉撚痛點，力量和緩，逐漸加重，以有明顯酸痛為度；（2）腕管綜合征、指屈肌腱鞘炎和橈骨莖突狹窄性腱鞘炎者，可用對揉法，即術者拇指和其餘四指分別置於腕部或手掌兩側相對位置上，做反覆揉撚（圖 21-10A）。

· **分推旋腕**：多用於腕管綜合征和腕三角軟骨損傷。(1)患者前臂旋後，手心向上。術者雙拇指相並置於腕掌面中央，餘四指握住腕背，然後雙拇指至中點向兩側分推，用力和緩深沉，反覆 50-100 次，直至患者局部有溫熱鬆解之感(圖 21-10B)；(2)囑患者前臂旋前，手背向上，術者雙拇指置於腕背，餘四指握在腕掌側；以拇指指端用力按入腕背間隙內，同時緩緩拔伸和輕搖腕關節；在拇指按壓至最大限度時，隨即掌屈腕關節，並左右各旋轉腕關節 2-3 次(圖 21-10C)。
· **推按扣擠**：主要用於腕背腱鞘囊腫，以此手法壓破囊腫。囑患者腕背向上，術者雙手扶握腕部，並掌屈腕關節，使囊腫凸顯高聳。術者雙側拇指抵扣囊腫，並逐漸用力推壓擠按，使之破裂(圖 21-10D)。之後輕揉，以使囊內液體完全消散。如因壁厚難以壓破者，消毒後，用針刺或三棱針刺破囊腫，再做擠壓。

治療策略及自我調理

· 針刺和手法是治療各種手腕痛首選。如指屈肌腱鞘炎、橈骨莖突狹窄性腱鞘炎和腕管綜合征對針刺和手法療效欠佳，可考慮針刀療法。蠟療對手腕痛具有良好緩解作用，可與針刺和手法一起使用。中藥內服可作為輔助治療。大多數手腕痛預後良好。
· 手腕痛常因運動外傷和職業手部勞損所致。採取防護措施，如佩戴護腕、調整鍵盤高度等，以及經常作屈伸、旋轉、牽拉手腕關節等自我保健按摩，都可有效減少手腕痛的發生。

◇ 參考文獻

1 中華醫學會疼痛學分會（編）:《中國疼痛病診療規範》：第 84-94 頁，人民衛生出版社，北京，2020.
2 王和鳴，黃桂成（主編）:《中醫骨傷科學》（第 3 版）：第 292-303 頁，中國中醫藥出版社，北京，2012.
3 俞大方（主編）:《推拿學》（第 1 版）：第 84-94 頁，上海科學技術出版社，上海，1985.
4 Skalski MR, White EA, Patel DB, Schein AJ, RiveraMelo H, Matcuk GR Jr. The Traumatized TFCC: An Illustrated Review of the Anatomy and Injury Patterns of the Triangular Fibrocartilage Complex. Curr Probl Diagn Radiol. 2016; 45(1): 39-50.
5 Wipperman J, Goerl K. Carpal Tunnel Syndrome: Diagnosis and Management. Am Fam Physician. 2016; 94(12): 993-999.
6 Staples JR, Calfee R. Cubital Tunnel Syndrome: Current Concepts. J Am Acad Orthop Surg. 2017; 25(10): e215-e224.
7 Ilyas AM, Ast M, Schaffer AA, Thoder J. De quervain tenosynovitis of the wrist. J Am Acad Orthop Surg. 2007; 15(12): 757-764.
8 Matthews A, Smith K, Read L, Nicholas J, Schmidt E. Trigger finger: An overview of the treatment options. JAAPA. 2019; 32(1): 17-21.
9 Howell JW, Peck F. Rehabilitation of flexor and extensor tendon injuries in the hand: current updates. Injury. 2013; 44(3): 397-402.
10 徐麗紅，吳海科，黃濤，彭烈標，黃婷婷，梁艷桂，黃強．不同中醫證型腕管綜合征患者的神經電生理特點 [J]. 中國醫藥導報，2019; 16(01): 123-125+129.
11 張惠兵，崔濤，裴豫琦，李妍怡．李妍怡教授治療腕管綜合征經驗總結 [J]. 西部中醫藥，2020; 33(01): 63-65.
12 中華中醫藥學會．腕管綜合征 [J]. 風濕病與關節炎，2013; 2(3): 71-73.
13 占超，丁一，葉正飛．中藥蠟療近 10 年臨床研究進展 [A]. 中國針灸學會．新時代新思維新跨越新發展—2019 中國針灸學會年會暨 40 周年回顧論文集 [C]. 中國針灸學會：中國針灸學會，2019: 4.
14 王野，白一辰．針刺結合中藥蠟療治療腕管綜合征 [J]. 長春中醫藥大學學報，2016; 32(03): 552-554.
15 王鈺婷，胡贇．針刺結合蜂蠟治療產褥期橈骨莖突狹窄性腱鞘炎臨床觀察 [J]. 實用中醫藥雜誌，2020; 36(10): 1332-1333.
16 李夢嬌．針灸治療腕管綜合征研究進展 [J]. 世界最新醫學資訊文摘，2016; 16(A0): 61-62.
17 唐勇，孫昌雄．針刀治療橈骨莖突狹窄性腱鞘炎 Meta 分析 [J]. 中國民間療法，2020; 28(23): 54-57.
18 周俏吟，申毅鋒，李石良．針刀治療腕管綜合征的研究進展 [J]. 中國醫藥導報，2018; 15(27): 147-149.
19 張睿．小針刀治療手、足屈肌腱鞘炎 1185 例臨床報告 [J]. 世界最新醫學資訊文摘，2018; 18(49): 177.

第 22 章

腰痛及坐骨神經痛

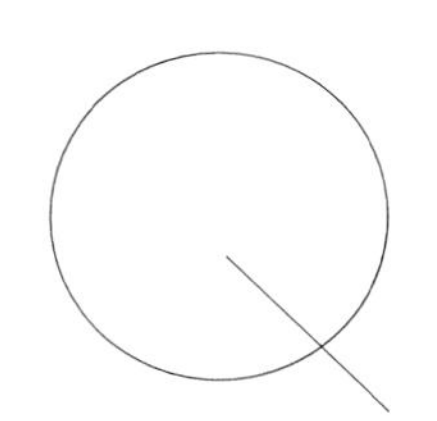

相關解剖和定義

腰部是以腰椎為中軸，以第 12 肋骨為上界、骶骨上緣和髂嵴為下界、兩側腋後線為邊界的一個解剖區域。腰椎是負重最大，承載身體重心，可做屈伸、側彎和旋轉運動的樞紐關節，擔負著維持人體直立姿勢和將身體重量通過骶髂關節和下肢傳遞至足部的功能。腰部中央分佈著寬闊堅韌的胸腰筋膜（又稱腰背筋膜）（圖 22-1A）。腰椎兩側附著有豐厚的肌肉，主要有豎脊肌（又稱骶棘肌）、髂腰肌、腰方肌和腹肌等（圖 22-1B, C）。從腰骶脊髓發出的神經根構成腰骶神經叢；神經叢發出粗大的坐骨神經。後者自梨狀肌下孔出骨盆，走行於臀大肌深面，經股骨大轉子和坐骨結節之間（圖 22-1D），下行分佈至下肢。坐骨神經支配股後肌群、小腿和足部肌肉運動，以及小腿和足部感覺。

腰痛（Low back pain）是腰部組織和解剖結構因損傷、退行性變和病變、腫瘤骨轉移以及相關內臟疾病所引起的局部痛症。我國普通人群的腰痛發病率約為 4%-6%; 特殊職業人群高達 40%-74%[1,2]。通常意義上的腰痛是指腰部軟組織損傷和腰椎病變的肌肉骨骼性腰痛，常見的有急性腰扭傷、腰背肌筋膜疼痛綜合征、腰椎間盤源性疼痛、腰椎間盤突出、腰椎管狹窄、第三腰椎橫突綜合征和強直性脊柱炎等（表 22-1）[3]。本章僅討論肌肉骨骼性腰痛。內臟疾病所致腰痛主要有泌尿系統結石和炎症，可參考其他資料論治。強直性脊柱炎為免疫性疾病，在第 25 章「免疫代謝性關節炎」中敘述；腫瘤骨轉移腰痛在第 30 章「癌痛」中討論。

臨床上，大多數坐骨神經痛是因腰部病變壓迫神經根所引起，因此將坐骨神經痛和腰痛一併討論。梨狀肌綜合征也是坐骨神經痛的常見病因，也包括在本章中討論。如僅有腰部疼痛或不適，持續至少 12 周，但無神經根壓迫

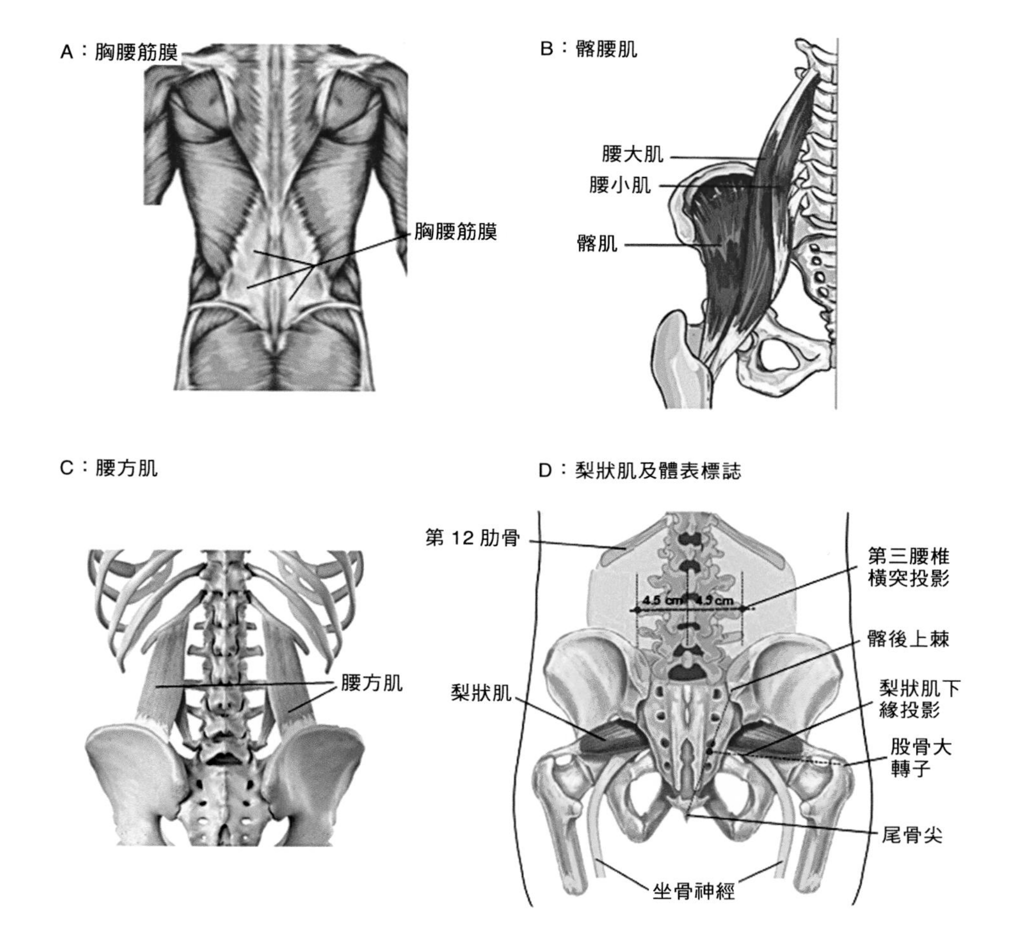

圖 22-1 腰部解剖結構：胸腰筋膜（A），髂腰肌（B），腰方肌（C），梨狀肌及體表標誌（D）

症狀和特定病變，則稱為慢性非特異性腰痛（Chronic non-specific low back pain）[4]。從病理機制來看，慢性非特異性腰痛主要包括腰背肌筋膜疼痛綜合征和腰椎間盤源性疼痛。

病理機制和臨床特徵

急性腰扭傷：為最常見腰痛之一，俗稱「閃腰」、「岔氣」，常因搬抬重物或腰部活動過於猛烈時，腰部肌肉、筋膜、韌帶等軟組織受到過度牽拉，發生撕裂而造成，較常見的是腰方肌和腰大肌的拉傷。臨床特點為腰部持續性劇烈疼痛，活動受限，有明顯壓痛點，局部常可捫及條索或結節狀損傷組織，可出現下肢放射痛。

腰背肌筋膜疼痛綜合征 (Myofascial pain syndrome)： 又稱慢性腰肌勞損、腰背部肌筋膜炎、腰背肌纖維織炎；是因腰部軟組織退行性變，或在固定一個姿勢下長期勞作（如久坐）或長期處於寒冷、潮濕環境中，導致肌纖維持久收縮，局部缺血缺氧及大量致痛因子釋放，從而誘發或加重疼痛 [3,5,6]。臨床表現為腰背酸痛脹痛，疼痛範圍局限或彌散，常可捫及多個條索或結節狀痛性組織，稱為「肌筋膜疼痛觸發點」，多數位於胸腰椎椎旁、第三腰椎橫突、髂嵴和髂後上棘等處，由觸發點引發的疼痛與患者主訴一致，觸壓時常引發局部抽搐反應和牽涉痛。從描述來看，觸發點似是針灸學中的「阿是穴」。腰背肌筋膜疼痛綜合征常伴有下肢放射痛，反覆發作，勞累或寒冷潮濕天氣時疼痛加重或復發。

腰椎間盤源性痛 (Lumbar discogenic pain)： 又稱椎間盤源性腰痛（Discogenic low back pain），是因腰椎間盤內部病變所產生的致痛物質，激活椎間盤內的痛覺感受器和傳入神經，所導致的功能喪失性腰痛。主要病理機制有扭轉損傷（Torsion injury）和椎間盤內破裂（Internal disk disruption, IDD）[3,7,8]。扭轉損傷是因椎間關節過度或強力旋轉所產生的剪切力作用於椎間盤，造成纖維環撕裂，常為椎間盤退行性變的前奏。椎間盤內破裂是因退行性變或長期勞損，導致纖維環出現放射狀撕裂，為腰椎間盤源性痛最常見病因。臨床上根據《改良達拉斯椎間盤撕裂圖示量表》（*Modified Dallas Diskogram Scale*），纖維環撕裂程度分為 6 級：0 級為完好無損；1 級為撕裂僅限纖維環內 1/3；2 級為撕裂達 2/3；3 級撕裂貫穿整個纖維環；4 級是撕裂波及纖維環周圍；5 級是纖維環外層完全撕裂，髓核溢出（圖 22-2）[7]。

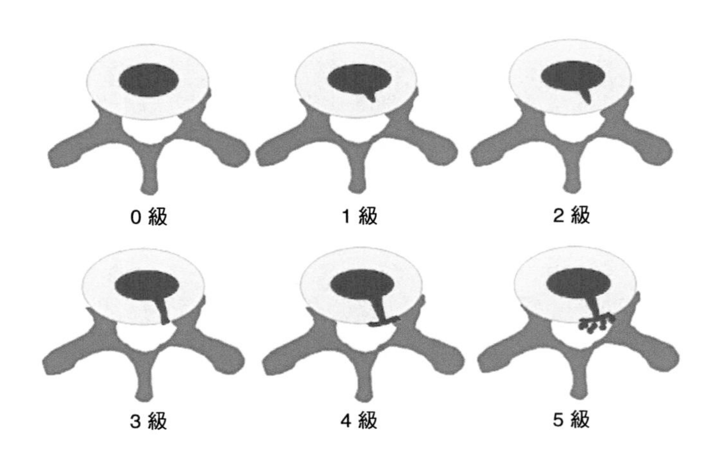

圖 22-2 腰椎間盤纖維環撕裂程度分級示意圖

椎間盤源性腰痛最突出的臨床特徵是，腰骶深部鈍痛和坐的耐受力大幅下降；患者通常只能坐 20 分鐘左右，即需起身站立或行走以減輕疼痛；久坐、彎腰、旋轉和閉氣用力時（如咳嗽、用力排便、提舉重物等）加重疼痛；但不伴有神經根受壓症狀和體徵。約 65% 患者伴有下肢膝以下非神經根性疼痛，但不作為診斷的特異性體徵。椎間盤源性腰痛好發於肥胖者和工作要求久坐者（如出租車司機和遠途卡車司機）。

腰椎間盤突出症 (Lumbar disc herniation)：是在椎間盤退行性變或椎間盤內病變基礎上，在外力因素作用下（如搬運重物、腰部過度活動或長期慢性勞損），導致纖維環破裂，髓核突出，壓迫脊神經根所引發的一種痛症（圖 22-3B）。95% 腰椎間盤突出症發生在腰 4/5 和腰 5/ 骶 1 之間。多數情況下，髓核向後側方突出（單側型），出現同側下肢症狀；也可向後縱韌帶兩側突出（雙側型），壓迫雙側神經根；或向後正中部突出壓迫馬尾（中央型）。大多數突出物位於神經根外上方，稱為肩上型；如位於神經根內下方，則為腋下型（圖 22-4）[3,9]。

腰椎間盤突出症早期症狀多為持續性鈍性腰痛，也常有急性發作，表現為發病急驟，痙攣性劇烈疼痛，並伴有典型的放射性坐骨神經痛，疼痛由臀部沿大腿後外側放射至小腿和足背。活動和閉氣用力時常觸發或加重疼痛。行走

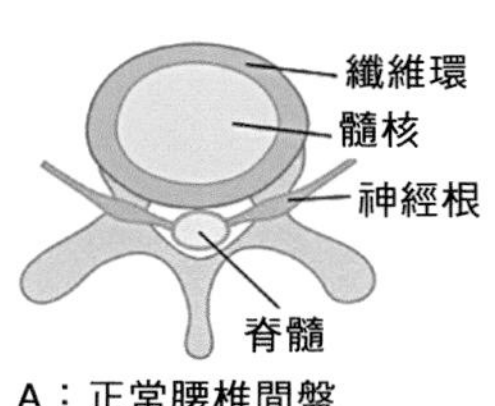

A：正常腰椎間盤

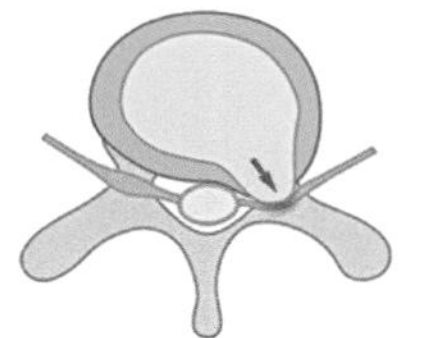
B：腰椎間盤突出

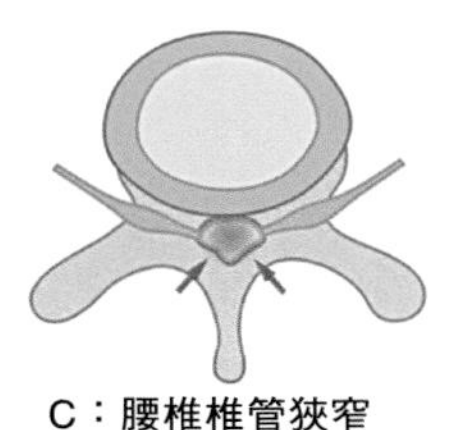
C：腰椎椎管狹窄

D：X 線影像

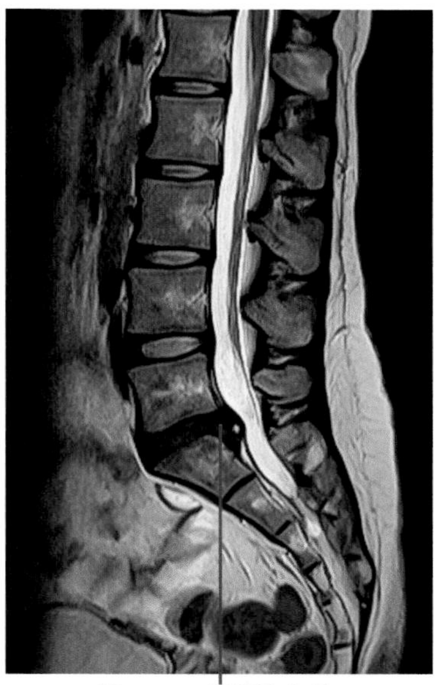
第 L5–S1 椎管狹窄并
椎間盤突出壓迫神經根

圖 22-3 腰椎間盤正常狀態（A），突出（B）和狹窄（C）示意圖及 X 線影像（D）

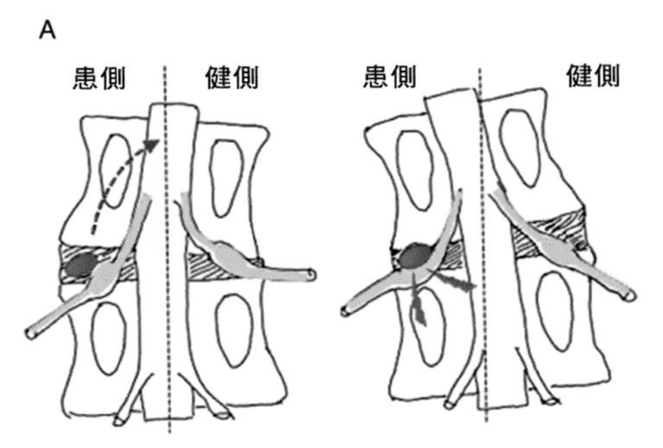
A
患側
健側
患側
健側
肩上型：突出物在神經根外上方。
患者腰部側向健側，以減輕壓迫。

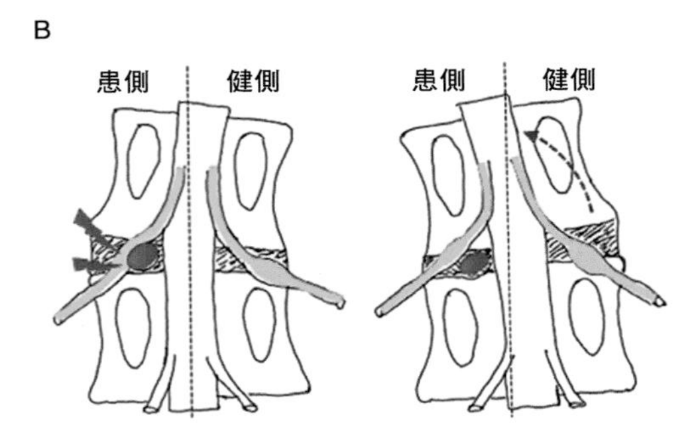
B
患側
健側
患側
健側
腋下型：突出物在神經根內下方。
患者腰部側向患側，以減輕壓迫。

圖 22-4 肩上型和腋下型腰椎間盤突出及與腰椎側彎的關係

久後出現跛行，蹲位和坐位則疼痛緩解。如突出為中央型壓迫馬尾，則出現馬尾綜合征，表現為會陰部麻木、刺痛，二便功能失調，多為尿瀦留和排便失禁，陽痿甚至雙下肢不完全癱瘓。腰椎間盤突出症主要體徵包括局部壓痛和叩痛；活動受限；脊柱側彎，肩上型者側彎向健側，腋下型者側彎向患側（圖 22-4）；皮膚感覺障礙；肌力減退和腱反射減弱或消失；直腿抬高試驗等檢查呈陽性（圖 22-5B）。

腰椎椎管狹窄症 (Lumbar spinal stenosis)：主要因退行性變、腰椎椎管和椎間孔周圍骨質增生、韌帶增厚，致使管腔狹窄或變形，壓迫神經根和馬尾所引發的腰痛，與腰椎間盤突出症一樣，也好發於腰 4 至骶 1 椎骨（圖 22-3C）。腰椎椎管狹窄症是老年人常見病之一，也是 65 歲以上老年人腰椎手術的最常見病因 [3,9,10]。

神經根性疼痛和間歇性跛行是腰椎椎管狹窄症的兩大臨床特徵，表現為腰腿滯重酸痛或脹痛，甚者刺痛、灼痛，多為雙側。疼痛隨站立時間或行走距離增加加重而出現跛行，甚至無法繼續行走；短暫休息後症狀緩解；但若繼續行走，症狀又出現，如此反覆，造成間歇性跛行。做脊柱前曲動作（如彎腰、開車、騎自行車、上坡等）疼痛減輕，脊柱後伸則疼痛加重。因此椎管狹窄症患者常抱怨上坡容易，而下坡困難。臨床檢查可見腰部後伸明顯受限，腰椎背伸試驗陽性，即當俯臥位、腰部被動後伸時，引發後背和小腿疼痛（圖 22-5A）。

第三腰椎横突綜合征 (Third lumbar transverse process syndrome)：第三腰

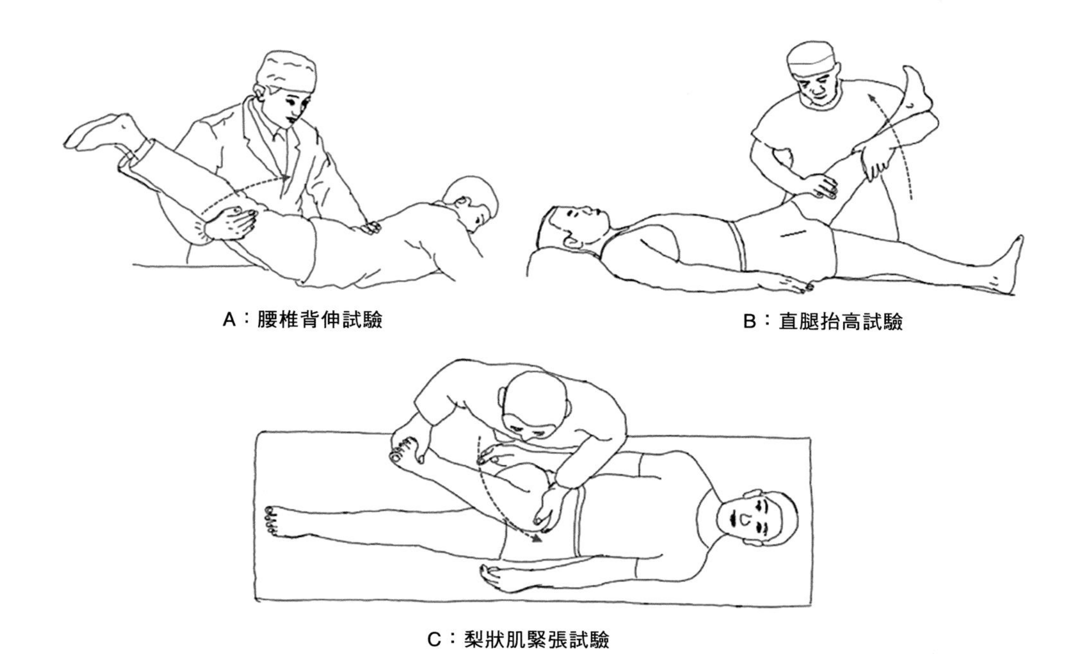

圖 22-5 腰痛常用檢查法

椎恰位於腰椎生理前凸弧度的頂點，為傳遞脊柱受力的樞紐。第三腰椎橫突最長，呈水平位向兩側伸出，其體表投影為：通過腰 2 和腰 3 棘突尖連線中點做一水平線，再於後正中線旁開 4.5 釐米做一平行垂直線，水平線與垂直線交點即為第三腰椎橫突尖體表投影（圖 22-1D）。第三腰椎橫突附著有腰肌、腰方肌、腹橫肌和胸背筋膜等肌肉和筋膜，附近有臀上皮神經通過，後者支配臀和大腿後部皮膚感覺。

第三腰椎橫突的解剖學特點決定了其易受外傷和勞損，導致附著其上的筋膜肌肉撕裂和炎症，壓迫和刺激神經而引發疼痛，即為第三腰椎橫突綜合征 [3,9]。綜合征多發於青壯年，尤其是體力勞動和久坐人群。臨床表現為持續性腰痛，彎腰和旋轉腰部時疼痛加重，在第三腰椎橫突投影區周圍有明顯壓痛，並常可捫及條索狀硬結。慢性勞損常伴有臀和大腿後部疼痛。X 光檢查可見第三腰椎橫突明顯增長和肥大。

梨狀肌綜合征（Piriformis syndrome）：梨狀肌為位於臀深部的一小肌肉，因外形如梨形而得名。肌肉起始於骶前孔外側和坐骨結節上緣，其纖維穿過坐骨大孔，抵止於股骨大轉子，將坐骨大孔分為上、下兩部分，分別稱為梨狀肌上孔和梨狀肌下孔。大多數情況下，坐骨神經從梨狀肌下孔穿出，下行至下肢；也有因解剖學變異而在梨狀肌內穿過。後者更易造成壓迫坐骨神經。梨狀肌的主要功能為協助外旋髖關節。自尾骨尖和髂後上棘連線中點，向股骨大轉子頂點做一連線，即為梨狀肌下緣的體表投影（圖 22-1D）[3,9,11,12]。

梨狀肌綜合征是因梨狀肌損傷和炎症，引發充血、水腫、痙攣或肥厚，壓迫和刺激坐骨神經而導致臀部和下肢疼痛 [3,9,11,12]。表現為一側或雙側臀部酸脹疼痛，甚者呈「刀割樣」或「燒灼樣」疼痛，並放射至小腹、大腿後部或小腿外側；當大腿內旋或內收時，疼痛加重。直腿抬高試驗至 60° 前，梨狀肌被拉緊，疼痛明顯；但大於 60°，梨狀肌不再被牽拉，疼痛反而減輕（圖 22-5B）。梨狀肌緊張試驗陽性，即被動內收內旋髖關節、牽拉梨狀肌時，引發坐骨神經放射痛；但再迅速將患肢外旋外展，疼痛則隨即緩解（圖 22-5C）。

表 22-1 各種腰痛鑒別表

鑒別要點	急性腰扭傷	腰背肌筋膜疼痛綜合征	腰椎間盤源性痛	腰椎間盤突出症	腰椎椎管狹窄症	第三腰椎橫突綜合征	梨狀肌綜合征
病理機制	肌肉筋膜拉傷撕裂	肌纖維持久收縮，缺血缺氧	椎間盤內部病變	髓核突出，壓迫神經根	骨質增生，韌帶增厚，管腔狹窄	第三腰椎橫突處軟組織損傷	梨狀肌損傷壓迫坐骨神經
局部疼痛	劇烈疼痛，壓痛，叩痛。	酸痛，脹痛，有肌筋膜疼痛觸發點。	深部鈍痛，坐的耐受力下降	持續性鈍痛，或痙攣性疼痛，多為單側	酸痛，脹痛，刺痛，灼痛，多為雙側	持續性腰痛，第三腰椎橫突壓痛明顯	臀部脹痛，刀割樣或燒灼樣痛
下肢放射痛	可能	無	無	明顯	明顯	可能	明顯
疼痛加重因素	特定方向活動時加重	勞累，寒冷潮濕天氣	久坐，彎腰，旋轉，閉氣用力	活動，閉氣用力	久立，行走，間歇性跛行	彎腰，旋轉腰部	內旋、內收
直腿抬高試驗	可陽性	不確定	不確定	陽性	不確定	陰性	<60° 陽性，>60° 陰性
其他相關症狀	無特異其他症狀	無特異其他症狀	部分患者膝以下非神經根性疼痛	馬尾綜合征	馬尾綜合征	無特異其他症狀	梨狀肌緊張試驗陽性
影像學特徵	不確定	不確定	不確定	椎間盤退變和脫水	椎管和相應結構狹窄變形	第三腰椎橫突增長和肥大	不確定

中醫淵源

腰位胯上脅下，俯仰轉搖，乃一身之樞；腰脊貫其中，腎居其兩側。故腰為強脊之官，命門寄附之府。清尤怡《金匱翼．腰痛》云：「蓋腰者，一身之要，屈伸俯仰，無不由之。」腰之為痛，又謂腰背痛、腰脊痛、腰尻痛、腰脽（shuí）痛、腰股痛、腰腳痛，視痛所牽連而名。其因者，或寒濕，或濕熱，或血瘀，或腎虛。元朱丹溪《丹溪心法．腰痛》言：「腰痛主濕熱、腎虛、瘀血、挫閃、有痰積。」

寒濕為痛，或感受風寒外邪，或涉水淋雨，或久居陰濕之地，寒濕外邪侵淫，腰背經脈凝泣，筋肉拘滯，是為寒濕腰痛，又謂腎著腰痛 [13]。東漢張仲景《金匱要略．五藏風寒積聚病脈證並治》曰：「腎著之病，其人身體重，腰中冷，如坐水中，⋯⋯腰以下冷痛。」《諸病源候論．虛勞病諸候下》云：「⋯⋯風冷客於髀樞之間，故痛也。」《素問．六元正紀大論》亦云：「感於寒，則病人關節禁固，腰椎痛，寒濕推於氣交而為疾也。」

濕熱為痛，多因寒濕浸淫日久，鬱而化熱；或因長夏時節，濕熱大勝，蒸蒸而熾；或膀胱濕熱，流注腰脊髀關。熱邪壅伏腰府，經脈筋肉拘急而痛。金李東垣《脾胃論》曰：「腳膝痿軟，行步乏力或疼痛，乃腎肝中伏濕熱。」元朱丹溪《丹溪心法．腰痛》云：「濕熱腰腿疼痛，兩脅搐急，露臥濕地，不能轉側⋯⋯。」

腰傷卒然作痛，謂臀（guì）腰。臀者，腰忽痛也。或過度負重，或強力舉重，或閃挫跌仆，或墜落墮下；脊強反折，瘀血內生，是為瘀血腰痛。清尤怡《金匱翼》論及：「瘀血腰痛者，閃挫及強力舉重得之，⋯⋯若一有損傷，則血脈凝澀，經絡壅滯，令人卒痛不能轉側，其脈澀，日輕夜重者是也。」隋巢元方《諸病源候論．腰背痛諸候》云：「臀腰者，謂卒然傷損於腰而致痛也，此由損血搏於脊背所為。」宋陳言《三因極一病證方論》亦云：「打撲腰痛，惡血蓄瘀，痛不可忍。」

腰為腎之府。腎足少陰之脈，貫脊屬腎。故腰府作痛，根本在腎。《素問．脈要精微論》曰：「腰者，腎之府，轉搖不能，腎將憊矣。」隋巢元方《諸病源候論．腰背病諸候》言：「凡腰痛病有五⋯⋯，三曰腎虛，役用傷腎，是以痛。」或稟賦不足，或年老體衰，或產後虧虛，或終日勞役，或寒濕熱邪羈留腰府，綿延不去，或腰傷日久不愈；致使腎精虛耗，腰脊失養，椎節崩壞，是為腎虛腰痛。正如清沈金鼇《雜病源流犀燭．腰臍病源流》所述：「腰痛，精氣虛而邪客病也，⋯⋯腎虛其本也；風寒濕熱痰飲，氣滯血瘀閃挫，其標也。或從標，或從本，貴無失其宜而已。」

辨證分型和方藥治療

腰痛者，不外寒濕、濕熱、血瘀、腎虛所為。雖病勢有急緩，病程有長短，但多以虛證為主。明張介賓《景岳全書．腰痛》曰：「腰痛之虛證，十居八九。」腰痛初起，或寒凝斂閉，或濕滯重著，或濕熱壅蒸，或血瘀阻滯，致使腰府經脈痹阻不通，氣血運行不暢。綿延日久，腎精耗損，腰脊失強則不可俯仰，椎節失濡則不得轉搖。

1. 寒濕腰痛

臨床特點：多見於常年在潮濕或陰冷環境中勞作者或涉水作業者，為腰背肌筋膜疼痛綜合征早期主要證型之一，亦可見於其他類型腰痛早期。腰部冷痛重著，或酸脹痹痛；俯仰不利，轉搖受掣；晝輕夜重；遇寒痛甚，靜臥痛勢不減，受溫得暖則痛減；苔白膩，舌淡，脈沉緊或遲緩。

證機分析：寒濕羈留腰府，經脈壅塞，氣血不流，筋肉痹阻。

治療要則：散寒祛濕，溫經通絡。

常用方藥：烏附龍馬湯化裁加茯苓、白朮。烏附龍馬湯由原甘肅省衛生廳廳長劉維忠專為寒濕腰痛所立[14]。方中製川烏、製附子先煎，以散寒祛濕，溫經止痛；桂枝溫經通陽，利節解肌；威靈仙、獨活通經活絡，祛濕除痹；細辛辛熱竄透，通陽散寒；狗脊、杜仲、牛膝祛濕止痹，強筋壯骨；青風藤、地龍通絡止痹、利尿祛濕；製馬錢子、烏梢蛇搜絡止痛，善治風濕頑痹；澤瀉、茯苓、白朮補氣健脾，利水化濕。諸藥合用，共圖溫寒祛濕，通絡強脊之功。

2. 濕熱腰痛

臨床特點：多見於素體陽盛而常年在陰濕環境勞作之人。腰部重著，灼熱作痛，筋肉搐急；暑濕陰雨天時加重；轉側不利，身體困重，煩熱口渴，小便短赤，苔黃膩，脈滑數。

證機分析：寒濕鬱而化熱，熱邪壅阻腰府，經脈不通，筋肉拘急而痛。

治療要則：清熱利濕，舒經通絡。

常用方藥：七味蒼柏散加薏苡仁、川牛膝：七味蒼柏散專治濕熱痹阻、經脈滯澀之腰痛。方中取二妙散蒼朮、黃柏，以清熱燥濕，舒筋利節；白朮益氣健脾，化濕利水；川芎、當歸養血活血，通經止痛；杜仲、補骨脂補腎強腰，暖脾利濕。加薏苡仁利水滲濕，清熱除痹；川牛膝益腎強筋，通經利水。諸藥合用，共收清熱化濕，通絡止痛之效。

3. 瘀血腰痛

臨床特點：為急性腰扭傷最常見證型，亦可見於其他腰痛急性發作時。多有搬抬提舉重物或閃挫跌打史。腰部拘急脹痛，甚者刺痛拒按，如撕如折；痛有定處，可捫及條索狀損傷組織，有明顯壓痛和反跳痛；俯仰不能，輾轉艱難；日輕夜重；舌紫暗，或有瘀斑；脈弦澀。

證機分析：外傷瘀血，經脈受阻，血絡瘀滯，氣血不行。

治療要則：理血逐瘀，通絡止痛。

常用方藥：桃紅四物湯送服七厘散：桃紅四物湯具活血通絡，化瘀止痛之功。方中桃仁、紅花行經活血，逐瘀止痛；川芎、當歸行氣活血、理血止痛；熟地益腎填精，補血養陰；芍藥斂陰養血，緩急止痛。七厘散擅治跌撲損傷，血瘀疼痛。方中血竭活血止血，散瘀止痛；乳香、沒藥活血祛瘀，消腫止痛；兒茶收斂止血，消腫散瘀；冰片、麝香辛香走竄，消散止痛。諸藥合用，共奏化瘀消腫，行血止痛之功。

4. 腎虛腰痛

臨床特點：為腰痛常見證型之一，見於各種慢性腰痛、年老體弱和產後婦人。腰部酸痛，綿綿不已，喜揉喜按，遇勞或走行加重，躺臥則減；反覆發作；膝腿無力，步履滯緩邋遢。偏陽虛者，面色㿠白，形寒肢冷，少氣乏力，苔薄白，舌淡潤；脈沉細。偏陰虛者，形體消瘦，心煩失眠，口乾咽燥，手足心熱；苔少舌紅，脈細數。

證機分析：腎精虧虛，腰脊失養，椎節失濡。

治療要則：補腎益精，強脊壯腰。

常用方藥：補腎活血湯加狗脊、附子、肉桂、黃柏、知母、女貞子、生地：補腎活血湯原為腰傷後期，肝腎虧虛，筋骨酸痛所設。方中熟地、菟絲子、枸杞子、山茱萸、補骨脂、肉蓯蓉補肝益腎，培元固精；杜仲加狗脊，以補腎強脊，壯腰健腿；配歸尾、紅花、獨活、沒藥活血祛瘀，通絡止痛。腎陽虛者，加附子、肉桂，以溫腎助陽；腎陰虛者，加黃柏、知母滋腎降火；女貞子、生地補腎滋陰。諸藥化裁加減，以圖益腎強脊，活血止痛之效。

針灸治療

腰為體軀之樞，督脈縱行其上，連骶貫脊。帶脈起於季脅，回身一周，束縛腰脊。膀胱足太陽脈入抵腰中，挾脊貫臀，循膂入膕；足太陽之筋廣布腰脽（shuí）。膽足少陽脈循過季脅，繞行髀厭（髖關節）。腎足少陰脈入膕上股，貫脊屬腎。故針灸治以腰痛，多以督帶二脈、膀胱足太陽脈、膽足少陽脈和腎足少陰脈俞穴為主。雖腰痛起因不一，但總以阿是為首，通絡止痛為要，再依不同腰痛和證型而辨治 [15]。

治療要則： 通絡止痛，驅邪逐瘀，補腎壯腰。

選穴原則：（1）確定阿是穴和腰痛共用穴（表 22-2）（圖 22-6）；（2）根據不同病徵和證型選取其他穴。

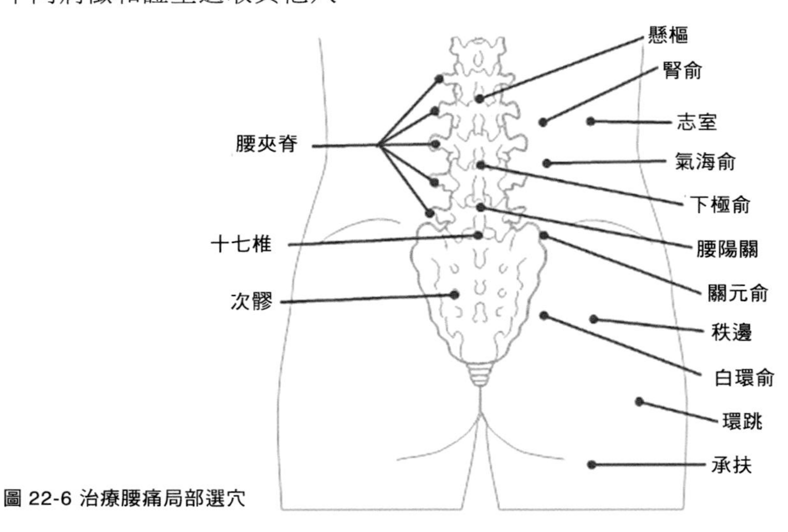

圖 22-6 治療腰痛局部選穴

表 22-2 腰痛選穴及功效一覽表

	穴位名稱	功效
· 共用穴		
	阿是穴、腎俞、氣海俞、大腸俞、關元俞、委中	活絡止痛，補腎利腰
· 病徵選穴		
急性腰扭傷	攢竹、人中、後溪、養老	通經活血，緩急止痛
腰背肌筋膜疼痛綜合征、腰椎間盤源性痛、腰椎椎管狹窄症	腰夾脊、懸樞、命門、下極俞、腰陽關、十七椎、志室、次髎	通督利脊，益腎壯腰
腰椎間盤突出症	環跳、承扶、殷門、陽陵泉、足三里、承山、懸鐘、丘墟	疏經通絡，利腰止痛
第三腰椎橫突綜合征	第三腰椎橫突尖投影點、命門、志室、承扶、殷門	舒筋活絡，消瘀止痛
梨狀肌綜合征	梨狀肌投影點、秩邊、白環俞、環跳、陽陵泉、承山、懸鐘、昆侖	消瘀通絡，疏經止痛
· 辨證選穴		
寒濕腰痛	腰陽關、命門、陰陵泉、復溜	祛寒化濕，舒腰止痛
濕熱腰痛	曲池、尺澤、支溝、行間	祛熱除濕，清利止痛
瘀血腰痛	血海、蠡溝、合谷、三陰交	活血通絡，消瘀止痛
腎虛腰痛	腰陽關、命門、志室、太溪	補腎助陽，強脊壯腰

操作要點

· 急性腰扭傷：（1）扶助患者小心俯面躺下；尋取阿是穴（壓痛點），揚刺或圍刺，疾進徐出，疾速撚轉，直至酸脹得氣，疼痛釋然；同時在健側相同部位進針若干，是為巨刺。（2） 針刺腰部其他經穴和委中，瀉法；（3）囑患者微抬頭，短針刺攢竹、人中，疾進疾出，不留針；（4）深刺後溪、養老；（5）電針刺激：選 2-3 對阿是穴和腰部要穴電針刺激，陽極置於阿是穴，連續波，100 Hz，刺激 25 分鐘；（6）起針後，拔罐若干，留罐 5 分鐘。（7）每日一次，連續治療 3-4 次；大多數經 1-2 次治療，疼痛已大減。

· 腰背肌筋膜疼痛綜合征：（1）俯臥，尋定觸發點（阿是穴），多數位於胸腰夾脊穴、膀胱經第一側線上、第三腰椎橫突、髂嵴和髂後上棘等處；每一觸發點可傍刺、齊刺或揚刺，徐進斜深刺；（2）再選定腰部經穴和辨證選穴進針；（3）取 2-3 對觸發點和腰部要穴電針刺激，陽極置於觸發點上，連續波，2 Hz，刺激 25 分鐘；（4）寒濕腰痛和腎虛腰痛者，另選觸發點和腰部要穴，撚裝艾絨點燃，溫針刺激。（5）電針和溫針可同時實施，亦可間次進行。

· 腰椎間盤源性痛、腰椎椎管狹窄症：（1）俯臥，重點操作腰部督脈穴和夾脊穴，督脈穴（懸樞、命門、下極俞、腰陽關、十七椎）向上斜刺，夾脊穴向中線方向斜深刺，徐進，緩緩撚轉，直至氣至快然；（2）再選定腰部其他經穴和辨證選穴進針；（3）在督脈、夾脊和腰部要穴上，撚裝艾絨點燃，溫針刺激。
· 腰椎間盤突出症、第三腰椎橫突綜合征、梨狀肌綜合征：（1）俯臥或向健側側臥，尋定壓痛點（阿是穴）、第三腰椎橫突或梨狀肌投影點，揚刺或圍刺，疾進徐出，快速撚轉；（2）再針刺其他腰臀腿部穴，瀉法；白環俞、秩邊、承扶、殷門長針深刺；（3）電針刺激：2-3 對電針在局部壓痛點，另 2-3 對在臀腿部跨關節連接；連續波，100 Hz，刺激 25 分鐘。
· 治療頻次：除急性腰扭傷外（見前述），其他腰痛隔日針刺一次，兩周為一療程。休息一周後，再開始另一療程。

穴位注射

穴位注射已廣泛用於各種腰痛治療，尤其是腰椎間盤突出症。其主要機制是減緩局部組織退變和炎症反應；鬆解軟組織攣縮和水腫，以減輕對神經根壓迫和牽拉[16,17]。常用穴位：壓痛點、腰 1-5 夾脊穴、腎俞、大腸俞、秩邊、環跳、委中、承山、足三里、昆侖等。每次選取不同的 3-6 個穴位注射。急性腰扭傷、腰背肌筋膜疼痛綜合征和腰椎間盤源性痛以阿是穴為主；腰椎椎管狹窄症、腰椎間盤突出症、第三腰椎橫突綜合征和梨狀肌綜合征，結合阿是穴和臀腿部穴。

根據辨證分型選擇注射液，複方當歸注射液可用於各種證型腰痛（表 22-3）。採用一次性注射器，腰腿部穴位進針深度不宜超過 1.5 寸，臀部穴位可深至 3 寸。根據穴位位置、患者體質和反應情況，每穴注射 1-4 毫升不等。隔日治療一次，7 次為一療程，間隔一周後，再開始另一療程。

表 22-3 腰痛常用穴位注射液一覽表

分類	常用注射液
寒濕腰痛	複方當歸注射液、燈盞細辛注射液、野木瓜注射液、紅茴香注射液、夏天無注射液、祖師麻注射液、黃瑞香注射液
瘀血腰痛	複方當歸注射液、利多卡因、普魯卡因、丹參注射液、丹皮酚注射液
腎虛腰痛	複方當歸注射液、維生素 B12、B1 注射液、甲鈷胺針、複方骨肽注射液、鹿瓜多肽注射液、蛙魚降鈣素、黃芪注射液

手法治療

腰部肌肉豐厚，筋膜堅韌，骨節重荷。正如清蔣廷錫《醫部全錄》言：「腰脊者，身之大關節也，故機關不利，而腰不可以轉也。」故腰痛治之以按，以拔，以推，以扳，以達活血通絡，解痙緩急，鬆解粘連，平正骨節，鎮靜止痛之效 [18,19]。主要手法有：點按彈撥；揉推督脊，擦揉腰臀，側臥扳腰，端坐扳腰，推扳腰腿，牽踝抖腰等。

- **點按彈拔**：為腰痛手法治療第一步，目的是鬆解痙攣，緩急止痛，也是急性腰扭傷和腰背肌筋膜疼痛綜合征重點手法。患者俯臥，先尋定阿是穴（壓痛點），拇指點按，餘指摩揉；第三橫突綜合征和梨狀肌綜合征者，屈示指指間關節，徐徐用力深按投影點。再伸展五指，深按彈拔阿是穴周圍筋膜肌肉，並重點彈拔散揉條索結節狀疼痛組織，直至明顯舒緩消解。之後點按揉摩腰臀腿要穴；伴坐骨神經放射痛者，以指間關節或掌指關節重按秩邊、白環俞、環跳、承扶、殷門等穴。
- **揉推督脊**：該手法是腰椎間盤源性痛和腰椎椎管狹窄症的重點手法，具有舒筋調督，強脊壯腰的作用。先以雙手指腹或掌根自上而下摩揉膀胱經，反覆 3-5 次；再以單手示中環指指腹自上而下做柔緩沉重推按督脈，反覆 3-5 次。同時點按腰部要穴和重點操作腰骶部。
- **擦揉腰臀**：此手法主要用於慢性腰痛，具有舒經通絡，理筋利節作用。先用掌根自督脈和膀胱經向下，沿腰骶、臀部、大腿後部、膕窩至小腿，做大幅按揉；再以擦法重點擦揉腰臀和大腿後部等肌肉豐厚處，反覆 2-3 次。
- **側臥扳腰**：該手法主要用於糾正腰椎小關節錯位，多用於嚴重腰扭傷和腰椎間盤突出；具有舒筋整脊，平正骨節的作用。患者取側臥位；健側在下，伸直髖膝關節；患側在上，屈膝曲髖。術者面對患者立於一側，兩手或兩肘分別抵在患者的髂嵴部和肩部，緩緩用力作相反方向扳動，並逐漸增加扳動幅度，使腰部被動扭轉，直至聽到腰椎有彈響聲（圖 22-7A）。
- **端坐扳腰**：該手法也具有舒筋整脊，平正骨節的作用，主要用於腰痛嚴重、無法平臥者。患者端坐於高度適宜方凳上，叉手置於枕後（圖 22-7B）。術者一手拇指抵在患處腰椎棘突，另一手從患者腋下穿過，用掌腕勾扶住患者遠側肩部，並用肘臂托穩患者軀幹，然後緩緩用力，令患者腰部前屈並旋轉，至最大限度時，輕扳 1-3 次。

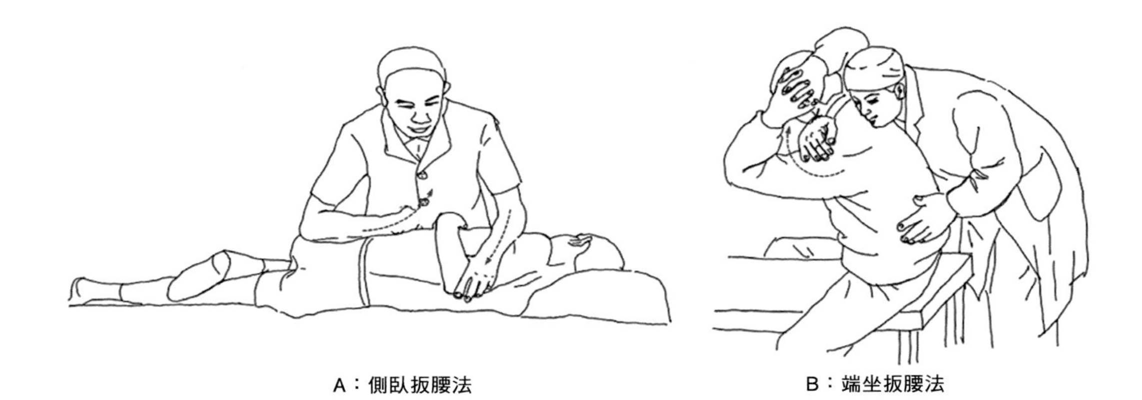

圖 22-7 側臥扳腰（A）和端坐扳腰（B）手法

- **推扳腰腿：** 常用於伴有坐骨神經放射痛的腰痛，具有整脊回納，疏利腰腿的作用。有 4 種常用推扳法：（1）扳肩推腰（圖 22-8A）：患者俯臥；術者先立於一側，一手掌抵在一側髖部，另一手托住對側肩部，並緩緩向上扳起，令腰部後伸旋轉，當至最大限度時，輕輕推扳 1-3 次；術者移至另一側，重複上述動作；（2）伸腿扳腰（圖 22-8B）：患者俯臥；術者先立於一側，一手抵在患椎以上腰部一側，另一手緩緩扳提對側大腿後伸，當後伸至最大限度時，輕輕推扳 1-3 次；術者轉至另一側，重複上述動作；（3）扳肩推髖（圖 22-8C）：患者側臥，屈上位髖膝關節，下位下肢處自然位；術者立於患者背側，一手扶住肩部，另一手抵在髂嵴，雙手同時向相反方向緩緩用力斜扳，旋轉腰部至最大限度時，輕輕推扳 1-3 次；患者轉至另一側，重複上述動作；（4）握踝扳腰（圖 22-8D）：患者側臥；術者站在患者背部一側，一手掌抵在腰部患處，另一手握住踝部向後牽拉，使膝關節後屈和髖關節後伸，並緩緩過伸髖關節 1-3 次。轉向另一側，重複相同動作。
- **牽踝抖腰：** 主要用於各種慢性腰痛，可鬆解骨節，疏理腰脊。患者俯臥，在頦胸下墊一軟枕，並囑其雙手抓緊床頭。術者站在患者足側一端，雙手握住患者踝部，緩慢用力牽拉，令患者腰部懸空，同時用力抖動下肢，直至帶動腰部一起上下抖動。反覆 10-15 次（圖 22-9）。

根據不同腰痛選擇適當手法組合。隔 1-2 天治療一次。注意：腰椎間盤突出症中央型、腰椎管狹窄症和骨腫瘤腰痛者，慎用或忌用手法，尤其是各種扳法。

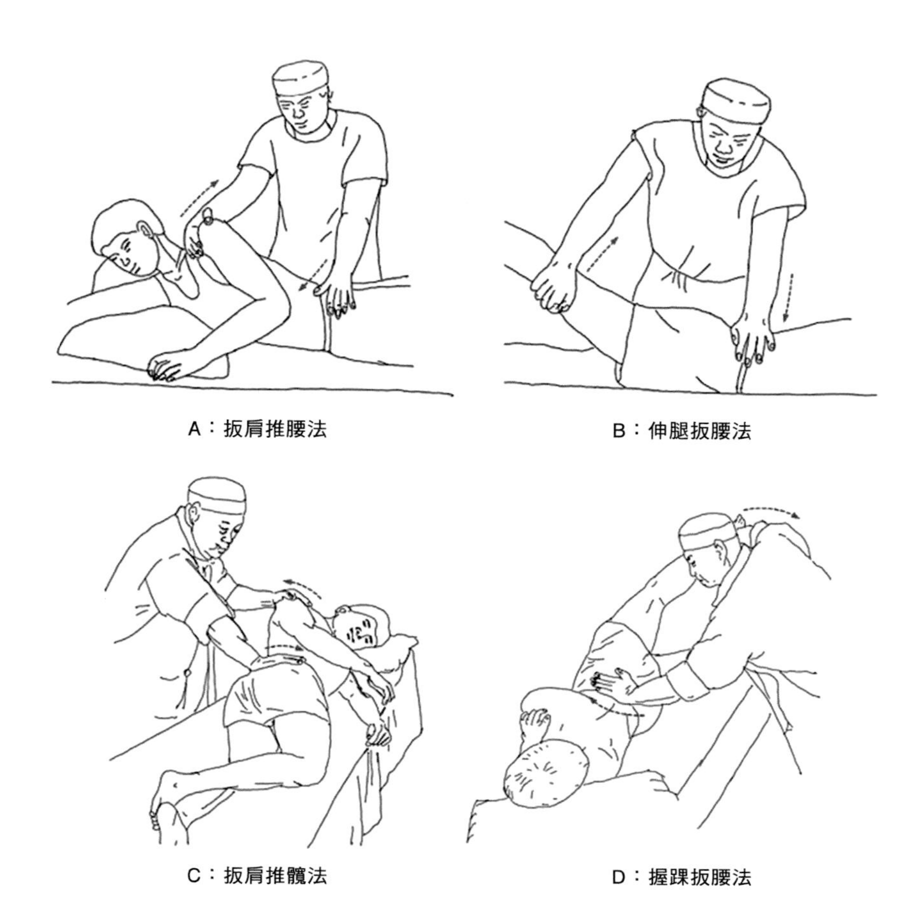

圖 22-8 治療腰痛推扳法

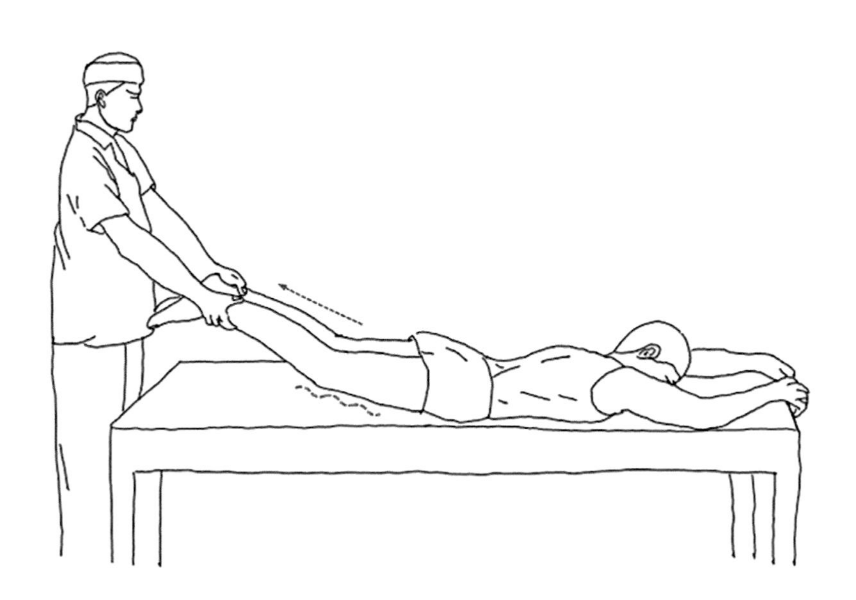

圖 22-9 牽踝抖腰法

功能鍛煉

導引治以腰脊痹痛，古已有之，但以隋巢元方《諸病源候論》中《養生方·導引法》所述最詳：「腰脊痹痛，又正臥，疊兩手著背下，伸兩腳，不息十二通，⋯⋯有偏患者，患左壓右足，患右壓左足。」又述：「互跪，長伸兩手，拓席向前，待腰脊須轉，遍身骨解氣散，長引腰極勢，然始卻跪使急，如似脊內冷氣出許，令臂髆痛，痛欲似悶痛，還坐，來去二七。」又言：「長舒兩足，足指努向上，兩手長舒，手掌相向，手指直舒，仰頭努脊，一時極勢，滿三通。動足相去一尺，手不移處，手掌向外七通。」功能鍛煉已成為治療腰痛和康復的有效手段[20,21]。分別介紹一套椅上健腰操和一套墊上健腰操。前者適合在辦公場所做短時間鍛煉，後者適合居家和在較大場地進行鍛煉。

椅上健腰操： 尋一坐面平整、低靠背、不滑動椅子。動作包括以下 5 個步驟（圖 22-10）。

1. 仰頭挺腰：雙手叉腰間，後仰頸項，同時收腹，使腰部盡可能向前伸挺，堅持 30 秒。
2. 彎腰抱膝：並攏雙膝，最大限度彎腰，使頭部低至雙膝前下方，同時雙手屈肘抱在膝前，堅持 30 秒。
3. 疊膝展髖：一隻腿踝部置於另一腿膝上，同時盡量俯身彎腰，一隻手握住踝部，另一隻手用肘關節壓膝部，使髖關節外展，保持姿勢 30 秒。完成後，換另一側做相同動作，也保持 30 秒。
4. 端坐轉腰：移臀部稍向前，先右手扶在椅背上，緩緩右轉腰部至最大限度，反覆 10 次；再換成左側，也反覆 10 次。
5. 扶椅伸腰：站在椅背一側，距椅背約半身距離處，俯身，雙手扶住椅背，用勁伸展下肢，臀腰和肩臂至最大限度，並維持 30 秒。

墊上健腰操： 應在鋪有鍛煉墊或地毯的地板上進行，動作包括以下 5 個步驟（圖 22-11）。

1. 站立彎腰：雙足分開約半米站立，抱肘彎腰，頭頸放鬆，自然下垂，彎腰至最低點，反覆 50-100 次。
2. 俯身伸展：屈膝跪抵在墊上，俯身低頭，雙手趴在墊上向前，伸展肩臂和腰部至最大限度，並保持 3-5 分鐘。
3. 抱膝屈髖：仰臥，雙手抱緊單膝，做屈膝屈髖，並盡量向胸前靠攏，以牽拉臀部和坐骨神經，反覆 15-30 次。換至另一側，再反覆 15-30 次。

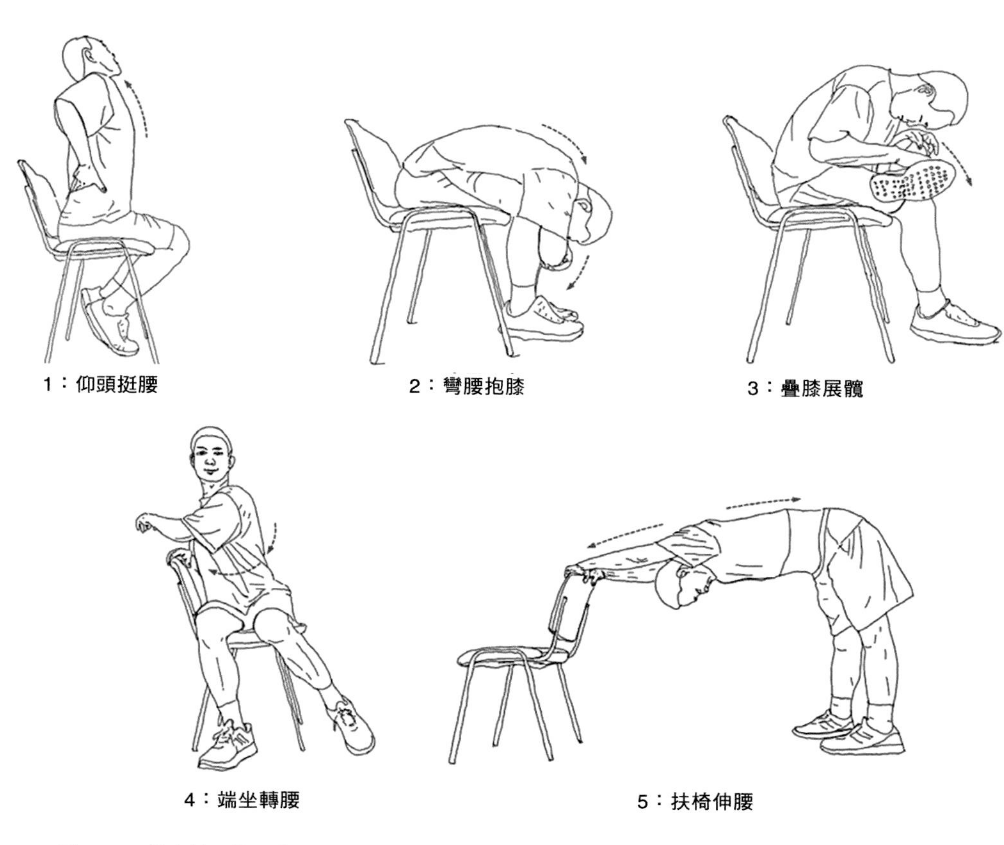

圖 22-10 椅上健腰操示意圖

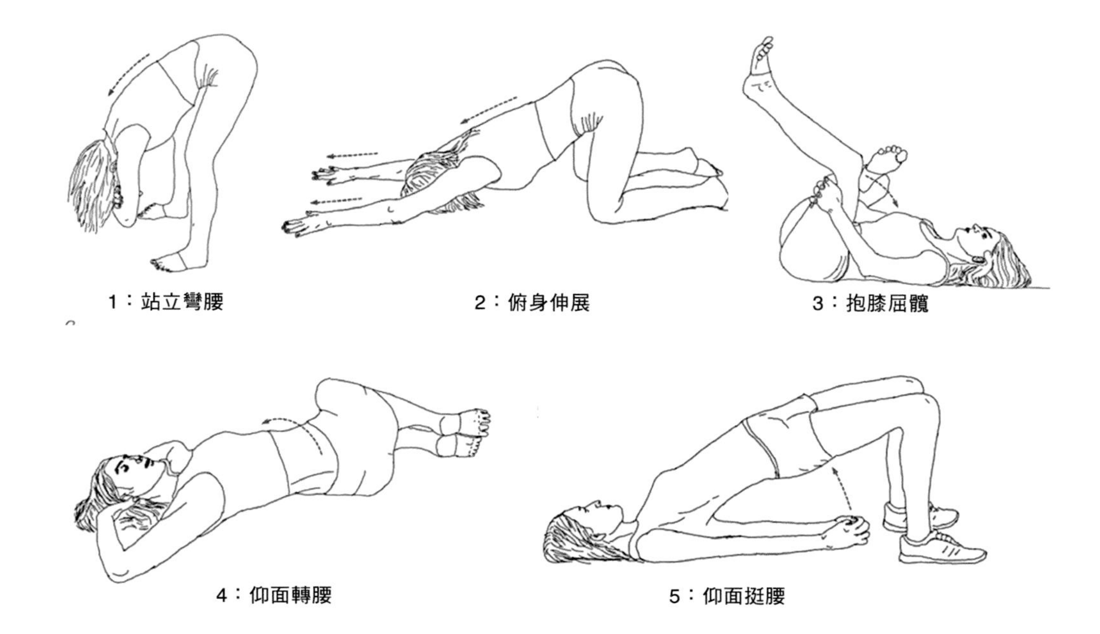

圖 22-11 墊上健腰操示意圖

4. 仰面轉腰：仰臥，頭頸抵緊墊上，外展上肢並屈肘，用肘尖和肩部抵在墊上，以固定上半身；雙腿並攏、屈膝並向一側擺動，以帶動腰部旋轉；完成一側後，再鍛煉另一側，每側各 15-30 次。
5. 仰面挺腰：仰臥屈膝，雙臂伸直與身體平行，以頭頸肩肘抵緊墊上，然後上挺腰部，直至成弓狀，反覆 10-20 次。注意：頭頸務必抵緊在墊上，不可懸空，以免受傷。

防治策略和自我調理

· 針刺和手法是治療各種腰痛首選。已有大量臨床試驗和薈萃分析證實了針刺和手法治療腰痛、尤其是急性腰扭傷和慢性非特異性腰痛的療效 [22-24]。針刺結合電針、溫針、拔罐和手法可取得更快和更佳臨床效果，應盡可能聯合應用。對於反覆發作的慢性腰痛，可考慮另加穴位注射和中藥內服。
· 功能鍛煉是預防腰痛復發和加快腰痛康復的重要手段 [25]。從治療伊始，就應指導患者進行功能鍛煉。同時鼓勵患者進行疾走、慢跑、游泳、太極拳和八段錦等鍛煉。
· 對於長期久坐的腰痛患者，不適宜坐可滑動、椅背過高和過度後傾的軟椅，而應換成不可滑動、坐面堅實平整、椅背高度約在背部中點、與坐面角度約為 110°的座椅。
· 舒適的睡臥對預防腰痛和康復至關重要。床墊軟硬度分為 0-10 度，0 度最硬，為無任何彈性的硬床；10 度最軟，為躺下時完全陷入的軟床。無腰痛成年人可選擇 5 度左右床墊，腰痛患者應選擇 2-4 度床墊。
· 長期穿高跟鞋導致脊柱受力改變。女性患者應盡可能不穿或少穿高跟鞋，以避免誘發和加重腰痛。
· 腰椎間盤突出者和腰痛反覆發作者，應佩戴護腰帶，尤其是需要經常做彎腰動作時和寒冷時節。

◇ 參考文獻

1 Wu A, Dong W, Liu S, Cheung JPY, Kwan KYH, Zeng X, Zhang K, Sun Z, Wang X, Cheung KMC, Zhou M, Zhao J. The prevalence and years lived with disability caused by low back pain in China, 1990 to 2016: findings from the global burden of disease study 2016. Pain. 2019; 160(1): 237-245.

2 Jin K, Sorock GS, Courtney TK. Prevalence of low back pain in three occupational groups in Shanghai, People's Republic of China. J Safety Res. 2004; 35(1): 23-28.

3 中華醫學會疼痛學分會 (編): 《中國疼痛病診療規範》: 第 115-131 頁 , 人民衛生出版社 , 北京 , 2020.

4 Maher C, Underwood M, Buchbinder R. Non-specific low back pain. Lancet. 2017; 389(10070): 736-747..

5 Gerwin RD. Myofascial Trigger Point Pain Syndromes. Semin Neurol. 2016; 36(5): 469-473.

6 Shah JP, Thaker N, Heimur J, Aredo JV, Sikdar S, Gerber L. Myofascial Trigger Points Then and Now: A Historical and Scientific Perspective. PM R. 2015; 7(7): 746-761.

7 Simon J, McAuliffe M, Shamim F, Vuong N, Tahaei A. Discogenic low back pain. Phys Med Rehabil Clin N Am. 2014; 25(2): 305-317.

8 Yang G, Liao W, Shen M, Mei H. Insight into neural mechanisms underlying discogenic back pain. J Int Med Res. 2018; 46(11): 4427-4436.

9 王和鳴 , 黃桂成 (主編) : 《中醫骨傷科學》(第 3 版), 中國中醫藥出版社 , 北京 , 第 317-331 頁 , 2012.Lafian AM, Torralba KD. Lumbar Spinal Stenosis in Older Adults. Rheum Dis Clin North Am. 2018;44(3):501-512.

10 蹇新梅 , 范光明 , 宋玲玲 . 梨狀肌綜合征的臨床及相關研究進展 [J]. 現代醫用影像學 , 2018; 27(08): 2608-2610.

11 Probst D, Stout A, Hunt D. Piriformis Syndrome: A Narrative Review of the Anatomy, Diagnosis, and Treatment. PMR. 2019; 11(Suppl 1): S54-S63.

12 陳佳星 , 何悅花 , 呂翠田 . 中醫藥治療寒濕腰痛研究進展 [J]. 中國中醫藥現代遠端教育 , 2018; 16(03): 155-157.

13 陳懷民 . 腰痛病證古代文獻研究 [D]. 北京中醫藥大學 , 2013.

14 劉維忠 , 王福林 . 烏附龍馬湯治寒濕腰痛良方 [N]. 中國中醫藥報 , 2016-05-27 (005)。

15 石學敏 (主編):《針灸治療學》(第 2 版), 人民衛生出版社 , 北京 , 第 416-426 頁 , 2017.

16 劉錦燦 , 劉健 , 陸敏茹 . 穴位注射治療腰椎間盤突出症研究進展及存在問題 [J]. 光明中醫 , 2016; 31(24): 3614-3616.

17 徐傑 , 吳鉛談 , 翁文水 . 穴位注射治療腰痛病及常用藥物研究進展 [J]. 按摩與康復醫學 , 2018; 9(20): 90-93.

18 黃昭志 , 周紅海 , 陳龍豪 , 鍾仲 , 楊欽 . 理筋手法治療非特異性下腰痛研究進展 [J]. 廣西中醫藥大學學報 , 2020; 23(03): 53-57.

19 李振宇 , 王丹芬 . 腰痛症發病與手法治療機理研究進展 [J]. 中醫正骨 , 1998; (03): 3-5.

20 陳少清 , 林建平 , 李明 , 王詩忠 . 功能鍛煉對腰痛康復作用的國內外研究進展 [J]. 中國康復理論與實踐 , 2013; 19(10): 936-938.

21 沈曉佳 , 位娟 . 功能鍛煉在腰椎間盤突出症康復治療中的研究進展 [J]. 循證護理 , 2018; 4(02): 130-132.

22 余星星 . 針刺治療急性腰扭傷臨床療效的 meta 分析 [D]. 長春中醫藥大學 , 2020.

23 Manheimer E, White A, Berman B, Forys K, Ernst E. Meta-analysis: acupuncture for low back pain. Ann Intern Med. 2005; 142(8): 651-63.

24 Lam M, Galvin R, Curry P. Effectiveness of acupuncture for nonspecific chronic low back pain: a systematic review and meta-analysis. Spine (Phila Pa 1976). 2013; 38(24): 2124-2138.

25 Barros Dos Santos AO, Pinto de Castro JB, Lima VP, da Silva EB, de Souza Vale RG. Effects of physical exercise on low back pain and cortisol levels: a systematic review with meta-analysis of randomized controlled trials. Pain Manag. 2021; 11(1): 49-57.

第 23 章

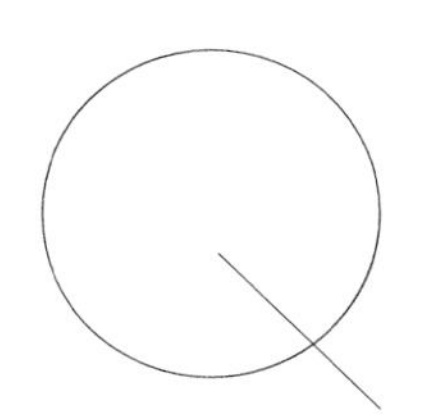

膝痛

相關解剖

膝關節是人體最大和最複雜關節，由股骨遠端的內外側髁、脛骨平臺和髕骨構成。除股骨和脛骨構成脛股關節外，髕骨和股骨之間也構成關節，稱為髕股關節。關節表面被覆有關節軟骨（圖 23-1）[1,2]。整個膝關節為寬闊的關節囊所包裹，圍成關節腔。膝關節屬屈戌關節，可做屈伸運動；在半屈位時，還可作旋轉運動。在側向暴力作用下或病理狀態下，可出現膝外翻和膝內翻畸形（圖 23-2）。前者又稱「X」形腿，即兩足並立時，兩膝觸碰在一起，但兩足內踝無法靠攏。後者又稱「O」形腿，即兩下肢自然伸直或站立時，兩足內踝能相碰但兩膝無法靠攏。

在關節腔內，股骨內外側髁和脛骨平臺之間，嵌楔著兩呈半月狀的纖維軟骨盤，分別稱為內、外側半月板（圖 23-1）。內側半月板相對較大，呈「C」形，並與

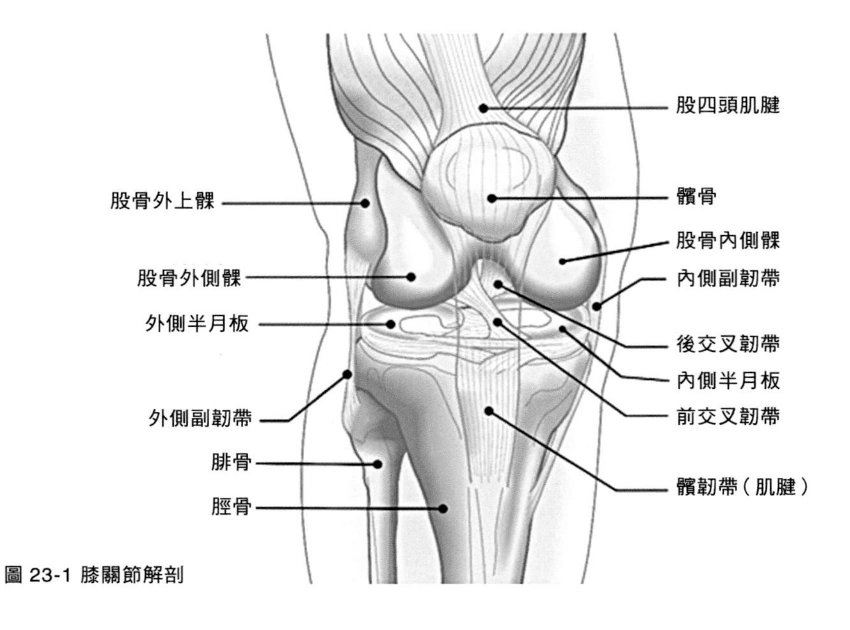

圖 23-1 膝關節解剖

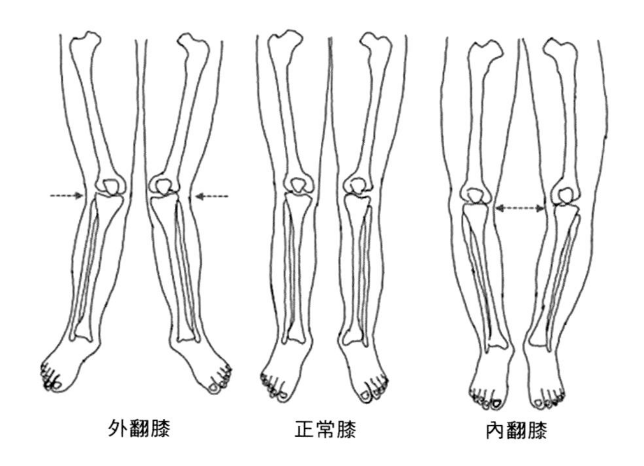

圖 23-2 膝內翻和外翻示意圖

內側副韌帶相連。外側半月板相對較小，呈「O」形。半月板具有穩定膝關節和緩衝作用。關節腔內還附有前後交叉韌帶，二者交叉成如「十」字狀，又稱十字韌帶。前交叉韌帶起於股骨髁間窩的後外方，向前內止於脛骨髁間隆突的前部，以限制脛骨前移。後交叉韌帶起於股骨髁間窩的前內方，向後外止於脛骨髁間隆突的後部，以限制脛骨後移。半月板和交叉韌帶對穩定膝關節至關重要。

在關節囊外，膝關節兩側分別附著堅韌的內（脛）側副韌帶和外（腓）側副韌帶。內側副韌帶呈三角形，起於股骨內側髁結節，止於脛骨內髁內側面，其深部纖維與關節囊和內側半月板相連，可限制膝關節外翻和外旋；外側副韌帶呈束狀，起於股骨外側髁結節，止於腓骨小頭，可限制膝關節內翻（圖 23-1）。

在關節囊內外，附著諸多形態各異的滑膜囊，其中以鵝足囊和髕前囊最易發生損傷。鵝足肌腱是由縫匠肌、股薄肌和半腱肌聚合而成的、形如三叉鵝掌狀的肌腱，附著在脛骨近端前內側面（圖 23-3A）。該肌腱與內側副韌帶之間嵌夾著一橢圓形滑膜囊，即為鵝足囊。髕前囊位於髕前皮下與深筋膜之間，為一皮下囊。

在膝關節前面，股四頭肌在髕骨上方延續為厚而強韌的髕韌帶（又稱髕腱），向下包裹髕骨，止於脛骨粗隆。在髕韌帶深面和脛骨髁前上方之間，有一富有彈性的黃色脂肪組織，為髕（骨）下脂肪墊（圖 23-3B）。脂肪墊充填關節腔內多餘空間，以限制關節過度活動和吸收震盪，使關節更為穩定。在膝外側，起於髂嵴的大腿外側闊筋膜與闊筋膜張肌及臀大肌肌腱匯合，向下延續為一增厚的縱行帶狀腱膜，稱為髂脛束（圖 23-3C）。髂脛束跨過膝關節，

A：鵝足囊和鵝足肌腱

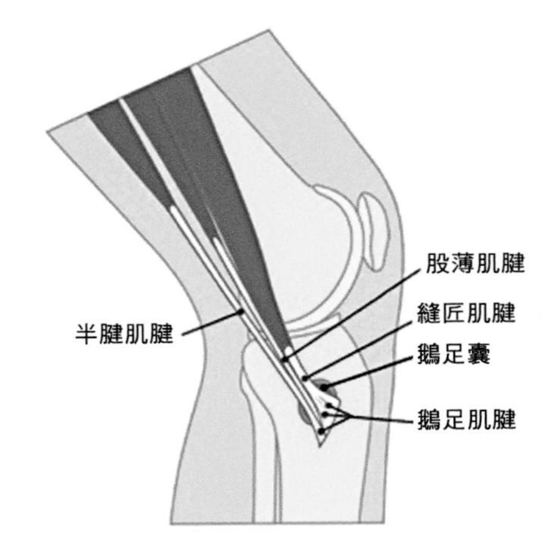

B：髕下脂肪墊

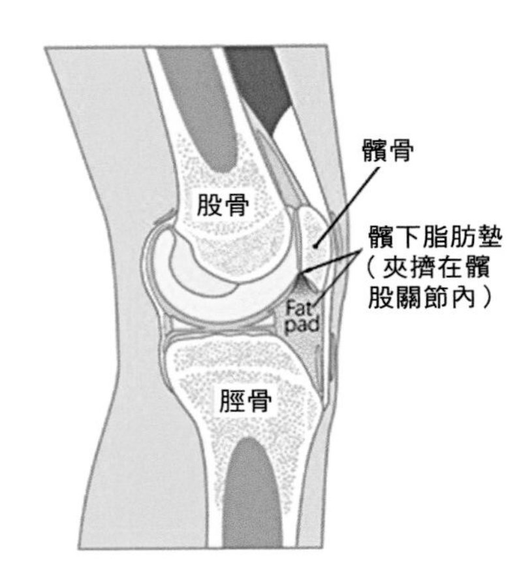

C：脛束及病理變化

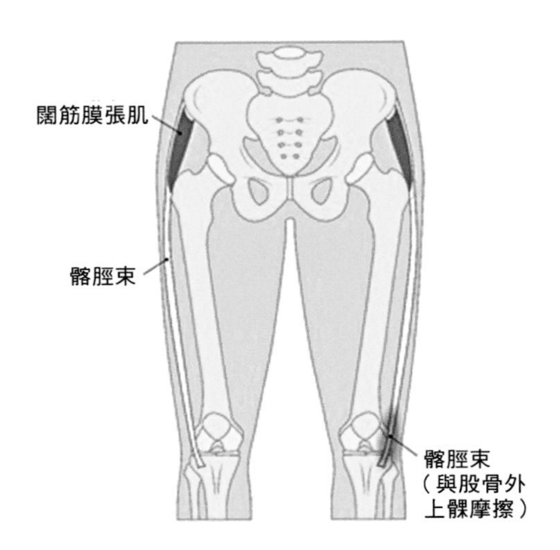

D：膕繩肌

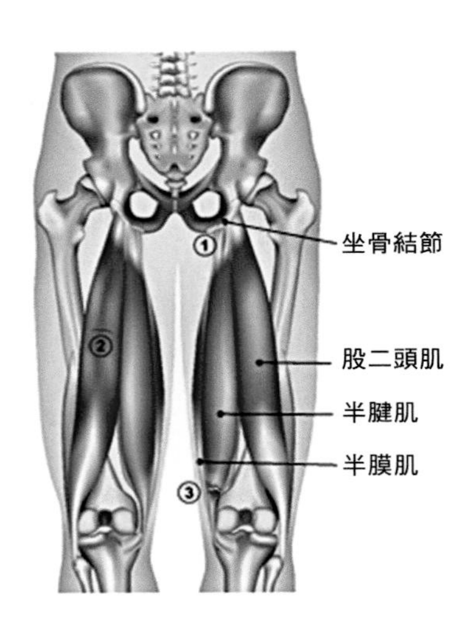

圖 23-3 膝關節周圍滑囊、肌腱和肌肉及病理改變。A，鵝足囊和鵝足肌腱；B，髕下脂肪墊；C，髂脛束及病理變化；D，膕繩肌及 1、2、3 級損傷

止於脛骨外側髁、髕骨和腓骨小頭。髂脛束可限制脛骨外旋和膝內翻，對穩定膝關節外側起重要作用。大腿後部肌群包括半腱肌、半膜肌和股二頭肌，統稱膕繩肌（圖 23-3D），主要起於坐骨結節，跨過髖膝關節後，半腱肌、半膜肌止於脛骨內側髁，股二頭肌止於膝外側腓骨小頭，主要功能為伸髖和屈膝。膕繩肌與股四頭肌相對應，是協調完成奔跑動作的兩組主要肌群。膕繩肌易在奔跑中拉傷。

臨床特徵和診斷

大多數膝痛因外傷、勞損、退行性改變和免疫代謝紊亂而起，多發於運動員、遠足者和老年人。臨床上一些常見膝痛列於表 23-1[3,4]。雖然根據病因分為四大類，但許多膝痛常與多種病因有關，或某一病因常導致多種損傷。免疫代謝性膝關節炎詳見第 25 章。

表 23-1：常見膝痛一覽表

膝痛	主要試驗檢查
· 急性外傷	
交叉韌帶損傷	浮髕試驗、抽屜試驗
半月板損傷	迴旋擠壓試驗、擠壓研磨試驗
側副韌帶損傷	側方擠壓試驗、擠壓研磨試驗
膕繩肌拉傷	屈膝抗阻試驗、改良屈膝牽伸試驗
· 慢性勞損	
髂脛束摩擦綜合征	髂脛束緊張試驗、諾伯壓縮試驗
膝關節滑囊炎	如關節腔有積液，浮髕試驗陽性
髕骨軟化症	髕骨研磨試驗、下蹲試驗、挺髕試驗
髕下脂肪墊炎	脂肪墊擠壓試驗
· 退行性變	
膝骨關節炎	如關節腔有積液，浮髕試驗陽性
· 免疫代謝性疾病	
風濕性和痛風性膝關節炎	（見第 25 章）

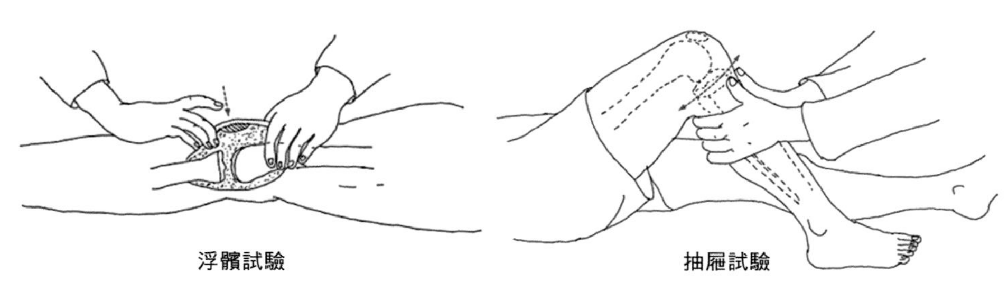

圖 23-4 膝關節浮髕試驗和抽屜試驗

交叉韌帶損傷 (Injury of Cruciate Ligaments)：多發生在劇烈運動過程中，患者常感覺到關節內突然一異常聲響後，隨即出現撕裂樣痛，關節內因出血滲出而急速腫脹，呈半屈曲位，浮髕試驗和抽屜試驗陽性（圖 23-4）。

浮髕試驗可確定膝關節腔內是否有積液。患者仰臥，伸膝，放鬆股四頭肌，檢查者一手擠壓髕上囊，將積液推向關節腔，另一手示指或中指下壓髕骨，如有浮動感，即感覺髕骨碰撞股骨髁，鬆指後髕骨又浮起，則為陽性。

抽屜試驗可確定交叉韌帶是否有損傷。患者仰臥，屈膝至 90°，足底平放床上，檢查者以一肘輕壓固定住患者足背，兩手環握小腿上段，做前拉和後推動作。正常情況下脛骨平臺滑動不應超過 0.5 厘米。當前交叉韌帶斷裂或鬆弛時，患膝向前移動距離超過 1 厘米，或當後交叉韌帶斷裂或鬆弛時，患膝向後移動超過 1 厘米，即為陽性。

半月板損傷 (Injury of Meniscus)： 半月板損傷可因暴力或慢性勞損造成。暴力性半月板破裂多發生在膝關節處於半屈曲位時，受強力衝撞而過度內外翻或旋轉。勞損性半月板損傷多見於因長期採取跪姿或蹲姿作業者。半月板損傷最典型症狀是局限性疼痛，疼痛位於撕裂側的關節間隙處，行走困難或跛行，伴關節腫脹、彈響和交鎖。所謂關節交鎖是指在行走時，膝關節處於某一特定位置時，突然無法屈伸，似被卡住。迴旋擠壓試驗和擠壓研磨試驗陽性（圖 23-5）。

迴旋擠壓試驗，又稱麥氏試驗（McMurray's test），是檢查半月板損傷常用方法之一。患者仰臥，先使患側髖膝關節屈曲至最大限度，直至足跟觸及臀部。檢查內側半月板時，檢查者一手扶握膝部，拇示兩指分別置於內外膝眼，另一手握住足部，使小腿處於充分內收、外旋位後，再伸直膝關節，在伸直過程中，因脛骨髁碰擊內側半月板損傷部位，檢查者和患者均可感覺或聽到彈響聲，患者並有疼痛。檢查外側半月板時，則使小腿處於充分外展、內旋位後再伸直膝關節，在膝外側可感覺到彈響和疼痛。

擠壓研磨試驗，又稱膝關節旋轉提拉試驗、旋轉擠壓試驗或阿普利試驗（Apley's test），可同時檢查半月板和側副韌帶是否有損傷。患者俯臥，並屈膝關節至 90°。檢查者用小腿壓在患側大腿下端以固定，雙手握住足踝並沿小腿縱軸下壓，同時外旋外展或內收內旋小腿，如出現彈響和疼痛，則表明半月板損傷。然後再上提小腿，並同時作內收內旋或外旋外展，如出現疼痛，則提示側副韌帶損傷。

側副韌帶損傷 (Injury of Collateral Ligaments of Knee Joint)： 包括內側副韌帶損傷和外側副韌帶損傷，但以前者多見。內側副韌帶損傷多因側向暴力

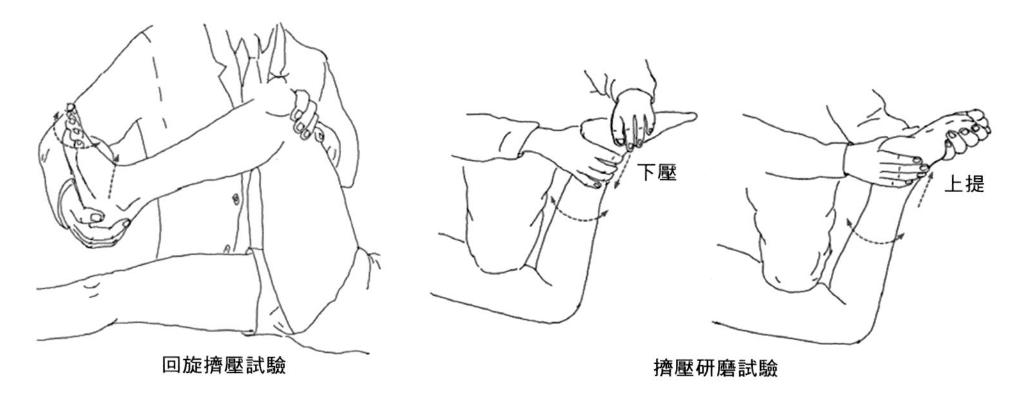

圖 23-5 膝關節擠壓和研磨試驗

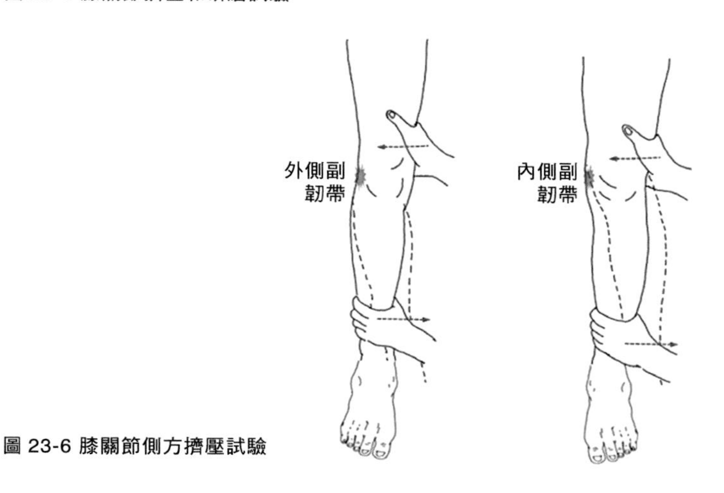

圖 23-6 膝關節側方擠壓試驗

或重物撞擊造成膝關節過度外翻所致，表現為劇烈疼痛，關節腫脹，呈半屈曲位，活動嚴重受限；股骨內上髁、關節間隙處或脛骨內側髁壓痛。根據損傷程度分為 3 級。I 級：僅少量韌帶纖維撕裂伴局部壓痛，但無關節不穩。II 級：有較多韌帶纖維斷裂，伴較嚴重關節活動受限，有明顯關節不穩。III 級：韌帶完全斷裂，關節完全不穩。單獨內側副韌帶損傷較少見，多伴有前交叉韌帶損傷和半月板損傷，稱為膝關節三聯症。外側副韌帶損傷主要因膝關節過度內翻及前伸，被牽拉韌帶超出生理負荷而發生撕裂或斷裂，表現為撕裂痛，關節腫脹，腓骨小頭或股骨外上髁壓痛。

側方擠壓試驗（圖 23-6），又稱膝關節分離試驗，側位運動試驗，是檢查側副韌帶損傷的主要指標。囑患者仰臥，伸直膝關節，檢查者一手握住踝關節向外側推展，另一手置於膝關節外上方向內側推壓，以牽拉內側副韌帶，如膝內側出現疼痛和活動異常，則為陽性，提示內側副韌帶損傷；檢查外側副韌帶則在相反方向上牽拉。

膕繩肌損傷 (Hamstring Injury)： 多因劇烈奔跑和衝刺時肌纖維強烈收縮造成撕裂，亦可因長年跑步，反覆牽拉勞損造成。表現為在劇烈跑步期間大腿後部突然出現劇痛，甚者可聞及肌肉撕裂聲，局部腫脹瘀青壓痛，可捫及索樣結節或凹陷，屈膝抗阻試驗和改良屈膝牽伸試驗陽性。根據撕裂程度分為 3 級：1 級為輕微肌肉或肌腱撕裂，僅有腫脹和運動不適感；2 級為肌纖維或肌腱部分撕裂，局部瘀青腫脹，皮溫升高；3 級為肌纖維或肌腱完全撕裂，可捫及凹陷（圖 23-3D）。

屈膝抗阻試驗：患者俯臥，令患者屈患膝，檢查者在小腿踝後施以阻力，則大腿後部膕繩肌處出現疼痛。

改良屈膝牽伸試驗：患者仰臥，被動屈膝屈髖至最大限度，然後再被動迅速伸直膝關節，則大腿後部膕繩肌出現疼痛。

髂脛束摩擦綜合征 (Iliotibial Band Friction Syndrome, IBFS)： 是長跑者最常見的運動損傷之一，多見於長跑、橄欖球、自行車等運動者和軍人，發病率在 5%-14% 之間。主要因髂脛束與股骨外上髁的反覆過度摩擦，造成韌帶和滑囊無菌性炎症（圖 23-3C）。主要表現為股骨外上髁及周圍腫脹、刺痛，且在膝關節屈曲 20-30° 或伸直時疼痛最明顯，跑步、單腿站立或下坡時疼痛加重；疼痛常向膝關節近端和遠端放射，休息後疼痛減輕。嚴重者，屈伸膝關節時，可感覺到股骨外上髁處有摩擦感或彈響。髂脛束緊張試驗和諾伯壓縮試驗陽性（圖 23-7）。

髂脛束緊張試驗，又稱歐伯（Ober）試驗：用於檢查闊筋膜張肌及髂脛束是否有攣縮。患者健側臥，並屈膝屈髖。檢查者立於患者後面，一手固定患側臀部，另一手握患肢小腿下部，並屈膝關節至 90° 位，同時外展髖關節，並後伸至與軀幹同一直線處，然後放開握小腿之手，讓患肢自然下落。如落於健肢前側或保持於外展位，即為陽性。

諾伯壓縮試驗（Noble's compression test）：也是髂脛束摩擦綜合征的一種常用檢查方法。患者仰臥，屈髖屈膝至 90°。檢查者一手扶按患側膝上，手指輕壓在股骨外上髁處，另一手握住踝部，使膝關節伸直，當膝關節屈曲至 30° 時，患者感覺股骨外上髁處疼痛並有彈響。

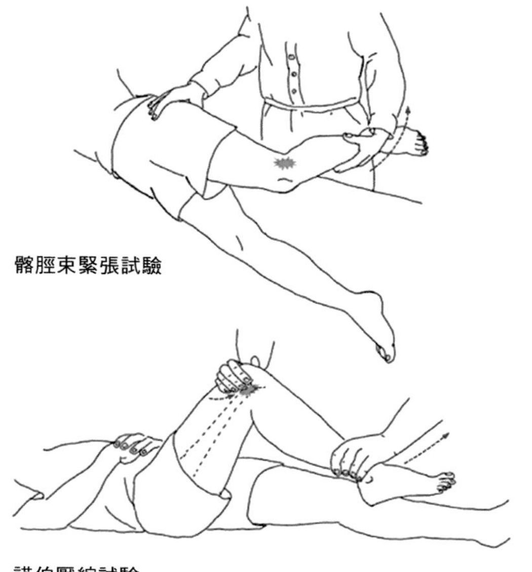

圖 23-7 髂脛束損傷檢查方法

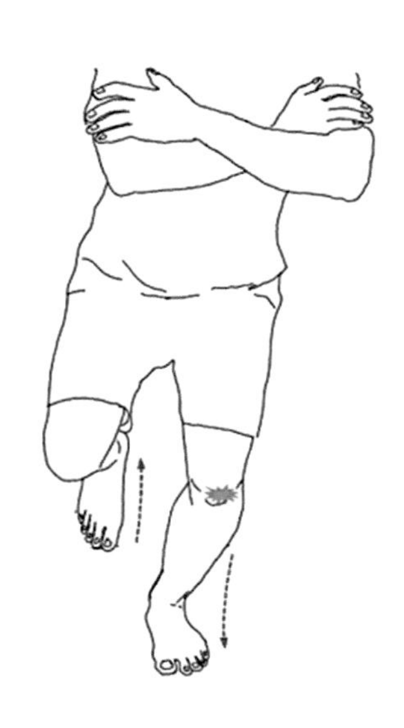

圖 23-8 下蹲試驗

膝關節滑囊炎（Knee Bursitis）： 又稱膝關節創傷性滑囊炎，是因外傷或勞損導致膝關節周圍滑膜囊發生無菌性炎症，最常發生在髕前囊和鵝足囊，多見於需反覆採用跪姿勞作者。髕前囊炎表現為膝前腫脹疼痛。鵝足滑囊炎則為脛骨近端膝內側局限性疼痛。多為雙側，夜間尤甚。體格檢查可見膝關節明顯腫脹，皮溫升高，關節活動受限。如髕前囊炎有滲出和積液，則浮髕試驗陽性，在髕骨正上方可觸及波動感。

髕骨軟化症（Chondromalacia Patella）：髕骨軟化症是因長期勞損或外傷所致的髕股關節紊亂，故又稱髕股關節炎，多見於田徑、登山運動員和舞蹈演員，女性發病率高於男性。表現為髕骨半脫位或向外傾斜。膝前和髕骨疼痛，上下樓梯、爬坡、跪蹲、久坐或遠行後疼痛加重，以致行走困難或跛行，但休息後減輕或消失。髕骨及周緣有明顯壓痛和擠壓痛，活動時可感覺到摩擦聲，時有關節積液。髕骨研磨試驗、下蹲試驗和挺髕試驗陽性。

髕骨研磨試驗：患者仰臥，並伸直患膝。檢查者先用手掌將髕骨推向股骨髁，然後再作研磨動作，如有粗糙摩擦感且疼痛加劇，即為陽性。

下蹲試驗（圖 23-8）：健側足部提起，患側膝關節緩慢下蹲。在下蹲過程中患膝出現劇烈疼痛。

挺髕試驗：患膝伸直，檢查者用拇、示二指將髕骨向遠端推壓，同時囑患者用力收縮股四頭肌，如引起髕骨部劇烈疼痛即為陽性。

髕下脂肪墊綜合征 (Infrapatellar Fat Pad Syndrome)：又稱脂肪墊撞擊症，是因長期勞損或外傷導致脂肪墊增生、肥大和彈性降低而引起的一種常見膝關節痛（圖 23-3B）。增生肥大的脂肪墊將位於其後方的滑膜推擠向髕股關節內，滑膜受到夾擠撞擊而產生疼痛。起病緩慢，初期僅為膝部不適、酸脹和隱痛；後期則持續性膝前痛，上下樓時疼痛加重，且向股四頭肌、膕窩、小腿、足背、足趾方向傳導；休息不能緩解疼痛，夜間加重，以致影響睡眠。膝關節活動受限，關節不穩，雙膝無力，易跌跤。壓痛點多位於髕骨下緣，而不在髕韌帶兩側。滑動按壓髕骨尖時，可引發髕尖部劇烈疼痛。脂肪墊擠壓試驗陽性。

脂肪墊擠壓試驗，又稱霍法氏試驗（Hoffa's test）：患者仰臥，檢查者一手被動屈患膝，另一手拇指壓在脂肪墊一側，然後再被動使膝關節伸直，同時拇指向髕股關節方向用力擠壓脂肪墊，即引發脂肪墊劇烈疼痛。

膝骨關節炎 (Knee Osteoarthritis)：又稱退行性膝關節炎，是老年人最常見骨骼系統疾病之一。我國 60 歲以上人群的膝骨關節炎發病率約為 8%。女性高於男性。衰老是膝骨關節炎的主要原因。肥胖、外傷史、過度使用、遺傳和性別也是高風險因素。主要病理機制可能與內分泌紊亂引發局部炎症和關節滑液分泌減少，以及外傷和長期過度使用導致軟骨磨損和流失有關。主要病理特徵為膝關節軟骨發生廣泛的退行性損傷和關節邊緣及軟骨下骨組織呈現反應性增生，形成骨刺和骨贅（圖 23-9）[3,5]。

根據病理損傷程度，膝骨關節炎可分為 5 級：0 級為正常關節，軟骨均勻分佈，表面光滑，無骨質增生；I 級：關節軟骨出現微小灶性裂痕，但軟骨表面光整；II 級：關節軟骨表面不規整，但軟骨缺失少於 50%，有明顯骨質增生；III 級：軟骨表面輪廓中至重度不規則，軟骨缺失多於 50%，但未完全脫落，骨質增生非常明顯；IV 級：關節軟骨幾乎完全缺失，軟骨下骨質暴露，形成骨刺或骨贅。

主要臨床特徵包括下列幾個方面：

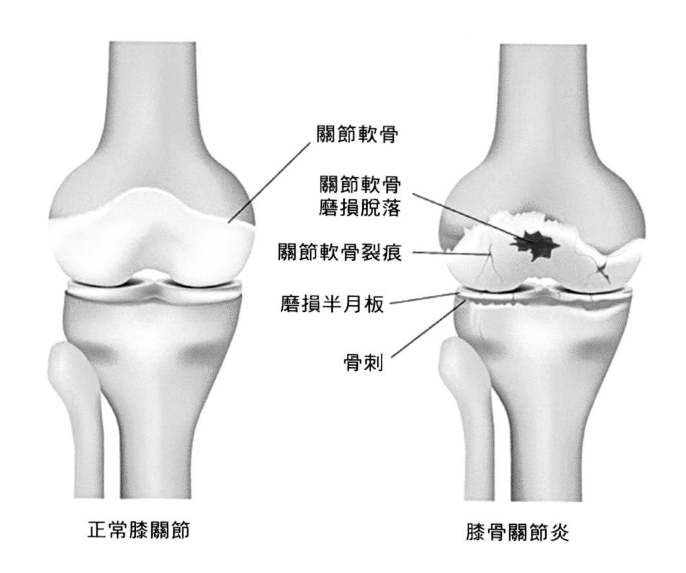

圖 23-9 膝骨關節炎病理改變模式圖

關節疼痛：是膝骨關節炎最主要也是最早出現的症狀，晨起時最為明顯，常在天氣變冷和潮濕時出現或加重。早期多為鈍痛、脹痛或隱痛。休息時加重，稱為「休息痛」，活動後反而減輕。但行走一段路程後，因關節摩擦又產生疼痛而無法再行走。後期疼痛加重，痛如針刺，可出現肌肉萎縮和關節畸形。

關節僵硬：晨起或膝關節長時間保持某一姿勢時，關節發緊僵硬，又稱「晨僵」。活動後僵硬緩解。晨僵在寒冷和潮濕天氣時尤為明顯。

骨擦音或摩擦感：因關節軟骨損傷、關節表面粗糙不平所致，在膝關節活動時感覺關節有摩擦感或可聞及骨擦音。

關節積液、腫脹、肥大和畸形：因關節滑液代謝受阻和骨組織反應性增生，形成骨贅，膝關節腫脹或肥大，後期則出現關節畸形。如關節腔有積液，則浮髕試驗陽性。

臨床上膝骨關節炎可分為發作期、緩解期和康復期。發作期是指膝關節處於嚴重和持續疼痛狀態，疼痛視覺模擬量表（VAS）評分大於 7 分；緩解期為中度疼痛，VAS 評分為 4-7 分；康復期僅有輕度疼痛或不適，VAS 評分少於 4 分。如符合下列第 1 項和 2-5 項中的任何兩項，即可診斷為膝骨關節炎：

1. 近 1 個月內反覆膝關節疼痛；
2. 年齡≥ 50 歲；
3. 晨僵≤ 30 min；
4. 活動時有骨摩擦音（感）；
5. X 線片（站立位或負重位）顯示關節間隙變窄、軟骨下骨硬化和（或）囊性變、關節緣骨贅形成。

辨證分型和方藥治療

膝連脛股，可作屈伸，前承以髕，方可立行。筋肉附麗內外，束節絡骨折沖，乃成負重行走之官。膝髕作痛，因傷因損，因寒因濕，因痹因痿而起。或撞擊扭轉，或久立遠行，或寒濕侵襲，或素體羸弱，或年老體衰。《素問．脈要精微論》曰：「膝者筋之府，屈伸不能，行則僂附，筋將憊矣。」《素問．宣明五氣篇》又言：「五勞所傷，久立傷骨，久行傷筋。」宋王執中《針灸資生經》詳列各種膝痛，如「膝痛如錐，不得屈伸」，「膝痛不得屈伸」，「膝外痛，不可屈伸」，「膝中痛不仁，難跪起」，「膝脛內廉痛」，「膝痛，筋攣，足不收履，坐不能久」，「行一二里路，膝必酸疼不可行，須坐定以手撫摩久之，而後能行」。後者之狀與今膝骨關節炎相似。

故膝髕作痛，首當外傷內損，再而寒濕羈留，繼而正氣虧損。或衝撞扭轉，筋傷血瘀；或反覆勞損，氣血瘀滯；或寒濕內侵，羈留肢節；或素體羸弱，氣血不足；或年老體衰，肝腎虧虛 [6-9]。

1. 筋傷血瘀

臨床特點：主要見於急性外傷所致的各種膝痛，如交叉韌帶損傷、半月板損傷、側副韌帶損傷和膕繩肌拉傷等。膝髕腫脹，關節瘀血積液，劇痛難忍，屈伸不能，步履艱難；苔白，舌暗或有瘀點，脈弦。

證機分析：衝撞扭轉或劇烈奔跑，筋肉受損，瘀血內生，瘀滯作痛。

治療要則：化瘀消腫，活血止痛。

常用方藥：活血止痛湯合七厘散化裁：活血止痛湯專治損傷瘀血、紅腫疼痛之證。方中乳香、沒藥、三七、川芎活血散瘀，通絡消腫；當歸、蘇木活血療傷，通經止痛；落得打（積雪草）消腫袪積，止血療傷；地鱉蟲散瘀破血，續筋壯骨。七厘散長於散瘀通絡。取方中血蠍、麝香、冰片通絡化瘀，消腫止痛；朱砂寧絡安神，鎮靜止痛；兒茶止血生肌，散瘀消腫。二方化裁，共調消腫散瘀，療傷止痛之效。

2. 氣血瘀滯

臨床特點：為各種勞損性膝痛早期主要證型，包括髂脛束摩擦綜合征、髕骨及相關組織損傷以及膝骨關節炎等。膝脛酸痛、脹痛或刺痛，常向膝周或小腿放射；壓痛明顯，時有彈響；行走奔跑時加重，上下樓或上下坡困難；屈伸受限，步履無力；面色晦暗；舌暗或有瘀斑，脈弦或澀。

證機分析：膝脛過用，筋肉受損，經脈受阻，氣血不暢，瘀滯作痛。

治療要則：行滯化瘀，通絡止痛。

常用方藥：身痛逐瘀湯加三棱、莪朮、地鱉蟲：身痛逐瘀湯專治其氣血瘀滯、肢節痹痛之證。方中桃仁、紅花、當歸、川芎、沒藥散瘀活血，行血止痛；五靈脂、地龍袪瘀通絡，活血止痛；秦艽、羌活袪濕除痹，行滯止痛；香附理氣通經，舒筋止痛；牛膝強膝壯骨，活血通經。加三棱、莪朮破血行氣，化滯止痛；土鱉蟲破瘀行血，續筋療骨。諸藥合用，共奏化瘀通絡、消滯止痛之效。

3. 寒濕痹阻

臨床特點：常見於外傷勞損，遷延不愈，或術後恢復不良，又遇寒濕侵襲者。以素體陽虛、老年和體胖者多見。膝脛冷痛重著或鈍痛，遇冷加劇，得溫則減；晨起僵硬，屈伸不利，常有摩擦感或聲響；多伴腰身困重；苔白膩，舌淡，脈濡緩。

證機分析：膝脛外傷，筋骨勞損，經脈運行受阻，易招寒濕內侵，羈留肢節而作痛。

治療要則：袪濕蠲痹，溫經散寒。

常用方藥：蠲痹湯合當歸四逆加吳茱萸生薑湯化裁：蠲痹湯專於寒濕羈留、肢節痹痛之證。方中當歸、赤芍活血散瘀，養血和絡；羌活、防風袪濕除痹，通絡止痛；薑黃行氣活血，通經利膝；黃芪益氣和絡，消腫止痛；芍藥養血通經，濡養肢節。當歸四逆加吳茱萸生薑湯專治寒邪羈留、肢節厥冷，取方中桂枝、細辛溫經通陽，散寒利節；木通暢通經脈，利水化濕；吳茱萸、生薑散寒止痛，復通陽脈；清酒溫陽散寒，通利肢節。雙方化裁合用，以助蠲痹利膝，溫通止痛之效。

4. 氣血虛弱

臨床特點：多見於素體羸弱，膝脛外傷遷延難愈，或術後恢復不良，或勞損日趨嚴重。膝脛酸痛，時輕時重，久立或勞累後加重；膝股筋肉輕度萎縮；屈伸艱難，步履拖遝，不耐久行；面白體瘦，倦怠乏力，頭暈目眩，心悸氣短；苔薄舌淡，脈細弱。

證機分析：素體羸弱，氣血不足；或外傷勞損，術後不愈，遷延日久，氣血耗損，筋肉腱骨失於濡養。

治療要則：益氣養血，榮筋止痹。

常用方藥：養血榮筋丸加黃芪、牛膝：養血榮筋丸為經驗方，專治外傷勞損日久，筋骨痹痛，關節不利，肌肉萎縮等陳舊之證。方中當歸、雞血藤、何首烏、赤芍補血活血，強筋通絡；續斷、補骨脂補肝益腎，榮筋續骨；桑寄生祛濕除痹，強筋壯骨；威靈仙、伸筋草、油松節祛濕止痹，舒筋活絡；黨參、白朮、陳皮健脾益氣，榮潤筋肉；木香、赤小豆行氣活血，利水消腫；加黃芪益氣升提，榮養筋肉；牛膝活血通經，強筋健膝。諸藥合用，共奏益氣和絡，養血榮筋之功。

5. 肝腎虧虛

臨床特點：主要見於膝骨關節炎和各種膝痛後期。膝脛隱隱作痛，遇勞加重，休息得解或不得解；酸軟無力，喜摩喜按；步履滯緩，不可久行；筋肉痿軟明顯，甚者骨節變形；腎陽偏虛者，兼有體瘦肢冷，神疲倦怠，苔薄舌淡，脈沉細；腎陰偏虛者，兼有五心煩熱，口乾少寐，苔少舌紅，脈細數。

證機分析：肝腎虧虛，精血耗損，筋肉失養，骨枯髓減。

治療要則：滋肝補腎，壯骨強膝。

常用方藥：補腎壯骨湯加附子、肉桂、黃柏、女貞子：補腎壯骨湯專為膝骨關節炎和骨質疏鬆症所設[10,11]，方中熟地黃、杜仲補肝滋腎，益精填髓；淫羊藿、狗脊溫腎壯陽，強筋壯骨；牛膝、骨碎補活血續傷，強骨健膝；透骨草、伸筋草、穿山龍、清風藤、雞血藤活血通絡，除痹止痛；白朮、黃芪、陳皮、甘草健脾益氣，調和諸藥。腎陽偏虛者，加附子、肉桂壯元助陽；腎陰偏虛者，加黃柏、女貞子滋陰降火。諸藥合用，共圖滋腎補髓，壯骨健膝之效。

中藥貼膏

中藥貼膏多以辛香走竄、引經滲透中藥製備，具有行氣散瘀、通經活絡、溫寒祛濕、消腫止痛功效，尤其適合膝髕痛症。表 23-2 列出一些治療膝骨關節炎的常用貼膏及主要成份[9,12]，其他膝痛也可參考使用。

表 23-2 治療膝骨關節炎常用中藥貼膏

名稱	主要成份	功效
奇正消痛貼膏[9,12]	獨一味（藏藥）、棘豆、薑黃、花椒、水牛角、水柏枝	活血化瘀、消腫止痛
複方南星止痛膏[9,12]	生天南星、生川烏、丁香、肉桂、白芷、細辛、川芎、徐長卿、乳香（製）、沒藥（製）、樟腦、冰片	散寒除濕，活血止痛
秦氏消痹凝膠貼膏（自製）[13]	豨薟草、馬齒莧、漢防己、黃連、生大黃、延胡索、威靈仙、冰片	清熱利濕，消腫止痛
舒筋活血祛痛膏（自製）[14]	當歸、三七、血竭、乳香、沒藥、紅花、大黃、連翹、川續斷、木鱉子、獨活、羌活、木瓜、白芷、赤芍、生地、天冬、兒茶、甘草、冰片、薄荷腦、樟腦	活血化瘀，活絡消腫
五瘟解凝膏（自製）[15]	肉桂、乾薑、丁香、細辛、胡椒	溫經散寒，軟堅散結
苗藥五藤膏（自製）[16]	黑骨藤、大血藤、絡石藤、小花青風藤、香血藤、雷公藤	通經活絡，除痹止痛
正骨油膏（自製）[17]	田基黃、三棱、薑黃、續斷、骨碎補、薄荷、澤蘭、紅毛五加皮、紅花、川芎、木芙蓉葉、當歸、防己、莪朮、大駁骨、大黃、黃柏、冰片、紫珠葉、兩面針、獨活	消腫祛瘀，除痹止痛
三色膏（自製）[18]	紫荊皮、黃荊子、全當歸、天花粉、赤芍藥、丹參、川牛膝、白芷、薑黃、獨活、羌活、威靈仙、川木瓜、防風、五加皮、防己、秦艽、川芎、連翹	祛風活血，散寒除濕

針灸治療

足三陽三陰脈，循膝入膕，上下而行。足陽明脈抵伏兔，下膝髕，循脛外廉。足少陽脈循髀陽，出膝外廉，下外輔骨。足太陽脈，其支者直下膕中，其支者循脾外後廉，下合膕中。足三陰脈上膝內廉，入膕抵股。膝髕勞損，傷筋傷肉，傷節傷骨，經脈遏滯，氣血瘀阻，作痹作痛。針灸為治，當以阿是與膝周俞穴為要，或針或灸或電，輔以膝下髀股俞穴以辨證之用。針刺已用於各種膝痛治療 [19-23]。

治療要則： 活血舒筋，化瘀通絡，消腫止痛

選穴原則：（1）確定阿是穴和局部及膝周用穴；（2）根據辨證分型選取下肢其他俞穴（圖 23-10）。（3）根據不同膝痛採用適當針法。

操作要點

- 患者仰臥或取坐位，屈膝 20-30°。先捫定壓痛點（阿是穴），行對刺、傍刺、齊刺或揚刺，再選定共同穴行針，之後根據疼痛部位選定局部俞穴和辨證分型選取若干穴。
- 交叉韌帶損傷、半月板損傷、髕骨軟化症和髕下脂肪墊炎者，犢鼻和內膝眼可傍刺。膕繩肌拉傷和髂脛束摩擦綜合征者，以長針沿肌纖維方向透刺，前者自殷門向委中方向透刺，後者自風市向膝陽關方向透刺。膝骨關節炎者除上兩種透刺外，再加承山至承筋透刺。快速提插撚轉，直至舒緩快然，酸脹痛減。
- 電針和溫針：選取包括內外膝眼在內的 3-4 對阿是和局部要穴，電針刺激，頻率 100 Hz，連續波，強度調至患者感覺舒適為宜，持續 25 分鐘。另選 2-3 俞穴，於針柄撚裝艾絨點燃，施溫針刺激，2-3 壯。電針和溫針可隔次分別進行，亦可同次進行。
- 治療頻次：急性損傷、膝手術後和膝骨關節炎發作期及緩解期每日一次，7 次為一療程。勞損、慢性期和膝骨關節炎恢復期可隔天一次或每週 2-3 次。

手法治療

脛股為節，附髕成膝，以屈以伸，以走以行。膝髕勞傷，或腫或痛，屈伸不能；或交鎖嵌頓，蹲跪難起；或筋肉痿痹，足不收履。手法以治，撫膝摩髕，

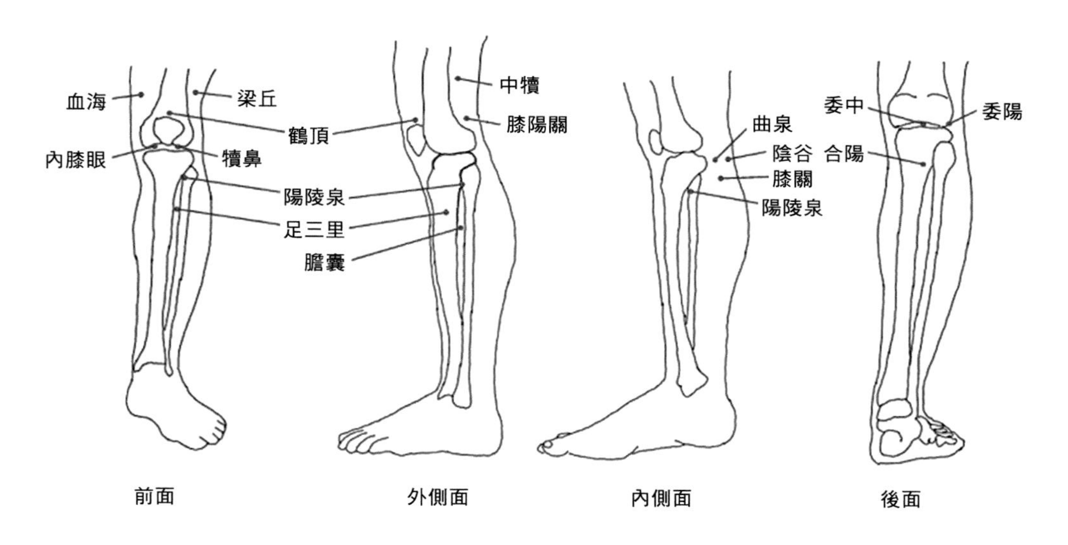

圖 23-10 治療膝痛局部選穴

表 23-3 膝痛選穴及功效一覽表

	穴位名稱	功效
· 局部和膝周選穴		
	共用穴：犢鼻、內膝眼、鶴頂、陽陵泉、陰陵泉、膝陽關、曲泉 膝前面（足陽明經）：梁丘、足三里 膝外側（足少陽經）：中犢、膽囊 膝內側（足三陰經）：血海、膝關、陰谷 膝後面（足太陽經）：委中、委陽、合陽	舒筋活絡，利膝止痛
· 辨證選穴		
筋傷血瘀	伏兔、風市、殷門	散瘀理筋，療傷止痛
氣血瘀滯	血海、浮郄、環跳	理氣通經，行血消瘀
寒濕痹阻	豐隆、承筋、承山	溫經散寒，祛濕除痹
氣血虛弱	足三里、三陰交、地機	培土健脾，益氣養血
肝腎虧虛	懸鐘、太沖、太溪	補肝益腎，強筋健腿

當以摩揉點按，擦捋撚扳，拔伸轉搖。急性膝傷，筋斷骨裂，當以緩痙止痛，制動消腫；慢性勞損，術後膝痛，則應活絡散瘀，滑利強膝 [2,24-26]。

· **急性外傷處理**：（1）膕繩肌拉傷者俯臥，其他仰臥；小心抬移患膝，在患膝下墊一軟枕，捫定痛點；（2）用冰袋外敷痛處，以減緩出血、滲出和腫脹，同時在痛點和周圍要穴施以摩揉點按，手法輕柔，切勿用力過度和屈伸；（3）盡快做影像檢查，骨折、半月板破裂、韌帶斷裂或肌肉撕裂者，應先行手術治療，術後再行手法康復。

- **交叉韌帶、側副韌帶和半月板損傷**：（1）摩揉點按：患者仰臥，捫定痛點，先以掌心摩揉膝髕四周，以舒緩筋肉；再以拇指點揉或一指禪點推痛點；繼以魚際揉推患處；（2）捋腿撚膝：屈膝至約45°，術者拇指與其他四指相對，自小腿中部向膝部施捋法；至膝部後，改為雙掌相對作撚法（圖23-11A），反覆3-5次，直至膝內有溫熱舒緩之感；（3）拔伸點揉：伸直患膝，術者一手握住踝部，另一手手掌置於髕上，拇指扣壓在痛點，和緩用力拔伸膝關節，同時拇指點揉痛點（圖23-11B），持續2-3分鐘；（4）屈伸旋轉：術者一手屈肘，托住患膝並和緩被動屈伸髖膝，另一手置於股四頭肌上；在屈膝屈髖90°時，緩慢內外旋轉數次，以解除關節交鎖；另一手同時揉捏股四頭肌（圖23-11C）；（5）重複上述（3）和（4）步驟3-5次，直至膝內摩擦或嵌頓感完全消失。
- **膕繩肌拉傷後康復和髂脛束摩擦綜合征**：（1）揉拔擦推：膕繩肌損傷者俯臥，髂脛束損傷者健側臥。先摩揉痛點，再順筋彈拔肌纖維和腱膜，鬆解粘連；繼以在臀部和膕窩或膝外側之間，擦推股後膕繩肌或髂脛束，重點擦推受傷區，往返5-10次。（2）扳伸屈翻：術者一手托握踝部，另一手掌壓膕窩；膕繩肌損傷者，用握踝之手屈伸膝關節，並在伸膝至最大限度時，輕扳2-3次；髂脛束損傷者，以握踝之手使膝內翻，拉緊髂脛束，輕扳2-3次。
- **髕骨及相關組織損傷**：（1）點揉指推；患者仰臥，患膝下墊一軟枕，先以端指點揉髕周俞穴，重點點揉犢鼻、內膝眼、鶴頂、陽陵泉、陰陵泉、梁丘、伏兔，每穴30-60秒；再以一指禪點推犢鼻和內膝眼，每穴2-3分鐘；（2）揉撚搓髕：先以單手掌心蓋覆髕骨、髕韌帶及周圍組織，作順逆時針揉撚（圖23-11D），30-50次，用力由輕漸重，直至有酸脹溫熱之感；再改為雙掌相對，以小魚際搓揉髕骨和髕韌帶兩側（圖23-11A），反覆10-20次；（3）攏捋膝髕：屈膝至30°；術者雙手拇指與四指分開相對，上下環攏髕骨和髕韌帶，向髕骨中點和緩捋推，同時通過犢鼻和內膝眼深推脂肪墊（圖23-11E），反覆10次；（4）揉壓囊腫：髕前滑囊炎者，置患腿於術者大腿上，一手拿捏在股四頭肌上，另一手用掌根揉壓髕前囊腫，力量由輕漸重，直至囊腫明顯消減（圖23-11F）。
- **膝骨關節炎**：膝骨關節炎多是老年人，常伴有骨質疏鬆和關節變形，手法當以輕柔和緩，以達舒筋鬆節，滑利強膝之效。（1）仰臥擦拿：仰臥，

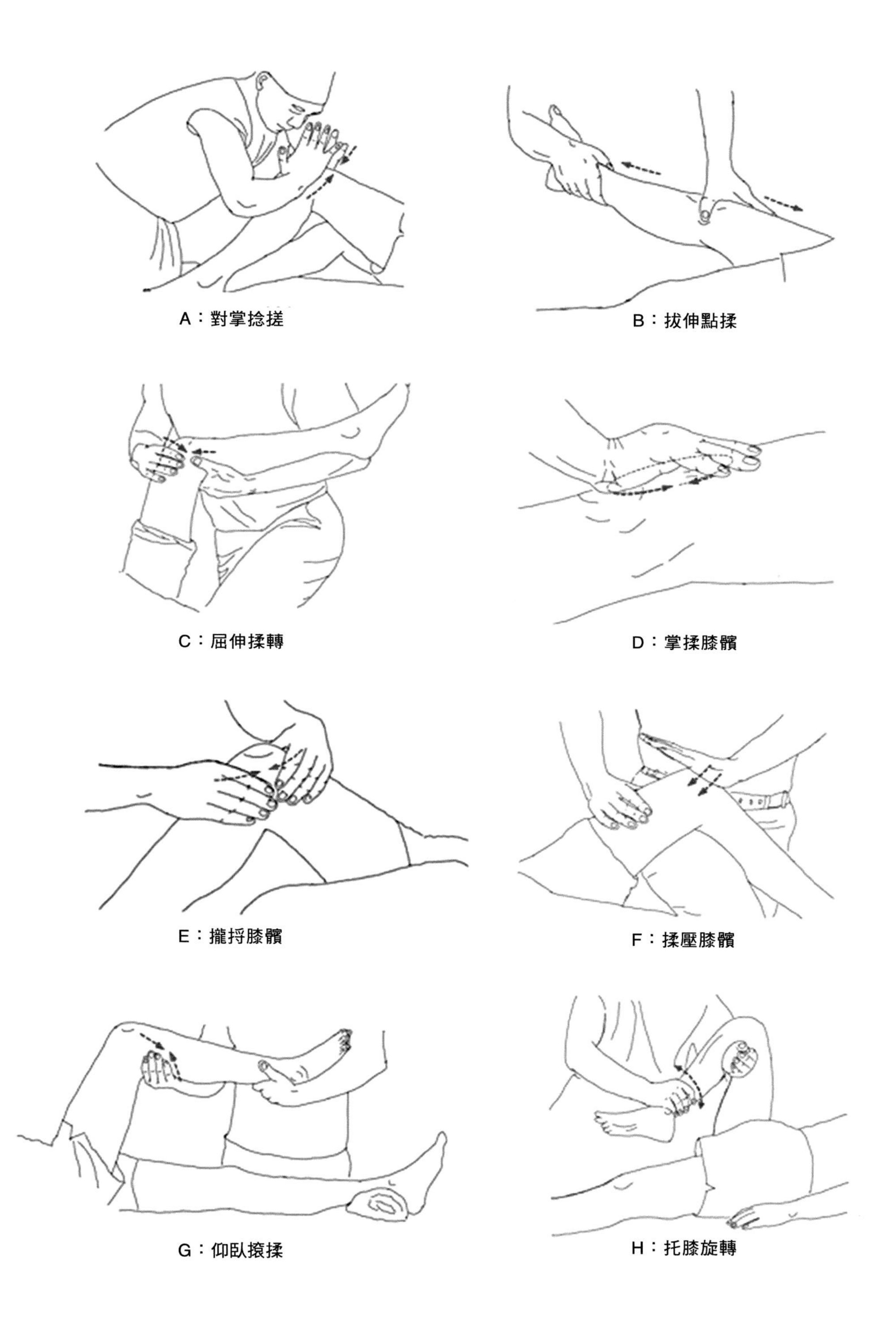

圖 23-11 治療膝痛常用手法

患膝下墊一軟枕，先上下擦揉股四頭肌，反覆 10-20 次；再抬高小腿，一手握踝後，另一手拿捏膝後和小腿後肌群（圖 23-11G），反覆 10-20 次；（2）拔伸旋轉：患者先伸直患膝，術者一手握住踝部，另一手置於膝上，和緩用力拔伸膝關節，並作旋轉，持續 2-3 分鐘；然後患者屈髖屈膝，術者一手以臂腕夾墊在膝後，另一手握住踝部，並作旋轉搖晃（圖 23-11H），反覆 5-10 次；（3）理髕利膝：在膝前及兩側，著重施以揉搓彈拔，以鬆解髕股關節和彈拔髕韌帶及側副韌帶，反覆 10-20 次；（4）俯臥擦揉：助患者轉為俯臥，上下擦揉膕繩肌和小腿後肌群，反覆 10-20 次；（5）屈伸點揉：一手輕壓在近膝部大腿，另一手握住踝部，向上拉伸，同時屈伸膝關節，反覆 10-20 次；再點揉委中、承筋、承山，各 1 分鐘。

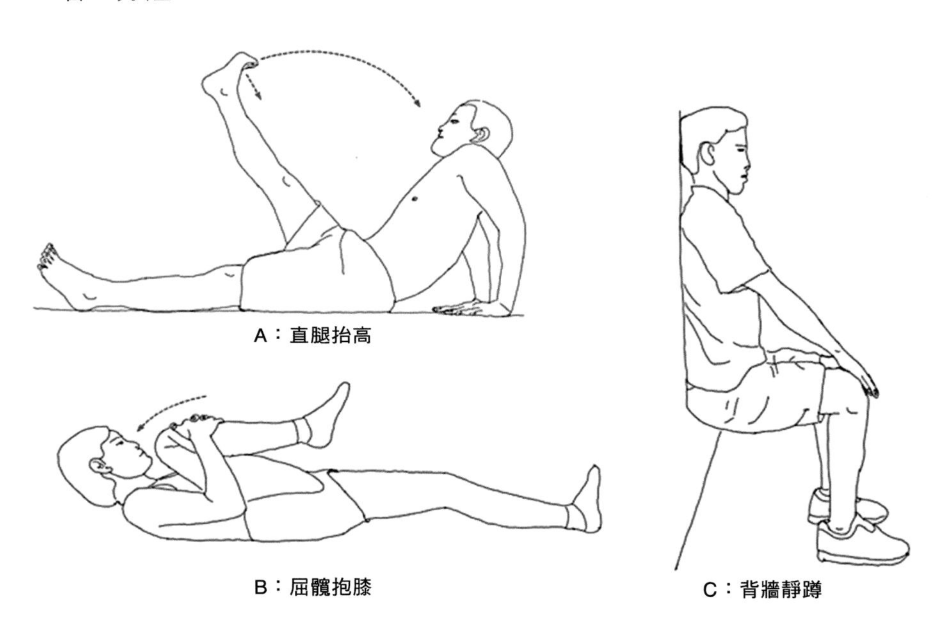

圖 23-12 膝痛功能鍛煉操

功能鍛煉

早在約成書於 2,200 年前的《引書》中，已有膝痛功能鍛煉的描述：「引膝痛，右膝痛，左手據權，內揮右足，千而已。左膝痛，右手據權，而力揮左足，千而已。左手勾左足趾，後引之，十而已。又以左手據權，右手勾右足趾，後引之，十而已。」已有大量試驗證明，功能鍛煉是緩解膝骨關節炎和各種膝痛以及恢復膝功能的有效方法 [9]，包括太極拳、八段錦、五禽戲和易筋經等傳統功法，步行、騎車、游泳、水中運動、瑜伽等低強度有氧現代運動，以及根據個體情況所制定的各種運動訓練。下面介紹一套膝痛自我按摩鍛煉法：

- **摩揉拿捏**：（1）坐在練功墊上，半屈膝關節，在膝周塗少許潤滑膏；（2）雙手掌心摩揉膝髕，自髕骨髕韌帶，向膝兩側，至膕後，反覆 50-100 次，直至有溫熱舒緩感；（3）雙手四指置膝後，雙手拇指同時用力點揉膝前和兩側要穴及痛點，再用四指點揉膝後要穴；（4）合掌依次拿捏股四頭肌、膕繩肌肌腱和小腿後肌群。
- **伸膝繃腿**：仰臥平躺或取坐姿，用力繃直膝關節和踝關節，使股四頭肌和小腿肌肉繃緊，維持 20-30 秒再放鬆，反覆 5-10 次。
- **直腿抬高**：仰臥平躺，或雙手後撐，身體後仰，健腿放平或半屈位，伸直患膝，同時踝背屈，然後直腿抬高至最大限度（圖 23-12A），反覆 25-50 次。
- **屈髖抱膝**：仰臥平躺，健腿放平，雙手抱緊患膝，屈髖膝至最大限度（圖 23-12B），反覆 25-50 次。
- **背牆靜蹲**：尋一平整牆面，背靠牆緩慢下蹲，至髖膝關節屈曲為 90°，小腿與牆壁平行，然後雙手掌心置於膝上（圖 23-12C），保持該姿勢 30-60 秒。

治療策略及自我調理

- 外傷急性期應先盡快做影像檢查，以明確損傷情況。在等待檢查期間，可冰敷傷處，以減緩出血、滲出和腫脹，同時可施針和作輕柔手法，以減輕疼痛。
- 手法、針刺和功能鍛煉是治療膝骨關節炎及各種勞損和術後膝痛的首選，療效確切 [9,27-29]。手法和針刺可同時進行，同時指導患者進行功能鍛煉。中藥貼膏和內服可作為輔助治療。
- 多數膝痛因運動外傷和勞損而起，佩戴護膝可有效減少外傷膝痛風險。老年性膝骨關節炎常與天氣和季節變化有關，注意膝部保暖和選擇舒適鞋履可減少骨關節炎的發作。

◇ 參考文獻

1 Saavedra MÁ, Navarro-Zarza JE, Villaseñor-Ovies P, Canoso JJ, Vargas A, Chiapas-Gasca K, Hernández-Díaz C, Kalish RA. Clinical anatomy of the knee. Reumatol Clin. 2012 Dec-2013; 8(S2): 39-45.

2 王和鳴，黃桂成（主編）:《中醫骨傷科學》（第 3 版）：第 305-313 頁，中國中醫藥出版社，北京，2012.

3 中華醫學會疼痛學分會（編）:《中國疼痛病診療規範》：第 153-183 頁，人民衛生出版社，北京，2020.

4 Malanga GA, Andrus S, Nadler SF, McLean J. Physical examination of the knee: a review of the original test description and scientific validity of common orthopedic tests. Arch Phys Med Rehabil. 2003; 84(4): 592-603.

5 Lespasio MJ, Piuzzi NS, Husni ME, Muschler GF, Guarino A, Mont MA. Knee Osteoarthritis: A Primer. Perm J. 2017; 21: 16-183.

6 劉淑剛，王金榜．現代中醫對膝骨關節炎的認識 [J]. 現代中西醫結合雜誌，2013; 22(13): 1473-1475.

7 高山，王敬威，孫乾坤，郭艷幸．膝骨關節炎中醫辨證分型與中醫體質類型關聯性分析 [J]. 中國民族民間醫藥，2020; 29(02): 91-95.

8 何曉芳，韋尼．肌肉骨骼超聲與膝骨關節炎中醫證型的相關性研究 [J]. 環球中醫藥，2020; 13(10): 1683-1688.

9 陳衛衡．膝骨關節炎中醫診療指南 (2020 年版)[J]. 中醫正骨，2020; 32(10): 1-14.

10 任彬，楊敏．「補腎壯骨湯」治療膝骨關節炎 180 例臨床觀察 [J]. 江蘇中醫藥，2012; 44(05): 40.

11 伍文耀．補腎壯骨湯聯合西藥治療 2 型糖尿病骨質疏鬆症（腎陽虛）隨機平行對照研究 [J]. 實用中醫內科雜誌，2019; 33(06): 13-17.

12 蔡鑫，唐芳，馬武開，蘭維婭，蔣總，樊梅，金澤旭．中藥貼膏治療膝骨關節炎療效的 Meta 分析 [J]. 風濕病與關節炎，2020; 9(06): 27-31.

13 許曼珊，郭夢如，姜婷，何東儀，汪榮盛，秦盈盈．秦氏消痹凝膠貼膏外敷對濕熱痹阻型膝骨關節炎療效及對膝部疼痛、膝關節功能和生活質量的影響 [J]. 河北中醫，2020; 42(12): 1785-1790+1835.

14 郭珂珂，李無陰．舒筋活血祛痛膏對 Kellgren-Lawrence 分級中 I 級和 II 級膝骨關節炎患者的療效觀察 [J]. 風濕病與關節炎，2014; 3(02): 30-31.

15 何震，盧衛忠，匡志平，易世雄，曹洪輝，周傑，姜仁建．五瘟解凝膏外用治療早中期膝骨關節炎（風寒痹阻證）的臨床研究 [J]. 中國中醫急症，2019; 28(01): 70-72+76.

16 申海艷，周靜，馬武開，姚血明，唐芳，陳琳．苗藥五藤貼膏外敷聯合艾灸治療早中期膝骨關節炎的臨床研究 [J]. 中國老年學雜誌，2019; 39(16): 3966-3969.

17 孔繁軍，葉水清．正骨油膏治療早期膝骨關節炎臨床療效觀察 [J]. 按摩與康復醫學，2019; 10(06): 40-41.

18 邢秋娟，吳佶，葛京化，黃春水，趙芸，暴潔，焦丹麗．三色膏治療早中期原發性膝骨關節炎的臨床研究 [J]. 上海中醫藥大學學報，2018; 32(04): 41-46.

19 許駿，徐浩，梁倩倩，施杞，王擁軍．近 5 年針刺治療膝骨關節炎的研究進展 [J]. 中華中醫藥雜誌，2020; 35(07): 3557-3559.

20 孫常青．針刺聯合運動康復對交叉韌帶損傷患者疼痛程度及膝關節活動功能的影響 [J]. 按摩與康復醫學，2020; 11(14): 28-29.

21 張盼，劉建強．髕骨軟化症的針灸治療研究進展 [J]. 山東醫藥，2020; 60(11): 84-86.

22 趙玲，魏凌波，李娜，劉偉健．針刺聯合康復療法對半月板損傷患者關節鏡術後膝關節功能的影響 [J]. 基因組學與應用生物學，2019; 38(09): 4298-4302.

23 梁翎彥，張妙．針刺配合物理療法治療髂脛束摩擦綜合征的臨床觀察 [J]. 內蒙古中醫藥，2019; 38(06): 98-99.

24 買合熱衣・亞迪，劉俊昌．近十年膝骨關節炎的推拿臨床治療進展 [J]. 新疆中醫藥，2020; 38(06): 80-83.

25 俞大方（主編）:《推拿學》（第 1 版）: 第 102-104 頁，上海科學技術出版社，上海，1985.

26 武春發，康瑞庭．《圖解中醫骨傷名家手法精華叢書：傷筋》（第 1 版）: 第 124-142 頁，北京科學技術出版社，北京，2005.

27 Li J, Li YX, Luo LJ, Ye J, Zhong DL, Xiao QW, Zheng H, Geng CM, Jin RJ, Liang FR. The effectiveness and safety of acupuncture for knee osteoarthritis: An overview of systematic reviews. Medicine (Baltimore). 2019; 98(28): e16301.

28 Xu Q, Chen B, Wang Y, Wang X, Han D, Ding D, Zheng Y, Cao Y, Zhan H, Zhou Y. The Effectiveness of Manual Therapy for Relieving Pain, Stiffness, and Dysfunction in Knee Osteoarthritis: A Systematic Review and Meta-Analysis. Pain Physician. 2017; 20(4): 229-243.

29 Fransen M, McConnell S, Harmer AR, Van der Esch M, Simic M, Bennell KL. Exercise for osteoarthritis of the knee: a Cochrane systematic review. Br J Sports Med. 2015;49(24): 1554-1557.

第 24 章

足踝痛

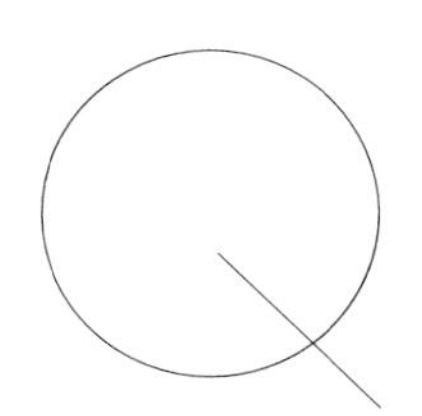

相關解剖

足踝由脛骨和腓骨下端、7 塊跗骨、5 塊蹠骨及 14 塊趾骨，共 28 塊骨骼構成。脛腓骨下端分別形成內踝和外踝。7 塊跗骨由近至遠依次為距骨、跟骨、足舟骨、骰骨、內側楔骨、中間楔骨和外側楔骨。這些骨骼之間形成多樣的關節結構，並借助眾多韌帶和肌腱，構成足弓，以支撐體重和吸收震盪（圖 24-1）。其中在足底部，附著一堅韌厚實、形如鵝掌狀的韌帶結構，稱為足底筋膜或蹠腱膜（圖 24-2）。足底筋膜起於跟骨結節，向前分成多束，止於各近節趾骨，將足跟和足趾緊密連成一體，具有保護足底結構和維持足縱弓的作用。在足跟部的足底筋膜外還襯附著一足底脂肪墊，正常成年人脂肪墊厚度介於 10-25 毫米之間（圖 24-2）[1-4]。

踝關節為足踝部的主體關節，由三個關節組成，分別為由脛腓骨下端和距骨滑車構成的距小腿關節（通常意義上的踝關節），距骨和跟骨之間構成的距下關節（又稱距跟關節），和脛腓骨下端之間的脛腓關節（圖 24-1）。踝關節兩側分別附有內側副韌帶和外側副韌帶。內側副韌帶又稱三角韌帶，起於內踝，呈扇形向下止於距骨、足舟骨和跟骨，較為堅韌，不易損傷。外側副韌帶起於外踝，分若干束止於距骨和跟骨，包括距腓前韌帶、距腓後韌帶和跟腓韌帶，相對薄弱，容易損傷。踝關節可做屈伸和內外翻運動。當踝關節屈曲，足尖接近小腿前，稱為背屈或背伸。當踝關節伸展，足尖下壓，遠離小腿前部，稱為蹠屈 [1-4]。

小腿三頭肌在小腿後部延伸為粗壯強大的跟腱，又稱阿基里斯腱（Achilles' tendon），止於跟骨結節（圖 24-2）。跟腱的主要功能是屈小腿和足蹠屈。在跟腱和跟骨後上角之間，嵌附著跟骨後滑囊；在跟腱止點和皮膚之間嵌墊著皮下滑囊。這些滑囊常因摩擦和擠壓而發生滑囊炎 [2,5]。

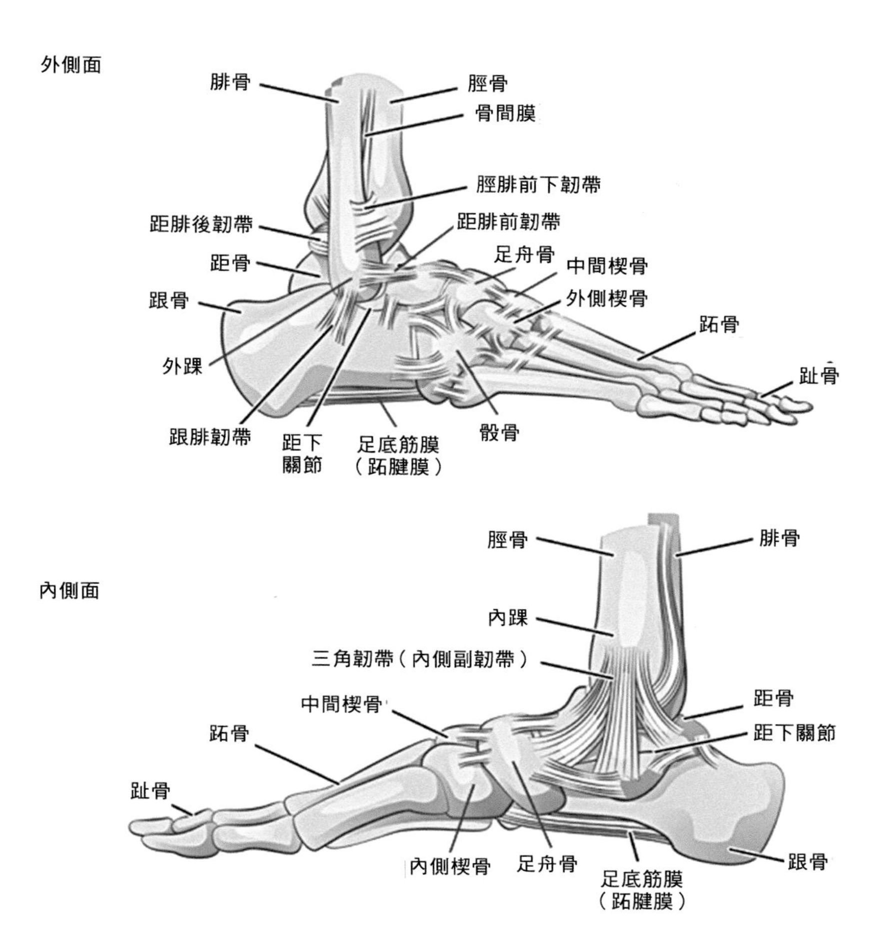

圖 24-1 踝關節解剖

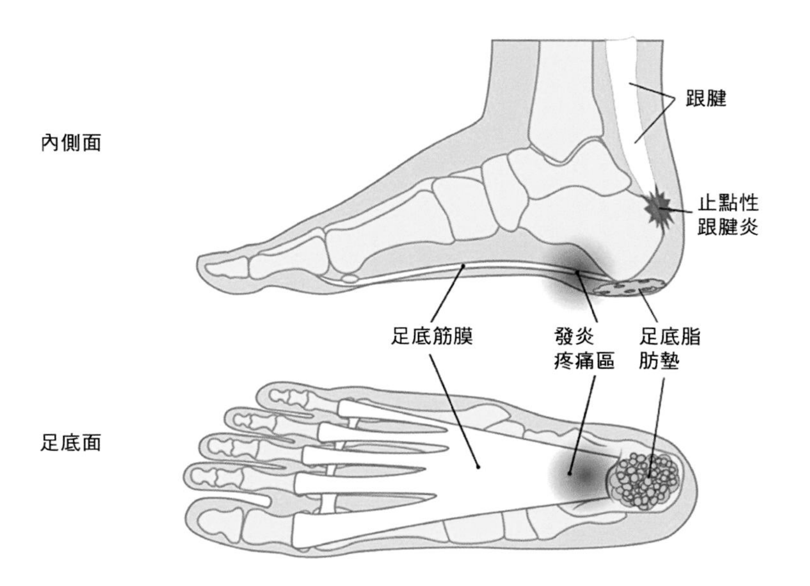

圖 24-2 足部筋膜、肌腱和脂肪墊及病理改變

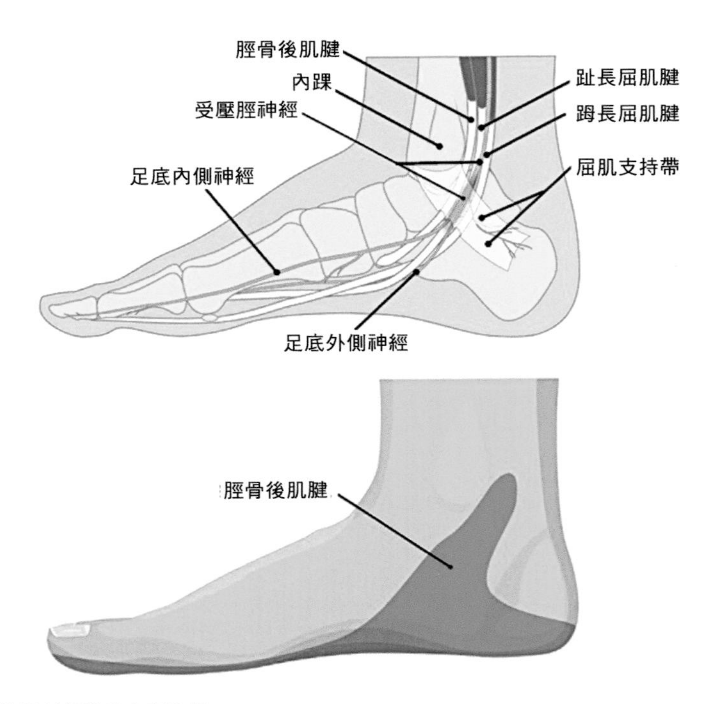

圖 24-3 踝管解剖結構及病理改變

踝管又稱蹠管，位於內踝後下方，為一纖維骨性通道，其底部由脛骨內側面、距骨和跟骨所圍成，頂部為跨連在內踝和跟骨內結節之間的屈肌支持帶所覆蓋。管內由前向後，依次通過脛骨後肌腱、趾長屈肌腱、脛後動和靜脈、脛神經和踇長屈肌腱（圖 24-3）[2,6]。

病理機制和臨床特徵

大多數足踝痛因骨折、外傷和勞損所造成。一些常見足踝痛列於表 24-1[2]。中醫臨床上，相當一部分患者是在足踝骨折和手術康復過程中和癒合後來診。本章專列「創傷後足踝痛」以區別其他足踝痛。

踝關節扭（挫）傷 (Ankle Sprains)：踝關節的脛骨下關節面和內外踝構成如門狀關節窩。距骨滑車關節面前寬後窄。當足背屈時，較寬的滑車前部進入窩內，關節穩定；但在蹠屈，如下坡時，較窄的滑車後部進入窩內，導致關節不穩，易發生扭傷。由於外踝較內踝更低，可阻止距骨過度外翻。因此臨床上以過度內翻、外側副韌帶撕裂最為多見（圖 24-4）。如踝關節扭傷反覆發生，則可造成韌帶鬆弛而導致慢性踝關節不穩。後者也是造成踝關節反覆扭傷的主要原因[1,2]。

表 24-1 常見足踝痛一覽表	
足踝痛	**主要病理機制**
踝關節扭（挫）傷	距骨關節面前寬後窄，易引起過度內翻而損傷外側韌帶。
踝關節撞擊綜合征	踝關節反覆過度屈伸，周圍組織受到撞擊夾擠，導致無菌性炎症和骨刺增生。
踝（蹠）管綜合征	位於內踝後下方的踝管內脛後神經和血管受到擠壓。
止點性跟腱炎	跟腱止點處因反覆受到磨損，導致骨贅增生和滑囊炎。
足底筋膜炎	足底筋膜因長期勞損導致無菌性炎性疼痛。
跟骨骨刺	足底跟骨骨刺刺激周圍組織導致無菌性炎症。
足跟脂肪墊綜合征	足底脂肪墊萎縮變薄和彈性下降。
創傷後足踝痛	外傷和手術後骨骼畸形、軟組織損傷和粘連。

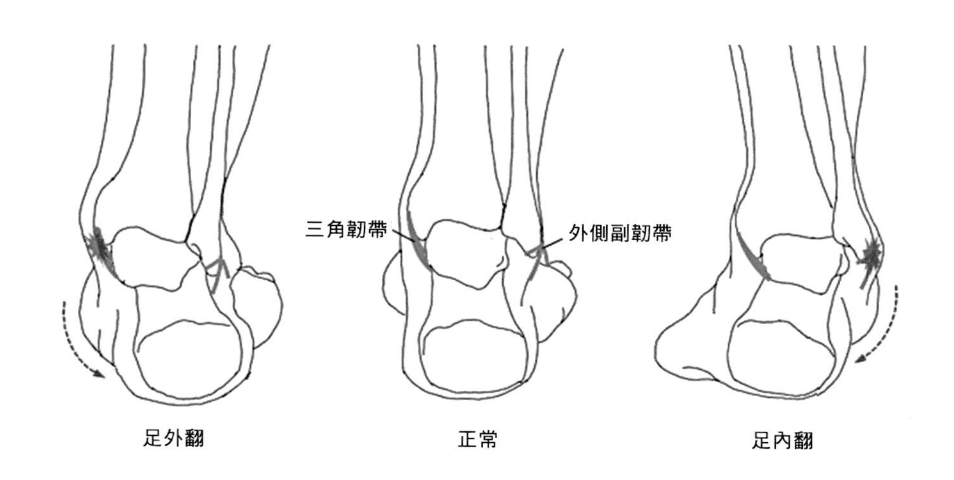

圖 24-4 踝關節扭傷示意圖

踝撞擊綜合征（Ankle Impingement Syndrome）：是踝關節長期反覆做過度背屈或蹠屈運動，或創傷後解剖結構變形，韌帶、滑囊和關節面反覆受到撞擊夾擠，造成無菌性炎症和骨刺增生所致，多見於芭蕾舞演員和足球運動員。可分為踝前撞擊、踝前外側撞擊、踝前內側撞擊和踝後撞擊。其中以踝前和前外側撞擊最為多見（圖 24-5A, B）。臨床表現為撞擊處局限疼痛和壓痛、腫脹或骨刺增生，活動受限；踝關節在相應方向活動時疼痛加重，甚至出現交鎖嵌頓 [2,7,8]。

踝前撞擊綜合征者，弓步試驗陽性（圖 24-5C），即患側足底緊貼地面，同時弓步向前至最大限度，在此過程中如踝前區出現疼痛則為陽性。踝後撞擊

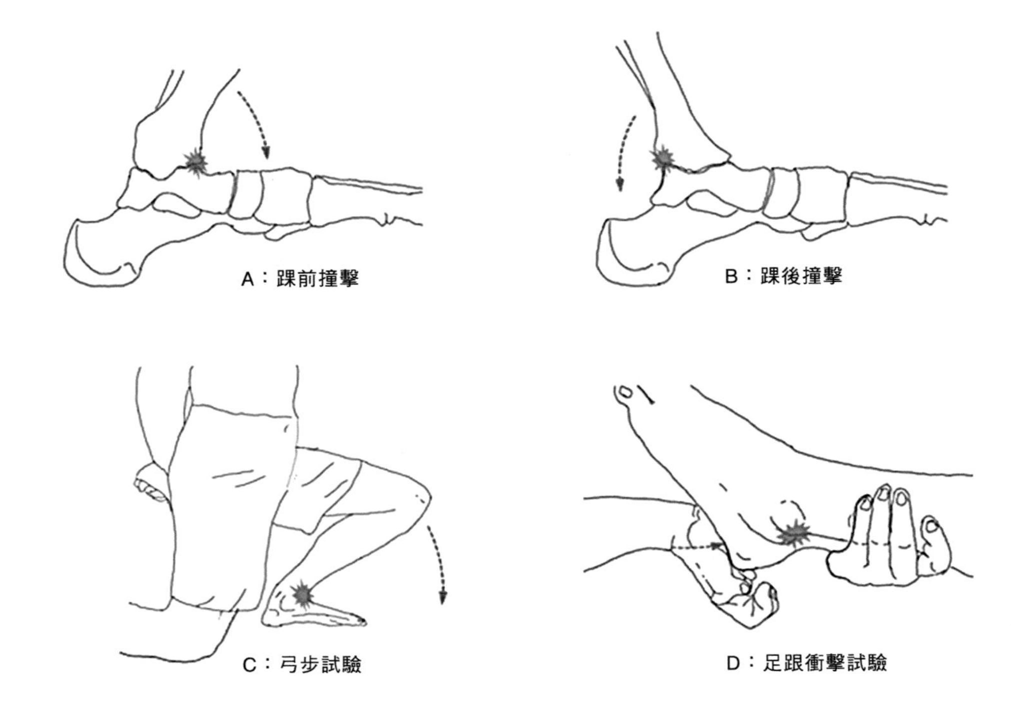

圖 24-5 踝撞擊綜合征和相關試驗檢查

綜合征者，被動蹠屈或足跟衝擊試驗陽性。被動蹠屈試驗時，患者俯臥，患膝屈 90°，被動用力蹠屈踝關節，則引發踝後疼痛。足跟衝擊試驗時，患者仰臥，患側踝和小腿懸空在床邊，檢查者一手握緊踝部，另一手掌根用力擊打足跟，則引發踝後跟疼痛（圖 24-5D）。

踝（蹠）管綜合征（Tarsal Tunnel Syndrome）： 踝管綜合征是因踝管狹窄，管內脛後神經和血管受壓所引起的疼痛和足底麻木等一系列症狀（圖 24-3）。多見於青壯年和長跑者。扁平足、踝管解剖結構異常、肥胖和全身性關節炎，是踝管綜合征的高風險因素。臨床表現為足底和足蹠處針刺、燒灼或電擊樣疼痛和麻木。疼痛常突然出現，可放射至小腿內側甚至膝部；久立久行或過度運動時加重。壓痛點位於足跟內上方踝管部位。過度背屈、外旋或外翻踝關節可誘發或加重疼痛 [2,6]。

止點性跟腱炎（Insertional Achilles Tendinitis）： 為跟腱止點處磨損性損傷、足跟骨贅增生和跟骨周圍滑囊炎等一組無菌炎性疼痛的總稱（圖 24-2）。跟骨結節後外側的骨性突起又稱哈格蘭德畸形（Haglund's Deformity）。骨贅突起常與跟腱止點炎症和跟骨周圍滑囊炎同時出現 [2,9]。

止點性跟腱炎主要因長期過度劇烈運動和外傷引起，多見於年輕人。表現為足後跟疼痛，初期為間歇性疼痛，後期則發展為持續性疼痛；行走、跑步、上樓上臺階時加重，休息後減輕；局部腫大，皮膚發紅，骨贅凸起。局部壓痛明顯。可捫及跟腱增粗和摩擦感，即一手手指置於跟腱兩側，另一手被動過度屈伸踝關節，即感疼痛或疼痛加重，同時可感覺跟腱下有摩擦感。

足底筋膜炎 (Plantar Fasciitis) 和跟骨骨刺 (Heel Spurs)： 足底筋膜炎又稱蹠腱膜炎，主要因長期勞損導致足底筋膜無菌性發炎，為最常見足痛之一（圖 24-2）。好發於長跑、跳躍、登山運動員和徒步旅行者。多為單側發病，疼痛多位於足底內側足弓和足跟部，呈刀割或針刺樣疼痛，晨起時尤甚，常因懼怕疼痛怯於下床著地，稍走動後疼痛減輕，但隨行走和活動增加，疼痛重現，甚者更劇。久坐或休息後起立也加劇疼痛。壓痛明顯，足趾背屈加重疼痛 [2,10]。

跟骨骨刺是在跟骨結節處向前增生突出的骨贅。後者刺激周圍組織造成無菌性炎症而引發疼痛，常與足底筋膜炎相伴發生。主要因足部長期負重和磨損；或足底筋膜攣縮，持續性牽拉跟骨結節；或因年齡增長，骨質退行性改變所引起。多發於老年人。平底足和體重過重者更易罹患。表現為足跟部疼痛，晨起時尤甚，活動後減輕。壓痛點位於足跟內結節 [2,11]。X 線可確診骨刺增生（圖 24-6）。

足跟脂肪墊綜合征 (Heel Fat Pad Syndrome)： 足跟脂肪墊綜合征是因足底脂肪墊萎縮變薄和彈性下降所造成的足底痛症（圖 24-2）。老齡退行性改變、

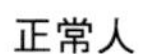

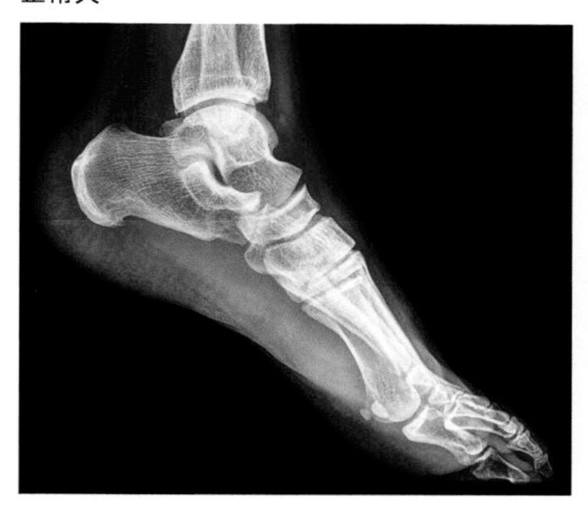

跟骨骨刺

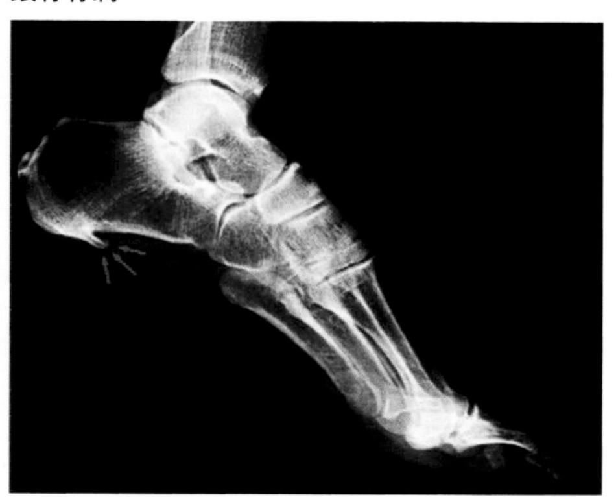

圖 24-6 正常足部及跟骨骨刺 X 線影像

肥胖、痛風、長期裸足行走和穿戴硬底鞋履等，都是引發足跟脂肪墊綜合征的高風險因素。表現為足跟中央深處脹痛或挫傷樣痛，常與足底筋膜炎同時出現，但無後者的刀割或針刺樣疼痛和晨起疼痛。常發生在一側，行走、跑步和久立後加重，裸足或在硬地行走時更為明顯。用力按壓可誘發或加重疼痛 [2,10]。

創傷後足踝痛 (Post-traumatic Ankle and Foot Pain)：足踝部最易遭受創傷和骨折。創傷後足踝痛專指在足踝骨折或手術康復過程中和癒合後所出現的、以足踝疼痛和功能受損為臨床特徵的一組症候群，主要因骨折和手術造成骨骼畸形、神經和血管等軟組織損傷和粘連所引起。雖臨床表現各異，但大多數骨折和手術後足踝痛為持續性鈍痛，或時有刺痛或燒灼痛；踝關節僵硬，屈伸受限；易發生扭傷和踝撞擊綜合征；足弓受損或成扁平足，行走困難或跛行。

辨證分型和方藥治療

踝者，脛胻之踠，足左右骨隆然圜是也，下容跗踵，以作伸轉。踵者，足跟也，承一身之重，踐履之官也。踝踵作痛，又稱「足痛」、「跟痛」、「足跟痛」、「腳跟痛」、「腳跟頹」。

《靈樞 · 經脈篇》首載：「是主腎所生病者，…… 足下熱而痛。」《丹溪心法》言：「腳跟痛有痰，有血熱。」隋巢元方《諸病源候論 · 卷之三十 · 四肢病諸候》曰：「腳跟頹者，腳跟忽痛，不得著地，世呼為腳跟頹。」又曰：「言腳下有結物，牢硬如石，痛如錐刀所刺。」又曰：「腎主腰腳。」宋《急救仙方 · 卷七治傷損方論》云：「踒折傷損，…… 手足久損，筋骨差爻，舉動不能，損後傷風濕，肢節攣縮，…… 四肢廢乏，動作無力。」清吳謙《醫宗金鑒》亦云：「此症生於足跟，頑硬疼痛不能步履，始著地更甚，由足跟著冷或遇風侵襲於血脈，氣血瘀滯而生成。」明《古今醫鑒 · 腳氣》論及：「凡足疼痛，皮不腫赤，筋不拘急，遇夜痛甚，凡此氣虛而血不榮也。」清張璐《張氏醫通》述及：「腎臟陰虛者，則足脛時熱而足跟痛；陽虛者，則不能久立而足跟痛。」

宋王執中《針灸資生經》更詳列足踝諸證，如「履步難」，「體重起坐不能，步履不收」，「腳酸重戰慄，不能久立坐」，「不能行，足緩不收」，「足痿失履不收」，「驚痹跗不收，足跟痛」，「足下熱，不能久立」，「不得履地，腳痿轉筋」，「腳底白肉際不得履地」，「足指盡疼，不得踐地」，「五指盡痛，足不履地」，「不得履地，腳脛酸」，「腳急跟痛」，「腳筋急痛，足痿不能行」，「腳重不得履地」。

故足踝之痛，或骨錯折轉，屈伸扭挫，筋傷血瘀；或踝踵過用，踐履久損，氣血瘀滯；或涉水受冷，寒濕羈踵，凝泣作痛；或年老體衰，肝腎虛損，足生結物[12-15]。

1. 筋傷血瘀

臨床特點：主要見於急性踝關節扭傷和踝撞擊綜合征急性發作。有明顯外傷史或踝關節長期反覆過度屈伸運動史。腳踝驟然腫脹，疼痛劇烈，或見皮下瘀腫；不得履地，或跛行。局部壓痛，內翻扭傷和前外撞擊者，壓痛位於外踝前下方；外翻扭傷者，壓痛位於內踝前下方；踝前撞擊者，壓痛位於踝前。苔白，舌暗或有瘀點，脈弦緊。

證機分析：踝跗蹉扭，屈伸過勞，筋傷血離，惡血內生，成瘀作痛。

治療要則：祛瘀散血，消腫止痛。

常用方藥：節傷湯合七厘散化裁：節傷湯為華南中草藥驗方，專治關節扭傷，惡血內生之證[16]。方中三七、田基黃散瘀止血，消腫定痛；雞骨香舒筋消腫，行氣止痛；澤蘭活血祛瘀，利水退腫；土牛膝散瘀通節，療傷止痛。合七厘散化瘀止血，通絡消腫。取方中血蠍、麝香、冰片散瘀通絡，止血療傷；朱砂安神鎮靜，寧心消痛；兒茶化血散瘀，消腫生肌。二方合用，共奏散瘀療傷，化血止痛之功。

2. 氣血瘀滯

臨床特點：為各種勞損性足踝痛早中期最常見證型之一，包括踝關節反覆扭傷和創傷後足踝痛。踝脛跗蹠鈍痛、刺痛或燒灼痛，或腳急跟痛；足跗腫；不能久立坐，履步難，甚者不得踐地；屈伸不能，摩擦嵌頓；苔白舌暗，或有瘀斑，脈弦。

證機分析：踝踵過用，筋肉受損，經脈受阻，氣血不行，瘀滯作痛。

治療要則：活血消滯，通絡息痛。

常用方藥：通絡活血方 [17,18] 加乳香、透骨草、雞血藤：通絡活血方專為骨折後關節僵硬所設。方中歸尾、桃仁、紅花、牛膝、赤芍活血消瘀，舒筋通絡；王不留行、茜草通經化瘀，消腫止血；青皮、香附行氣消滯，活絡定痛；澤蘭活血破瘀，通利消腫；牛膝活血通經，引藥下行。加乳香行氣活血，消腫止痛；透骨草、雞血藤行血化瘀，舒筋透骨。諸藥合用，以圖化瘀通絡，舒踝止痛之效。

3. 寒濕痹阻

臨床特點：是創傷後和各種勞損性足踝痛常見證型之一。踝脛足跗冷痛重著，屈伸不利，甚者僵滯戰慄，不能久立；或足蹠盡痛，腳重不得履地；涉水受冷後加重，得溫痛減；伴腰身膝骨滯重；苔白膩，舌淡，脈濡滑。

證機分析：踝跗骨折，足踵勞損，寒濕羈留，經脈痹阻，凝泣作痛。

治療要則：溫陽祛濕，除痹止痛。

常用方藥：烏頭細辛湯 [19,20] 加透骨草、伸筋草：烏頭細辛湯 [2] 乃經驗方，已用於各種關節痹痛和神經性疼痛。方中製川烏、製草烏溫經散寒，通絡定痛；細辛溫陽化飲，祛寒消痹；桂枝、白芍、甘草溫陽通脈，和營緩急；乳香、沒藥、地鼈蟲活血通絡，除痹止痛；威靈仙、木瓜祛濕除痹，舒筋活絡；川牛膝活血通經，引藥下行；加透骨草、伸筋草散瘀透骨，舒筋止痹。諸藥合用，以達溫寒息痛，祛濕蠲痹之功。

4. 肝腎虛損

臨床特點：主要見於老年人足踝痛和創傷後足踝痛日久不愈者，為足底筋膜炎、跟骨骨刺和足跟脂肪墊綜合征等主要證型之一。踝脛跗踵作痛，如脹如挫，如割如刺；時輕時重，遷延反覆；久行久立後加重；跟踵骨贅增生，結物凸起，牢硬如石，喜揉喜按；步履僵滯，足緩不收；甚者足痿筋軟，失履難行。腎陰虛者，體瘦顴紅，煩躁不安，足脛發熱，苔少舌紅，脈細數；腎陽虛者，面色㿠白，足踠不溫，苔薄舌淡，脈沉細。

證機分析：年老體衰，肝腎式微；足踝久損，耗傷陰精。腎主腰腳，肝主踵筋；肝腎虛損，筋骨失養，則踵痛足痿，不得履行。

治療要則：益腎養肝，強筋健足。

常用方藥：六味地黃丸化裁加續斷、淮牛膝、龜板、鹿角膠、肉桂、附子。六味地黃丸為肝腎虛損足跟痛常用方[21-23]。方中熟地益腎滋陰，補血養精；山萸肉滋腎益肝，斂澀固精；山藥健脾充腎，益氣養陰；澤瀉清腎瀉火，引火下行；丹皮利肝瀉火，清熱除煩。加續斷、淮牛膝補肝益腎，強筋壯骨。腎陰虛者，另加龜板、鹿角膠調補肝腎，益精填髓；腎陽虛者，加肉桂、附子益腎助陽，溫經通絡。諸藥化裁合用，以圖調補健足，強筋止痛之效。

中藥浸洗

中藥浸洗已成為治療各種足踝痛的重要療法之一[24-29]。在已報告的足跟痛外洗常用中藥基礎上，總結擬成表 24-2 浸洗方，供參考使用。該方具有溫經活血、通絡透骨、舒筋止痛作用。

表 24-2 足踝痛中藥浸洗方

藥物	**重量 （克）**	**比例 （%）**
生川烏	30	9.4
生草烏	30	9.4
透骨草	20	6.3
伸筋草	20	6.3
威靈仙	30	9.4
海桐皮	30	9.4
艾葉	20	6.3
川芎	20	6.3
紅花	15	4.7
桂枝	15	4.7
延胡索	30	9.4
乳香	15	4.7
牛膝	30	9.4
獨活	15	4.7
總計	**320**	**100**

稱取表中各藥材重量，加水約 1,500 毫升，煎煮 1 小時，與藥渣一併倒入直徑約 30-40 厘米、高約 30 厘米木桶內（圖 5-2），另加白醋 200 毫升，混勻；待水溫降至可耐受溫度時，患足浸入桶內，再加適量溫水使藥汁淹沒至踝上。同時用一小方巾揉洗患處；或在桶內放入一直徑 5 厘米，硬度適中的圓球，以便在浸洗同時，作足底滾球按摩（見功能鍛煉）。每次浸洗 30 分鐘。每天 1-2 次。待再次浸洗時，將藥渣和藥汁一併加溫，並補加適量水和白醋。每劑藥可重複使用 2-3 天。創傷後足踝痛每 4 週一療程，其他足踝痛每 2 週為一療程。

針灸治療

足三陰三陽脈循踝前後，交止於足。腎足少陰脈斜走足心，循內踝之後別入跟中。肝足厥陰脈去內踝後，循足跗上。脾足太陰脈循足內白肉際，過內踝前廉。胃足陽明脈其支者下足跗，其支者，別跗上。膽足少陽脈其支者，別跗上。膀胱足太陽脈出外踝後，循京骨至小指外。又陰陽二蹻者，起於跟中，別走足踵內外。故足踝作痛，或針或灸，當以阿是及足踝六脈俞穴為要，輔以辨證選穴。已有大量針灸治療各種足踝痛的報告 [30-33]。

表 24-3 足踝痛選穴及功效一覽表

	穴位名稱	功效
· 局部選穴		
	內踝前內側：公孫、然谷、商丘 內踝後內側：照海、水泉、大鐘 內踝內上側：太溪、復溜、交信 踝前部：中封、解溪、沖陽 外踝前外側：丘墟、金門、京骨 外踝後外側：申脈、昆侖、僕參 足底：湧泉、中足底 [a]、後足底 [b]	活絡疏筋，利足息痛
· 辨證選穴		
筋傷血瘀	合谷、養老、小節穴 [c]	行氣通經，舒筋散瘀
氣血瘀滯	合陽、條口、飛揚	理氣疏筋，利脛鬆踝
寒濕痹阻	豐隆、承山、委中	溫經祛濕，通絡止痹
肝腎虛損	懸鐘、陽陵泉、腎俞	益腎強筋，舒踝健足

a. 中足底：自擬經外奇穴，位於然谷和京骨足底連線與第 2-3 趾間和足跟連線交點（圖 24-7）。
b. 後足底：自擬經外奇穴，位於足跟部中點（圖 24-7）。
c. 小節穴：董氏奇穴，位於第一（拇）掌指關節橈側赤白肉際間，內收拇指取穴（圖 24-7）。

治療要則： 通經活絡，疏筋化瘀，消腫止痛。

選穴原則：（1）確定阿是穴和足踝局部經穴（表 24-3）；（2）根據辨證分型選穴（圖 24-7）。（3）根據不同足踝痛採用適當針法。

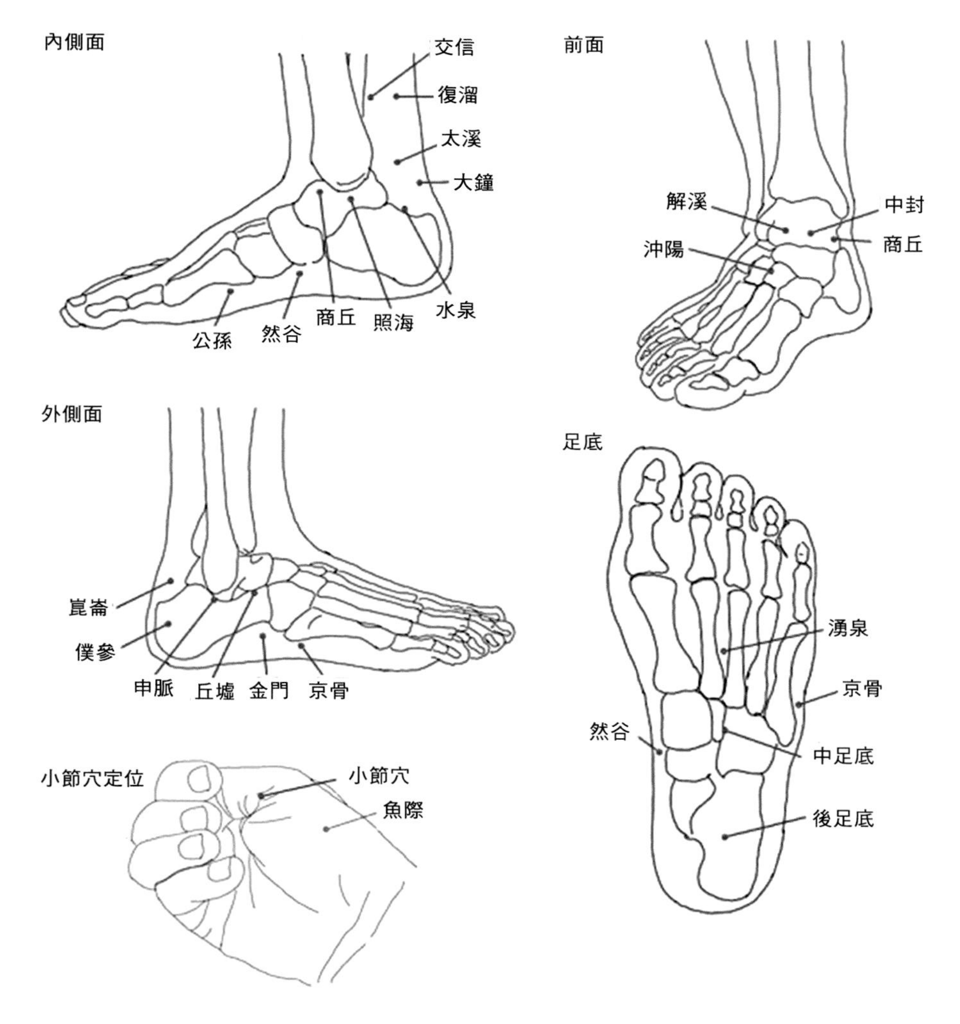

圖 24-7 足踝痛局部選穴和小節穴定位

操作要點

· 足踝前和兩側痛者，取仰臥或坐位；足踝後和足底痛者，取俯臥。先捫定壓痛點（阿是穴）和局部要穴行刺，再根據辨證選穴行針。

· 急性踝關節扭傷和踝撞擊綜合征急性發作：阿是穴和踝周要穴短針淺刺，可齊刺、揚刺或圍刺，瀉法，快速撚轉直至酸脹快然。再取健側相當於患側阿是穴位置和若干要穴巨刺，即左病右治，右病左治。另選筋傷血瘀雙側用穴（合谷、養老、小節穴）行針；行針同時，囑患者活動患側踝關節。針畢，選 2-3 對阿是穴和局部要穴，電針刺激，頻率 100 Hz，連續波，強度調至患者感覺舒適為宜，持續 25 分鐘。

· 踝管綜合征和止點性跟腱炎：阿是穴圍刺或密集刺。踝管綜合征沿踝管走行行接力刺；止點性跟腱炎在跟腱止點兩側對刺。另取若干局部要穴和辨證選穴進針，平補平瀉。再選 2-3 對阿是穴和局部要穴，如上電針刺激，但頻率調為 5 Hz。或於針柄撚裝艾絨點燃，溫針刺激。電針和溫針可隔次進行，亦可同次進行。
· 足底筋膜炎、跟骨骨刺、足跟脂肪墊綜合征：足底阿是穴短針圍刺或密集刺，另加足底三針（湧泉、中足底、後足底）、然谷、京骨、公孫、僕參直刺、斜刺或透刺。因足底針刺痛感強烈，用穴不宜過多，快速進針。再取若干辨證選穴。可電針和溫針刺激。
· 創傷後足踝痛：常有多個痛點和功能損傷。除阿是穴外，其他取穴應兼顧不同部位和功能恢復，加電針和溫針刺激。
· 治療頻次：急性踝關節扭傷、踝撞擊綜合征急性發作和疼痛嚴重者每日一次，7 次為一療程。其他足踝痛可隔天一次或每週 2-3 次。

火針療法

已有多項火針治療足跟痛的報告 [34-36]。足底筋膜炎、跟骨骨刺、足跟脂肪墊綜合征為主要適應症。

操作要點：（1）取俯臥位，足踝下墊一軟枕。捫定足跟部痛點，以痛點為圓心、半徑約 2 厘米為治療部位；（2）依次用碘酒和酒精消毒後，持直徑 0.3×30 毫米不銹鋼毫針，置於酒精燈外焰上燒紅，一俟呈白亮色，先於痛點處疾速刺入，深度不超過 5 毫米，快速出針，不留針。然後在治療區域內，每間隔 0.5-1 厘米間距，依次點刺；（3）針畢局部塗抹萬花油，以消腫止血，術後當日勿沾水。每 3-5 天治療一次，3 次為一療程。

針刀療法

針刀療法主要用於跟骨骨刺和止點性跟腱炎的治療 [37,38]，具有分離鬆解緊張攣縮韌帶腱膜和削磨骨刺的作用。操作要點如下：

1. 俯臥，患側足踝下墊一高度適宜軟枕，以穩定足跟和充分暴露患處。捫定壓痛點。如在X線透視下操作，定位更為準確。依次用碘酒和酒精消毒，鋪無菌小手術洞巾，用2-5%利多卡因1-2 ml局部麻醉。採用漢章4號針刀、朱氏I-1型小針刀或0.6毫米×50毫米一次性針刀。
2. 跟骨骨刺：足跟骨刺壓痛點一般位於跟骨內結節。在壓痛點最明顯處後0.5-1.0厘米處作標記，作為進刀點。執針刀與足底皮膚呈60°、刀刃（刀口線）與骨刺縱軸垂直快速刺入，直抵骨刺尖端，稍退針，先做橫行切開剝離筋膜3-4次，並削磨骨刺尖部0.2-0.3厘米；然後將刀柄旋轉90°，在骨刺尖部兩側做小幅縱行切割及擺動3-4次，當手下有鬆解感時，即出針。
3. 止點性跟腱炎：止點性跟腱炎壓痛點一般位於跟腱附著點腫脹處，在壓痛點上方0.5-1.0厘米處作標記，作為進刀點。刀刃（刀口線）與跟腱縱軸平行，垂直刺入，直抵骨面，然後稍退針，在跟腱周圍和筋膜增厚處，分別從跟腱兩側和中部三個方向縱向切割筋膜2-3次，再將刀柄旋轉90°，橫向分割剝離2-3次，即出針。
4. 無菌紗布覆蓋創口，按壓直至傷口出血停止。創可貼覆蓋針刀創口，保持創口清潔乾燥，3日內勿沾水。

手法治療

手法是治療足底筋膜炎、足跟痛等各種足踝痛的有效手段[39-42]。胻跗為踝，跟跗為踵，屈伸踠轉，承重踐行。足踝作痛，或折傷踒扭，或手術刳割，或踐履久損。致使筋骨差爻，筋軟踵頹，足生結物，步履維艱，難立難行。手法為治，當以滑利踵踝，消彌結物，強壯足脛為要[1,43,44]。

· **急性踝關節扭傷、踝撞擊綜合征和踝管綜合征:**（1）急性踝關節扭傷者，手法僅適用於韌帶單純扭傷或部分撕裂。扭傷早期（48小時以內）出血和瘀腫明顯者，不宜手法或僅施以輕柔手法。（2）仰臥，患踝下墊一軟墊或置患踝於術者腿上。急性踝關節扭傷者，以輕中度力量點揉阿是穴和周圍要穴；踝撞擊綜合征和踝管綜合征者，以一指禪深透點推阿是穴和周圍要穴，持續3-5分鐘；繼以掌心和指腹摩揉瘀腫處和踝小腿，直至舒緩快然；（3）一手托扶踝小腿後，另一手握住足底或足尖，緩緩拔伸和搖轉踝關節，同時戳按阿是穴，反覆10-20次（圖24-8A）。（4）兩手相對攏握內外踝，和緩用力按壓揉擠，反覆20-30次（圖24-8B）。

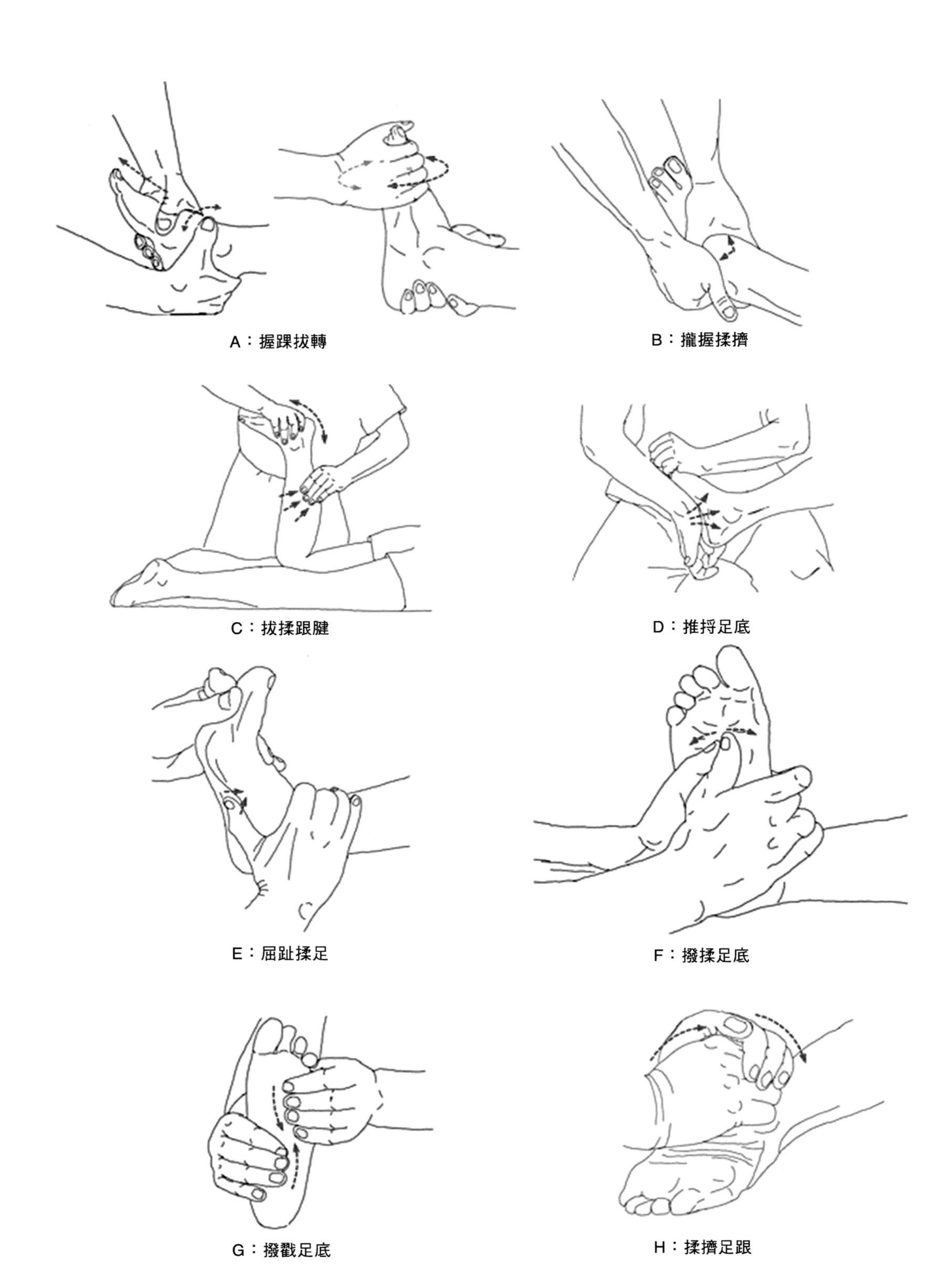

A：握踝拔轉

B：攏握揉擠

C：拔揉跟腱

D：推捋足底

E：屈趾揉足

F：撥揉足底

G：撥戳足底

H：揉擠足跟

圖 24-8 足踝痛常用手法

· **止點性跟腱炎**：（1）俯臥，踝小腿下墊一軟枕，先上下拿捏搓揉小腿後肌群和跟腱，反覆 5-10 次，以舒緩肌肉，解除攣急；繼以㨰法，手法由淺及深，上下反覆 5-10 次，直至酸脹快然。（2）一手握住足底，稍作背屈，以伸展跟腱；另一手以掌根揉壓跟腱止點腫脹處，用力中度，反覆 20-30 次，直至腫脹有所消解；然後蹠屈，放鬆跟腱，拇指與其他四指相對，局部撚撥拿揉跟腱，反覆 20-30 次，以鬆解粘連。（3）屈膝 90°，一手握住足背，作背屈和蹠屈，另一手拇指和餘四指相對在踝小腿後，拿捏點拔揉按小腿肌肉和跟腱止點兩側，反覆 20-30 次（圖 24-8C）。

· **足底筋膜炎、跟骨骨刺、足跟脂肪墊綜合征**：（1）仰臥，患足置於術者大腿上。一手扶握足趾，另一手拇指點揉或一指禪點推足底痛點、足底三穴（湧泉、中足底、後足底）和其他要穴，持續 3-5 分鐘；再以掌根上下推捋足底，跟骨骨刺者，重點揉壓骨贅突起，反覆 20-30 次（圖 24-8D）；（2）術者立於患足床端，先一手握住足趾，作背屈和蹠屈，另一手四指抵在足背和踝之間，拇指按揉足底要穴，反覆 10-20 次（圖 24-8E）。然後雙手攏握足兩側，四指置於足背，拇指相並在足底，自中線向兩側自上向下分撥揉擠足底，重點揉擠跟骨骨刺，反覆 10-20 次（圖 24-8F）；（3）術者立於患側床邊，雙手拇指置於足背，四指並緊彎曲置於足底，相對用力撥戳足底，反覆 10-20 次（圖 24-8G）。（4）俯臥，足踝下墊一軟枕，雙手屈掌攏抱足跟，相對用力壓按揉擠足跟和足底（圖 24-8H）。

· **創傷後足踝痛**：創傷後足踝痛除常有上述各種足踝痛臨床特徵外，多數還有軟組織粘連所致的功能損傷。手法重點在鬆解粘連，舒筋止痛。（1）根據創傷不同部位和性質，從上述手法中選擇適當手法組合。（2）患者坐於床邊，術者相對坐在低矮椅凳上，患足踏放在術者膝上，分別用行推、戳揉、拿捏等手法鬆解踝周組織，同時作屈曲、伸展和旋轉踝關節，持續 3-5 分鐘。（3）仰臥，患足懸於床沿，雙手環握足踝，和緩背屈、蹠屈、內翻、外翻踝關節，同時拿捏按揉足背和足底，反覆 10-20 次；然後再做拔伸搖轉 3-5 次。

功能鍛煉

功能鍛煉可加快足踝痛的康復，療效明顯 [45-47]。《引書》已有足踝痛功能鍛煉的詳細記載：「引踝痛，在右足內踝，引右股陰筋；在外踝，引右股陽筋。在左足內踝，引左股陰筋；在外踝，引左股陽筋。此皆三而已。」又描述道：

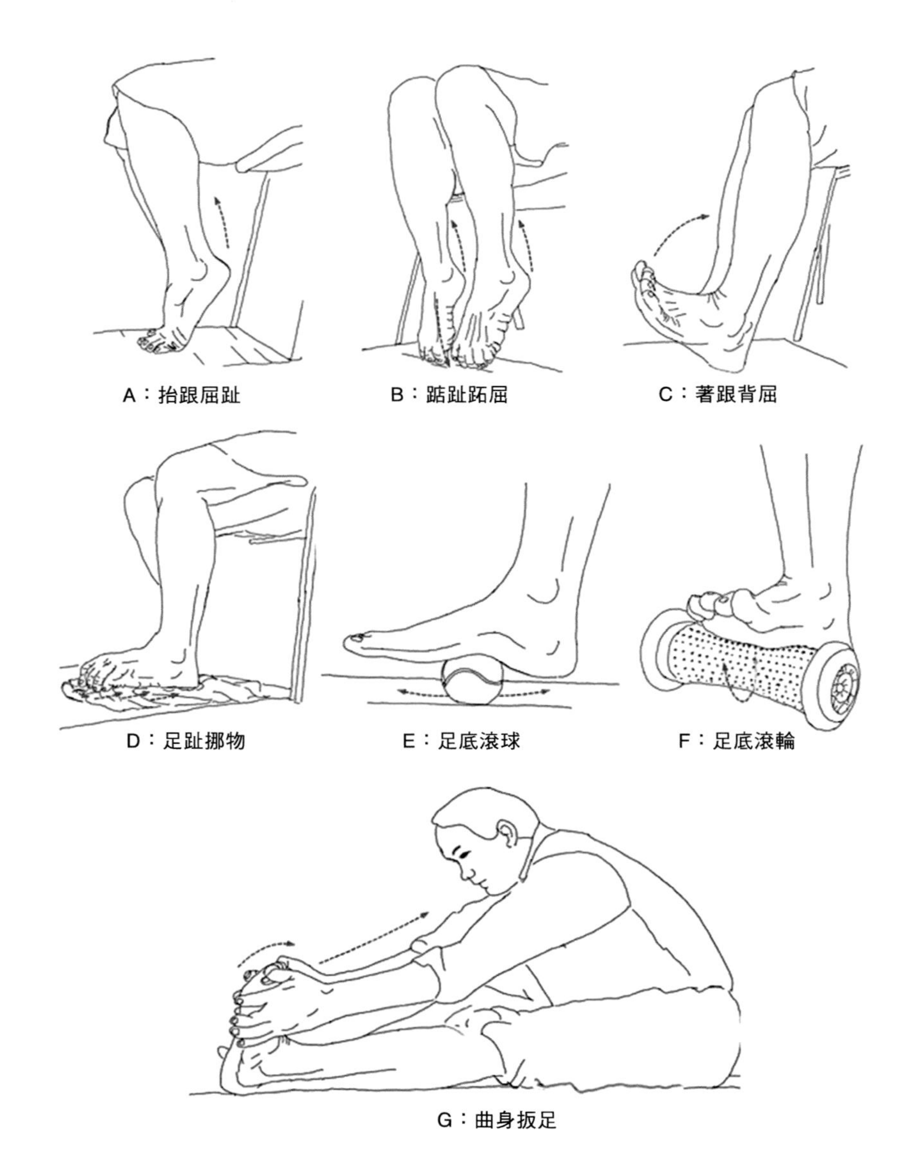

圖 24-9 足踝痛功能鍛煉操

「伸肵屈趾三十，曰尺蠖（huò，蛾的幼蟲）。」意為足踝痛者，可屈伸足趾，如蠕蟲般一屈一伸向前挪動。功能鍛煉尤其適用於各種足底痛和創傷後足踝痛。常用鍛煉法包括：踮趾屈踵，足趾挪物，足底滚球，曲身扳足。這些鍛煉方法具有舒踝利踵，強筋健足的作用。

· **踮趾屈踵：**（1）坐在高度適宜的靠椅上，足下放一防滑小地毯，雙腳平放其上，足趾撐地，抬高足跟，用力蹠屈到最大限度，堅持 5-10 秒（圖 24-9A）。（2）繼續踮起大足趾和第二足趾，直至僅該二趾接觸地毯，堅持 5-10 秒（圖 24-9B）。（3）轉為足跟著地，用力背屈足趾至最大限度，堅持 5-10 秒（圖 24-9C）。

- **足趾挪物**：在小地毯上放置一柔軟毛巾，患足踩踏其上，通過足趾足底蹬屈挾執等動作，將毛巾揉團，拖拉向椅下，反覆練習 3-5 次（圖 24-9D）。
- **足底滾球**：在地毯上放一網球或特製足底滾輪（圖 24-9E, F），患足踏壓在上面，作前後來回滾動，持續 5-10 分鐘。
- **曲身扳足**：坐在地毯上，伸直雙腿，曲身向前，雙手握住足底，用力扳踝背屈至最大限度，反覆 5-10 次（圖 24-9G）。

治療策略及自我調理

- 急性足踝扭挫傷者，應先行緊急處理：制動、休息、冰敷、加壓包紮和抬高患足，以減輕滲出和腫脹。可適當施針和作輕柔手法，幫助減輕疼痛。
- 手法、中藥浸洗和針刺是治療勞損性和創傷後足踝痛首選。手法和中藥浸洗可同時進行，針刺加電針或溫針緩解疼痛效果顯著。
- 功能鍛煉可加快足踝痛的康復，尤其適合創傷後足踝痛。應配合其他療法，貫穿整個治療過程。並根據患者個體情況，制訂方案和指導患者進行鍛煉。
- 反覆發作和頑固性足踝痛可考慮火針和針刀療法。火針適宜足底筋膜炎、跟骨骨刺、足跟脂肪墊綜合征等足底痛。針刀可用於跟骨骨刺和止點性跟腱炎治療。但需診斷明確，慎重操作。
- 中藥內服可作為輔助療法，用於兼症治療。
- 穿厚襪和軟硬舒適防滑平跟鞋、避免穿高跟鞋可有效減輕足踝痛發生。穿矯形鞋也是治療足踝痛的一種方法。習慣性踝扭傷者，可穿高幫鞋。職業性踝撞擊綜合征者，可用綁帶護踝，緩衝撞擊衝力。老年足踝痛者，注意足部保暖。

◇ 參考文獻

1 王和鳴，黃桂成（主編）：《中醫骨傷科學》（第 3 版）：第 313-317 頁，中國中醫藥出版社，北京，2012。
2 中華醫學會疼痛學分會（編）：《中國疼痛病診療規範》：第 183-195 頁，人民衛生出版社，北京，2020。
3 De Maeseneer M, Madani H, Lenchik L, Kalume Brigido M, Shahabpour M, Marcelis S, de Mey J, Scafoglieri A. Normal Anatomy and Compression Areas of Nerves of the Foot and Ankle: US and MR Imaging with Anatomic Correlation. Radiographics. 2015; 35(5): 1469-1482.
4 Maemichi T, Tsutsui T, Matsumoto M, Iizuka S, Torii S, Kumai T. The relationship of heel fat pad thickness with age and physiques in Japanese. Clin Biomech (Bristol, Avon). 2020; 80: 105110.
5 O'Brien M. The anatomy of the Achilles tendon. Foot Ankle Clin. 2005; 10(2): 225-238.
6 Gould JS. Tarsal tunnel syndrome. Foot Ankle Clin. 2011; 16(2): 275-286.
7 Berman Z, Tafur M, Ahmed SS, Huang BK, Chang EY. Ankle impingement syndromes: an imaging review. Br J Radiol. 2017; 90(1070): 20160735.
8 Dimmick S, Linklater J. Ankle impingement syndromes. Radiol Clin North Am. 2013; 51(3): 479-510.
9 Vaishya R, Agarwal AK, Azizi AT, Vijay V. Haglund's Syndrome: A Commonly Seen Mysterious Condition. Cureus. 2016; 8(10): e820.
10 Alshami AM, Souvlis T, Coppieters MW. A review of plantar heel pain of neural origin: differential diagnosis and management. Man Ther. 2008; 13(2): 103-111.
11 Kirkpatrick J, Yassaie O, Mirjalili SA. The plantar calcaneal spur: a review of anatomy, histology, etiology and key associations. J Anat. 2017; 230(6): 743-751.
12 吳穆．215 例足跟痛辨證分型及其療效探討 [J]. 貴州醫藥，1992; (04): 246-247.
13 楊益，許鴻照．足跟痛臨床研究現狀 [J]. 中國中醫骨傷科，1993; (04): 43-46+51.
14 宋劍君．足跟痛綜合征中醫臨床研究概況 [J]. 現代中醫藥，2006; (04): 72-74+79.
15 張建，付明立，何偉．名老中醫李同生教授治療跟痛症經驗 [J]. 中西醫結合研究，2017; 9(03): 159-160.
16 張曉輝，陳遜文，何利雷．華南中草藥驗方節傷湯（散）治療踝關節急性扭傷 30 例 [J]. 河南中醫，2011; 31(07): 757-758.
17 趙睿，邱斌．通絡活血方熏洗在治療骨折後關節僵硬中的可行性分析 [J]. 內蒙古中醫藥，2017; 36(15): 79-80.
18 蘇建光．通絡活血方熏洗聯合關節鬆動術治療骨折後關節僵硬的臨床研究 [J]. 北方藥學，2018; 15(11): 140-141.
19 劉觀湘．烏頭細辛湯治療坐骨神經痛 60 例 [J]. 中國鄉村醫藥，1998; (03): 23.
20 張海燕．烏頭細辛湯治療寒熱錯雜型類風濕性關節炎 [J]. 湖北中醫雜誌，1997; (03): 43-44.
21 王玨．六味地黃丸合三妙丸加味治療足跟痛32例臨床觀察 [J]. 中國中醫藥科技，2005; (01): 27.
22 譚繼雪．六味地黃丸加味治療足跟痛 [J]. 中國中醫基礎醫學雜誌，1998; (S1): 140.
23 黃新社．六味地黃丸加味治療足跟痛 50 例 [J]. 中國社區醫師，1998; (08): 33-34.
24 唐傳其，陸強益，梁燕芳，王立源，楊柳，陳澤林．中醫外治法治療跟痛症研究進展 [J]. 河北中醫，2014; 36(06): 936-940.
25 溫振宇，張軍輝，羅建平．中藥內服加熏洗治療足跟痛 128 例 [J]. 實用中西醫結合臨床，2009; 9(03):18+23.
26 潘曉雲．中藥熏洗兼外敷治療足跟痛 [J]. 山西中醫，2007; (06): 15.
27 羅殿喜．中藥熏洗治療足跟痛 [J]. 吉林中醫藥，2003; (04): 27.
28 王喜雨，冉喜雲，李樹蘭．中藥熏洗治療重症足跟痛 [J]. 河南中醫藥學刊，1999; (05): 55-56.
29 李詩傑，李書耀．中藥熏洗治療足跟痛 120 例 [J]. 中國骨傷，1996; (06): 48.
30 郝曉婷，秦媛媛，余曾芳，陳琴，黃曾，歐陽建彬，周建偉．針灸治療足跟痛的研究進展 [J]. 湖南中醫雜誌，2018; 34(02): 172-174.
31 楊正飛，王蕊，史麗萍．針灸治療足跟痛的臨床用穴頻次分析 [J]. 湖北中醫雜誌，2017; 39(05): 8-10.
32 吳佳瑤，倪靜，吳媛媛，方劍喬．針灸治療急性踝關節扭傷的臨床研究進展 [J]. 中國中醫急症，2018; 27(11): 2062-2065.
33 高俊虎，劉建偉，韓旭，樸聖愛．針灸治療踝關節扭傷臨床研究進展 [J]. 中醫藥學報，2020;

48(08): 73-76.
34 胥朝暉 . 微火針、中藥外敷聯合 TDP 燈照射治療足跟痛 162 例 [J]. 中國民間療法 , 2017; 25(06): 34.
35 羅仁浩 , 羅仁瀚 , 陳秀玲 . 火針阿是穴治療跟痛症 40 例 [J]. 湖南中醫雜誌 , 2013; 29(01): 91-92.
36 趙明華 , 李巧林 . 火針阿是穴治療跟痛症 30 例 [J]. 上海針灸雜誌 , 2012; 31(07): 519.
37 王雪林 , 王朝魯 . 針刀治療跟骨骨刺研究進展 [J]. 現代中西醫結合雜誌 , 2013; 22(16): 1822-1824.
38 姚潔 , 董博 , 袁普衛 , 楊利學 , 佘紅超 , 孫智平 , 張快強 . 小針刀療法配合射頻熱凝術治療頑固性老年性跟腱炎 108 例 [J]. 中國老年學雜誌 , 2015; 35(24): 7219-7220.
39 韓雲峰 , 荀艷芸 , 李萌 , 林志剛 , 王薌斌 , 張潔 (翻譯).《國際功能、殘疾和健康分類·足跟痛 / 足底筋膜炎 : 2014 修訂版》臨床實踐指南 [J]. 康復學報 , 2019; 29(01): 2-20.
40 郭文青 . 手法配合中藥熏洗治療增生性足跟痛 127 例 [J]. 河南中醫 , 2004; (06): 77.
41 郭翔 . 推拿配合中藥治療足跟痛 128 例臨床觀察 [J]. 湖南中醫藥導報 , 2004; (05): 45-46+81.
42 石慶培 . 手法加中藥熏洗治療足跟痛症 310 例 [J]. 陝西中醫 , 1996; (05): 199-204.
43 俞大方 (主編): 《推拿學》(第 1 版): 第 104-109 頁 , 上海科學技術出版社 , 上海 , 1985.
44 武春發 , 康瑞庭 . 《圖解中醫骨傷名家手法精華叢書：傷筋》(第 1 版): 第 143-158 頁 , 北京科學技術出版社 , 北京 , 2005.
45 黃志雄 , 陳永京 . 理療水療並功能鍛煉康復治療足跟痛 [J]. 現代康復 , 1999; (09): 1056.
46 Agyekum EK, Ma K. Heel pain: A systematic review. Chin J Traumatol. 2015; 18(3): 164-9.
47 Dilger CP, Chimenti RL. Nonsurgical Treatment Options for Insertional Achilles Tendinopathy. Foot Ankle Clin. 2019; 24(3): 505-513.

第 25 章

免疫代謝性關節炎

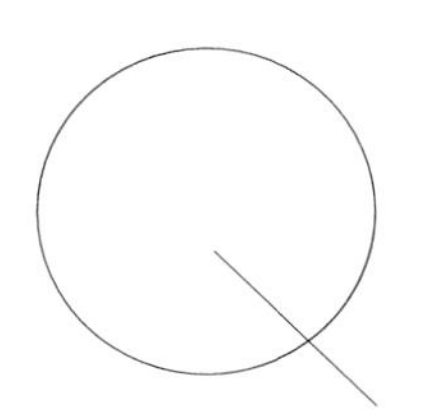

病理機制和診斷

免疫代謝性關節炎是自身免疫反應或代謝紊亂等，引起特定骨關節病理改變而導致的一類痛症。臨床上以類風濕性關節炎、強直性脊柱炎和痛風性關節炎最為常見（表 25-1）。風濕性多肌痛、畸形性骨炎（又稱 Paget 骨病）、反應性關節炎、銀屑病關節炎、炎性腸病關節炎、焦磷酸鈣沉澱症等，可參考本章進行辨證治療 [1]。

表 25-1 免疫代謝性關節炎人口學、病理機制和臨床特徵一覽表 [a]

	類風濕性關節炎	強直性脊柱炎	痛風
發病率（%）	0.5-1	0.3	1.1
高發年齡和性別	45-55 歲女性	15-35 歲男性	40 歲以上男性
病理機制	自身免疫反應	自身免疫反應	嘌呤代謝紊亂，高尿酸血症
易犯關節	手足小關節	骶髂關節和脊柱	大踇趾
臨床特徵	晨僵、腫脹、壓痛和畸形	中軸關節骨化、僵直	紅腫、發熱、劇痛
特異生化指標	類風濕因子（RF-IgM）、抗環瓜氨酸（CCP）抗體	人類白細胞抗原（HLA-B27）	血尿酸：>420 μmol /L
常見兼症	類風濕性心肌炎、腎炎等	葡萄膜炎等眼疾	泌尿系統疾病（尿酸性腎病、尿路結石）
預後	可較好控制和緩解	尚無根治方法，預後較差	可很好控制，預後良好

[a] 本表根據文獻 [1-6] 整理。

類風濕性關節炎 (Rheumatoid Arthritis)：是一種慢性自身免疫性疾病，在普通人群中的發病率為 0.5-1%，好發於 45-55 歲中年婦女，為遺傳、免

A：類風濕關節炎病理模式圖

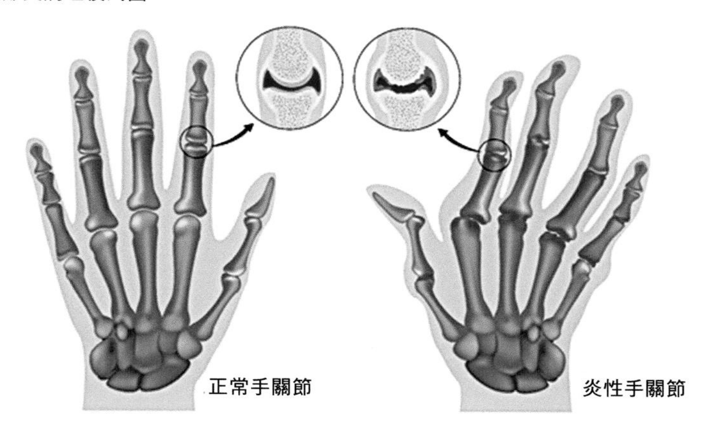

B：類風濕關節炎表現

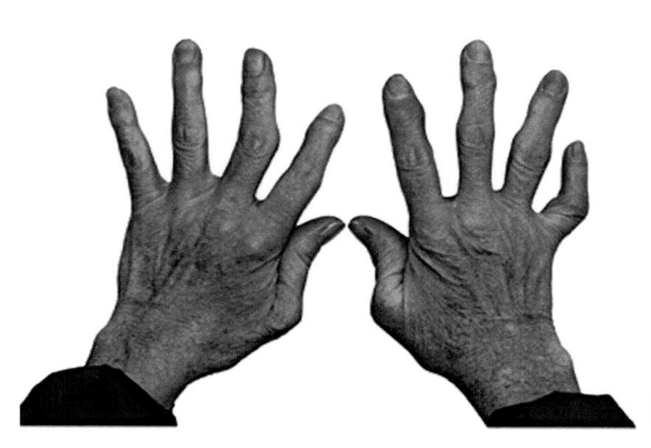

類風濕性關節炎手部畸形

C：類風濕關節炎 X 線影像

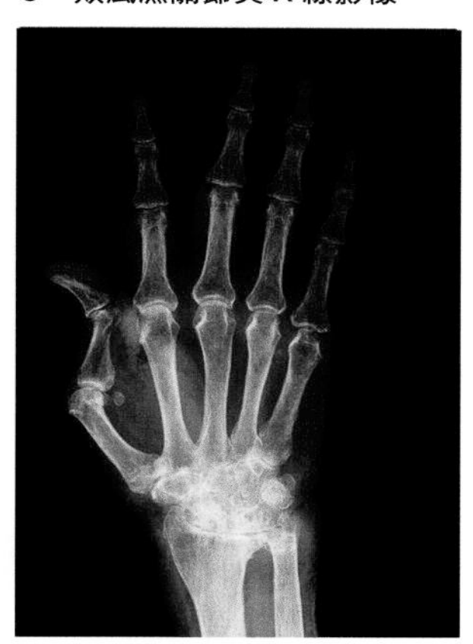

類風濕性關節炎手部 X 光照片，可見拇指明顯畸形。

圖 25-1 類風濕關節炎病理模式圖（A）、表現（B）和 X 線影像（C）

疫、感染和環境等因素引發的自身免疫反應侵犯關節，導致多發性對稱性關節炎、關節滑膜炎和關節進行性損壞的一種病變[1,2]。常受侵犯的關節主要是手足小關節，包括手部近端指間關節和掌指關節及足部蹠趾關節（圖 25-1）。急性發作期表現為關節紅腫、發熱和疼痛。慢性期則為晨僵、腫脹、壓痛和畸形。晨僵是指晨起時或較長時間靜止不動後，病變關節呈現僵硬如膠著狀，不能自如屈伸的狀態，但經活動後逐漸減輕的現象。手部畸形包括梭形腫脹、尺側偏斜、天鵝頸樣畸形等；足部常呈仰趾畸形、外翻畸形、蹠趾關節半脫位和彎曲呈錘狀趾。同時常伴有其他系統的類風濕性病變，如類風濕性心臟疾病、胸膜炎和腎炎等。多項特異性實驗室檢查，如類風濕因子（RF-IgM）和抗環瓜氨酸（CCP）抗體呈陽性。

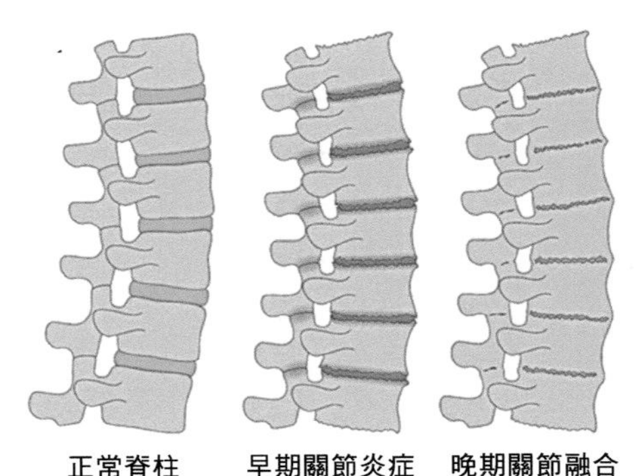

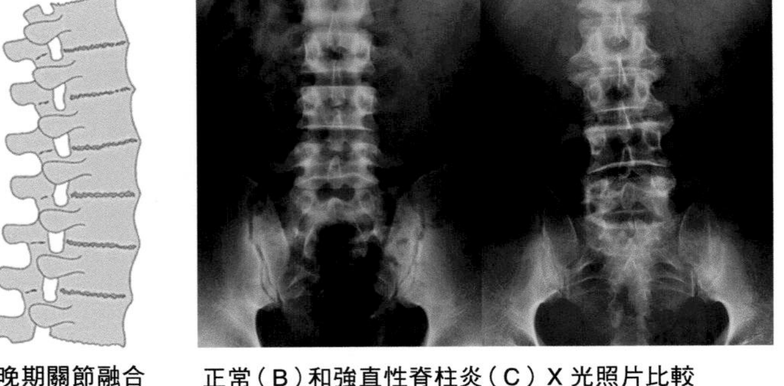

圖 25-2 強直性脊柱炎病理模式圖（A）和 X 線影像（B, C）

強直性脊柱炎 (Ankylosing Spondylitis)：也是一種慢性自身免疫性關節炎，好發於 15-35 歲青年男性。中國男性和女性發病率分別為 0.42% 和 0.15%。一種稱為特異性人類白細胞抗原（HLA-B27）在 90% 以上強直性脊柱炎患者中呈陽性 [1,3]。自身免疫反應主要侵犯骶髂關節和脊柱等中軸關節，表現為骶髂關節和脊柱的炎性疼痛、漸進性關節骨化和僵直及活動受限。病變多始於骶髂關節，然後依次侵犯腰椎、胸椎和頸椎（圖 25-2）。大部分起病較為隱匿，早期可無任何特異性症狀，病程發展可持續數年。有相當比例患者同時患有葡萄膜炎等眼疾。根據 2009 年國際脊柱關節炎評估組的建議，強直性脊柱炎的診斷要點包括：背痛持續 3 個月以上且年齡小於 45 歲，臨床體徵和影像學呈現明顯中軸關節損傷和運動障礙，活動後症狀減輕，但休息時加重；夜間疼痛，但起床後好轉。另外 HLA-B27 陽性也是一個重要診斷指標。

痛風性關節炎 (Gout)：是因嘌呤代謝紊亂和 / 或尿酸排泄減少，導致血中尿酸鹽過高，結晶沉澱在關節腔內而造成的關節炎症。高發於 40 歲以上、長期飲酒和過多攝入高嘌呤食物（如動物內臟或海鮮等）的男性。痛風是全球最常見的關節炎之一 [1,4,5]。在我國，高尿酸血症和痛風發病率分別為 13.3% 和 1.1%[6]。高尿酸血症定義為非同日兩次血尿酸的水平超過 420 μmol /L，但未出現痛風症狀。痛風多在夜間無徵兆發作，大多數侵襲單一關節，最常見的為大踇趾，表現為紅腫、發熱和劇痛。嚴重者，可進一步侵襲手指關節、踝關節和膝關節。如未能控制，可演變為慢性痛風，並損傷腎臟。臨床上，通常將「至少有過一次外周關節或滑囊腫脹、疼痛或觸痛」作為診斷痛風的必要條件 [1]。痛風的病變過程可分為四個階段：高尿酸血症期、急性發作期、間歇期和慢性痛風期。

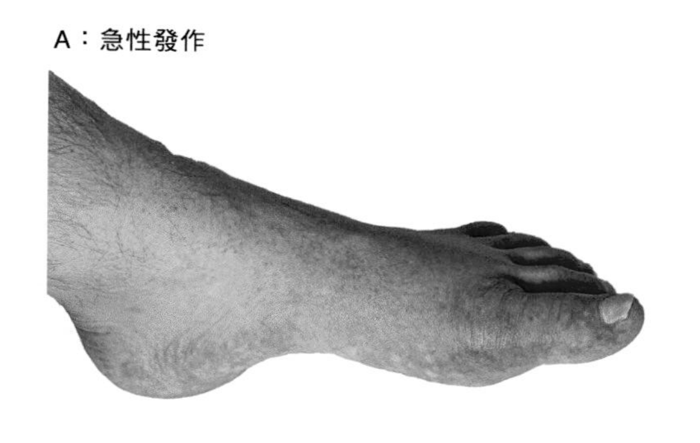
A：急性發作

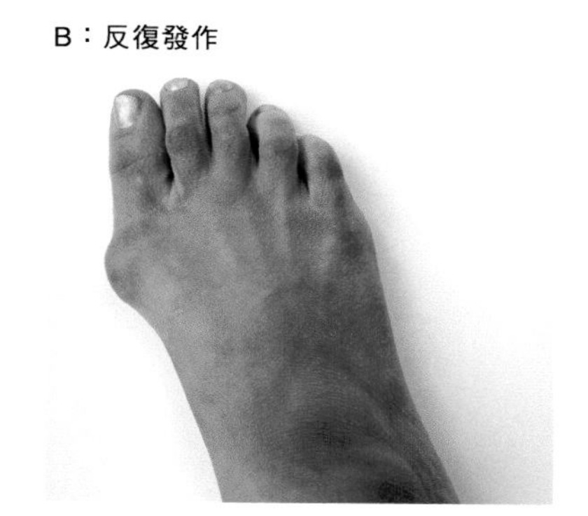
B：反復發作

圖 25-3 痛風急性發作（A）和反覆發作表現（B）

中醫淵源

骨節之疾多為「痹」。痹者，閉而不通，痲木不仁，痛或不痛，風濕之病也。「痲」為肌膚之間，肌肉深處，如有蟲蟻亂行，揉按難止。「木」則無痛癢之感，按之不知，掐之不覺。仁者，溫潤也，柔軟也，敏知也；不仁者，皮頑如革，不知冷熱是也。《素問・痹論》曰：「風寒濕三氣雜至，合而為痹。其風氣勝者為行痹，寒氣勝者為痛痹，濕氣勝者為著痹也。」故痹之為病，初起多因風寒濕邪互結而起。

《素問・痹論》又曰：「骨痹不已，復感於邪，內舍於腎」；「腎痹者，善脹，尻以代踵，脊以代頭。」意為骨節之痹，形如膝足蜷縮，尾骨代行；脊背曲屈，高聳過頭，皆因腎氣不充，風寒濕邪，乘虛入侵，羈留不去所致。《素問・生氣通天論》亦言：「陽氣者，精則養神，柔則養筋。開闔不得，寒氣從之，乃生大僂。」僂，弓曲身俯、脊背佝僂，乃脊骨彎曲變形。骨痹大僂之狀，與今日強直性脊柱炎尤為相近。

東漢張仲景《金匱要略・中風歷節病脈證並治》專立「歷節病」。歷節為痹痛遍歷全身骨節之意。宋陳無擇《三因方・歷節論》曰：「夫歷節，疼痛不可屈伸，身體尪（wāng）羸，其腫如脫，其痛如掣。」尪者，足跛、骨節彎曲也。歷節甚者，又稱「白虎歷節病」。宋嚴用和《濟生方》言：「夫白虎歷節病者，……受風寒濕毒之氣，使筋脈凝滯，血氣不流，蘊於骨節之間，或在四肢，肉色不變。其病晝靜夜劇，其痛徹骨如虎之齧。」其所述之狀，與類風濕性關節炎等各種關節炎急性發作相似。

痛風一名，首見元朱丹溪《格致餘論・痛風論》中：「痛風者，大率因血受熱已自沸騰，其後或涉冷水，或立濕地，或扇取涼，或臥當風。寒涼外搏，熱血得寒，汙濁凝澀，所以作痛。夜則痛甚，行於陰也。」但朱氏所述「痛風」與今日痛風不完全一致，似也涵蓋了類風濕性關節炎等的急性發作。正如明張介賓《景岳全書・風痹》所言：「風痹一證，即今人所謂痛風也。」清《張氏醫通》描述：「痛風而痛有常處，其痛上赤腫灼熱或壯熱。」此處「痛風」與今日痛風發作相近。張仲景《金匱要略》言：「盛人脈澀小，短氣自汗出，歷節疼不可屈伸，此皆飲酒汗出當風所致。」所述病因與現代痛風病人多有嗜酒之好一致。明程玠《松崖醫徑・痛風》論及：「痛風者，肥人多因風濕，瘦人多因血虛。」已認識到不同體質與痛風的關係。

辨證分型和方藥治療

骨節之痹，初時總因風寒濕邪侵襲而起。風性善行數變，風挾濕邪，滯留肢節，則為風濕痹阻之證。濕性重濁粘膩，好結寒氣，寒濕壅滯骨節，則成寒濕痹阻。濕滯日久，蘊鬱化熱；或酒醴肥甘厚味無節，濕熱內生，流注四肢，釀為濕熱痹阻之痛。濕熱反覆作祟，熱灼骨節滑膜血脈，煎熬津血成痰成瘀，熱痰瘀三邪交結，則為痰瘀熱阻之痛。濕阻中陽，水濕不化，凝聚成濁成痰，痰瘀濕濁交阻骨節，為痰瘀痹阻之證。素體羸弱，或失血過多，氣血不足；或歷節日久，耗傷氣血，筋骨失養，則為氣血兩虛之證。或先天腎元匱少，或年老體衰，或歷節遷延，腎氣虛耗，腎陰腎陽衰微，筋肉失於濡養，骨節不得溫煦，凝澀膠著不利，則為肝腎不足之痹（表 25-2）。正如明王肯堂在《證治準繩》所言：「痹病有風、有濕、有寒、有熱，……皆標也；腎虛，其本也。」清葉天士《臨證指南醫案》亦云：「痹者，……皆由氣血虧損，腠理疏豁，風寒濕三氣得以乘虛外襲，留滯於內，以致濕痰、濁血流注凝澀而得之。」[7-19]

1. 風濕痹阻

臨床特點：為痹痛初起之證，尤以類風濕性關節炎最為常見，多發於四肢末節。關節走竄疼痛，遊走不定，腫脹散漫，屈伸不利，時發時止；惡風汗出，頭痛頭重，肢體困重；遇潮濕陰雨天發作或加重；苔白舌淡，脈弦緊或浮滑。

證機分析：風濕裹挾侵襲，四肢末節首當其衝，經脈凝滯，骨節痹阻。

治療要則：祛風除濕，通絡止痛。

表 25-2 免疫代謝性關節炎常見辨證分型一覽表 [a]

	證型	類風濕性關節炎 [7-11]	強直性脊柱炎 [12-16]	痛風 [17-20]
1.	風濕痹阻	✓		
2.	寒濕痹阻	✓	✓	
3.	濕熱痹阻	✓	✓	✓
4.	痰瘀熱阻			✓
5.	痰瘀痹阻（痰濁阻滯）	✓	✓	✓
6.	氣血兩虛	✓		
7.	肝腎不足（腎虛督寒）	✓	✓	✓

[a] 本表根據文獻 [7-20] 整理。

常用方藥：羌活勝濕湯加當歸、秦艽、薏苡仁、桂枝：羌活勝濕湯專治風濕痹痛初起。方中羌活、獨活為君，驅散周身風濕，舒解肢節痹痛；防風、藁本通絡止痛；川芎理氣活血，蔓荊子祛風止痛；加當歸活血養血，秦艽祛風除濕，薏苡仁健脾利濕，桂枝溫通血脈。諸藥合用，以圖祛濕通絡、除痹止痛之效。

2. 寒濕痹阻

臨床特點：主要見於類風濕性關節炎和強直性脊柱炎早期。好發於久居寒濕之地和素體痰濕偏重之人。手足末端關節或腰骶脊背拘急疼痛；常伴雙膝冷痛；屈伸不利，轉側困難；觸之不溫，皮色不紅；受寒遇冷加重，加溫得熱痛減；形寒肢冷，口淡不渴；苔薄白或白膩，舌淡胖，脈弦緊或沉緊。

證機分析：寒濕交結，陽氣受遏，溫煦失職，骨節凝滯不利，經絡痹阻作痛。

治療要則：散寒祛濕，溫經止痹。

常用方藥：麻黃附子細辛湯合蠲痹湯化裁加川芎、透骨草、五加皮：麻黃附子細辛湯擅於溫經散寒。以麻黃辛溫發表，散寒除痹；附子助陽溫經，祛寒止痛；細辛溫化水濕，通利肢節。蠲痹湯專治腰背滯重、手足拘急之痹痛。方中羌活、防風祛風除濕止痹；當歸、赤芍活血養血和絡；薑黃行滯理血，專祛肢臂寒濕；黃芪益氣固表，和絡止痛；芍藥和營養血，緩急止痛。加川芎活血行氣，通經止痛；透骨草化濕消腫，舒筋活血；五加皮祛濕利水，強筋壯骨。二方諸藥化裁合用，共奏溫通利節，蠲痹止痛之功。

3. 濕熱痹阻

臨床特點：為類風濕性和痛風性關節炎急性發作期的主要證型，亦可見於強直性脊柱炎急性活動期。好發於素體濕熱偏盛，或煙酒無度，過食肥甘厚味、內臟海鮮之人；亦可因濕滯日久，鬱而化熱而來。雙側手足小關節或大踇趾卒然紅腫熱痛，多在夜間發作；或腰骶脊骨疼痛，痛處有溫熱感或自覺有熱感；不可觸碰，得涼則舒；身熱口渴，或渴不欲飲；煩躁不安；溺赤便結；苔黃膩，舌紅；脈弦滑或滑數。

證機分析：濕熱交蒸，流注骨節筋膜；壅塞骨節則屈伸不利，灼傷筋膜則紅腫作痛。類風性關節炎常發於三焦手少陽脈所行手背，痛風多侵犯肝足厥陰脈所循踇趾之端。濕為陰邪，晝伏夜襲；亥子丑時正是少陽厥陰脈氣血隆盛、正邪交爭之時（圖 4-2）；故歷節紅腫熱痛，多在夜間發作。

治療要則：袪濕清熱，宣痹止痛。

常用方藥：宣痹湯合當歸拈痛湯化裁：宣痹湯善治濕聚熱蒸、流注骨節之痹。方中防己為君，清熱袪濕，通絡宣痹；蠶砂、意苡仁袪濕滲濕，通利關節；連翹、山梔子、滑石、赤小豆清熱解毒，利水滲濕；半夏燥濕化濁，散結消痹；杏仁宣洩開痹，通降利氣。當歸拈痛湯專治濕熱相搏之證，諸如周身滯重、關節腫痛、足脛腫痛等。方中茵陳、黃芩、苦參清熱解毒，燥濕行痹；當歸活血理血，通經止痛；羌活、防風、升麻、葛根宣透勝濕，除痹止痛；蒼朮運脾燥濕，澤瀉、豬苓利水滲濕，白朮、人參益氣健脾，知母清熱養陰，又制辛散諸藥之燥。二方化裁加減，以達清熱止痹，袪濕宣痹，通絡止痛之效。

4. 痰瘀熱阻

臨床特點：多見於痛風性關節炎反覆發作者，好發於體胖陽盛或煙酒無度，血脂血糖血壓長期偏高之人。關節紅腫刺痛，痛處不移，關節腫脹變形，屈伸不利；局部肌膚皮色紫暗，按之稍硬，或有塊瘰、硬結或瘀斑；面色晦黯，胸悶痰多；苔薄黃，舌紫暗或有瘀斑；脈細澀或沉弦。

證機分析：濕熱痹阻不去，歷節反覆發作，或濕熱蘊積日久，灼傷滑膜血脈，煎熬津血成痰成瘀，痰瘀熱三邪相搏，壅結四肢骨節而作痛。

治療要則：化瘀清熱，消痰通絡。

常用方藥：身痛逐瘀湯合清火滌痰湯化裁：身痛逐瘀湯專治血瘀阻絡之痹，具活血化瘀、祛濕通痹之功。方中桃仁、紅花、當歸、川芎、沒藥活血破瘀，通經散結；五靈脂、地龍消瘀通絡，活血止痛；香附辛苦開泄，理氣止痛；秦艽、羌活祛風除濕，通痹止痛；川牛膝活血化瘀，引藥下行。清火滌痰湯專為痰火互結之證而設。取方中菊花、丹參清熱解毒，涼血消腫；浙貝母清熱化痰，消瘰散結；膽南星、僵蠶化痰散結，通絡止痛。雙方化裁合用，以圖祛瘀化痰，清熱止痛之效。

5. 痰瘀痹阻

臨床特點：為各種慢性關節炎主要證型，多見於歷節反覆發作、遷延不愈者。關節腫脹刺痛或痹痛，夜間痛甚；痛處固定，局部膚色晦暗，或有結節和塊瘰，硬結不紅，日久不消；多數有關節僵硬變形，周圍漫腫；面色黯黧，唇暗，胸脘痞悶；苔膩，舌紫黯或有瘀斑；脈弦滑或沉滑。

證機分析：歷節遷延不愈，殃及脾土；中陽不振，水濕不化，積聚成濁成痰；痰濁滯留肢節則為痹，壅阻經脈則為瘀，痰瘀互結則作痛。

治療要則：化痰行瘀，活絡通痹。

常用方藥：雙合湯合小活絡丹化裁加全蠍、蜈蚣：雙合湯專為痰瘀痹阻之證所立。方中桃仁、紅花活血通絡，祛瘀止痛；當歸、川芎、白芍活血養血，行氣消瘀；陳皮、半夏理氣和中，化痰散結；茯苓祛濕利水，淡滲消腫；白芥子溫寒化痰，竹茹清熱化痰，一寒一熱，共除寒熱痰積。小活絡丹專治痹痛日久，關節痲木拘攣，肢體屈伸不利之證。方中製川烏、製草烏辛熱驅寒，除濕通痹；天南星辛溫散寒，祛痰通絡；乳香、沒藥行氣活血，消瘀止痛；地龍走竄活絡，通經除痹。加全蠍、蜈蚣散結消瘰，通絡止痛。諸藥合用，痰瘀同治，寒熱兼顧，以達通經活絡，蠲痹止痛之效。

6. 氣血兩虛

臨床特點：為類風濕性關節炎常見證型之一；多見於素體羸弱，失血過多，或罹患歷節日久不愈者。手足關節酸痛或隱痛，時輕時重，勞倦活動後加重；骨節畸形如嶙峋；形體消瘦，肌膚痲木，面色不華；倦怠乏力，心悸氣短，頭暈眼花，爪甲色淡；食少納差；苔薄舌淡，脈細弱或沉細無力。

證機分析：氣血虛耗，筋肉失養，骨節失利，則成失榮之痹。

治療要則：益氣養血，和營通絡。

常用方藥：黃芪桂枝五物湯加當歸、雞血藤、山藥：黃芪桂枝五物湯專為血痹所立。方中重用黃芪補氣行血，和絡散結；桂枝活血和營，溫通活絡；芍藥養血斂陰，解痙止痛；倍用生薑，配以大棗，辛甘合用，以鼓舞脾陽，益氣生血。加當歸、雞血藤養血活血，通經活絡；山藥益氣養陰，潤滑骨節。諸藥合用，共奏補益氣血，和絡除痹之功。

7. 肝腎不足（腎虛督寒）

臨床特點：為各種慢性關節炎中晚期最常見證型之一；多見於歷節骨痹遷延不愈，或先天稟賦不足，或年老體衰之人。類風性和痛風性關節炎者，手足關節痹痛或隱痛，腫大、僵硬變形，伴腰膝酸軟或腰背酸痛，足跟痛；強直性脊柱炎者，骶髂和腰骶關節疼痛，腰背僵硬，翻身轉側困難，屈伸下蹲受限，行走困難。肌肉萎縮，眩暈耳鳴；潮熱盜汗，或低熱，或手足心熱；尿頻，夜尿多；苔白或少苔，舌紅，脈細數。

證機分析：腎陰不足，精血虧少，骨節艱澀不利；腎陽衰微，溫煦失職，骨節凝澀膠著，則成腎痹骨痹。

治療要則：補益肝腎，蠲痹通絡。

常用方藥：獨活寄生湯合培補腎陽湯[21]化裁加附子、鹿角霜、黃柏、知母：獨活寄生湯專治痹證日久，肝腎兩虧之證。方中獨活、防風、秦艽祛濕散寒，蠲痹止痛；細辛溫寒散發，搜剔風濕；寄生、杜仲、牛膝補益肝腎，祛濕消痹；當歸、川芎、地黃、白芍養血活血，斂陰榮絡；人參、茯苓益氣健脾，桂心溫通血脈。培補腎陽湯為國醫大師朱良春所立，專治強直性脊柱炎之腎虛督寒之證[21]。方中仙茅、淫羊藿溫腎助陽，強筋壯骨；乾山藥、枸杞子補氣滋陰，益精養血；紫河車、炙甘草溫腎補精，益氣緩急。腎陽衰微，形寒肢冷明顯者加附子、鹿角霜溫腎壯陽；腎陰不足，虛火上炎，潮熱低熱，或手足心熱者，加黃柏、知母滋陰降火。

表 25-3：抗類風濕性關節炎中藥及其主要成分的藥理機制 [a]

中藥 [b]	主要成分	可能機制
白花蛇舌草	阿魏酸	抑制關節炎性反應，保護滑膜分泌功能。
川芎	川芎嗪	降低炎性因子水平，抑制關節炎症反應。
刺五加	三萜皂苷、苷元	抑制炎症導致的關節病理損傷，抑制過氧化和自由基的生成。
丹參	丹參酮	擴張血管，抑制炎性細胞因子，抑制骨細胞損傷。
獨活	獨活香豆素	抗炎和鎮痛作用。
防己	粉防己生物鹼	抑制炎性細胞因子表達。
骨碎補	骨碎補總黃酮	促進骨小梁增殖，減少骨小梁分離度。
虎杖、決明、藜蘆	白藜蘆醇	抗炎，抗血栓，抗過氧化，調節免疫功能。
黃花蒿	青蒿素	調節體液和細胞免疫及非特異性免疫，減少炎性細胞因子和炎症介質產生。
薑黃、鬱金、莪朮	薑黃素	抑制炎性細胞因子，抑制滑膜血管新生，抗氧化。
訶子	沒食子酸	抑制炎性細胞因子表達。
苦杏仁	苦杏仁苷	促進網狀內皮系統吞噬功能，消除炎症產物。
雷公藤	雷公藤多苷、雷公藤甲素	恢復淋巴細胞免疫功能，降低致炎細胞因子釋放。
馬錢子	馬錢子鹼	抑制纖維樣滑膜細胞增殖，降低炎症反應。
木瓜	木瓜苷	抑制膠原關節炎的病理改變，改善細胞免疫功能。
牡丹皮	丹皮總苷	抑制關節炎性反應，提高免疫功能。
女貞子、五味子、白花蛇舌草	熊果酸	消除關節炎性反應，抗氧化。
清風藤（尋風藤、青藤、滇防己）	青藤鹼	抑制免疫過度反應，鎮痛，減少關節炎症細胞浸潤。
芍藥	芍藥總苷	減輕關節炎症反應，調節免疫功能。
威靈仙	威靈仙總皂苷	抑制 T 淋巴細胞過度增殖，抑制炎症細胞因子。

[a] 本表根據文獻 [22-29] 整理。
[b] 按中藥拼音字母順序排列。

一些抗類風性關節炎中藥及主要成份的藥理作用

大量動物實驗發現，一些中藥提取物和有效成分可消除和改善動物模型的類風濕性關節炎症狀。這些中藥及主要成分列於表 25-3，供臨床參考應用。主要機制包括抑制炎症反應，調節免疫功能，抗氧化和鎮痛作用[22-29]。

針灸治療

歷節多為四肢骨節作痛。十二經脈相行起止於四肢，井滎五輸流注彙聚於骨節。故針灸治歷節痹痛，總以五輸為主。骨痹者，腎虛之痹也，腰骶脊骨作痛成僂也。督脈貫脊入腦，循膂絡腎；膀胱足太陽脈挾脊貫臀，抵腰絡腎。故針灸治骨痹，常取督脈背俞。歷節骨痹初起或卒然發作，風寒濕熱互結作祟，故施針首要，當以祛風除濕，溫寒清熱，通痹止痛。慢性遷延和間歇期間，則祛痰化瘀，活絡蠲痹，調補正氣[30-33]。

治療要則：清利外邪，化瘀通絡，蠲痹調補。

選穴原則：（1）根據發病部位確定阿是穴和局部主穴（表 25-4）；（2）根據辨證分型選取配穴（圖 25-4）。

操作要點

- 濕熱痹阻和痰瘀熱阻型：常見於急性發作期和活動期。（1）取適當體位，確定阿是穴和局部主穴，傍刺、齊刺、揚刺或圍刺，小幅撚轉。其他配穴亦採用瀉法。（2）每一疼痛關節加 1-2 對電針刺激，電針兩極跨關節相連，連續波，頻率 100 Hz，刺激 25 分鐘。
- 風濕痹阻和寒濕痹阻型：主要見於初起、早期和急性期。（1）阿是穴和局部主穴也採用傍刺、齊刺、揚刺或圍刺，適當深刺；八邪和八風穴分別向掌骨間和蹠骨間平行深刺；其他局部主穴和配穴也深刺。（2）疼痛關節周圍加溫針，小關節選 1-2 穴位，大關節選 4-5 穴位。針柄撚裝艾炷，點燃溫針，注意用阻燃紙覆蓋皮膚，以防艾炷灰燼掉落燙傷；（3）起針後，可行若干火罐。
- 痰瘀痹阻型：為慢性期和間歇期主要證型。（1）亦用深刺法，平補平瀉，可透刺以下對穴：合谷透後溪（掌部），陽溪透陽池（腕部），曲池透少海（肘部），肩髃透肩前（肩部），太白透湧泉（足部），商丘透丘墟（踝部），膝陽關透曲泉（膝部），五樞透居髎（髖部）；（2）同時或隔次加電針和溫針；（3）另行火罐或梅花針叩刺。

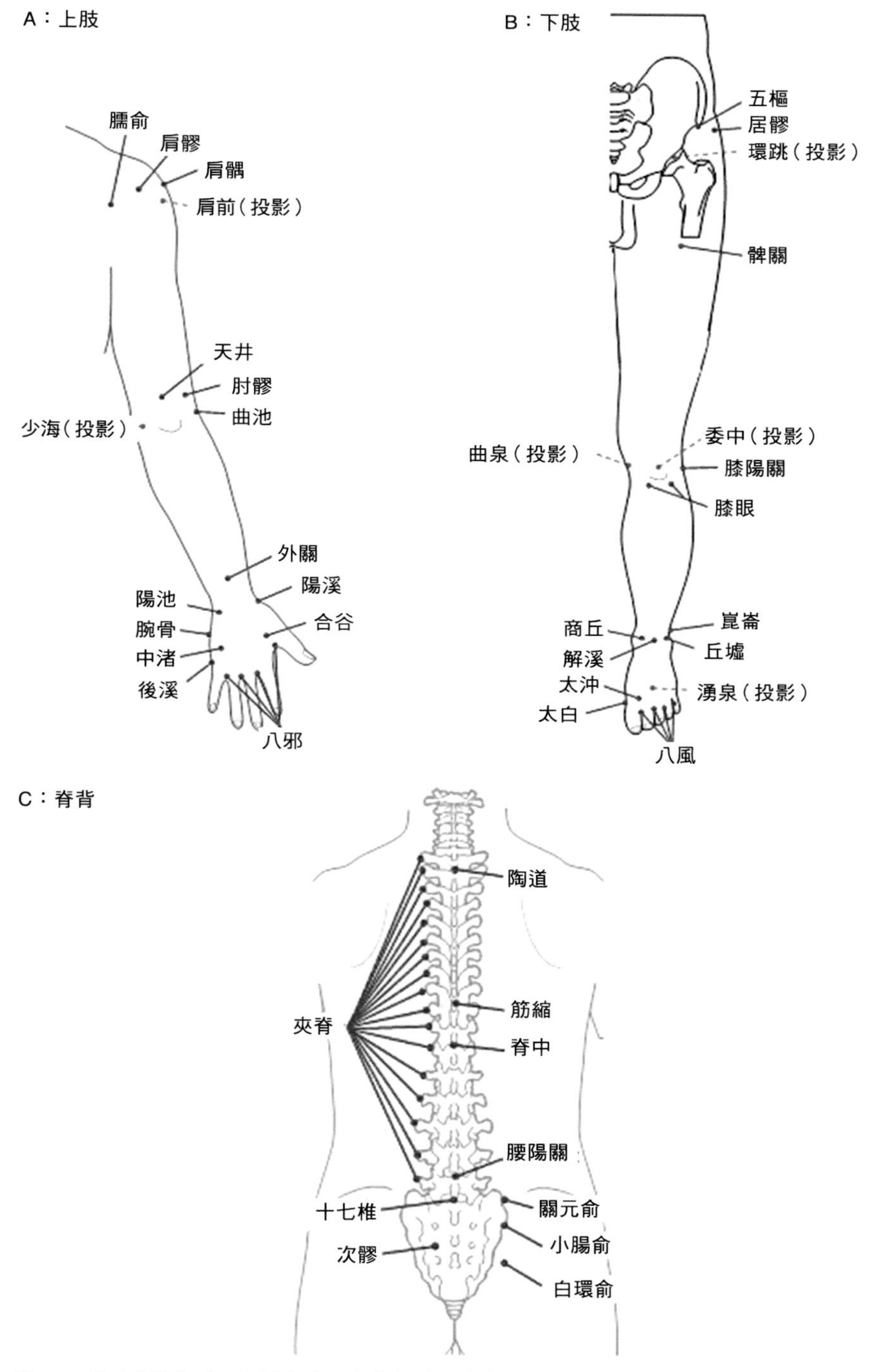

圖 25-4 治療上肢（A）、下肢（B）和脊背（C）關節痛選穴

· 氣血兩虛和肝腎不足型：也是慢性期和間歇期的主要證型之一。阿是穴和局部主穴採用補法，徐進疾出。局部加電針或 / 和溫針。電針頻率 2 Hz，餘同上。

表 25-4 免疫代謝性關節炎針灸選穴

選穴	穴位名稱	功效
· 局部主穴：類風濕性和痛風性關節炎		
掌指關節	八邪、合谷、後溪、中渚	活絡通節，消痹止痛
腕關節	陽池、陽溪、腕骨、外關	
肘關節	曲池、少海、肘髎、天井	
肩關節	肩髃、肩髎、臑俞、肩前	
趾蹠關節	八風、太沖、太白、湧泉	
踝關節	商丘、解溪、丘墟、昆侖	
膝關節	膝陽關、膝眼、委中、曲泉	
髖關節	環跳、居髎、五樞、髀關	
· 局部主穴：強直性脊柱炎		
骶髂關節	次髎、十七椎、關元俞、小腸俞、白環俞	疏經蠲痹，益腎強脊
脊背中軸	夾脊、陶道、筋縮、脊中、腰陽關	
· 辨證選穴		
1. 風濕痹阻	風門、風池、尺澤、大杼	祛風除濕，宣痹止痛
2. 寒濕痹阻	足三里、陰陵泉、中脘、三陰交	溫寒祛濕，消凝止痹
3. 濕熱痹阻	大椎、曲池、中脘、身柱	清熱利濕，除痹止痛
4. 痰瘀熱阻	曲池、支溝、曲澤、陽陵泉	祛痰化瘀，清熱通痹
5. 痰瘀痹阻	膈俞、天樞、血海、豐隆	消痰除瘀，蠲痹通阻
6. 氣血兩虛	氣海、關元、膏肓、脾俞	益氣補血，榮絡息痹
7. 肝腎不足	肝俞、腎俞、太溪、懸鐘	補肝益腎，強筋壯骨

穴位注射

穴位注射已成為類風濕性和痛風性關節炎及強直性脊柱炎的重要療法之一，其臨床療效已有廣泛報告 [34-39]。主要用於濕熱痹阻、痰熱瘀阻、痰瘀痹阻和肝腎不足型。有眾多已報告的各種注射液，可根據辨證分型選擇適當注射液（表 25-5）。

表 25-5 免疫代謝性關節炎穴位注射一覽表

	穴位和注射液
· 常用注射穴位	
上肢	八邪、陽溪、中渚、外關、手三里、曲池
下肢	八風、太白、丘墟、解溪、懸鐘、陽陵泉
脊背腰骶	夾脊、大椎、身柱、筋縮、脊中、腰陽關、命門、上髎、十七椎、關元俞、小腸俞、白環俞
· 常用注射液	
濕熱痹阻 / 痰瘀熱阻	腫節風注射液，毛冬青注射液，當歸注射液，複方丹參注射液，燈盞細辛注射液，利多卡因合地塞米松注射液，曲氨奈德注射液。
痰瘀痹阻	正清風痛寧注射液（鹽酸青藤鹼），丹參凍乾粉針，野木瓜注射液，複方風濕寧注射液，複方當歸注射液，祖師麻注射液，尋骨風注射液，雪蓮注射液，黃瑞香注射液，蜂毒注射液。
肝腎不足	鹿瓜多肽注射液，骨肽針劑，威靈仙總皂苷注射液，天麻注射液，追風速注射液。

操作要點：（1）每次選取 2-4 個穴位注射，其中包括 1-2 個近關節腫痛處穴位，隔次採用不同穴位；（2）務必嚴格消毒，先用 3% 碘酊常規皮膚消毒，再予 75% 酒精脫碘；（3）用一次性無菌注射器，抽取適量體積藥液，視不同穴區確定進針深度，快速刺入穴位，回抽無血後再緩慢注入藥液；視穴位確定藥液注射體積，腕掌和踝趾部位每一穴位不超過 1 毫升，其他部位穴位不超過 3 毫升。（4）注意：注射時，小心避開神經幹，以免損傷神經。（5）治療頻率為每日或隔日一次，兩周為一療程。

鋪灸療法

鋪灸通過大面積體表的溫熱刺激，達到祛寒除濕，溫經通絡，穿透開痹的作用（圖 6-11），最適合治療強直性脊柱炎等各種痹證 [40-42]。已有鋪灸治療寒濕痹阻、痰瘀痹阻和肝腎不足（腎虛督寒）型強直性脊柱炎的報告 [43,44]。操作要點如下：

1. 囑患者俯臥，暴露脊背腰骶部，75% 酒精常規消毒。自大椎至尾骨之間、在督脈和膀胱經第二側線範圍內，相繼塗敷上薑汁和均勻撒敷上藥粉。藥粉配方根據辨證方藥確立製備。

2. 在藥粉之上覆蓋桑皮紙，以使透熱均勻。再在桑皮紙上鋪上薑末或蒜末，並築成寬和高分別約 5 厘米和 2.5 厘米、中間呈凹槽狀的長帶。
3. 在薑末或蒜末築成的凹槽內，鋪築約 3 厘米寬、2.5 厘米高呈長條狀的艾絨帶或槽。分別用打火機點燃艾帶頭、身、尾三點，容其緩緩自然燃灼。燃畢，小心移除艾絨灰燼，重新鋪築艾帶施灸，每次治療不超過 3 炷，耗時約 45 分鐘至一小時。也可用酒精燃燒替代艾絨。
4. 灸畢，移去藥末，用溫濕毛巾小心揩淨皮膚，可見皮膚潮紅。如皮膚起水泡，塗上龍膽紫藥水，並用創可貼覆蓋；囑患者勿自行刺破水泡，直至自然吸收；若水泡較大，囑病人若干後覆診，由醫生刺穿引流後做消毒處理，直至結痂脫落。

蜂針療法

在過去 30 年，蜂針已越來越多用於類風濕性關節炎和強直性脊柱炎的治療，其臨床療效已得到初步確認 [45-50]。操作要點 [48-51]：（1）皮試或試針：在前臂內側消毒（圖 6-16），皮內注射蜂毒皮試液，如半小時內皮膚紅腫反應直徑不超過 5 厘米，且無局部劇烈奇癢及噁心嘔吐、胸悶心悸或蕁麻疹等全身症狀，即可在皮試 2-3 天後開始蜂針治療；（2）選擇舒適體位，主要以阿是穴和肌肉豐厚處穴位為主。穴區皮膚局部常規消毒，取活蜜蜂，用鑷子輕夾蜜蜂胸部，或用手指夾住蜜蜂頭半部，使尾部螫針充分暴露，小心將螫針對準並輕觸穴區皮膚；當螫針觸及皮膚時，蜜蜂則自動將螫針刺入；移開蜜蜂，留蜂針於皮膚內 15-20 分鐘。一隻蜜蜂僅螫刺一個穴位。（3）首次用蜂量為 1-2 隻，之後根據病人耐受程度，逐次增加 1-3 隻，但最終用蜂總量不應超過 20 隻。（4）隔天治療一次，每週 3 次，一個月為一療程。間隔一週後，再開始另一療程。

防治策略

· 中醫作為單獨或結合西藥治療類風性和痛風性關節炎療效確定，預後良好。在急性發作期，中藥內服和針灸配合西藥可更好地控制急性發作；局部紅腫熱痛嚴重者，可再加穴位注射。中藥內服和針灸也是慢性期和間歇期的主要治療手段，但需注意長期服用中藥對肝腎功能的潛在毒性作用。如中藥和針灸療效欠佳，可考慮蜂針和穴位注射。
· 針灸和鋪灸可有效緩解強直性脊柱炎症狀，可作為長期治療手段。個案和臨床觀察顯示[52,53]，中藥內服對控制和緩解強直性脊柱炎早期症狀可能會有幫助，但長期療效有待進一步確定。

自我調理

- 類風濕性關節炎：（1）控制高脂肪攝入，因脂肪所產生的酮體會加重類風濕關節炎；適量攝入高蛋白食物；增加高纖維食物攝入；（2）急性發作期間，充分休息，減少或停止運動；急性期後，每日晨起做關節伸展彎曲活動，從掌指和趾蹠關節向腕踝關節，逐一做充分和緩拉伸和屈曲，可有效緩解晨僵；（3）堅持每週 2-3 次有氧鍛煉，每次不少於 1 小時，如疾走、爬樓梯、游泳、跳舞、瑜伽、太極拳和八段錦鍛煉等。
- 強直性脊柱炎：（1）行走坐臥時盡可能保持生理狀態時的姿勢；（2）選擇軟硬度適中的床墊（一般選擇 5 度：床墊軟硬度分為 0-10 度，0 度為無任何彈性的硬床，10 度為躺下時完全陷入的軟床）；高低適中的枕頭；盡可能仰睡，減少弓身側臥；（3）養成規律、適度運動習慣，如快走、慢跑、游泳、太極拳和八段錦鍛煉等。
- 痛風性關節炎：調整飲食和生活習慣對防治痛風至關重要：（1）戒酒和限酒；（2）戒煙；（3）減少高嘌呤食物攝入，如動物內臟、海鮮等；（4）減少富含果糖飲料和水果的攝入，如蘋果、梨、芒果、榴槤等；（5）控制體重；（6）大量飲水，每日不少於 2,000 毫升；（7）堅持規律和適度運動。

◇ 參考文獻

1 中華醫學會疼痛學分會 (編): 《中國疼痛病診療規範》: 第 314-316 頁 , 327-353 頁 , 人民衛生出版社 , 北京 , 2020.

2 Silman AJ, Pearson JE. Epidemiology and genetics of rheumatoid arthritis. Arthritis Res. 2002; 4(Suppl 3): S265-272.

3 Zhao J, Huang C, Huang H, Pan JK, Zeng LF, Luo MH, Liang GH, Yang WY, Liu J. Prevalence of ankylosing spondylitis in a Chinese population: a systematic review and meta-analysis[J]. Rheumatology International: Clinical and Experimental Investigations, 2020; 40(6): 859-872.

4 王奇 , 周衍衡 , 白占濤 . 痛風及其發病機制研究進展 [J]. 延安大學學報 (醫學科學版), 2018; 16(04): 82-85.

5 馮文文 , 崔岱 , 楊濤 . 《中國高尿酸血症與痛風診療指南 (2019)》要點解讀 [J]. 臨床內科雜誌 , 2020; 37(07): 528-531.

6 Liu R, Han C, Wu D, Xia X, Gu J, Guan H, Shan Z, Teng W. Prevalence of Hyperuricemia and Gout in Mainland China from 2000 to 2014: A Systematic Review and Meta-Analysis. Biomed Res Int. 2015; 2015: 762820.

7 世界中醫藥學會聯合會 , 中華中醫藥學會 . 國際中醫臨床實踐指南類風濕關節炎 (2019-10-11)[J]. 世界中醫藥 , 2020; 15(20): 3160-3168.

8 李劍明 , 姜泉 , 唐曉頗 , 鞏勳 , 王建 , 崔家康 , 周志強 , 翟爭 . 1602 例類風濕關節炎患者中醫證候特點與血小板、血紅蛋白計數關係的研究 [J]. 世界中西醫結合雜誌 , 2020; 15(02): 352-356.

9 趙夜雨 , 高明利 , 王恩隆 , 黃子辰 . 類風濕關節炎病證結合研究進展 [J]. 遼寧中醫藥大學學報 , 2019; 21(05): 111-114.

10 李克嵩 , 鞏勳 , 姜泉 , 王建 , 劉蔚翔 , 李延婷 , 翟爭 , 劉岩 . 863 例女性類風濕關節炎患者不同證候與相關指標關係探討 [J]. 中國中醫骨傷科雜誌 , 2020; 28(10): 10-12+16.

11 王璞玉 , 陳慕芝 , 照日格圖 , 馬欣蕾 , 南亞婷 . 740 例類風濕關節炎患者中醫證型及臨床指標特點分析 [J]. 河北中醫 , 2019; 41(03): 342-346.

12 王廣生 . 強直性脊柱炎的中醫辨證分型與影像學觀察 [J]. 現代中西醫結合雜誌 , 2000; (10): 890-891.

13 韓善夯 , 孫美秀 , 甘可 , 紀偉 , 錢先 , 陸燕 , 魏剛 , 郭峰 , 陳劍梅 , 魯璐 , 金實 . 強直性脊柱炎中醫證候分型與炎症相關性分析 [J]. 中華中醫藥雜誌 , 2019; 34(12): 5957-5959.

14 吳超 , 婁玉鈐 , 楊亞飛 , 許平英 . 強直性脊柱炎中醫辨證分型研究進展 [J]. 風濕病與關節炎 , 2015;4(06):69-72.

15 邱冬妮 , 賴勇輝 , 譚希 , 何羿婷 . 基於廣東省中醫院慢性疾病管理門診以因數分析法分析廣東地區強直性脊柱炎證候分型特點 [J]. 中國中醫基礎醫學雜誌 , 2018; 24(06): 792-795.

16 張穎 . 中醫辨證分型治療強直性脊柱炎體會 [J]. 實用醫院臨床雜誌 , 2011; 8(02): 158.

17 劉靖晗 , 黃繼勇 , 羅慧佳 . 痛風患者中醫證型及特點分析 [J]. 時珍國醫國藥 , 2020; 31(03): 643-645.

18 李壯 , 侯堃 . 316 例男性急性痛風性關節炎中醫證候分類研究 [J]. 中醫雜誌 , 2019; 60(01): 47-50.

19 趙國青 , 徐雯 , 周臘梅 . 251 例急性痛風患者臨床特點 [J]. 世界最新醫學資訊文摘 , 2019; 19(A4): 51-52.

20 李道放 , 劉維 . 痛風中醫證型與相關因素關係研究進展 [J]. 內蒙古中醫藥 , 2019; 38(08): 161-163.

21 周淑蓓 , 鄭福增 , 展俊平 . 國醫大師朱良春運用培補腎陽湯治療強直性脊柱炎臨床經驗 [J]. 時珍國醫國藥 , 2020; 31(04): 966-967.

22 劉婷 , 張門勝 . 抗風濕性關節炎的中藥及作用機制研究進展 [J]. 藥學研究 , 2020; 39(01): 44-48.

23 吳晨 , 魏昀 , 高慧琴 . 基於網路藥理學的類風濕關節炎藥物治療研究進展 [J]. 中醫藥學報 , 2020; 48(02): 67-71.

24 馬麗文 , 于丹 , 吳軍凱 , 都曉偉 . 中藥及有效成分治療類風濕關節炎的作用機制 [J]. 河北醫藥 , 2020; 42(18): 2832-2836+2841.

25 王志強 , 宮彩霞 , 李振彬 . 基於信號通路的中藥有效成分治療類風濕關節炎機制研究進展 [J]. 中國實驗方劑學雜誌 , 2019; 25(08): 226-234.

26 馬琳 , 劉維 . 中藥有效成分及其配伍對實驗性類風濕關節炎治療作用的研究進展 [J]. 遼寧中醫雜誌 , 2015; 42(11): 2265-2268.

27 鄧龍飛 , 韓燕全 , 汪永忠 , 夏倫祝 . 中藥活性成分治療類風濕性關節炎的研究進展 [J]. 中

醫藥臨床雜誌 , 2014; 26(07): 761-764.
28 楊亞麗 , 韓璐 , 喬雪 , 田慧蘋 , 李玳 , 白長財 . 傳統中藥及其活性成分治療類風濕性關節炎現狀 [J]. 亞太傳統醫藥 , 2018; 14(09): 100-103.
29 孟濤 , 蘇紅 , 李國玉 , 郭玉岩 , 呂邵娃 . 治療類風濕性關節炎的中藥及活性成分研究進展 [J]. 黑龍江醫藥 , 2015; 28(02): 266-269.
30 王長峰 . 針灸治療痹證的古代文獻研究 [D]. 廣州中醫藥大學 , 2013.
31 張闖 , 徐媛 , 丁沙沙 , 洪壽海 , 趙雪 , 郭義 . 基於文獻研究針刺治療類風濕關節炎選穴規律 [J]. 中國針灸 , 2017; 37(02): 221-224.
32 林依夢 , 劉珍珍 , 楊琪琪 . 基於資料採擷分析近 10 年針灸治療類風濕關節炎的取穴規律 [J]. 風濕病與關節炎 , 2020; 9(07): 16-19.
33 劉維 , 劉美燕 , 吳沅皞 . 針灸治療痛風性關節炎的臨床選穴規律分析 [J]. 上海針灸雜誌 , 2016; 35(03): 359-362.
34 趙彩虹 , 高玉亭 , 郝慧琴 . 類風濕關節炎外治法研究進展 [J]. 世界中西醫結合雜誌 , 2019; 14(12): 1760-1763.
35 林靜 , 于慧敏 , 王濤 . 穴位外治法治療類風濕關節炎的研究進展 [J]. 現代中西醫結合雜誌 , 2019; 28(19): 2153-2157.
36 趙凌睿 , 王培民 . 中藥外治法在強直性脊柱炎治療中的應用研究進展 [J]. 江蘇中醫藥 , 2013; 45(09): 76-77.
37 朱力 , 項鑫 . 針灸治療強直性脊柱炎的臨床研究進展 [J]. 中國醫藥指南 , 2013; 11(15): 88-90.
38 李俊毅 , 孔賞 , 馬虎升 , 馬瀟苒 . 中醫外治法治療痛風性關節炎的研究進展 [J]. 中國中醫急症 , 2020; 29(01): 182-184+188.
39 徐強 , 許能貴 . 針灸治療痛風性關節炎的研究進展 [J]. 大家健康 (學術版), 2016; 10(04): 3-4.
40 李夢 , 羅玲 . 獨特的大面積灸法——火龍灸 [J]. 上海針灸雜誌 , 2015; 34(05): 472-474.
41 王聰 , 徐敬田 , 于冰 , 張永臣 , 賈紅玲 . 《黃帝內經》藥熨法薈萃 [J]. 山東中醫雜誌 , 2016; 35(08): 688-690.
42 李紅玉 , 宣麗華 , 淺談《黃帝內經》藥熨 [J]. 江西中醫藥大學學報 , 2014; 26(05): 16-17+23.
43 董晝千 , 謝薇 , 黃小梅 , 任秀亞 , 陳曉瓊 , 王藝瑾 . 火龍灸臨床研究進展 [J]. 中西醫結合護理 (中英文), 2019; 5(05): 65-69.
44 朱林林 , 何昭璿 , 周建英 , 雷茹雪 , 羅玲 . 火龍灸療法治療強直性脊柱炎的臨床經驗淺析 [J]. 成都中醫藥大學學報 , 2016; 39(03): 106-108.
45 張潤潤 , 何東儀 . 近十年中醫外治法治療類風濕性關節炎的研究概況 [J]. 時珍國醫國藥 , 2019; 30(07): 1703-1705.
46 代君君 , 羅時昱 , 舒蕊 , 劉健 , 章玉萍 , 張麗麗 , 陳明 , 趙萍 . 蜂針療法治療強直性脊柱炎臨床研究現狀 [J]. 中國蜂業 , 2020; 71(02): 47-49.
47 何銀洲 , 車媛 , 劉芳玲 . 蜂針治療強直性脊柱炎 360 例 [J]. 河北中醫 , 2011; 33(09): 1372.
48 郭春艷 , 王祖紅 , 李紹榮 , 李麗 , 黃梅 . 蜂針經穴直刺法配合蜂針減毒增效口服液治療強直性脊柱炎的臨床觀察 [J]. 雲南中醫中藥雜誌 , 2019; 40(08): 61-62.
49 邱玉萍 , 李博 , 黃建輝 . 蜂針療法治療類風濕性關節炎的療效分析 [J]. 內蒙古中醫藥 , 2018; 37(12): 73-74.
50 宋福學 , 鄒慶華 , 牟方祥 , 鍾兵 , 吳維 , 方勇飛 . 蜂針治療活動期類風濕關節炎的短期療效觀察 [J]. 臨床合理用藥雜誌 , 2018; 11(04): 77-79.
51 萬賴思琪 , 李萬瑤 . 蜂針治療用量的思考 [J]. 中國蜂業 , 2012; 63(31): 32-33.
52 邱志濟 , 朱建平 , 馬璿卿 . 朱良春治療強直性脊柱炎用藥特色選析——著名老中醫學家朱良春教授臨床經驗系列之二十三 [J]. 遼寧中醫雜誌 , 2001; (11): 656-657.
53 周定華 , 周正球 , 朱婉華 . 朱良春經驗方聯合西藥治療強直性脊柱炎 35 例臨床觀察 [J]. 江蘇中醫藥 , 2010; 42(06): 40-42.

第 26 章

心絞痛

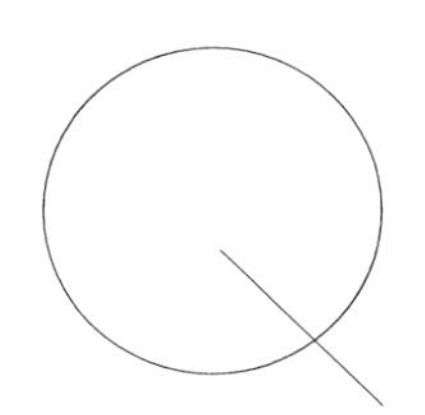

定義和胸痛鑒別

心絞痛是因冠狀動脈痙攣或堵塞，導致心臟供血不足，心肌缺血而引發的，以胸前區陣發性壓榨樣疼痛或胸悶不適為特點的一種急性痛症，疼痛常放射至左肩臂和後上背等部位，是臨床上最常見胸痛之一 [1]。除心絞痛外，下列原因也可引發胸痛，需與心絞痛區別 [2,3]：

1. 主動脈剝離：因主動脈血管內膜受損，出現裂痕，使得血液流入主動脈壁各層之間，導致血管內壁剝離和結構完整性遭受破壞。主動脈剝離往往造成動脈破裂、大出血，甚至猝死。所引發的疼痛為一種前所未有的、劇烈的撕裂狀胸痛或背痛，多發於高血壓和主動脈二尖瓣畸形患者。超聲波和斷層掃描等影像檢查可確診。
2. 肺部疾病：包括細菌性和病毒性等各種肺炎、肺栓塞、氣胸、肺膿腫、肺結核、結核性胸膜炎和肺癌等。肺炎性胸痛常伴有咳嗽、發熱和呼吸困難等症狀。肺栓塞常發生在外科手術後、外傷、長時間臥床或正在化療中的患者，其病因主要為身體下部深靜脈血栓脫落移行至肺部，堵塞血管所致，除胸痛外，還伴有嚴重呼吸困難和咳血等。氣胸所引起的胸痛伴有嚴重呼吸困難和面色青紫等缺氧症狀。肺膿腫、肺結核和結核性胸膜炎通過影像和實驗室檢查即可確診。肺癌引發的胸痛多出現在中晚期，常伴有低燒和不明原因的咳嗽和消瘦等症狀。
3. 胃食道反流：主要因食管下端括約肌（賁門括約肌）功能失常，導致胃內容物反流入食管引起燒心、返酸和胸痛等一系列症狀。其胸痛位於胸骨下段和劍突下。
4. 胸壁病變：如帶狀皰疹、脊神經受壓、肋軟骨炎、肌筋膜炎和肋間損傷等。其疼痛位於胸壁，定位明確，深呼吸、咳嗽或肩臂胸廓活動時加重。
5. 情緒障礙：焦慮和驚恐患者常在焦慮和驚恐發作時，出現胸悶胸痛，但隨著焦慮驚恐發作停止，胸痛也隨之消失。

病理機制和臨床特點

雖然有多種病因可引發冠狀動脈痙攣和堵塞，但血液中過高脂類成分不斷沉積，粘附在血管內壁形成斑塊，致使冠脈狹窄和堵塞，是心絞痛的主要病理機制。如斑塊較為堅硬穩固，則僅會部分堵塞冠脈。如斑塊鬆軟，則容易破裂，內膜受損，誘發大量血小板聚集，形成血栓，導致冠脈嚴重狹窄甚至完全堵塞 [1]。

心絞痛多發於 40 歲以上男性。高血壓、高血脂、糖尿病、慢性腎病、吸煙、不良飲食習慣、肥胖、家族史、長期缺乏運動以及長期心理壓力是誘發心絞痛的高風險因素 [1,4]。心絞痛可分為穩定型和不穩定型，後者常是急性心肌梗死和猝死的前兆 [4]。二者的臨床特點列於表 26-1。

表 26-1 穩定型和不穩定型心絞痛比較

	穩定型心絞痛	不穩定型心絞痛
別名	勞力性心絞痛、勞累型心絞痛。	初發心絞痛、臥位型心絞痛、惡化勞力性心絞痛。
病理機制	（1）勞累或情緒激動引發冠狀動脈痙攣，導致心臟供血不足；（2）附著在冠脈內壁的粥樣斑塊質地相對堅硬穩固，僅使冠脈內腔狹窄。	附著於冠脈內壁斑塊破裂，內膜受損，誘發大量血小板聚集，形成血栓，導致冠脈嚴重狹窄甚至完全堵塞。
誘因	勞累、壓力、情緒激動。	無明顯誘因，可隨時發作，常在熟睡時發作。
疼痛程度	較緩。	劇烈。
發作時間	一般 3-5 分鐘。	多長於 30 分鐘。
心電圖檢查	靜息狀態心電圖可無異常。發作時可出現心律失常、ST 段移位（升高或壓低）和 / 或 T 波倒置。連續監測和負荷試驗可激發缺血性心電圖特徵。	可捕捉到心律失常、ST 段移位和 / 或 T 波倒置。如 ST-T 改變持續 6 小時以上，則提示非 Q 波性心肌梗死。
緩解	休息、情緒放鬆或含化硝酸甘油後疼痛消除。	休息和含硝酸甘油不能很好緩解。
預後	有發展為心肌梗塞的風險。	常為急性心肌梗塞前兆。

心絞痛的西藥治療

在提供中醫，尤其是中藥治療心絞痛時，需充分瞭解病人正在服用的西藥，以避免中藥西藥相互作用所造成的不良反應。治療心絞痛的西藥主要有以下 6 類 [4,5]：

1. 硝酸酯製劑：如各種硝酸甘油製劑和四硝酸戊四醇酯等，主要藥理作用機制是鬆弛血管平滑肌，緩解血管痙攣。
2. 阿司匹林及其他抗凝劑：又稱為薄血藥，此類藥物主要通過抑制血小板聚集，降低血液粘滯度，阻止血栓形成以及防止冠脈粥樣斑塊惡化。
3. β 阻斷劑：β 阻斷劑抑制交感神經興奮，減緩心率，降低血壓和心肌收縮及耗氧量，從而緩解心絞痛發作。常用製劑有普萘洛爾和氧烯洛爾等。
4. 鈣通道阻滯劑：該類藥物通過阻斷心肌細胞的鈣離子內流，抑制心肌收縮，減少心肌耗氧；同時可擴張冠脈和周圍血管。常用的有維拉帕米和硝苯地平等。
5. 他汀類降脂製劑：心絞痛病人常伴有高血脂症，需服用降脂製劑。他汀類為目前最常用降脂藥，可有效降低總膽固醇（TC），低密度脂蛋白（LDL）和甘油三酯（TG），同時能升高高密度脂蛋白（HDL）。常用的有辛伐他汀（Simvastatin）和普伐他汀（Pravastatin）。
6. 降血壓藥：除 β 阻斷劑和鈣通道阻滯劑外，心絞痛患者也可能服用其他類降血壓藥，包括利尿藥、血管緊張素轉換酶抑制劑和血管緊張素 II 受體阻滯劑等。

中醫淵源

心絞痛，古有多種稱謂，如心痛、厥心痛、真心痛、胸中痛、心痹、胸痹等 [6-10]。成書於 3,000 多年前的《山海經．西山經》已記載：「其草有萆荔，狀如烏韭，而生於石上，亦緣木而生，食之已心痛。」其《中山經》亦描述：「又東南五十里，曰高前之山。其上有水焉，甚寒而清，帝台之漿也，飲之者不心痛。」說明古人很早就已開始尋找治療心痛的療法。長沙馬王堆出土的漢前帛書《足臂十一脈灸經》論及：「足少陰溫（脈）其病，心痛，煩心」；「臂泰（太）陰溫（脈）其病，心痛，心煩而意（噫）。」所述心痛似為一種心因性痛症。

《靈樞・厥病》中所描述的厥心痛與今日心絞痛最為相近：「厥心痛，與背相控，善瘛，如從後觸其心，……痛如以錐針刺其心，……臥若徒居，心痛間，動作痛益甚……」又論及：「真心痛，手足清至節，心痛甚，旦發夕死，夕發旦死。」真心痛似為嚴重心臟病發作，與今日不穩定型心絞痛或心肌梗塞相似。《素問・藏氣法時論》提及：「心病者，胸中痛，肋支滿，脅下痛，膺背肩甲間痛，兩臂內痛。」說明古人已認識到肩臂放射痛與心病有關。另《素問・痹論篇第四十三》描述：「心痹者，脈不通，煩則心下鼓，暴上氣而喘，嗌乾善噫，厥氣上則恐。」根據同篇「風寒濕三氣雜至，合而為痹」的記載，心痹似為今日風濕性心臟病。

《靈樞・本藏》首論胸痹：「肺小則少飲，不病喘喝；肺大則多飲，善病胸痹、喉痹、逆氣。」漢張仲景《胸痹心痛短氣病脈證治》詳述：「胸痹之病，喘息咳唾，胸背痛，短氣，寸口脈沉而遲，關上小緊數……」從所述症狀來看，胸痹似為今日肺源性心力衰竭。

鑒於中醫術語標準化的要求及便於教學和學術交流，凡以胸悶胸痛為主症的，目前多採用「胸痹心痛」病名[6]，也有文獻稱為「卒心痛」[11,12]，二者與現代冠心病心絞痛大體相當。

辨證分型和方藥治療

現代胸痹心痛者，首因飲食起居不良所致，或過食肥甘厚味，或嗜好煙酒無度，或如饕餮暴飲暴食，甚者三者兼之，致使中土脾胃不堪運化，日久則水濕內生，積聚成痰。痰濁侵漬心脈，致使營血稠滯，輸運受阻，胸陽受遏，發為痰濁痹阻之痛。若又平日起居慵懶，閒逸過度，厭於動作，則痹阻之痛更是難免。正如元張從政在《儒門事親》所述：「凡膏粱之人，起居閒逸，奉養太過，酒食所傷，以致中脘留飲，惡悶痞膈，酢心。」

次則因憂傷惱怒，情志不遂所致。或日夜思慮，無從開解；或忿怒難平，不得釋懷；或終日惕惕不安，瞻裡顧外。致使氣結肝鬱。氣結則血滯，肝鬱則心阻。心阻則血脈營運不暢，而成氣滯血瘀之痛。如《素問・本病論篇》言：「人憂愁思慮即傷心。」《靈樞・口問篇》曰：「悲哀愁憂則心動。」《諸病源候論・心痹候》亦言：「思慮煩多則損心。」心為五臟六腑之大主，司一身血脈。易感陰寒之邪，寒毒內侵，心脈凝泣，則為寒凝心脈之證。

痰濁者，氣滯者，寒凝者，終是困遏胸陽，鼓舞乏力，心脈滯遲，成為心血瘀阻之證。素體羸弱，或大病久病，致心氣生成疲弱，心陰耗傷虧損，則為氣陰兩虛之證。若心氣虛弱與心血瘀阻雜陳，則成氣虛血瘀之證。年老體衰或久病不愈，尤久患消渴，耗傷腎陽腎陰。腎陽不足，則心陽不振，而成心腎陽虛之證。腎陰虧虛，不能上濟滋養心陰，則成心腎陰虛之證。

概而言之，胸痹心痛初時多因痰濁、因氣滯、因寒毒而起，又因氣虛、因陰虛、因陽虛而加重。無論虛實，終因心血瘀阻，胸陽困遏，陰寒過盛而發（圖 26-1）。漢張仲景《金匱要略．胸痹心痛短氣病脈證治》概括為「……陽微陰弦，即胸痹而痛。」陽微者，胸陽心火衰微失煦，鼓動無力，而致寸口之脈沉遲泣澀是也；陰弦者，陰寒內盛，水氣上凌，而致尺脈弦張是也。

臨床上，胸痹心痛有發作期和緩解期之分。發作時自當「急則治標」。緩解期則可從容辨治，以除根本。根據證型分佈流行病學調查結果 [9,12-14]、臨床專家問卷回饋意見 [11]、臨床指南 [15-18] 和教科書 [2,19]，心絞痛有 8 種常見證型，詳述如下。

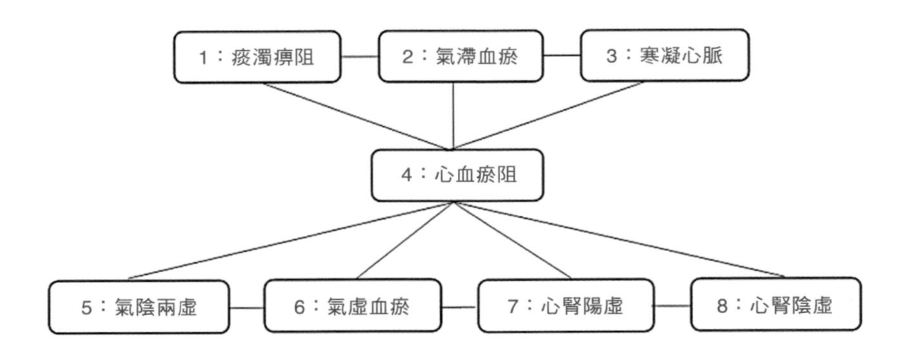

圖 26-1 胸痹心痛證型和相互關係

1. 痰濁痹阻

臨床特點：常見於嗜啖肥甘厚味，恣飲醪醴甘醇之人。多為肥胖懶動之體，且多有高血壓、高血脂和高血糖「三高」之症。心胸悶痛，如窒如迫，甚者如刺如灼，痛引肩背。口粘乏味，胸脘痞滿，納呆腹脹，噁心欲嘔；頭身困重，氣短疲乏；舌胖大，邊常有齒痕，苔膩或濁或滑，脈弦滑或滑數。

證機分析：肥甘厚味，醪醴甘醇，最易困遏中土脾胃，滋生水濕痰濁。痰濁侵漬營血心脈，致使輸運受阻，胸陽失展，則為胸悶絞痛。

治療要則：豁痰化濁，寬胸通陽。

常用方藥：瓜蔞薤白半夏湯合滌痰湯。前方偏以通陽行氣，後方專於滌痰開竅，二者合用以溫通豁痰。瓜蔞薤白半夏湯以瓜蔞仁寬胸化痰，薤白辛溫通陽，二藥相合，又可祛痰化濁；半夏化痰消痞，祛濕除滿；白酒行氣活血，溫振心陽。滌痰湯取膽南星、半夏、陳皮燥濕化痰，利氣除痞；竹茹清熱化痰，開鬱清燥；石菖蒲、枳實開竅通心，理氣寬胸；人參、茯苓、甘草益氣養中，健脾化濕。如見身熱心煩欲嘔，苔黃膩之痰熱證者，加黃連、生薑，以清熱除煩止嘔。

2. 氣滯血瘀

臨床特點：此型多見終日擔憂多慮，忿懣難平之人。胸悶胸痛如迫如壓，牽及肩臂脅肋，時隱時作，情志不遂和心理壓力增大時發作或加重，善太息，寐少欠安，胃脘痞滿，噯逆反覆，矢氣頻作，苔薄或薄膩，脈弦。

證機分析：情志不遂，則肝鬱氣結，母病及子，肝鬱則心脈滯行，氣結則營運不暢，心脈瘀滯，胸陽鬱結，則胸悶胸痛。

治療要則：行氣解鬱，活血通脈。

常用方藥：柴胡疏肝散合四磨湯化裁加丹參、茯苓：柴胡疏肝散專治肝鬱氣滯血瘀所致之胸脅脹痛。方中柴胡、枳殼、香附、陳皮理氣疏肝，解鬱散結；芍藥、川芎，調肝和營，活血通脈。四磨湯專為七情不遂，氣逆氣結而設。方中檳榔、沉香，順氣降逆；烏藥行氣散結，通陽止痛；人參益氣生津，中和諸多辛燥之品，以免伐傷正氣。加丹參、茯苓，活血通脈，寧心安神。

3. 寒凝心脈

臨床特點：此型多見於素體陽虛，寒毒內犯心包者。心痛徹背，如絞如刺，時作時休，遇冷受寒時發作或加重，胸悶氣短，心悸，面色蒼白，四肢不溫，唇紫暗，苔白膩，舌淡暗，脈沉緊或沉細。

證機分析：素體陽虛，易感陰寒之邪。表寒不解，內犯心包；心脈凝滯泣澀，營血輸運受阻，則成寒凝之痛。

治療要則：溫寒化凝，通陽止痛。

常用方藥：當歸四逆湯合桃紅四物湯加瓜蔞、薤白：當歸四逆湯專於溫經散寒，養血通脈。方中桂枝、細辛溫裡通陽，散寒化凝；當歸、白芍、炙甘草，養血理血，和營緩急；通草暢通血脈；重用大棗，補血助陽。桃紅四物湯擅於養血活血，化瘀通阻。方中熟地補血養血，當歸補血活血，川芎行血活血，桃仁、紅花逐瘀行血；白芍斂陰養血。加薤白、瓜蔞行氣寬胸，通陽化凝。

4. 心血瘀阻

臨床特點：多見於冠心病中晚期，先天或後天心臟病者。胸前疼痛，如刺如絞，痛有定處，入夜尤甚；時作時休，日久不愈。胸悶心悸，怔忡不寧，頭暈目眩；髮枯膚燥；面色陰晦，唇舌紫暗；苔薄舌暗，或有瘀斑，或舌下絡脈青紫；脈弦澀或結代。

證機分析：先天心脈異常，心氣虛弱，胸陽不振，鼓動無力；或胸痹心脈之疾遷延反覆，耗氣傷陽，心脈營運日益式微，遲滯不行，終成瘀阻之痛。

治療要則：活血化瘀，疏阻通脈。

常用方藥：血府逐瘀湯合冠心II號方化裁：血府逐瘀湯專治胸中瘀阻、血行遲滯所致之胸痛，冠心II號方專為血瘀型心絞痛而設。二方均用紅花、赤芍、川芎活血逐瘀；逐瘀湯另取桃仁、當歸、牛膝理血化瘀，枳殼、柴胡、桔梗開胸散結，生地益氣養陰。冠心II號另用丹參化瘀通脈，降香理氣止痛。二方化裁合用，以逐瘀通脈，行氣活血之功。

5. 氣陰兩虛

臨床特點：多見於素體羸弱或大病久病之人。胸痛隱隱，時作時休，氣短乏力，動則益甚，心悸失眠，倦怠懶言，聲息低微，神疲自汗，口乾唇燥，眩暈耳鳴，五心煩熱，舌紅苔少，脈細數。

證機分析：素體羸弱，心氣不足，陰血乏源；或大病久病，心氣衰敗，陰血耗損。心氣虛則心脈鼓動無力，陰血虧則營運滯澀失養。

治療要則：益氣養陰，榮血通脈。

常用方藥：生脈散合人參養榮湯化裁：生脈散善於益氣斂陰，方中人參益氣養陰，麥冬養心滋陰，五味子斂陰生津。人參養榮湯專於益氣榮血，方中人參、黃芪、炙甘草大補心氣；當歸、熟地、大棗，滋營養血；肉桂溫心通陽；茯苓、遠志安神寧心；白芍和營通脈。

6. 氣虛血瘀

臨床特點：此型多見於心血瘀阻綿延不愈，元氣衰微之年長者。胸痛胸悶，時輕時重，遇勞即發，心悸氣短，神疲乏力，自汗懶言，面色淡暗或紫暗，舌胖色淡紫，邊有齒痕，脈弱而澀或無力或結代。

證機分析：血為氣母，血瘀日久，則心氣生成乏源，而成氣虛血瘀之證。雖氣虛血瘀與氣陰兩虛均有氣虛之證，但前者因血瘀而氣虛，而後者則因陰血不足而氣虛。

治療要則：益氣活血，化瘀通脈。

常用方藥：補陽還五湯加丹參、瓜蔞、薤白[20]：補陽還五湯專為益氣活血，化瘀通脈所創。方中重用黃芪，補氣行血；桃仁、紅花、赤芍、川芎，活血散瘀，通絡止痛；歸尾活血祛瘀；地龍走竄通絡；加丹參活血散瘀，寧心通脈；薤白、瓜蔞理氣寬胸，散寒通陽。

7. 心腎陽虛

臨床特點：此型常見於年老體衰或久病傷腎之人，尤以久患消渴之疾者。胸痛心悸，形寒肢冷，自汗乏力，小便清長，心悸怔忡，苔薄白，舌淡胖，有齒痕，脈沉細或微。

證機分析：年高腎虧或久病傷腎，致腎陽衰憊，溫煦無能，鼓動乏力，胸陽不振，心脈營運瘀滯。

治療要則：溫補心腎，振陽通脈。

常用方藥：參附湯合右歸丸：參附湯重用人參大補元氣，附子溫補心陽。右歸丸以附子、肉桂、鹿角膠，溫腎壯元；山藥、萸肉、熟地，滋陰求陽；菟絲子、杜仲、枸杞子，益精補腎；當歸養血補虛。雙劑合用，以取溫補心腎，振奮胸陽之功。

8. 心腎陰虛

臨床特點：消饑體瘦之人易患此型。胸悶胸痛，隱隱而作，寐少多夢，心悸虛煩，腰膝酸軟，頭暈耳鳴，口乾易渴，唇燥便秘，苔薄或剝脫，舌紅少津，脈細數或促代。

證機分析：消饑體瘦之人，腎陰不足，失濟於上，心火獨亢，灼爍心脈。心脈虛澀，則成陰虛之痛。

治療要則：滋陰降火，養心榮脈。

常用方藥：六味地黃丸合炙甘草湯：六味地黃丸以熟地為君，滋陰補腎，壯水制火；輔以山萸肉、山藥養肝健脾；丹皮、澤瀉清肝瀉火，引火下行；茯苓健脾安神。炙甘草湯重用炙甘草溫補心氣；桂枝、生薑、白酒溫陽通脈；阿膠、生地、麥冬、麻仁滋補心陰，充養心脈。二方合用，共奏滋陰降火，養心復脈之功。

中藥製劑治療

眾多中藥製劑已成為治療心絞痛的主體 [15,17]。這些製劑包括噴霧劑、丸劑、滴丸、顆粒劑、膠囊、膏劑、片劑、注射劑等。根據多個心絞痛中醫診療指南 [15-18]，常用製劑概括於表 26-2 中。需要注意的是，中藥注射劑（表中標注 *）需慎重使用，已有大量中藥注射劑引起不良反應和不良事件的報告 [21,22]。

表 26-2 治療心絞痛中藥製劑一覽表 a,b（標注 * 為注射劑）

主治證型	名稱	主要成分	用法
心絞痛發作期	複方丹參滴丸	丹參、三七、冰片	口服或舌下含服，每次 10 丸，每日 3 次，4 周為 1 個療程。
心絞痛發作期	寬胸氣霧劑	細辛油、檀香油、高良薑油、蓽茇油、冰片	氣霧劑，每瓶 20ml（內含揮發油 2ml）。發作時，將瓶倒置，對口噴 2-3 次。
心絞痛發作期	速效救心丸	川芎、冰片	含服，一次 4-6 粒，一日 3 次；急性發作時，一次 10-15 粒
痰濁痹阻（痰瘀互結）	丹蔞片	瓜蔞皮、薤白、葛根、川芎、丹參、赤芍、澤瀉、黃芪、骨碎補、鬱金	每片重 0.3g，口服，一次 5 片，一日 3 次。
氣滯血瘀	冠心丹參滴丸	三七、丹參、降香油	每粒重 0.04g，舌下含服，一次 10 粒，一日 3 次。

氣滯血瘀（發作期和緩解期）	麝香保心丸	人工麝香、人參提取物、人工牛黃、肉桂、蘇合香、蟾酥、冰片	微丸 22.5mg×24 粒，口服，一次 1-2 丸，一日 3 次；或發作時服用。
氣滯血瘀	心可舒片	山楂、丹參、葛根、三七、木香	每片重 0.31g，口服，一次 4 粒，一日 3 次。
氣滯血瘀	養心達瓦依米西克蜜膏	由 26 種藏藥組成。	膏劑，口服，一次 3g，一日 2 次。
氣滯血瘀	銀丹心腦通膠囊	銀杏葉、丹參、燈盞細辛、絞股藍、山楂、大蒜、三七、艾片。	每粒裝 0.4g，口服，一次 2-4 粒，一日 3 次。
寒凝心脈	冠心蘇合丸	檀香、青木香、乳香（炙）、朱砂、冰片、蘇合香	嚼碎服，一次 1 丸，一日 1-3 次。
心血瘀阻	丹紅注射液 *	丹參、紅花	肌內注射一次 2-4ml，一日 1-2 次；靜脈注射一次 4ml；靜脈滴注一次 20-40ml，一日 1-2 次。
心血瘀阻	丹參川芎嗪注射液 *	鹽酸川芎嗪、丹參素	靜脈滴注，每次 5-10ml。腦出血急性期或有出血傾向禁用。
心血瘀阻	丹參酮注射液 *	丹參酮ⅡA 磺酸鈉	可肌肉和靜脈注射及靜脈點滴，所有注射每次用量 40-80mg，每日一次。
心血瘀阻	燈盞花素注射液 *	燈盞花素	肌肉注射一次 5mg，一日 2 次；靜脈滴注一次 10-20mg，一日 1 次。腦出血急性期或有出血傾向禁用。
心血瘀阻	燈盞細辛注射液 *	野黃芩苷和總咖啡酸酯	靜脈滴注一次 20-40ml，一日 1-2 次；肌肉注射一次 4ml，一日 2-3 次。腦出血急性期禁用。
心血瘀阻	地奧心血康膠囊	甾體總皂苷	每粒含甾體總皂苷 100mg（相當於甾體總皂苷元 35mg），口服，一次 1-2 粒，一日 3 次。
心血瘀阻	冠心舒通膠囊	廣棗、丹參、丁香、冰片、天竺黃	每粒裝 0.3g，口服，一次 3 粒，一日 3 次，4 周為一療程。
心血瘀阻	紅花黃色素注射液 *	紅花黃色素	生理鹽水 250ml 溶解後，靜脈滴注（滴速不高於 30 滴 / 分）。每次 1 瓶，每日 1 次，14 天為一療程。
心血瘀阻	舒血寧注射液 *	銀杏葉提取物	肌肉注射一次 10ml，一日 1-2 次；靜脈滴注每日 20ml。

心血瘀阻	血塞通軟膠囊	三七總皂苷	每粒 100mg，口服，一次 2 粒，一日 3 次。
氣陰兩虛	燈盞生脈膠囊	燈盞細辛、人參、五味子、麥冬	每粒裝 0.18g；口服，一次 2 粒，一日 3 次，飯後 30 分鐘服用。
氣陰兩虛	生脈注射液 *	紅參、麥冬、五味子	肌肉注射一次 2-4ml，一日 1-2 次；靜脈滴注一次 20-60ml。
氣陰兩虛 / 心絡瘀阻	參松養心膠囊	人參、麥冬、山茱萸、丹參、酸棗仁（炒）、桑寄生、赤芍、土鼈蟲、甘松、黃連、南五味子、龍骨	每粒裝 0.4g，口服，一次 2-4 粒，一日 3 次。
氣陰兩虛	通脈養心丸	地黃、雞血藤、麥冬、甘草、製何首烏、阿膠、五味子、黨參、醋龜甲、大棗、桂枝	丸劑，每 10 丸重 1g，口服，一次 40 丸，一日 1-2 次。
氣陰兩虛	養心生脈顆粒	人參、麥冬、丹參、五味子、龍眼肉、枸杞子、赤芍、牛膝、鬱金、木香、佛手、茯苓、澤瀉、甘草	每袋裝 14g，口服，一次 1 袋，一日 3 次。溫開水沖服。
氣陰兩虛	益心舒丸	人參、黃芪、丹參、麥冬、五味子、川芎、山楂	口服，一次 1 袋，一日 3 次。
氣虛血瘀	參桂膠囊	紅參、川芎、桂枝	每粒裝 0.3g，口服，一次 4 粒，一日 3 次。
氣虛血瘀	麝香通心滴丸	人工麝香、人參莖葉總皂苷、蟾酥、丹參、人工牛黃、熊膽粉、冰片	每丸重 35mg，口服，一次 2 丸，一日 3 次。
氣虛血瘀	血栓心脈寧片	川芎、丹參、水蛭、毛冬青、牛黃、麝香、槐花、人參莖葉皂苷、冰片、蟾酥	每片重 0.41g，口服，一次 2 片，一日 3 次。
氣虛血瘀	養心氏片	黃芪、黨參、丹參、葛根、淫羊藿、山楂、地黃、當歸、黃連、延胡索（炙）、靈芝、人參、甘草（炙）	每片重 0.6g，口服，一次 2-3 片，一日 3 次。
氣虛血瘀	愈心痛膠囊	延胡索、紅參、三七	每粒裝 0.33g，口服，每次 4 粒，每日 3 次，4 周為一療程。

氣虛血瘀 / 脈絡瘀阻	腦心通膠囊	黃芪、赤芍、丹參、當歸、川芎、桃仁、紅花、醋乳香、醋沒藥、雞血藤、牛膝、桂枝、桑枝、地龍、全蠍、水蛭	每粒裝 0.4g，口服，一次 2-4 粒，一日 3 次。
陽氣暴脫	參附注射液 *	紅參、附片提取物	每瓶裝 10ml 或 50ml。肌內注射一次 2-4ml，一日 1-2 次；靜脈推注一次 5-20ml；靜脈滴注一次 20-100ml。
心腎陰虛	心元膠囊	製何首烏、丹參、地黃等	每粒裝 0.3g，口服，一次 3-4 粒，一日 3 次。

a. 製劑排序按每一主治證型內製劑拼音字母順序排列。
b. 如無特別說明，注射液靜脈滴注用 5-10% 葡萄糖注射液 250-500ml 稀釋後緩慢滴注。

針灸治療

心位居胸內，膈膜之上，外為心包所護。任督二脈上貫攏行前後。心手少陰脈起於心中，出屬心系。心包手厥陰脈起於胸中，屬絡心包。小腸手太陽脈入胸絡心。手少陽三焦脈布膻中，散絡心包。足太陰脾脈其支注心中。足少陰腎脈其支絡心。胸痹心痛者，當首取心和心包經輸穴及其募背穴；兼取其他經穴（圖 26-2）。

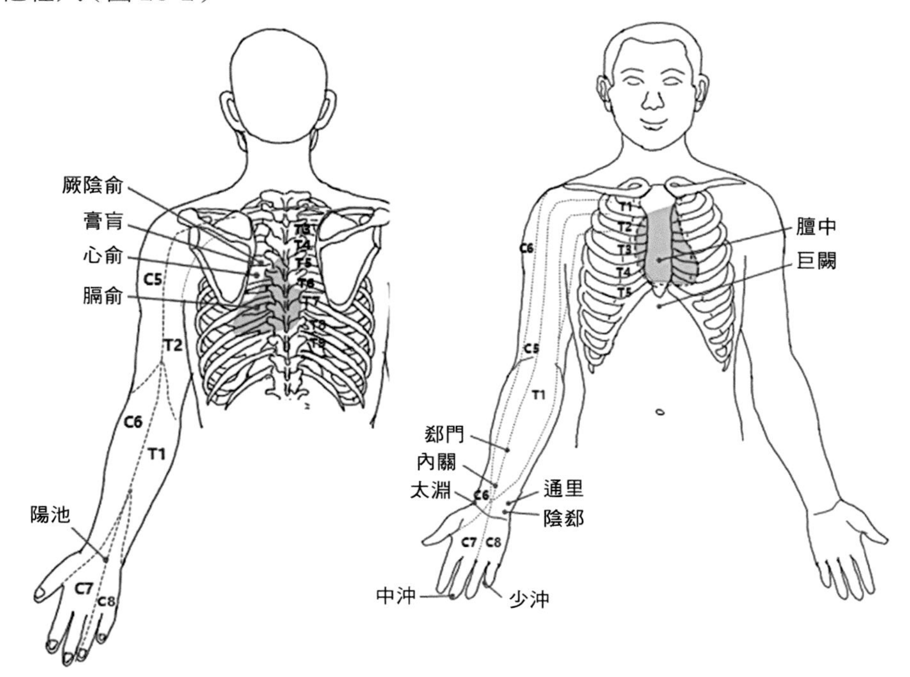

圖 26-2 治療胸痹心痛常用選穴

治療要則：寬胸通陽，化濁散瘀，補虛養心。

選穴原則：（1）內關、膻中、郄門、通里為胸痺心痛必選（表 26-3）[23-26]；（2）根據不同證型再選取其他用穴。

表 26-3 心絞痛針灸選穴及功效一覽表

	穴位名稱	功效
· 共同用穴		
	內關、膻中、郄門、通里	寬胸理氣，通陽化阻
· 辨證選穴		
1. 痰濁痺阻	巨闕、太淵、豐隆	蠲痰化濁，除痺止痛
2. 氣滯血瘀	太沖、中沖（點刺）、膈俞	行氣解鬱，活血逐瘀
3. 寒凝心脈	厥陰俞（灸）、關元（灸）、心俞（灸）	溫寒化凝，助陽通脈
4. 心血瘀阻	膈俞、血海、少沖（點刺）	行血散瘀，開竅通阻
5. 氣陰兩虛	足三里、三陰交、太溪	益氣健脾，補虛養陰
6. 氣虛血瘀	氣海、膏肓俞、膈俞	補氣養血，理血祛瘀
7. 心腎陽虛	陽池、關元（灸）、大椎（灸）	益氣壯陽，溫振通脈
8. 心腎陰虛	陰郄、心俞、腎俞	養心益腎，滋陰安神

操作要點

- 發作期：將患者移至通風處，仰臥平躺，解開胸前衣扣和捋上袖口，急取膻中和兩側內關、通里。快速進針，膻中穴平刺或斜刺，內關和通里穴 45 度斜刺，小幅快速撚轉，5 個穴位輪番操作，同時點刺中沖、少沖，直至胸痛緩解，呼吸平和。
- 緩解期：患者仰臥。先針刺膻中，採用齊刺法，沿皮下向心尖方向平刺 1-1.5 寸，小幅快速撚轉，直至麻脹之感顯然而至。再針刺腕部穴位。內關宜緩慢進針，由淺及深，一俟有針感，即停止操作。不可驟然深刺，以免觸及正中神經而觸發電擊樣不適之感。完成腕部穴位操作後，再針刺其他部位。如需針刺背部穴位，完成仰臥位針刺後，再囑患者俯臥操作。留針時間可縮短至仰俯臥各 20 分鐘。
- 寒凝心脈和心腎陽虛需溫灸者，留針後於針柄撚裝艾炷，點燃溫灸，並用阻燃紙覆蓋穴區，以防艾炷灰燼掉落燙傷皮膚。
- 電針刺激：選取同側內關、通里，加電針刺激，頻率 2 Hz，連續波，強度調至患者感覺舒適為宜，持續 15-20 分鐘。
- 治療頻次：隔日一次，12 次為一療程。

防治策略及自我調理

- 中藥製劑是治療心絞痛的主體。複方丹參滴丸、寬胸氣霧劑、速效救心丸和麝香保心丸可有效緩解發作時的心絞痛。針刺也是緊急救治心絞痛發作的有效手段。緩解期間，可採取針藥結合治療，療效良好。
- 中醫養生是預防和改善心絞痛的有效手段，主要包括下列三方面。（1）根據辨證分型和患者體質，為患者制定中醫藥膳食譜，以改進膳食結構和飲食習慣；（2）鼓勵和指導患者進行太極拳、八段錦或其他適合的鍛煉，養成良好鍛煉習慣。已有臨床試驗顯示，太極拳對預防和改善冠心病具有多方面的改善作用 [27,28]。（3）運用中醫情志理論，教導患者自我放鬆方法，緩解心理壓力，建立積極樂觀的心態。
- 在採用中藥治療時，需充分考慮草藥 - 西藥相互作用問題。與中藥一起服用有可能改變一些西藥，尤其是抗高血壓藥和抗凝劑的體內代謝過程。在心腦血管患者中發現，與多種中藥和中藥製劑同時服用後，明顯改變抗凝劑保栓通（clopidogrel）在體內的代謝，並增加不良反應 [29,30]，因此，盡可能避免兩類藥物同時服用。如無法避免，則應至少間隔 3 小時分開服用。

◇ 參考文獻

1 Shao C, Wang J, Tian J, Tang YD. Coronary Artery Disease: From Mechanism to Clinical Practice. Adv Exp Med Biol. 2020; 1177: 1-36.

2 韋緒性(主編):《中醫痛證診療大全》, 第 264-307 頁 , 中國中醫藥出版社 , 北京 , 1992.

3 張健 , 胡大一 , 孫金勇 , 王顯 , 郭實 , 楊士偉 , 石宇傑 , 徐威 , 李曉明 , 路敏 . 急性胸痛患者的病因調查及胸痛中心對胸痛患者診療時間的影響 [J]. 臨床心血管病雜誌 , 2010; 26(8): 618-620.

4 中華醫學會心血管病學分會介入心臟病學組 , 中華醫學會心血管病學分會動脈粥樣硬化與冠心病學組 , 中國醫師協會心血管內科醫師分會血栓防治專業委員會 , 中華心血管病雜誌編輯委員會 . 穩定性冠心病診斷與治療指南 [J]. 中華心血管病雜誌 , 2018; 46(9): 680-694.

5 羅柳榮 . 冠心病藥物治療新進展 [J]. 黑龍江醫藥 , 2012; 25(6): 875-877.

6 李柳驥 . 胸痹心痛中醫相關病名源流考 [C]. 第十一屆全國中醫藥文化學術研討會暨第十屆全國易學與科學學術研討會論文集 . 2008: 118-121.

7 李柳驥 , 嚴季瀾 . 厥心痛古今文獻述要 [J]. 吉林中醫藥 ; 2006; 26(11): 1-4.

8 雷默沉 . 冠心病心絞痛古今中醫文獻研究 [J]. 亞太傳統醫藥 , 2016; 12(17): 54-55.

9 李艷娟 , 王鳳榮 , 張明雪 , 陳星 , 王蕾 , 王丹 . 冠心病心絞痛中醫證候的文獻研究 [J]. 世界中醫藥 , 2016; 11(3): 558-564.

10 馬駿 , 嚴季瀾 . 心痛、胸痹、心痹病名內涵考 [J]. 甘肅中醫 , 2003; 16(5): 6-8.

11 賈婷婷 , 張瑞芬 , 蘇和 , 黃新生 .《卒心痛 - 不穩定性心絞痛中醫診療指南》第一輪專家問卷診斷部分調查分析 [J]. 亞太傳統醫藥 , 2019; 15(5): 158-162.

12 杜瑩 , 賈連群 , 王列 , 于遊 , 孫紅 , 王建華 . 冠心病心絞痛證型分佈及辨證規律系統綜述 [J]. 實用中醫內科雜誌 , 2014; 28(3): 1-2,11.

13 徐小娟 . 冠心病心絞痛不同病期中醫證候分佈特點的研究 [D]. 廣州中醫藥大學 , 2008: 1-78.

14 王文革 , 姚紅芳 . 冠心病心絞痛的中醫辨證分析 [J]. 中西醫結合心腦血管病雜誌 , 2004; 2(12): 730-730.

15 中華中醫藥學會心血管病分會 . 冠心病穩定型心絞痛中醫診療指南 [J]. 中醫雜誌 , 2019; 60(21): 1880-1890.

16 中華中醫藥學會心血管病分會 . 冠心病穩定型心絞痛中醫診療專家共識 [J]. 中醫雜誌 , 2018; 59(5): 447-450.

17 賈婷婷 , 蘇和 , 張瑞芬 , 張海榮 , 趙建 , 鍾鑫 . 不穩定性心絞痛中醫診療指南臨床應用評價研究 [J]. 中醫藥資訊 , 2019; 36(4): 48-51.

18 中華中醫藥學會 . 胸痹心痛中醫診療指南 [J]. 中國中醫藥現代遠端教育 , 2011; 09(23): 106-107.

19 吳勉華 , 王新月(主編):《中醫內科學(第 3 版)》, 第二章 : 心系疾病 . 第二節 : 胸痹 . 第 134-143 頁 , 中國中醫藥出版社 , 北京 , 2012.

20 尹鳳祥 , 耿乃志 , 路秀雲 , 王宇 , 杜春波 . 益氣活血法治療氣虛血瘀型冠心病心絞痛的論治方法探究 [J]. 黑龍江中醫藥 , 2011; 40(1): 3-5.

21 袁強 , 王莉 , 成嵐 , 崔小花 , 鍾大可 , 李媛媛 , 商洪才 , 張伯禮 , 李幼平 . 國家基本藥物目錄(2004 年版)33 種中藥注射劑不良反應 / 不良事件文獻分析 [J]. 中國循證醫學雜誌 , 2010; 10(2): 132-139.

22 譚樂俊 , 王萌 , 朱彥 . 中藥注射劑的不良反應研究進展 [J]. 中國中藥雜誌 , 2014; 39(20): 3889-3898.

23 張燕麗 , 劉鵬 , 付起鳳 , 孟凡佳 , 田園 , 吳麗紅 , 許樹軍 , 康宇紅 , 張曉娟 . 針灸對冠心病心絞痛的臨床治療研究進展 [J]. 針灸臨床雜誌 , 2019; 35(4): 80-84.

24 祝海毅 , 柏哲 , 何德英 , 任毅 . 針刺療法治療冠心病心絞痛的研究進展 [J]. 針灸臨床雜誌 , 2018; 34(4): 77-80.

25 Zhao L, Li D, Zheng H, Chang X, Cui J, Wang R, Shi J, Fan H, Li Y, Sun X, Zhang F, Wu X, Liang F. Acupuncture as Adjunctive Therapy for Chronic Stable Angina: A Randomized Clinical Trial. JAMA Intern Med. 2019; 179(10): 1388-1397.

26 任秀梅 , 劉淑傑 . 針刺內關穴治療冠心病的研究近況 [J]. 中醫藥資訊 , 2002; 19(5): 28-30.

27 Ng SM, Wang CW, Ho RT, Ziea TC, He J, Wong VC, Chan CL. Tai chi exercise for patients with heart disease: a systematic review of controlled clinical trials. Altern Ther Health Med. 2012; 18(3): 16-22.

28 Nery RM, Zanini M, de Lima JB, Bühler RP, da Silveira AD, Stein R. Tai Chi Chuan improves functional capacity after myocardial infarction: A randomized clinical trial. Am Heart J. 2015; 169(6): 854-860.

29 Hu Y, Wang J. Interactions between clopidogrel and traditional Chinese medicine. J Thromb Thrombolysis. 2019; 48(3): 491-499.

30 Li J, Liang Q, Sun G. Interaction between Traditional Chinese Medicine and Anticoagulant/Antiplatelet Drugs. Curr Drug Metab. 2019; 20(9): 701-713.

第 27 章

功能性和炎性胃腸痛

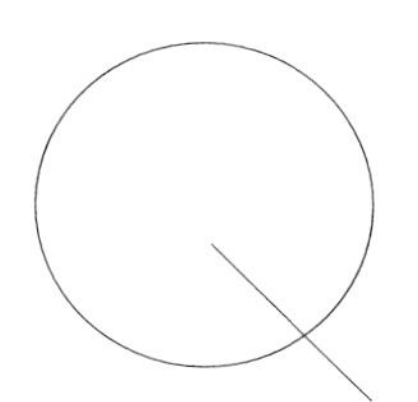

腹部分區

腹部是介於小骨盆上口和膈肌之間的解剖學區域。在腹部前面分別劃定兩條水平線和兩條垂直線，可將腹部分為 9 個區。兩條水平線一般為連接兩側肋弓最低點（第 10 肋最低點）和連接兩側髂嵴結節的連線（圖 27-1A）。兩條垂直線一般為左右鎖骨中線。中部自上而下為腹上區（上腹部）、臍區（中腹部）和腹下區（下腹部）；左側為左季肋區（左上腹部）、左腰區（左側腹部）和左腹股溝區（左髂區、左下腹部）；右側為右季肋區（右上腹部）、右腰區（右側腹部）和右腹股溝（右髂區、右下腹部）[1]。表 27-1 列出各區內主要器官分佈。

表 27-1 腹部分區及主要解剖結構

分區	主要解剖結構
腹上區（上腹部）	胃大部、肝大部、胰體、十二指腸、橫結腸、脾、腎上腺
臍區（中腹部）	胃大彎、橫結腸、十二指腸、空回腸
腹下區（下腹部）	回腸、乙狀結腸、膀胱、部分輸尿管、生殖器官
左季肋區（左上腹部）	胃賁門、部分胃體、肝左葉小部、左腎、脾、胰尾、結腸左曲
左腰區（左側腹部）	降結腸、空腸、左腎
左腹股溝區（左下腹部）	回腸、降結腸、乙狀結腸
右季肋區（右上腹部）	肝右半、膽囊、右腎、結腸右曲
右腰區（右側腹部）	升結腸、回腸、右腎
右腹股溝區（右下腹部）	回腸末段、升結腸、盲腸、闌尾

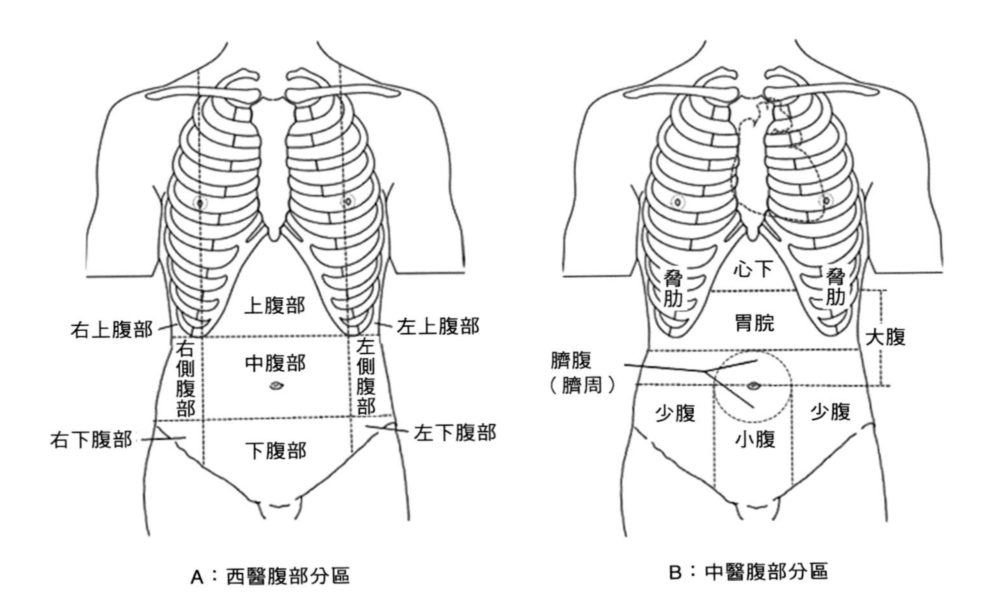

圖 27-1 西醫（A）和中醫（B）腹部區域圖

病理機制和診斷

腹痛病因多樣複雜。在中醫臨床上，以功能性和炎性胃腸痛最為常見。功能性胃腸痛主要包括功能性腹痛綜合征和腸易激綜合征。常見的炎性胃腸痛有慢性胃炎和炎性腸病，後者包括潰瘍性結腸炎和克羅恩病 [2]。其主要鑒別要點列在表 27-2 中。

功能性腹痛綜合征 (Functional Abdominal Pain Syndrome, FAPS)： 簡稱功能性腹痛，是以持續和反覆發作腹痛為臨床特徵的功能性胃腸道痛症，病程至少持續 6 個月，在一定程度上影響日常生活，但不伴有明顯的胃腸功能紊亂，也無法用結構或生化異常解釋這些症狀。其發病機制可能因心理應激、內臟敏感性異常升高和腦 - 腸互動異常，導致內臟痛覺傳入信號被放大所致。功能性腹痛綜合征發病率為 0.5%-2%，兒童青少年發病率似乎高於成年，女性更為多見 [2-4]。

診斷要點：（1）持續性或基本持續性腹痛；腹痛定位不明顯，常以手掌而非手指定位疼痛部位；（2）腹痛基本與進食、排便和月經等生理事件無關；（3）部分喪失日常活動能力；（4）疼痛並非假裝；（5）排除其他以腹痛為主訴的功能性胃腸疾病；（6）症狀已持續至少 6 個月，且最近 3 個月符合上述

表 27-2 功能性和炎性胃腸痛鑒別表

鑒別要點	功能性腹痛綜合征	腸易激綜合征	慢性胃炎	潰瘍性結腸炎	克羅恩病
發病率（%）	0.5-2	8.8	17-32	0.3-0.5	0.3-0.5
發病年齡	任何年齡	任何年齡	成年人	15-25 歲	15-30 歲
病因和病理機制	心理應激，內臟敏感性升高，腦 - 腸互動異常	心理應激，腦 - 腸軸調控失調，內臟痛覺升高	螺旋桿菌感染，物理、化學和藥物損傷，應激	自身免疫性疾病	免疫功能下降、細菌感染
主要病變部位	不確定	不確定	胃粘膜	直腸、結腸，腸壁淺層粘膜	末端回腸、升結腸，腸壁各層
腹痛部位	定位不明顯	左下腹、下腹部	上腹部	左下腹	右下腹、臍周
腹痛性質	隱痛、脹痛	隱痛、脹痛	脹痛、隱痛	隱痛、絞痛	痙攣性陣痛
腹痛影響因素	不受進食、排便和月經等影響	排便和排氣後減輕	進食後和應激時加重	排便後緩解	進食後加重，排便或排氣後減輕
排便習慣	不受影響	腹瀉或便秘	腹瀉或便秘	腹瀉，排便次數增加，裡急後重	腹瀉，排便次數增加
糞便性狀	不受影響	改變	可不受影響	粘液膿血便	粥樣或脂肪瀉，糞便無血或帶血
胃腸道外兼症	常伴焦慮、抑鬱等精神症狀	常伴焦慮、抑鬱和慢性疲勞綜合征	無特別兼症	發熱、消瘦、貧血及免疫疾病	發熱、消瘦、貧血及免疫疾病
生化指標	無特異指標	無特異指標	幽門螺旋桿菌（Hp）試驗	中性粒細胞胞漿抗體（p-ANCA）	抗釀酒酵母抗體（ASCA）
內窺鏡檢查	不明顯	不明顯	胃粘膜受損發炎	腸壁粘膜炎症	節段性腸壁肉芽腫
轉化風險	不確定	不確定	萎縮性胃炎可轉化為胃潰瘍和胃癌	高風險轉化為結腸癌	急性穿孔和形成內瘺

1-5 的診斷標準。另外，生化檢查和胃腸影像均無異常。大部分患者伴有明顯焦慮、抑鬱或精神軀體症狀，有些曾經歷過心理創傷事件[2-4]。

腸易激綜合征 (Irritable Bowel Syndrome, IBS)：又稱腸激惹綜合征，是以持續或反覆腹痛、腹脹、排便習慣（腹瀉或便秘）或 / 和大便性狀改變為臨床特徵的功能性胃腸疾病，常伴有焦慮、抑鬱和慢性疲勞綜合征等兼症。腸道感染和應激生活事件常是該病的觸發因素。目前尚缺乏確切的病理組織學證據和生化指標異常解釋該病。多種病因和病理機制可能參與該病的演變過程，包括腦 - 腸軸調控紊亂、胃腸動力異常、內臟痛覺升高、食物過敏、腸道菌群失調以及神經遞質紊亂和基因因素等[2,5-7]。全球腸易激綜合征發病率為 8.8%，不同地區之間存在較大差異，中東和非洲為 6%，拉丁美洲高達 18%，亞洲地區為 9.6%，可能與不同飲食結構和習慣有直接關係[5-7]。在我國，因生活方式和飲食結構的巨大變化，腸易激綜合征也已成為高發的胃腸疾病之一，其發病率約為 1%-7% 不等[7]。

腹痛、排便習慣和糞便性狀改變是腸易激綜合征的核心症狀。腹痛多位於左下腹和下腹部，排便或排氣後減輕，但極少在睡眠中痛醒。最新羅馬 IV 診斷標準要點包括：（1）腹痛反覆發作已 6 個月，且在最近 3 個月內平均每週至少發作一次；（2）腹痛至少與排便、排便頻次改變和糞便性狀改變 3 項中的 2 項相關。

根據布里斯托糞便分類（Bristol Stool Scale），糞便形狀分為 7 型（圖 27-2）。其中第 4 型為最易排出的理想形態，第 3 至第 1 型提示有便秘，第 5 至第 7 型提示有腹瀉。腸易激綜合征可分為四型：腹瀉型、便秘型、混合型和非特異型。腹瀉型為多於 25% 排便時的糞便為 6-7 型，但少於 25% 排便時的糞便為 1-2 型；便秘型為多於 25% 排便時的糞便為 1-2 型，但少於 25% 排便時的糞便為 6-7 型；混合型為多於 25% 排便時的糞便為 1-2 型，且也多於 25% 排便時的糞便為 6-7 型；非特異型則為雖符合診斷標準，但無法歸屬上述三型中。

慢性胃炎 (Chronic Gastritis)：是各種病因所引起的胃粘膜慢性炎症，常分為淺表性胃炎、糜爛性胃炎和萎縮性胃炎[2,8-10]。我國大部分慢性胃炎患者為淺表性和糜爛性胃炎，萎縮性胃炎也較常見，後者是轉變成胃潰瘍和胃

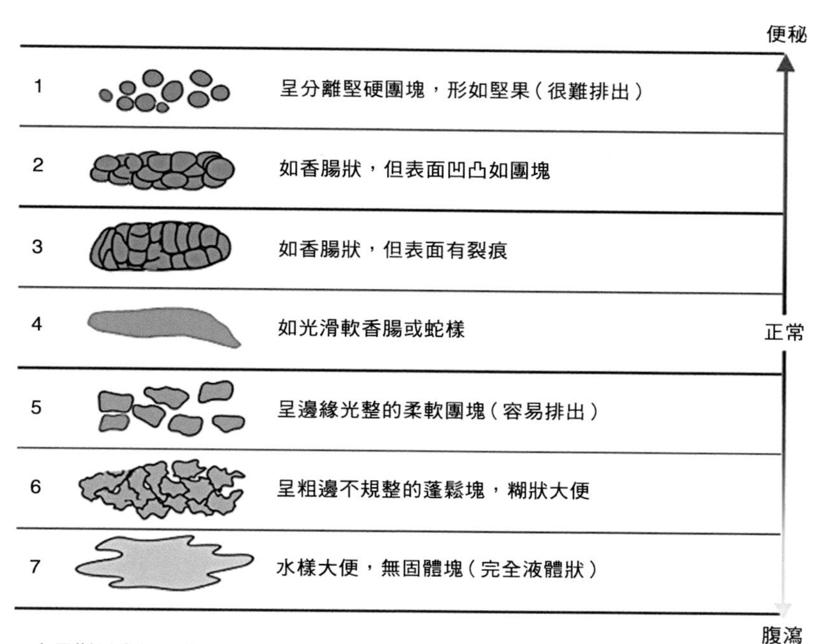

便秘
1
呈分離堅硬團塊，形如堅果（很難排出）
2
如香腸狀，但表面凹凸如團塊
3
如香腸狀，但表面有裂痕
4
如光滑軟香腸或蛇樣
正常
5
呈邊緣光整的柔軟團塊（容易排出）
6
呈粗邊不規整的蓬鬆塊，糊狀大便
7
水樣大便，無固體塊（完全液體狀）
腹瀉

圖 27-2 布里斯托糞便形狀分類圖

癌的高風險病理特徵之一。幽門螺旋桿菌（Helicobacter pylori, Hp）感染是慢性胃炎的首位病因，高達 70%- 90% 慢性胃炎患者 Hp 檢查呈陽性。X 線照射、過度飲酒和過食刺激性食物、膽汁反流、長期服用非類固醇消炎止痛藥（如阿司匹林）和長期心理應激等也是損傷胃粘膜的常見病因。自身免疫性反應也可導致胃粘膜萎縮。雖然幽門螺旋桿菌的發現和相關藥物的治療已在世界範圍內大幅降低慢性胃炎的發病率，但我國慢性胃炎患病率仍居高不下，發病率約為 17-32%，基於內窺鏡診斷的慢性胃炎患病率更高達近 90%。

慢性胃炎缺乏特異性症狀，上腹部隱痛和腹脹為最常見主訴，同時伴有早飽、餐後飽脹、呃逆、反酸、燒心（胃灼熱）、食欲減退和噁心等。慢性胃炎的確診需綜合臨床症狀、病史、Hp 試驗（如尿素呼氣試驗）、內窺鏡和組織病理檢查做出。但須注意，臨床症狀的嚴重程度與慢性胃炎的分類、內窺鏡表現和胃黏膜病理組織學分級無相關性。

炎性腸病 (Inflammatory Bowel Disease)： 包括潰瘍性結腸炎（Ulcerative colitis）和克羅恩病（Crohn's disease）。雖然二者病因均未明確，但除了遺傳、細菌感染和環境等共同因素外，潰瘍性結腸炎可能是自身免疫性疾病之一，而克羅恩病與機體免疫功能下降有關[2,11-14]。因此除胃腸道症狀外，二者可伴有虹膜炎 / 葡萄膜炎、原發性硬化性膽囊炎、強直性關節炎等免疫性疾病。炎性腸病在北美歐洲發病率約為 0.3-0.5%，遠高於世界其他地區。我國炎性腸病發病率雖然不高，但隨著膳食結構和生活習慣的變化，發病率已呈逐年上升趨勢[14,15]。

潰瘍性結腸炎（Ulcerative Colitis）為發生在直腸和結腸的一種連續性、淺表性和非特異性慢性腸道炎症，病變一般僅局限於腸壁粘膜和粘膜下層（圖 27-3，27-4），高發於 15-25 歲之間[2,12]。臨床主要表現為腹痛、腹瀉和粘液膿血便；常出現大便失禁、排便次數增加、夜間排便等其他胃腸症狀，以及發熱、消瘦、貧血等全身性症狀。腹痛多位於左下腹，多伴有裡急後重，排便後疼痛緩解。腹痛和粘液膿血便隨病變加重而加重。病程反覆綿長，時發時止，發作期和緩解期交替發生。潰瘍性結腸炎轉化為結腸癌的風險較高。

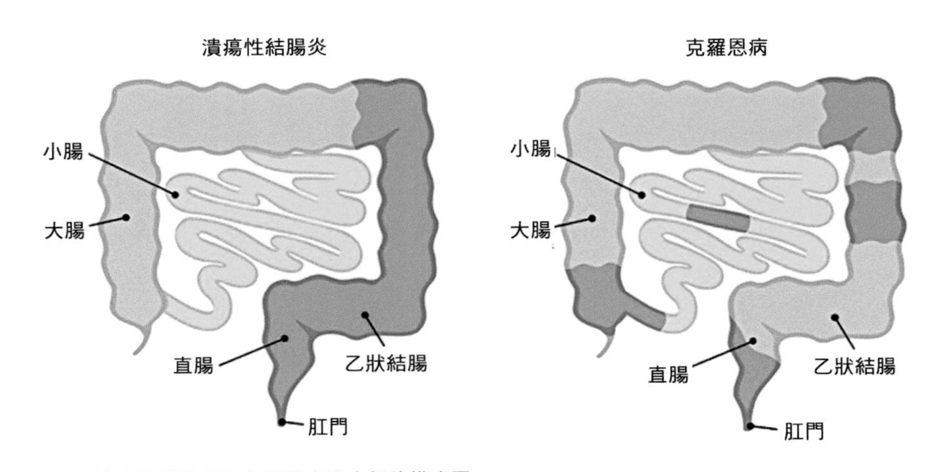

圖 27-3 潰瘍性結腸炎和克羅恩病發病部位模式圖

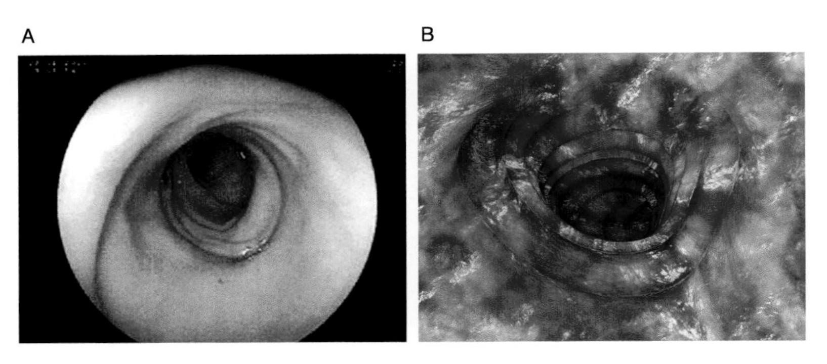

圖 27-4 正常人（A）和潰瘍性結腸炎（B）內窺鏡檢查照片

克羅恩病（Crohn's Disease），又稱局限性腸炎、節段性腸炎或肉芽腫性腸炎，這些病名已很好地提示了克羅恩病的病理特徵。克羅恩病是一種活動期和緩解期交替、反覆發作的節段性腸道肉芽腫性炎症[2,13]。可發生於自口腔至肛門任何胃腸道節段，其中以末端回腸和升結腸最為多見，病變常穿透粘膜、侵入肌層而造成穿孔或內瘺（圖 27-3）。一般起病於 15-30 歲年齡段，初起隱匿緩慢，僅有腹部隱痛和間歇性腹瀉，難以與其他胃腸疾病相區別，從發病到確診常需數月至數年。腹痛、腹瀉和消瘦是克羅恩病的主要症狀，常伴有發熱、發育不良和貧血。腹痛呈痙攣性陣痛，多位於右下腹和臍周，進食後加重，排便或排氣後減輕。腹瀉多為粥樣或脂肪性腹瀉。糞便無血或帶血。排便次數增加，嚴重者每日可達 20 多次。在右下腹可觸及壓痛點和包塊，後期常形成內瘺。結腸鏡檢查有助於早期診斷和確診。

外周血中性粒細胞胞漿抗體（Neutrophil Cytoplasmic Antibodies, p-ANCA）和抗釀酒酵母抗體（Anti-Saccharomyces cerevisiae antibodies, ASCA）可分別作為潰瘍性結腸炎和克羅恩病的相對特異性診斷指標。約 50%-85% 潰瘍性結腸炎患者 p-ANCA 陽性，但僅 10%–20% 克羅恩病患者呈陽性。而大多數克羅恩病患者 ASCA 陽性[2,11-14]。ASCA 陽性和同時 p-ANCA 陰性可作為克羅恩病特異性診斷指標之一。潰瘍性結腸炎和克羅恩病的鑒別要點列於表 27-2。

中醫淵源

腹者，臍上下兩旁，柔軟肉厚之軀，五臟六腑之宮城，陰陽氣血之發源。胃腸位居其中，肝脾處乎其間。腹有心下、胃脘、大腹、小腹、少腹、臍腹、脅肋之分（圖 27-1B）[16]。胃居心下腹上，內腔謂之脘，受納腐熟水穀，乃倉廩之官，五味出焉。胃脘以通為用，以降為常。大腸者，當臍左右，回疊十六曲，闌約水穀，主津傳導，變化出焉。

腹之疾，殷墟出土甲骨文卜辭已有記載，謂腹不安、疾身、蠱。疾身者，身腹疾患也；蠱者，腹中蟲也[17]。說明遠古時期人們已認識到腸道寄生蟲疾病。「腹痛」一詞最早見於古籍《山海經・北山經》中：「⋯⋯ 有鳥焉，其狀如誇父，四翼、一目、犬尾，名曰嚻，其音如鵲，食之已腹痛，可以止衕（tòng）。」衕者，瀉下也。馬王堆漢墓帛書《足臂十一脈灸經》亦記載：「足泰（太）陰溫（脈）其病：⋯⋯ 病足大指廢，衕內兼（廉）痛，股內痛，腹痛，腹張（脹）……」金元之前，腹痛包括胃脘痛，二者互為通用，直至金元李東垣在《蘭室秘藏》專立「胃脘痛」一門，方分別「胃脘痛」和腹痛。

腹痛之名，多樣各異，視病位而定。或胃脘痛，或心下痛，或心胃痛，或心腹痛，或脾心痛，或少腹痛，或腹下痛，或繞臍痛，或環臍痛，或臍中痛，或當臍痛。心下痛者，心胃痛者，心腹痛者，脾心痛者，乃痛在心下腹上而得名，非心痛也。明虞天民《醫學正傳．胃脘痛》曰：「古方九種心痛，……詳其所由，皆在胃脘而實不在心也。」宋陳言《三因極一病證方論．卷九》云：「脾心痛者，如針刺其心腹，蘊蘊然氣滿。」繞臍痛者，環臍痛者，臍中痛者，當臍痛者，皆痛在臍周，多因腸腑傳化失司，順降不周所致。東漢張仲景《傷寒論．辨陽明病脈證並治》曰：「病人不大便五六日，繞臍痛，煩躁，發作有時者，此有燥屎，故使不大便也。」清陳士鐸《辨證玉函．氣病》述及：「兩腹作脹，欲瀉不能，不瀉更急，大便燥結，小便短小，臍下作痛不可忍，或環臍而痛。」似與現代腸易激綜合征症狀相似。《素問．腹中論篇》言：「人有身體髀骱（héng）皆腫，環臍而痛。」清王旭高《醫學芻言．心腹痛》亦云：「臍中痛不可忍，喜按者，腎氣虛寒也。」清張璐《張氏醫通．腹痛》說：「當臍痛為腎虛，任脈為病。」說明臍周作痛與脾腎陽虛密切相關。

脘腹為疾，變化多端，或痞滿積脹，或吞酸嘈雜，或噁心嘔逆，或便秘便溏，但總以痛為先。明李中梓《醫宗必讀》言：「（胃脘痛常兼）或滿，或脹，或嘔吐，或不能食，或吞酸，或大便難，或瀉利，面浮而黃。」《素問．病機氣宜保命集》亦言：「諸下痢之後，小便利而腹中虛痛不可忍……」元李東垣《脾胃論卷上．脾胃盛衰論》曰：「腹中刺痛……；或裡急者，腹中不寬快是也；或虛坐而大便不得者，皆血虛也，血虛則裡急。」明張介賓《景岳全書》曰：「（瀉利）其證則裡急後重，或垢或血，或見五色，或多紅紫，或痛或不痛，或嘔或不嘔。」所述之狀與現代炎性腸病相近。

脘腹為痛，證機多樣，或邪客胃腸，或飲食內傷，或情志不調，或脾胃羸弱，或年老體衰，或藥石伐傷。明張介賓《景岳全書．心腹痛》言：「（腹痛）惟食滯、寒滯、氣滯者最多。其有因蟲、因火、因痰、因血者，皆能作痛。」隋巢元方《諸病源候論》曰：「（腹痛）由腑臟虛，寒冷之氣客於腸胃膜原之間，結聚不散，正氣與邪氣交爭，相擊故痛。」明龔廷賢《壽世保元．心胃痛》云：「胃脘痛者，多是縱恣口腹，喜好辛酸，恣飲熱酒煎煿，復食寒涼生冷，朝傷暮損，日積月深，自鬱成積，自積成痰，痰火煎熬，血亦妄行，痰血相雜，妨礙升降，故胃脘疼痛。」清沈金鼇《沈氏尊生書・胃痛》亦言：「胃痛，邪干胃脘病也，唯肝氣相乘為尤甚。」清何世仁《清代名醫何元長醫案・肝鬱》論及：「肝氣被鬱，木斂不敷，賊脾則腹中疼痛。」清李用粹《證治匯補・心痛》述及：「服寒藥過多，致脾胃虛弱，胃脘作痛。」

辨證分型和方藥治療

脘腹作痛，多始於少年兒童和青壯之年；好發於生性敏感多慮，或常年應激壓力，或先天脾胃羸弱，腸腑異常者。初起多因寒濕鬱熱內侵，或飲食不慎不潔，胃腸順降傳化失司。寒性凝滯，阻遏中陽，寒邪內阻。素體脾胃羸弱，運化乏力，易飲食積滯。生性多慮，應激壓力，則肝鬱氣滯；肝鬱日久，鬱而化熱，釀成肝胃鬱熱。肝盛抑脾，則為肝鬱脾虛。氣鬱日久，血失氣帥，則成氣滯血瘀。積熱內蘊，乃成胃腸積熱。濕熱內生，腐灼腸膜，則為濕熱壅滯。久病耗損，津液虧乏，則成陰虛失濡。遷延不愈，或年老體衰，耗損陽氣，或成脾胃虛寒，或成脾腎陽虛。若鬱熱結於上，中寒積於下，則為寒熱錯雜之證。

根據多項中醫診療專家共識及各種功能性和炎性胃腸痛證型研究結果[14,18-23]，常見證型總結於表27-3。

表27-3 功能性和炎性胃腸痛常見辨證分型

	分型	FAPS	IBS 腹瀉型	IBS 便秘型	慢性胃炎	克羅恩病	潰瘍性結腸炎
1.	寒邪內阻	✓			✓		
2.	飲食積滯				✓	✓	
3.	肝鬱氣滯	✓		✓	✓		
4.	肝胃鬱熱				✓		
5.	肝鬱脾虛		✓			✓	✓
6.	氣滯血瘀	✓			✓	✓	✓
7.	胃腸積熱			✓			
8.	濕熱壅滯		✓		✓	✓	✓
9.	陰虛失濡	✓		✓	✓		✓
10.	脾胃虛寒	✓	✓	✓	✓	✓	✓
11.	脾腎陽虛		✓	✓		✓	✓
12.	寒熱錯雜	✓	✓		✓	✓	✓

FAPS：功能性腹痛綜合征；IBS：腸易激綜合征

1. 寒邪內阻

臨床特點：多見於少年兒童功能性腹痛和慢性胃炎。脘腹疼痛驟起，拘急冷痛，惡寒喜暖，得溫痛減；形冷肢蜷，口淡不渴，小便清長；苔白舌淡，脈弦緊或沉緊。

證機分析：少年兒童形氣初具，胃腸嬌嫩，或成人素體胃腸羸弱；或戲水涉水，或感受風寒，或過食生冷寒涼，寒邪凝滯脘腹，阻遏中陽，胃腑失降，則發為痛。

治療要則：溫中散寒，理氣止痛。

常用方藥：良附丸合理中湯加小茴香、當歸、芍藥。良附丸專治寒凝氣滯，脘腹冷痛之症，方中高良薑溫中止嘔，散寒止痛；香附理氣行滯，緩急止痛。輔以理中湯之乾薑回陽祛寒，溫中止痛；人參、白朮健脾益氣，調補中土。加小茴香散寒止痛，理氣和中；芍藥、當歸和血理經，緩急止痛。諸藥合用，以奏溫化中寒，緩急解痙之功。

2. 飲食積滯

臨床特點：多見於慢性胃炎和克羅恩病者。脘腹脹痛絞痛，疼痛起於飲食不慎不節；痛而欲瀉，矢氣頻作，排便排氣後得舒痛減；噯腐吞酸，厭食嘔惡；苔厚膩，脈弦滑。

證機分析：慢性胃炎克羅恩病者，胃腸運化已失正常，腐化無力；飲食稍有不慎不節，則易致食滯內停，胃失和降，腸失傳導，腑氣壅阻。

治療要則：通腑導滯，理氣止痛。

常用方藥：小承氣湯合保和丸化裁：小承氣湯具通腑下氣，除滿消積之功，方中大黃蕩滌胃腸，通腑止痛；枳實、厚朴行氣除痞，導滯散結。保和丸專為消食除積所設。方中神曲、山楂化食消積，行氣和胃；萊菔子消食化痰，下氣導滯；半夏、陳皮燥濕健脾，理氣和中；茯苓健脾利濕，調和腸胃；連翹清熱散結，消腐除滯。二方化裁，共收導滯化食，通腑止痛之效。

3. 肝鬱氣滯

臨床特點：為功能性腹痛綜合征、腸易激綜合征便秘型和慢性胃炎常見證型之一。多見於生性敏感，多愁善憂，易受刺激之人。脘腹痞滿脹痛，排便不暢，溏結不調；情緒波動時誘發或加重；噯氣頻作，胸悶不舒，兩脅作脹作痛；常伴焦慮憂鬱，少寐失眠；苔薄白，舌淡紅，脈弦或弦細。

證機分析：情志不遂，肝鬱氣結，氣機失常，胃氣上逆，腑氣失降。

治療要則：疏肝理氣，和中止痛。

常用方藥：柴胡疏肝散合六磨湯加人參、麥冬。柴胡疏肝散具疏肝健脾之效，方中柴胡舒肝解鬱，調和腸胃；枳殼、陳皮、香附理氣化滯，消痞除滿；川芎行氣活血，散結止痛；芍藥柔肝緩急，舒痙止痛。六磨湯專治脘腹痞滿，氣結便秘之證。方中大黃、檳榔、枳實破氣行滯，利腑通便；沉香、木香、烏藥順氣通腑，行氣止痛。加人參、麥冬養護胃陰，以制溫燥伐陰諸藥。雙方化裁合用，共奏調和肝脾，通腑止痛之效。

4. 肝胃鬱熱

臨床特點：為慢性胃炎證型之一，常見於素體陽盛，生性易怒之人，亦常由肝鬱氣滯演化而來。胃脘灼痛，牽涉兩脅而脹悶作痛，每因情緒激動時發作或加重；作嘔反酸，口乾口苦；大便乾結；心煩易怒，面紅目赤；苔黃舌紅，脈弦滑數。

證機分析：肝鬱日久化火，或素體陽盛，肝火內生；肝火橫逆犯胃，胃失和降，灼傷胃絡而發痛。

治療要則：清肝瀉火，和胃止痛。

常用方藥：化肝煎合左金丸加柴胡、瓦楞子：化肝煎專治肝鬱動火，脅肋牽痛之證。方中以青皮、陳皮疏肝理氣，和中化滯；丹皮、梔子利肝瀉火，清心除煩；芍藥柔肝養陰，緩急止痛；澤瀉、浙貝瀉熱開鬱，降泄和胃。左金丸專治肝火犯胃之證，方中重用黃連，以清心除熱，消胃瀉火；吳茱萸舒肝和胃，降逆止嘔。加柴胡舒肝解鬱，瓦楞子消積止酸。諸藥合用，以達清肝降胃，瀉火止痛之效。

5. 肝鬱脾虛

臨床特點：為腸易激綜合征腹瀉型和炎性腸病最常見證型之一，多見於生性多慮或易怒，或長期處於心理應激狀態，或先天脾胃稟賦有異常者。少腹一側或臍周脹痛或拘急陣痛，痛起即瀉，瀉後痛減，常因精神緊張或情緒激動而發作或加重；便溏或粘液便，排便不爽；腸鳴腹脹，矢氣頻作；多伴胸脅脹滿竄痛；抑鬱多慮，善太息，或急躁易怒；納呆乏力；苔薄白，舌淡胖，或有齒痕，脈弦或弦細。

證機分析：情志不舒，肝失疏泄，肝氣橫逆犯脾；脾氣失運，腑氣失降，水穀不得運化而成飧泄。

治療要則：疏肝健脾，和中止瀉。

常用方藥：痛瀉要方合四逆散化裁：痛瀉要方專治肝旺脾虛，腹痛泄瀉之證。方中白朮益氣健脾，燥濕和中；白芍柔肝斂陰，緩急止痛，共為主藥；陳皮和中化濕，理氣醒脾；防風疏肝理脾，緩急止瀉，共為佐使。四逆散具疏肝理脾，止瀉止痛之功。方中柴胡舒肝解鬱，透利條達；枳實順氣通腑，消痞除滿，與柴胡共用，升清降濁；炙甘草益脾健中，調和肝脾。雙方化裁，共奏抑肝扶脾，理中止瀉之功。

6. 氣滯血瘀

臨床特點：此型可見於功能性腹痛綜合征及慢性胃炎和炎性腸病初中期，多見於生性易衝動敏感的兒童青少年。脘腹脹痛，走竄不定，或脹痛不移，常蜷身按腹；腹部可捫及積塊，或軟而不堅，或刺痛不移，按之更甚。克羅恩病者，便溏腹瀉，常便中帶血；情緒波動時發作或加重；胃納欠佳；消瘦疲乏；苔薄，舌紫黯或有瘀斑，脈弦細或弦澀。

證機分析：生性敏感，則易情志不遂，肝氣橫逆，氣結腸胃，成痞成聚，走竄作痛；氣結日久，血失氣帥，瘀血內生，成積成塊，堅而作痛。

治療要則：行氣化滯，活血散瘀。

常用方藥：木香順氣丸合少腹逐瘀湯化裁：木香順氣丸專治肝胃不和，脘腹痞積之證。方中木香、香附疏肝理氣，和胃止痛；陳皮、厚朴、青皮行氣化痰，散結除積；枳殼、烏藥導滯消積，行氣止痛；蒼朮、砂仁燥濕健脾，理氣化濕。少腹逐瘀湯專治脘腹瘀結，脹滿刺痛之證，取方中延胡索散瘀消結，行氣止痛；以失笑散之蒲黃、五靈脂活血祛瘀，散結止痛；當歸活血養血，化瘀止痛；川芎、赤芍活血行氣，調經化滯。雙方合用化裁，以取行氣活血，散結消瘀之效，為氣滯血瘀型腹痛所常用。

7. 胃腸積熱

臨床特點：為腸易激綜合征便秘型常見證型，多見於體瘦陽盛或嗜食熱烈辛辣之人。排便艱難，數日一行；大便乾結，形如羊糞；少腹或脹或痛；口乾口臭；頭暈頭脹；形體消瘦。苔黃少津，舌紅，脈細數。

證機分析：體瘦陽盛，陰津虧少；熱烈辛辣之物，伐耗胃腸津液；腸腑津傷，失於濡潤。

治療要則：泄熱導滯，潤腸通便。

常用方藥：麻子仁丸合增液湯：麻子仁丸專治熱結便秘。方中麻子仁、杏仁質潤多脂，潤腸通便；大黃蕩滌腸胃，瀉下通便；枳實、厚朴行氣破結，降泄通便；芍藥斂陰和中，舒解緩急；蜂蜜和中緩急，潤燥滑腸。取增液湯之玄參滋陰生津，鹹寒潤下；生地、麥冬養陰潤燥，增液通便。雙方兼用，共奏泄熱通腑，滋陰潤腸之效。

8. 濕熱壅滯

臨床特點：為腸易激綜合征腹瀉型和炎性胃腸痛最常見證型之一，多見於素體濕熱偏盛，恣食辛辣煎炸、肥甘厚味之人。脘腹隱痛或絞痛，腹瀉頻發，瀉下急迫或不爽，或裡急後重；便下溏滯臭穢，多有粘液，甚者帶血；脘悶不舒；口苦口臭，口乾不欲飲；肛門灼熱；小便短赤；身體困重；苔黃膩，舌質紅，脈滑數。

證機分析：濕熱內結，壅滯胃腸，腐灼腸膜，胃失和降，腑失傳導。

治療要則：清熱利濕，理中止瀉。

常用方藥：芍藥湯加葛根、秦皮、白頭翁：芍藥湯原為腹痛甚劇，下痢膿血，裡急後重、肛門灼熱之證所設。方中重用芍藥，舒肝解脾，緩急止痛；黃連、黃芩苦寒燥濕，清熱止痢；大黃苦寒通裡，下積解急；檳榔、木香行氣導滯，祛腐清腸；當歸助芍藥舒經調血，和中緩急；肉桂暖胃通腑，又制芩連大黃苦寒偏性。加葛根解痙緩急，升清止瀉；秦皮清熱燥濕，收澀止瀉；便帶膿血，裡急後重甚者，加白頭翁清熱解毒，涼血止痢。諸藥合用，以圖祛濕清熱，止痛止瀉之效。

9. 陰虛失濡

臨床特點：為功能性腹痛、便秘型腸易激綜合征、萎縮性胃炎和潰瘍性結腸炎證型之一，多發於體瘦陰虛、胃腸之疾遷延難愈者。胃脘灼熱疼痛，胃中嘈雜；或少腹隱隱灼痛；大便乾結難下，形如羊糞，或夾有粘液膿血，排便不暢；似饑而不欲食；形體消瘦；口燥咽乾；虛煩失眠，五心煩熱；苔少或無苔，舌紅少津或有裂紋，脈細數或細弱。

證機分析：素體陰津匱乏，或胃腸久病，損耗津液；胃陰不足則失潤降，腸腑津少則失濡潤。

治療要則：滋陰增液，潤降通腑。

常用方藥：一貫煎加人參、山藥、火麻仁或駐車丸：一貫煎原為肝腎陰虛、胃脘疼痛所設，方中以生地為君，補益肝腎，滋陰養津；輔以沙參、麥冬養陰生津，益胃潤腸；枸杞子補肝益腎，養血濡潤；川楝子舒胃寬腸，行氣止痛。脘腹灼痛、大便乾結者，加人參、山藥補氣養陰，健脾益胃；火麻仁養中補虛，潤腸通便；便有膿血、排便不暢者，加駐車丸以滋陰養血，益氣固腸，方中黃連清熱燥濕，厚腸止痢；阿膠養血補血，滋陰潤燥；當歸養血活血，乾薑溫中散寒，調和陰陽。諸藥化裁合用，以圖滋陰補津，益胃潤腸之效。

10. 脾胃虛寒

臨床特點：為各種胃腸痛遷延不愈後期的主要證型之一，易發於稟賦羸弱，素體陽虛之人。脘腹隱隱作痛，時作時止，綿延不休；腹瀉便溏，便中常有不化之物，或雖有粘液膿血，但白多赤少或為白凍；勞累、受涼和饑餓時發作或加重，得食和休息後減輕；喜溫喜按；形寒肢冷，神疲乏力；食少納呆，泛吐清水；苔薄白膩，舌淡或白滑，邊可有齒痕，脈細弱或細滑。

證機分析：素體陽虛，脾陽不振；或胃腸之疾，遷延不愈，脾陽耗損，寒濕內生；脾土運化失權，腸腑變化無力。

治療要則：益氣健脾，溫中緩急。

常用方藥：參苓白朮散合黃芪建中湯化裁：參苓白朮散具健脾益氣，和胃滲濕之效，方中以四君子之人參、白朮、茯苓、甘草補氣健脾，和中滲濕；山藥、蓮肉助四君益氣養中，補脾止瀉；白扁豆、薏苡仁健脾滲濕，調和腸胃；砂仁醒脾和胃，溫中止瀉；桔梗載藥上行，升清降濁。黃芪建中湯具溫中補氣，和裡緩急之效，方中黃芪甘溫，益氣升陽，和中緩急；桂枝、芍藥溫養脾陽，緩急解痙；生薑、大棗鼓舞脾陽，生化氣血。雙方合用，共圖健脾溫中，緩急止痛之效。

11. 脾腎陽虛

臨床特點：主要見於腸易激綜合征和炎性腸病，以年老體衰和腸病遷延不愈者多見。腹部絞痛冷痛，常在晨間發作，痛起即瀉，是為「五更瀉」或「雞鳴瀉」；或久瀉不止，大便溏稀，完穀不化，或夾有白凍；或溏結不調，排便困難，大便乾或不乾；腹痛喜溫喜按，得溫痛減；食少納差；形寒肢冷，腰膝酸軟；小便清長；苔薄白潤，舌淡胖，或有齒痕，脈沉細。

證機分析：年老體衰，腎陽式微，或腸病遷延，耗傷中陽；腸腑不得溫煦，別清降濁失司，則生飧泄；傳導糟粕無力，則成便結。

治療要則：溫腎健脾，調和腸腑。

常用方藥：附子理中湯合四神丸（泄瀉）或濟川煎（便結）：附子理中湯具溫中散寒之功，方中附子、乾薑辛熱助陽，溫中散寒；人參、炙甘草甘溫補中，健脾益胃；白朮益氣補脾，和中燥濕。泄瀉者合四神丸，主治脾腎虛寒、五更泄瀉，方中補骨脂補益命火，溫腎止瀉；吳茱萸、肉豆蔻溫中暖脾，澀腸止瀉；五味子滋腎調水，酸斂固澀；生薑、大棗溫中散寒，補脾養胃。便結者合濟川煎，主治腎陽虛衰、大便秘結，方中肉蓯蓉溫腎益精，潤腸通便；當歸和血養血，辛潤下便；牛膝補腎壯腰，通利腸腑；枳殼寬腸下積，行氣通腑；澤瀉入腎泄濁，通調下焦；升麻升陽透散，別清降濁。三方鑒別合用，以取溫腎暖脾，或收澀止瀉，或溫潤通便之效。

12. 寒熱錯雜

臨床特點：為功能性和炎性胃腸病證型之一，多見於體瘦陽盛、腹痛腹瀉反覆發作者。腹痛綿綿，腸鳴漉漉，常在便前發作，便後即減；或大便時溏時瀉，或夾有粘凍，反覆發作；饑不欲食；口苦口臭，口渴不欲飲；畏寒惡冷，或間有身熱；苔薄黃，舌淡或偏紅，脈細弦或弦滑。

證機分析：腹瀉反覆，耗損脾陽，中寒積於腸胃；雖素體陽盛，陽氣難達腸腑，而鬱熱結於上，而成上熱下寒之證。

治療要則：溫中補虛，清熱止瀉。

常用方藥：烏梅丸加白朮、厚朴、訶子：烏梅湯原為蛔厥腹痛所設，方中以烏梅為君，澀腸止瀉，生津清熱；蜀椒、乾薑、附子助陽溫中，散寒止痛；細辛、桂枝溫化陽氣，交通上下；黃連、黃柏苦寒清熱，燥濕和中；人參、當歸益氣養血，調和腸脾。加白朮益氣健脾，化濕調腸；厚朴行氣燥濕，寬中通腑；訶子助烏梅酸澀收斂，澀腸止瀉。諸藥合用，以圖平調寒熱，止痛止瀉之效。

中成藥治療

中成藥是治療各種胃腸痛的重要手段，已有眾多中成藥用於腸易激綜合征、慢性胃炎和潰瘍性結腸炎的治療[14,18,19]。表 27-4 列出這三種胃腸痛的一些常用中成藥，其他胃腸痛也可參考使用。絕大部分中成藥為口服，主要為顆粒劑、丸劑、口服液、膠囊或片劑。

中藥灌腸

中藥灌腸，包括中藥保留灌腸和直腸點滴，是治療腸道痛症的常用療法[24,25]。已有大量中藥灌腸治療炎性腸病和腸易激綜合征的臨床報告[14,18,19,26-30]。

表 27-4 功能性和炎性胃腸痛常用中成藥

分型	IBS 腹瀉型	IBS 便秘型	慢性胃炎	潰瘍性結腸炎
飲食積滯			· 健胃消食口服液	
肝鬱氣滯			· 氣滯胃痛顆粒 · 胃蘇顆粒 · 甘海胃康膠囊 · 東方胃藥膠囊	
肝胃鬱熱			· 達立通顆粒	
肝鬱脾虛	· 固腸止瀉丸 · 痛瀉寧顆粒			· 固腸止瀉丸
氣滯血瘀			· 華鈴胃痛顆粒 · 胃康膠囊 · 三九胃泰顆粒	· 龍血竭片（腸溶衣） · 結腸寧（灌腸劑）
胃腸積熱		· 麻仁軟膠囊 · 麻仁潤腸丸 · 清腸通便膠囊		
濕熱壅滯	· 楓蓼腸胃康顆粒		· 金胃泰膠囊 · 三九胃泰顆粒 · 膽胃康膠囊	· 虎地腸溶膠囊
陰虛失濡		· 滋陰潤腸口服液	· 養胃舒膠囊 · 摩羅丹（濃縮丸） · 胃復春	
脾胃虛寒	· 參苓白朮顆粒 · 補中益氣顆粒 · 附子理中丸 · 補脾益腸丸 · 人參健脾丸		· 溫胃舒膠囊 · 虛寒胃痛顆粒	· 補脾益腸丸
脾腎陽虛	· 肉蔻四神丸 · 參倍固腸膠囊 · 固本益腸片	· 芪蓉潤腸口服液		· 固本益腸片 · 腸胃寧片
寒熱錯雜			· 荊花胃康膠丸 · 延參健胃膠囊	

IBS：腸易激綜合征

藥液製備：表 27-5 列出已報告的一些常用中藥，主要針對腸易激綜合征和炎性腸病，供組方時參考。按每劑 4-8 味中藥、重量約 100 克組方。煎煮 2-3 次，首次煎煮 45-60 分鐘，繼後 30 分鐘。收集每次煎煮後藥汁一起，再小火煎煮濃縮致每劑 100-150 毫升體積，冷卻，置 4°C 冰箱內備用。

表 27-5 腸易激綜合征和炎性腸病灌腸常用中藥

腸易激綜合征	潰瘍性結腸炎 / 克羅恩病
· 理氣止痛：枳實、木香、延胡索、烏藥、柴胡、薄荷 · 緩急止痛：芍藥、葛根、防風、桔梗 · 行滯通便：大黃、枳實、香附 · 潤下通便：當歸、桃仁、杏仁、火麻仁 · 清熱燥濕止瀉：黃芩、黃連、丹皮 · 益氣滲濕止瀉：黨參、黃芪、白朮、茯苓 · 澀腸收斂止瀉：烏梅、訶子、五味子 · 溫中散寒止瀉：肉桂、肉豆蔻、香砂	· 清熱化濕：黃柏、黃連、苦參、白頭翁、馬齒莧、秦皮 · 收斂護膜：訶子、赤石脂、石榴皮、金櫻子、五倍子、烏梅、枯礬 · 生肌斂瘍：白及、三七、血竭、青黛、兒茶、生黃芪、爐甘石 · 寧絡止血：地榆、槐花、紫草、紫珠葉、蒲黃、大黃炭、仙鶴草 · 清熱解毒：野菊花、白花蛇舌草、敗醬草、紫花地丁

灌腸操作： 可在上午、下午或睡前進行。灌腸前排空二便，清潔肛門。取左側臥位，以借助重力令灌腸液更易灌入腸內（圖 5-1）。墊高臀部約 10 厘米，以利灌腸液儲留在腸內。藥液加溫至 38-41°C 後，裝入灌腸袋，用 16-18 號一次性導尿管或灌腸管，一端連於灌腸袋，另一端塗抹石蠟油潤滑後，小心插入肛門，深度約 20-25 厘米，一般不超過 30 厘米；緩慢推注藥液，在 10-15 分鐘內完成推注，小心退出軟管，保留藥液在腸道內至少 1 小時。直腸點滴者，滴速為每分鐘 45-50 滴，約 60 分鐘完成點滴。每天一次，2-4 周為一療程。

針灸治療

腹以臍為中央。臍乃先天之結蒂，後天之氣舍，腎間動氣之所處。十二經脈結生於臍，五臟六腑雛形於臍。脾胃肝腎四脈，並臍相行，循腹散佈。脾足太陰脈入腹，屬脾，絡胃，其筋結於臍。胃足陽明脈其直者下挾臍，其支者起於胃口，下循腹裡。肝足厥陰脈抵小腹，挾胃，屬肝，絡膽。腎足少陰脈其直者夾臍上腹，從腎上貫肝膈。督脈起於少腹，其別絡走任脈者，由少腹直上，貫臍中央。腹為體陰，背為體陽，臟腑之氣輸注腹募背俞。故腹疾以治，或針或灸，當以脾胃肝腎四脈為經，以臍周腹背輸穴為緯，輔以任督二脈，通調胃脘，順降腸腑 [31-34]。

治療要則： 調胃理腸，祛寒清熱，補虛瀉實。

選穴原則：（1）足三里、三陰交為共用穴；（2）根據不同胃腸痛選取腹部主穴；（3）再根據不同證型選取其他穴（表 27-6，圖 27-5）[14,18,19,35,36]

表 27-6 功能性和炎性胃腸痛選穴及功效一覽表

	穴位名稱	功效
· 共用穴		
	足三里、三陰交	健脾助運，調理胃腸
· 病徵選穴		
功能性腹痛綜合征	中脘、下脘、天樞、氣海	理中緩急，行氣止痛
IBS- 腹瀉型	神闕、關元、天樞、上巨虛	益氣健脾，調腸止瀉
IBS- 便秘型	腹結、大橫、天樞、上巨虛	行氣寬腸，順腑通便
慢性胃炎	上脘、中脘、梁門、幽門	和胃建中，理氣止痛
炎性腸病	天樞、腹結、氣海、歸來	消炎清腸，理氣通腑
· 辨證選穴		
1. 寒邪內阻	建里、神闕、合谷、豐隆	溫中建裡，散寒止痛
2. 飲食積滯	滑肉門、承滿、內關、梁丘	消積化滯，清胃通腑
3. 肝鬱氣滯	百會、肝俞、期門、太沖	調肝解鬱，理氣止痛
4. 肝胃鬱熱	曲池、合谷、解溪、行間	瀉肝除熱，清胃止痛
5. 肝鬱脾虛	章門、脾俞、公孫、太沖	抑肝扶脾，止瀉止痛
6. 氣滯血瘀	膈俞、合谷、血海、太沖	行氣化瘀，通滯止痛
7. 胃腸積熱	曲池、合谷、梁丘、委中	瀉熱清胃，利腸通便
8. 濕熱壅滯	曲澤、內關、大腸俞、陽陵泉	清熱祛濕，消胃利腸
9. 陰虛失濡	脾俞、大腸俞、陰陵泉、照海	健脾益胃，滋陰潤燥
10. 脾胃虛寒	脾俞、胃俞、章門、下巨虛	暖脾養胃，調腸止瀉
11. 脾腎陽虛	脾俞、腎俞、命門、太溪	健脾溫腎，固本止瀉
12. 寒熱錯雜	曲池、內關、陰陵泉、太白	和解寒熱，益脾調腸

操作要點

- （1）先取仰臥位，依次針刺腹部、四肢和頭部穴，但神闕穴忌針刺。（2）實證採用瀉法，腹痛明顯者，快速小幅撚轉腹部和四肢要穴，直至酸麻得氣，快然痛減；虛證採用補法；肝鬱脾虛、寒熱錯雜者，平補平瀉。（3）選 2-3 對腹部要穴及同側足三里 / 三陰交，加電針刺激，連續波，實證者 100 Hz，虛證者 2 Hz，刺激 25 分鐘。（4）如有選背部和下肢後面穴位者，仰臥操作完畢後，轉為俯臥，繼續針刺背部和下肢後面穴位。
- 溫針溫灸：（1）主要用於寒邪內阻、脾胃虛寒和脾腎陽虛之脘腹痛和腹瀉者，可與電針同時進行，亦可與電針隔次交替實施。溫針和溫灸亦可同時或隔次交替進行。（2）在腹部要穴和足三里上，撚裝艾絨，同時用

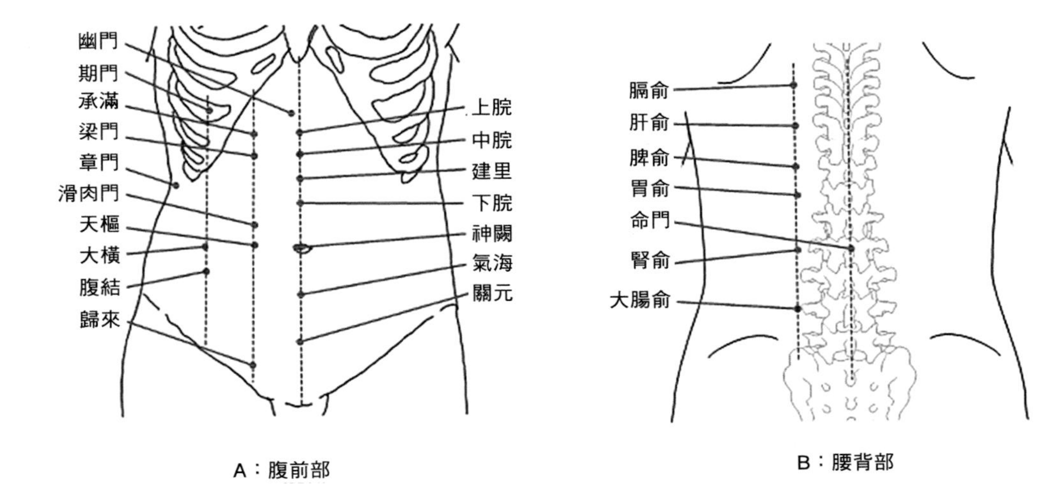

圖 27-5 治療脘腹痛腹前部（A）和腰背部（B）常用選穴

阻燃紙覆蓋溫針下皮膚，以防燙傷；點燃艾絨，溫針刺激。（3）溫灸主要在神闕或 / 和關元穴上施隔薑或隔鹽灸。（4）隔薑灸：切取若干厚約 5 毫米、直徑約 3 厘米圓形新鮮薑片，用針穿透若干小孔，平置在穴位上，上方置錐形艾炷，點燃，每個穴位灸 2-3 壯。（5）隔鹽灸：僅用於神闕穴，取適量純淨乾燥鹽粒，炒熱至約 40°C 後，平鋪在臍中，堆成直徑約 8 厘米，厚約 1 厘米圓柱狀，上置直徑約為 2 厘米錐形艾炷，點燃，使其自然燃燒。當患者臍部有灼熱感時，一手用鑷子小心夾起艾炷，另一手用棉籤翻動鹽粒，使熱力滲透均勻，然後再將未燃盡艾炷重置於臍上，繼續燃燒；如此反覆數次，直至艾炷燃盡。每次灸 2-3 壯。

· 治療頻次：腹痛、腹瀉或便秘嚴重者，每日一次，連續治療一周；其他慢性胃腸痛可隔日一次，4 周為一療程。

防治策略和自我調理

· 方藥和中成藥是目前治療各種功能性和炎性胃腸痛的主力，其臨床療效已得到初步肯定，如配合針灸可取得增強和協同效果，應積極聯合應用。對於嚴重腸易激綜合征和炎性腸病者，可考慮中藥灌腸和直腸點滴療法 [14,18,19]。

· 飲食調攝是預防、減少和控制各種胃腸痛的重要一環，其原則是規律進食，定時定量，避免過饑過飽和暴飲暴食，以清淡、易消化、少油膩食物為主，減少或忌口生冷、熱燙、燒烤和辛辣刺激食物。便秘嚴重者，多攝入蔬菜等纖維豐富食物。脾胃虛寒體弱者，可多攝入一些優質蛋白食物，如淡水魚、牛羊肉和蛋類等。

· 心理調攝：心理壓力是誘發和加重各種胃腸痛的重要因素之一。應減少工作學習負荷，保證充足睡眠和娛樂休閒時間，遠離和避開引發負面情緒的環境和事物。

◇ 參考文獻

1　鄧道鈞，楊順生．腹部分區的商榷 [J]. 安徽醫科大學學報，1989; (02): 88-91.

2　中華醫學會疼痛學分會（編）：《中國疼痛病診療規範》：第 263-284 頁，人民衛生出版社，北京，2020.

3　Sperber AD, Drossman DA. Review article: the functional abdominal pain syndrome. Aliment Pharmacol Ther. 2011; 33(5): 514-524.

4　Matthews PJ, Aziz Q. Functional abdominal pain. Postgrad Med J. 2005; 81(957): 448-455.

5　Grad S, Dumitrascu DL. Irritable Bowel Syndrome Subtypes: New Names for Old Medical Conditions. Dig Dis. 2020; 38(2): 122-127.

6　Sperber AD, Dumitrascu D, Fukudo S, Gerson C, Ghoshal UC, Gwee KA, Hungin APS, Kang JY, Minhu C, Schmulson M, Bolotin A, Friger M, Freud T, Whitehead W. The global prevalence of IBS in adults remains elusive due to the heterogeneity of studies: a Rome Foundation working team literature review. Gut. 2017; 66(6): 1075-1082.

7　Li CY, Li SC. Treatment of irritable bowel syndrome in China: a review. World J Gastroenterol. 2015; 21(8): 2315-2322.

8　Du Y, Bai Y, Xie P, Fang J, Wang X, Hou X, Tian D, Wang C, Liu Y, Sha W, Wang B, Li Y, Zhang G, Li Y, Shi R, Xu J, Li Y, Huang M, Han S, Liu J, Ren X, Xie P, Wang Z, Cui L, Sheng J, Luo H, Wang Z, Zhao X, Dai N, Nie Y, Zou Y, Xia B, Fan Z, Chen Z, Lin S, Li ZS; Chinese Chronic Gastritis Research Group. Chronic gastritis in China: a national multi-center survey. BMC Gastroenterol. 2014; 14: 21.

9　安賀軍，張波，郭雁冰，許繼宗．軍事化管理環境下慢性胃炎流行病學調查研究 [J]. 遼寧中醫藥大學學報，2015; 17(07): 163-165.

10　房靜遠，杜奕奇，劉文忠，任建林，李延青，陳曉宇，呂農華，陳縈晅，呂賓．中國慢性胃炎共識意見 (2017 年，上海)[J]. 胃腸病學，2017; 22(11): 670-687.

11　Ramos GP, Papadakis KA. Mechanisms of Disease: Inflammatory Bowel Diseases. Mayo Clin Proc. 2019; 94(1): 155-165.

12　Ordás I, Eckmann L, Talamini M, Baumgart DC, Sandborn WJ. Ulcerative colitis. Lancet. 2012; 380(9853): 1606-1619.

13　Torres J, Mehandru S, Colombel JF, Peyrin-Biroulet L. Crohn's disease. Lancet. 2017; 389(10080): 1741-1755.

14　張聲生，沈洪，鄭凱，葉柏．潰瘍性結腸炎中醫診療專家共識意見 (2017)[J]. 中華中醫藥雜誌，2017; 32(08): 3585-3589.

15　韋明勇，何偉，熊鷹，李玲．1110 例結腸鏡檢查結果分析 [J]. 現代醫藥衛生，2009; 25(19): 2900-2901.

16　武嘉興，張啟明，王義國，劉運傑．一種中醫腹部分區的精確定位方法 [J]. 中國醫藥指南，2012; 10(03): 226-227.

17　李永紅，嚴季瀾．腹痛病名考 [J]. 吉林中醫藥，2008; (06): 462-464.

18　張聲生，魏瑋，楊儉勤．腸易激綜合征中醫診療專家共識意見 (2017)[J]. 中醫雜誌，2017; 58(18): 1614-1620.

19　張聲生，唐旭東，黃穗平，卞立群．慢性胃炎中醫診療專家共識意見 (2017)[J]. 中華中醫藥雜誌，2017; 32(07): 3060-3064.

20　郭宇，蘇曉蘭，魏瑋．功能性腹痛中西醫診療進展與策略 [J]. 中華中醫藥學刊，2016; 34(05): 1077-1080.

21　鍾燕桃，陳延．廣東地區克羅恩病的中醫證型分佈特徵研究 [J]. 中醫臨床研究，2017; 9(18): 107-110.

22　朱夢佳，王淋，楊慧萍．中醫治療克羅恩病臨床研究進展 [J]. 中醫研究，2020; 33(01): 74-77.

23　呂永慧．克羅恩病的中醫診治思路 [J]. 現代消化及介入診療，2010; 15(04): 244-247.

24　林春敏，李欣欣，蔣英姿．影響潰瘍性結腸炎患者灌腸效果的相關參數進展 [J]. 中華護理教育，2013; 10(03): 134-135.

25　陳英群，馬貴同．潰瘍性結腸炎中醫藥非灌腸局部治療應用近況 [J]. 中國中西醫結合消化雜誌，2003; (04): 253-254.

26　劉雲喜，蘇燕．中藥灌腸治療腸易激綜合征 88 例臨床觀察 [J]. 現代中西醫結合雜誌，2005; (10): 1286.

27　李琴，李樂．戊己清腸方保留灌腸治療濕熱夾瘀型腹瀉型腸易激綜合征 (IBS-D) 療效觀察 [J]. 四川中醫，2020; 38(05): 112-115.

28 姜慧，毛堂友，史瑞，李軍祥．中藥灌腸治療潰瘍性結腸炎的最新研究進展 [J]. 世界科學技術 - 中醫藥現代化，2018; 20(02): 298-303.
29 韋日娜，孫平良，耿曙光，鍾元帥．中藥灌腸治療潰瘍性結腸炎的研究進展 [J]. 湖南中醫雜誌，2019; 35(02): 149-151.
30 孫俊，王宏志，汪毅，計春燕，屈銀宗，薛娟．英夫利西單抗聯合自擬行氣活血湯保留灌腸對中重度小腸克羅恩病患者免疫及凝血功能的影響 [J]. 現代中西醫結合雜誌，2018; 27(13): 1402-1406.
31 黃史樂，馬婷婷，胡玲香．針灸治療腸易激綜合征古代處方分析 [J]. 中醫文獻雜誌，2009; 27(04): 12.
32 孫爽，唐宏圖．神闕治病理論依據探析 [J]. 針灸臨床雜誌，2020; 36(01): 79-82.
33 續海嘯，遲莉麗．神闕穴與氣、臟腑經絡關係及現代醫學認識和穴位貼敷初探 [J]. 實用中醫內科雜誌，2011; 25(08): 37-38.
34 任超，丁邦友．俞募配穴在臨床中的應用 [J]. 內蒙古中醫藥，2013; 32(12): 132-134.
35 石學敏（主編）:《針灸治療學》（第 2 版）: 第 434-436, 438-447 頁，人民衛生出版社，北京，2017.
36 楊長森，何樹槐（主編）:《針灸治療學》（第 1 版）: 第 38-50 頁，上海科學技術出版社，上海，1985.

第 28 章

痛經

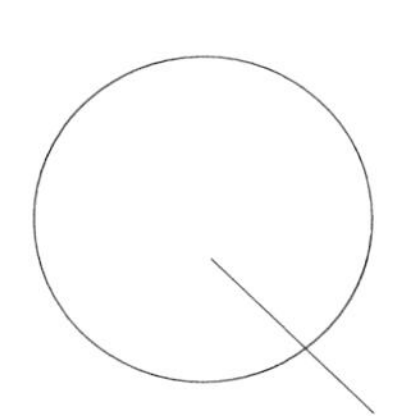

定義和分類

痛經（Dysmenorrhea，Menstrual Cramps），又稱經痛，是在經期前後或月經期間，下腹和盆部出現痙攣性疼痛、墜脹，並伴有腰骶酸痛和全身症狀的一種痛症。臨床上分為原發性痛經和繼發性痛經。一般意義上的痛經主要指原發性痛經 [1,2]。本章除原發性痛經外，也詳細討論繼發性痛經。

病理機制和臨床特徵

原發性痛經又稱功能性痛經，是盆腔無器質性病變時出現的痛症，多見於青春期女性，發病率高達 70-90%，常在初潮後數月至 2 年內發生，30 歲後發病率下降 [3]。月經週期過程中，子宮內膜增厚以備受精卵著床。如卵子未受精，增厚的子宮內膜因不用而壞死脫落，形成經血排出，同時釋放大量前列腺素、白三烯、血管加壓素等炎性因子，誘發子宮強烈收縮而導致疼痛和全身症狀。子宮收縮又造成子宮正常組織缺血和缺氧，進一步加重疼痛。因此認為，子宮收縮和組織缺氧是原發性痛經的主要病理機制 [4,5]。

繼發性痛經是與盆腔器質性病變直接相關的一類痛症，多見於育齡和中年以上婦女。導致繼發性痛經的主要病症有慢性盆腔炎、子宮內膜異位症和子宮腺肌病。除原發性痛經病理機制外，繼發性痛經可能還與病變組織釋放大量炎症因子以及病變組織直接壓迫痛覺傳入神經有關 [1,2]。

慢性盆腔炎是細菌通過子宮和輸卵管逆行感染內生殖器官及周圍結締組織和盆腔腹膜的一種炎症，多因急性期未能完全控制遷延而來，病程常超過 6 個月。主要表現為明顯的下腹墜脹隱痛和腰骶酸痛，常在勞累、月經期前和期間、長時間站立、排便時和性交後加重 [6,7]。

子宮內膜異位症（Endometriosis），常簡稱內異症，是指具有活性的子宮內膜組織（腺體和間質）出現在子宮腔被覆黏膜及宮體肌層以外的部位生長，而引起的一種常見婦科疾病。絕大多數異位生長發生在盆腔組織和器官，以卵巢、子宮直腸陷凹和宮骶韌帶等部位最為多見（圖 28-1A, B）。多發生於 30-40 歲育齡婦女。劇烈經痛是子宮內膜異位症的最典型症狀，疼痛呈進行性加重，常於月經來潮前 1-2 天開始，經期第一、二天疼痛最為劇烈，以後逐漸減輕，至月經結束時消失。也有週期性經後痛，或排卵期痛患者。同時伴有性交痛、盆腔墜痛和月經異常 [8,9]。

子宮腺肌病，又稱子宮腺肌瘤（Adenomyosis），是子宮內膜腺體和間質細胞侵入子宮肌層，衍生形成瀰漫性或局限性異位子宮內膜組織的一種病變，好發於 40 歲以上經產婦，與人工流產和剖宮產高度相關（圖 28-1C）。

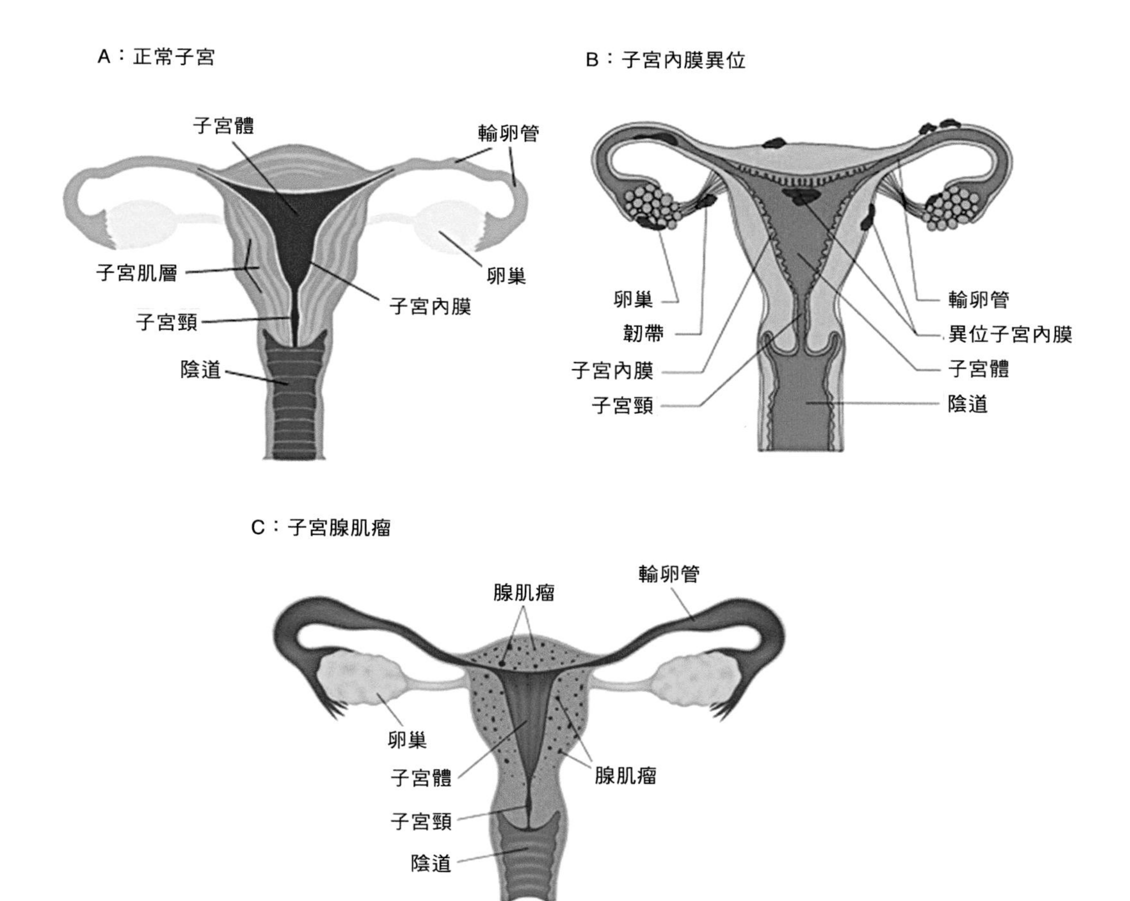

圖 28-1 正常子宮（A）及子宮內膜異位症（B）和子宮腺肌瘤（C）病理改變模式圖

約 1/4 患者出現與子宮內膜異位症相似的痛經和月經異常 [10,11]。臨床上，子宮腺肌瘤需與子宮肌瘤區別。後者又稱纖維肌瘤或子宮纖維瘤（Uterine fibroids），是子宮平滑肌細胞增生而成的一種良性腫瘤 [12]。絕大多數子宮肌瘤患者無痛經，少數或有因肌瘤壓迫或合併內異症引起的痛經，可通過超聲或盆腔檢查時發現（表 28-1）。

表 28-1 原發性和繼發性痛經鑒別要點 [a]

	原發性痛經	繼發性痛經
定義	盆腔內未有器質性病變。	主要因慢性盆腔炎、子宮內膜異位症和子宮腺肌瘤直接相關。
好發年齡	青春期女性。	育齡和中年以上婦女。
發病機制	大量炎症因子釋放，引發子宮收縮和組織缺氧。	病變組織釋放炎症因子刺激痛覺傳入神經或壓迫痛覺傳入神經。
疼痛特點	疼痛呈痙攣性，墜痛脹痛，常伴腰骶酸痛，但一般不伴有腹肌緊張或反跳痛。	疼痛程度較原發性痛經嚴重，呈漸進性加重；伴明顯腰骶酸痛、性交痛和盆腔痛。
發作特點	伴隨月經週期規律性發作，通常開始於月經來時，一般持續 3 天。	疼痛不完全與月經週期一致，伴有月經異常和器質性病理特徵。
婦科檢查	基本無陽性體徵。	▪ 慢性盆腔炎：子宮及附件觸壓痛，或可捫及炎性腫塊。 ▪ 子宮內膜異位症：在宮頸後上方、子宮後壁、宮骶韌帶和子宮直腸凹處可捫及觸痛小結節。 ▪ 子宮腺肌瘤：子宮瀰漫性肥大，或結節性凸起，有壓痛。
超聲檢查	無特異性超聲病理改變。	▪ 慢性盆腔炎：子宮附件增寬、增厚，或有炎性腫物。 ▪ 子宮內膜異位症 [b]：子宮內膜呈顆粒狀細小回聲或小細光帶。 ▪ 子宮腺肌瘤 [b]：回音增強，子宮肌層增厚且集成團狀強回音波。

[a] 本表根據文獻 [1-12] 整理。
[b] 需通過腹腔鏡檢查及活檢確診子宮內膜異位症和腺肌瘤。

中醫淵源

早在漢《華佗神方．卷六．華佗治痛經神方》中已有「痛經」記載：「婦女行經時，腹痛如絞，謂之痛經。」後代醫家又稱「痛經」為「月水來腹痛」、「經期腹痛」、「經行腹痛」、「臨經之時腹痛」、「經行作痛」或「經事欲行臍腹絞痛」等。漢張仲景在《金匱要略・婦人雜病脈證並治》述及：「帶下，經水不利，少腹滿痛，經一月再見者。」東漢王叔和《脈經・卷十》亦言：「前如內者，足厥陰也。動，苦少腹痛，月經不利。」首論痛經與足厥陰經有關。隋巢元方在《諸病源候論》中專設「月水來腹痛」候，並曰：「婦人月水來腹痛者，由勞傷血氣，致令體虛，受風冷之氣，客於胞絡，損沖任之脈。」認為經痛因體虛冷氣外邪客於胞絡而起。唐孫思邈《千金翼方》言：「婦人月事往來，腰腹痛。」在《備急千金要方・婦人方》又言：「月經來繞臍痛。」[13-15]

宋《聖濟總錄》詳論經痛病機：「室女月水來腹痛者，以天癸乍至，榮衛未和，心神不寧，間為寒氣所客，其血與氣兩不流利，致令月水結搏於臍腹間疼痛。」這裡所述應為原發性痛經。宋陳沂在《陳素庵婦科補解》中將經痛分為「經欲來腹痛」、「經正行腹痛」和「經行後腹痛」，奠定了分期治療經痛的基礎。至明清，對痛經的認識和治療已臻完善。清傅山《傅青主女科》述及：「婦人有經前腹痛數日，而後經水行者，其經來多是紫黑塊。」注意到血瘀與痛經的關係。清徐大椿在《女科指要》和清陳蓮舫在《女科秘訣大全》更是將「痛經」單列，予以詳細闡述 [13-15]。

表 28-2 原發性和繼發性痛經常見辨證分型一覽表 [a]

	證型	原發性痛經	繼發性痛經（子宮內膜異位症／腺肌瘤）	繼發性痛經（慢性盆腔炎）
1.	氣滯血瘀	✓	✓	✓
2.	寒凝血瘀（寒濕凝滯）	✓	✓	✓
3.	濕熱下注	✓		
4.	氣血虛弱（氣虛血瘀）	✓	✓	✓
5.	腎氣虧損	✓		
6.	腎虛血瘀		✓	
7.	痰濕瘀結		✓	
8.	熱鬱血瘀		✓	
9.	濕熱瘀結			✓

[a] 本表根據文獻 [15-29] 整理。

辨證分型和方藥治療

原發性痛經多發於豆蔻及笄之年。其時天癸乍至，沖任未充，氣血未和，胞宮初開，易受悲憂恚怒，肝鬱情志所傷，氣鬱則經行不暢，而成氣滯血瘀之痛。寒邪凝滯向下，客襲胞宮，收引沖任，經行受阻，則為寒凝血瘀之痛。素體濕熱偏盛，或飲食無節，濕熱內生，下注胞宮，則成濕熱下注之證。素體氣血羸弱，沖任本已不充，經行後氣血愈發虛少，沖任胞絡愈失濡養，則釀為氣血虛弱之痛。腎元虧少，腎精不足，胞宮失養，經水乾涸，則成腎氣虧損之痛 [15-20]。

繼發性痛經者，亦可見氣滯血瘀、寒凝血瘀和氣血虛弱諸證（表 28-2）。子宮內膜異位症和腺肌瘤者，尚有腎虛血瘀、痰濕瘀結及熱鬱血瘀。腎虛血瘀者，天癸不足或腎元耗傷，胞絡受損，沖任失調，經行不暢，積結成瘀。痰濕瘀結者，脾陽不振，水濕不化，下注胞宮，凝聚成痰。熱鬱血瘀者，內熱蘊生，灼傷營血，熬煉成瘀。慢性盆腔炎者，尚有濕熱瘀結之證，因熱毒濕邪，羈留胞宮，遷延未盡，與血瘀搏結而成 [21-29]。

1. 氣滯血瘀

臨床特點：為原發性和繼發性痛經最常見證型之一。多見於生性敏感、多慮善憂之人。經前或經期小腹脹痛拒按，經血量少，色紫黑有塊，行而不暢，塊下痛減，胸悶不舒，乳房脹痛，舌質紫黯或有瘀點，脈弦。

證機分析：情志不舒則肝鬱氣結，肝鬱則氣血失和，氣結則沖任失調。

治療要則：理氣行滯，化瘀止痛。

常用方藥：膈下逐瘀湯化裁加柴胡、梔子、金銀花、茵陳、莪朮、三棱：膈下逐瘀湯專治兩脅及腹部脹痛或有積塊之證。方中當歸、赤芍、川芎補血活血；桃仁、紅花破血行血；丹皮涼血活血；烏藥、枳殼行氣化滯；五靈脂化瘀止痛；香附、延胡索行氣止痛；甘草緩急止痛。煩躁不安者，加柴胡疏肝解鬱，梔子清熱除煩；慢性盆腔炎者，加金銀花、茵陳清熱祛濕；子宮內膜異位症和腺肌瘤者，加莪朮、三棱破血消積。諸藥化裁合用，共奏理氣調血，行滯化瘀之功。

2. 寒凝血瘀（寒濕凝滯）

臨床特點：為原發性和繼發性痛經最常見證型之一。多見於素體陽虛，久居陰濕之地，淋雨涉水，或過食生冷寒涼之人。經前或經期小腹冷痛拒按，得熱痛減；月經量少或經期延後，經色黯而有瘀塊，形寒肢冷，苔白舌黯，脈沉緊。

證機分析：素體陽虛，或陰濕雨水衍生寒氣，或過食生冷寒涼內耗陽氣，寒邪內侵，凝滯向下，客襲胞宮，收引沖任，經行不暢，則成寒濕凝滯經痛。

治療要則：溫經散寒，化瘀止痛。

常用方藥：少腹逐瘀湯化裁加益母草、製附子、桂枝、茯苓：少腹逐瘀湯專治少腹瘀血積塊，痛或不痛；或經期腰酸，小腹脹；或月經一月見三五次，接連不斷，斷而又來，其色或紫或黑，或有血塊；或崩或漏，兼少腹疼痛；或粉紅兼白帶，或瘀血阻滯，久不受孕等證。方中肉桂、乾薑、小茴香溫經散寒，暖宮消瘀；生蒲黃、五靈脂活血祛瘀，散結止痛；當歸、川芎、赤芍養血活血，調理沖任。延胡索、沒藥行氣活血，化瘀止痛。子宮內膜異位症和腺肌瘤者，加益母草溫經止血，製附子溫腎助陽，桂枝溫化通經，茯苓滲利下行。諸藥加減化裁，以圖溫寒化凝，暖宮消瘀之功。

3. 濕熱下注

臨床特點：主要見於原發性痛經。好發於素體濕熱偏盛，或嗜食肥甘厚膩之人。經前或經期小腹灼熱脹痛，或素有小腹不適疼痛，經前加劇；疼連腰骶。經血量多，粘稠色暗；素有帶下，量多色黃有異味；或伴有低熱起伏，小便黃赤，苔黃舌紅，脈滑數或弦數。

證機分析：濕熱下注，壅阻胞宮，困擾沖任，互結血海，則經行綿延稠滯，帶下淋漓不斷。

治療要則：清熱除濕，化瘀止痛。

常用方藥：清熱調血湯化裁加敗醬草、黃芩、黃柏：清熱調血湯原為「婦人經水將來，腹痛，乍作乍止，氣血俱實」之證所設。方中黃連清熱解毒，燥濕止帶；生地、白芍、丹皮清熱涼血，養陰調經；當歸、川芎、桃仁、紅花、蓬莪朮活血散瘀，消結止痛；香附、延胡索行氣活血，調經止痛。加敗醬草、黃芩、黃柏以加強清熱燥濕，利下清帶之效。

4. 氣血虛弱（氣虛血瘀）

臨床特點：為原發性和繼發性痛經常見證型之一。多見於素體羸弱，創傷失血，產後術後，或繼發性痛經遷延不愈者。經期或經後小腹疼痛，空空如墜，隱隱而作，弓身喜按；經少色淡，質地清稀，或夾有血塊；盆腔可捫及觸痛結節或炎性腫塊；面色無華，頭暈心悸，神疲倦怠；食少納呆，苔薄舌淡或有瘀點，脈細弱或細澀。

證機分析：氣血不足，胞宮空虛，經行之後，愈發空虛，沖任失於溫養，經血停滯成瘀。

治療要則：益氣養血，溫陽化瘀。

常用方藥：補中益氣湯合桃紅四物湯化裁加肉桂、桂枝、黃柏、知母、三棱、莪朮：以補中益氣湯健脾益氣，升陽通調。方中重用黃芪、人參益氣健脾，白朮健脾燥濕，當歸養血調經，陳皮理氣化滯，升麻、柴胡升陽調經，甘草、薑棗調和脾胃。桃紅四物湯養血活血，調理沖任。方中熟地補血滋陰，當歸、白芍養血活血，川芎理氣活血，桃仁、紅花行血消瘀。加肉桂、桂枝溫經通脈。慢性盆腔炎者，加黃柏、知母清熱滋陰；子宮內膜異位症和腺肌瘤者，加三棱、莪朮破瘀散結。二方諸藥化裁合用，共圖益氣補血，化瘀散結，溫陽滋陰之效。

5. 腎氣虧損

臨床特點：為原發性痛經證型之一。常見於發育遲緩、初潮滯後和近絕經之人。經期或經後數日小腹綿綿作痛，腰骶酸痛明顯；經色黯淡，量少質稀薄；面色晦暗，頭暈耳鳴，健忘失眠；舌淡紅，脈沉細。

證機分析：先天腎元不足或後天天癸耗竭，經行之後，血海愈發空虛，沖任更失榮養。

治療要則：補腎益精，養血止痛。

常用方藥：益腎調經湯化裁加酸棗仁、生地黃、黃芩：益腎調經湯專於溫腎調經。方中烏藥、焦艾溫腎暖宮，散寒止痛；益母草活血調經，通利沖任；熟地、當歸、白芍補血養陰，滋補肝腎；杜仲、續斷、巴戟天強筋壯骨，健腰止痛。加酸棗仁、生地黃益肝養心，黃芩安宮調經；黃芩苦寒之性又可中和諸多甘膩溫補之品。

6. 腎虛血瘀

臨床特點：為子宮內膜異位症和腺肌瘤痛經最常見證型之一。高發於有婦產科手術史者，包括刮宮產、藥物流產和人工流產。經行期間下腹絞痛，劇痛難忍，進行性加重，於月經來之前 1-2 天開始；月經紊亂，經行不暢，淋漓不斷，或經期延長；量多色暗；盆腔可捫及觸痛結節包塊；性欲減退，試孕屢敗；腰脊酸痛，神疲倦怠，面色晦暗；苔薄白，舌暗淡或有瘀點或瘀斑，脈沉細。

證機分析：腎元天癸先天不足，或手術多產耗傷腎元，胞絡受損，胞宮失養，沖任失調，經水流行不暢，瘀結成瘤成塊。

治療要則：補腎益氣，活血化瘀。

常用方藥：補腎祛瘀方化裁：補腎祛瘀方專為子宮內膜異位症和腺肌瘤所設經驗方。有多個不同組方，但大多取仙靈脾、仙茅、肉蓯蓉溫腎助陽，暖宮調經；熟地黃、雞血藤補血滋陰，活血通經；山藥、白朮健脾益氣；香附、延胡索、烏藥行氣化滯，調經止痛；丹參、川芎、當歸行血活血，調理沖任；三棱、莪朮破氣行血，化瘀散結；牛膝補肝益腎，活血通經。諸藥化裁合用，以圖溫腎化瘀，調經止痛之效。

7. 痰濕瘀結

臨床特點：為子宮內膜異位症和腺肌瘤痛經證型之一。多見於體胖多痰之人。經行腹痛，經血量多，質地滯稠，淋漓難淨；伴帶下不斷，量多質稀；下腹或可捫及包塊，觸之不堅，固定不移；經前頭暈，胸脘滿悶，納差神疲，肢體困重；苔白厚膩，舌胖或有瘀斑，脈弦滑或沉澀。

證機分析：脾陽不振，水濕不化，聚濕成痰，痰濕聚結胞宮，困擾沖任，致使血行受阻，痰濕血瘀互結。

治療要則：消痰散結，化瘀止痛。

常用方藥：蒼附導痰丸合桂枝茯苓丸化裁加白朮、延胡索、瓦楞子：蒼附導痰丸專於燥濕消痰。方中蒼朮燥濕健脾，香附理氣調經；半夏、南星燥濕化痰，消痞散結；陳皮、枳殼破氣除痞，祛痰化積；茯苓健脾祛濕，淡滲利水。桂枝茯苓丸中桂枝溫經通脈；茯苓淡利下行；桃仁破血化瘀；赤芍散瘀止痛；丹皮活血散瘀。加白朮加強健脾利濕，延胡索行氣止痛，瓦楞子軟堅散瘀。二方化裁合用，以達健脾消痰，化瘀散結之效。

8. 熱鬱血瘀

臨床特點：為子宮內膜異位症和腺肌瘤痛經證型之一。好發於素體陽盛，或性情急躁易怒，或嗜食辛辣炙烤，或久服溫熱藥物之人。經前或經行時少腹灼熱疼痛，伴有發熱，月經提前，量多結塊，色紅質稠，或淋漓不淨。盆腔內可捫及小結節，觸痛明顯。煩躁易怒，大便秘結，小便黃赤，苔黃舌紅，脈弦數。

證機分析：內生蘊熱，灼傷胞絡，滋擾沖任，致使經行不暢，瘀阻胞宮。

治療要則：清熱涼血，活血化瘀。

常用方藥：小柴胡湯合桃核承氣湯化裁加紫草、延胡索、半枝蓮：小柴胡湯治婦人熱入血室。方中柴胡疏散透裡，解鬱清熱；黃芩苦寒瀉火，息熱養陰；人參、大棗、甘草益氣養血，扶助正氣；半夏、生薑理中和胃，消結除痞。桃核承氣湯專治下焦蓄血之證，方中桃仁、大黃為主藥，破血逐瘀，通便瀉熱；桂枝通利胞絡，調經止痛；芒硝瀉下軟堅，除熱消瘀。加紫草活血涼血，延胡索活血止痛，半枝蓮祛瘀消腫。二方化裁合用，以圖疏熱散瘀，理血調經之效。

9. 濕熱瘀結

臨床特點：為慢性盆腔炎痛經最常見證型之一。大多數有急性盆腔炎史。少腹隱隱作痛或墜下脹痛，甚者疼痛拒按；腰骶酸痛明顯；經行期間、勞累後和性交後疼痛加重；經期紊亂，經血量多；帶下量多，色黃質稠；低熱反覆；胸悶納呆，口乾不欲飲，便溏或便秘，尿頻尿赤；苔黃膩，舌胖色紅，脈滑數或弦數。

證機分析：熱毒濕邪，羈留胞宮，遷延未盡，困擾沖任，搏結氣血，耗損正氣，釀為濕熱瘀結之證。

治療要則：清熱利濕，化瘀止痛。

常用方藥：銀甲丸化裁加丹參、田七、厚朴、藿香：銀甲丸專治婦科盆腔慢性炎症。方中重用金銀花、連翹、紅藤、蒲公英、紫花地丁、大青葉清熱解毒，化瘀散結；生蒲黃、琥珀末活血化瘀，通利下焦；椿根皮、茵陳清熱燥濕，收澀止帶；生鱉甲、桔梗，軟堅散結，發散排膿。加丹參、田七化瘀止血，活血調經；加厚朴、藿香行氣燥濕，化濕和中。

中藥灌腸

中藥灌腸已廣泛用於各種痛經的治療[30-49]。表 28-3 是根據文獻擬定的灌腸中藥配方，供參考使用。

表 28-3 灌腸治療痛經中藥配方

痛經分類	中藥和重量[a]	功效
原發性痛經[31-33]	川芎 20 克、丹參 20 克、烏藥 15 克、乳香 15 克、吳茱萸 10 克、延胡索 15 克、當歸 15 克、桃仁 15 克、白芍 15 克、益母草 50 克、蒲黃 10 克（共 200 克）	活血化瘀，調經止痛
子宮內膜異位症[34-41]	丹參 20 克、三棱 20 克、莪朮 20 克、乳香 15 克、五靈脂 15 克、延胡索 15 克、桂枝 10 克、沒藥 10 克、皂角刺 20 克、紅藤 15 克、蒲黃 15 克、敗醬草 15 克、赤芍 10 克（共 200 克）	散結化瘀，通絡調經
子宮腺肌瘤[42-47]	丹參 20 克、三棱 20 克、莪朮 20 克、川楝子 15 克、當歸 20 克、皂角刺 15 克、益母草 30 克、紅藤 20 克、赤芍 15 克、路路通 15 克、雞血藤 10 克（共 200 克）	通絡消結，化瘀調經
慢性盆腔炎[48,49]	蒲公英 40 克、敗醬草 40 克、三棱 20 克、莪朮 20 克、丹參 20 克、延胡索 20 克、皂角刺 20 克、紅藤 20 克（共 200 克）	清熱解毒，消瘀止痛

[a] 200 克為一次灌腸用藥量。

藥液製備： 根據表 28-3 選方，稱取重量為 200 克藥材（為一次灌腸藥量）。清水沖洗數遍後，加水淹沒煎煮，水沸後繼續煎煮 30 分鐘，濾取上清藥液約 100 毫升，裝入容器內，置 4°C 冰箱備用。

灌腸操作： 一般在睡前進行。排空二便，取左側臥位，屈右膝，使身體呈蹺曲狀，並用小枕墊高臀部約 10 厘米，以充分暴露肛區（圖 5-1）。將藥液加溫至 38°C-41°C，裝入灌腸袋或用注射筒抽取。用導尿管或吸痰管等軟管，一端連於灌腸袋或注射筒，另一端塗抹石蠟油潤滑後，小心插入肛門約 20 厘米；緩慢推注藥液，並在 10 分鐘內完成推注；小心退出軟管。囑病人保留藥液在腸道內 30 分鐘或直至次日清晨便出，取決於患者耐受程度。原發性經痛者，在經前一周開始灌腸，每晚一次，至月經來潮停止。繼發性經痛者，每晚或隔晚灌腸一次，月經期間暫停，月經結束後 3 天再恢復灌腸。3 個月經週期為一療程。

針灸治療

胞宮乃奇恒之府，主月事生子。沖任二脈起於胞中，任脈通，太沖脈盛，則月事以時下，方可有子。督在脊，任在腹，沖脈麗於陽明。帶脈出於腎，中以周行脾位。肝脈入陰毛，繞陰器，抵小腹，布脅肋乳房。故月事之痛，皆因沖任督帶失和，肝腎脾胃不濟所致。針灸以治，總以沖任督帶、肝腎脾胃脈俞穴為主 [50-53]。

治療要則： 理氣調血，疏散寒熱，調經止痛。

選穴原則：（1）以中極、關元、水道、次髎、地機、三陰交為主穴；（2）根據辨證分型選穴（表 28-4，圖 28-2）。

表 28-4 痛經針灸用穴一覽表

部位和分型	穴位名稱	功效
· 主穴		
	中極、關元、水道、次髎、地機、三陰交	和氣理血，調經止痛
· 辨證選穴		
1. 氣滯血瘀	四滿、十七椎、太沖	疏肝理氣，行滯化瘀
2. 寒凝血瘀	神闕（灸）、歸來、命門	暖宮散寒，溫經止痛
3. 濕熱下注	天樞、秩邊、陽陵泉	清熱祛濕，利水通經
4. 氣血虛弱	氣海、氣穴、足三里	補中益氣，調沖養血
5. 腎氣虧損	肝俞、腎俞、照海	補肝益腎，滋陰調經
6. 腎虛血瘀	腎俞、志室、血海	補腎壯腰，化瘀理經
7. 痰濕瘀結	中脘、脾俞、豐隆	建中祛濕，化痰散結
8. 熱鬱血瘀	曲池、支溝、內庭	瀉熱解鬱，消瘀清經
9. 濕熱瘀結	子宮、陽陵泉、行間	祛熱利濕，散瘀清宮

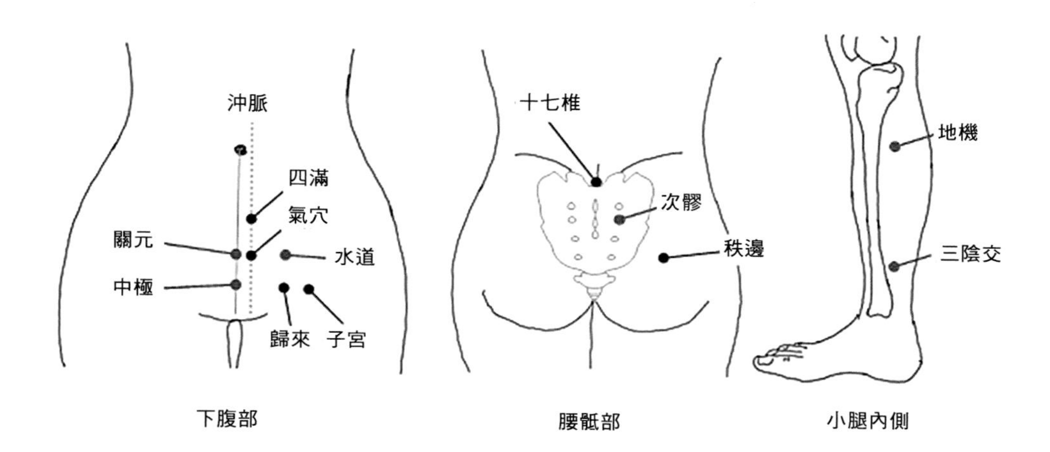

圖 28-2 治療痛經常用穴位，紅色標記為主穴

操作要點

- 患者先仰臥，選定腹部主穴和其他仰臥位辨證用穴。氣滯血瘀、濕熱下注、熱鬱血瘀和濕熱瘀結者，採用瀉法；寒凝血瘀和痰濕瘀結者，平補平瀉；氣血虛弱、腎氣虧損和腎虛血瘀者，採用補法。同時分別連接中極-關元和兩側水道電針刺激，連續波，頻率：實證 100 Hz，虛證 2 Hz，刺激 25 分鐘。仰臥位完成後，轉為俯臥位針刺，補瀉手法同仰臥位，再留針 25 分鐘。
- 溫針刺激：溫針僅用於寒凝血瘀、氣血虛弱、腎氣虧損、腎虛血瘀和痰濕瘀結者。可與電針同時或隔次進行。選取下腹部或腰背部 2-4 穴位，於針柄撚裝艾絨，點燃溫針，同時用阻燃紙覆蓋溫針下皮膚，以防艾炷灰燼掉落燙傷。

隔物灸療法

隔物灸是痛經常用療法之一，尤其適合寒凝血瘀和痰濕瘀結證型，亦可用於氣滯血瘀、氣血虛弱、腎氣虧損和腎虛血瘀 [54-56]。可單獨治療，也可與其他療法聯合實施。但濕熱下注、熱鬱血瘀和濕熱瘀結者慎用或忌用。

常用穴位：下腹部神闕、氣海、關元、中極、水道、歸來等；腰背部脾俞、腎俞、志室、命門、次髎等。每次可僅灸下腹部或腰背部，也可同次同時灸下腹和腰背部。每個部位取 4-5 個穴位施灸。原發性痛經者，在經前一周開始施灸，每天一次，直至月經來潮。繼發性痛經者，可隔天一次，經期暫停。

臨床上，隔薑灸、隔藥灸和隔鹽灸最為常用：

· 隔薑灸：取新鮮薑塊，洗淨，沿冠狀面切成 5 毫米厚、直徑約 3 厘米圓片狀，並用針穿刺若干小孔，以助艾熱穿透。將薑片平置於穴位上，上方再置錐形艾炷，點燃。每個穴位灸 2-3 壯或連續灸 30 分鐘。
· 隔藥灸：根據辨證分型方藥和表 28-3 灌腸所用中藥，配製中藥。稱取藥材，研極細末，過 200 目篩，篩除雜質。另將鮮薑榨汁，與藥末拌勻，使其呈乾濕狀，用雙手掌面揉壓成直徑約 3 厘米，厚度為 5 毫米圓餅狀，再用指腹將一面中央壓成圓凹狀，以放置艾炷。其他操作同隔薑灸。
· 隔鹽灸：一般僅適用神闕穴（臍中）。取適量純淨乾燥鹽粒，炒熱至溫度約 40°C，將鹽粒平鋪於臍中，呈直徑約 8 厘米，厚度約 1 厘米圓形狀，於臍上置直徑約為 2 厘米錐形艾炷，點燃，使其自然燃燒。當患者臍部有灼熱感時，一手用鑷子小心夾起艾炷，另一手用棉籤翻動鹽粒，使熱力滲透均勻，然後再將未燃盡艾炷重置於臍上，繼續燃燒；如此反覆數次，直至艾炷燃盡。每次灸 3 壯 [56]。

手法治療

手法治痛經，多在少腹、腰骶、膀胱足太陽脈、督脈、任脈等處，摩之，擦之，按之，揉之，推之。摩以通鬱閉，解攣急。擦之則熱氣至，熱氣至則痛止。按之則血氣散，血氣散則痛止矣。揉則理氣血，散積結；推則疏經脈，祛壅聚。常用手法包括膏摩小腹，揉按腹穴，掌振小腹，滾揉腰骶，直擦督脈，橫擦八髎和點按要穴 [57-62]。

· **膏摩小腹**：患者仰臥，稍墊高雙膝，使小腹肌肉放鬆。以氣海、關元穴為中心，局部塗敷適量介質（醫用凡士林或冬青油），採用掌摩法，順時針做環周旋摩運轉，頻率為每分鐘 100-120 環周，持續 10 分鐘；或直至小腹皮膚潮紅，患者感覺小腹溫熱。
· **揉按腹穴**：以拇指指腹點按或一指禪揉按天樞、氣海、關元、中極、水道、歸來等穴，每穴 1-2 分鐘，直至有酸麻沉脹之感。
· **指推沖脈**：用雙拇指指腹沿小腹兩側沖脈循行路線自上而下緩慢揉推，反覆 5-8 次。
· **掌振小腹**（圖 28-3A）：單手掌根貼緊小腹中央，並以中等力量著力下壓腹壁，靜止性強力收縮手掌和前臂肌肉，使掌根產生震顫，頻率需達每

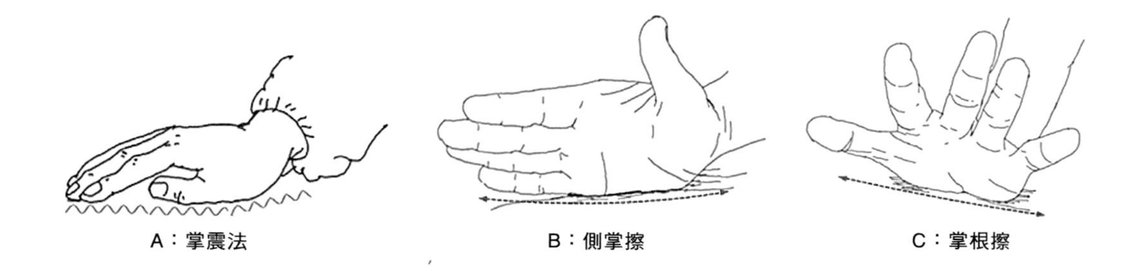

圖 28-3 治療痛經常用手法

分鐘 300 次以上，持續 2 分鐘。術畢，用潔淨毛巾拭淨殘留介質。並助患者轉為俯臥位。

· **擦揉腰骶**：於腰骶部塗敷適量介質，用中指、環指和小指指掌關節背面和手背自第二腰椎脊柱兩側向下擦揉至骶部，再自下向上，用力適中，反覆 3-5 次，直至局部皮膚潮紅。

· **直擦督脈**（圖 28-3B）：於脊柱督脈中線塗抹潤滑介質，以手掌尺側沿督脈行直線快速來回擦法，頻率為每分鐘 100 次，持續 2-4 分鐘，直至患者頓生熱透之感。

· **橫擦八髎**（圖 28-3C）：再於骶部八髎穴區，以掌根做左右橫向快速擦法，頻率和時間同直擦督脈。

· **點按要穴**：以拇指依次點按肝俞、脾俞、腎俞和次髎，再點按下肢地機和三陰交等穴。每穴 1-2 分鐘，直至有酸麻沉脹之感。

· 在經前一周開始手法治療，隔天一次。直至月經來潮。也可每週兩次，經期暫停。連續治療 3 個月經週期為一療程。

治療策略和自我調理

· 輕中度原發性痛經者，中藥內服、隔物灸和手法可作為首選，大部分患者可獲得有效緩解。嚴重原發性痛經者，可考慮結合針刺和中藥保留灌腸療法。

· 繼發性痛經者，需配合西醫診斷和治療，選擇適當中醫療法。已有證據顯示，中藥保留灌腸和針灸對慢性盆腔炎療效確定，可作為一個主要治療手段 [63,64]。子宮內膜異位症和腺肌瘤應根據辨證分型，綜合多種療法治療。

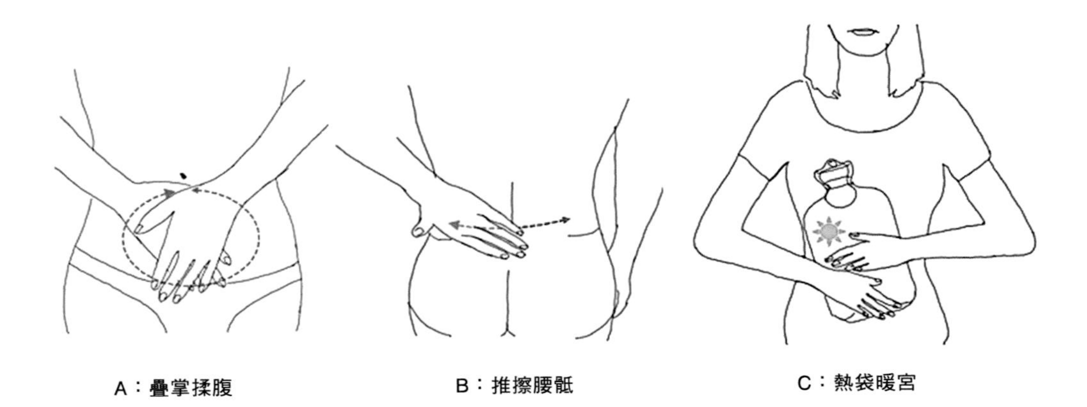

圖 28-4 治療痛經自我按摩

· 痛經的自我調理主要包括：（1）經期之前和期間，保持足夠睡眠和充分休息、避免過度疲勞和控制不良情緒是緩解痛經的最有效方法。（2）月經期間，以清淡食物為主，忌滋膩生冷食物。同時注意保暖，避免受寒。（3）堅持適度運動，如慢跑、瑜伽、跳舞等，可大幅減輕痛經的發生 [65,66]。

· 自我按摩是自我緩解經痛常用方法之一 [66-68]。其步驟可參考手法療法，主要包括指壓要穴、疊掌揉腹、推擦腰骶、熱袋暖宮等（圖 28-4）。常用指壓穴位有中極、關元、子宮、水道、歸來、足三里、地機和三陰交。熱袋暖宮可用傳統暖水袋、各種熱寶、熱帖和熱墊等。

◇ 參考文獻

1 Osayande, AS; Mehulic, S. Diagnosis and initial management of dysmenorrhea. American family physician. 2014; 89 (5): 341–346.
2 Iacovides S, Avidon I, Baker FC. What we know about primary dysmenorrhea today: a critical review. Hum Reprod Update. 2015; 21(6): 762-778.
3 De Sanctis V, Soliman A, Bernasconi S, Bianchin L, Bona G, Bozzola M, Buzi F, De Sanctis C, Tonini G, Rigon F, Perissinotto E. Primary Dysmenorrhea in Adolescents: Prevalence, Impact and Recent Knowledge. Pediatr Endocrinol Rev. 2015; 13(2): 512-520.
4 嵇波，任曉暄，趙雅芳，郭孟瑋，宋曉琳，徐莉莉，張露芬，朱江．原發性痛經發病機制與防治研究述評 [J]. 中國現代醫學雜誌，2008(13): 1856-1858.
5 Harel Z. Dysmenorrhea in adolescents and young adults: from pathophysiology to pharmacological treatments and management strategies. Expert Opin Pharmacother. 2008; 9(15) :2661-2672.
6 Curry A, Williams T, Penny ML. Pelvic Inflammatory Disease: Diagnosis, Management, and Prevention. Am Fam Physician. 2019; 100(6): 357-364.
7 Brunham RC, Gottlieb SL, Paavonen J. Pelvic inflammatory disease. N Engl J Med. 2015; 372(21): 2039-2048.
8 Howard FM. Endometriosis and mechanisms of pelvic pain. J Minim Invasive Gynecol. 2009; 16(5): 540-550.
9 Czyzyk A, Podfigurna A, Szeliga A, Meczekalski B. Update on endometriosis pathogenesis. Minerva Ginecol. 2017; 69(5): 447-461.
10 Tan J, Yong P, Bedaiwy MA. A critical review of recent advances in the diagnosis, classification, and management of uterine adenomyosis. Curr Opin Obstet Gynecol. 2019; 31(4): 212-221.
11 黃雪晶，宋繼榮．子宮內膜異位症發病機制的最新研究進展 [J]. 實用婦科內分泌電子雜誌，2019; 6(12): 15-16.
12 De La Cruz MS, Buchanan EM. Uterine Fibroids: Diagnosis and Treatment. Am Fam Physician. 2017; 95(2): 100-107.
13 賈可娟．「痛經」源流古文獻簡考 [J]. 中醫研究，2020; 33(10): 72-74.
14 楊小玉，裴麗．痛經病名的古文獻考略 [J]. 江蘇中醫藥，2018; 50(07): 62-64.
15 張玉珍（主編）:《中醫婦科學》（第一版），第八章：月經病（第十節：痛經），第 124-129 頁，中國中醫藥出版社，北京，2002.
16 楊瑩瑩，王天芳，趙麗紅，田祿，王燕平，湯玲，李甯，李昕，張文征．原發性痛經中醫證型診斷標準及其常見辨證分型的研究進展 [J]. 環球中醫藥，2020; 13(08): 1454-1457.
17 湯霞萍，楊勇，商美麗，舒婭．中學生青春期痛經患病情況及辨證分型分析 [J]. 山東中醫雜誌，2016; 35(07): 588-591.
18 劉弘．痛經中醫證型臨床文獻研究 [J]. 中國中醫藥資訊雜誌，2007; (11): 102-103.
19 馬玉俠，衣華強，王棟，劉學蓮，高樹中，陳少宗．近 20 年原發性痛經辨證分型與針灸補瀉方法運用規律初探 [J]. 山東中醫雜誌，2009; 28(08): 523-525.
20 劉玉祁，佘延芬，朱江，宋佳杉，陳寅螢，鄭媛媛，馬增斌，陳旭，楊歡，解秸萍，苑鴻雯．基於調查的中重度原發性痛經中醫病因病機探討 [J]. 中華中醫藥雜誌，2012; 27(01): 57-61.
21 時光，孫士鵬，孫偉偉，劉永，余燚薇，趙瑞華，劉貴．子宮內膜異位症中醫證候樣本庫的構建．中國醫藥生物技術，2020; 15(4): 357-363.
22 丁愛娟，錢靜．子宮內膜異位症中醫證候分佈規律文獻分析 [J]. 浙江中醫雜誌，2008; (06): 357-358.
23 季培英，張婷婷，徐蓮薇，曹琛，鄒坤，李瑛．子宮內膜異位症的中醫證型分佈與相關因素的研究 [J]. 上海中醫藥雜誌，2009; 43(08): 43-45.
24 吳寧，李冬梅，於婷兒，郭艷芳，李瀟，程航，劉斂，李秀霞．子宮內膜異位症中醫證型與生殖狀況的相關性研究 [J]. 遼寧中醫雜誌，2011;38(01):40-42.
25 吳寧，郭艷芳，程航，李冬梅，于婷兒，李秀琴．子宮內膜異位症中醫證型與 IL-6 和 IL-8 的相關性研究 [J]. 上海中醫藥雜誌，2009; 43(01): 49-51.
26 張曉峰，王青．從「瘀、濕、濁、毒互結損絡」論治子宮內膜異位症初探 [J]. 陝西中醫，2014; 35(03): 338-340.
27 何文娟，周惠芳．中醫藥治療盆腔炎性疾病後遺症研究進展 [J]. 中醫藥資訊，2011; 28(03): 144-147.
28 黃玉珍．中醫藥治療慢性盆腔炎臨床研究進展 [J]. 浙江中醫學院學報，2001; (01): 78-79.
29 韋緒性（主編）:《中醫痛證診療大全》，第 522-529 頁，中國中醫藥出版社，北京，1992.

30 吳秋玲 (主編): 《灌腸》, 科學出版社 , 北京 , 2014.
31 張曉燕 . 中藥保留灌腸治療原發性痛經 68 例 [J]. 臨床醫學 , 2012; 32(02): 117-118.
32 張發秀 , 陳霞 . 中藥灌腸配合西藥治療血瘀型原發性痛經 [J]. 四川中醫 , 2004; (01): 71.
33 江桂玲 , 許光銳 , 劉燕 . 血瘀型原發性痛經採用中西醫結合護理的效果觀察 [J]. 中國傷殘醫學 , 2013; 21(12): 279.
34 吳凌燕 , 田超 , 夏陽 . 化瘀消症湯配合清康灌腸液治療子宮內膜異位症痛經 60 例 [J]. 山東中醫雜誌 , 2013; 32(03): 169-170.
35 宋艷華 , 俞瑾 , 俞超芹 . 俞氏內異方結合中藥灌腸外敷治療子宮內膜異位症 36 例臨床觀察 [J]. 中國中西醫結合雜誌 , 2005; (08): 748-749.
36 梁月琴 , 張麗 . 中藥灌腸治療子宮內膜異位症痛經 72 例 [J]. 中國中醫藥科技 , 2004; (04): 252.
37 王曉潔 . 米非司酮聯合中藥保留灌腸治療復發性子宮內膜異位症的臨床研究 [J]. 中國醫藥導報 , 2011; 8(01): 35-37.
38 張澎 , 范郁山 , 苗芙蕊 . 中藥灌腸治療子宮內膜異位症的研究進展 [J]. 湖南中醫雜誌 , 2017; 33(09): 198-200.
39 趙莉 , 葉玉妹 , 陳孝瑾 , 曹陽 , 張婷婷 . 不同中醫方案治療子宮內膜異位症的臨床研究 [J]. 上海中醫藥雜誌 , 2011; 45(06): 43-45.
40 周亞紅 , 毛利雲 , 溫麗娜 . 中藥保留灌腸治療子宮內膜異位症的臨床研究 [J]. 南京中醫藥大學學報 , 2014; 30(06): 516-519.
41 范美霞 , 張佃翠 , 董莉 . 中藥灌腸配合獨一味治療子宮內膜異位症 93 例 [J]. 中國民間療法 , 2005; (01): 23-24.
42 李雪微 , 隋永朋 , 王艷萍 . 中藥保留灌腸治療子宮腺肌病所致痛經氣滯血瘀證 [J]. 長春中醫藥大學學報 , 2015; 31(06): 1233-1234.
43 金影 , 劉震坤 . 中藥保留灌腸治療子宮腺肌症的臨床觀察 [J]. 實用婦科內分泌雜誌 (電子版), 2019; 6(02): 72+77.
44 崔金玲 , 霍磊磊 . 中藥灌腸治療子宮腺肌病痛經 60 例臨床觀察 [J]. 中國民族民間醫藥 , 2017; 26(09): 91-92.
45 裴新 . 中藥灌腸配合敷臍治療子宮腺肌病痛經的療效觀察 [J]. 現代實用醫學 , 2010; 22(10): 1164-1165.
46 蘆艷麗 , 韓璐 . 左炔諾孕酮宮內緩釋系統配合中藥灌腸治療子宮腺肌病的臨床觀察 [J]. 新疆中醫藥 , 2015; 33(04): 19-20.
47 于勝男 , 劉彥 , 王瑞雲 , 楊俊美 . 中藥灌腸聯合超聲聚焦治療子宮腺肌瘤 30 例臨床觀察 [J]. 中國民族民間醫藥 , 2017;26(19):108-109.
48 曾微 . 紅藤湯灌腸加腹部微波治療慢性盆腔炎臨床觀察 [J]. 中國中醫藥現代遠端教育 , 2019;17(14):71-73.
49 王麗環 , 黃楠楠 , 張琳 , 牟曉霞 . 中藥灌腸聯合腹腔鏡手術治療盆腔膿腫的效果觀察 [J]. 臨床合理用藥雜誌 , 2016; 9(20): 66-67.
50 卜彥青 , 陳少宗 , 杜廣中 . 原發性痛經現代針灸腧穴應用研究 [J]. 中醫雜誌 , 2010; 51(09): 811-813.
51 孫碩 , 張澤宇 . 針刺治療原發性痛經的選穴規律研究 . 光明中醫 , 2020; 35(7): 134-1035.
52 岳進 , 陳潔潔 , 苗芙蕊 , 范郁山 . 古今文獻中針灸治療痛經的用穴處方研究 [J]. 河南中醫 , 2014; 34(06): 1192-1194.
53 卜彥青 , 陳少宗 , 杜廣中 . 原發性痛經現代針灸腧穴譜 [J]. 遼寧中醫雜誌 , 2010; 37(06): 1110-1112.
54 周雪瑩 . 灸法治療原發性痛經的研究進展 [J]. 世界最新醫學資訊文摘 , 2017; 17(99): 73-75.
55 何詩雯 , 郭亞茹 , 陳偶英 , 肖娜 . 隔藥灸治療原發性痛經的研究現狀與治療進展 [J]. 護理研究 , 2018; 32(08): 1176-1178.
56 張曉 , 王強強 . 隔鹽灸神闕治療寒凝血瘀型原發性痛經臨床觀察 [J]. 上海針灸雜誌 , 2016; 35(02): 175-177.
57 姜麗梅 , 馬玉俠 , 姜桂寧 . 單用摩法治療原發性痛經療效觀察 [J]. 山東中醫雜誌 , 2020; 39(10): 1071-1074.
58 萬冰艷 , 金龍 , 羅建 . 基於資料採擷技術的推拿手法治療原發性痛經的規律分析 [J]. 按摩與康復醫學 , 2019; 10(20): 38-41.
59 婁爽 , 陳英英 , 劉斯文 , 李華南 , 馬菲 , 譚濤 . 推拿療法治療痛經臨床研究進展 [J]. 江蘇中醫藥 , 2018; 50(10): 78-81.
60 吳雙 , 王翔 . 推拿治療原發性痛經臨床研究進展 [J]. 實用中醫藥雜誌 , 2012; 28(06): 518-519.
61 王強 , 王勇 . 古今推拿治療痛經的文獻考究 [J]. 山東醫藥 , 2009; 49(17): 101-102.
62 王得志 , 謝琳 , 王立軍 , 丁全茂 . 推拿治療原發性痛經的研究進展 [J]. 醫學綜述 , 2018;24(02):367-370+377.

63 王晨亦，魏紹斌．中藥灌腸療法在婦科疾病治療中的應用 [J]. 江西中醫藥，2019; 50(09): 75-77.
64 彭元霞，朱英，陳日蘭，羅國馨，江海燕，韋秋娜，何彥霖，劉泓毅．針灸治療痛經的臨床研究概況 [J]. 湖南中醫雜誌，2019; 35(12): 139-141.
65 Armour M, Ee CC, Naidoo D, Ayati Z, Chalmers KJ, Steel KA, de Manincor MJ, Delshad E. Exercise for dysmenorrhoea. Cochrane Database Syst Rev. 2019; 9(9): CD004142.
66 Armour M, Smith CA, Steel KA, Macmillan F. The effectiveness of self-care and lifestyle interventions in primary dysmenorrhea: a systematic review and meta-analysis. BMC Complement Altern Med. 2019; 19(1): 22.
67 李占波．自我按摩治療原發性痛經 40 例 [J]. 中國中醫藥現代遠端教育，2011; 9(18): 9.
68 左晶晶．自我穴位按摩對兩種證型痛經療效的比較 [J]. 全科護理，2009; 7(05): 419.

第 29 章

周圍神經病理性疼痛

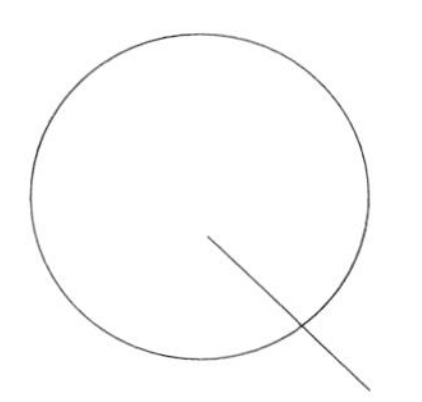

臨床表現和病理機制

周圍神經病理性疼痛是因外周神經病理性改變和損傷所引起的一類痛症，雖然有眾多外周神經痛可歸屬於這一痛症，但臨床上以帶狀皰疹後神經痛、痛性糖尿病周圍神經病變和化療所誘發周圍神經病變最為多見 [1-5]。本章重點討論這三種痛症。三叉神經痛也是周圍神經病理性疼痛，已在第 15 章中詳述。

雖然周圍神經病理性疼痛因不同病因有所不同，但大多數表現為針刺樣、燒灼樣、刀割樣或電擊樣疼痛，並伴有麻木、蟻走感、瘙癢、感覺遲鈍或減退等感覺異常，以及肢體功能受限等。主要病理機制是因感染、炎症、缺血、代謝異常、藥物毒性或創傷導致神經纖維離子通道改變，引發神經敏化，表現為自發性疼痛、痛覺過敏、痛覺超敏和感覺異常。自發性疼痛是指在沒有任何刺激情況下，受影響皮膚出現疼痛。痛覺過敏是因痛閾降低，傷害性刺激信號被放大，受影響組織和皮膚作出過度反應。痛覺超敏是指即使是非傷害性刺激也引發疼痛，如衣物輕微觸碰、震動或溫度微小變化等均可誘發疼痛，病人因此甚至不能穿衣 [1-4]。

帶狀皰疹後神經痛 (Post-herpetic Neuralgia, PHN)：帶狀皰疹後神經痛是帶狀皰疹癒合後，沿單側周圍神經皮膚分佈所出現的、持續至少一個月的疼痛，為帶狀皰疹最常見併發症之一。年發病率為 3-5/1000，且隨年齡增長，發病率顯著上升。主要病理機制可能因機體免疫功能下降，如衰老和長期使用免疫抑制劑等，激活潛伏在外周感覺神經節細胞內的水痘 - 帶狀皰疹病毒複製。病毒沿神經纖維分佈區域，攻擊組織和細胞。因此帶狀皰疹也常發生於免疫功能低下和長期使用免疫抑制劑的病人，如愛滋病和器官移植患者[1-7]。

帶狀皰疹後神經痛呈間歇性或持續性的燒灼樣、電擊樣、刀割樣、針刺樣或撕裂樣的自發性劇痛，主要發生在三叉神經眼支分佈的前額，頸後、肋間、腰後、下腹和股內側等單側脊神經分佈區（圖 29-1）。局部皮膚受損，急性期呈簇集成群小水皰、紅斑和潰破，後期有色素沉著和斑痕。嚴重影響睡眠、情緒和生活質量[1,3]。

痛性糖尿病周圍神經病變（Painful Diabetic Peripheral Neuropathy, PDPN）： PDPN 是最常見糖尿病神經病變之一，也是糖尿病晚期常見併發症，高達 30-50% 糖尿病病人患有 PDPN[1-3,8-10]。其病理機制可能因長期高血糖造成局部微循環障礙和缺血缺氧，引發代謝紊亂、氧化應激和神經炎症，導致神經纖維脫髓鞘和軸突變性等病理改變。

臨床表現為四肢末端疼痛和感覺異常。疼痛呈自發性和誘發性。自發性疼痛為間歇性或持續性的刺痛、銳痛、燒灼樣或電擊樣痛，也可呈跳痛、酸痛和壓迫樣痛。誘發性疼痛表現為痛覺過敏和超敏。疼痛以夜間為甚。感覺異常包括淺感覺（溫度覺和輕觸覺）和深感覺（震動覺和本體感覺）減退或缺失，表現為肢體麻木，對溫度不敏感而常被燙傷，因深感覺減退導致持物、站立和行走能力下降，跟腱反射減弱或消失。四肢遠端呈對稱性、手套或襪套狀疼痛和感覺異常，尤以下肢為甚。同時伴有出汗、腹脹腹痛等自主神經症狀和焦慮、抑鬱等精神症狀。

化療所誘發周圍神經病變（Chemotherapy-induced Peripheral Neuropathy, CIPN）： 又稱為化療末梢神經炎，是化療過程中常見副反應之一，至少 1/3-2/3 癌症患者在化療過程中出現外周神經病變，以鉑類、紫杉醇類和長春花鹼類化療藥物最為明顯[1-3,11]。可在首次化療後即出現，且在化療結束後可能繼續發展或惡化，並持續數月甚至數年。主要病理機制是化療藥物破壞神經元核和線粒體 DNA 結構，引發氧化應激、凋亡、免疫激活和炎症等病理改變，最終導致軸突變性和神經纖維傳導功能異常。與 PDPN 相似，臨床上也表現為四肢遠端呈對稱性、手套或襪套狀的燒灼、針刺或觸電樣疼痛，觸摸硬物時加重，麻木，對冷熱不敏感（圖 29-2）。嚴重者喪失手腳位置感和震動感，難以完成精細動作，行走困難。

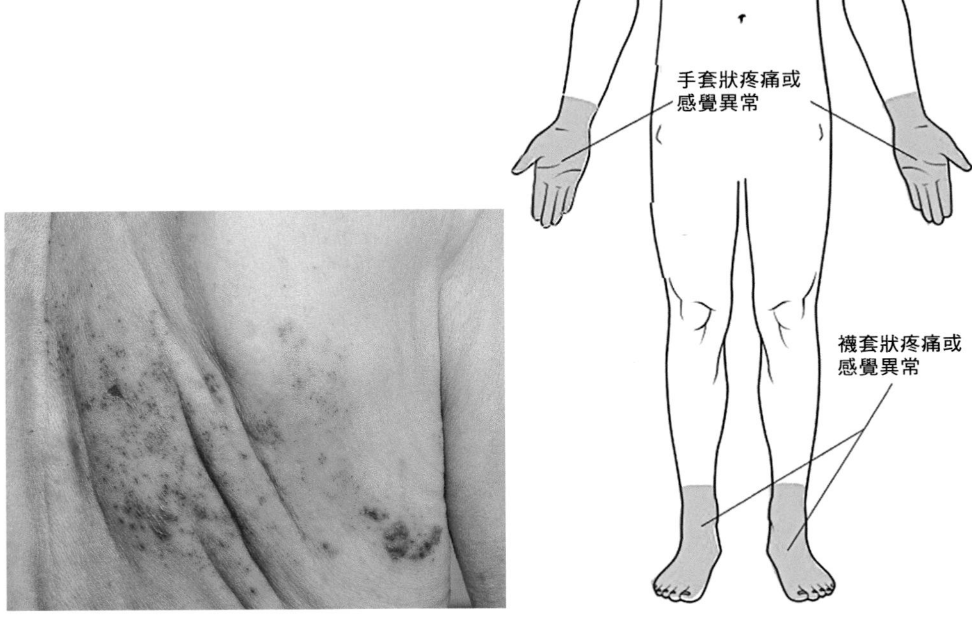

圖 29-1 肋間帶狀皰疹

圖 29-2 四肢遠端呈對稱性、手套或襪套狀疼痛或感覺異常

中醫淵源

帶狀皰疹者，古代醫家多有不同稱謂 [12,13]。最早隋巢元方《諸病源候論·瘡病諸候》謂之「甑帶瘡」：「甑帶瘡者，繞腰生，此亦風濕搏於血氣所生，狀如甑帶，因此為名，又云此瘡繞腰背則殺人。」明王肯堂《證治準繩·瘍醫》亦言：「或問繞腰生瘡，累累如珠，何如？曰：是名火帶瘡，亦名纏腰火丹，由心腎不交、肝火內熾流入膀胱，纏於帶脈，故如束帶。」明申斗垣《外科啟玄·卷七》又稱為「蛇窠瘡」、「蜘蛛瘡」。明萬全《育嬰秘訣》則稱為「蛇纏虎帶」。明李時珍《本草綱目》謂為「火帶瘡」。明陳實功《外科正宗》稱作「火丹」。清吳謙《醫宗金鑒·纏腰火丹》述及：「此證俗名蛇串瘡，有乾濕不同，紅黃之異，皆如累累珠形。乾者色紅赤，形如雲片，上起風粟，作癢發熱，⋯⋯濕者色黃白，水皰大小不等，作爛流水，較乾者多疼。」醫家多以為，帶瘡火丹者，皆因外染邪毒，內傷情志；或肝膽鬱熱，熱毒外溢；或脾傷濕蘊，濕毒泛表；或經脈受阻，氣滯血瘀。

糖尿病者，消渴也，消癉也。消者，消耗也，消瘦也；癉者，內熱也，癆熱也。糖尿病周圍神經病變因消渴而起，現代又稱消渴痹證 [14]。早在漢華佗

《華氏中藏經》已記載：「痹者，閉也。五臟六腑，感於邪氣，亂於真氣，閉而不仁，故曰痹病。或痛，或癢，或淋，或急，或緩而不能收持，或拳而不能舒張，或行立艱難……」所述之狀與現代消渴之痹相近。宋陳言《三因極一病證方論》曰：「夫消渴，皆由精血走耗，……肌肉脫剝，指脈不榮，精髓內竭。」元朱丹溪《丹溪心法・消渴》言：「（消渴）熱伏於下，腎虛受之，腿膝枯細，骨節酸疼，精走髓空。」明朱棣《普濟方》述道：「腎消口乾，眼澀陰痿，手足煩疼。」清《王旭高醫案》載有「消渴日久，但見手足麻木，肢涼如冰」病案，並認為因「氣血不能灌溉四末」所致。說明古代醫家對各種糖尿病周圍神經病變已有很好認識。

消渴痹屬「血痹」範疇[15]。《靈樞・九針論篇第七十八》首論血痹：「邪入於陰，則為血痹（癉）。」意為邪毒入陰，耗傷陰津，為痹為痛。隋巢元方《諸病源候論》解釋道：「血痹者，由體虛邪入於陰經故也。血為陰，邪入於血而痹，故為血痹也。」《金匱要略・血痹虛勞病脈證並治》詳述：「血痹陰陽俱微，寸口關上微，尺中小緊，外證身體不仁，如風痹狀，黃芪桂枝五物湯主之。」意為血痹者，血脈式微，肢絡不仁，如風作痹，首立黃芪桂枝五物湯治之。

糖尿病周圍神經病變又屬「絡病」範疇[16,17]。經脈為裡，橫出為絡；經主氣，絡主血。四肢末節，脈絡所終。消癉日久，陰津耗損，癉熱內生；津少血稠，則成痰成瘀；脈絡艱澀，肢末不得滲灌，則成痹成痛。正如清葉天士《臨證指南醫案》所言：「百日久恙，血絡必傷，初為氣結在經，久則血傷入絡。」在《讀醫隨筆》又言：「病久氣血推行不利，血絡之中必有瘀凝，故致病氣纏延不去。」故消渴痹證，皆因氣陰兩虛、痰瘀阻絡而起。

化療所誘發周圍神經病變者，實為藥毒作痹作痛，藥毒之痹也[18]。其症者，尤以四末不仁麻木為著。明徐春甫《古今醫統大全》云：「凡麻木多屬四肢及手足之指者，此則四末氣血充榮不到，故多麻木也。」化療藥者，或大寒大毒，或大熱大毒。大寒大毒者，戕損陽氣，經脈不得鼓動，末絡失於溫煦，痰凝瘀阻，稽留肢末。大熱大毒者，伐陰傷津，虛熱內生，煉液成痰；血脈不充，滯絡成瘀。如明汪機《醫學原理》所言：「有氣虛不能導血，榮養筋脈而作麻木者；有因血虛無以榮養筋肉，以致經隧澀而作麻木者。」清王清任《醫林改錯》亦云：「元氣既虛，必不能達於血管。血虛無力，必停留而瘀。血脈瘀阻，不能達於四末，筋脈失於濡養，則肢體麻木不仁。絡脈瘀阻，陽氣不能鼓動，則刺痛難忍，遇寒加重。」故藥毒之痹，皆因藥毒伐傷，痰瘀內生，末絡失養所致。

辨證分型和方藥治療

周圍神經病理性疼痛者，或發於額面脅肋頸後，或走竄腰腹股內，或侵犯手足肢節。如針刺，如火燎，如刀割，如電擊。或麻木不仁，不知冷熱，肢涼如冰。或肢節不仁，遲鈍作癢，如蟻潛行。甚者舉步維艱，不知深淺，如履絮棉。

帶瘡火丹者，或邪毒伏絡，鬱而化熱，走竄肝膽，熱毒外溢；或餘毒傷脾，中土不運，濕毒互結，氾濫肌表；或餘毒稽留，經脈受阻，氣滯血瘀。或氣血耗傷，氣虛血瘀 [19,20]。

消渴藥毒痹者，肢末痹痛。或濕熱內蘊，流竄四末，阻遏肢絡；或寒襲肢末，血凝成瘀，脈絡拘急。或伐損脾土，濕聚成痰；脾陽失煦，血凝成瘀；痰瘀阻絡，四末痹痛。或氣血失源，氣虛血瘀，肢絡失養。或陰津耗損，陰虛血瘀，肢節失榮。或年老體衰，肝腎虧虛，肢節失養 [16,21-23]。

表 29-1 臨床主要周圍神經病變常見辨證分型一覽表

	證型	帶狀皰疹後神經痛	痛性糖尿病周圍神經病變	化療所誘發周圍神經病變
1.	肝膽濕熱	✓		
2.	脾虛濕蘊	✓		
3.	氣滯血瘀	✓		
4.	濕熱阻絡		✓	✓
5.	寒凝血瘀		✓	✓
6.	痰瘀阻絡		✓	✓
7.	氣虛血瘀	✓	✓	✓
8.	陰虛血瘀		✓	✓
9.	肝腎虧虛		✓	✓

1. 肝膽濕熱

臨床特點：為帶狀皰疹初起和急性期主要證型。脅肋、腹下、股內、腰間、頸後、或面頰驟然出現密集水皰，多而脹大，皰壁緊張，皮損鮮紅；灼熱刺痛，如火如燎；口苦咽乾；大便乾結，小便色黃；煩躁易怒，夜寐不安，苔薄黃或黃厚，脈弦滑數。

證機分析：邪毒蟄伏，一俟外邪侵襲，或情志不舒，則鬱而化熱；肝鬱犯脾，脾失健運，濕邪內生。濕熱蘊結肝膽，火毒外溢肌膚，則成帶瘡火丹之痛。

治療要則：清肝利膽，瀉熱祛濕。

常用方藥：龍膽瀉肝湯加紫草、連翹、土茯苓：龍膽瀉肝湯專於清瀉肝膽濕熱，方中龍膽草、黃芩清肝瀉火，除熱燥濕；梔子清熱除煩，涼血解毒；澤瀉分清瀉熱，利水滲濕；木通、車前子清利下焦，引熱下行；生地、當歸滋肝養血，滋陰護陰；柴胡疏肝利膽，引藥入經；生甘草清熱解毒，調和諸藥。加紫草涼血活血，解毒消皰；連翹清熱解毒，消癰止痛；土茯苓解毒除濕，通絡止痛。諸藥合用，共圖清熱祛濕，消皰止痛之效。

2. 脾虛濕蘊

臨床特點：為帶狀皰疹中後期證型之一，多見於素體脾胃虛弱之人。皮損紅斑色淡，皰壁鬆弛，皰液清亮，或破潰糜爛，隱隱作痛；口乾不欲飲，食少腹脹，大便時溏，舌淡，苔白或白膩，脈沉緩或滑。

證機分析：毒邪羈留，損傷脾胃；中土無能，水濕內生，挾毒泛溢肌表。

治療要則：健脾除濕，解毒止痛。

常用方藥：除濕胃苓湯加薏苡仁、麻黃、細辛。除濕胃苓湯乃平胃散合五苓散加梔子、木通、滑石、防風而成。方中平胃散（蒼朮、厚朴、陳皮、甘草）健脾和胃，行氣燥濕；五苓散（白朮、澤瀉、茯苓、豬苓、桂枝）利水滲濕，溫陽化氣；梔子清熱利濕，解毒消癰；木通、滑石清熱利水，通利下焦；防風疏風解表，勝濕止痛。加薏苡仁健脾滲濕，排癰消疹；麻黃解表利水，通絡透疹；細辛溫陽化飲，通絡止痛。諸藥配伍，共奏利濕解毒，消疹止痛之功。

3. 氣滯血瘀

臨床特點：多見於帶狀皰疹後期，為帶狀皰疹後神經痛常見證型之一。皮疹消退處疼痛不止，或間歇發作，刺痛或燒灼痛，或遊走性鈍痛。紅斑消退，皮疹紫紅，皰疹乾涸結痂，可有血痂，或色素沉著。夜寐難安，煩躁易怒，兩脅串痛。苔白或黃，舌質紫黯，脈細弦或澀。

證機分析：毒邪肆虐，濕熱內蘊，日久脈絡受損，氣血受阻。氣行不暢則為滯，血行受阻則成瘀。

治療要則：理氣活血，通絡止痛。

常用方藥：柴胡疏肝散合桃紅四物湯化裁加珍珠母、生牡蠣、沒藥、全蠍：柴胡疏肝散專於行氣活血，疏肝健脾。方中柴胡舒肝解鬱，疏表退熱；枳殼、陳皮、香附行氣散結，疏經通絡；芍藥養血柔肝，通經止痛；川芎行氣活血，調暢止痛。桃紅四物湯專於活血通絡，祛瘀止痛，方中桃仁、紅花活血通經，祛瘀止痛；熟地、當歸補肝滋陰，養血調經。加珍珠母、生牡蠣重鎮安神，養心助眠；沒藥活血化瘀，行氣止痛；全蠍搜風通絡，攻毒散結。二方配伍化裁，以達行氣化瘀，通經活絡之效。

4. 濕熱阻絡

臨床特點：為糖尿病和化療周圍神經病變常見證型。主要見於煙酒過度，或嗜食燒烤煎炸、肥甘厚味之人。肢末灼熱疼痛，或麻木不仁，重著乏力；心煩口苦，脘腹痞滿；面色油光晦垢；口膩不渴；大便黏滯，小便黃赤；苔黃膩，舌紅，脈滑數。

證機分析：煙酒燒烤，肥甘煎炸，恣生濕熱，流注肢末；或藥毒互結，流竄四末，阻遏肢絡。

治療要則：清熱利濕，活血通絡。

常用方藥：當歸拈痛湯合四妙丸化裁加白附子、延胡索、雞血藤：當歸拈痛湯專於祛濕除痹，清熱止痛；四妙丸長於清熱利濕，舒筋壯骨。當歸拈痛湯方中當歸養血和血，黃芩清熱燥濕，羌活祛風勝濕，三藥為君；茵陳、苦參祛濕清熱，利膽消水；蒼朮健脾利濕，祛風除濕；澤瀉、豬苓淡滲利水，瀉熱祛濕；防風、升麻、葛根散表化濕，宣絡除痹；人參、白朮健脾益氣，滲濕利水；知母清熱瀉火，養陰生津。取四妙丸中黃柏清熱燥濕，瀉火解毒；川牛膝舒筋強骨，活血通絡；薏苡仁清熱除痹，健脾利水。加白附子辛溫散濕，消痰利絡；延胡索行氣活血，化滯止痛；雞血藤行血通絡，活血舒絡。

二方化裁加味，共圖瀉熱祛濕，通絡止痛之效。

5. 寒凝血瘀

臨床特點：為糖尿病和化療周圍神經病變證型之一，多發於寒冷季節。肢末冷痛，麻木不仁，下肢尤甚；得溫痛減，遇寒痛增，夜間加重；神疲乏力，畏寒怕冷；尿清便溏；苔白滑，舌暗淡或有瘀點，脈沉細澀。

證機分析：消渴日久，或藥毒侵蝕，氣血受損，寒邪當犯肢末；寒性收引，肢絡拘急；血脈不行，凝泣成瘀；寒瘀交結，則為急為痛。

治療要則：溫陽散寒，活血通絡。

常用方藥：當歸四逆湯加附子、威靈仙、丹參：當歸四逆湯專治寒留肢絡，手足痹痛。方中當歸、芍藥活血養血，和營榮絡；桂枝助陽通脈，溫經舒絡；細辛溫寒化飲，疏經通絡；通草疏暢血脈，通利止痛；甘草、大棗益氣健脾，補血生陽。加附子助陽散寒，溫通止痛；威靈仙疏經活絡，祛濕止痹；丹參活血祛瘀，通經止痛。諸藥配伍，共圖助陽通絡，散寒止痛之效。

6. 痰瘀阻絡

臨床特點：為化療和痛性糖尿病周圍神經病變最常見證型之一。肢體麻木不仁，多有定處，常自我掐捏拍打，以圖緩解；尤以下肢為甚，行走不穩，如踩棉上；頭重如裹，肢體困重，胸悶納呆，腹脹不適，大便黏滯。苔白厚膩，舌胖或有齒痕，色暗，脈沉滑或沉澀。

證機分析：藥毒滯留，或消渴日久，脾土不振，水濕失運，聚而成痰，痰濁駐留肢末脈絡。脾陽不振，肢末不得溫煦，血行不暢而成瘀。痰瘀互結，則為痹為痛。

治療要則：祛痰化瘀，通絡止痹。

常用方藥：雙合湯化裁加全蠍、膽南星、三七、延胡索：雙合湯專為痰瘀痹阻之證所設，由桃紅四物湯與二陳湯，另加白芥、竹瀝而成，故謂「雙合」。方中桃仁、紅花活血散瘀，通經活絡；熟地、當歸、川芎補血榮絡，活血祛瘀；芍藥斂陰養肝，養血濡絡。二陳湯方中半夏祛濕利痰，消腫散結；茯苓淡滲健脾，行水消痰；陳皮理氣健脾，燥濕化痰。白芥子利氣豁痰，辛溫通絡；竹瀝豁痰利絡，清通血脈。加全蠍搜痰利絡，散結除痹；膽南星滌痰通絡，消結止痛；三七、延胡索行氣活血，活絡止痛。諸藥合用，共奏豁痰通絡，化瘀定痛之效。

7. 氣虛血瘀

臨床特點：多見於素體氣血虛衰之人。皰疹皮損處或肢末疼痛，如針如刺，入夜加重；皰疹疼痛者，伴有水皰癟陷，皮暗色著；肢末疼痛者，麻木遲鈍，有蟻行感；氣短乏力，神疲倦怠，自汗畏風，易於感冒；苔薄白，舌淡暗或有瘀點，脈沉細或細澀。

證機分析：或毒邪耗傷，或藥毒伐傷，或消渴耗損；生氣不足，無力行血，遲滯成瘀。

治療要則：益氣活血，通絡止痛。

常用方藥：補陽還五湯合黃芪桂枝五物湯化裁加牛膝、桑枝、雞血藤、延胡索。雙方均治氣虛血痹之證，前者重於化瘀通絡，後者偏於溫經通痹，為治氣虛血瘀消渴痹之經典方[24]。補陽還五湯重用黃芪，補氣行血，養肌榮絡；桃仁、紅花、川芎、赤芍活血祛瘀，行氣通經；當歸尾行血散瘀，補血生氣；地龍通經利絡，消痹止痛。取黃芪桂枝五物湯中桂枝、生薑溫陽通脈，和營活絡；大棗補益脾陽，生氣化血。加牛膝活血通經，強筋利足；桑枝活絡除痹，利節止痛；雞血藤行血補血，舒筋活絡；延胡索行氣活血，通絡止痛。諸藥並用，以求生氣祛瘀，通絡止痹之效。

8. 陰虛血瘀

臨床特點：為化療後和痛性糖尿病周圍神經病變最常見證型之一，以下肢多見。肢體麻木或灼痛，腿足攣急，時有抽搐，酸脹疼痛；夜間為甚；咽乾少飲，五心煩熱，心悸失眠；腰膝酸軟，多有便秘；苔花剝少津，舌嫩紅或暗紅，脈細數或細澀。

證機分析：藥毒消渴，傷津伐陰；陰津虧耗，血少滯稠，脈澀不行，肢絡失榮，則成陰虛血瘀之痛。

治療要則：滋陰活血，濡絡止痛。

常用方藥：滋陰活血通絡方加蜈蚣、烏梢蛇、牛膝、續斷。滋陰活血通絡方為經驗方[25,26]，主治陰虛血瘀之痹。方中太子參益氣健脾，生津濡潤；麥冬、石斛、生地黃養陰生津，清熱除煩；五味子生津斂陰，寧心安神；芍藥養血斂陰，和營緩急；當歸、川芎、延胡索活血養血，通絡濡絡；雞血藤行血補血，活絡榮絡。加蜈蚣、烏梢蛇散結通絡，除痹止痛；牛膝、續斷強筋健足，活血通經。諸藥化裁合用，以解陰虛血痹，足痛攣急之痛。

9. 肝腎虧虛

臨床特點：主要見於老年人化療後和痛性糖尿病周圍神經病變及遷延不愈者。足痛如刺，或如電如燎；麻木不仁，不知冷熱，晝輕夜重；膝踝反射減退或消失；痿軟無力，甚者痿廢不用；腰膝酸軟，骨鬆齒搖，頭暈耳鳴；苔少或無苔，舌淡，脈沉細無力。

證機分析：年老體衰或歷久不愈，藥毒稽留難除，消渴日益沉重，損及肝腎，耗竭陰精；筋骨失養，脈絡失榮；四肢末節，首當為著。

治療要則：滋肝益腎，榮絡定痛。

常用方藥：金匱腎氣丸合三痹湯化裁：以金匱腎氣丸滋陰補精，榮絡舒攣。方中乾地黃、山茱萸、乾山藥益腎滋肝，健脾榮絡；桂枝、附子溫補腎陽，生發活絡；澤瀉、茯苓利水滲濕，通利肢節；丹皮清肝瀉火，中和滋膩。以三痹湯補益肝腎，通絡除痹；取方中獨活、秦艽逐痹通絡，疏利止痛；當歸、川芎、芍藥養血活血，和營濡絡；杜仲、續斷、牛膝補肝益腎，強筋壯骨；黃芪、人參益氣健脾，養血榮絡。雙方化裁，以求養陰生精，和絡止痛之功。

中藥浸洗

已有大量中藥浸洗治療糖尿病和化療周圍神經病變的臨床觀察和對照試驗報告[27-30]。表 29-2 是在已報告的一些經驗方基礎上，擬就的浸洗方。該方具有通絡榮絡，溫經活血，除痹止痛功能，供參考使用。注意：四肢皮膚有潰瘍者，慎用或忌用浸洗療法，以免感染。

可用木桶浸洗（圖 5-2），亦可用電動沐足裝置浸洗。稱取表中各藥材重量，加水約 1,000-1,500 毫升，煎煮 45-60 分鐘，與藥渣一併倒入木桶內，待水溫降至可耐受溫度時，雙足或雙手浸沒其中。如用電動沐足裝置，水溫調至 38°C-43°C。每次浸洗 45-60 分鐘。每天 1-2 次。待再次浸洗時，將藥渣和藥汁一併加溫，並加水適量。每劑藥可重複使用 2-3 天，14 天為一療程。

表 29-2 消渴痹和藥毒痹中藥浸洗方

藥物	重量（克）	比例（%）
生川烏	30	8.1
生草烏	30	8.1
透骨草	20	5.4
威靈仙	30	8.1
伸筋草	20	5.4
艾葉	20	5.4
川芎	20	5.4
紅花	20	5.4
桂枝	25	6.8
黃芪	30	8.1
雞血藤	20	5.4
木瓜	30	8.1
花椒	20	5.4
蘇木	20	5.4
當歸	20	5.4
沒藥	15	4.1
總計	**370**	**100**

針灸治療

纏腰火丹

纏腰火丹者，邪毒蟄伏，濕熱內蘊作祟也。肝膽二脈，循脅裡，布脅肋。胃陽明脈，循鼻上額。帶脈者，圍身環腰，交會肝膽。脾太陰脈入股內前廉。皮部者，經脈之分野。熱毒濕邪外溢皮部而生疹，內阻經絡而作痛。或上竄陽明額面，或橫逆肝膽脅肋，或流溢帶脈腰間，或下注脾經股內。針灸為治，當以阿是為要，或圍刺，或叩刺，或放血，或拔罐；輔以辨證循經選穴。除毫針外，梅花針叩刺拔罐或三棱針點刺拔罐和火針也已成為治療帶狀皰疹常用方法[31-34]。

治療要則： 清熱瀉毒，活血暢濕，息絡止痛。

選穴原則：（1）皰疹皮損處圍刺、梅花針叩刺、或三棱針點刺，加拔罐；（2）再根據表29-3辨證選穴。

表29-3 纏腰火丹辨證針灸選穴

證型	穴位名稱	功效
肝膽濕熱	大椎、期門、曲池、支溝、內庭、俠溪、行間	清肝利膽，瀉熱暢濕
脾虛濕蘊	夾脊穴、脾俞、天樞、陰陵泉、足三里、豐隆、三陰交	扶土化濕，消滯利絡
氣滯血瘀	膻中、中脘、膈俞、內關、合谷、血海、地機	行氣通滯，理血消瘀

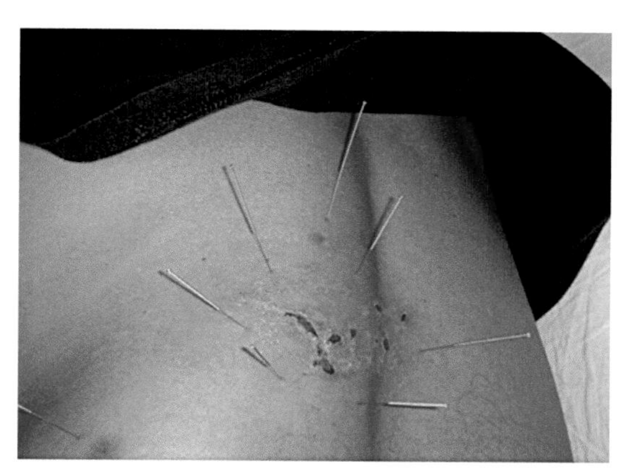

圖29-3 帶狀皰疹圍刺法（香港大學中醫藥學院姚韌敏老師提供照片）

操作要點

- **毫針電針拔罐法：**（1）取合適體位，充分暴露皰疹皮損處，充分消毒後，用毫針沿簇集皰疹四周圍刺和皰疹間散刺（圖29-3）。注意不可刺在皰疹和結痂瘢痕上。前額部者，短毫針沿皮下平刺；頸項、脅肋、腹腰間和股內側者，用中長毫針斜刺。肝膽濕熱者，行瀉法，即快速進針和提插撚轉；脾虛濕蘊和氣滯血瘀者，平補平瀉。（2）根據表29-3辨證分型，再取3-4穴進針。（3）在跨皰疹皮損處，選取2-3對電針刺激，頻率100 Hz，連續波，強度調至患者感覺舒適為宜，持續25分鐘。（4）出針後，繼在皮損處閃火拔罐，留罐3-5分鐘，使其皮膚發紅或少量出血。小心起罐，用消毒乾棉球拭去出血。（5）隔天一次，2 周為一療程。

- **梅花針叩刺 / 三棱針點刺拔罐法：**（1）充分消毒，梅花針沿簇集皰疹四周叩刺，輕度用力，使其微出血；或三棱針在皰疹四周和皰疹之間點刺出血。（2）繼以閃火拔罐，留罐 5-8 分鐘，令其出血量 3-5 毫升。（3）每週 1-2 次，4-6 次為一療程。
- **火針點刺：**（1）充分消毒，將毫火針置於酒精燈外焰中，燒至通紅發白；在皮損灼痛處，每隔 10 毫米，依次快速進針出針，深度為 2-5 毫米，並刺破水皰。（2）點刺過程中及結束後用消毒紗布蘸吸皰液。（3）針刺結束後，用消毒紗布或創可貼覆蓋固定，保持皮損表面乾燥清潔。（4）每週 1-2 次，4-6 次為一療程。

消渴痹和藥毒痹

肢末者，六經交止，脈絡所終也。消癉日久，藥毒稽留，四末首當其衝。初起濕熱寒凝，外邪內侵，互結肢末；或灼熱作痛，或冷痛作痹，或麻木不仁。日久脈絡失榮，陰傷津虧，痰滯血瘀；或麻木遲鈍，或拘急抽搐，或痿軟無力。針灸以治，當以和絡止痛為要。初起清熱祛寒，利絡溫絡；後期則滋陰養血，榮絡濡絡。已有大量針灸治療糖尿病和化療相關周圍神經病理性疼痛的臨床試驗和系統評價 [35-40]。

治療要則：瀉熱溫寒，滋陰養血，和絡止痛。

選穴原則：手臂和足腿局部要穴和辨證選穴相配合（表 29-4）（圖 29-4）

操作要點

- 先仰臥，選定手臂和足腿局部要穴，其中井穴每次選 2-3 穴。另加辨證選穴。充分消毒穴區。
- 濕熱阻絡、寒凝血瘀和痰瘀阻絡者，井穴點刺放血，不留針；其餘穴位行瀉法或平補平瀉。氣虛血瘀、陰虛血瘀、肝腎虧虛者，短針行刺井穴，其餘穴位行補法或平補平瀉。如選有背部穴位者，轉為俯臥行針。
- 電針刺激：選 4-6 對跨關節要穴，電針刺激；頻率，實證者 100 Hz，虛證者 2 Hz，連續波，強度調至患者感覺舒適為宜，持續 25 分鐘。
- 溫針刺激：寒凝阻絡和痰瘀阻絡者，可選取肢末若干要穴，於針柄撚裝艾絨點燃，溫針刺激。

表 29-4 消渴痹和藥毒痹針灸選穴		
分型	穴位名稱	功效
· 局部要穴		
手臂部	井穴（少商、商陽、中沖、關沖、少沖、少澤）、八邪、太淵、合谷、尺澤、曲池	活血通絡，除痹止痛
足腿部	井穴（隱白、厲兌、大敦、足竅陰、湧泉、至陰）、八風、絕骨、三陰交、陰陵泉、地機、足三里	
· 辨證選穴		
濕熱阻絡	行間、支溝、曲泉、陽陵泉	清熱利濕，通絡除痹
寒凝血瘀	神闕、關元、命門、三陰交	溫寒化凝，消瘀定痛
痰瘀阻絡	中脘、天樞、陰陵泉、豐隆	消痰化瘀，通經疏絡
氣虛血瘀	氣海、肺俞、膏肓、足三里	益氣補虛，和血散瘀
陰虛血瘀	胰俞（胃脘下俞）、膈俞、血海、太溪	滋陰養血，活血消瘀
肝腎虧虛	期門、京門、脾俞、腎俞	益肝補腎，滋陰養血

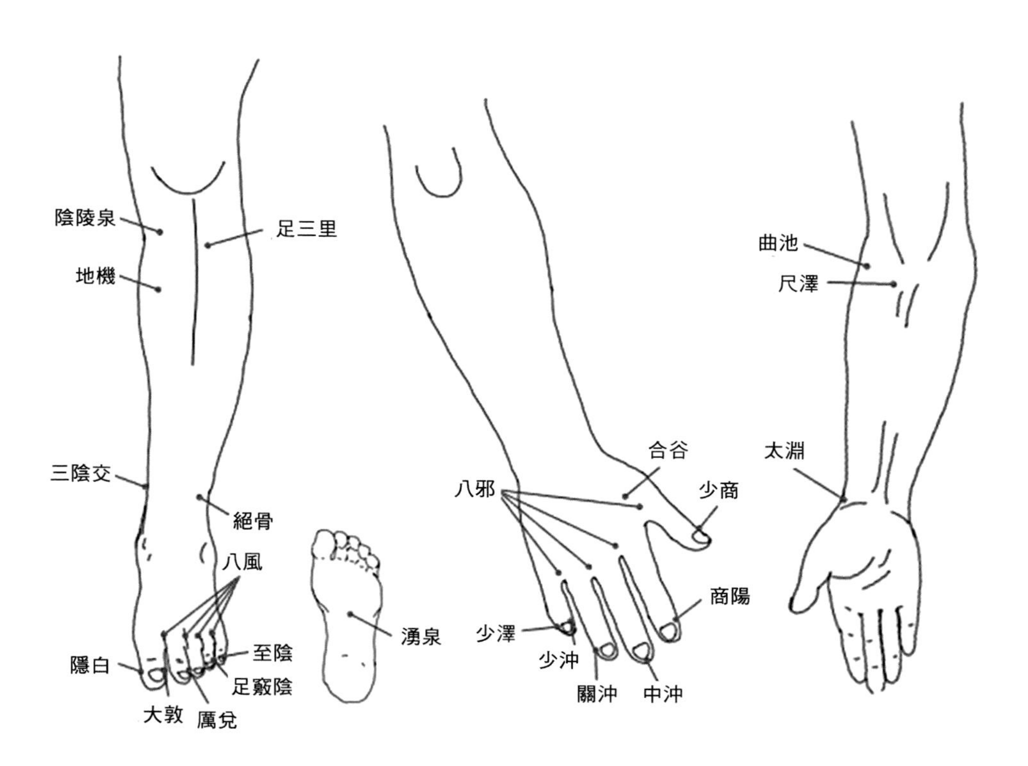

圖 29-4 治療四肢神經末梢痛常用選穴

治療策略及自我調理

- 帶狀皰疹發作期和皰疹後神經痛者，毫針、梅花針或三棱針加拔罐作為首選，療效確切；同時可輔以中藥內服，預後良好。火針可作為帶狀皰疹發作期的選擇之一。
- 糖尿病和化療相關周圍神經病變者，針灸結合中藥浸洗可作為首選，二者可較好改善肢末疼痛和感覺異常。同時輔以中藥內服。
- 帶狀皰疹者，應忌食辛辣煎炸食物，並保持皰疹皮損處潔淨乾爽。勿擦破或擠破皰疹，以免引起感染。
- 糖尿病和化療相關周圍神經病變者，因感覺遲鈍和異常，需特別注意保護四肢皮膚，尤其避免燙傷和外傷。冬天注意保暖，可穿戴較厚襪子和手套。定期修剪指甲，保持潔淨衛生。

◇ 參考文獻

1 中華醫學會疼痛學分會(編):《中國疼痛疾病診療規範》:第八章:周圍神經病理性疼痛,第 204-231 頁,人民衛生出版社,北京,2020.

2 李仲廉(主編):《臨床疼痛治療學》(修訂版):第十六章:周圍神經疾病痛症;第 370-401 頁;第十七章第一節:糖尿病性疼痛,第 402-404 頁,天津科學技術出版社,天津,2000.

3 周圍神經病理性疼痛中國專家共識編委會.周圍神經病理性疼痛診療中國專家共識 [J]. 中國疼痛醫學雜誌,2020; 26(05): 321-328.

4 Baron R, Binder A, Wasner G. Neuropathic pain: diagnosis, pathophysiological mechanisms, and treatment. Lancet Neurol. 2010; 9(8): 807-819.

5 Schutzer-Weissmann J, Farquhar-Smith P. Post-herpetic neuralgia - a review of current management and future directions. Expert Opin Pharmacother. 2017; 18(16): 1739-1750.

6 中華中醫藥學會防治愛滋病分會.愛滋病合併帶狀皰疹中西醫協同治療專家共識 [J]. 中醫學報,2020; 35(05): 976-979.

7 宋微,馬良娟.移植與帶狀皰疹相關性新進展 [J]. 中國痲風皮膚病雜誌,2021; 37(04): 260-262.

8 中國醫師協會神經內科醫師分會疼痛和感覺障礙專委會.糖尿病性周圍神經病理性疼痛診療專家共識 [J]. 中國疼痛醫學雜誌,2018; 24(08): 561-567.

9 Selvarajah D, Kar D, Khunti K, Davies MJ, Scott AR, Walker J, Tesfaye S. Diabetic peripheral neuropathy: advances in diagnosis and strategies for screening and early intervention. Lancet Diabetes Endocrinol. 2019; 7(12): 938-948.

10 Iqbal Z, Azmi S, Yadav R, Ferdousi M, Kumar M, Cuthbertson DJ, Lim J, Malik RA, Alam U. Diabetic Peripheral Neuropathy: Epidemiology, Diagnosis, and Pharmacotherapy. Clin Ther. 2018; 40(6): 828-849.

11 Staff NP, Grisold A, Grisold W, Windebank AJ. Chemotherapy-induced peripheral neuropathy: A current review. Ann Neurol. 2017; 81(6): 772-781.

12 王春花,李文琦,王敏,周光.關於治療帶狀皰疹主證主方論治的認識及治療探究 [J]. 新疆中醫藥,2018; 36(06): 60-63.

13 周宇,張寧.帶狀皰疹臨床經絡證候特點分析 [J]. 中國中醫基礎醫學雜誌,2010; 16(09): 812-813.

14 孫冰.糖尿病周圍神經病變中醫病機探討 [J]. 濟寧醫學院學報,2013; 36(01): 14-17.

15 孔夢夢,黃平.從「血痹」論治糖尿病周圍神經病變的臨證經驗 [J]. 浙江中醫藥大學學報,2019; 43(05): 457-459.

16 吳以嶺(主編):《絡病學》:第十二章:糖尿病周圍神經病變,第 232-238 頁,中國中醫藥出版社,北京,2006.

17 王振剛,安曉霞,龍春莉.從絡病理論論治糖尿病周圍神經病變初探 [J]. 廣西中醫藥大學學報,2015; 18(04): 100-102.

18 劉會芳.中醫三聯法治療化療後末梢神經炎研究思路.中國中醫藥現代遠端教育,2015; 13(9): 21-23.

19 常明亮,王彰勇,常炳文.帶狀皰疹及其後遺神經痛的中醫辨證論治 [J]. 中國藥物與臨床,2019; 19(08): 1345-1346.

20 杜捷,曹明璐.帶狀皰疹的中醫辨證治療 [J]. 中國臨床醫生,2011; 39(08): 16-18.

21 王瑞琦.427 例痛性糖尿病神經病變患者中醫證候分佈特徵分析 [J]. 中醫臨床研究,2019; 11(10): 21-24.

22 侯麗,冷錦紅.痛性糖尿病周圍神經病變中醫證候學分析 [J]. 遼寧中醫藥大學學報,2017; 19(07): 110-112.

23 段力,武鳳震,梁慶順,夏亞情,符宇,范冠傑.基於文獻 2 型糖尿病周圍神經病變中醫證型規律及用藥特點探討 [J]. 中醫藥導報,2018; 24(10): 31-35.

24 周萍,鄭承紅.黃芪桂枝五物湯治療糖尿病周圍神經病變氣虛血瘀證 Meta 分析 [J]. 中醫藥臨床雜誌,2021; 33(01): 91-97.

25 趙靜,方朝暉.滋陰活血通絡方治療糖尿病周圍神經病變的臨床療效觀察 [J]. 山西中醫學院學報,2017; 18(02): 42-44.

26 齊學林,楊亞鋒,黃曉紅.滋陰活血通絡方治療糖尿病周圍神經病變 46 例 [J]. 陝西中醫,2012; 33(05): 564-566.

27 蔣青,陳麗榮,勞廣耀,蔣鸞鳳,唐松弟,肖春曉.中醫外治法治療糖尿病周圍神經病變的研究近況 [J]. 廣西中醫藥,2021; 44(02): 71-73.

28 趙亞芝,戎士玲,徐夢園,李曉曉.中醫外治法治療糖尿病周圍神經病變研究進展 [J]. 遼

寧中醫藥大學學報 , 2020; 22(06): 213-216.

29 梁妮 , 楊麗萍 , 李思琴 . 中藥熏洗聯合中醫護理干預在糖尿病周圍神經病變患者中的干預價值 [J]. 中西醫結合心血管病電子雜誌 , 2020; 8(33): 123-124.

30 郭靜 , 龔婷 . 中藥熏洗對糖尿病周圍神經病變患者手部感覺功能的影響分析 [J]. 當代醫學 , 2020; 26(33): 147-148.

31 金霞霞 , 雷正權 , 金俊義 . 針灸治療帶狀皰疹急性期的臨床研究進展 [J/OL]. 世界中醫藥 : 1-11[2021-06-07]. http://kns.cnki.net.eproxy.lib.hku.hk/kcms/detail/11.5529.R.20210507.1543.006.html.

32 優麗杜孜・烏斯滿 , 馬忠 . 針灸治療帶狀皰疹後遺神經痛研究進展 [J]. 新疆中醫藥 , 2020; 38(04): 81-84.

33 王曉荷 , 蔣世鋒 . 針灸治療帶狀皰疹的研究進展 [J]. 當代醫藥論叢 , 2020; 18(11): 21.

34 孫一鳴 , 李桂平 . 近 10 年針灸療法治療帶狀皰疹後遺神經痛研究進展 [J]. 內蒙古中醫藥 , 2020;39(02): 158-161.

35 黃麗 , 王秋月 , 范軼斌 , 張曉晉 , 姚群英 , 金珠 . 針刺對比西藥治療糖尿病周圍神經病變有效性的 Meta 分析 [J]. 世界科學技術 - 中醫藥現代化 , 2020; 22(09): 3400-3410.

36 姜乃丹 . 針灸治療糖尿病周圍神經病變的 Meta 分析與用穴規律研究 [D]. 遼寧中醫藥大學 , 2020.

37 韋秋娜 , 陳日蘭 , 朱英 , 劉泓毅 , 何彥霖 , 江海燕 , 羅國馨 , 彭元霞 . 針灸治療糖尿病周圍神經病變的取穴規律探究 [J]. 湖南中醫雜誌 , 2019;35(06): 131-132.

38 Chien TJ, Liu CY, Fang CJ, Kuo CY. The Efficacy of Acupuncture in Chemotherapy-Induced Peripheral Neuropathy: Systematic Review and Meta-Analysis. Integr Cancer Ther. 2019; 18: 1534735419886662.

39 Deng G, Bao T, Mao JJ. Understanding the Benefits of Acupuncture Treatment for Cancer Pain Management. Oncology (Williston Park). 2018;32(6): 310-316.

40 Hwang MS, Lee HY, Choi TY, Lee JH, Ko YS, Jo DC, Do K, Lee JH, Park TY. A systematic review and meta-analysis of the efficacy of acupuncture and electroacupuncture against chemotherapy-induced peripheral neuropathy. Medicine (Baltimore). 2020;99(17): e19837.

第 30 章

癌痛

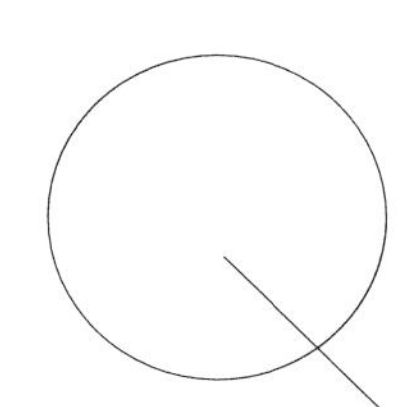

定義和機制

癌痛是指惡性腫瘤直接壓迫和侵潤周圍組織或轉移侵蝕遠處組織；以及在診斷和治療過程中，因穿刺和手術創傷，或化療放療及藥物毒性所引起的各種疼痛。與腫瘤直接相關癌痛佔 60%-75%，由診療導致的癌痛約為 10%-20%。超過一半癌症病人患有癌痛；75%-90% 晚期癌症患者遭受嚴重癌痛折磨 [1-3]。因此，如何有效控制癌痛，始終是癌症治療的一大挑戰。

癌痛的病理機制主要有 [1,2,4,5]：（1）腫瘤組織體積增大，壓迫鄰近組織或使內臟器官擴張腫大，激活傷害性感受器和痛覺傳入神經。（2）原位和轉移腫瘤組織迅速過度生長，缺血缺氧而壞死；或化療放療破壞大量腫瘤細胞。誘發腫瘤壞死因子及其他炎症因子大量釋放，敏化痛覺傳入神經而引發疼痛。炎症因子也是致熱原，可引起發熱，稱為癌性發熱。癌性發熱是一種非感染性、抗生素治療無效的發熱 [6]。（3）化療和放療毒性導致手足神經末梢病理改變和口腔粘膜潰瘍。（4）診斷性穿刺和手術損傷神經。（5）癌症藥物副作用，如芳香化酶抑制劑導致的肌肉骨關節疼痛等（圖 30-1）。

癌痛分類和特點

雖然目前缺乏一個公認的癌痛分類標準，但根據國際疼痛研究學會的建議、流行病學調查和中醫臨床實踐需要，癌痛大體上可分為原發性癌痛、轉移性癌痛和治療相關性癌痛三大類 [5,7,8]：

1. **原發性癌痛：** 主要為局部腫瘤組織引發的內臟痛和牽涉痛，表 30-1 概括了常見原發性癌痛的特點。

表 30-1 原發性癌症疼痛特點

癌症	疼痛特點
鼻咽癌	早期幾乎無症狀或僅有鼻塞和頸部出現無痛腫塊。晚期出現頭痛，鼻衄，耳鳴，聽力減退，複視和頸淋巴結腫大等。
喉癌	早期出現聲音嘶啞，持續性咽喉疼痛或乾咳，頸部或喉部出現硬塊，耳痛，吞咽困難。
食管癌	早期或僅吞咽困難，無疼痛症狀；中晚期出現劍突下燒灼感、吞咽疼痛、胸骨後和上腹痛。
甲狀腺癌	早期僅為頸部出現無痛腫塊，並逐漸增大。後期腫瘤組織增大擠壓食管或氣管，可能有吞咽或呼吸困難。
乳腺癌	早期僅為乳房脹痛，侵入性乳腺癌可出現乳房局部和乳頭疼痛。
肺癌	早期僅為輕度、難以定位的胸痛；中晚期胸痛加劇，且肩部、手臂和腰部出現持續性酸痛。
肝癌	早期為右上腹隱痛；中晚期右肋和劍突下持續隱痛、鈍痛或刺痛，常放射至右肩胛和背部。
胃癌	早期為難以名狀的胃脘不適和陣發性隱痛。
胰腺癌	早期幾乎無任何症狀；中晚期出現上腹部和中上背部鈍痛。
結直腸癌	反覆持續性腹部不適和疼痛，排便習慣改變，腹瀉和便秘交替出現。
腎癌	腰部腎區叩擊痛、隱痛或絞痛，並可捫及腫塊，血尿。
膀胱癌	排尿困難，尿頻尿痛且放射至腰部，血尿。
前列腺癌	尿頻尿痛，排尿困難，尿流細小，血尿，勃起困難，射精疼痛。
卵巢癌	初起無明顯症狀，後期下腹和骨盆悶痛，尿頻，便秘或腹瀉。
宮頸癌	腰痛，骨盆痛，性交痛或尿痛，陰道異常分泌物或出血，便秘。
白血病	約 1/3 患者有胸骨壓痛；約 1/5-3/5 兒童患者出現全身骨和關節痛。

2. **轉移性癌痛**：轉移性癌痛是指腫瘤轉移侵蝕遠處組織所導致的疼痛。腫瘤細胞從原發部位通過淋巴、血流或其他途徑遷移至其他部位繼續生長，形成與原發部位完全相同的腫瘤組織，這個過程稱為轉移。臨床上常見的有癌轉移性骨痛、頭痛和腹痛。

   (1) 癌轉移骨痛是癌症患者最常見也是最嚴重的癌痛之一[4]。約 70-80% 骨轉移來自於乳腺癌、前列腺癌和肺癌晚期，多出現在背部椎骨、脊柱兩側、骨盆、肋骨、股骨和肱骨近端等近中軸骨骼上。骨痛早期呈間歇性發作，程度較輕。隨著轉移腫瘤增大，疼痛加劇呈持續性。除轉移部位疼痛外，轉移至腰椎者，同時有腹痛。轉移至胸椎者，常伴單側或雙側肋間神經痛，嚴重者脊髓受壓而癱瘓。轉移至骨盆者，常出現髖關節和股內側疼痛，以及直腸膀胱受壓導致大小便障礙。轉移

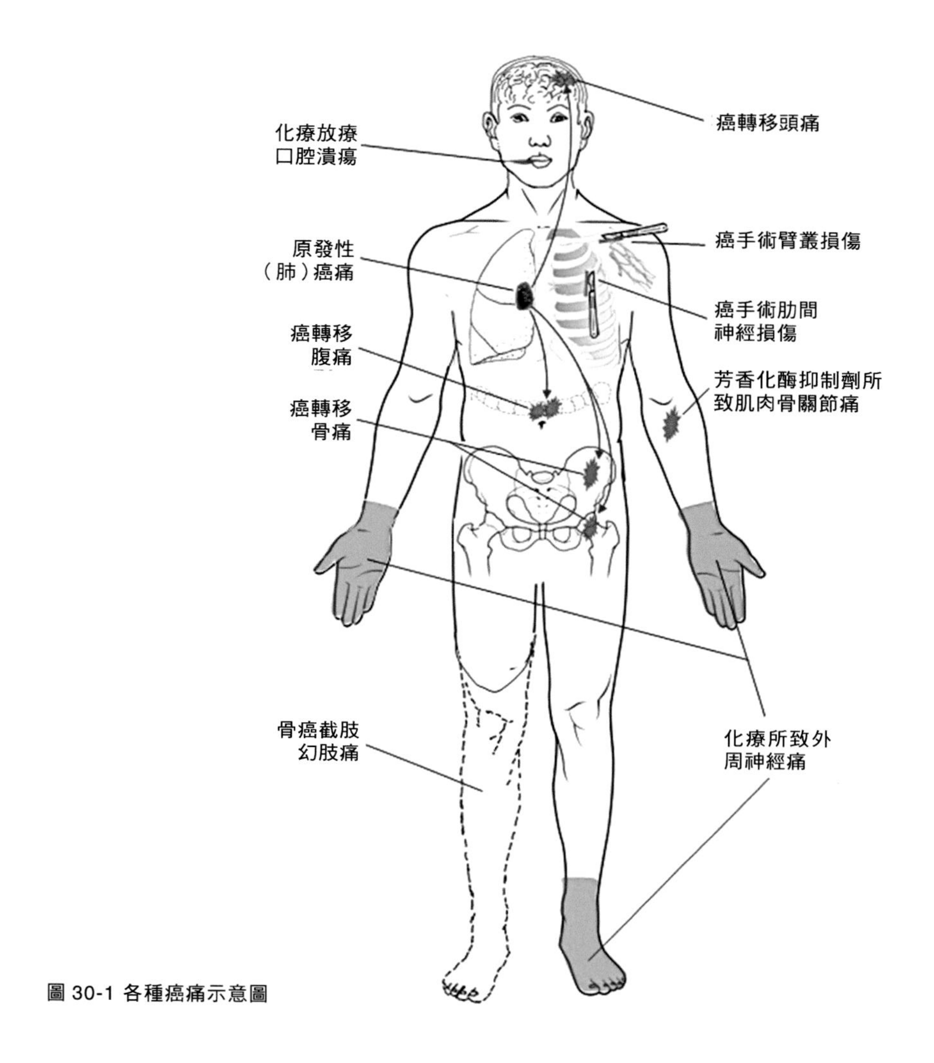

圖 30-1 各種癌痛示意圖

至肱骨和股骨近端者，則出現肩髖關節功能障礙，甚至骨折。

(2) 癌腦膜轉移頭痛也是常見癌痛之一，其臨床特點為頭痛劇烈，並逐步加重，多伴有噁心嘔吐、手足抽搐、視力模糊、平衡失調，記憶力減退等神經和精神症狀。肺癌、乳腺癌、直腸癌和腎癌是誘發腦轉移頭痛的高風險癌症 [9]。

(3) 腹膜轉移實為癌細胞經血流擴散至腹膜增殖生長，形成腹腔包塊。其癌細胞多來自於鄰近的肝癌、胃癌、結直腸癌和胰腺癌。婦科盆腔癌變和腹膜後惡性腫瘤也常發生腹腔轉移。腹腔轉移早期症狀為腹水及多發性可移動腹腔包塊，質地堅硬，壓痛明顯。後期有陣發性腹痛和其他消化系統及全身症狀 [10]。

3. **治療相關性癌痛**：主要包括化療所致的外周神經病變、術後疼痛、芳香化酶抑制劑所致的肌肉骨關節痛以及化療放療所致的口腔潰瘍 [3,5,7,11]。

(1) 外周神經病變：約 1/3-2/3 癌症患者在化療過程中出現外周神經病變，以鉑類、紫杉醇類和長春花鹼類化療藥物最為明顯。可在首次化療後即出現，也可在化療數年後才出現。主要症狀包括四肢末端呈手套或襪套狀的燒灼樣、針刺樣或觸電樣疼痛，觸摸硬物時加重，麻木，對冷熱不敏感。嚴重者喪失手腳位置感及完成精細動作和行走出現困難。化療所誘發周圍神經病變可參考第 29 章「周圍神經病理性疼痛」治療。

(2) 術後疼痛：急性術後疼痛是癌症手術治療的常見症狀，其中有一部分發展為慢性術後疼痛，常見的有肺癌和乳腺癌術後肋間神經痛（主要為第 2-5 肋間神經）和臂叢損傷，以及骨腫瘤截肢後幻肢痛。患肢痛表現為患者在已截肢的部位上，出現如電擊、切割、撕裂或燒灼樣、陣發性或持續性疼痛，且逐漸加重。

(3) 肌肉骨關節疼痛：為芳香化酶抑制劑（Aromatase Inhibitors, AI）治療絕經後乳腺癌過程中最常見副作用之一，常導致患者中斷治療 [12]。

(4) 口腔潰瘍：放射療法常用於頭頸部癌症的治療，包括上段食管癌、鼻咽癌和腦腫瘤等。但放療毒性可同時損傷口腔粘膜，導致口腔潰瘍。嚴重的口腔潰瘍常影響進食、張口和說話 [13]。

中醫淵源

古代醫家對瘤和癌的病理特徵已有初步認識。在殷墟出土、約 3,500 年前殷周時期的甲骨文已有「瘤」字，意為滯留、積塞所形成的腫塊。《說文解字》說：「瘤，腫也，從疒，留聲。」《說文解字注》解釋：「瘤，流也，流聚而生腫也。」宋《聖濟總錄》進一步解釋：「瘤之為義，留滯不去也。」癌古稱「嵒」或「巖」，與「岩」相通，意為硬如岩石，累累聚積，高突如岩頂，爛深如岩壑之病變異物。南宋楊士瀛《仁齋直指方論·卷二十二》述及：「癌者，上高下深，岩穴之狀，顆顆累垂，裂如瞽眼，其中帶青，由是簇頭，各露一舌，毒根深藏，穿孔通裡，男子多發於腹，女子多發於乳……」似為晚期潰破癌組織。古籍中對腫瘤有不同命名，如稱食管癌為「噎膈」，乳腺癌為「乳岩」，婦科腫瘤為「腸覃」，肺部和肝區腫塊分別稱為「肺積」和「肝積」等。

古代文獻記載了各種癌痛的臨床表現。如《素問·玉機真藏論》描述：「大骨枯槁，大肉陷下，胸中氣滿，喘息不便，內痛引肩項。」甚似晚期癌症疼痛發作。《千金要方》有類似食道癌疼痛的描述：「食噎者，食無多少，惟胸中苦塞，常痛不得喘息。」南宋嚴用和《濟生方・噎膈》也有類似描述：「其為病也，令人胸膈，妨礙飲食，胸痛徹背。」清唐容川《血證論》中描述直腸癌疼痛：「臟毒者，肛門腫硬，疼痛流血，與痔漏相似。」《靈樞・厥病》記載：「真頭痛，頭痛甚，腦盡痛，手足寒至節，死不治。」似為癌轉移頭痛。晉葛洪《肘後備急方》述及：「治卒暴症，腹中有物如石，痛如刺，晝夜啼呼，不治之，百日死。」似為腫瘤轉移至腹部的劇烈腹痛。明陳實功《外科正宗》描述：「形色紫黑，堅硬如石，疙瘩疊起，推之不移，昂昂堅貼於骨者，名骨瘤。」清許克昌、畢法《外科證治全書》提及：「又有貼骨瘤，貼骨而生，極疼痛。」二者所提骨瘤，與癌轉移骨瘤特徵相近。

辨證分型和方藥治療

今人瘤癌高發，初因不外稟賦缺欠，正氣虧損，或年老衰變。若又久居水土染毒之地，終日呼吸塵霧毒霾。或長年飲食不潔不淨，諸如人工添加、合成佐劑、逾期黴變、反覆煎炸；或細菌病毒常年作祟；或醫砭失當，藥毒稽留。再遇七情內亂，體耗神傷，諸因雜陳，致秉質異變，則釀成癌毒。癌毒者，陰毒也，隱匿橫生，恣意作亂之毒是也。

故癌痛病機，乃陰毒作祟，致氣滯，致濕聚，致痰凝，致血瘀。癌毒初犯，不紅、不熱、不痛、不腫，難被覺察。一俟侵入六腑五臟，則滯緩水濕通調，阻遏經脈運行，疼痛漸起。後期癌毒恣生散播，喋噬津液營血，侵蝕臟腑百骸，傳導失度，生化失源，癌痛日甚。或化療放療，藥毒稽擾，傷氣耗陰，筋骨失榮而痛。故癌痛主要有氣滯痰凝、痰瘀互結、氣陰耗損、陰毒擴侵四種證型 [14-16]。

1. 氣滯痰凝

臨床特點：見於癌症早期。多為脹痛、鈍痛、隱痛或陣痛，如乳腺癌早期常有乳房脹痛，肝癌早期肝區出現隱痛或陣痛，胃癌早期常出現上腹隱痛和陣痛，結直腸癌早期可有下腹陣發性隱痛等。善太息，神疲乏力。胸膈痞滿，脘腹不適，納呆食少。大便異常，便溏或便秘。苔白膩，舌質淡，脈弦細或弦滑。

證機分析：常年憂慮抑鬱，情志不遂，氣機鬱結，陰毒初犯，氣機升降失度，水液通調受阻，濕聚痰積，則成氣滯痰凝之痛。

治療要則：行氣解鬱，祛痰化凝。

常用方藥：越鞠丸合化積丸化裁。越鞠丸專治六氣之鬱，方中香附行氣開鬱，解胸腹不時隱痛；川芎理氣活血，治血鬱刺痛；蒼朮燥濕健脾，散濕鬱痰積悶痛；梔子清熱瀉火，熄火鬱灼痛；六曲消食和中，除痞滿脹痛。化積丸善於化痰除積，專治痰積瘰塊。方中三棱、莪朮、阿魏、瓦楞子行氣化痰，散結化積。檳榔、蘇木、五靈脂，通腑消積，化瘀散聚。雙方合用，共奏行氣滯、解鬱結、化痰凝之功。

2. 痰瘀互結

臨床特點：見於癌毒已明顯發展的中期，以按痛、放射痛和刺痛為主，如食管癌因腫物梗塞食管，吞咽時疼痛放射至胸背。乳腺癌可捫及乳房結塊，脹痛或按痛。肺癌者咳嗽時引發胸痛。肝癌者肝區有腫大結塊，脹痛刺痛，甚者劇痛難忍，並放射至脅肋。胃癌者胃脘悶痛絞痛拒按。結直腸癌者腹部腫塊堅硬不移，下痢灼痛或脹痛，甚者刺痛難忍。形體漸瘦，神疲倦怠，面色蒼白或灰暗無光，咳嗽痰多粘稠，不欲飲食，大便色黑或帶血。苔少，舌瘦色暗，脈細澀。

證機分析：癌毒恣生，侵犯腑臟，致使傳導失司，生化乏源，水濕通調滯緩則痰積，經脈運行阻遏則血瘀，痰瘀互結則為痛。

治療要則：消痰散瘀，敗毒止痛。

常用方藥：膈下逐瘀湯合阿魏軟堅散化裁加三棱、莪朮及抗癌敗毒之品。膈下逐瘀湯專治脅肋脘腹瘀腫結塊。取方中桃仁、紅花破血祛瘀，消積散結；當歸、赤芍、川芎活血補血；烏藥、五靈脂行氣化凝，活血散瘀；枳殼、香附、延胡索理氣消滯，通絡止痛。阿魏軟堅散原為外用，具軟堅化痰，消積散結之功。取方中君藥阿魏軟堅消積；象貝、南星、僵蠶化痰散結。加三棱、莪朮行氣破血、消積止痛；根據不同癌症，加抗癌敗毒之品（表 30-2），以抑制癌毒，散結通瘀。諸藥合用，共奏消痰積、散瘀結、敗癌毒、止疼痛之功。

表 30-2 不同癌症常用抗癌敗毒中藥 [a]

癌症	常用抗癌敗毒中藥
鼻咽癌	山豆根、蛇六穀、天花粉
喉癌	一枝黃花、山豆根、石斛
食管癌	懸覆花、代赭石、冬凌草
甲狀腺癌	石上柏、蛇六穀、夏枯草
乳腺癌	漏蘆、白花蛇舌草、山慈菇、夏枯草
肺癌	冬凌草、絞股藍、乾蟾皮
肝癌	茵陳、田基黃、夏枯草
胃癌	藤梨根、白英、凌霄花
胰腺癌	茵陳、梔子、天龍
結直腸癌	鳳尾草、仙鶴草、馬齒莧
腎癌	土茯苓、白花蛇舌草、馬鞭草
膀胱癌	龍葵、石韋、車前子、白茅根
前列腺癌	半枝蓮、穿心蓮
卵巢癌 / 宮頸癌	土茯苓、龍葵、莪朮
急性白血病	青黛、水牛角、雄黃

[a] 本表根據第三版《中醫內科學》教科書 [17] 整理。

3. 氣陰耗損

臨床特點：多見於癌症中後期及化療放療過程中。癌痛以隱痛、乾痛、陣痛及肢末不仁、灼痛刺痛和口腔潰瘍為主。如食管癌咽部乾痛，吞咽時加重；肺癌乾咳胸痛，痰凝帶血；乳腺癌病灶區隱隱作痛，綿延加重；肝癌肝區陣痛頻發，日夜難安；胃癌胃脘隱痛不止，乾嘔便燥；直腸癌肛門墜痛，裡急便秘；宮頸癌小腹隱痛，經血不止。化療者肢末麻木不仁、灼痛刺痛；放療者口腔潰瘍，反覆作痛，遷延難愈。體重銳減，形體羸瘦，低熱潮熱，自汗盜汗，口唇乾裂潰瘍，氣短懶言，心悸多夢，頭暈耳鳴，苔少或斑剝，舌紅少津。

證機分析：癌毒肆虐，恣蝕六腑五臟，喋噬津液營血；或化療放療，藥毒稽伐，傷氣耗陰；筋骨經絡不得濡養，失榮而痛。

治療要則：益氣養陰，扶正抑毒。

常用方藥：益氣養陰解毒湯合六味地黃丸化裁加石斛、天花粉、沙參及抗癌敗毒之品（表 30-2）：益氣養陰解毒湯原為山東顧振東教授為急性白血病所擬。取方中黃芪、太子參、白朮健脾生氣；當歸、阿膠補血助氣；生地、麥冬、天冬滋陰益氣；女貞子、旱蓮草、補骨脂、枸杞子補肝益腎，濡潤養陰。六味地黃丸專治真陰不足、虛火上炎之證。方中熟地滋補腎精，山茱萸補益肝陰，山藥健脾養陰；澤瀉清瀉相火，丹皮清瀉肝火；茯苓健脾滲濕。加石斛、天花粉、沙參生津潤燥；再加表 30-2 抗癌敗毒之品，以抑毒制癌，清熱止痛。

4. 陰毒擴侵

臨床特點：主要見於癌症末期，癌毒轉移散播，侵蝕骨髓、顱腦和腹膜。以劇烈骨痛、頭痛和腹痛為特徵。骨痛者，癌毒多侵犯脊柱正中和兩側、胸肋或肩肱髖股。瘤物如疙瘩，堅硬如石，凸起於皮下，推之不移，劇痛如割，間歇發作，日漸加重，夜間痛甚，呻吟哀嚎，不得歇臥。癌毒侵蝕腦顱，則頭痛如崩如裂，噁心嘔吐，手足抽搐，甚者幻視幻聽，失憶健忘。癌毒侵蝕腹膜，則腹痛如擰如絞，可捫及累累包塊，甚者腹脹如鼓。面色灰暗，骨瘦形銷，兩顴突聳，苔光剝，舌瘦色暗，脈細弦或沉細。

證機分析：癌毒恣生散播，肆意橫逆；流毒臟腑經脈，則經廢脈弛；侵蝕百骸骨髓，則骨枯髓空，百痛叢生。

治療要則：通絡化瘀，壯骨解毒。

常用方藥：仙龍定痛飲合身痛逐瘀湯化裁加抗癌敗毒之品：仙龍定痛飲為國醫大師朱良春所擬，專治癌轉移骨痛 [18]，方中製南星化痰散結；地龍、全蠍通絡活絡，除痹止痛；補骨脂、骨碎補、淫羊藿（仙靈脾）溫腎壯陽，榮筋壯骨。身痛逐瘀湯善於化瘀止痛，方中川芎、桃仁、紅花、沒藥、當歸化瘀散結、活血止痛；五靈脂、地龍通絡祛瘀；香附理氣止痛，牛膝壯骨活血；加表 30-2 抗癌敗毒之品，以解毒化瘤、消瘀止痛。

中藥外治法

中藥外治法已成為治療各種癌痛的常用方法。現代藥理推測，許多癌痛外治藥物，如常用的人工麝香、冰片、乳香、沒藥，可抑制局部炎症和致痛因子釋放，提高痛閾，舒緩疼痛；同時抑制血小板聚集和血栓形成，改善局部血液循環；另外還有一些藥物，如延胡索等可直接調控中樞痛覺信號 [19-21]。癌痛常用外治法有敷貼、塗搽和灌腸等。

- **敷貼法**：將藥物精細加工成粉末，用凡士林或蜂蜜等賦形劑調製成糊膏狀，裝瓶密封備用。敷貼面積視癌痛部位和穴位而定，直徑可 1-4 釐米不等。敷貼時，先用 75% 酒精消毒癌痛處或穴區，鋪上比敷貼範圍稍大的大網眼白紗布，將藥膏均勻敷布在紗布上，厚度約 2-4 毫米，再用防滲膠布固定。1-2 天更換一次。為加強藥物滲透，可採用電磁波儀或微波治療機局部照射加溫至 40-42℃，持續 30-45 分鐘，以提高療效。
- **塗搽法**：將藥物研末，浸泡在 75% 乙醇 7-30 天，取上清液製成酊劑，直接塗敷在癌痛處，每日 2-3 次。
- **灌腸法**：主要用於腸道和盆腔癌痛。將藥物煎煮製成約 1,500 毫升湯液，置 4℃冰箱內保存。使用時熱水浸泡加溫，用注射器抽取適量體積藥液，取小號導尿管並用導管連接注射器，按常規灌腸操作規程，將小號導尿管插入肛門約 15cm，然後用微泵以每分鐘 2-3 毫升速度進藥。每次給藥 100-150ml，每日 2-3 次，每日給藥總量不超過 300ml。

注意：（1）皮膚潰破處和皮膚過敏者忌用敷貼和塗搽。（2）結直腸癌患者已出現腸瘺或手術後慎用灌腸法。（3）因癌症患者免疫功能低下，在治療過程中，要嚴密觀察，如出現皮膚過敏或潰破，應立即停止治療。

藥劑製備：表 30-3 是在眾多已報告的癌痛外用方所用中藥頻數和規律的基礎上（表 30-4），擬就的癌痛外用方，供敷貼外治時參考使用。製備該敷貼方時，將 19 味藥物混勻研磨加工成細粉，再用凡士林調配成體積 240 毫升可供 40 貼次的量，平均每貼 6 毫升含 6 克藥粉。在表 30-4 中，雖然一些經驗方標明主治癌痛，但總體上均可用於一般癌痛。

表 30-3 自擬癌痛外用方

藥物	重量（克）	比例（%）
冰片	9	3.75
蟾酥	5	2.08
人工麝香	1	0.42
細辛	10	4.17
三棱	15	6.25
土鱉蟲	10	4.17

莪朮	15	6.25
生半夏	15	6.25
大黃	10	4.17
薑黃	20	8.33
威靈仙	20	8.33
山慈姑	20	8.33
生馬錢子	10	4.17
生川烏	10	4.17
生南星	10	4.17
血竭	10	4.17
延胡索	20	8.33
沒藥	15	6.25
乳香	15	6.25
總計	**240**	**100**

表 30-4 癌痛中藥外治經驗方一覽表 [a]

名稱	主要成分和製備	主治癌痛
· 敷貼方		
癌理通 [21]	蟾酥、馬錢子、麝香、白藥	一般癌痛
癌瘤消腫止痛膏 [22]	乳香、沒藥、巴豆、雄黃、樟腦、白礬、馬錢子、木鱉子、川烏、製斑蝥	一般癌痛
癌痛甯巴布劑 [23]	川烏頭、魔芋、山豆根、丹參、莪朮、紅花、麝香、冰片	一般癌痛
癌症止痛貼 [21]	乳香、沒藥、烏梢蛇、冰片、馬錢子、蜈蚣	一般癌痛
癌症止痛貼 [24]	人工麝香、延胡索、蘆薈、生半夏、冰片	一般癌痛
補腎化瘀中藥敷貼 [25]	山慈菇、威靈仙、全蠍、半枝蓮、熟地黃、骨碎補、牡丹皮、冰片	骨轉移痛
複方麒麟膏 [26]	血竭、乳香、沒藥、麝香、冰片、山慈姑、黃藥子、川烏、延胡索、重樓	一般癌痛
複方蟾酥散 [21]	蟾酥、麝香、冰片、肉桂、細辛、草烏、血竭、桃仁、三棱、莪朮、青黛、澤蘭、黃柏、茜草	一般癌痛
肝癌止痛散 [27]	麝香、冰片、三七、延胡索、乳香、沒藥、三棱、莪朮	肝癌
肝舒貼穴位敷貼 [28]	虎杖、薑黃、川芎、乳香	肝癌
攻癌鎮痛散 [29]	乳香、沒藥、川芎、青黛、冰片、威靈仙	一般癌痛
化堅拔毒膜 [30]	土鼈蟲、木鱉子、大黃、薑黃、冰片、氮酮	肝癌

抗癌止痛帶[31]	鼠婦、徐長卿、麝香、蟾酥	一般癌痛
祛瘀消痛貼膏[32]	三七、薑黃、白芷、水牛角、土鱉蟲、藏紅花	癌性腹痛
軟肝消腫止痛膏[33]	生馬錢子、蟾酥、生芫花、水蛭、冰片、生大戟、青娘子、牙皂、麝香、血竭、乳香、沒藥、當歸、白芍、山慈姑、生南星、白附子、麻油、桃丹	肝癌
如意金黃散[34]	大黃、天花粉、冰片、黃柏、生南星、乳香、沒藥、薑黃、芙蓉葉、雄黃	一般癌痛
麝冰止痛膏[21]	麝香、當歸、丹參、冰片、血竭、千蟾皮、土鱉蟲、台烏藥、延胡索、朱砂	肝癌
雙柏散[35]	柏葉、大黃、澤蘭、黃柏、薄荷	肝癌
酸味三君子方[36]	山茱萸、烏梅、焦楂	一般癌痛
速效鎮痛膏[37]	生南星、生川烏、生附子、馬錢子、乳香、沒藥、乾蟾皮、蘆根、穿山甲、雄黃、薑黃、山慈菇、皂角刺、麝香、冰片	一般癌痛
天仙止痛方[38]	天仙子、白花蛇舌草、夏枯草、丹參、延胡索、蚤休、三棱、莪朮、生乳香、生沒藥	一般癌痛
通絡散結酊[39]	天南星、半夏、山慈菇、威靈仙	一般癌痛
痛舒膏[40]	馬陸、川烏、草烏、蘇木、馬錢子、乳香、沒藥、赤芍、白芷、白蘞、白芨、苦參	肺癌
烏頭鎮痛膏[21]	生川烏、生草烏、生半夏、生南星	一般癌痛
消堅止痛散[21]	延胡索、烏藥、鼠婦、冰片、土鱉蟲、血竭	一般癌痛
消瘤止痛外敷散[41]	青黛、雄黃、明礬、芒硝、製乳香、製沒藥、冰片、蟾蜍、麝香	肝癌
消瘤止痛膏[42]	草烏、生南星、赤芍、白芷、生薑、肉桂、紅花、乳香	肝癌
消痞止痛膏[43]	穿山甲、血蠍、兒茶、鬱金、川烏、草烏、細辛、白芷、延胡索、蟾酥、麻油	肝癌
消瘕鎮痛散[21]	麝香、蜈蚣、乳香、全蠍、沒藥、斑蝥、明礬、膽南星、天南星、蟾酥、東丹、紅砒、醋鱉甲、肉桂	骨痛
消瘕止痛外用方[44]	血竭、青黛、冰片、乳香、沒藥	一般癌痛
蟾冰膏[45]	蟾酥、冰片、馬錢子、生川烏	肝癌
蟾烏巴布膏[46]	蟾酥、川烏、麝香、冰片	肺癌
止痛膏[47]	附子、生草烏頭、生半夏、生天南星、白芥子、蜈蚣、斑蝥、全蠍、蟾酥、水蛭、壁虎、三棱、莪朮、黃藥子、細辛、雄黃	骨轉移痛
止痛散[21]	乳香、沒藥、血竭、冰片	一般癌痛

中藥外敷方 [48]	肉桂、生川烏、生草烏、山慈菇、生半夏、天南星、透骨草、蟾酥、蜈蚣、威靈仙、補骨脂、薑黃	骨轉移痛
中藥穴位敷貼 [49]	當歸、雞血藤、秦艽、丹參、細辛、羌活、獨活、乳香、沒藥、乾薑、黃芪、白朮、茯苓、麝香	一般癌痛
自製速效鎮痛膏 [50]	生南星、生川烏、生附子、馬錢子、乳香	一般癌痛
自擬敷貼方 [51]	大黃、黃柏、皮硝、芙蓉葉、冰片、生南星、乳香、沒藥、雄莪、天花粉、鬱金、白花蛇舌草	肝癌
自擬敷貼方 [52]	大黃、黃柏、吳茱茹、薏米	肝癌，肺癌
自擬敷貼方 [53]	乾蟾皮、大腹皮、桃仁、大黃、延胡索、莪朮、紅花、青皮、木防己、乳香、沒藥、水蛭、冰片	肝癌
中藥止痛貼 [54]	延胡索、製馬錢子、桃仁、紅花、青風藤、丹參、薄荷腦、冰片	骨轉移
· 酊劑塗搽方 b		
癌痛酊 [55]	川芎、三七、地龍、生附子	一般癌痛
癌痛酊 [56]	曼陀羅花、薄荷、冰片、細辛、紅花、乳香、沒藥、當歸	一般癌痛
癌痛酊 [57]	雄黃、冰片、血竭、三棱、莪朮、枯礬、延胡索	一般癌痛
癌痛欣滴鼻劑 [58]	細辛、冰片、防風、荊芥、葛根、白花蛇舌草、五味子、枸杞子	一般癌痛
馬蟾搽劑 [21]	生馬錢子、蟾酥、三七、製川草烏	一般癌痛
砂冰莪朮酊 [59]	朱砂、乳香、沒藥、當歸、地龍、桃仁、紅花、木香、丹參、延胡索、冰片、莪朮	一般癌痛
麝止痛液 [21]	蟾酥、麝香、冰片、牛黃、延胡索、珍珠	一般癌痛
烏冰止痛酊 [60]	生川烏、草烏、冰片、生南星、生大黃、蟾酥、細辛	一般癌痛
烏芎止痛酊 [61]	生川烏、生草烏、川芎、乳香、沒藥、土鱉蟲、冰片	一般癌痛
香術止痛酊 [62]	川烏、延胡索、莪朮、乳香、沒藥、冰片	一般癌痛
元麝止痛液 [63]	延胡索、麝香、蟾酥、牛黃、冰片	一般癌痛
· 灌腸方		
鎮痛散積液 [64]	鼠婦、生馬錢子、生南星、蜈蚣、蚤休、延胡索、黃芪、黨參、乳香、沒藥	直腸癌，結腸癌

a. 製劑排序按每一類製劑拼音字母順序排列。
b. 酊劑製備：藥物研末，75% 乙醇浸泡 7-30 天後，取上清液塗敷。

針灸治療

癌痛者，或因瘤邪作祟，或因藥毒稽伐，或因刀剪創傷而起。致使臟腑功能衰竭，百骸濡養失源，經脈運行受阻而作痛。故化瘀散結、宣通氣血、鼓舞正氣，為針灸治以癌痛為首要。大量臨床試驗和薈萃分析證實，針刺是緩解各種癌痛的有效手段[65-67]。除傳統針刺外，也有大量臨床試驗顯示，耳穴貼壓可加強「三階梯療法」的止痛作用[65-68]。

治療要則：散結消積，通阻活絡，調和氣血。

選穴原則：（1）根據癌痛辨證分型從表30-5中選穴；（2）再根據癌痛性質從表30-6中選穴；（3）另加耳穴貼壓。

表30-5 癌痛辨證分型選穴

分型	穴位名稱	功效
氣滯痰凝	太沖、太淵、鳩尾、中脘、豐隆	順氣通滯，化痰消聚
痰瘀互結	廉泉、中脘、豐隆、血海、膈俞	祛痰消積，散瘀通阻
氣陰耗損	氣海、膏肓、脾俞、三陰交、復溜	益氣養陰，化積消癥
陰毒擴侵	大椎、曲池、合谷、陽陵泉、懸鐘	抑毒消瘤，通絡軟堅

表30-6 各種癌痛主要用穴及功能一覽表

病症	穴位名稱	功效
·原發性癌痛及相關症狀		
鼻咽癌	金津、玉液、廉泉、迎香、頰車、下關、聽宮、天容、翳風、風池	散結通絡，清淵利咽
喉癌	人迎、水突、扶突、天突、天鼎	消結通阻，利喉復聲
食管癌	天突、膻中、巨闕、上脘、中脘、建里	通噎利膈，健胃疏阻
甲狀腺癌	阿是穴（腫塊處）、廉泉、人迎、扶突、水突、天柱、缺盆、期門、太沖	化積消瘕，清肝利癭
乳腺癌	屋翳、膺窗、天池、乳根、膻中、紫宮、璿璣、關元、內關、肺俞、膈俞	益氣養陰、散瘀消癥
肺癌	天泉、中府、風門、肺俞、膏肓、心俞、四花穴（膈俞、膽俞）、列缺	益氣養肺，宣通化瘤
肝癌	日月、期門、承滿、肝俞、膽俞、中脘、陽陵泉、太沖、公孫	清肝利膽，抑瘤消積

胃癌	上脘、通谷、中脘、梁門、天樞、胃俞、脾俞、胃倉、梁丘、足三里	健胃降逆，通導散瘀
胰腺癌	三焦俞、懸樞、膽俞、胃俞、中脘、天樞、尺澤、足三里、陽陵泉、公孫、三陰交、內庭	祛濕敗毒，疏胰利膽
結直腸癌	中脘、天樞、大橫、腹結、上巨虛、長強	消聚散結，開導通腸
腎癌	京門、中極、關元、腎俞、志室、太溪、復溜	消腫散積，通淋止血
膀胱癌	中極、水道、歸來、膀胱俞、次髎、會陽	消癥化瘤，通癃利水
前列腺癌	中極（灸）、氣海（灸）、關元（灸）、水道	溫陽軟堅，啟閉開流
卵巢癌 / 宮頸癌	關元、中極、大巨、水道、歸來、腎俞、三焦俞、八髎、三陰交	化瘀消阻，導尿通便
急性白血病	大椎、膻中、華蓋、血海、曲池、合谷、行間	息熱涼血，化瘀活絡
慢性白血病	太白、脾俞、膏肓、關元、足三里	健脾養血，通阻止痛
· 轉移性癌痛		
癌轉移骨痛	阿是穴（癌痛腫塊）、夾脊、大椎、腎俞、肝俞、肩髃、曲池、委中、陽陵泉、懸鐘、丘墟	攻堅散結，化積止痛
腦轉移頭痛	百會、通天、頭維、率谷、太陽、攢竹、腦戶、玉枕、上星	除瘤化瘀，通絡止痛
癌轉移腹痛	中脘、梁門、天樞、氣海、足三里、胃俞、脾俞	軟堅散聚，化瘀止痛
· 治療相關性癌痛		
化療所致周圍神經病理性疼痛	亦見第 29 章「周圍神經病理性疼痛」： · 手臂部：井穴（少商、商陽、中沖、關沖、少沖、少澤）、八邪、太淵、合谷、尺澤、曲池 · 足腿部：井穴（隱白、厲兌、大敦、足竅陰、湧泉、至陰）、八風、絕骨、三陰交、陰陵泉、地機、足三里	活血通絡，除痹止痛
癌症術後肋間神經痛	阿是穴（排刺）、淵液、輒筋。另加： · 第 2 肋間神經：紫宮、神藏、屋翳、周榮 · 第 3 肋間神經：玉堂、靈墟、膺窗、胸鄉 · 第 4 肋間神經：膻中、神封、天池、天溪 · 第 5 肋間神經：中庭、步廊、乳根、食竇	散瘀通經，活絡止痛
癌症術後臂叢損傷	極泉、淵液、肩貞、臑俞、大椎、合谷、後溪、陽池	化瘀消腫，通滯活絡

骨癌截肢幻肢痛	殘肢端圍刺，另加下列雙側選穴： · 上肢：頂顳後斜線中 2/5（頭皮針穴）、百會、四神聰、神庭、頸胸夾脊、肩髃、天泉、曲池、少海、神門、外關、後溪、內關、合谷 · 下肢：頂顳後斜線上 1/5（頭皮針穴）、百會、四神聰、神庭、腰夾脊、環跳、秩邊、承扶、陽陵泉、委中、足三里、懸鐘、蠡溝、三陰交、昆侖、太沖	調衡陰陽，交互通絡
芳香化酶抑制劑所致肌肉骨關節疼痛	· 上肢：八邪、合谷、後溪、陽溪、陽谷、溫溜、手三里、曲池、曲澤、少海 · 下肢：環跳、承扶、委中、內外膝眼、膝陽關、膝關、陽陵泉、地機、足三里、三陰交、懸鐘、八風	祛毒除痹，通利肢節
口腔潰瘍	地倉（傍刺）、承漿、頰車、金津、玉液、下關	清熱生津，通絡止痛

操作要點

· 注意：癌症患者，尤其是晚期和末期患者以及正在化療放療患者，如免疫和凝血功能嚴重受損，表現為中性粒細胞計數少於 500/μl，血小板少於 20,000/μl 或凝血酶原時間國際標準化比值（PT/INR）大於 4，應審慎實施或暫停針灸 [11]。

· 原發性癌痛：根據表 30-5 和表 30-6，雙側選穴，穴位數量視病人體質和癌痛程度酌情增減。前列腺癌除針刺外，於中極、關元、氣海穴針柄撚裝艾炷，點燃溫針。

· 癌轉移骨痛：阿是穴為癌痛腫塊，先觸捫確認腫塊，多位於脊柱兩側、骨盆和肩髖關節附近，然後沿腫塊圍刺。其他雙側選穴，常規操作。

· 化療手足末梢神經炎：所取井穴採用點刺，八邪和八風穴於指（趾）縫間、蹼緣赤白肉際處斜向進針（見第 29 章「周圍神經病理性疼痛」）。

· 癌症術後肋間神經痛：採用與肋間神經走向平行的平刺排刺法（圖 30-2）。

· 幻肢痛：雙側針刺。先針刺頭皮針「頂顳後斜線」（圖 30-3A），然後再沿殘肢端圍刺（圖 30-3B）。

· 電針刺激：所有癌痛均可加 2-3 對電針刺激，頻率 2 Hz，連續波，強度調至患者感覺舒適為宜，持續 25 分鐘，以加強止痛效果。

· 針灸治療頻次和療程：隔天治療一次，12 次為一療程。間隔一周，再開始另一療程。

· 耳穴貼壓：常用耳穴包括交感、神門、皮質下、三焦和內分泌等（圖 30-4）。每次貼壓一側耳穴，兩耳輪換。75％酒精消毒耳部後，用鑷子將帶有膠布的王不留行籽或小磁珠貼壓於耳穴。囑患者每日按壓 3-5 次，2-3 天更換一次。

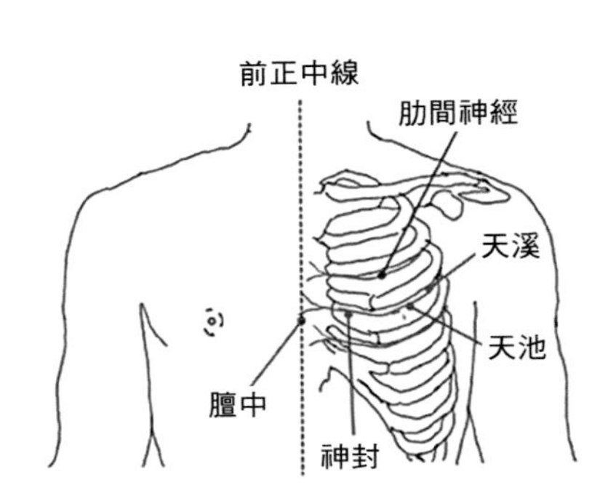

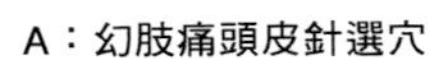
圖 30-2 治療癌症術後肋間神經痛常用穴

A：幻肢痛頭皮針選穴

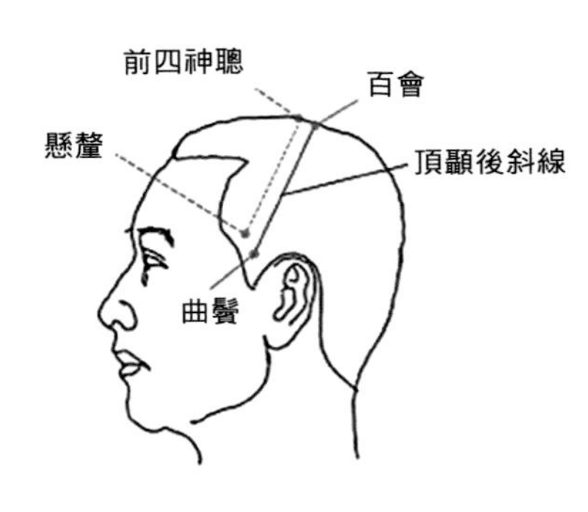

B：殘肢端圍刺

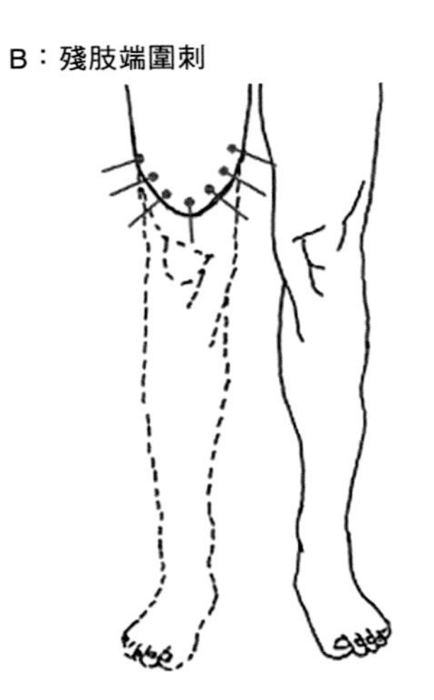

圖 30-3 幻肢痛頭皮針選穴（A）和殘肢端圍刺（B）

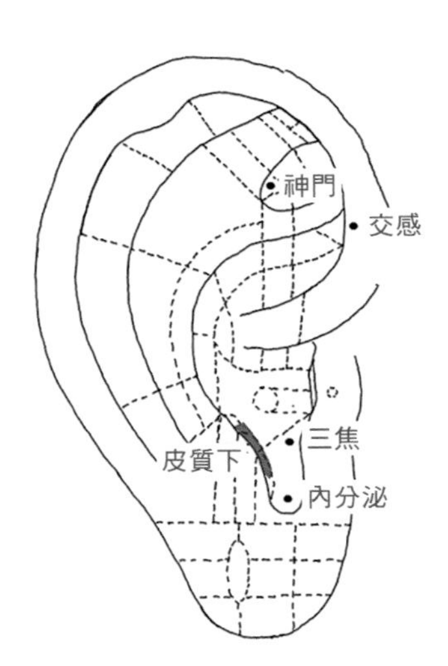

圖 30-4 治療癌痛常用耳穴

防治策略和自我調理

- 針灸對減輕各種癌痛療效確切，對其他癌症症狀及藥物副作用也有良好治療作用，如失眠疲勞焦慮、抑鬱、潮熱、化療放療所引起的噁心嘔吐、口乾和白細胞減少等[69,70]。針灸可作為重要輔助手段配合「三階梯療法」，以加強止痛作用，同時預防和緩解其他症狀。
- 中藥內服對預防和減輕癌痛及癌症其他症狀具有一定療效，包括嗎啡所引起的便秘[71]。但在用藥時，需充分考慮癌症患者體質，與西藥的潛在相互作用，以及可能對肝腎功能的影響。
- 雖然目前中藥外治主要為經驗療法，缺乏定量和用藥標準，但可作為治療嚴重癌痛的一種輔助療法。
- 自我調理：（1）理智樂觀看待癌症、增強抗癌信心，是取得良好療效的首要保證；（2）攝取充足營養及保持適量鍛煉和活動，增強機體免疫力，以減輕癌痛和其他症狀；（3）充分瞭解各種治療優缺點，積極主動配合和協調中醫和西醫治療，爭取最佳治療效果。

◇ 參考文獻

1 張文穎 , 姜斌 . 癌痛發生機制的研究進展 [J]. 現代腫瘤醫學 , 2019; 27(10): 1845-1848..
2 王國年 . 癌症疼痛發生機制 [J]. 中國癌症防治雜誌 , 2017; 9(1): 1-4.
3 國家衛生健康委辦公廳 , 國家中醫藥局辦公室 . 癌症疼痛診療規範 (2018 年版)[J]. 全科醫學臨床與教育 , 2019; 17(1): 4-8.
4 Falk S, Dickenson AH. Pain and nociception: mechanisms of cancer-induced bone pain. J Clin Oncol. 2014; 32(16): 1647-5164.
5 Caraceni A, Shkodra M. Cancer Pain Assessment and Classification. Cancers (Basel). 2019; 11(4): 510.
6 繆建華 , 束永前 (主編):《腫瘤內科相關事件臨床處理策略》第 8 章 : 腫瘤相關發熱的處理策略 , 第 108-113 頁 , 東南大學出版社 , 南京 , 2015.
7 Caraceni A, Portenoy RK. An international survey of cancer pain characteristics and syndromes. IASP Task Force on Cancer Pain. International Association for the Study of Pain. Pain. 1999; 82(3): 263-274.
8 Breivik H, Cherny N, Collett B, de Conno F, Filbet M, Foubert AJ, Cohen R, Dow L. Cancer-related pain: a pan-European survey of prevalence, treatment, and patient attitudes. Ann Oncol. 2009; 20(8): 1420-1433.
9 馬春華 , 姜鎔 , 李金鐸 , 王斌 , 孫立偉 , 呂遠 . 肺癌腦膜轉移的研究進展 [J]. 中國肺癌雜誌 , 2014; (9): 695-700.
10 向文強 , 蔡國響 . 結直腸癌腹膜轉移治療的臨床研究進展 [J]. 中國腫瘤臨床 , 2020; 47(3): 118-122.
11 中華醫學會疼痛學分會 (編):《中國疼痛疾病診療規範》: 癌痛 , 第 248-262 頁 , 人民衛生出版社 , 北京 , 2020.
12 Deng G, Bao T, Mao JJ. Understanding the Benefits of Acupuncture Treatment for Cancer Pain Management. Oncology (Williston Park). 2018; 32(6): 310-316.
13 Epstein JB, Thariat J, Bensadoun RJ, Barasch A, Murphy BA, Kolnick L, Popplewell L, Maghami E. Oral complications of cancer and cancer therapy: from cancer treatment to survivorship. CA Cancer J Clin. 2012; 62(6): 400-422.
14 張雲鵬 , 徐燎宇 , 蔣琴芳 , 余恒先 . 祖國醫學對腫瘤認識舉要 [J]. 中國中醫藥現代遠端教育 , 2008; 6(12): 1459-1461.
15 朱國勝 , 劉文靜 . 淺析中醫理論對癌性疼痛的認識 [J]. 中醫臨床研究 , 2016; 8(19): 62-63.
16 陳健琳 . 骨轉移癌痛的中醫藥治療進展 [J]. 中國中醫藥現代遠端教育 , 2017; 15(5): 136-139.
17 吳勉華 , 王新月 (主編):《中醫內科學》(第三版): 癌病 , 第 417-426 頁 , 中國中醫藥出版社 , 2015.
18 羅海英 , 徐凱 , 陳達燦 . 朱良春教授治療骨轉移癌痛 32 例分析 [J]. 中醫藥學刊 , 2004; 22(6): 975-975, 989.
19 劉彬 , 陳喆 . 中藥外用治療癌性疼痛的研究進展 [J]. 按摩與康復醫學 , 2016; (1): 1-2,3.
20 翟麗 , 溫曉燕 , 張春雁 . 中藥外敷治療晚期癌痛的研究進展 [J]. 護理研究 , 2015; (14): 1670-1672,1673.
21 黃映君 . 中醫外治療法治療癌性疼痛 [C]. 中華中醫藥學會第八次外治學術會議論文集 . 2012: 224-226.
22 唐書生 , 董瑞霞 , 陳志峰 . 癌瘤消腫止痛膏外敷治療晚期惡性腫瘤的臨床研究 [J]. 中醫學報 , 2011; 26(1): 11-12.
23 陶寰 , 劉永年 , 李俊松 , 章仲懿 , 吳焰林 , 談宣中 , 方明治 , 錢垠 , 黃欣 , 毛琰濤 , 歐陽強 , 楊彬 , 吳曉蘭 . 癌痛甯巴布劑治療癌性疼痛的臨床與實驗研究 [J]. 中醫雜誌 , 2002; 43(7): 507-510.
24 李靈霞 . 中藥止痛貼在癌性疼痛治療中的應用 [J]. 中國民間療法 , 2017; 25(5): 23-24.
25 王芳 , 馮利 , 張平 , 高音 . 補腎化瘀中藥外敷聯合帕米膦酸二鈉改善骨轉移癌痛 [J]. 中國實驗方劑學雜誌 , 2013; 19(17): 327-329.
26 張軍 , 錢邦妹 , 呂俊 , 張壓西 , 朱家薔 , 張玉清 , 胡利 , 李智傑 , 蔡昂 , 蔣進枝 , 趙榮 . 複方麒麟膏對腹部腫瘤患者癌性疼痛緩解作用的臨床研究 [J]. 中國中醫急症 , 2009; (6): 857-859.
27 高雪梅 , 蘆書田 , 崔利中 , 呂振軍 , 劉玉梅 , 張月珍 . 肝癌止痛散外敷治療中晚期肝癌疼痛 50 例 [J]. 山東中醫藥大學學報 , 1999; 23(6): 452-453.
28 孫浩 , 龔婕寧 . 肝舒貼穴位敷貼治療肝癌肝區疼痛的臨床觀察 [J]. 湖北中醫雜誌 , 2008; 30(2): 32-33.

29 巫桁鍱，熊慧生，文軍．攻癌鎮痛散外敷治療癌性疼痛臨床觀察 [J]. 中國中醫急症，2012; 21(7): 1128-1129.
30 賈英傑，劉旻，孫一予，陳軍，賈彥燾，竇志英．化堅拔毒膜治療中度癌痛 80 例臨床觀察 [J]. 天津中醫學院學報，2002;21(1):11-12.
31 胡愛萍．抗癌止痛帶治療癌症疼痛的療效分析 [J]. 中國中醫藥資訊雜誌，2005; 12(9): 71-72.
32 王洋．祛瘀消痛貼膏治療癌性腹痛療效觀察 [J]. 遼寧中醫藥大學學報，2012; 14(3): 175-176.
33 劉訓峰，董朝光．軟肝消腫止痛膏治療晚期肝癌 42 例．遼寧中醫雜誌，2001; 28(12): 737.
34 李薇．「癌痛」的中醫辨治 [C]. 2011 年甘肅省中醫藥學會學術年會論文集．2011.
35 增建峰，王鋒鋒，黃勇．雙柏散外敷預防原發性肝癌介入術後肝區疼痛的療效觀察 [J]. 江西中醫藥，2011; 42(346): 21-23.
36 魏強，陳樹泉，王兆香，趙守榮．酸味三君子方治療癌性疼痛臨床觀察 [J]. 河南中醫，2005; 25(12): 33-34.
37 何子強，黃瑜峰，陳祖安．速效鎮痛膏貼敷治療原發性肝癌疼痛 26 例．河北中醫，1994; 16(6): 19-20.
38 程志生，陳宇基．天仙止痛方外敷治療肝癌疼痛 42 例 [J]. 實用中醫內科雜誌，2009; 23(9): 51-52.
39 俞珊，魏品康，秦志豐，許玲．通絡散結酊外用治療癌性疼痛 40 例 [J]. 中醫雜誌，2006; 47(6): 465.
40 臧建華．痛舒膏外敷治療肺癌疼痛的研究 [D]. 濟南：山東中醫藥大學，2007: 1.
41 龔淑芳，蔡汝錞，肖曉敏，黃筠，熊一向．消瘤止痛外敷散治療中晚期肝癌 40 例 [J]. 江西中醫藥，2006; 37(12): 42-43.
42 史清華，陳高峰．中藥外敷治療中晚期肝癌疼痛療效觀察 [J]. 廣西中醫藥，2008; 31(5): 31-32.·
43 陳盤根．外貼消痞止痛膏治療中晚期肝癌疼痛 159 例．中西醫結合肝病雜誌，1999; 9(4): 9.
44 鮑艷舉，花寶金，侯煒，林洪生，張顯彬，楊桂香．消癥止痛外用方治療癌性疼痛的臨床作用特點分析 [J]. 北京中醫藥，2010; 9(2): 112-115.
45 陳慶強，陳力舟，王昌俊，鄧力，黃嘉瑜．蟾冰膏外敷治療癌症疼痛 278 例．新中醫，2003; 35(10): 49.
46 李靜．蟾烏巴布膏在晚期肺癌患者疼痛護理中的應用 [J]. 上海護理，2007; 7(1): 24-25.
47 劉風星，郭霞，王書雲．止痛膏外敷治療骨轉移癌疼 26 例 [J]. 河北中醫，2002; 24(3): 173·
48 葉循雯．中藥外敷聯合唑來膦酸治療惡性腫瘤骨轉移疼痛 36 例療效觀察 (J] 浙江中醫雜誌，2014; 49(12): 896·
49 劉艷茹．中藥貼劑穴位貼敷治療癌痛的臨床療效觀察 [J]. 中國醫療前沿，2012; 7(13): 47-48.
50 何子強，黃瑜峰，陳祖安．速效鎮痛膏貼敷治療原發性肝癌疼痛 26 例 [J]. 河北中醫，1994; 16(6): 19-20.
51 莫定群，王賢德，劉強．微波熱療結合中藥貼敷治療肝癌肝區疼痛 20 例 [J]. 中國民間療法，2001; 9(12): 42.
52 韓瑜，黎小燕．TDP 照射配合中藥外敷治療肺癌疼痛的療效觀察 [J]. 長江大學學報，2013; 10(9): 37-38.
53 馬惠蘭．中藥外敷治療晚期肝癌疼痛 14 例．雲南中醫學院學報，1999; 22(3): 46.
54 王華偉，王文萍，喻明．中醫外治及聯合嗎啡治療骨轉移癌痛的臨床研究 [J]. 中華中醫藥雜誌，2014; 29(9): 3018-3021·
55 符祺，王小璞．癌痛酊治療癌性疼痛臨床觀察 [J]. 中國中醫急症，2012; 21(3): 488-489.
56 蓋貴堂，盧海麗，劉耀平，王素霞，張文明．癌痛酊外用搽劑合三階梯止痛治療癌痛的臨床研究 [J]. 河北中醫藥學報，2007; 22(1): 10-12.
57 徐鈞．癌痛酊外用治療晚期肝癌疼痛臨床觀察．浙江中西醫結合雜誌，1999; 9(3): 203.
58 牛紅梅．癌痛欣滴鼻劑治療癌痛的臨床與實驗研究 [J]. 山東中醫藥大學學報，1999; 23(6): 430-433.
59 陳慶仁，江正輝．砂冰莪朮酊治療晚期原發性肝癌疼痛 36 例 [J]. 中西醫結合肝病雜誌，1994; 4(2): 43.
60 王衛東．烏冰止痛酊治療癌性疼痛 46 例療效觀察 [J]. 中醫中藥，2007; 4(27): 136-137.
61 王凡星，朱宏錦，姜翠花，蔡鋼．以痛為腧中藥外塗治療癌性疼痛的研究 [J]. 現代中西醫結合雜誌，2010; 19(24): 3007-3009.
62 陸益，張作軍，陸益線，梁寧生，楊帆，李艷，梁安民．香術止痛酊外治癌性疼痛的臨床研究 [J]. 時珍國醫國藥，2007; 18(1): 58-59.
63 寇勝玲，薄麗亞．元竊止痛液治療癌性疼痛臨床觀察 [J]. 中國中醫急症，2003; 12(5): 421-432
64 史榮康，周興宏，丁瓊，賀娜珍．鎮痛散積液直腸內給藥治療癌性疼痛初探 [J]. 實用中醫

藥雜誌 , 2007; 23(1): 15-16.
65　彭浩 , 彭海東 , 許玲 , 勞力行 . 針刺治療癌痛療效的系統綜述 [J]. 中西醫結合學報 , 2010; 08(6): 501-509.
66　He Y, Guo X, May BH, Zhang AL, Liu Y, Lu C, Mao JJ, Xue CC, Zhang H. Clinical Evidence for Association of Acupuncture and Acupressure With Improved Cancer Pain: A Systematic Review and Meta-Analysis. JAMA Oncol. 2019; 6(2): 271-278.
67　馬炳亞 , 朱世傑 , 盧殿榮 , 陳楓 , 盧殿香 . 近 5 年針灸治療癌性疼痛的國內外臨床研究述評 [J]. 針灸臨床雜誌 , 2019; 35(7): 83-88.
68　周傑 , 梁宜 , 陳勤 , 方劍喬 . 耳針治療癌痛隨機對照研究的 Meta 分析 [J]. 中華中醫藥學刊 , 2014; 32(10): 2326-2330.
69　Zia FZ, Olaku O, Bao T, Berger A, Deng G, Fan AY, Garcia MK, Herman PM, Kaptchuk TJ, Ladas EJ, Langevin HM, Lao L, Lu W, Napadow V, Niemtzow RC, Vickers AJ, Shelley Wang X, Witt CM, Mao JJ. The National Cancer Institute's Conference on Acupuncture for Symptom Management in Oncology: State of the Science, Evidence, and Research Gaps. J Natl Cancer Inst Monogr. 2017; 2017(52): lgx005.
70　O'Regan D, Filshie J. Acupuncture and cancer. Auton Neurosci. 2010; 157(1-2): 96-100.
71　方靖 . 中醫藥對阿片類藥物相關性便秘的治療作用研究進展 [J]. 浙江中西醫結合雜誌 , 2018; 28(12): 1072-1074.

第 31 章

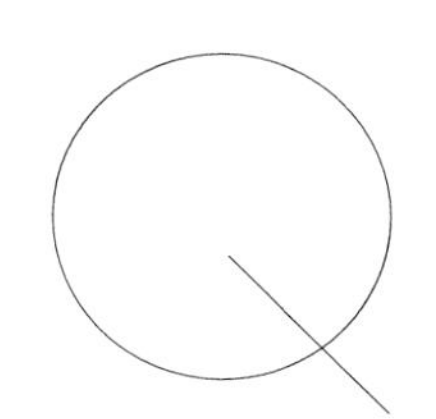

纖維肌痛

定義和診斷

纖維肌痛綜合征（Fibromyalgia Syndrome），簡稱纖維肌痛，是以慢性周身彌散性疼痛兼特定部位壓痛為特徵，同時伴有疲勞、認知困難、睡眠障礙和抑鬱的一種痛症。普通成年人發病率為 2%-8%，大多數發生在 40-60 歲中年婦女，與男性的發病比例高達 8:1 至 30:1[1-3]。在我國，纖維肌痛的患病率為 0.8%，這可能與該病在我國的認知度相對較低，臨床漏診誤診有關[4]。

纖維肌痛最明顯的表現是全身存在廣泛的疼痛和壓痛，這些疼痛和壓痛多位於肌腱和韌帶附著處，無局部紅腫，也無皮溫升高等現象。壓痛是一種用較小力量按壓即可觸發的疼痛，而該力量在健康人身上則不會引起疼痛感覺。疼痛和壓痛常出現在下列 19 個部位：兩側對稱的頜頰、肩部、上臂、前臂、髖臀、大腿、小腿及單一的頸項、胸（乳房）、腹、背部和腰部（圖 31-1）。

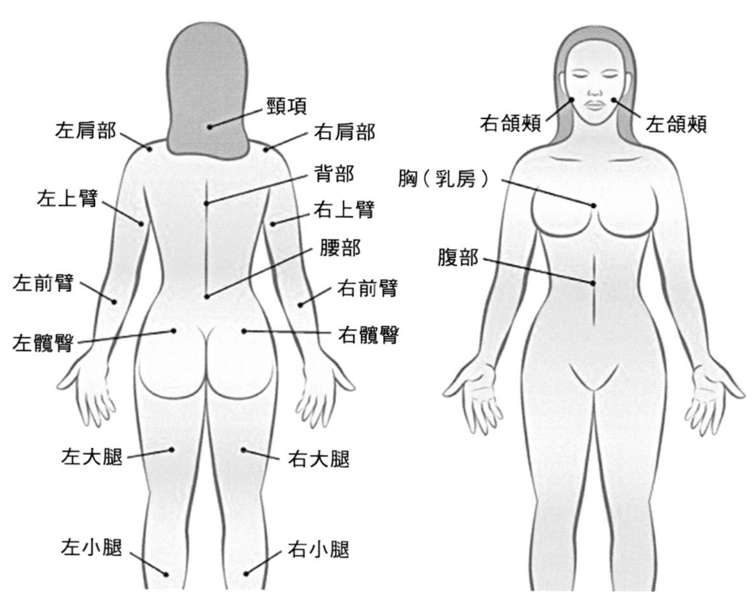

圖 31-1 纖維肌痛常見 19 個疼痛和壓痛部位

彌散疼痛指數（Widespread Pain Index, WPI）是指過去一周內在上述 19 個區域出現疼痛壓痛的區域數量，一個疼痛區域記為 1 分，總積分為 0-19 分。同時將疲勞、思維記憶困難、晨起困倦和軀體症狀的嚴重程度（Symptom Severity, SS）分為 4 個等級。每一症狀記為 0-3 分：0 分為無症狀；1 分為輕度或有少量軀體症狀；2 分為中度或有中等量軀體症狀；3 分為重度或有大量軀體症狀。總積分為 0-12 分。軀體症狀包括頭痛、頭暈、眼乾、口腔潰瘍、耳鳴、氣短、胸痛、腹痛、便秘、腹瀉、噁心、嘔吐、胃部不適、食欲降低、脫髮、皮疹、蕁麻疹、尿頻、尿急、雷諾現象和腸激惹綜合征等 [1-4]。

美國風濕病學會於 1990 年首次發佈纖維肌痛診斷標準，並於 2010 年進一步修訂。根據 2010 年修訂版，符合下列三項者，即可診斷為纖維肌痛 [1-4]：

1. WPI 和 SS 積分分別至少 7 分和 5 分；或 WPI 為 3-6 和 SS 至少 9 分；
2. 至少過去 3 個月症狀一直存在且沒有減輕；且
3. 無法用其他原因解釋。

病理機制

雖然目前對纖維肌痛發病機制尚未充分瞭解，但與之相關的高風險因素已基本闡明 [5]。這些因素包括遺傳、壓力、感染、抑鬱、焦慮、創傷、缺乏運動和肥胖等。痛覺傳入信號的中樞敏化可能是纖維肌痛的主要機制。各種高風險因素導致相關痛覺調節中樞紊亂，尤其是大腦皮層。後者「錯誤」地增強、放大或泛化痛覺傳入信號，從而導致全身彌散對稱性的疼痛和軀體精神症狀。因纖維肌痛多發生在中年婦女，與女性相關的內分泌激素紊亂可能對大腦皮層誤讀痛覺信號的影響尤其明顯。另外也發現，纖維肌痛患者腦內調控痛覺下行通路的 5- 羥色胺、去甲腎上腺素和內源性阿片肽水平也明顯下降。這也可以解釋用 5- 羥色胺 - 去甲腎上腺素再攝取拮抗劑治療纖維肌痛，可產生較好效果 [5]。

中醫淵源

中醫文獻已有與纖維肌痛症狀相似的記載 [6]。《素問・長刺節論篇》論及：「病在筋，筋攣節痛，不可以行，名曰筋痹；⋯⋯ 病在肌膚，肌膚盡痛，名曰肌痹；⋯⋯ 病在骨，骨重不可舉，骨髓酸痛。」所提及的筋痹、肌痹和骨痹與纖維肌痛多位於肌腱和韌帶附著處類似。《靈樞・周痹》更有詳細描述：（眾痹）乃「上下移徙隨脈，其上下左右相應，……各在其處，更發更止，更居更起，以左應右，以右應左，……更發更休也」；「周痹者，在於血脈之中，隨脈以下，不能左右，各當其所，……此內不在藏，而外未發於皮，獨居分肉之間，真氣不能周，故命曰周痹。」說明眾痹或周痹之痛，起於分肉之間，左右對應，時作時休，頻發不止，與今日纖維肌痛之症極為相似。明李梴《醫學入門》指出：「周身掣痛麻者，謂之周痹，乃肝氣不行也。」漢華佗《中藏經・論氣痹》言：「氣痹者，愁思喜怒過多，……宜節憂思以養氣，慎喜怒以全真，最為良矣。」提示古代醫家已認識到周痹與情緒障礙的關係。

辨證分型和方藥治療

周痹初起，多因憂慮抑鬱，肝鬱氣結，氣機失於周行所致。肝鬱日久，橫乘犯脾，脾土生化乏力，筋肉不得充養，則為肝鬱脾虛。體弱多病，氣血虛耗，肝血失藏，肢節失濡，則成氣血虧虛。稟賦缺欠，腎元匱乏，或婦人七七，天癸漸竭，陰血不足，百骸不得濡潤，是為肝腎虛衰。寒濕侵襲，或恣食厚味，體胖脂贅，痰濕內積，稽留分肉之間，筋脈遲滯不通，則為痰濕痹阻。故周痹之痛，主要有肝鬱氣結、肝鬱脾虛、氣血虧虛、肝腎虛衰和痰濕痹阻五型[7-13]。

1. 肝鬱氣結

臨床特點：常見於周痹初起、長期壓力和憂慮抑鬱者。周身肌肉緊張刺痛，多位於頸項肩背，左右對應，此起彼伏，觸壓按揉疼痛不減，甚者加重，情緒波動時加重。頭痛，煩躁憂慮，寐少欠安，胸脅脹滿，月經不調，苔薄舌淡，脈弦或緊。

證機分析：肝鬱氣結，疏泄失常，周行受阻，肢節不得滑利，則周身筋肉作痛。營衛失和，陽不入陰，寤寐失度，則寐少欠安。

治療要則：疏肝解鬱，舒筋通絡。

常用方藥：柴胡疏肝散合身痛逐瘀湯化裁加丹參、木瓜：柴胡疏肝散善於疏肝行氣。方中柴胡疏肝解鬱；枳殼、香附、陳皮行氣散結，通利止痛；芍藥柔肝斂陰，舒筋解痙；川芎活血行氣，疏解止痛。取身痛逐瘀湯方中秦艽、羌活除痹通絡；當歸、沒藥、五靈脂化瘀通絡；桃仁、紅花化瘀疏阻；加丹參活血通經，木瓜宣痹舒筋。二方合裁加減，共奏解鬱散結，舒筋止痹之功。

2．肝鬱脾虛

臨床特點：纖維肌痛兼有明顯胃腸軀體症狀者多屬此型。周身筋肉僵直掣痛，尤以小腿手臂為甚，左右對稱，觸按加重。寐淺易醒，神疲體倦，胃脘痞滿，時有腹痛，納呆便溏，苔薄舌淡，脈弦細[14]。

證機分析：肝鬱氣結，橫逆犯脾，中土營血生化受阻，筋肉不得充養。

治療要則：疏肝健脾，舒筋除痹。

常用方藥：逍遙散合歸脾湯化裁加秦艽、葛根、伸筋草：逍遙散專於疏肝解鬱，健脾養血，方中柴胡、薄荷條達肝氣；當歸、白芍養血柔肝；白朮、茯苓健脾益氣，乾薑和中健胃。取歸脾湯中健脾養心之品，以治脾氣虛弱，神疲寐淺之證。方中人參、黃芪益氣健脾；當歸、酸棗仁、桂圓肉、遠志補血養心，安神助眠；木香理氣醒脾，行氣止痛。加秦艽除痹止痛，葛根、伸筋草舒筋解痙。諸藥合用，以達解肝鬱，健脾土，舒筋經，止痹痛之功。

3．氣血虧虛

臨床特點：常見於素體羸弱，久病失血，或周痹遷延不愈者。筋肉攣急，上下左右，隱隱作痛，痛點多在肌腱韌帶附著處，摩按推揉無法緩解；體瘦神疲，面色無華，少寐多夢，驚悸健忘，苔薄舌淡，脈細弱或細弦。

證機分析：氣虛則營衛周行無力，肢節失於滑利則周身作痛；血虛則充養不足，筋肉失於濡潤則上下攣急。

治療要則：益氣補血，榮筋除痹。

常用方藥：八珍湯合三痹湯化裁：八珍湯專治久病失治或失血過多所致氣血虧虛之證。方中人參、熟地益氣補血為君；白朮、茯苓健脾滲濕，當歸、白芍養血和營為臣；佐以川芎活血行氣，炙甘草和中益氣。三痹湯原為通治風寒濕三痹所設。取方中獨活、細辛溫散祛濕，逐痹止痛；杜仲、續斷、牛膝強筋壯骨；黃芪益氣升提，通利周行；肉桂溫經舒筋，秦艽勝濕止痹。諸藥合用，以補氣血，養筋肉，利周行，止痹痛。

4．肝腎虛衰

臨床特點：多見於稟賦不足，年老體衰，或婦人七七絕經後。周身骨節痹痛，觸壓尤甚，多位於肩肘髖膝，左右對應，或頸項腰背，中軸肢節；腰膝酸軟無力，行動遲緩。面色晦暗，毛髮枯槁，神疲倦怠，健忘發呆，脈細或弱，苔薄舌淡。

證機分析：先天腎元不足或天癸衰竭，陰血乏源，周身筋骨失於濡養。

治療要則：補肝益腎，滋陰蠲痹。

常用方藥：左歸丸合獨活寄生湯化裁加延胡索：左歸丸專治真陰不足、精髓虧損之證。方中熟地填腎精，山萸滋肝陰，山藥健脾氣；枸杞子補益肝腎；龜板、鹿角膠峻補精髓；菟絲子、牛膝強筋壯骨。獨活寄生湯專治肝腎不足、氣血兩虛之痹。取方中寄生、杜仲補益肝腎，強壯筋骨；當歸、川芎、白芍養血活血，通潤肢節；人參、茯苓健脾益氣，補養筋肉；肉桂溫通經脈；獨活、秦艽、防風疏利止痹；細辛溫散凝滯，搜利筋骨；加延胡索通利周行，止一身上下痹痛。諸藥合用，共成補腎滋陰，益肝養血，通利止痛之效。

5．痰濕痹阻

臨床特點：多見於素有風濕疾患和體胖脂贅之人。肢節滯重痹痛，痛點廣泛彌散，多位於肩井、臂膀、臀部和大腿等肌肉豐厚處，陰雨潮濕天氣時加重。頭重如裹，肢體困重如鉛墜，活動遲緩；少寐或嗜睡，晨起困倦，情緒低落，恍惚健忘，胃脘痞滿，苔白膩，舌胖質嫩，脈弦滑。

證機分析：痰濕內聚，稽留分肉之間，阻遏經脈循行，則周身肢節困重痹痛；痰濕蒙蔽清竅，則神疲恍惚，寤寐失常。

治療要則：祛濕化痰，通利除痹。

常用方藥：羌活勝濕湯合滌痰湯化裁加香附、威靈仙：羌活勝濕湯專治風濕痹阻、一身盡痛之證。方中羌活、獨活祛周身濕痹，利上下肢節；防風、藁本、川芎祛濕活血，利竅止痛；蔓荊子清利頭竅，祛風止痛。滌痰湯原為中風不語，痰迷心竅所設，取方中陳皮、南星、半夏通利化痰，菖蒲通心開竅，枳實化痰清竅，竹茹化痰開鬱，人參、茯苓益氣健脾，扶正利濕。加香附、威靈仙通利周身十二經脈，香附另疏鬱解鬱，威靈仙又祛濕蠲痹。諸藥合用，共奏祛痰化濕，利竅通滯，除痹止痛之功。

針灸治療

周痹者，肝鬱氣結，痰濕痹阻，氣機失於周行，周身筋肉肢節慉痛也。周痹之痛隨經脈走行，左右對應，固定不變。《靈樞・周痹》曰：「周痹者，在於血脈之中，隨脈以上，隨脈以下，不能左右，各當其所。」又中土疲弱，氣血不足，肝腎虛衰，營衛失和，寤寐失常，則晝不精夜不瞑。故針灸治以周痹，總以通利止痛，調和補益為主 [15-17]。

治療要則：周通止痹，解鬱化痰，補益調和。

選穴原則：（1）以痛為俞：除阿是穴外，美國風濕病學會 1990 年版所確定的 18 個（或 9 對雙側對稱）壓痛點，主要位於足太陽膀胱經、足少陽膽經、手太陽小腸經、手陽明大腸經、足厥陰肝經和足少陰腎經等所行或鄰近部位（表 31-1，圖 31-2）[15,18]；（2）隨症和辨證選穴（表 31-2）；（3）除表 31-1 和 31-2 所列穴位外，再適當選取下列常用穴位：天柱、神道、靈台、頸夾脊、夾脊穴、肩髃、曲池、外關、合谷、陽陵泉、委中、懸鐘、太溪和昆侖等 [15,18,19]。

表 31-1 纖維肌痛 9 對雙側壓痛點與鄰近經脈和穴位關係

壓痛點	鄰近經脈	鄰近穴位
枕下肌群附著點	足太陽膀胱經、足少陽膽經	玉枕、腦空
斜方肌上緣中點	足少陽膽經	肩井
肩胛岡上肌內側緣	手太陽小腸經	曲垣
肱骨外上髁遠端 2 厘米處	手陽明大腸經	手三里
臀部外上象限	足少陽膽經	居髎
股骨大轉子突起後緣	足少陽膽經	環跳
頸椎 C5-7 橫突間隙前面	手陽明大腸經	天鼎
第二肋骨與肋軟骨連接處	足少陰腎經	神藏、彧中
膝關節間隙近端內側脂肪墊處	足厥陰肝經	曲泉

表 31-2 纖維肌痛隨症和辨證選穴

症狀和分型	穴位名稱	功效
· 主要症狀		
勞倦神疲	關元、足三里、膏肓、厥陰俞	益氣補虛，養神除勞
失眠困頓	神門、內關、心俞、神道	寧心定志，安眠解困
健忘恍惚	百會、四神聰、神庭、印堂	清竅通利，調神健腦
抑鬱焦慮	印堂、百會、間使、通里	醒腦開鬱，安神除慮
· 辨證分型		
肝鬱氣結	期門、印堂、膻中、太沖	理氣調肝，解鬱舒結
肝鬱脾虛	脾俞、足三里、三陰交、公孫	條達解鬱，健脾益氣
氣血虧虛	氣海、關元、膏肓、足三里	益氣養血，扶正培元
肝腎虛衰	肝俞、腎俞、命門、志室	補益肝腎，溫陽養精
痰濕痹阻	中脘、豐隆、膈俞、陰陵泉	化濕祛痰，通利除痹

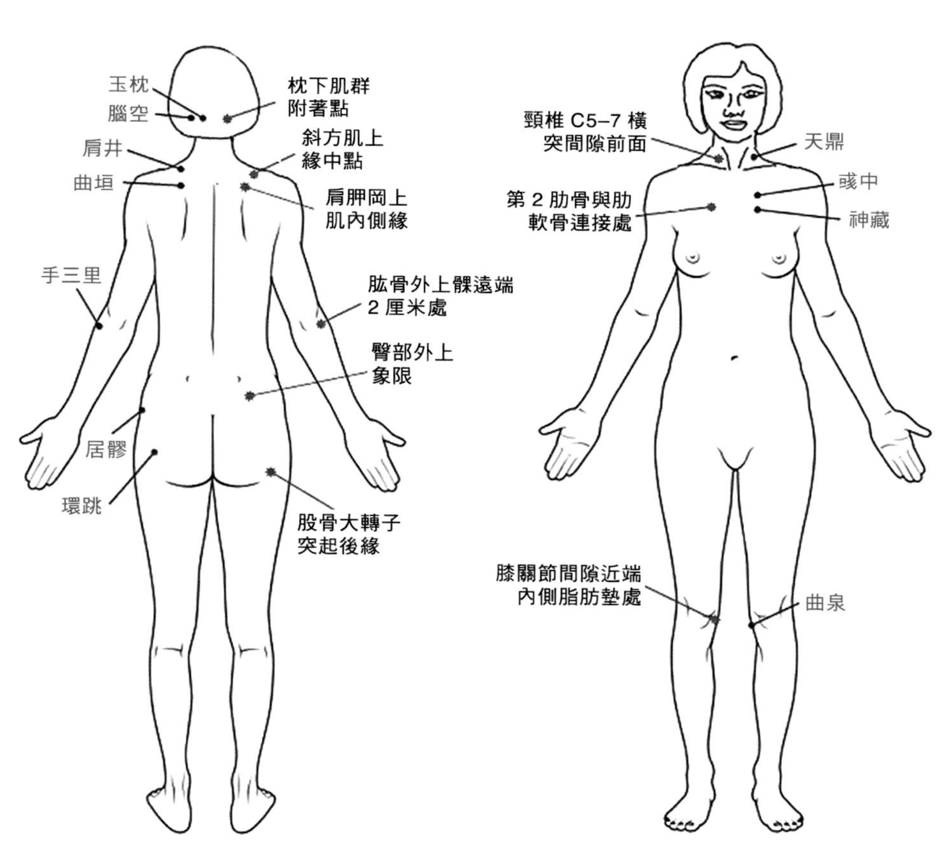

圖 31-2 纖維肌痛 9 對雙側對稱壓痛點和對應穴位

操作要點

- 依次取俯臥位和仰臥位先後針灸，俯臥位選取 40-50 個用穴，仰臥位選取約 30 個用穴，左右對稱取穴。初次針刺者，用穴適當減少。完成兩個體位針灸，需 1-1.5 小時。
- 先於俯臥位確定阿是穴和相關經穴。先針刺阿是穴，採用齊刺、揚刺或圍刺。頂枕部穴位平刺，頸項和背部穴位斜刺，腰臀和四肢穴位直刺或斜刺。環跳和居髎穴向臀部外上象限痛區方向斜刺。平補平瀉。再於 5-6 個最嚴重痛點加電針刺激，肝鬱氣結或有刺痛者，頻率設為 100 Hz，其他證型設為 2 Hz，連續波，強度調至感覺舒適為宜，持續 20 分鐘。另選若干背俞穴和阿是穴裝撚艾絨，溫針刺激，墊以阻燃紙，以防艾球掉落燙傷皮膚。
- 俯臥位針灸結束後，囑病人小心翻身，轉為仰臥。確定阿是穴和經穴，先齊刺、揚刺或圍刺痛點阿是穴。額頂部穴位平刺，胸壁穴位沿肋間平刺，其他部位穴位斜刺或直刺。其餘操作與俯臥位相同。
- 治療頻次和療程：每日或隔日一次，8 次為一療程。間隔若干天後，再開始另一療程。

手法治療

手法施治，以通，以利，以疏，以導，以解，以和，最宜周痹之肌膚盡痛、筋肉滯痛、骨節酸痛、周身掣痛、不精不瞑、神疲體倦等諸症。已有許多臨床觀察和研究證實了手法治療纖維肌痛的療效[20-27]。綜合已報告的手法，概括為三個主要步驟：利竅安神，調理臟腑，舒筋通督，各手法均在痛處做重點施治。

- **利竅安神：**（1）取坐姿，依次點揉睛明、攢竹、魚腰、太陽、印堂、百會、四神聰、安眠和風池等穴，每穴點揉約半分鐘；（2）一指禪往返運推印堂和神庭之間及眼眶四周，反覆 3-5 次；（3）大拇指指側掃散顳部：自太陽和頭維穴，向耳廓上緣及乳突，至風池；反覆 3-5 遍；（4）五指展開，自額部向後至枕，用力抓揉頭部經脈 3-5 遍，繼以指端叩擊 2-3 遍。
- **調理臟腑：**（1）仰臥，先點揉阿是穴，再依次點揉胸腹穴位膻中、鳩尾、中脘、天樞、關元；上肢穴位曲池、手三里、內關、合谷；及下肢穴位血海、陽陵泉、陰陵泉、足三里、三陰交和太沖等；每一穴點揉 0.5-1 分鐘；（2）分推膻中，搓摩脅肋，摩揉臍腹各 3-5 次；（3）用指腹自胸至腹快速摩推胸腹經脈（任脈、腎經、胃經、脾經、肝膽經），反覆 3-5 次。
- **舒筋通督：**（1）俯臥，囑患者放鬆，操作者立於患者頭側或左右兩側；

（2）用雙手五指和掌心大幅散摩背部；自頸肩至臀骶，再臀骶至頸肩，反覆 3-5 次，直至溫熱舒然；（3）拿捏枕頸項後筋肉，用力適度，反覆 5-10 次；（4）用對指、五指和並指交替點按督脈、夾脊和膀胱經（圖 31-3A, B, C）繼以交替施以指背按揉、疊掌按揉、腕掌滾揉和拔推拿揉，自頸肩至腰骶，自中軸督脈向外至肩胛、胸肋和臀部，鬆解頸背腰臀筋肉（圖 31-3D, E, F, G）；（5）依次縱向和橫向捏脊，反覆各 2-3 次；繼以雙手側掌輕快擊打，結束治療（圖 31-4A, B, C）。

· 完成上述全套手法約需 45-60 分鐘。每日或隔日治療一次，每一療程 12 次。

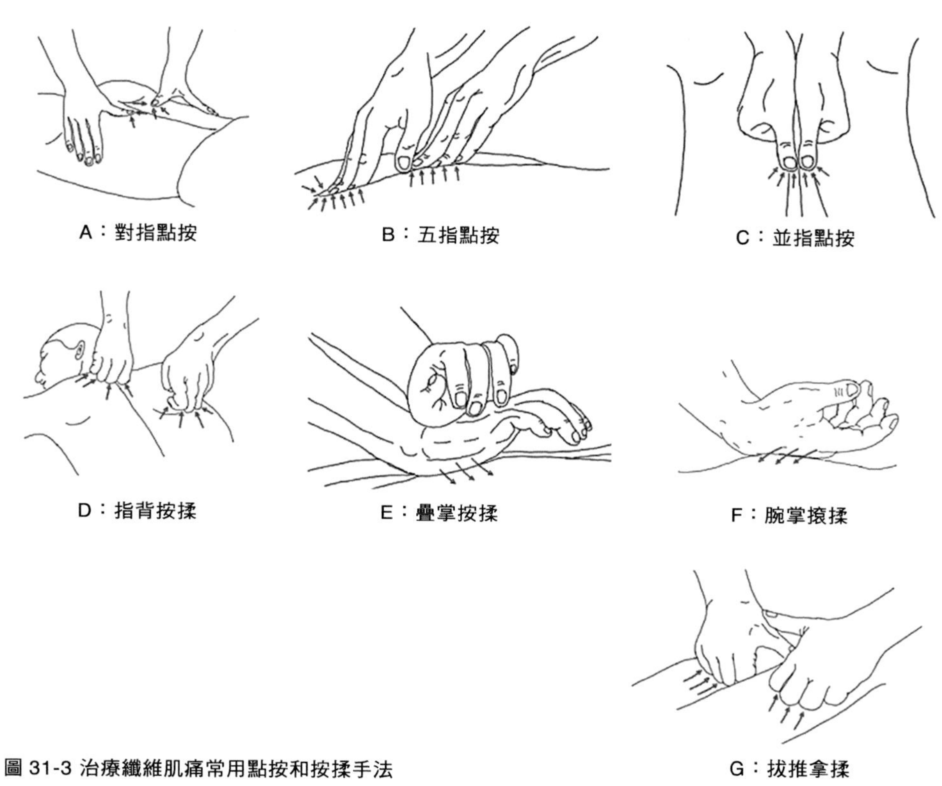

圖 31-3 治療纖維肌痛常用點按和按揉手法

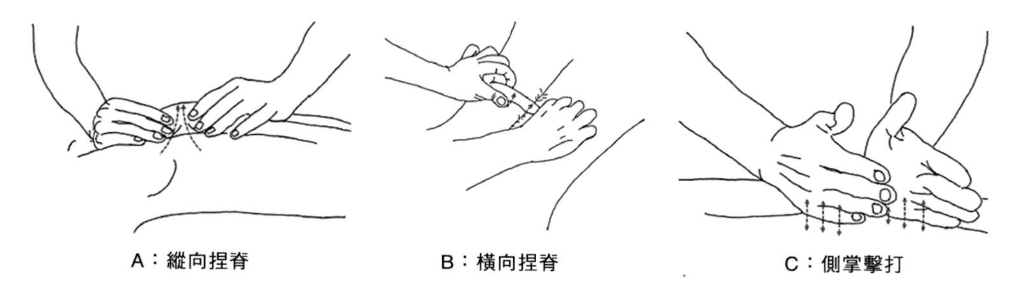

圖 31-4 治療纖維肌痛捏脊法和側掌擊打法

防治策略及自我調理

- 針灸治療纖維肌痛的短期和長期療效確切，已建議作為治療纖維肌痛的首選 [28-30]。針灸結合手法、功能鍛煉和中藥內服，可取得更佳效果，預後良好。
- 纖維肌痛的功能鍛煉主要有太極拳、八段錦和五禽戲。已有臨床試驗證實，這些中醫傳統功能鍛煉可有效緩解纖維肌痛和相關其他症狀 [31-33]。功能鍛煉是纖維肌痛綜合治療的一個重要組成部分。在開始實施治療時，即鼓勵患者進行功能鍛煉，並指導患者制定切實可行的鍛煉計劃。
- 纖維肌痛總伴有失眠、抑鬱焦慮等精神症狀，在臨床治療過程時，可有意識地輔以心理暗示和疏導。
- 中藥內服對緩解胃腸等軀體症狀有良好效果，應予以積極考慮應用。

附錄：《靈樞·周痹篇第二十七》

黃帝問於歧伯曰：周痹之在身也，上下移徙隨脈，其上下左右相應，間不容空，願聞此痛，在血脈之中邪？將在分肉之間乎？何以致？是其痛之移也，間不及下針，其慉痛之時，不及定治，而痛已止矣。何道使然？願聞其故？

歧伯答曰：此眾痹也，非周痹也。

黃帝曰：願聞眾痹。

歧伯對曰：此各在其處，更發更止，更居更起，以右應左，以左應右，非能周也。更發更休也。

帝曰：善。刺之奈何？歧伯答曰：刺此者，痛雖已止，必刺其處，勿令復起。

帝曰：善。願聞周痹何如？

歧伯對曰：周痹者，在於血脈之中，隨脈以下，不能左右，各當其所。

黃帝曰：刺之奈何？

岐伯對曰：痛從上下者，先刺其下以過之，後刺其上以脫之。痛從下上者，先刺其上以過之，後刺其下以脫之。

黃帝曰：善。此痛安生？何因而有名？

岐伯對曰：風寒濕氣，客於外分肉之間，迫切而為沫，沫得寒則聚，聚則排分肉而分裂也，分裂則痛，痛則神歸之，神歸之則熱，熱則痛解，痛解則厥，厥則他痹發，發則如是。

帝曰：善。余已得其意矣。此內不在藏，而外未發於皮，獨居分肉之間，真氣不能周，故名曰周痹。故刺痹者，必先切循其下之六經，視其虛實，及大絡之血結而不通，及虛而脈陷空者而調之，熨而通之。其瘈堅轉引而行之。

帝曰：善。余已得其意矣，亦得其事也。九者經巽之理，十二經脈陰陽之病也。

◇ 參考文獻

1 Borchers AT, Gershwin ME. Fibromyalgia: A Critical and Comprehensive Review. Clin Rev Allergy Immunol. 2015;49(2):100-151.

2 Clauw DJ. Fibromyalgia: a clinical review. JAMA. 2014;311(15):1547-1555.

3 中華醫學會疼痛學分會 (編):《中國疼痛疾病診療規範》: 纖維肌痛 , 333-336 頁 , 人民衛生出版社 , 北京 , 2020.

4 樊勇 , 張卓莉 , 唐福林 . 正確認識纖維肌痛綜合征與慢性疲勞綜合征 [J] . 中華風濕病學雜誌 , 2017; 21(3): 203-205.

5 Häuser W, Ablin J, Fitzcharles MA, Littlejohn G, Luciano JV, Usui C, Walitt B. Fibromyalgia. Nat Rev Dis Primers, 2015; 1: 15022.

6 焦娟 , 殷海波 , 馮興華 , 姜泉 , 張華東 , 唐曉頗 , 葛琳 , 韓曼 , 張柔曼 . 纖維肌痛症中醫病名探討 [J]. 中醫雜誌 , 2019; 60(1): 20-23.

7 王海申 , 趙繼紅 . 從肝論治纖維肌痛綜合征 [J]. 陝西中醫 , 2009; 30(9): 1190.

8 王麗敏 . 纖維肌痛綜合征中醫證治解析 [C]. 第七屆國際中醫風濕病學術大會暨中華中醫藥學會第十九屆風濕病學術大會論文集 . 2015: 360-363.

9 馬淑惠 , 戴京璋 . 纖維肌痛綜合征的病證結合診治 [J]. 世界中醫藥 , 2018; 13(3): 781-784.

10 李紅專 . 纖維肌痛症的中醫治療進展 [C]. 甘肅省中醫藥學會 2012 年學術年會論文集 . 2012: 41-43.

11 高玉中 . 纖維肌痛綜合征中醫分型論治探討 [J]. 上海中醫藥雜誌 , 2010; 44(9): 32-33.

12 曲源 . 纖維肌痛綜合征的辨證施治 [J]. 實用中醫內科雜誌 , 2010; 24(7): 27-28.

13 王海申 , 趙繼紅 . 從肝論治纖維肌痛綜合征 [J]. 陝西中醫 , 2009; 30(9): 1190.

14 沈潛 , 王薇 , 於芳甯 , 魏培棟 , 楊永 , 白霄 , 朱躍蘭 . 低頻治療儀結合口服中藥治療肝鬱脾虛型纖維肌痛綜合征的療效觀察 [J]. 世界中西醫結合雜誌 , 2019; 14(3): 301-305.

15 姜泉 , 肖東渶 , 張劍勇 , 焦娟 , 彭秋偉 , 崔家康 , 尹維賢 , 付靜思 , 韓曼 . 針刺治療纖維肌痛綜合征現狀及思考 [J]. 世界中西醫結合雜誌 , 2020; 15(3): 580-584.

16 潘海燕 . 纖維肌痛綜合征的針刺治療思路與方法 [J]. 針灸臨床雜誌 , 2006; 22(8): 1-3.

17 楊冠男 , 李承家 , 王連俠 . 調心健脾法針刺治療纖維肌痛綜合征 1 例 [J]. 廣西中醫藥 , 2010; 33(5): 43-44.

18 唐倩 . 纖維肌痛綜合征的經絡學辨治 [C]. 第十二屆全國中醫風濕病學術研討會論文集 . 2008: 224-225, 227.

19 李德華 , 楊玲 , 李季 . 辨位循經取穴針刺結合痛點重灸治療纖維肌痛綜合征 : 隨機對照研究 [J]. 中國針灸 , 2016; 36(2): 147-151.

20 房敏 , 孫武權 , 嚴雋陶 . 三步推拿法配合教育鍛煉治療纖維肌痛綜合征 2 例 [J]. 按摩與導引 , 2006; 22(9): 27-29.

21 楊曉明 , 劉長信 . 纖維肌痛合劑配合推拿治療原發性纖維肌痛綜合征臨床研究 [J]. 河南中醫 , 2017; 37(4): 689-691.

22 楊曉明 , 張洋 , 劉長信 , 李多多 , 劉鵬宇 , 孫博奧 , 陸鵬 . 宮廷理筋手法治療纖維肌痛綜合征臨床觀察 [J]. 安徽中醫藥大學學報 , 2018; 37(4): 52-54.

23 楊曉明 , 劉長信 . 推拿結合內熱針治療纖維肌痛綜合征臨床觀察 [J]. 安徽中醫藥大學學報 , 2017; 36(1): 39-42.

24 王軍 , 高利權 , 潘軍英 , 譚曾德 , 劉艷 . 通督推拿法治療纖維肌痛綜合征的臨床觀察 [J]. 針灸臨床雜誌 , 2011; 27(1): 50-51.

25 宋敏 , 劉宗權 , 宋志靖 , 雷斌 . 纖維肌痛綜合征中醫臨床研究進展 [J]. 中國中醫藥資訊雜誌 , 2013; (12): 106-108.

26 熊學瓊 , 彭趣思 , 錢俊輝 . 針推結合療法治療原發性纖維肌痛症 [J]. 四川中醫 , 2015; 33(6): 159-163.

27 Yuan SL, Matsutani LA, Marques AP. Effectiveness of different styles of massage therapy in fibromyalgia: a systematic review and meta-analysis. Man Ther. 2015; 20(2): 257-264.

28 Zhang XC, Chen H, Xu WT, Song YY, Gu YH, Ni GX. Acupuncture therapy for fibromyalgia: a systematic review and meta-analysis of randomized controlled trials. J Pain Res. 2019; 12: 527-542.

29 Deare JC, Zheng Z, Xue CC, Liu JP, Shang J, Scott SW, Littlejohn G. Acupuncture for treating fibromyalgia. Cochrane Database Syst Rev. 2013; 2013(5): CD007070.

30 Yang B, Yi G, Hong W, Bo C, Wang Z, Liu Y, Xue Z, Li Y. Efficacy of acupuncture on fibromyalgia syndrome: a meta-analysis. J Tradit Chin Med. 2014; 34(4): 381-391.

31 Wang C, Schmid CH, Rones R, Kalish R, Yinh J, Goldenberg DL, Lee Y, McAlindon T. A randomized trial of tai chi for fibromyalgia. N Engl J Med. 2010; 363(8): 743-754.

32 張冰月 , 夏晶 , 黃怡然 , 梁亞鋒 , 胡海洋 , 鄒媛 , 馬瑩 , 李文迅 . 五禽戲干預纖維肌痛綜合征的療效分析 [J]. 中國醫藥導刊 , 2019; 21(4): 217-221.

33 Jiao J, Russell IJ, Wang W, Wang J, Zhao YY, Jiang Q. Ba-Duan-Jin alleviates pain and fibromyalgia-related symptoms in patients with fibromyalgia: results of a randomised controlled trial. Clin Exp Rheumatol 2019; 37(6): 953-962.

第 32 章

持續性軀體形式疼痛障礙

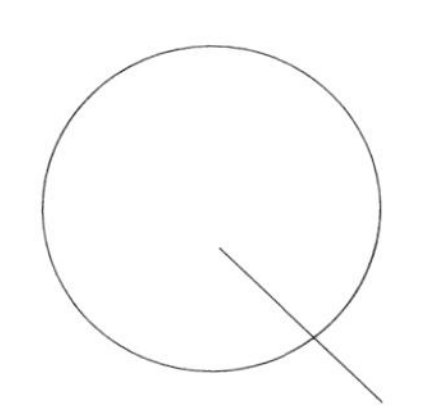

定義和診斷

神經症（Neurosis），又稱精神官能症，是一組主要表現為焦慮、抑鬱、恐懼、強迫、疑病症狀，或神經衰弱症狀的精神障礙。軀體形式障礙是被反覆持久地擔心或相信患有某種軀體症狀意念所佔據的一種神經症 [1-3]。

其中持續性軀體形式疼痛障礙（Persistent Somatoform Pain Disorder, PSPD）是最常見軀體形式障礙之一，早期稱為心因性疼痛、精神性疼痛、癔病性疼痛或慢性疼痛綜合征等。發病率約為 1%-6.8% 不等，多發生在 30-50 歲年齡段。患者以各種軀體疼痛為主訴，表現為一個或多個軀體部位嚴重疼痛，如頭痛、非典型面部疼痛、腰背部痛、胸痛、腹痛、慢性盆腔痛等，但這些疼痛沒有任何可證實的器質性病理學基礎，無法用生理過程或軀體障礙予以合理解釋。病程遷延，常超過 6 個月，明顯損害社會功能和生活質量。診斷要點包括 [1-3]：

1. 符合軀體形式障礙的定義；
2. 持續、嚴重的疼痛，不能用生理過程或軀體疾病作出合理解釋；
3. 情緒波動或心理壓力直接引發或加重疼痛；
4. 經檢查未發現與疼痛主訴相應的軀體病變；
5. 因社會功能受損或難以擺脫的精神痛苦而主動求治；
6. 疼痛持續已 6 個月。

PSPD 的病因可能與異常人格特質和童年時期有過精神創傷有關。前者多為自戀型、抑鬱型、疑病型和疼痛易患型人格。病理機制與纖維肌痛相似，也是與中樞敏化有關，即處理疼痛信號的相關腦區「錯誤」地增強、放大或泛化痛覺傳入信號，導致疼痛定位泛化和痛覺信號不成比例地放大。另外，PSPD 常與抑鬱症狀相伴出現，因此也被認為是抑鬱症的一種變異形式。這也被抗抑鬱藥可有效緩解 PSPD 所證實 [1-3]。

臨床上，PSPD 常表現為多個部位的疼痛，疼痛部位不固定，疼痛性質不一，如頭痛多為脹痛或刺痛，頸腰背多為酸痛，腹部和盆腔以脹痛和絞痛多見。多伴有抑鬱、焦慮和失眠等精神症狀，以及胃腸道和其他自主神經紊亂症狀，如噁心嘔吐，腹部不適，腹脹反胃，嘴裡無味或舌苔過厚，大便次數多、稀便，或水樣便；氣短胸痛；尿頻或排尿困難；心悸，出汗，口乾，臉發燒或潮紅等。

雖然 PSPD 和纖維肌痛和有著相似的病理機制和一些相似的臨床特徵，但纖維肌痛多位於肌腱和韌帶附著處，位置相對固定，兩側對稱，壓痛明顯；絕大多數發生在女性。而 PSPD 疼痛部位不固定，多為多部位疼痛，無壓痛或壓痛不明顯。二者不難鑒別 [2,4]。

中醫淵源

持續性軀體形式疼痛障礙者，實為因鬱致痹、因鬱致痛也，可謂「鬱痹」、「鬱痛」。鬱者，七情過用，五志過激，肝氣鬱結，氣機作亂是也。元朱丹溪《丹溪心法・六鬱》述及：「人身諸病，多生於鬱」；「鬱者，結聚而不得發越也。……氣鬱者，胸脅痛；……濕鬱者，周身走痛，或關節痛。」漢華佗《中藏經・論氣痹》曰：「氣痹者，愁思喜怒過多，……注於下則腰腳重而不能行，攻於左則左不遂，沖於右則右不仁，……壅而不散則痛，流而不聚則麻。」首次闡明因情志過激而致痹致痛。宋許叔微《普濟本事方》言：「悲哀煩惱傷肝氣，至兩脅疼痛，筋脈緊急，腰腳重滯，兩股筋急，兩脅牽痛，四肢不能舉。」南宋嚴用和《濟生方・脅痛評治》曰：「夫脅痛之病，……多因疲極嗔怒，悲哀煩惱，謀慮驚憂，致傷肝臟。」故鬱痹之痛，皆因情志過用，肝氣受傷，鬱結不散而起 [5-7]。

鬱痹作痛者，為秉性心躁、形神失守所致也。三國嵇康《養生論》言：「神躁於中，而形傷於外。」意為心神躁動者，易傷及軀體。《素問・痹論》亦言：「陰氣者，靜則神藏，躁則消亡。」清羅美《內經博議》論及：「七情過用，而淫氣能聚而為痹，以躁則消陰故也。」陰氣者，五臟之精氣，心神之守依也。心神躁動，五志過激，七情過用，則內耗臟氣，外傷形骸，諸病顯現，百痛叢生，或周身作痛，或頭目作痛，或頸項強痛，或脊背腰痛，或兩脅掣痛，或舌咽灼痛，或胸痹心痛，或脘腹脹痛，或二便赤痛，或四肢痹痛。《素問．至真要大論》曰：「心躁則痛甚，心寂則痛微。」心躁微，則鬱痛微；心躁甚，則鬱痛甚，與 PSPD 臨床表現一致 [8]。

故鬱痹者，總以肝鬱而起。神躁不安，肝氣作亂，升降失常，聚散失度；或橫逆走竄，或鬱結閉塞，作痹作痛。《靈樞．本神》曰：「愁憂者，氣閉塞而不行。」《素問．本病論》曰：「人或恚怒，氣逆上而不下，即傷肝也。」故鬱痛為治，總以達鬱疏肝為本，以逍遙散一方加減出入，應對諸多變證。

辨證分型和方藥治療

鬱痹鬱痛者，好發於稟質自戀，或幼年受虐，內向敏感，多疑憂慮者。愁思喜怒過甚，悲憂煩惱過度，則神躁不安，肝氣忤逆，鬱結作痛。或周身作痛，朝輟暮作，或局部作痛，此起彼伏。氣鬱日久，生熱化火，走竄作亂，則頭痛身痛。肝氣橫逆，犯土侮脾，脾土失運，營血乏源，筋肉失養，作痹作痛。婦人七七，天癸衰憊，陰血失源，肢節失濡，百痛叢生。故鬱痹之痛，主要有肝氣鬱結、氣鬱化火、肝鬱脾虛、肝腎陰虛諸證（圖 32-1）[9-12]。

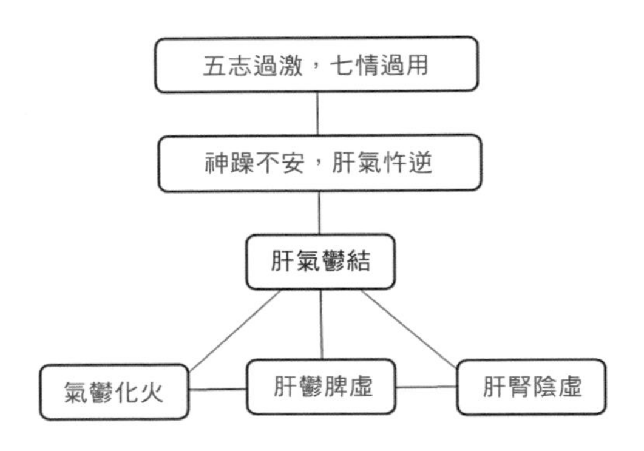

圖 32-1 鬱痹鬱痛病機和證型

1. 肝氣鬱結

臨床特點：多見於生性內向敏感、緊張多慮或易激動者。常見於 PSPD 初起或病程較短者。疼痛一般發生在遇到持續明顯的不愉快生活事件、困難或衝突後。全身疼痛，或四肢、脅肋，或腰背等多個局部疼痛，但難以準確定位，呈脹痛、酸痛或刺痛，甚者疼痛難忍，夜間尤甚；無壓痛或壓痛不明顯；情緒波動時加重；憂慮不安，煩躁易怒；寐差易醒；飲食欠安，腹脹便溏；月經不調；苔薄舌淡，脈弦。

證機分析：情志不舒，疏泄失常；經脈運行不暢，筋肉滑利受阻，則周身痛楚，或局部作痛；肝氣犯土，則腹脹便溏；陰陽不和，則夜寐欠安。

治療要則：疏肝解鬱，行氣止痛。

常用方藥：柴胡疏肝散合金鈴子散加防風、白朮、首烏藤：柴胡疏肝散主治情志不舒，肝氣鬱結之證。方用柴胡、芍藥入肝解鬱，緩急解痙；輔以枳殼、香附行氣通滯，理氣止痛；陳皮理氣健脾，調和肝脾；川芎行氣活血，疏經止痛。金鈴子散專治氣機鬱滯，走竄疼痛之證，方中金鈴子（川楝子）解鬱開結，行氣止痛；延胡索活血行氣，通滯止痛。加防風疏肝醒脾，發散止痛；夜交藤安神助眠，通絡舒痙。諸藥合用化裁，以圖行氣開鬱，疏散止痛之功。

2. 氣鬱化火

臨床特點：多見於素體陽盛，脾性急躁易怒者。或背痛燥熱，或周身煩痛，或頭痛如爆，或腰背酸痛，或脅肋脹痛；相關檢查無異常；疼痛多在壓力驟增或人際衝突後發生。精神煩悶，急躁易怒；或焦慮心煩，緊張擔憂；目赤口苦，納差食少；難以入眠，夜間易醒；苔薄黃舌紅，脈弦數。

證機分析：素體陽盛者，一俟情志怫然，則易氣鬱化火；氣火橫逆，四處作亂，則周身煩痛，或背痛燥熱，或脅肋脹痛；上沖頭目，則目赤頭痛；上擾心神，則焦慮煩躁，夜寐難安。

治療要則：解鬱瀉火，通利止痛。

常用方藥：丹梔逍遙散合越鞠丸化裁加黃芩、延胡索、葛根：丹梔逍遙散乃逍遙散加丹皮、梔子而得，故又稱加味逍遙散，方中丹梔瀉火除煩，清心安神；柴胡疏肝解鬱，疏表散熱；當歸、芍藥養血和營，柔肝緩急；薄荷清利解熱，芳香開鬱；白朮、茯苓健脾益氣，安神利眠。越鞠丸專治六鬱之痛，取方中香附行氣開鬱，寬胸止痛；川芎行氣活血，祛瘀止痛；蒼朮、神曲化濕消痞，疏暢中土。加黃芩瀉熱安神，條暢氣機；延胡索行氣活血，消散止痛；葛根透解清熱，解肌止痛。雙方化裁合用，共圖瀉熱開鬱，條達止痛之功。

3. 肝鬱脾虛

臨床特點：多見於抑鬱焦慮遷延難愈者。或周身酸痛，四肢倦怠；或頭痛不適，如迫如脹，部位不定，或巔頂，或兩側，或前額，或枕後；或項背掣痛；或脘腹脹痛；或氣短胸痛；或咽痛不適；多在焦慮緊張或情緒低落時出現或加重；口淡無味，噁心反胃，大便溏薄；思憂多慮，抑鬱憂傷；苔白膩，舌淡，脈弦滑或弦細。

證機分析：情志難遂，肝失疏泄，氣鬱抑土，脾失運化；日久則營血乏源，筋肉失於充養，肢節不得濡潤，則周身或局部作痛，四肢倦怠。

治療要則：疏肝理脾，益氣止痛。

常用方藥：逍遙散合三痹湯化裁加薑黃、延胡索、枳殼：逍遙散專為肝氣鬱結、脾土不和所設，方中柴胡入歸厥陰，疏解肝鬱；當歸、白芍、地黃益肝養血，榮潤緩急；茯苓、白朮補中益氣，祛濕理脾；薄荷芳香醒脾，通達解鬱。三痹湯主治氣血不足，周身作痛之證，取方中黃芪、人參益氣健脾，升發補養；防風、獨活、秦艽疏風祛濕，消痹止痛；川芎行氣活血，通利止痛；細辛、肉桂發散陰濕，溫通血脈；續斷、杜仲、川牛膝補肝益腎，榮養筋骨。加薑黃、延胡索行氣活血，疏解抑鬱；枳殼行氣除滿，健運中土。雙方化裁合用，共奏解鬱健脾，益氣榮養之效。

4. 肝腎陰虛

臨床特點：主要見於生性容易緊張、多疑多慮更年期婦女。或周身作痛，難以名狀；或頭痛時作，搏動如空；或四肢作痛，行走無力；或腰背酸痛，伸轉不利；或小腹隱痛，綿綿難休。疼痛常在情緒波動或遇到衝突時出現或加重。緊張多慮，煩躁不安，心悸少寐，多夢易醒；經少不調，眼乾口燥；潮熱多汗，顴紅發燙；苔少，舌紅少津；脈細弦或細數。

證機分析：婦人七七，天癸漸虧，陰血失源。一俟情志不遂，肝鬱失泄，則陰血愈發耗竭。筋肉百骸不得濡潤，則百痛叢生。頭目清竅失於濡養，則頭痛如空，眼乾口燥；心陰不足，則心悸少寐，多夢易醒；陰不制陽，則潮熱多汗，顴紅發熱；陰血不足，沖任失養，則經少不調。

治療要則：補腎滋陰，安神定痛。

常用方藥：六味地黃丸合天王補心丹化裁加柴胡、香附、延胡索：六味地黃丸主治肝腎陰虧，虛火上炎之痛。方中熟地黃益腎滋陰，養陰生血；山萸肉補肝益腎，滋陰斂澀；乾山藥健脾益氣，濡養筋肉；澤瀉、丹皮清瀉虛火，通利止痛；茯苓健脾安神，除煩助眠。天王補心丹養心安神，滋陰清熱；取方中生地養陰祛熱，清心安神；玄參、天冬、麥冬養陰生津，清心除煩；當歸理血通竅，養血安神；人參益氣安神，生津潤燥；酸棗仁養心益肝，安神斂汗；柏子仁、遠志養心安神，開竅助眠；五味子生津斂陰，寧心安神。加柴胡、香附疏肝解鬱，理氣開結；延胡索行氣活血，辛散止痛。諸藥化裁合用，以圖補益肝腎，養陰安神之效。

針灸治療

鬱痹作痛，雖變化多端，但總以肝鬱失泄為主機。肝氣鬱結，氣鬱化火，走竄作亂，則百痛叢生。或上擾心神，心躁不安；或橫逆犯土，肝鬱脾虛；或久鬱傷陰，肝腎虧虛。針灸以治，當辨證辨痛。辨證者，辨痛之病機也；辨痛者，辨痛之所位也。十二諸經，任督二脈，當以解鬱安神，舒緩止痛為首要 [13-16]。

治療要則： 解鬱安神，舒筋定痛，調補脾腎。

選穴原則：（1）解鬱安神要穴：印堂、百會、神庭、神門、內關、膻中、三陰交、太沖、夾脊 [13-16]；或密集顱部穴位電針刺激（圖 32-2）；（2）辨證選穴（表 32-1）；（3）阿是穴及痛處局部要穴；（4）耳穴貼壓，常用耳穴包括肝、神門、交感、皮質下、心、脾、腎（圖 32-3）。

操作要點

· 周身作痛者，先仰臥再俯臥操作。仰臥時，依次額頂或密集顱部穴位電針刺激（見下文）、胸腹、上肢和下肢順序進針，平補平瀉。另加電針於印堂 - 神庭（1 對），左右天樞（1 對），同側內關 - 神門（2 對），同側三陰交 - 太沖（2 對），共 6 對。肝氣鬱結和氣鬱化火者，頻率 100 Hz；肝

表 32-1 持續性軀體形式疼痛障礙隨症和辨證選穴		
症狀和分型	穴位名稱	功效
· 解鬱安神要穴		
	安神定志：印堂、百會、神庭、內關、神門 調暢解鬱：膻中、三陰交、太沖、夾脊	安神定志，調暢解鬱
· 密集顱部穴位電針刺激		
	百會 - 印堂（或神庭）、左四神聰 - 左頭臨泣、右四神聰 - 右頭臨泣、兩側陽白、兩側頭維、兩側率谷	鎮靜安神，解鬱助眠
· 辨證分型		
肝氣鬱結	百會、印堂、神門、心俞、內關、太沖	疏肝理氣，調暢解鬱
氣鬱化火	曲池、支溝、陽陵泉、行間、足臨泣	除鬱瀉火，清心安神
肝鬱脾虛	期門、脾俞、足三里、三陰交、公孫	解鬱理中，調和肝脾
肝腎陰虛	肝俞、腎俞、心俞、復溜、太溪、照海	養肝益腎，滋陰定痛
· 疼痛部位		
周身作痛	**仰臥位：** 神庭、印堂、陽白、膻中、上脘、中脘、下脘、天樞、關元、肩髃、曲池、內關、少府、足三里、陽陵泉、絕骨、三陰交、太溪、太沖 **俯臥位：** 百會、啞門、風池、天柱、夾脊、神道、心俞、肩井、臑會、外關、合谷、秩邊、承扶、委中、承筋、昆侖	條達解鬱，疏暢止痛
頭痛目痛	百會、四神聰、印堂、頭臨泣、陽白、睛明、攢竹、絲竹空、球後、太陽、頭維、懸顱、率谷、神門、太沖	清利頭目，舒經止痛
面頰作痛	下關、頰車、顴髎、迎香、翳風、外關、合谷、太沖	活血通滯，通絡止痛
舌咽灼痛	地倉、廉泉、旁承漿、天突、天容、尺澤、少商、行間、內庭	清舌利咽，瀉熱止痛
頸項強痛	腦戶、玉枕、風池、風府、天柱、頸夾脊、後溪、懸鐘	舒筋解痙，緩急止痛
脊背腰痛	夾脊、大椎、筋縮、脊中、志室、命門、腰陽關、委中	通督疏脊，緩痙止痛
上肢作痛	肩前、肩髃、肩髎、臂臑、肘髎、尺澤、會宗、手三里、郄門、八邪	舒節柔筋，活絡止痛
下肢作痛	環跳、承扶、風市、膝陽關、陽陵泉、承筋、承山、絕骨、八風	
胸悶心痛	膻中（齊刺）、紫宮、巨闕、心俞、厥陰俞、內關	理氣寬胸，清心安神
兩脅掣痛	期門、日月、支溝、陽陵泉、太沖	疏肝理氣，舒絡止痛
脘腹作痛	上脘、中脘、梁門、下脘、滑肉門、足三里、公孫、太沖	疏肝和中，理氣止痛
盆骶作痛	中極、關元、水道、氣沖、十七椎、次髎、地機、三陰交、太溪、太沖	疏經活絡，通利止痛

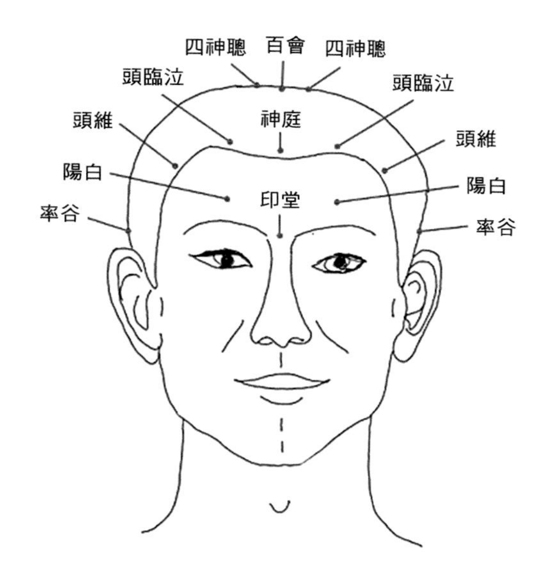

圖 32-2 密集顱部穴位電針刺激用穴

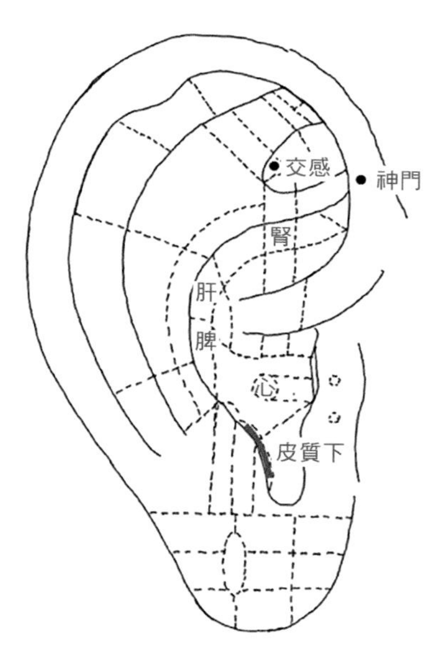

圖 32-3 治療鬱痹鬱痛常用耳穴

鬱脾虛和肝腎陰虛者，頻率 2 Hz；連續波，留針 25 分鐘。畢，助病人轉為俯臥，依次針刺夾脊、項頸、上肢和下肢，平補平瀉；另加 2 對電針於啞門 - 百會和左右風池，頻率 5 Hz，留針 25 分鐘。完成全程治療，需時約 1.5-2 小時。

- 局部作痛者，先選定若干解鬱安神要穴或施密集顱部穴位電針刺激（見下），並根據辨證分型補充選穴，再根據疼痛部位選定阿是穴及周圍要穴。痛點確切明顯者，短針齊刺、揚刺或圍刺。另加電針刺激解鬱安神要穴和阿是穴。刺激方式與周身作痛相同。
- 密集顱部穴位電針刺激：是著者根據中醫理論和現代三叉神經刺激原理所設立的一種針刺方法 [17]，多項臨床試驗顯示，該針刺療法可有效緩解抑鬱等多種精神症狀，具有鎮靜安神，解鬱助眠作用 [18-20]。操作如下：平刺或斜刺下列穴位並同時電針刺激：百會 - 印堂（或神庭）、左四神聰 - 左頭臨泣、右四神聰 - 右頭臨泣、兩側陽白、兩側頭維、兩側率谷。電針參數同上。
- 治療頻次和療程：隔日一次或每週 2 次；疼痛嚴重者，可每日一次。8 次為一療程。
- 針刺畢，用王不留行籽或小磁珠做兩側耳穴貼壓，常用耳穴包括肝、神門、交感、皮質下、心、脾、腎。每個穴位每日按壓 3-5 次，每次 0.5-1 分鐘，以酸脹感為宜。1-2 天後再重新貼壓。

手法治療

已有大量手法治療神經衰弱的報告[21-25]。其手法可作為治療鬱痛的參考。所報告手法，與治療纖維肌痛手法基本相同，也包括利竅安神，調理臟腑，舒筋通督三大步驟，可參考第 31 章「纖維肌痛」手法療法施治。對不同部位鬱痛，可參考有關章節施以重點手法。

功能鍛煉

與纖維肌痛相似，功能鍛煉也是鬱痹鬱痛綜合治療的一個重要組成部分。除太極拳、八段錦、五禽戲外，下面專門介紹一套著者自創的「鬱痛穴位按摩操」，供參考。該按摩操共有 10 個自我按摩手式（圖 32-4）：（1）禪指捏印堂；（2）猿臂罩百會；（3）交手定內關；（4）佛手明二陽；（5）弓掌揉風池；（6）撐腰溫腎府；（7）疊掌揉脘腹；（8）探海揉關元；（9）馬步走二三；（10）俯身尋太沖。

1. **禪指捏印堂**：微閉眼，拇指、示指和中指相對，捏提揉摩印堂 50 次。
2. **猿臂罩百會**：雙掌疊加，置於巔頂，掌心覆蓋百會穴，雙臂用力帶動手掌，分別做順時針和逆時針環旋摩揉，各 20-30 次，直至有溫熱感。
3. **交手定內關**：拇指分別點揉兩側內關穴各 30-50 次。
4. **佛手明二陽**：「明」指睛明穴，「二陽」代表陽白穴和太陽穴。五指微屈稍外展，拇指置於太陽穴，示指置於陽白穴，中指指腹按在睛明穴。三指同時做環旋按揉 20-30 次，睛明穴用力輕柔。
5. **弓掌揉風池**：頭微前傾，五指展開，拇指置於風池穴，餘四指置於頭側，拇指用力向外作環轉按揉 20-50 次，直至酸脹微痛。
6. **撐腰溫腎府**：站位，腰稍後仰。雙手撐腰，拇指置於腰側，餘四指中指節置於大腸俞和腎俞，並用力作內旋按揉 20-50 次，直至有溫熱感。
7. **疊掌揉脘腹**：坐位或站位，收腹，雙手疊加，掌根置於中脘和神闕穴之間，分別做順時針和逆時針環旋摩揉，用力適中，各 20-30 次，直至有溫熱感。
8. **探海揉關元**：「海」指氣海穴。揉脘腹完成後，掌根移至氣海和關元穴，分別做順時針和逆時針環旋摩揉，用力適中，各 20-30 次，直至有溫熱感。

9. **馬步走二三**：「二三」代表足三里和三陰交穴。站位，稍屈膝作馬步狀，俯身，雙手拇指同時點揉足三里，再點揉三陰交，各 30-50 次。

10. **俯身尋太沖**：點揉三陰交後，繼續俯身下探，點揉太沖穴，30-50 次。

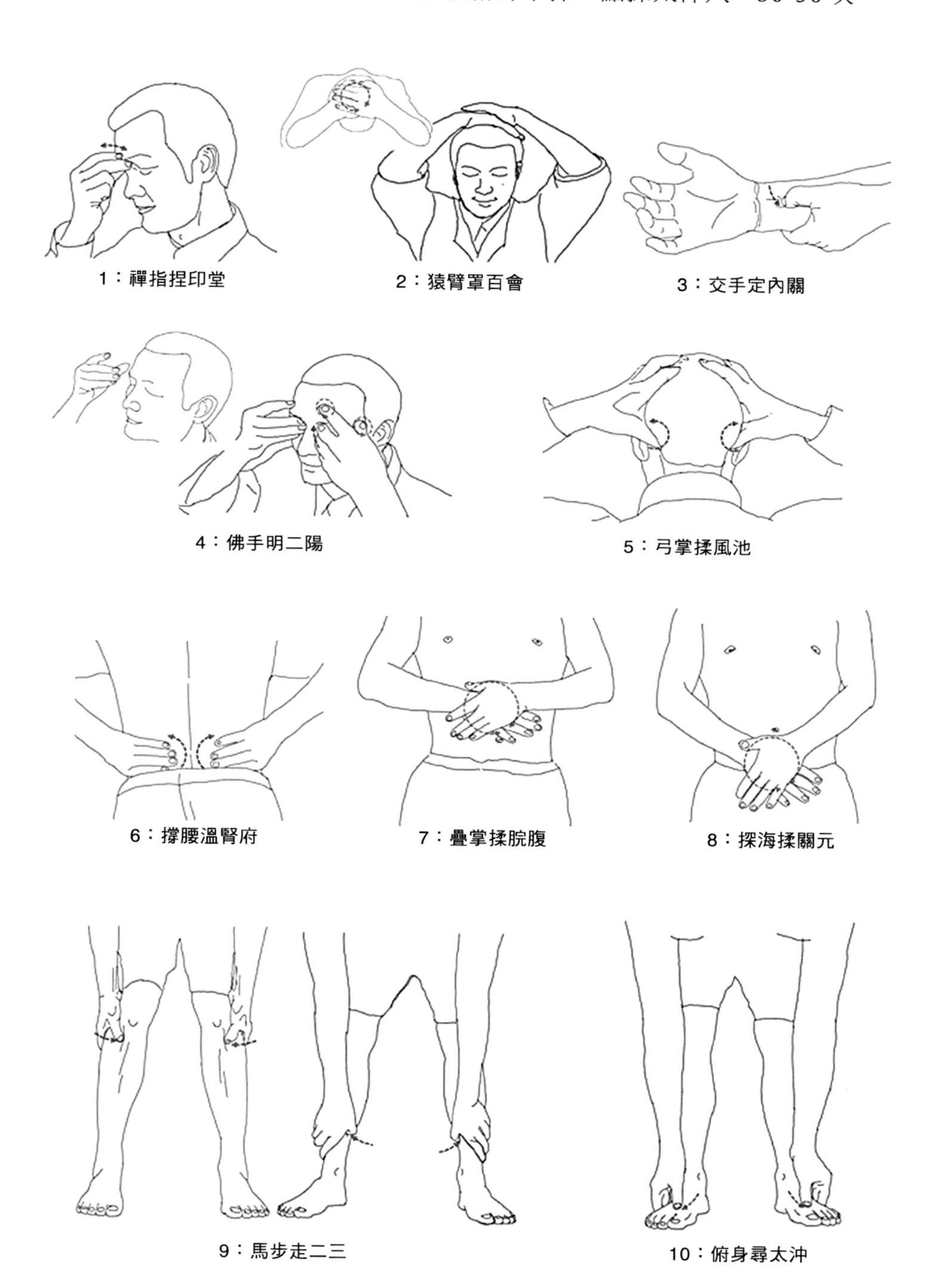

圖 32-4 治療鬱痹鬱痛功能鍛煉操

防治策略及自我調理

- 針藥結合手法可作為治療持續性軀體形式疼痛障礙的首選，輔以功能鍛煉，大多數患者可得到有效緩解，預後良好 [15]。
- 針藥手法治療同時，為患者制定功能鍛煉計劃，除太極拳、八段錦和五禽戲外，亦可指導患者自我穴位按摩，以加強治療效果。
- 對曾有過精神創傷，且對針藥手法治療效果不佳者，應轉介心理諮詢治療。

◇ 參考文獻

1 陳彥方：CCMD-3,《中國精神障礙分類及診斷標準》, 57-60 頁 . http://www.jhak.com/uploads/soft/201410/2_05151719.pdfchenyanfang

2 中華醫學會疼痛學分會 (編):《中國疼痛疾病診療規範》: 軀體症狀障礙 , 第 360-362 頁 , 人民衛生出版社 , 北京 , 2020.

3 駱艷麗 , 吳文源 , 李春波 , 張明園 . 持續性軀體形式疼痛障礙的研究進展 [J]. 上海精神醫學 , 2007(02): 112-114+121.

4 Häuser W, Henningsen P. Fibromyalgia syndrome: a somatoform disorder? Eur J Pain. 2014; 18(8): 1052-1059.

5 許萍 , 左堅 , 李丹鳳 , 胡英豪 , 鍾樹志 .「鬱痹共病」對類風濕關節炎治療的啟示初探 [J]. 中醫藥學報 , 2021; 49(05): 5-8.

6 李小波 , 宋慶迎 , 種朋貴 , 王碧 , 楊波 , 楊燏芳 . 從肝論治持續性軀體形式疼痛障礙體會 [J]. 內蒙古中醫藥 , 2019; 38(09): 79-81.

7 暢洪升 , 段曉華 , 梁吉春 , 王慶國 . 中醫鬱證學說源流探析 [J]. 北京中醫藥大學學報 , 2011; 34(10): 653-658+661.

8 趙瑩瑩 . 基於形神一體觀淺析心臟神經症的病機 [J/OL]. 實用中醫內科雜誌 : 1-4 [2021-06-27]. http://kns.cnki.net.eproxy.lib.hku.hk/kcms/detail/21.1187.R.20210409.0917.002.html.

9 劉欽 , 冷小兵 , 付擁軍 , 鄔夢龍 . 中西醫結合對神經症的辯證分型及施治 [J]. 實用臨床醫學 , 2003; (06): 130-131.

10 徐日科 . 神經症辨證分型標準探討 [J]. 實用中醫內科雜誌 , 2007; (03): 28.

11 賈雲奎 , 羅和春 , 梅桂森 , 周芳 , 張繼志 , 高申榮 , 陳家賦 . 神經症中西醫結合辨證分型標準探討 [J]. 中西醫結合雜誌 , 1991; (10): 616-617.

12 中國中西醫結合研究會精神疾病專業委員會 . 神經症的中西醫結合辨證分型標準 (初稿) [J]. 中西醫結合雜誌 , 1989; (10): 615.

13 孫晶 , 梁宜 , 王超 , 邵曉梅 , 方劍喬 . 針灸治療軀體形式疼痛障礙的診療思路和臨床體會 [J]. 中國針灸 , 2017; 37(04): 425-428.

14 梁慧 , 杜忠劍 , 吳鵬 , 劉永輝 . 電針夾脊穴治療持續性軀體形式疼痛障礙 38 例臨床觀察 [J]. 中醫藥導報 , 2017; 23(17): 68-69.

15 陳曉鷗 . 針藥結合治療持續性軀體形式疼痛障礙的對照研究 [J]. 天津中醫藥 , 2011; 28(06): 466-468.

16 陳曉鷗 . 中西醫結合治療持續性軀體形式疼痛障礙臨床研究 [J]. 世界中西醫結合雜誌 , 2013; 8(09): 930-932.

17 Zhang ZJ, Wang XM, McAlonan GM. Neural acupuncture unit: a new concept for interpreting effects and mechanisms of acupuncture. Evid Based Complement Alternat Med. 2012; 2012: 429412.

18 Zhang ZJ, Zhao H, Jin GX, Man SC, Wang YS, Wang Y, Wang HR, Li MH, Yam LL, Qin ZS, Yu KT, Wu J, Ng FB, Ziea TE, Rong PJ. Assessor- and participant-blinded, randomized controlled trial of dense cranial electroacupuncture stimulation plus body acupuncture for neuropsychiatric sequelae of stroke. Psychiatry Clin Neurosci. 2020; 74(3): 183-190.

19 Zhang ZJ, Man SC, Yam LL, Yiu CY, Leung RC, Qin ZS, Chan KS, Lee VHF, Kwong A, Yeung WF, So WKW, Ho LM, Dong YY. Electroacupuncture trigeminal nerve stimulation plus body acupuncture for chemotherapy-induced cognitive impairment in breast cancer patients: An assessor-participant blinded, randomized controlled trial. Brain Behav Immun. 2020; 88: 88-96.

20 Zhang ZJ, Wang XY, Tan QR, Jin GX, Yao SM. Electroacupuncture for refractory obsessive-compulsive disorder: a pilot waitlist-controlled trial. J Nerv Ment Dis. 2009; 197(8): 619-22.

21 朱清毅 , 葛愛娜 . 推拿治療神經衰弱 108 例臨床觀察 [J]. 按摩與導引 , 2005; (12): 13-14.

22 林長順 , 林衛紅 . 按摩治療神經衰弱 75 例療效觀察 [J]. 按摩與導引 , 2005; (02): 12-13.

23 黃大清 . 手法治療心脾兩虛型神經衰弱 45 例 [J]. 按摩與導引 , 2003; (05): 23.

24 陳永華 . 推拿治療神經衰弱 88 例臨床觀察 [J]. 按摩與導引 , 2000; (02): 16-17.

25 魏騰凡 . 按摩手法治療神經衰弱 90 例 [J]. 遼寧中醫雜誌 , 1990; (05): 36-37.

中藥方劑索引

（按拼音字母排列）

A	
阿魏軟堅散	《青囊秘傳》 阿魏 蝸牛 象貝母 月石 桃仁 僵蠶 南星 腰黃 冰片
B	
半夏白朮天麻湯	《醫學心悟》 半夏 天麻 白朮 橘紅 茯苓 甘草 生薑 大棗
保和丸	《丹溪心法》 神曲 山楂 茯苓 半夏 陳皮 連翹 萊菔子
八珍湯	《正體類要》 人參 白朮 茯苓 當歸 川芎 白芍 熟地黃 甘草 生薑 大棗
補腎活血湯	《傷科大成》 熟地黃 菟絲子 枸杞子 山茱萸 補骨脂 肉蓯蓉 杜仲 狗脊 當歸尾 紅花 獨活 沒藥
補腎壯骨湯	（經驗方） 熟地黃 杜仲 淫羊藿 狗脊 牛膝 骨碎補 透骨草 伸筋草 穿山龍 清風藤 雞血藤 白朮 黃芪 陳皮 甘草
補腎祛瘀方	（經驗方） 仙靈脾 仙茅 肉蓯蓉 熟地黃 雞血藤 山藥 白朮 香附 延胡索 烏藥 丹參 川芎 當歸 三棱 莪朮 牛膝
補陽還五湯	《醫林改錯》 黃芪 當歸尾 赤芍 地龍 川芎 桃仁 紅花
補中益氣湯	《脾胃論》 黃芪 炙甘草 人參 當歸身 升麻 柴胡 白朮 陳皮
C	
蒼耳子散	《濟生方》 蒼耳子 辛夷花 白芷 薄荷葉
蒼附導痰丸	《萬氏女科》 蒼朮 香附 陳皮 茯苓 枳殼 半夏 南星 炙甘草 生薑
柴胡疏肝散	《景岳全書》 柴胡 香附 白芍 川芎 枳殼 陳皮 甘草
川芎茶調散	《太平惠民和劑局方》川芎 薄荷 防風 細辛 羌活 白芷 炙甘草 荊芥穗
除濕胃苓湯	《外科正宗》 防風 蒼朮 白朮 赤茯苓 陳皮 厚朴 豬苓 山梔子 木通 澤瀉 滑石 薄荷 桂枝 甘草
D	
大補陰丸	《丹溪心法》 熟地黃 龜板 黃柏 知母 豬脊髓
大補元煎	《景岳全書》 人參 山藥 熟地黃 杜仲 當歸 山茱萸 枸杞子 炙甘草
當歸龍薈丸	《宣明論方》 當歸 龍膽草 山梔子 黃芩 黃連 黃柏 大黃 蘆薈 青黛 木香 麝香

當歸拈痛湯	《醫學啟源》 茵陳 羌活 防風 升麻 葛根 蒼朮 白朮 甘草 黃芩 苦參 知母 當歸 豬苓 澤瀉
當歸四逆加吳茱萸生薑湯	《傷寒論》 當歸 桂枝 白芍 細辛 炙甘草 通草 吳茱萸 大棗 生薑
當歸四逆湯	《傷寒論》 當歸 桂枝 白芍 細辛 通草 大棗 炙甘草
丹梔逍遙散	《太平惠民和劑局方》 當歸 茯苓 梔子 薄荷 芍藥 柴胡 白朮 牡丹皮 甘草 煨薑
導痰湯	《校注婦人良方》 半夏 橘紅 茯苓 天南星 枳實 生薑 甘草
滌痰湯	《濟生方》 半夏 膽南星 橘紅 枳實 茯苓 人參 石菖蒲 竹茹 甘草 生薑 大棗
獨活寄生湯	《備急千金要方》 獨活 寄生 杜仲 牛膝 細辛 秦艽 茯苓 肉桂 防風 川芎 人參 當歸 白芍 熟地黃 甘草

F

附子理中湯	《三因極一病證方論》 附子 人參 乾薑 白朮 炙甘草

G

甘露消毒丹	《溫熱經緯》 飛滑石 綿茵陳 黃芩 石菖蒲 川貝 木通 藿香 射干 連翹 薄荷 白豆蔻
膈下逐瘀湯	《醫林改錯》 五靈脂 當歸 川芎 桃仁 牡丹皮 赤芍 烏藥 延胡索 甘草 香附 紅花 枳殼
瓜蔞薤白半夏湯	《金匱要略》 瓜蔞實 薤白 半夏 白酒
歸脾湯	《濟生方》 人參 黃芪 白朮 茯苓 當歸 酸棗仁 桂圓肉 遠志 木香 炙甘草 生薑 大棗
桂枝茯苓丸	《金匱要略》 桂枝 茯苓 牡丹皮 白芍 桃仁
桂枝加葛根湯	《傷寒論》桂枝 葛根 芍藥 生薑 甘草 大棗

H

化肝煎	《景岳全書》 青皮 陳皮 芍藥 牡丹皮 梔子 澤瀉 土貝母
化積丸	《雜病源流犀燭》 三棱 莪朮 阿魏 海浮石 香附 雄黃 檳榔 蘇木 瓦楞子 五靈脂
黃芪桂枝五物湯	《金匱要略》 黃芪 桂枝 白芍 生薑 大棗
黃芪建中湯	《金匱要略》 黃芪 桂枝 白芍 生薑 大棗 飴糖 炙甘草
活血止痛湯	《傷科大成》 當歸 蘇木 落得打（積雪草） 川芎 紅花 乳香 沒藥 三七 炒赤芍 陳皮 紫荊藤 地鱉蟲

J

將軍定痛丸	《審視瑤函》 黃芩 僵蠶 陳皮 天麻 桔梗 青礞石 白芷 薄荷 大黃 半夏
加味逍遙散	（見「丹梔逍遙散」）
濟川煎	《景岳全書》 當歸 牛膝 肉蓯蓉 澤瀉 升麻 枳殼

節傷湯	（華南中草藥驗方） 三七 田基黃 雞骨香 澤蘭 土牛膝
金匱腎氣丸	《金匱要略》 乾地黃 山藥 山茱萸 澤瀉 茯苓 牡丹皮 桂枝 附子
金鈴子散	《太平聖惠方》 金鈴子 延胡索
蠲痹湯	《百一選方》 防風 當歸 赤芍 薑黃 黃芪 羌活 甘草 生薑 大棗

L

良附丸	《良方集腋》 高良薑 香附
理經四物湯	《竹林女科》 川芎 當歸 白芍 生地黃 白朮 柴胡 香附 延胡索 黃芩 三棱
六磨湯	《世醫得效方》 大檳榔 沉香 木香 烏藥 大黃 枳殼
六味地黃丸	《小兒藥證直訣》 熟地黃 山茱萸 山藥 澤瀉 茯苓 牡丹皮
理中湯	《傷寒論》 白朮 人參 乾薑 炙甘草
龍膽瀉肝湯	《醫方集解》 龍膽草 梔子 黃芩 柴胡 生地黃 澤瀉 當歸 車前子 木通 甘草
綠風羚羊飲	《醫宗金鑒》 黑玄參 防風 茯苓 知母 桔梗 黃芩 細辛 羚羊角 車前子 大黃

M

麻黃附子細辛湯	《傷寒論》 麻黃 附子 細辛
蔓荊子散	《仁齋直指》 蔓荊子 赤芍藥 生地黃 桑白皮 甘菊花 赤茯苓 川升麻 麥門冬 木通 前胡 甘草 大棗 生薑
麻子仁丸	《傷寒論》 麻子仁 白芍 枳實 大黃 厚朴 杏仁
木香順氣丸	（中成藥） 木香 砂仁 醋香附 檳榔 甘草 陳皮 厚朴 枳殼 蒼朮 青皮 生薑

P

培補腎陽湯	（國醫大師朱良春經驗方） 仙茅 淫羊藿 乾山藥 枸杞子 紫河車 炙甘草
普濟消毒飲	《東垣試效方》 黃芩 黃連 陳皮 玄參 生甘草 連翹 牛蒡子 板藍根 馬勃 薄荷 白僵蠶 升麻 柴胡 桔梗

Q

羌活勝濕湯	《內外傷辨惑論》 羌活 獨活 藁本 防風 川芎 蔓荊子 炙甘草
牽正散	《楊氏家藏方》 白附子 白僵蠶 全蠍
杞菊地黃湯	《醫級寶鑒》 熟地黃 山茱萸 山藥 澤瀉 牡丹皮 茯苓 枸杞子 菊花
七厘散	《良方集腋》 血竭 麝香 冰片 乳香 沒藥 紅花 朱砂 兒茶
清火滌痰湯	《醫醇賸義》 丹參 麥冬 茯神 柏子仁 貝母 橘紅 膽南星 僵蠶 菊花 杏仁
清熱調血湯	《古今醫鑒》 當歸 川芎 白芍藥 生地黃 黃連 香附 桃仁 紅花 延胡索 牡丹皮 蓬莪朮

清胃散	《脾胃論》 當歸身 生地黃 牡丹皮 黃連 升麻
七味蒼柏散	《醫學入門》 蒼朮 黃柏 杜仲 補骨脂 川芎 當歸 白朮

R

人參養榮湯	《太平惠民和劑局方》 人參 白朮 黃芪 甘草 陳皮 肉桂 當歸 熟地黃 五味子 茯苓 遠志 白芍 大棗 生薑

S

三痹湯	《婦人大全良方》 人參 黃芪 茯苓 甘草 當歸 川芎 白芍 生地黃 杜仲 生薑 細辛 秦艽 獨活 防風 川牛膝 川續斷 肉桂心
三黃瀉心湯	《金匱要略》 大黃 黃連 黃芩
少腹逐瘀湯	《醫林改錯》 小茴香 乾薑 延胡索 沒藥 當歸 川芎 肉桂 赤芍 蒲黃 五靈脂
芍藥湯	《素問病機氣宜保命集》 芍藥 黃連 黃芩 大黃 當歸 檳榔 木香 肉桂 炙甘草
參附湯	《婦人大全良方》 生附子 人參
參苓白朮散	《太平惠民和劑局方》 扁豆 人參 白朮 茯苓 山藥 蓮子 薏苡仁 桔梗 砂仁 大棗 甘草
生脈散	《醫學啟源》人參 麥冬 五味子
腎氣丸	（見「金匱腎氣丸」）
身痛逐瘀湯	《醫林改錯》 秦艽 川芎 桃仁 紅花 甘草 羌活 沒藥 當歸 五靈脂 香附 牛膝 地龍
雙合湯	《雜病源流犀燭》 當歸 川芎 白芍 生地黃 陳皮 半夏 白茯苓 桃仁 紅花 白芥子 甘草
舒筋通絡湯	《醫醇賸義》 生地黃 當歸 白芍 川芎 枸杞子 木瓜 金毛脊 楮實子 川續斷 獨活 牛膝 秦艽 桑枝 大棗 生薑
疏筋止痛湯	（經驗方） 當歸 赤芍 川芎 桃仁 紅花 乳香 沒藥 蘇木 延胡索 土鼈蟲 桑枝 雞血藤 生地黃
四妙丸	《成方便讀》 黃柏 蒼朮 川牛膝 薏苡仁
四磨湯	《濟生方》 檳榔 沉香 烏藥 人參
四逆散	《傷寒論》 柴胡 枳實 白芍 甘草
四神丸	《證治準繩》 肉豆蔻 補骨脂 五味子 吳茱萸

T

桃核承氣湯	《傷寒論》 桃仁 大黃 桂枝 甘草 芒硝
桃紅四物湯	《醫宗金鑒》 當歸 川芎 白芍 熟地黃 桃仁 紅花
天麻鉤藤飲	《中醫內科雜病證治新義》 天麻 鉤藤 牛膝 石決明 杜仲 黃芩 山梔子 益母草 桑寄生 夜交藤 茯神
天王補心丹	《攝生秘剖》 天門冬 人參 茯苓 玄參 丹參 遠志 桔梗 當歸 五味子 麥門冬 柏子仁 酸棗仁 生地黃

通絡活血方	（經驗方） 當歸尾 桃仁 紅花 牛膝 赤芍 王不留行 茜草 青皮 香附 澤蘭 牛膝
通竅活血湯	《醫林改錯》 赤芍 川芎 桃仁 紅花 麝香 老蔥 生薑 紅棗
痛瀉要方	《劉草窗方》 白朮 白芍 陳皮 防風
托裡消毒散	《陳氏小兒痘疹方論》 黃芪 川芎 當歸 芍藥 人參 白朮 茯苓 皂角刺 金銀花 桔梗 白芷 甘草

W

溫膽湯	《三因極一病證方論》 半夏 橘紅 茯苓 竹茹 枳實 生薑 大棗 甘草
烏附龍馬湯	（甘肅劉維忠經驗方） 製川烏 製附子 桂枝 威靈仙 獨活 細辛 狗脊 杜仲 牛膝 青風藤 地龍 製馬錢子 烏梢蛇 澤瀉
五苓散	《傷寒論》 豬苓 澤瀉 白朮 茯苓 桂枝
烏梅丸	《傷寒論》 烏梅肉 人參 桂枝 細辛 黃連 當歸 川椒 黃柏 附子 乾薑
烏頭湯	《金匱要略》烏頭 麻黃 芍藥 黃芪 甘草
烏頭細辛湯	（經驗方） 川烏 細辛 威靈仙 冰片 草烏 川芎 透骨草
五味消毒飲	《醫宗金鑒》 金銀花 野菊花 蒲公英 紫花地丁 紫背天葵子

X

仙方活命飲	《校注婦人良方》 金銀花 陳皮 當歸尾 赤芍 防風 白芷 貝母 天花粉 乳香 沒藥 皂角刺 穿山甲 甘草
仙龍定痛飲	（國醫大師朱良春經驗方） 製南星 地龍 全蠍 補骨脂 骨碎補 淫羊藿
小柴胡湯	《傷寒論》 柴胡 黃芩 人參 半夏 甘草 生薑 大棗
小承氣湯	《傷寒論》 大黃 厚朴 枳實
小活絡丹	《太平惠民合劑局方》 川烏 草烏 膽南星 地龍 乳香 沒藥
逍遙散	《太平惠民和劑局方》 柴胡 當歸 白芍 白朮 茯苓 薄荷 甘草 生薑
行軍散	《霍亂論》 犀牛黃 麝香 珍珠 冰片 硼砂 雄黃 火硝 金箔
辛夷清肺飲	《外科正宗》 辛夷 百合 知母 石膏 枇杷葉 升麻 麥冬 梔子 黃芩 甘草
芎芷石膏湯	《醫宗金鑒》 川芎 白芷 石膏 藁本 羌活 菊花
宣痹湯	《溫病條辨》 防己 杏仁 滑石 連翹 山梔子 薏苡仁 半夏 蠶砂 赤小豆
血府逐瘀湯	《醫林改錯》 當歸 生地黃 桃仁 紅花 枳殼 赤芍 柴胡 甘草 桔梗 川芎牛膝

Y

養血榮筋丸	（經驗方） 當歸 雞血藤 何首烏 赤芍 續斷 桑寄生 威靈仙 伸筋草 透骨草 油松節 補骨脂 黨參 白朮 陳皮 木香 赤小豆

一貫煎	《續名醫類案》 沙參 麥冬 當歸 生地黃 枸杞子 川楝子
銀甲丸	（中成藥） 金銀花 連翹 紅藤 蒲公英 紫花地丁 大青葉 生蒲黃 琥珀末 椿根皮 茵陳 生鱉甲 桔梗
銀翹散	《溫病條辨》 金銀花 連翹 荊芥穗 淡豆豉 桔梗 薄荷 牛蒡子 甘草 竹葉 鮮葦根
益氣養陰解毒湯	（山東顧振東經驗方） 黃芪 太子參 黃精 白朮 茯苓 生地黃 麥冬 天冬 旱蓮草 女貞子 白花蛇舌草 半枝蓮 蒲公英 小薊 甘草
益腎調經湯	《中醫婦科治療學》 烏藥 焦艾葉 益母草 熟地黃 當歸 白芍 杜仲 續斷 巴戟天
右歸丸	《景岳全書》 熟地黃 山藥 枸杞子 菟絲子 杜仲 鹿角膠 山茱萸 當歸 附子 肉桂
越鞠丸	《丹溪心法》 蒼朮 香附 川芎 神曲 梔子

Z

增液湯	《溫病條辨》 玄參 麥冬 生地黃
知柏地黃丸	《醫宗金鑒》 熟地黃 山茱萸 山藥 茯苓 牡丹皮 澤瀉 知母 黃柏
炙甘草湯	《傷寒論》 炙甘草 人參 桂枝 生薑 阿膠 生地黃 麥冬 麻仁 大棗
駐車丸	《備急千金要方》 黃連 乾薑 當歸 阿膠
駐景丸	《銀海精微》 楮實子 枸杞子 五味子 乳香 川椒 人參 熟地黃 肉蓯蓉 菟絲子
滋陰活血通絡方	（經驗方） 太子參 麥冬 石斛 生地黃 五味子 芍藥 當歸 川芎 延胡索 雞血藤
左歸丸	《景岳全書》 熟地黃 山藥 山茱萸 枸杞子 菟絲子 鹿角膠 龜板 牛膝
左金丸	《丹溪心法》 黃連 吳茱萸

穴位索引

（按拼音字母排列）

經脈代碼	
BL	足太陽膀胱經
DU	督脈
EX	經外奇穴
GB	足少陽膽經
HT	手少陰心經
KI	足少陰腎經
LI	手陽明大腸經
LR	足厥陰肝經
LU	手太陰肺經
PC	手厥陰心包經
RN	任脈
SI	手太陽小腸經
SJ	手少陽三焦經
SP	足太陰脾經
ST	足陽明胃經

B

八風（Bafeng，EX-LE10）：在足背側，第 1-5 趾間，趾蹼緣後方赤白肉際處，每側 4 穴，左右共 8 穴。

百蟲窩（Baichongwo，EX-LE3）：屈膝，在大腿內側，髕底內側端 3 寸，即血海上 1 寸。

白環俞（Baihuanshu，BL30）：在骶部，當骶正中脊旁 1.5 寸，平第 4 骶後孔。

百會（Baihui，DU20）：在頭部，當前髮際正中直上 5 寸，或兩耳尖連線的中點處。

胞肓（Baohuang，BL53）：在臀部，平第 2 骶後孔，骶正中嵴旁開 3 寸。

八邪（Baxie，EX-UE9）：在手背側，微握拳，第 1-5 指間，指蹼緣後方赤白肉際處，左右共 8 穴。

本神（Benshen，GB13）：在頭部，當前髮際上 0.5 寸，神庭旁開 3 寸，神庭與頭維連線的內 2/3 與外 1/3 的交點處。

髀關（Biguan，ST31）：在大腿前面，當髂前上棘與髕底外側端的連線上，屈股時，平會陰，居縫匠肌外側凹陷處。

臂臑（Binao，LI14）：在臂外側，三角肌止點處，當曲池與肩髃連線上，曲池上7寸。

秉風（Bingfeng，SI12）：在肩胛部，岡上窩中央，天宗穴直上，舉臂有凹陷處。

步廊（Bulang，KI22）：在胸部，當第5肋間隙，前正中線旁開2寸。

不容（Burong，ST19）：在上腹部，當臍中上6寸，距前正中線2寸，肋弓下緣凹陷處。

C

長強（Changgqian，DU1）：在尾骨端下，當尾骨端與肛門連線的中點處。

承扶（Chengfu，BL36）：在大腿後面，臀下橫紋的中點。

承光（Chengguang，BL6）：在頭部，當前髮際正中直上2.5寸，旁開1.5寸。

承漿（Chengjiang，RN24）：在面部，當頦唇溝的正中凹陷處。

承筋（Chengjin，BL56）：在小腿後面，當委中與承山的連線上，腓腸肌肌腹中央，委中穴下5寸。

承靈（Chengling，GB18）：在頭部，當前髮際上4.0寸，頭正中線旁開2.25寸。

承滿（Chengman，ST20）：在上腹部，當臍中上5寸，距前正中線2寸。

承泣（Chengqi，ST1）：在面部，瞳孔直下，當眼球與眶下緣之間。

承山（Chengshan，BL57）：在小腿後面正中，委中與昆侖之間，當伸直小腿或足跟上提時腓腸肌肌腹下出現尖角狀凹陷處。

瘈脈（Chimai，SJ18）：在頭部，耳後乳突中央，當角孫至翳風之間，沿耳輪連線的中、下1/3的交點處。

尺澤（Chize，LU5）：在肘橫紋中，肱二頭肌腱橈側凹陷處；合穴。

沖門（Chongmen，SP12）：在腹股溝外側，距恥骨聯合上緣中點3.5寸，當髂外動脈搏動處的外側。

沖陽（Chongyang，ST42）：在足背最高處，當蹬長伸肌腱與趾長伸肌腱之間，足背動脈搏動處；原穴。

次髎（Ciliao，BL32）：在骶部，約當髂後上棘與後正中線之間，適對第二骶後孔處。

攢竹（Cuanzhu，BL2）：在面部，當眉頭陷中，約在目內眥直上。

D

大包（Dabao，SP21）：在側胸部，在腋中線，當第6肋間隙處。

大腸俞（Dachangshu，BL25）：在腰部，當第4腰椎棘突下，旁開1.5寸；背俞穴 - 大腸。

大都（Dadu，SP2）：在足內側緣，當足大趾本節（第1蹠趾關節）前下方赤白肉際凹陷處；滎穴。

大敦（Dadun，LR1）：在足大趾末節外側，距趾甲角0.1寸；井穴。

大骨空（Dagukong，EX-UE5）：在拇指背側指間關節的中點處。

大赫（Dahe，KI12）：在下腹部，當臍中下 4 寸，前正中線旁開 0.5 寸。

大橫（Daheng，SP15）：在腹中部，距臍中 4 寸。

帶脈（Daimai，GB26）：在側腹部，章門下 1.8 寸，當第十一肋骨游離端下方垂線與臍水平線的交點上。

大巨（Daju，ST27）：在下腹部，當臍中下 2 寸，距前正中線 2 寸。

大陵（Daling，PC7）：在腕掌橫紋的中點處，當掌長肌腱與橈側腕屈肌腱之間；輸穴，原穴。

當陽（Dangyang，EX-HN2）：在頭前部，當瞳孔直上，前髮際上 1 寸。

膽囊（Dannang，EX-LE6）：在小腿外側上部，當腓骨小頭前下方凹陷處（陽陵泉）直下 2 寸。

膽俞（Danshu，BL19）：在背部，當第 10 胸椎棘突下，旁開 1.5 寸； 背俞穴 - 膽。

膻中（Danzhong，RN17）：在胸部，當前正中線上，平第 4 肋間，兩乳頭連線的中點；募穴 - 心包，八會穴 - 氣會。

大迎（Daying，ST5）：在下頜角前方，咬肌附著部的前緣，當面動脈博動處。

大鐘（Dazhong，KI4）：在足內側，內踝後下方，當跟腱附著部的內側前方凹陷處；絡穴。

大杼（Dazhu，BL11）：在背部，當第 1 胸椎棘突下，旁開 1.5 寸；八會穴 - 骨會。

大椎（Dazhui，DU14）：在後正中線上，第 7 頸椎棘突下凹陷中。

地倉（Dicang，ST4）：在面部，口角外側，上直瞳孔。

地機（Diji，SP8）：在小腿內側，當內踝尖與陰陵泉的連線上，陰陵泉下 3 寸；郄穴。

定喘（Dingchuan，EX-B1）：在背部，當第 7 頸椎棘突下，旁開 0.5 寸。

地五會（Diwuhui，GB42）：在足背外側，當足 4 趾本節（第 4 蹠趾關節）的後方，第 4、5 蹠骨之間，小趾伸肌腱的內側緣。

犢鼻（Dubi，ST35）：屈膝，在膝部，髕骨與髕韌帶外側凹陷中。

兌端（Duiduan ，DU27）：在面部，當上唇的尖端，人中溝下端的皮膚與唇的移行部。

督俞（Dushu，BL16）：在背部，當第 6 胸椎棘突下，旁開 1.5 寸。

獨陰（Duyin，EX-LE11）：在足第二趾的蹠側遠側趾間關節的中點。

E

二白（Erbai，EX-UE2）：在前臂掌側，腕橫紋上 4 寸，橈側腕屈肌腱的兩側，一側二穴。

耳和髎（Erheliao，SJ22）：在頭側部，當鬢髮後緣，平耳廓根之前方，面淺動脈的後緣。

二間（Erjian， LI2）：微握拳，當示指橈側，第 2 掌指關節前凹陷中；滎穴。

耳尖（Erjian，EX-HN6）：在耳廓的上方，當折耳向前，耳廓上方的尖端處。

耳門（Ermen，SJ21）：在面部，當耳屏上切跡的前方，下頜骨髁突後緣，張口有凹陷處。

F

肺俞（Feishu，BL13）：在背部，當第 3 胸椎棘突下，旁開 1.5 寸；背俞穴 - 肺。

飛揚（Feiyang，BL58）：在小腿後面，當外踝後，昆侖穴直上 7 寸，承山外下方 1 寸處；絡穴。

風池（Fengchi，GB20）：在項部，當枕骨之下，與風府相平，胸鎖乳突肌與斜方肌上端之間的凹陷處。

風府（Fengfu，DU16）：在項部，當後髮際正中直上 1 寸，枕外隆凸直下，兩側斜方肌之間凹陷中。

豐隆（Fenglong，ST40）：在小腿前外側，當外踝尖上 8 寸，條口外，距脛骨前緣二橫指；絡穴。

風門（Fengmen，BL12）：在背部，當第 2 胸椎棘突下，旁開 1.5 寸。

風市（Fengshi，GB31）：在大腿外側部的中線上，當膕橫紋上 7 寸。或直立垂手時，中指尖處。

腹哀（Fu'ai，SP16）：在上腹部，當臍中上 3 寸，距前正中線 4 寸。

浮白（Fubai，GB10）：在頭部，當耳後乳突的後上方，天沖與完骨的弧形連線的中 1/3 與上 1/3 交點處。

附分（Fufen，BL41）：在背部，當第 2 胸椎棘突下，旁開 3 寸。

腹結（Fujie，SP14）：在下腹部，大橫下 1.3 寸，距前正中線 4 寸。

復溜（Fuliu，KI7）：在小腿內側，太溪直上 2 寸，跟腱的前方；經穴。

府舍（Fushe，SP13）：在下腹部，當臍中下 4 寸，沖門上方 0.7 寸，距前正中線 4 寸。

腹通谷（Futonggu，KI20）：在上腹部，當臍中上 5 寸，前正中線旁開 0.5 寸。

扶突（Futu，LI18）：在頸外側部，喉結旁，當胸鎖乳突肌的前、後緣之間。

伏兔（Futu，ST32）：在大腿前面，當髂前上棘與髕底外側端的連線上，髕底上 6 寸。

浮郄（Fuxi，BL38）：在膕橫紋外側端，委陽上 1 寸，股二頭肌腱的內側。

跗陽（Fuyang，BL59）：在小腿後面，外踝後，昆侖穴直上 3 寸；郄穴 - 陽蹺脈。

G

肝俞（Ganshu，BL18）： 在背部，當第 9 胸椎棘突下，旁開 1.5 寸；背俞穴 - 肝。

膏肓（Gaohuang，BL43）：在背部，當第 4 胸椎棘突下，旁開 3 寸。

膈關（Geguan，BL46）：在背部，當第 7 胸椎棘突下，旁開 3 寸。

膈俞（Geshu，BL17）：在背部，當第 7 胸椎棘突下，旁開 1.5 寸。八會穴 - 血會。

公孫（Gongsun，SP4）：在足內側緣，當第 1 蹠骨基底部的前下方；絡穴，八脈交會穴 - 沖脈 。

關沖（Guanchong，SJ1）：在手環指末節尺側，距指甲角 0.1 寸； 井穴。

光明（Guangming，GB37）：在小腿外側，當外踝尖上 5 寸，腓骨前緣；絡穴。

關門（Guanmen，ST22）：在上腹部，當臍中上 3 寸，距前正中線 2 寸。

關元（Guanyuan，RN4）：在下腹部，在前正中線，當臍中下 3 寸；募穴 - 小腸。

關元俞（Guanyuanshu，BL26）：在腰部，當第 5 腰椎棘突下，旁開 1.5 寸。

歸來（Guilai，ST29）：在下腹部，當臍中下 4 寸，距前正中線 2 寸。

H

海泉（Haiquan，EX-HN11）：在口腔內，當舌下繫帶中點處。

頷厭（Hanyan，GB4）：在頭部鬢髮上，當頭維與曲鬢弧形連線的上 1/4 與下 3/4 交點處。

鶴頂（Heding，EX-LE2）：在膝上部，髕底的中點上方凹陷處。

合谷（Hegu，LI4）：在手背，第 1、2 掌骨間，當第 2 掌骨橈側的中點處；原穴。

橫骨（Henggu，KI11）：在下腹部，當臍中下 5 寸，前正中線旁開 0.5 寸。

合陽（Heyang，BL55）： 在小腿後面，當委中與承山的連線上，委中下 2 寸。

後頂（Houding，DU19）：在頭部，當後髮際正中直上 5.5 寸，腦戶上 3 寸。

後溪（Houxi， SI3）：在手掌尺側，微握拳，當小指本節（第 5 掌指關節）後的遠側掌橫紋頭赤白肉際。輸穴，八脈交會穴 - 督脈。

華蓋（Huagai，RN20）： 在胸部，當前正中線，平第 1 肋間。

肓門（Huangmen，BL51）：在腰部，當第 1 腰椎棘突下，旁開 3 寸。

肓俞（Huangshu，KI16）：在腹中部，當臍中旁開 0.5 寸。

環跳（Huantiao，GB30）：在股外側部，側臥屈股，當股骨大轉子最凸點與骶管裂孔連線的外 1/3 與中 1/3 交點處。

滑肉門（Huaroumen，ST24）：在上腹部，當臍中上 1 寸，距前正中線 2 寸。

會陽（Huiyang，BL35）：在骶部，尾骨端旁開 0.5 寸。

會陰（Huiyin，RN1）：在會陰部，男性當陰囊根部與肛門連線的中點，女性當大陰唇後聯合與肛門連線的中點。

會宗（Huizong，SJ7）：在前臂背側，當腕背橫紋上 3 寸，支溝尺側，尺骨的橈側緣；郄穴。

魂門（Hunmen，BL47）：在背部，當第 9 胸椎棘突下，旁開 3 寸。

J

頰車（Jiache， ST6）：在面頰部，下頜角前上方約一橫指，當咀嚼時咬肌隆起，按之凹陷處。

夾脊（Jiaji，EX-B2）：在背腰部，當第 1 胸椎至第 5 腰椎棘突下兩側，後正中線旁開 0.5 寸，每側 17 穴。

肩井（Jianjing，GB21）：在肩上，前直對乳中，當大椎與肩峰端連線的中點上。

建里（Jianli，RN11）：在上腹部，前正中線上，當臍中上 3 寸。

肩髎（Jianliao，SJ14）：在肩部，肩髃後方，當臂外展時，於肩峰後下方呈現凹陷處。

間使（Jianshi，PC5）：在前臂掌側，當曲澤與大陵的連線上，腕橫紋上 3 寸，掌長肌腱與橈側腕屈肌腱之間；經穴。

肩外俞（Jianwaishu，SI14）：在背部，當第 1 胸椎棘突下，旁開 3 寸。

肩髃（Jianyu，LI15）：在肩部，三角肌上，臂外展，或向前平伸時，當肩峰前下方凹陷處。

肩貞（Jianzhen，SI9）：在肩關節後下方，臂內收時，腋後紋頭上 1 寸。

肩中俞（Jianzhongshu，SI15）：在背部，當第 7 頸椎棘突下，旁開 2 寸。

角孫（Jiaosun，SJ20）：在頭部，折耳廓向前，當耳尖直上入髮際處。

交信（Jiaoxin，KI8）：在小腿內側，當太溪直上 2 寸，復溜前 0.5 寸，脛骨內側緣的後方；郄穴 - 陰蹺脈。

解溪（Jiexi，ST41）：在足背與小腿交界處的橫紋中央凹陷中，當踇長伸肌腱與趾長伸肌腱之間；經穴。

急脈（Jimai，LR12）：在恥骨結節的外側，當氣沖穴外下方腹股溝股動脈搏動處，前正中線旁 2.5 寸。

箕門（Jimen，SP11）：在大腿內側，當血海與沖門連線上，血海上 6 寸。

頸百勞（Jingbailao，EX-HN15）：在項部，當大椎直上 2 寸，後正中線旁開 1 寸。

京骨（Jinggu，BL64）：在足外側，第 5 蹠骨粗隆下方，赤白肉際處；原穴。

京門（Jingmen，GB25）：在側腰部，章門後 1.8 寸，當第十二肋骨遊離端的下方；募穴 - 腎。

睛明（Jingming，BL1）：在面部，目內眥角稍內上方凹陷處。

經渠（Jingqu，LU8）：在前臂掌面橈側，橈骨莖突與橈動脈之間凹陷處，腕橫紋上 1 寸；經穴。

金津（Jinjin，EX-HN12）：在口腔內，當舌下繫帶左側的靜脈上。

金門（Jinmen，BL63）：在足外側，當外踝前緣直下，骰骨下緣處；郄穴。

筋縮（Jinsuo，DU8）：在背部，當後正中線，第 9 胸椎棘突下凹陷中。

極泉（Jiquan，HT1）：在腋窩頂點，腋動脈搏動處。

鳩尾（Jiuwei，RN15）：在上腹部，前正中線，當胸劍結合部下 1 寸；絡穴，膏之原穴。

脊中（Jizhong，DU6）：在背部，當後正中線，第 11 胸椎棘突下凹陷中。

厥陰俞（Jueyinshu，BL14）：在背部，當第 4 胸椎棘突下，旁開 1.5 寸；背俞穴 - 心包。

巨骨（Jugu，LI16）：在肩上部，當鎖骨肩峰端與肩胛岡之間凹陷處。

居髎（Juliao，GB29）：在髖部，當髂前上棘與股骨大轉子最凸點連線的中點處。
巨髎（Juliao，ST3）：在面部，瞳孔直下，平鼻翼下緣處，當鼻唇溝外側。
聚泉（Juquan，EX-HN10）：在口腔內，當舌背正中縫的中點處。
巨闕（Juque，RN14）：在上腹部，前正中線，當臍中上6寸；募穴-心。

K

孔最（Kongzui，LU6）：在前臂掌面橈側，當尺澤與太淵連線上，腕橫紋上7寸；郄穴。
口禾髎（Kouheliao，LI19）：在上唇部，鼻孔外緣直下，平水溝穴。
髖骨（Kuangu，EX-LE1）：在大腿前面下部，當梁丘兩旁各1.5寸，一側2穴。
庫房（Kufang，ST14）：在胸部，當第1肋間隙，距前正中線4寸。
昆侖（Kunlun，BL60）：在足部外踝後方，當外踝尖與跟腱之間的凹陷處；經穴 。

L

闌尾（Lanwei，EX-LE7）：在小腿前側上部，當犢鼻下5寸，脛骨前緣旁開一橫指。
勞宮（Laogong，PC8）：在手掌心，當第2、3掌骨之間偏於第3掌骨，握拳屈指時中指尖處；滎穴。
梁門（Liangmen，ST21）：在上腹部，當臍中上4寸，距前正中線2寸。
梁丘（Liangqiu，ST34）：屈膝，在大腿前面，當髂前上棘與髕底外側端的連線上，髕底上2寸；郄穴。
廉泉（Lianquan，RN23）：在頸部，當前正中線，喉結上方，舌骨上緣凹陷處。
厲兌（Lidui，ST45）：在足第2趾末節外側，距趾甲角0.1寸；井穴。
列缺（Lieque，LU7）：在前臂橈側緣，橈骨莖突上方，腕橫紋上1.5寸，當肱橈肌與拇長展肌腱之間；絡穴，八脈交會穴-任脈。
蠡溝（Ligou，LR5）：在小腿內側，當足內踝尖上5寸，脛骨內側面的中央；絡穴。
靈道（Lingdao，HT4）：在前臂掌側，當尺側腕屈肌鍵的橈側緣，腕橫紋上1.5寸；經穴。
靈台（Lingtai，DU10）：在背部，當後正中線，第6胸椎棘突下凹陷中。
靈墟（Lingxu，KI24）：在胸部，當第3肋間隙，前正中線旁開2寸。
漏谷（Lougu，SP7）：在小腿內側，當內踝尖與陰陵泉的連線上，距內踝尖6寸，脛骨內側緣後方。
絡卻（Luoque，BL8）：在頭部，當前髮際正中直上5.5寸，旁開1.5寸。
顱息（Luxi，SJ19）：在頭部，當角孫至翳風之間，沿耳輪連線的上、中1/3的交點處。

M

眉沖（Meichong，BL3）：在頭部，當攢竹直上入髮際0.5寸，神庭與曲差連線之間。
命門（Mingmen，DU4）：在腰部，當後正中線，第2腰椎棘突下凹陷中。

目窗（Muchuang，GB16）：在頭部，當前髮際上 1.5 寸，頭正中線旁開 2.25 寸。

N

腦戶（Naohu，DU17）：在頭部，後髮際正中直上 2.5 寸，風府上 1.5 寸，枕外隆凸的上緣凹陷處。

臑會（Naohui，SJ13）：在臂外側，當肘尖與肩髎的連線上，肩下 3 寸，三角肌的後下緣。

腦空（Naokong，GB19）：在頭部，當枕外隆凸的上緣外側，頭正中線旁開 2.25 寸，平腦戶。

臑俞（Naoshu，SI10）：在肩部，當腋後紋頭直上，肩胛岡下緣凹陷中。

內關（Neiguan，PC6）：在前臂掌側，當曲澤與大陵的連線上，腕橫紋上 2 寸，掌長肌腱與橈側腕屈肌腱之間；絡穴，八脈交會穴 - 陰維脈。

內踝尖（Neihuaijian，EX-LE8）：在足內側面，內踝的凸起處。

內庭（Neiting，ST44）：在足背，當 2、3 趾間，趾蹼緣後方赤白肉際處；滎穴。

內膝眼（Neixiyan， EX-LE4）：屈膝，在髕韌帶內側凹陷處。

內迎香（Neiyingxiang，EX-HN9）：在鼻孔內，當鼻翼軟骨與鼻甲交界的粘膜處。

P

膀胱俞（Pangguangshu，BL28）：在骶部，當骶正中嵴旁 1.5 寸，平第 2 骶後孔；背俞穴 - 膀胱。

偏歷（Pianli，LI6）：屈肘，在前臂背面橈側，當陽溪與曲池連線上，腕橫紋上 3 寸；絡穴。

痞根（Pigen，EX-B4）：在腰部，當第 1 腰椎棘突下，旁開 3.5 寸。

脾俞（Pishu，BL20）：在背部，當第 11 胸椎棘突下，旁開 1.5 寸；背俞穴 - 脾。

魄戶（Pohu，BL42）：在背部，當第 3 胸椎棘突下，旁開 3 寸。

僕參（Pucan， BL61）：在足外側部，外踝後下方，昆侖直下，跟骨外側，赤白肉際處。

Q

前頂（Qianding，DU21）：在頭部，當前髮際正中直上 3.5 寸，百會前 1.5 寸。

強間（Qiangjian，DU18）：在頭部，當後髮際正中直上 4 寸，腦戶上 1.5 寸。

前谷（Qiangu，SI2）：在手尺側，微握拳，當小指本節（第 5 掌指關節）前的掌指橫紋頭赤白肉際；滎穴。

氣沖（Qichong，ST30）：在腹股溝稍上方，當臍中下 5 寸，距前正中線 2 寸。

氣端（Qiduan，EX-LE12）：在足十趾尖端，距趾甲遊離緣 0.1 寸，左右共 10 穴。

氣海（Qihai，RN6）：在下腹部，前正中線，當臍中下 1.5 寸。

氣海俞（Qihaishu， BL24）：在腰部，當第 3 腰椎棘突下，旁開 1.5 寸。

氣戶（Qihu，ST13）：在胸部，當鎖骨中點下緣，距前正中線 4 寸。

期門（Qimen，LR14）：在胸部，當乳頭直下，第 6 肋間隙，前正中線旁開 4 寸；募穴 - 肝。

清冷淵（Qinglengyuan，SJ11）：在臂外側，屈肘，當肘尖直上 2 寸，即天井穴上 1 寸。

青靈（Qingling，HT2）：在臂內側，當極泉與少海的連線上，肘橫紋上 3 寸，肱二頭肌的內側溝中。

氣舍（Qishe，ST11）：在頸部，當鎖骨內側端的上緣，胸鎖乳突肌的胸骨頭與鎖骨頭之間。

球後（Qiuhou，EX-HN7）：在面部，當眶下緣外 1/4 與內 3/4 交界處。

丘墟（Qiuxu，GB40）：在足外踝的前下方，當趾長伸肌腱的外側凹陷處；原穴。

氣穴（Qixue， KI13）：在下腹部，當臍中下 3 寸，前正中線旁開 0.5 寸。

顴髎（Quanliao，SI18）：在面部，當目外眥直下，顴骨下緣凹陷處。

曲鬢（Qubin， GB7）：在頭部，當耳前鬢角髮際後緣的垂線與耳尖水平線交點處。

曲差（Qucha，BL4）：在頭部，當前髮際正中直上 0.5 寸，旁開 1.5 寸，即神庭與頭維連線內 1/3 與中 1/3 交點上。

曲池（Quchi，LI11）：屈肘，在肘橫紋外側端，當尺澤與肱骨外上髁連線中點；合穴。

缺盆（Quepen，ST12）：在鎖骨上窩中央，距前正中線 4 寸。

曲骨（Qugu，RN2）：在下腹部，當前正中線，恥骨聯合上緣的中點處。

曲泉（Ququan，LR8）：在膝內側，屈膝，當膝關節內側面橫紋內側端，股骨內側髁的後緣，半腱肌、半膜肌止端的前緣凹陷處；合穴。

曲垣（Quyuan，SI13）：在肩胛部，岡上窩內側端，當臑俞與第 2 胸椎棘突連線的中點處。

曲澤（Quze，PC3）：在肘橫紋中，當肱二頭肌腱的尺側緣；合穴。

R

然谷（Rangu，KI2）：在足內側緣，足舟骨粗隆下方，赤白肉際；滎穴。

人迎（Renying，ST9）：在頸部，喉結旁，當胸鎖乳突肌的前緣，頸總動脈搏動處。

日月（Riyue，GB24）：在上腹部，當乳頭直下，第 7 肋間隙，前正中線旁開 4 寸；募穴 - 膽。

乳根（Rugen，ST18）：在胸部，當乳頭直下，乳房根部，第 5 肋間隙，距前正中線 4 寸。

乳中（Ruzhong，ST17）：在胸部，當第 4 肋間隙，乳頭中央，距前正中線 4 寸。

S

三間（Sanjian，LI3）：微握拳，當示指橈側，第 2 掌指關節後凹陷中；輸穴。

三焦俞（Sanjiaoshu，BL22）：在腰部，當第 1 腰椎棘突下，旁開 1.5 寸；背俞穴 - 三焦。

三陽絡（Sanyangluo，SJ8）：在前臂背側，腕背橫紋上 4 寸，尺骨與橈骨之間。

三陰交（Sanyinjiao，SP6）：在小腿內側，當足內踝尖上 3 寸，脛骨內側緣後方。

上關（Shangguan，GB3）：在耳前，下關直上，當顴弓的上緣凹陷處。

上巨虛（Shangjuxu，ST37）：在小腿前外側，當犢鼻下 6 寸，距脛骨前緣一橫指；下合穴 - 大腸。

上廉（Shanglian，LI9）：在前臂背面橈側，當陽溪與曲池連線上，肘橫紋下 3 寸。

上髎（Shangliao，BL31）：在骶部，當髂後上棘與後正中線之間，適對第 1 骶後孔處。

商丘（Shangqiu，SP5）：在足內踝前下方凹陷中，當舟骨結節與內踝尖連線的中點處；經穴。

商曲（Shangqu，KI17）：在上腹部，當臍中上 2 寸，前正中線旁開 0.5 寸。

上脘（Shangwan，RN13）：在上腹部，前正中線，當臍中上 5 寸。

上星（Shangxing，DU23）：在頭部，當前髮際正中直上 1 寸。

商陽（Shangyang，LI1）：示指末節橈側，指甲根角旁 0.1 寸；井穴。

上迎香（Shangyingxiang，EX-HN8）：在面部，當鼻翼軟骨與鼻甲的交界處，近鼻唇溝上端處。

少沖（Shaochong，HT9）：在小指末節橈側，距指甲角 0.1 寸；井穴。

少府（Shaofu，HT8）：在手掌面，第 4、5 掌骨之間，握拳時，當小指尖處；滎穴。

少海（Shaohai，HT3）：屈肘，在肘橫紋內側端與肱骨內上髁連線的中點處；合穴。

少商（Shaoshang，LU11）：拇指末節橈側，指甲角旁 0.1 寸；井穴。

少澤（Shaoze，SI1）：在手小指末節尺側，距指甲角 0.1 寸；井穴。

神藏（Shencang，KI25）：在胸部，當第 2 肋間隙，前正中線旁開 2 寸。

神道（Shendao，DU11）：在背部，當後正中線，第 5 胸椎棘突下凹陷中。

神封（Shenfeng，KI23）：在胸部，當第 4 肋間隙，前正中線旁開 2 寸。

申脈（Shenmai，BL62）：在足外側部，外踝直下方凹陷中；八脈交會穴 - 陽蹺脈。

神門（Shenmen，HT7）：在腕部，腕掌側橫紋尺側端，尺側腕屈肌腱的橈側凹陷處；輸穴，原穴。

神闕（Shenque，RN8）：在腹中部，臍中央。

腎俞（Shenshu，BL23）：在腰部，當第 2 腰椎棘突下，旁開 1.5 寸；背俞穴 - 腎。

神堂（Shentang，BL44）：在背部，當第 5 胸椎棘突下，旁開 3 寸。

神庭（Shenting，DU24）：在頭部，當前髮際正中直上 0.5 寸。

身柱（Shenzhu，DU12）：在背部，當後正中線，第 3 胸椎棘突下凹陷中。

食竇（Shidou，SP17）：在胸外側部，當第 5 肋間隙，距前正中線 6 寸。

石關（Shiguan，KI18）： 在上腹部，當臍中上 3 寸，前正中線旁開 0.5 寸。

石門（Shimen，RN5）：在下腹部，前正中線，當臍中下 2 寸；募穴 - 三焦。

十七椎（Shiqizhui，EX-B8）：在腰部，當後正中線，第 5 腰椎棘突下。

十宣（Shixuan，EX-UE11）：在手十指尖端，距指甲遊離緣 0.1 寸，左右共 10 穴。

手三里（Shousanli，LI10）：在前臂背面橈側，當陽溪與曲池連線上，肘橫紋下 2 寸。

手五里（Shouwuli，LI13）：在臂外側，當曲池與肩髃連線上，曲池上 3 寸處。

率谷（Shuaigu，GB8）：在頭部，當耳尖直上入髮際 1.5 寸，角孫直上方。

俞府（Shufu，KI27）：在胸部，當鎖骨下緣，前正中線旁開 2 寸。

束骨（Shugu，BL65）：在足外側，足小趾本節（第 5 蹠趾關節）的後方，赤白肉際處；輸穴。

水道（Shuidao，ST28）：在下腹部，當臍中下 3 寸，距前正中線 2 寸。

水分（Shuifen，RN9）：在上腹部，前正中線，當臍中上 1 寸。

水溝（Shuigou，DU26）：在面部，當人中溝的上 1/3 與中 1/3 交點處。

水泉（Shuiquan，KI5）： 在足內側，內踝後下方，當太溪直下 1 寸，跟骨結節的內側凹陷處；郄穴。

水突（Shuitu，ST10）：在頸部，胸鎖乳突肌的前緣，當人迎與氣舍連線中點。

四白（Sibai，ST2）：在面部，瞳孔直下，當眶下孔凹陷處。

四瀆（Sidu，SJ9）：在前臂背側，當陽池與肘尖的連線上，肘尖下 5 寸，尺骨與橈骨之間。

四縫（Sifeng，EX-UE10）：在第 2-5 指掌側，近端指關節的中央，每側 4 穴。

四滿（Siman，KI14）：在下腹部，當臍中下 2 寸，前正中線旁開 0.5 寸。

四神聰（Sishencong，EX-HN1）：在頭頂部，當百會前後左右各 1 寸，共 4 穴。

絲竹空（Sizhukong，SJ23）：在面部，當眉梢凹陷處。

素髎（Suliao，DU25）：在面部，當鼻尖的正中央。

T

太白（Taibai， SP3）：在足內側緣，當足大趾本節（第 1 蹠趾關節）後下方赤白肉際凹陷處；輸穴，原穴。

太沖（Taichong，LR3）：在足背側，當第 1 蹠骨間隙的後方凹陷處；輸穴，原穴。

太溪（Taixi，KI3）：在足內側，內踝後方，當內踝尖與跟腱之間的凹陷處；輸穴，原穴。

太陽（Taiyang，EX-HN5）：在顳部，當眉梢與目外眥之間，向後約一橫指的凹陷處。

太乙（Taiyi，ST23）：在上腹部，當臍中上 2 寸，距前正中線 2 寸。

太淵（Taiyuan，LU9）：在腕掌側橫紋橈側，橈動脈的橈側凹陷中；輸穴，原穴，八會穴 - 脈會。

陶道（Taodao，DU13）： 在背部，當後正中線，第 1 胸椎棘突下凹陷中。

天池（Tianchi，PC1）：在胸部，當第 4 肋間隙，乳頭外 1 寸，前正中線旁開 5 寸。

天沖（Tianchong，GB9）：在頭部，當耳根後緣直上入髮際 2 寸，率谷後 0.5 寸處。

天窗（Tianchuang，SI16）：在頸外側部，胸鎖乳突肌的後緣，扶突後，與喉結相平。

天鼎（Tianding，LI17）：在頸外側部，胸鎖乳突肌後緣，當喉結旁，扶突穴與缺盆連線中點。

天府（Tianfu，LU3）：在臂內側面，肱二頭肌橈側緣，腋前紋頭下 3 寸處。

天井（Tianjing，SJ10）：在臂外側，屈肘時，當肘尖直上 1 寸凹陷處；合穴。

天髎（Tianliao，SJ15）：在肩胛部，肩井與曲垣的中間，當肩胛骨上角處。

天泉（Tianquan，PC2）：在臂內側，當腋前紋頭下 2 寸，肱二頭肌的長、短頭之間。

天容（Tianrong，SI17）：在頸外側部，當下頷角的後方，胸鎖乳突肌的前緣凹陷中。

天樞（Tianshu，ST25）： 在腹中部，距臍中 2 寸；募穴 - 大腸。

天突（Tiantu，RN22）：在頸部，當前正中線，胸骨上窩中央。

天溪（Tianxi，SP18）：在胸外側部，當第 4 肋間隙，距前正中線 6 寸。

天牖（Tianyou，SJ16）：在頸側部，當乳突的後方直下，平下頷角，胸鎖乳突肌的後緣。

天柱（Tianzhu，BL10）：在項部，入後髮際 0.5 寸，後正中線旁開 1.3 寸，當斜方肌外緣凹陷中。

天宗（Tianzong，SI11）：在肩胛部，當岡下窩中央凹陷處，與第 4 胸椎相平。

條口（Tiaokou，ST38）：在小腿前外側，當犢鼻下 8 寸，距脛骨前緣一橫指。

聽宮（Tinggong，SI19）：在面部，耳屏前，下頷骨髁狀突的後方，張口時呈凹陷處。

聽會（Tinghui，GB2）：在面部，當耳屏間切跡的前方，下頷骨髁突的後緣，張口有凹陷處。

通里（Tongli，HT5）：在前臂掌側，當尺側腕屈肌鍵的橈側緣，腕橫紋上 1 寸；絡穴。

通天（Tongtian，BL7）： 在頭部，當前髮際正中直上 4 寸，旁開 1.5 寸。

瞳子髎（Tongziliao，GB1）：在面部，目外眥旁，當眶外側緣處。

頭臨泣（Toulinqi，GB15）：在頭部，當瞳孔直上入前髮際 0.5 寸，神庭與頭維連線的中點處。

頭竅陰（Touqiaoyin，GB11）：在頭部，當耳後乳突的後上方，天沖與完骨的中 1/3 與下 1/3 交點處。

頭維（Touwei，ST8）：在頭側部，當額角入髮際上 0.5 寸，頭正中線旁 4.5 寸。

W

外關（Waiguan，SJ5）：在前臂背側，當陽池與肘尖的連線上，腕背橫紋上 2 寸，尺骨與橈骨之間；絡穴，八脈交會穴 - 陽維脈。

外踝尖（Waihuaijian，EX-LE9）：在足外側面，外踝的凸起處。

外勞宮（Wailaogong，EX-UE8）：在手背側，第 2、3 掌骨之間，掌指關節後 0.5 寸。

外陵（Wailing，ST26）：在下腹部，當臍中下 1 寸，距前正中線 2 寸。

外丘（Waiqiu，GB36）：在小腿外側，當外踝尖上 7 寸，腓骨前緣，平陽交；郄穴。

腕骨（Wangu，SI4）：在手掌尺側，當第 5 掌骨基底與鉤骨之間的凹陷處，赤白肉際；原穴。

完骨（Wangu，GB12）：在頭部，當耳後乳突的後下方凹陷處。

胃倉（Weicang，BL50）：在背部，當第 12 胸椎棘突下，旁開 3 寸。

維道（Weidao，GB28）：在側腹部，當髂前上棘的前下方，五樞前下 0.5 寸。

胃俞（Weishu，BL21）：在背部，當第 12 胸椎棘突下，旁開 1.5 寸；背俞穴 - 胃。

胃脘下俞（Weiwanxiashu，EX-B3）：在背部，當第 8 胸椎棘突下，旁開 1.5 寸。

委陽（Weiyang，BL39）：在膕橫紋外側端，當股二頭肌腱的內側，下合穴 - 三焦。

委中（Weizhong，BL40）：在膕橫紋中點，當股二頭肌腱與半腱肌肌腱的中間；合穴，下合穴 - 膀胱。

溫溜（Wenliu，LI7）：屈肘，在前臂背面橈側，當陽溪與曲池連線上，腕橫紋上 5 寸；郄穴。

五處（Wuchu，BL5）：在頭部，當前髮際正中直上 1 寸，旁開 1.5 寸。

五樞（Wushu，GB27）：在側腹部，當髂前上棘的前方，橫平臍下 3 寸處。

屋翳（Wuyi，ST15）：在胸部，當第 2 肋間隙，距前正中線 4 寸。

俠白（Xiabai，LU4）：在臂內側面，肱二頭肌橈側緣，腋前紋頭下 4 寸，或肘橫紋上 5 寸處。

下關（Xiaguan，ST7）：在面部耳前方，當顴弓與下頜切跡所形成的凹陷中。

下巨虛（Xiajuxu，ST39）：在小腿前外側，當犢鼻下 9 寸，距脛骨前緣一橫指；下合穴 - 小腸。

X

下極俞（Xiajishu，EX-B5）：在腰部，當後正中線上，第 3 腰椎棘突下。

下廉（Xialian，LI8）：在前臂背面橈側，當陽溪與曲池連線上，肘橫紋下 4 寸。

下髎（Xialiao，BL34）：在骶部，當中髎下內方，適對第 4 骶後孔處。

陷谷（Xiangu，ST43）：在足背，當第 2、3 蹠骨結合部前方凹陷處；輸穴。

小骨空（Xiaogukong，EX-UE6）：在小指背側近側指間關節的中點處。

小海（Xiaohai，SI8）在肘內側，當尺骨鷹嘴與肱骨內上髁之間凹陷處；合穴。

消濼（Xiaoluo，SJ12）：在臂外側，當清冷淵與臑會連線的中點處。

下脘（Xiawan，RN10）：在上腹部，前正中線上，當臍中上 2 寸。

俠溪（xiaxi，GB43）：在足背外側，當第 4、5 趾間，趾蹼緣後方赤白肉際處；滎穴。

膝關（Xiguan，LR7）：在小腿內側，當脛骨內上髁的後下方，陰陵泉後 1 寸，腓腸肌內側頭的上部。

郄門（Ximen，PC4）：在前臂掌側，當曲澤與大陵的連線上，腕橫紋上 5 寸；郄穴。

行間（Xingjian，LR2）：在足背側，當第 1、2 趾間，趾蹼緣的後方赤白肉際處；滎穴。

囟會（Xinhui，DU22）：在頭部，當前髮際正中直上 2 寸，百會前 3 寸。

小腸俞（Xiaochangshu，BL27）：在骶部，當骶正中脊旁 1.5 寸，平第 1 骶後孔；背俞穴 - 小腸。

心俞（Xinshu，BL15）：在背部，當第 5 胸椎棘突下，旁開 1.5 寸；背俞穴 - 心。

胸鄉（Xiongxiang，SP19）：在胸外側部，當第 3 肋間隙，距前正中線 6 寸。

膝眼（Xiyan，EX-LE5）：屈膝，在髕韌帶兩側凹陷處，在內側的稱內膝眼，在外側的稱外膝眼。

膝陽關（Xiyangguan，GB33）：在膝外側，當陽陵泉上 3 寸，股骨外上髁上方的凹陷處。

璿璣（Xuanji，RN21）：在胸部，當前正中線，天突下 1 寸。

懸厘（Xuanli，GB6）：在頭部鬢髮上，當頭維與曲鬢弧形連線的上 3/4 與下 1/4 交點處。

懸顱（Xuanlu，GB5）：在頭部鬢髮上，當頭維與曲鬢弧形連線的中點處。

懸樞（Xuanshu，DU5）：在腰部，當後正中線，第 1 腰椎棘突下凹陷中。

懸鐘（Xuanzhong，GB39）：在小腿外側，當外踝尖上 3 寸，腓骨前緣；八會穴 - 髓會。

血海（Xuehai，SP10）：屈膝，在大腿內側，髕底內側端上 2 寸，當股四頭肌內側頭的隆起處。

Y

啞門（Yamen，DU15）：在項部，當後髮際正中直上 0.5 寸，第一頸椎下。

陽白（Yangbai，GB14）：在前額部，當瞳孔直上，眉上 1 寸。

陽池（Yangchi，SJ4）：在腕背橫紋中，當指伸肌腱的尺側緣凹陷處；原穴。

陽輔（Yangfu，GB38）： 在小腿外側，當外踝尖上 4 寸，腓骨前緣稍前方；經穴。

陽綱（Yanggang，BL48）：在背部，當第 10 胸椎棘突下，旁開 3 寸。

陽谷（Yanggu，SI5）：在手腕尺側，當尺骨莖突與三角骨之間的凹陷處；經穴。

陽交（Yangjiao，GB35）：在小腿外側，當外踝尖上 7 寸，腓骨後緣；郄穴 - 陽維脈。

養老（Yanglao，SI6）：在前臂背面尺側，當尺骨小頭近端橈側凹陷中；郄穴。

陽陵泉（Yanglingquan，GB34）：在小腿外側，當腓骨頭前下方凹陷處；合穴，八會穴 - 筋會，下合穴 - 膽。

陽溪（Yangxi，LI5）：在腕背橫紋橈側，當拇短伸肌腱與拇長伸肌腱之間的凹陷中；經穴。

腰奇（Yaoqi，EX-B9）：在骶部，當尾骨端直上 2 寸，骶角之間凹陷中。

腰俞（Yaoshu，DU2）：在骶部，當後正中線上，適對骶管裂孔。

腰痛點（Yaotongdian，EX-UE7）：在手背側，當第 2、3 掌骨及第 4、5 掌骨之間，當腕橫紋與掌指關節中點處每側 2 穴。

腰眼（Yaoyan，EX-B7）：在腰部，當第 4 腰椎棘突下，旁開約 3.5 寸凹陷中。

腰陽關（Yaoyangguan，DU3）：在腰部，當後正中線，第 4 腰椎棘突下凹陷中。

液門（Yemen，SJ2）：在手背部，當第 4、5 指間，指蹼緣後方赤白肉際處；滎穴。

翳風（Yifeng，SJ17）：在耳垂後方，當乳突與下頜角之間的凹陷處。

翳明（Yiming，EX-HN14）：在項部，當翳風後 1 寸。

隱白（Yinbai，SP1）：在足大趾末節內側，距趾甲角 0.1 寸；井穴。

陰包（Yinbao，LR9）：在大腿內側，當股骨內上髁上 4 寸，股內肌與縫匠肌之間。

陰都（Yindu，KI19 ）：在上腹部，當臍中上 4 寸，前正中線旁開 0.5 寸。

膺窗（Yingchuang，ST16）：在胸部，當第 3 肋間隙，距前正中線 4 寸。

陰谷（Yingu，KI10）：在膕窩內側，屈膝時，當半腱肌肌腱與半膜肌肌腱之間；合穴。

迎香（Yingxiang，LI20）：在鼻翼外緣中點旁，當鼻唇溝中。

齦交（Yinjiao，DU28）：在上唇內，唇系帶與上齒齦的相接處。

陰交（Yinjiao，RN7）：在下腹部，前正中線，當臍中下 1 寸。

陰廉（Yinlian，LR11）：在大腿內側，當氣沖直下 2 寸，大腿根部，恥骨結節的下方，長收肌的外緣。

陰陵泉（Yinlingquan，SP9）：在小腿內側，當脛骨內側髁後下方凹陷處；合穴。

殷門（Yinmen，BL37）：在大腿後面，當承扶與委中的連線上，承扶下 6 寸。

陰市（Yinshi，ST33）：在大腿前面，當髂前上棘與髕底外側端的連線上，髕底上 3 寸。

印堂（Yintang，EX-HN3）：在額部，當兩眉頭之中間。

陰郄（Yinxi，HT6）：在前臂掌側，當尺側腕屈肌鍵的橈側緣，腕橫紋上 0.5 寸；郄穴。

意舍（Yishe，BL49）：在背部，當第 11 胸椎棘突下，旁開 3 寸。

譩譆（Yixi，BL45）：在背部，當第 6 胸椎棘突下，旁開 3 寸。

湧泉（Yongquan，KI1）：在足底部，卷足時足前部凹陷處，約當足底第 2、3 趾趾縫紋頭端與足跟連線的前 1/3 與後 2/3 交點上；井穴。

幽門（Youmen，KI21）： 在上腹部，當臍中上 6 寸，前正中線旁開 0.5 寸。

淵腋（Yuanye，GB22）： 在側胸部，舉臂，當腋中線，腋下 3 寸，第 4 肋間隙中。

魚際（Yuji，LU10）：當第 1 掌骨中點橈側，赤白肉際處；滎穴。

雲門（Yunmen，LU2）：在胸前壁的外上方，肩胛骨喙突上方，鎖骨下窩凹陷處，距前正中線 6 寸。

玉堂（Yutang，RN18）：在胸部，當前正中線，平第 3 肋間。

魚腰（Yuyao，EX-HN4）：在額部，瞳孔直上，眉毛中。

玉液（Yuye，EX-HN13）：在口腔內，當舌下系帶右側的靜脈上。

玉枕（Yuzhen，BL9）：在頭後部，當後髮際正中直上 2.5 寸，旁開 1.3 寸，平枕外隆凸上緣的凹陷處。

彧中（Yuzhong，KI26）：在胸部，當第 1 肋間隙，前正中線旁開 2 寸。

Z

章門（Zhangmen，LR13）：在側腹部，當第 11 肋游離端的下方；募穴 - 脾，八會穴 - 臟會。

照海（Zhaohai，KI6）：在足內側，內踝尖下方凹陷處；八脈交會穴 - 陰蹺脈。

輒筋（Zhejin，GB23）：在側胸部，淵腋前 1 寸，平乳頭，第 4 肋間隙中。

正營（Zhengying，GB17）：在頭部，當前髮際上 2.5 寸，頭正中線旁開 2.25 寸。

秩邊（Zhibian，BL54）：在臀部，平第 4 骶後孔，骶正中脊旁開 3 寸。

支溝（Zhigou，SJ6）：在前臂背側，當陽池與肘尖的連線上，腕背橫紋上 3 寸，尺骨與橈骨之間；經穴。

志室（Zhishi，BL52）：在腰部，當第 2 腰椎棘突下，旁開 3 寸。

至陽（Zhiyang，DU9）：在背部，當後正中線，第 7 胸椎棘突下凹陷中。

至陰（Zhiyin，BL67）：在足小趾末節外側，距趾甲角 0.1 寸；井穴。

支正（Zhizheng，SI7）：在前臂背面尺側，當陽谷與小海的連線上，腕背橫紋上 5 寸；絡穴。

中沖（Zhongchong，PC9）：在手中指末節尖端中央；井穴。

中都（Zhongdu，LR6）：在小腿內側，當足內踝尖上 7 寸，脛骨內側面的中央；郄穴。

中瀆（Zhongdu，GB32）：在大腿外側，當風市下 2 寸，或膕橫紋上 5 寸，股外側肌與股二頭肌之間。

中封（Zhongfeng，LR4）：在足背側，當足內踝前，商丘與解溪連線之間，脛骨前肌腱的內側凹陷處；經穴。

中府（Zhongfu，LU1）：在胸前壁的外上方，雲門下 1 寸，平第 1 肋間隙，距前正中線 6 寸；募穴 - 肺。

中極（Zhongji，RN3）：在下腹部，前正中線，當臍中下 4 寸；募穴 - 膀胱。

中魁（Zhongkui，EX-UE4）：在中指背側近側指間關節的中點處。

中髎（Zhongliao，BL33：在骶部，當次髎下內方，適對第 3 骶後孔處。

中膂俞（Zhonglvshu，BL29）：在骶部，當骶正中脊旁 1.5 寸，平第 3 骶後孔。

中泉（Zhongquan，EX-UE3）：在腕背側橫紋中，當指總伸肌腱橈側的凹陷處。

中樞（Zhongshu，DU7）：在背部，當後正中線，第 10 胸椎棘突下凹陷中。

中庭（Zhongting，RN16）：在胸部，當前正中線，平第 5 肋間，即胸劍結合部。

中脘（Zhongwan，RN12）：在上腹部，前正中線，當臍中上 4 寸；募穴 - 胃，八會穴 - 腑會。

中渚（Zhongzhu，SJ3）：在手背部，當環指本節（掌指關節）的後方，第 4、5 掌骨間凹陷處；輸穴。

中注（Zhonszhu，KI15）：在下腹部，當臍中下 1 寸，前正中線旁開 0.5 寸。

肘尖（Zhoujian，EX-UE1）：在肘後部，屈肘，當尺骨鷹嘴的尖端。

肘髎（Zhouliao，LI12）：在臂外側，屈肘，曲池上方 1 寸，當肱骨邊緣處。

周榮（Zhourong，SP20）：在胸外側部，當第 2 肋間隙，距前正中線 6 寸。

築賓（Zhubin，KI9）：在小腿內側，當太溪與陰谷的連線上，太溪上 5 寸，腓腸肌肌腹的內下方；郄穴 - 陰維脈。

紫宮（Zigong，RN19）：在胸部，當前正中線，平第 2 肋間。

足臨泣（Zulinqi，GB41）：在足背外側，當足 4 趾本節（第 4 蹠趾關節）的後方，小趾伸肌腱的外側凹陷處；輸穴，八脈交會穴 - 帶脈。

足竅陰（Zuqiaoyin，GB44）：在足第 4 趾末節外側，距趾甲角 0.1 寸；井穴。

足三里（Zusanli，ST36）：在小腿前外側，當犢鼻下 3 寸，距脛骨前緣一橫指；合穴，下合穴 - 胃。

足通谷（Zutonggu，BL66）：在足外側，足小趾本節（第 5 蹠趾關節）的前方，赤白肉際處；滎穴。

足五里（Zuwuli，LR10）：在大腿內側，當氣沖直下 3 寸，大腿根部，恥骨結節的下方，長收肌的外緣。

總索引

（按拼音字母排列）

A

B

C

D

F

G

H

J

K

L

M

N

O

P

Q

R

S

T

W

X

Y

Z

中醫痛症治療學
理論、證據和臨床

責任編輯　寧礎鋒
書籍設計　李嘉敏

作者　張樟進
出版　三聯書店（香港）有限公司
香港北角英皇道四九九號北角工業大廈二十樓
Joint Publishing (H.K.) Co., Ltd.
20/F., North Point Industrial Building,
499 King's Road, North Point, Hong Kong
香港發行　香港聯合書刊物流有限公司
香港新界荃灣德士古道二二〇至二四八號十六樓
印刷　中華商務彩色印刷有限公司
香港新界大埔汀麗路三十六號十四字樓
版次　二〇二二年四月香港第一版第一次印刷
二〇二三年八月香港第一版第二次印刷
規格　大十六開（190mm × 280mm）五六〇面
國際書號　ISBN 978-962-04-4954-3

三聯書店
http://jointpublishing.com

JPBooks.Plus
http://jpbooks.plus